邹云翔手录张简斋孤本医案赏析

主编 王钢 孔薇 曾安平

主审 邹燕勤

顾问 邹孚庭

全国百佳图书出版单位

中国中医药出版社

·北京·

图书在版编目（CIP）数据

邹云翔手录张简斋孤本医案赏析/王钢，孔薇，曾安平
主编．—北京：中国中医药出版社，2022.7（2023.4 重印）
ISBN 978-7-5132-7545-3

Ⅰ．①邹… Ⅱ．①王… ②孔… ③曾… Ⅲ．①医案—
汇编—中国—现代 Ⅳ．① R249.7

中国版本图书馆 CIP 数据核字（2022）第 061383 号

中国中医药出版社出版

北京经济技术开发区科创十三街 31 号院二区 8 号楼
邮政编码　100176
传真　010-64405721
山东临沂新华印刷物流集团有限责任公司印刷
各地新华书店经销

开本 787×1092　1/16　印张 57　字数 1365 千字
2022 年 7 月第 1 版　2023 年 4 月第 2 次印刷
书号　ISBN 978 – 7 – 5132 – 7545 – 3

定价　398.00 元
网址　www.cptcm.com

服 务 热 线　**010-64405510**
购 书 热 线　**010-89535836**
维 权 打 假　**010-64405753**

微信服务号　**zgzyycbs**
微商城网址　**https://kdt.im/LIdUGr**
官 方 微 博　**http://e.weibo.com/cptcm**
天猫旗舰店网址　**https://zgzyycbs.tmall.com**

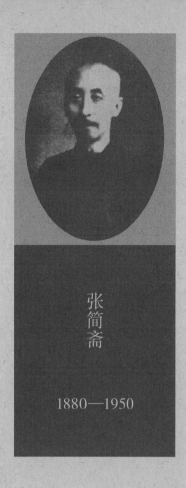

张简斋

1880—1950

张简斋，字师勤，祖籍安徽桐城，是我国近现代著名的中医大家。出生于南京的中医世家，一生行医四十余年，有"南张北施（施今墨）"之称。他曾任中国国医学会理事长、南京国医学会理事长、重庆国医公会理事长、民国卫生部中医委员会委员、考试院高等中医考试典试委员、中央国医馆常务理事、南京国医传习所所长、南京中医学校校长等职。张氏上承仲景，下继孟河，开创金陵医派，集历代医家之长，裁经方、温病方为己用，并时刻顾护中焦脾胃，提出"胃以通和为贵"的主张，用药大胆，敢于创新，尤擅妇科、儿科、危急重症，辨证精准，每收奇效。

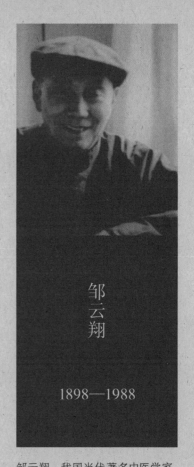

邹
云
翔

1898—1988

邹云翔，我国当代著名中医学家、一代名医、中医肾脏病学宗师、老年病专家，并且在妇科病、儿科病、温热病等治疗中也有独特的临床经验。他历任全国人民代表大会第二、三、四届代表，中共江苏省委第六届候补委员。曾任南京中医学院副院长、学术委员会主席，卫生部医学科学委员会委员，国家科委中医中药组成员。全国第一批中医学博士研究生导师，一级教授，中华中医药学会第一届副理事长。江苏省中医院主要创始人之一，并任院长达二十八年之久。担任中央保健委员会会诊医师三十余年。长年奋斗在临床第一线，为党和国家领导人的中医保健和医疗工作作出了重要贡献，也为老百姓解除了疾病之苦。他学识渊博，医术高超，活人无数，誉满神州，堪称"仲景功臣"。

　　人生天地气交之中，若鱼之在水，气和则养人，气乖则病人。是故《灵》《素》首明天人合一之理，辨阴阳、六气变化之道，人身经络、脏腑、气血盈虚以及致病之由，治疗之法反复详明。厥后历代大医先贤挈《灵》《素》纲要，发其精义，详辨阴阳六气以明外感、内伤之病因，审查色脉症状以为制方遣药之法。

　　民国金陵名医张简斋师承孟河，独有创新，擅治外感、内伤杂病以及妇、儿等诸多疑难杂症，可谓后学之准绳，乃集医道之大成也。余与邹公云翔，谓友、良师、道长，见其自成名家大医之时，仍亲笔手抄张简斋医案625例，从端正秀丽、俊美飘逸的行书字体中，透露出一代名医博学众家医术之长的高贵学风。观张简斋先生医案辞简意深，理法微妙，治法方药独特，后学难以领会。邹公之女邹燕勤在她荣获第三届国医大师后，继续秉承邹公衣钵，将邹公传存于她的手抄张简斋珍贵医案公布于世，并和其女婿江苏省名中医、南京中医药大学博士生导师王钢教授一起带领多名弟子对简斋先生的每个医案进行精深评析，不倦于寒冬炎暑，历时三余载，重为编注，著成此书。寻绎其学术脉络，并广采诸家学说辨别义理，既有详申大纲精义者，也有简明切当者，分门别类，条分缕析。究论其法之所从来，与其所以然之故，使后之学者可明其理，可效其方。此亦《素问》"其来可见，其往可追"之义。三代名医博导不拘门派传承，弘扬中医学的大医精诚，值得我们大家学习！

《褚氏遗书》有曰："博涉知病，多诊识脉，屡用达药。"广大读者如能通过研读《邹云翔手录张简斋孤本医案赏析》一书，引而申之，推而广之，必将获益匪浅。此不独为医者之幸，实为生民之幸也。

谨序。

路志正

2021 年 6 月 28 日

路志正，1920 年生，首届国医大师，北京中医药大学名誉教授。中国中医科学院主任医师、教授，研究生导师和师承导师，国家非物质文化遗产中医药项目代表性继承人。全国政协委员，原卫生部药品审评委员会委员，获"首都国医名师""国医楷模"等荣誉称号。博览群书，学识渊博，医学、文学、书法皆精。擅长内科、针灸等科，有"杂病圣手"之称。多次出国为外国元首诊病，妙手回春。

自古金陵名医辈出，早在 4000 年前有"彭祖食桂"，至南唐有太医令吴廷绍以楮实子汤治烈祖李昇食饴噎喉、以甘豆汤解宰相冯廷巳脑痛之苦；有记载金陵医药的《淮南子》和《神农本草经》；至六朝有著名医药学家葛洪和陶弘景，对南京及周边地区的中医药发展作出很大的贡献，特别是陶弘景在《神农本草经》的基础上归纳、整理、增补、修订而著成了《本草经集注》一书，是我国第一部按照科学方法分类，有条理，有系统，并有丰富内容的中药学名著，相传其旧居就在今天南京市上海路一带；至明代有李时珍采药栖霞，其举世闻名的《本草纲目》于 1596 年首版刊刻于金陵；而清代戴天章（江苏上元人）一生著作颇多，其中《广瘟疫论》救人无数，为其成就最高、影响最大之作。悠久的历史和名医文化的传承，为金陵医学的发展奠定了厚实的基础。

张简斋先生，于 1880 年生于南京。张家祖辈上承孟河医派，三代行医。简斋勤勉刻苦，记忆力极强，通读大量经史，有厚实的文史基础。他随父亲学习岐黄之术，自张仲景《伤寒论》入门，又研读《医学心悟》《医宗金鉴》等著作，后融会明代王肯堂及清代叶天士、吴鞠通、王孟英等各家医派学说，擅长内、外、妇、儿疑难杂病。1925 年南京瘟疫时期，张简斋因以小柴胡汤控制住了其他多位医家辨治无效的瘟疫而一举成名，蜚声医坛。而使简斋先生尊为金陵医派创始人的重要功绩，是其在民国时期，和众多金陵医家奋起反抗国民政府通过的由余云岫等提出的，包含多项限制中医行医、教育和出版书籍的"废止旧医以扫除医事卫生之障碍案"和"请明令废止旧医学校案"，最终抗争成功。并且通过此事意识到了兴办教育对延续中医的重要性，积极推动中央国医馆和南京国医传习所的建立，为中医学取得行政地位、发展教育传承和规范化行医做出了不可磨灭的历史贡献。得益于此，金陵医学日益壮大并传承。

民国时期，邹云翔因与张简斋诊所相近，两人虽相差18岁却是亦师亦友。邹云翔一生在肾病方面造诣颇深，所著的《中医肾病疗法》被尊为中医肾病的第一本专著，创立了多项肾病治疗新法，为后世留下了宝贵的学术遗产。张简斋晚年在南京行医时，其学生收藏了他的坐诊医案。1955年，邹云翔将医案借出，抄录后归还。而张简斋一生忠于临床，无暇整理医案，后医案原本遗失，邹云翔手录的医案遂成孤本。2017年，邹云翔之女、国医大师邹燕勤整理了《邹云翔手录孤本张简斋医案》，另有邹云翔之孙邹伟俊抄录后整理的《张简斋医案》也来源于此，这为此后金陵医派学术研究及传承提供了重要依据。邹云翔先生手录的张简斋医案，脉案书法优美，娟娟小楷，行云流水，秀丽且端庄，赏心悦目，《邹云翔手录孤本张简斋医案》集书法和医书珍藏于一品。为了让后人读懂读透张简斋医案的精华特色，系统传承、弘扬金陵大医张简斋的医道，邹燕勤教授及南京中医药大学博士生导师王钢、孔薇教授率领众多弟子们花了 3 年多时间对邹云翔手录的张简斋 625 例医案，进行了系统整理和分析研究，完成了《邹云翔手录张简斋孤本医案赏析》专著，并即将出版，这对后世学习、研究、传承金陵医派学术思想及临床经验将具有十分重要的意义。余于 1956 年毕业分配至江苏省中医院工作，侍诊邹老，抄方半载，深感复法大方、温补脾肾治疗慢性肾病的优势，感悟良多。今奉赐书，得益匪浅，深表谢意！

特此祝贺，并作书序！

周仲瑛

2021 年 6 月于金陵

周仲瑛，1928 年 6 月生，南京中医药大学教授、主任医师、博士生导师。自幼随父亲周筱斋研习中医，1956 年进入南京中医学院附属医院工作，先后任住院医师、讲师、主治医师、副教授、副主任医师、主任医师、副院长等职；1983 年调任南京中医学院，任院长。首批享受国务院政府特殊津贴专家，曾获全国高等学校先进科技工作者、全国老中医药专家学术思想指导老师、全国优秀中医临床人才研修项目指导老师、第一批国家级非物质文化遗产项目"中医诊法"代表性传承人、首届国医大师，获得全国首届中医药传承特别贡献奖、全国中医药杰出贡献奖等多项荣誉称号。其临床辨证注重分析病机，首创"瘀热论""癌毒论""伏毒论""复合病机"等多种学说，擅长从"风痰瘀热毒虚"入手，运用"复法大方"治疗急难重症，尤擅疑难急症的中医辨治。

　　中医药是中国文化的奇葩，而其成长却经历不凡。在千年的历史长河中，民国时期的中医药事业面临着最为严峻的生存危机，外受西方医学文化的排挤，内遭政府政策的歧视，中医药的发展陷入了极度的困境。面对这一艰难局面，中医界同仁忍辱负重，硬是凭着精湛的医术，过硬的临床治疗效果，使中医药事业未被消亡。所以，民国中医界鲜有高深玄奥的中医理论的阐述，但有着诸多经验丰富的临床专家。在南京地区，就有以张简斋、邹云翔、张栋梁、随翰英、杨伯雄等为代表的著名临床大家，形成了源自吴门及孟河医派的金陵医派。

　　作为民国金陵医派奠基人的张简斋，虽然出身于世医之家，幼承庭训，但也如既往历代名医一样，先修儒学，后学岐黄。他于20世纪20年代使用和法之术治疗流行于南京地区的温病而获奇效后，声誉飞驰，几遍全国。张简斋先生治疗妇科病证亦具有独特之处，他以调理气血虚实为原则，师经典而不泥古，化裁经方提高疗效，用药重配伍以轻去实，尤其擅长使用两药相伴的药对配伍，处方用药辄获神效，深得前辈中医大家邹云翔之赞誉。据悉在"抗战"期间，邹老于重庆曾私淑过张简斋，并手抄过数百例简斋医案，惜因船难而沉没于三峡江底。而简斋先生因平素诊务繁忙，无暇自行整理医术理论，其间虽有学生刊行过其医案，也属零珠碎玉，其术几如《广陵散》而将终失也。幸有其门人张筱川曾录有一部分张简斋南京行医时医案，邹老在 20 世纪 50 年代借阅并全部抄录，即邹老之女、国医大师邹燕勤于 2017 年整理之《邹云翔手录孤本张简斋医案》。

考医案又称诊籍、脉案、方案、病案等，是临床医生诊治疾病时辨证、立法、处方用药及预后的连续记录。《史记》中所录西汉名医淳于意的诊籍，被认作是后世医案之滥觞。至明清时期，医案已渐趋成熟并达鼎盛，故学者章太炎曰："中医之成绩，医案最著。欲求前人之经验心得，医案最有线索可寻，循此钻研，事半功倍。"观张简斋先生医案集辨证、治疗于一体而融会贯通，辞简理明，其审证辨机卓识绝伦，化裁经方仍周以中规，运用时方而仍折以中矩，用药配伍精当入微，故治法看似平淡无奇，却能屡获奇效，诚如其曾自述曰："中医治疗，具体分析，按阴阳五行、经络脏腑、气血盛衰、虚实邪正进行辨证用药。论治是有法则的，这和西医看病不同。"

先贤前辈张山雷云："多读医案，绝胜于随侍名医，直不啻聚古今之良医，而相与晤对一堂，从上下其议论，何快如之！"（《古今医案评议》）。奈因时代差异，原医案所录内容过于简明，不利于后学及新学者学习体会及临床参考应用。今我的同道，江苏省中医院邹燕勤国医大师，以及南京中医药大学博士生导师江苏省名中医王钢教授等弟子们集众人之智，数易其稿，于每例病案下增添评析，"晰其同中之异，表其青出于蓝；或综数事为数语，以隐栝其大略；或纂述旧说新说，以补诸案之未逮。"（《古今医案按》）详解病因病机，细析方剂药理，以使读者更好地理解张简斋的学术思想及临证精湛的医术，从而增加对金陵医派注重临床实战的认识与体会。

子曰："告诸往而知来者。"中医事业的创新应根源于传承，故重视前人医案的整理与发掘具有重要意义。愿此书的出版发行能带来对中医传统医案学习的新趋势，切实履行习近平主席对中医药发展的期望："传承精华，守正创新，为建设健康中国贡献力量！"

2021 年 6 月 28 日

夏桂成，江苏省中医院妇科主任医师、教授、博士生导师，曾任江苏省中医院妇科主任，著名妇科专家，全国首批老中医药专家学术经验继承工作指导老师；第二届国医大师，全国"白求恩奖章"获得者。尤其擅长治疗不孕症、子宫内膜异位症、膜样痛经、早期更年期综合征等。对妇科经、带、胎、产等疾病形成了自己独特的见解和辨证方法，提出月经周期中阴阳消长转化，强调肾－心－子宫生理生殖轴的观点，被誉为"送子观音"。

由国医大师邹燕勤教授和南京中医药大学博士生导师江苏省名中医王钢教授领衔的邹氏团队经过 3 年多的集体撰编，《邹云翔手录张简斋孤本医案赏析》一书即将由中国中医药出版社出版。这部由一代名医邹云翔教授亲手抄录仅存于世的民国时期最具影响的中医、金陵医派奠基人张简斋先生珍贵医案的整理出版，对传承发扬金陵医派独特的国医国术起着重要的作用。此书中加入对每个医案辨证论治、理法方药、医案特色的评析后，更能让读者学习和掌握张简斋先生精通《内经》医理、博采众长、辨证精准、用药大胆、出神入化的原汁原味的中医医案。

张简斋先生 17 岁时便在其父张厚之的指导下专攻岐黄医术，其医道是从张仲景医著及《本草经疏》入手，后又融合了清代叶天士、吴鞠通、王孟英、雷少逸等各家时病医著，并参考《医宗金鉴》《医学心悟》《医通》等各家医书，到了 20 世纪 20 年代末，年逾不惑的张简斋先生已蜚声中华医坛，称"南张北施"为医林之尊。其中的"南张"便是张简斋，"北施"则指北京名医施今墨。

我的博士生导师邹云翔教授，系孟河医派的第三代传人，1954 年参与开创了江苏省中医院，任院长 28 年，被誉为一代名医、肾病宗师。20 世纪 30 年代，邹云翔老师在重庆行医时，诊所与张简斋的诊所相邻不远，相交甚好，亦师亦友，曾亲笔借抄张简斋医案 625 例，保留传存于其女儿、国医大师邹燕勤教授处。邹云翔老师尊师好学、采百家医学之长的精神值得我们学习。由于历史原因，简斋先生留存的古迹医案非常少，邹燕勤教授于 2017 年将珍藏 50 余年的邹云翔手录张简斋医案 625 例献出并正式出版，为了进一步弘扬金陵医派奠基人张简斋先生宝贵的学术思想，便于广大读者深入研究，又和我读博同窗师兄弟王钢教授一起反复研究医案原文，仔细分析、统计对比理法方药，按病种分类对每个医案特色一一进行评析。张简斋医案本身的炉火纯青，加之邹云翔老师亲手用端庄秀逸的毛笔字抄写，相映成辉。同时，国医大师邹燕勤教授、江苏省名中医王钢教授及弟子们用扎实的中医功底和非常认真专注挖掘中医宝贵遗产的态度，圆满完成了《邹云翔手录张简斋孤本医案赏析》一书的撰编，为我们坚守传统医学文化，立足传承基础上的创新，树立了很好的样板。

特此祝贺，并予书序！

2021 年 6 月于北京

仝小林，男，1956 年生，中医内科学家，中国科学院院士，中国中医科学院首席研究员，国家中医药管理局医疗救治专家组组长，国家中医药管理局内分泌重点学科带头人，世界中医药学会联合会内分泌专业委员会主任委员，中央保健医生。长期致力于中医药传承与创新研究，在现代中医诊疗体系和方药量效学科的构建等方面做出了卓越的贡献。

本书奉献的《邹云翔手录孤本张简斋医案》，是父亲邹云翔先生传我收藏的最完整孤本医案。父亲当时已是名医大家，仍孜孜以求，研习历代几十位名家医案，并亲自抄录简斋先生的医案学习研究。父亲在学医行医过程中，师事六人，一日师、一事师者更多，所以能融流派所擅，采百家之长而为己所用，在医学实践中千锤百炼，铸成一代名医。正如父亲所说："医无宗派之分，术无流派之囿。中医要像蜜蜂一样，采集百花之精英，为临床实践服务。"父亲以尊师好学的精神抄录这份珍贵的医案，对于张氏医术的研究功不可没。

张简斋（1880—1950），字师勤，祖籍安徽桐城，出身于中医世家，17岁时便在其父张厚之的指导下专攻岐黄术，其医道是从张仲景医著及《本草经疏》入手，精通《内经》医理，博采明代王肯堂及清代叶天士、尤在泾等吴门医派各家之长，对清代徽州医派程钟龄的《医学心悟》尤有心得。因此，兼通临床各科，尤善治疗疑难杂症，有"医林奇才""一代医宗""南张北施"之誉。他曾任中国国医学会理事长、南京国医学会理事长、中央国医馆常务理事、南京国医传习所所长、南京中医学校校长等职，是著名的金陵大医，当代金陵医派的奠基人。民国时期，父亲的诊所和简斋先生的诊所相邻，两人也曾在重庆的"中央国医馆"共事。因为简斋先生医术精湛，且长我父亲17岁，父亲常向他请教医术，关系亲近，亦师亦友。

此医案是张简斋先生晚年在南京行医时所留的临证实录。是时，简斋先生的医术已臻化境，炉火纯青。父亲在20世纪50年代初抄录医案时，为了保护患者隐私，仅保留了患者的姓（如李左，即代表姓李的男性患者；杨右，即代表姓杨的女性患者）。简斋先生一生奉献于临床诊疗，无暇整理自己的医案，原有珍贵的医案也未保留下来，所以父亲所抄的医案便成了孤本。当年，父亲曾要求后辈们抄录研习此医案，并交于我收藏，嘱咐我要勤学研究，还亲自指点分析案中精要。父亲从事医、教、研70余年，是其被颂称为"仲景功臣""一代名医"的辉煌阶段，在他担任江苏省中医院院长28年、中央领导人保健会诊医生30余年后，专门嘱咐我适时将他抄录的张简斋孤本医案整理出版。我遵照父亲遗愿，将他传给我亲手抄录的全部12册625个医案贡献出来，予以出版存世。这12册医案不仅记录了张简斋先生一生行医的经验和心得，对广大的中医工作者来说也是一笔宝贵的财富，从中可窥见金陵医派奠基人张简斋先生临床是如何运用四诊分析病人的症情、病因、病机，诊疗时如何精准辨证、应用原汁原味的中医治病大法和独特的经方、温病方、时方、经验方等交相组合方药，以及配合渐已失传的"煎药代水""丸药包煎""膏丹另吞"等特殊用药方法，从而提高自身的中医辨证论治水平，以解决广大患者的痛苦，促进人民群众的健康幸福，并对金陵中医学派的传承与发展起到促进作用。

名医医案是中医的瑰宝，向为医林所重，若浑金璞玉。而名医之医案处方手迹，历代甚重书法精美，流传至今者凤毛麟角。由邹云翔这样的医界鸿儒，手书张简斋这样的神奇国医的稀珍医案，堪称珠联璧合，医林瑰宝，弥足珍贵。父亲在书法上皈依二王（王羲之、王献之），根植二序（兰亭序、圣教序），并融合赵孟頫书体，是现代中医界杰出的书法家。其手抄的医案原迹娟娟小字，行云流水，既秀丽飘逸，又严谨端庄，让观摩者赏心悦目，是医案中难得的书法佳作。

为了传承简斋先生的医学精髓，2017年5月，经我整理由中国书店出版了宣纸线装本《邹云翔手录孤本张简斋医案》（上下册），受到金陵医派传人和许多中医工作者的好评。同年7月，王钢教授召集在南京的弟子，建立了学习整理《张简斋医案》的微信沙龙群，对每个医案安排一位精读分析主讲者，群中所有教授、主任医师、博士们进行集体会诊研讨。弟子们觉得简斋先生每个医案的医理深奥，上承仲景，下继孟河，博采众家医学之长，内外妇儿各科自成一家，病机治法方药独特，价值颇高。由于简斋先生原始的临证医案未加任何整理注释，每个医案中精练的古文用词、淳朴独特的治法，每张处方又无药物剂量，加上父亲手抄的小楷行草潇洒飞扬，给现代中医学者的深入研习带来不少难度。

2018年2月，我和王钢教授萌发了将《邹云翔手录孤本张简斋医案》再深入挖掘分析的想法，遂率领邹氏中医学术团队骨干组成编撰小组，历时4年余，将每个手书医案配上相应的标准简体文字，并对每个医案的病名、辨证要点、证候分析、病机特色、处方用药经验等进行反复思考推敲，力争提炼出简斋先生每个医案的经验精粹，特别是对简斋先生独特的临证经验进行分析统计、对比研究，笃实挖掘出简斋先生原创独特的宝贵经验。同时，对每个医案以第一病名进行病种归类，按证型分类排序，将其精华浓缩为各章节的概论。此外，还对625个医案进行了统计学处理，分七个专题深入研究、探讨了简斋先生用经方治疗内科杂病、用温病方治疗内科杂病的经验，以及简斋先生独特的治疗大法、用药特色、对主要病种的辨治经验等。

　　在此，由衷感谢 102 岁的国医大师路志正教授、95 岁的国医大师周仲瑛教授、92 岁的国医大师夏桂成教授为本书写序，肯定了编者们的成果，鼓励我们在"传承精华，守正创新"的道路上迈步前进。感谢全小林院士热情洋溢、真挚中肯的序言。还要感谢中国中医药出版社华中健、张钢钢编辑 4 年来对本书的撰编，从编写大纲，到目录编排、写作要求等方方面面所给予的细致指导。为了能让读者很好地欣赏到一代名医邹云翔当年手抄的张简斋医案真迹，陈逸墨先生、张叶先生给予了大力支持和帮助。书籍设计师对书的版式和整个书籍做了精心设计，力求内容与形式完美结合，让读者既能方便地欣赏到原始医案真迹，又能很好地品读医案的精华。感谢我的弟弟、书画家邹孚庭，他跟随父亲学习文学、书法，此次帮助我们对父亲手抄的张简斋医案原文进行审校指导！感谢父亲最夸赞的博士生、我的女婿王钢教授，在继承、创新、发展邹氏中医（肾病）学术研究中始终刻苦、努力，发挥了核心作用，而使整个团队取得了很多成果。在整理编撰此书中，他带领团队在繁忙的工作之时，不辞辛劳，四易寒暑，完成了这一艰巨的任务。也要感谢我的儿子、女儿、媳妇及团队弟子们的家人对此工作的大力支持。

我和王钢及弟子们都是张简斋、邹云翔两位中医大家的后辈，此次整理前辈的著作，也是我们再次潜心学习和努力传承的一个过程。

　　谨以此书纪念张简斋先生诞辰142周年、邹云翔先生诞辰126周年！

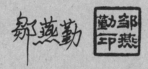

2022年2月22日于金陵，时年八十九

贰　心系病证

肆　肝胆病证

● —————— 伍　肾系病证 ——————

陆　气血津液病证

●━━━━━ 柒　外感内科病证 ━━━━━●

捌　妇科病证

—————— 玖　外科、皮科病证 ——————

一　概述　　　715

壹

肺系病证

一

———

概
述

邹云翔教授手录之 625 例张简斋医案中，肺系病证医案有 109 例，其中咳嗽病证 80 例、喘证 15 例、哮证 5 例、肺痨 7 例、肺痈及肺痿各 1 例。通过系统学习与分析其肺系病证的医案记录，初步归纳金陵医派大家张简斋治疗肺系病证的临床经验如下。

1. 平肝抑木以制木侮金

肝属木，肺属金，肺主肃降而肝主升发，肝之经脉上入膈膜，分布胁肋，并注之于肺。若情志抑郁，肝气郁结，木失条达；或肝气升发太过，木火太盛，升腾无制，则木反侮金而出现木火刑金之证，致肺降失职，清肃之气不行，气机上逆亦可致咳嗽、哮喘等急性发作，此类患者常易伴有胸痛或咯血之症。简斋先生常用平肝抑木之法则，医案中运用清肃平逆、柔养疏化之治法，方药选择黛蛤散、金沸草散及沙参麦冬汤加减化裁。其中以金沸草、蛤壳、牡蛎等平降肝气，以贝母、冬瓜子、半夏、陈皮等清肺化痰，以麦冬、沙参、当归、白芍等养阴柔肝。三者配伍，则肝气条达而肺气清肃有司，咳喘自平。

2. 宣肃肺气以舒畅气机

《素问·咳论》曰："五脏六腑皆令人咳，非独肺也。"明确指出了咳嗽病不限于肺，但也不离肺。肺开窍于鼻，外合皮毛，故感受外邪，常首先犯肺。肺之气机宜宣宜降，肺的病理表现主要是气机出入升降的失常，如《医学三字经·咳嗽》云："肺为脏腑之华盖，呼之则虚，吸之则满，只受得本脏之正气，受不得外来之客气，客气干之则呛而咳矣。"此类患者，常常兼有外感之风邪而见咳嗽、哮喘之病证。简斋先生治疗以宣肃肺气、舒畅气机为法则，医案中常运用疏化外邪及宣降肺气之治法，选择三拗汤或六安煎加减化裁。其中以羌活、防风、荆芥穗等疏化风邪，以麻黄、射干、杏仁、桔梗、桑络等宣畅肺气，以旋覆花、紫菀、枇杷叶、款冬花等肃降肺气，三者配伍，则外邪解而肺气顺降，咳喘自缓。

3. 健脾化痰以培土生金

脾属土，肺属金，故脾为肺之母脏，脾肺具有相生关系。肺主气而脾益气，肺所主之气来源于脾，如清代何梦瑶所言："饮食入胃，脾为运行其精英之气，虽曰周布诸脏，实先上输于肺，肺先受其益，是为脾土生肺金，肺受脾之益，则气愈旺化水下降，泽及百脉。"故脾虚则易肺气不足，卫外不固，肺之宣肃失司而发咳嗽、哮喘之虚证。另一方面如脾不能运化水谷而聚湿成痰，则上贮于肺而易成停痰积饮之咳喘实证，故有"脾为生痰之源，肺为贮痰之器"之说。但在简斋先生医案中，常见有两者相合之虚实夹杂咳喘病证。在具体的治疗上，常采用培土生金法，一则主以甘温煦养、益气建中，一则温补脾阳而化痰饮，前者用小建中汤加减化裁，后者用苓桂术甘汤合二陈汤加减化裁，常用药物有黄芪、桂枝、白术、茯苓、半夏、陈皮、干姜、白芍、甘草、红枣等。

4. 益肾纳气以固本平喘

肾属水，居下焦，虽金水相生肺为肾母，但肾为先天之本，气之根在肾，呼吸之本在丹田，如肾虚不能纳气归根，则临床亦可见咳喘反复发生，如《类证治裁》云："肺为气之主，肾为气之根，肺主出气，肾主纳气，阴阳相交，呼吸乃和。"故对于反复发作之咳喘病证，简斋先生常以益肾纳气为治则，从肾论治。然肾为水火之脏，肾虚有阴虚与阳虚之别，在简斋先生医案中，对于肾阴不足，虚火上炎灼肺而见肺系病证者，即所谓水涸金枯而咳者，常在滋养肺阴的基础上，加用七味都气丸以滋纳肾气；对于肾阳不足，水不归壑而为痰饮，冲肺咳喘者，常在温阳化痰的基础上加参蛤散或黑锡丹以温纳肾气。另外，少阴肾与太阳膀胱相为表里，膀胱外应皮肤毛窍，太阳主皮肤统卫气，而太阳所统之卫气实根源于肾中之真阳，故在简斋先生医案中有多处治疗"下虚受风"或者咳喘病久患者的方药配伍桑寄生、胡桃肉、清水桂等温肾而充补卫气，以期收托化之功而标本兼顾。

5. 疏方简练而配伍精当

简斋先生在肺系病证的选方用药上，对于时方与经方可以说随手拈来，切中病情。在医案中可以发现，其所用方药鲜有贵重奇异之品，往往在平凡中见奇效，在化裁中见功力；处方中常常熔时方与经方于一炉，既有刚柔相济，也有动静结合，有时补泻兼施，有时升降并投，寒温相伍，灵活变化，如珠走盘。如其用二陈汤治疗痰饮咳喘，兼有外感风邪者，常加用三拗汤或金沸草散以辛宣疏化；兼有气滞者，常加用枳桔汤以疏和开肺；兼有脾阳不足者，则加用苓桂术甘汤以辛甘化阳；兼有阴虚者，则加用沙参麦冬汤以养阴清宣；体质素虚或者久病者，则加用归芪建中汤以和养托化。特别是对于既有痰饮内阻，又有肺脾肾不足的虚实夹杂患者，在用建中法治疗时，为避免小建中汤中之饴糖甘味太过，易令人气阻气滞而不利痰湿之证，常师其法而变通之。以黍米、谷芽、红枣等煎汤代水而替换饴糖，一则可助脾健运而利温化痰饮，二则也不离味甘建中之方义，反映了其娴熟应用药性之功力。

由于肺金喜润恶燥的生理特性，对于肺系疾病的治疗用药，简斋先生十分重视药物性味的配伍，用药轻灵，刚柔相济，常用药对配伍处方以适应病情，提高疗效。

旋覆花配桔梗：旋覆花咸苦微辛，上入于肺，苦能泄热气，咸能化痰结，辛能行痰湿，凡痰饮之逆于肺者，此能降而泄之，可降气化痰，也可降肝胃上逆之气，以平肝消痞除嗳气；桔梗宣通肺气，祛痰利咽，丁甘仁《药性辑要》中曰："桔梗为舟楫之剂，引诸药上至高之分以成功，肺经要药也，风证郁证，肺证皆不可缺。"二药配合，一升一降，调畅气机，从而肝气条达而肺气宣降适宜，痰消热清而咳平。

半夏配麦冬：半夏辛温燥烈，燥湿健脾，化痰降逆；麦冬甘苦微寒，养阴益胃，润肺清心，滋而不腻。二药配伍，以甘缓辛，以燥制腻，寒温相衡，调肺胃而降逆气，清虚热而化痰浊，使燥不伤阴，润而不腻。

细辛配五味子：细辛辛散温通，温肺化饮，发散风寒；五味子酸涩收敛，敛肺滋肾，生津敛汗，涩精止泻。二药相配，辛散与酸敛相制，一散一敛，一开一阖，相互辅佐，开无耗散肺气之弊，关无敛遏邪气之虞，为止咳平喘之妙配。

旋覆花配蛤壳：旋覆花苦辛咸温，其性下降，功擅下气消痰，降逆止噫；蛤壳咸寒沉降，化痰止咳，入肺胃经。二药相配，降逆沉降化痰之力相得益彰，常可用于肝木横逆，或木火刑金之证。

桃仁配杏仁：桃仁甘苦性平，滑肠润燥，破血行瘀，且宣肺平喘止咳，入于血分，偏于活血；杏仁味苦性温，行气散结，止咳平喘，润肠通便，入于气分，偏于降气。二药伍用，一气一血，其功益彰，行气活血，止咳平喘，润肠通便，适用于阴虚血燥之便秘及哮喘咳嗽。

类似的药对配伍，在医案的处方中不胜枚举，如能认真学习体会，有助于提高临床用药技巧。此外，对于症情复杂的患者，医案中也常使用配伍相应的丸散中成药的方法以提高疗效，并使处方药物杂而不乱。如肾阳虚而喘者，则加黑锡丹；肾阴虚而喘者，则加都气丸；脾虚而咳痰者，则加参贝陈皮丸；肾气不足者，则加金匮肾气丸；有明显水肿者，则加五苓散等。

综上所述，简斋先生医案中对于肺系疾病的治疗，常以脏腑辨证为主，重视肝脾肾与肺的关系。其处方用药配伍严谨，善于化裁古方，常熔经方与时方于一炉，对后学者有较多启发。

二

咳嗽

（计 80 案）

曾女，32。内因惹气，外因伏风，气失疏和，喉痒，咳逆，鼻流清涕，间作形寒，脘次饱闷，纳少，身倦，脉弦数。治以疏化。

沸草　芥穗　前胡　杏仁　苏梗　法夏　云苓

橘皮络　桔梗　甘草　大贝　桑枝寄　麦芽　鲜

姜

赏析：本案病名"咳嗽"。病因病机为"内因惹气，外因伏风，气失疏和"，即素有旧疾，正气不足，感受风邪。邪犯肺卫，肺气上逆，失于肃降，发为咳逆；风性轻扬，上扰清窍，故见喉痒、鼻流清涕；素体正气不足，感受风邪，营卫不和，故形寒；气机受阻，运化不及，故脘次饱闷、纳少身倦。脉弦数者为风邪入里有渐化热之象。正如《证治汇补》曰："风伤肺者，咳则鼻塞声重，口干喉痒，语未竟而咳。"治以疏化，即疏风宣肺、化痰止咳。方选金沸草散为主，配合杏苏散。

方中金沸草散出自《博济》卷一，由荆芥穗、金沸草、前胡、半夏、赤芍药、麻黄、甘草组成，"治肺经伤风，头目昏痛，咳嗽多痰"。简斋先生选用了其中的金沸草、前胡、荆芥穗、半夏4味主药。金沸草即《本经》所名旋覆花之全草（近代以其花为旋覆花，全草名金沸草），性味咸、甘、温，有小毒，据《本经逢原》曰："旋覆花升而能降，肺与大肠药也。其功在于开结下气，行水消痰，治惊悸，祛痞坚，除寒热，散风湿，开胃气，止呕逆，除噫气，故肺中伏饮寒嗽宜之。"《本草备要》中曰前胡："辛以畅肺解风寒，甘以悦脾理胸腹，苦泻厥阴之热，寒散太阳之邪，性阴而降，功专下气，气下则火降而痰消。"二药相配，一温一寒，而无偏性，降气消痰之功相得益彰。荆芥穗辛苦而温，芳香而散，其性升浮能发汗，善于散头部的风邪，与桔梗相配伍，相辅相佐，俱为升提之品而宣发肺气；与金沸草及前胡相配伍，则一升一降，宣肃肺气，疏风而消痰，调畅气机而止咳消胀。杏苏散外可清宣发表，内可理肺止咳，是表里同治之代表方，本案取原方去枳壳之意在于已经配伍了金沸草散以降气化痰，并"内因惹气"而防过于行气伤中；添加麦芽与鲜姜，可以看出处方虽以化痰消气为主，但仍佐以保护胃气，即疏化不致伤正。桑枝寄，即桑枝和桑寄生。桑枝在《本经逢原》中有"又治久嗽不止"的记载；桑寄生既能补肝肾、强筋骨，又有祛痰、顺气、止咳的作用，故合而用之以扶正而助化痰止咳。

吴右，22。断乳后体质不足，经事两转俱过期而至，至时恶寒腹痛。近十余日来因感而咳，胸咽痒甚，空呛无痰，时或头眩，食纳不甘，脉弦滑而小。治以疏和托化。

炙麻黄　杏仁　甘草　沙参　法夏　茯苓　桂枝
陈皮　苏桔梗　炙淡姜

赏析：本案病名"咳嗽"。病因病机为断乳后体质虚弱，则冲任血海气血两虚，复感风邪，肺失宣肃。气虚温煦推动无力，血虚则胞宫冲盈不及，故经事两转俱过期而至，至时恶寒腹痛；体虚外感，风邪束肺则肺失宣肃，肺气上逆而胸咽痒甚、咳嗽；气虚无力祛邪外出而空呛无痰；脾虚饮阻中焦则食纳不甘，饮邪上泛则有头眩；脉弦滑而小为正气不足，内有痰饮之象。治拟疏和托化。方选三拗汤合二陈汤加减。本案患者体质素弱，气血两虚，无发热恶寒，故虽属内有痰而外受风邪，但不宜过于温散，故以三拗汤宣肺祛风、二陈汤化痰和中。二方配伍，内外同治，标本兼顾，祛邪而无温散太过之虞。

方中半夏辛温燥烈，燥湿健脾，化痰降逆；沙参甘苦微寒，养阴润肺，清热生津，滋而不腻。二药合用，润肺阴而降逆气，润而不腻，燥不伤阴。茯苓味甘淡，长于补脾，利水湿，且补而不腻，利而不猛，既能扶正，又可祛邪；与半夏相伍，为温脾化湿、健脾和中治其本，淡渗利湿、降逆止呕治其标。炙淡姜辛热，有温肺化饮之功，既能温散肺中寒邪而利肺气之肃降，又能温脾胃去湿浊而绝生痰之源；与半夏相配，温脾肺、化痰饮之功益著。方中杏仁苦降，长于宣降肺气而止咳平喘，与麻黄相配，则一宣一降，一刚一柔，互制其偏，其止咳平喘之力益显，前人素有"麻黄以杏仁为臂助"之说。桔梗辛散苦降，以升为主，功善宣通肺气、升清降浊、疏通肠胃。本案处方中桂枝虽与麻黄、杏仁同用，却不可以麻黄汤之发散风寒治伤寒表实证视之，而是取其温阳化气、布化津液之功；与茯苓相配伍，使中阳得建，痰饮得化，津液得布，即《金匮要略》中苓桂术甘汤治"心下有痰饮，胸胁支满，目眩"之意。综观处方，并无大剂补气健脾之品，而以运脾化湿之剂为主，冀邪去则正自安，脾运则气自足，治曰"托化"实寓补于祛邪之中，用药看似平淡无奇，实则稳妥贴切。

叶左，37。据述浴后受风，初时嚏多，嗣即咳嗽，迄今未愈。晨昏较甚，腰背引痛，呼吸之际常觉喉痒，脉弦小滑。外实而肺肾不足，治以疏和托化。

麻黄　芥穗　沸草　紫菀　冬花　橘络　桔梗

甘草　沙参　茯苓　苏梗　寄生

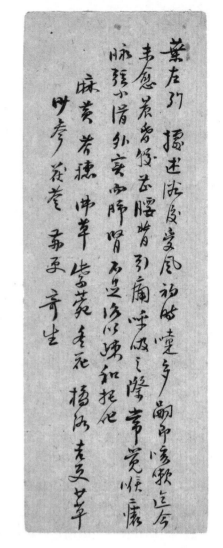

赏析：本案病名"咳嗽"。病因病机为肺肾不足，浴后腠理开泄之时感受风邪所致。风寒束表，肺气不宣，则见喷嚏频作、咳嗽、咽痒。气虚不能祛邪外出，病程缠绵不愈，伤阴耗气。肾虚而见腰背引痛。脉弦小滑为本虚而外有邪实，内有痰饮。治拟疏和托化。方选金沸草散加减。金沸草散治疗伤风咳嗽，具有发散风寒、止咳化痰的功效。主药金沸草咸甘微辛，味辛可宣散肺气，一宣一散，肺之治节有权也；味咸入肾，故能纳气下行以归根。荆芥辛苦而性上浮，芥穗长于辛散，可祛头面之风，去经隧之湿，诸药随之上升于肺，而后乃降而下坠其痰也。麻黄辛温，开腠理而泄其风，与芥穗配伍疏风宣肺，发表散邪。此外，配伍紫菀苦微温，止咳化痰，温肺降气平喘；款冬花润肺下气，止咳化痰；橘络、桔梗通络理气化痰；苏梗辛温，行气和中；茯苓健脾化痰，以杜生痰之源，培土生金；沙参养阴益肺，于诸辛温药中加入甘凉之品，可制其温燥之性；桑寄生补肝肾，强腰膝。

本案本虚标实，简斋先生概括为"外实而肺肾不足"，治法用疏和托化法。疏和即疏泄表邪以和畅气机，托化即以补益之法托邪外出。补肺，简斋先生喜用沙参。这实与当时的社会卫生状态有关，那时的结核病为一常见多发病，每每可见肺阴受损者，而沙参甘寒，擅长养阴润肺。补肾，简斋先生喜用桑寄生，特别是肺肾同病者。桑寄生得桑之余气而生，一本于桑，抽其精英，其味甘苦，《本草求真》云："桑寄生，号为补肾补血要剂，缘肾主骨，发主血，苦入肾，肾得补则筋骨有力，不致痿痹而酸痛矣。甘补血，血得补则发受其灌荫而不枯脱落矣。故凡内而腰痛、筋骨笃疾、胎堕，外而金疮、肌肤风湿，何一不借此以为主治乎？"

何君，中虚湿盛，因风为咳，神疲肢软，食欲不香，鼻流浊涕。治以宣和托化。

麻黄　杏仁　紫菀　桑皮　沙参　法夏　寸冬
苓神　橘络　桔梗　生草　糯米　红枣　煨姜

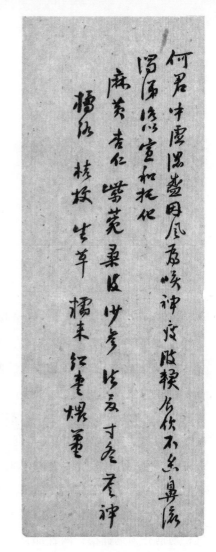

赏析：本案病名"咳嗽"。病因病机为中虚湿盛，风邪袭肺。脾胃中虚，则气血生化不足，肌肉、四肢百骸失其濡养，故可见神疲肢软；脾虚失运，湿阻气机，而见食欲不香；气虚卫外不固，感受风邪，肺失宣肃，则发为咳嗽、鼻流浊涕。治拟宣和托化，即祛风解表、燥湿化痰、滋养肺胃。方选三拗汤、二陈汤、麦门冬汤加减。三拗汤出自《太平惠民和剂局方》（简称《局方》），本方用麻黄宣散肺经风寒而止咳，其不去根节，为发中有收，使不过于汗；用杏仁宣降肺气，止咳化痰，以不去皮尖，为散中有涩，使不过于宣，与麻黄相配，一宣一降，使邪气去而肺气和；甘草不炙，乃取其清热解毒，协同麻、杏利气祛痰。二陈汤出自《局方》，方中法半夏辛温而性燥，燥湿化痰，消痞除满，为"治湿痰之主药"（《本草从新》）；湿痰既成，阻滞气机，遂以橘络理气行滞，燥湿化痰，乃"治痰先治气，气顺则痰消"之意；茯苓、茯神健脾渗湿，以杜生痰之源，燥湿化痰与渗利水湿相合，则湿化痰消，亦体现了朱丹溪"燥湿渗湿则不生痰"之理；煨姜既助半夏、橘络以化痰，又制半夏之毒。另配紫菀润肺下气，化痰止咳；桔梗宣肺化痰；桑皮清泻肺热，清降肺气；寸冬（麦冬）甘寒清润，养阴生津，滋液润燥，与半夏配伍，一则开胃行津以润肺，二则防麦冬滋腻壅滞。以沙参易人参，清养肺胃之阴。糯米、红枣甘润性平，健脾养胃，培土生金。诸药合用，温润平和，外邪易散，肺气安宁。

《灵枢·经脉》言"肺手太阴之脉，起于中焦，下络大肠，还循胃口，上膈属肺"，可见肺胃经脉相通，中医也有关于"胃咳"的描述。其治疗，除传统的宣肃肺胃之气以止咳外，叶天士尤重视胃阴不足，以清养肺胃为主，方选麦门冬汤，并以沙参易人参，将其变为了一首清养肺胃之阴的方剂，使"胃土日旺，柔金自宁"。本案简斋先生也宗叶天士的治疗原则，以滋养肺胃之阴配伍宣肺化痰之剂，标本兼顾，刚柔相济，从而达到肺胃同治的功效。

孙左，37。始因风咳，误服膏滋，风邪留连，咳经三候，胸膺引痛。治当辛宣疏化，冀其咳畅痰活为应。

麻黄　芥穗　沸草　杏仁　紫菀　冬花　橘络
桔梗　甘草　法夏　赤苓芍　海蛤壳　大贝

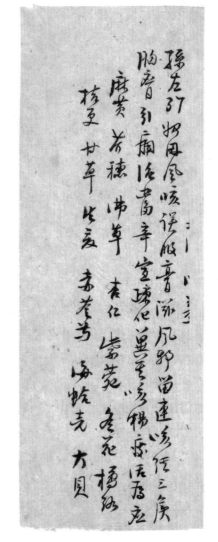

赏析：本案病名"咳嗽"。病因病机为风邪流连。患者始于风邪犯肺，肺气壅遏不畅，发为咳嗽，本应宣肺祛风，却误服膏滋，以致风邪流连，咳嗽日久不愈，肺不化气，痰湿内生，气机不利，而胸膺引痛。治以辛宣疏化，止咳化痰。方用三拗汤合止嗽散加减。三拗汤宣肺化痰止咳。以麻黄、杏仁辛温开肺，宣肺止咳，是治疗风邪致肺气郁闭失宣的常用药对；甘草不炙，助麻杏利气祛痰。止嗽散出自《医学心悟》，功效疏风宣肺、止咳化痰。方中紫菀，甘苦而温，止咳化痰；桔梗苦辛而性平，善于开宣肺气；易荆芥为荆芥穗，两者都具有解表散风之功，但后者更具升发之力。另加金沸草具有降气、消痰、行水之功，与桔梗一升一降，更助行气宣肺、祛邪外出之力；款冬花气味虽温，但润而不燥，可润肺止咳；海蛤壳、大贝母清热化痰止咳；赤芍与橘络、金沸草相配，可通络缓急而止胸膺引痛；赤苓甘淡平，可利湿、益心、润肺。诸药合用，共奏辛宣疏化、止咳化痰之功。

风邪犯肺导致肺气壅塞是咳嗽的病机关键，简斋先生以三拗汤合止嗽散这一经典组合契合"辛宣疏化"的治法。辛宣者，以辛散药宣通肺气；疏化者，即宣通疏散外邪。本案以三拗汤之麻黄、芥穗、杏仁辛宣发散风邪，肃降肺气；金沸草、桔梗宣降肺气，疏散风邪。止嗽散治疗新旧咳嗽，温润平和，解表不伤正。其紫菀与款冬花配伍，化痰止咳，紫菀善于化痰，款冬花止咳之力更强，两药相合，无论新久咳嗽、或内伤或外感、或有痰或无痰、或寒热虚实均可使用，患者"咳经三候"，以此配伍不伤正气，温和化痰；海蛤壳、大贝清热化痰，"冀其咳畅痰活"。

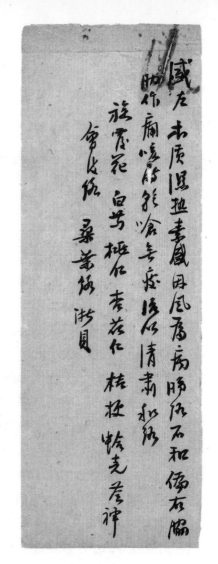

盛左，本质湿热素盛，因风为病，肺络不和，偏右胁肋作痛，咳时干呛无痰。治以清肃和络。

旋覆花　白芍　桃仁　杏苡仁　桔梗　蛤壳　苓　神　会皮络　桑叶络　浙贝

赏析：本案病名"咳嗽"。病因病机为湿热素盛，风袭肺络。风邪与内盛之湿热相挟而袭肺络，致肺络不和，清肃失常，故发咳嗽而咳时干呛无痰。"肺气从右而降"，肺失宣肃，则肺络痹阻，故牵引偏右胁肋作痛。治以清肃和络。方选金沸草散加减。案中患者素体湿热，风邪入里易从热化，不宜辛温发汗，故去辛温之品，化裁成清肃之剂。旋覆花降气化痰，祛瘀活血；白芍柔肝止痛，散血中瘀滞，取仲景芍药甘草汤之缓急止痛之意，加之胁肋为肝经走行，疏风木而助通肺络；桃仁活血通络兼止咳喘，杏仁降气祛痰，薏苡仁利湿热、止拘挛，三仁合用，共奏降气止咳、化痰利湿、祛瘀通络之功；配伍桔梗，一升一降，切合气机之升降；茯苓、茯神味甘气平，得中正之气味，和脾肺；蛤壳得阴水之气，味咸，气平，能消散结气，平咳逆胸痛，与浙贝母合用，清热止咳化痰；会皮络（橘络）、桑叶络引诸药入络，并且桑叶络疏风散邪，以络通络。诸药合方，达清热肃肺、舒和络脉、化痰止咳之功。

对肺络为病的认识，《临证指南医案》中有深隐于体内，横贯走行于脏腑内部隐而不现的"阴络"，与浮现于体表皮下的"阳络"之分，并多次提及"初为气结在经，久则血伤入络"，"病久痛久则入血络"。阳络护外，能温煦周身，保护机体不受外邪侵犯；阴络守内，能运行气血以保证五脏六腑发挥正常的功能，病久入络易致病情缠绵。《素问·经脉别论》指出："经气归于肺，肺朝百脉，输精于皮毛。"肺主气功能正常，才能使气血运行、水液代谢正常，使百脉通利。当肺络受阻，气机运行不畅则肺失宣发肃降，出现咳嗽、喘证；肺络痹阻，气机失调，血运失常而致血瘀，破坏了气血协调平衡，又进一步互为因果，彼此胶着，阻塞肺络，使肺络郁闭，而见胸闷、憋喘，甚则紫绀。本案简斋先生对"咳时干呛无痰"不作阴虚之辨证，而是络气不和，清肃失常，故治疗重在清肃和络、气血同调，使肺络宣肃条畅而气顺咳止。

郑左，肺肾不足，气失摄纳，咳经数月未愈，初秋乍凉，咳尤较甚，稍感即热，痰色清白，脉左弦右濡滑。治以和肃。

苏桔梗　沙参　连皮芪　法半夏　寸冬　百部　白前　陈皮络　紫菀　生草　苓神

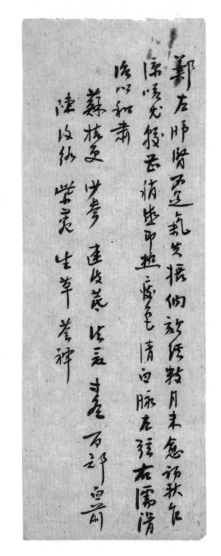

赏析：本案病名"咳嗽"。病因病机为肺肾不足，风寒袭肺。患者由于素体肺肾不足，气失摄纳，咳经数月未愈，导致肺气更虚。初秋乍凉，寒邪外袭，肺失宣降，肺气上逆，咳嗽加重，稍感即热。风寒束肺，故痰色清白。右脉为肺部所候，肺气亏虚，痰湿内蕴，故见右脉濡滑。左脉为肝部所候，左脉弦，可能与久咳气机不畅相关。本病本虚标实，急则治其标，治以和肃。方选止嗽散宣肺疏风，止咳化痰。程钟龄谓："本方温润和平，不寒不热，既无攻击过当之虞，大有启门驱贼之势，是以客邪易散，肺气安宁。"另加沙参、寸冬养阴润肺止咳化痰；法半夏燥湿化痰；橘络化痰通络止咳；连皮芪益气固表；茯苓健脾渗湿，茯神健脾宁心安神；甘草调和诸药。全方共成宣肺疏风，止咳化痰，益气和中，养阴润肺之功，所谓"和肃"之法，即和养肺卫气阴，和中化痰而使肺气清肃。

外感与内伤咳嗽可相互影响。外感咳嗽迁延失治，邪伤肺气，则易反复感邪，而致咳嗽屡作；肺脏受损，逐渐转为内伤咳嗽；内伤咳嗽，肺脏虚损，卫外不强，易受外邪引发或加重，在气候转凉时尤为明显。患者素体肺肾不足，气失摄纳，咳嗽数月未愈，加之初秋感凉，导致病情加重，外感与内伤共存，本虚标实，错综复杂，病情缠绵，治以急则治其标为主，兼扶正祛邪。故方中用连皮黄芪以健脾补气，培土生金，治生痰之源，连皮则兼补肺卫之气为重；沙参、麦冬养阴润肺以防秋燥伤肺。本案中简斋先生未用过于辛散之剂和滋腻碍邪之品，意在祛邪不伤正，补虚不助邪。正如《医学心悟》所指出："不散则邪不去，过散则肺气必虚……肺气如虚则腠理不固，治宜解表兼补肺气。"

陈左，21。风痰合病为咳，个月未已，左肋引痛，服宣肃之剂，痛止仍咳，咳先喉痒，痰黏不爽，脉弦滑。拟从原意。

麻黄　芥穗　金沸草　蛤壳　紫菀　冬花　橘络
桔梗　甘草　清水夏　赤茯苓　大贝

赏析：本案病名"咳嗽"。病因病机为风寒袭肺，风痰合病。咳而气逆，累及肝经，而见左肋引痛。服宣肃之剂，痛止仍咳，乃风寒之邪仍客于肺。风邪伤肺，故咳先喉痒。痰湿内蕴，气机不利，故痰黏不爽。肺气宣肃失司，加之仍有痰饮内蕴，故见脉弦滑。治从宣肃。方选金沸草散合止嗽散加减。《局方》金沸草散以麻黄、芥穗解外束之风寒，以半夏去内蕴之痰湿，金沸草消痰降气，赤芍泻肝敛阴，赤者利水分收痰湿。简斋先生善于运用此方治疗风寒或风痰咳嗽，无论新久，均用其加减。止嗽散宣肺止咳化痰。用冬花配紫菀加强化痰止咳之力；蛤壳下气化痰止咳；桔梗升提肺气以利胸膈；橘络化痰止咳通络；赤茯苓利水渗湿除痰；大贝清热化痰，散结开郁；清水夏即清水半夏，为生半夏用白矾加工炮制者，毒性及辛燥之性减少，止咳化痰之力增强，适合本证"痰黏不爽"。诸药合用，共奏疏风散寒、宣肃肺气、止咳化痰之效。

咳嗽时牵引胁肋疼痛，与肺肝之间气机升降失调相关。《临证指南》曰："但人身气机，合乎天地自然，肺气从右而降，肝气由左而升，肺病主降曰迟，肝横司升曰速。"肝从左升发，肺自右敛降，二者之一出现问题，均会导致气机升降失司，并影响另一方，当及时调摄，以期升降有司。本案在久咳之后，出现左肋引痛，简斋先生未用疏肝之品，而以宣肃之法，前服方药痛止，仍有喉痒咳嗽痰黏，守原宣肃之法，以荆芥穗宣肺止咳，金沸草降气消痰，紫菀、款冬花润肺下气，蛤壳下气化痰，橘络、桔梗宣通肺气。诸多药物组合，宣肃肺气，使气机条畅，不致肝经阻滞，可谓胸有成竹。

黄右，34。体丰痰重，因风为咳，自服黏腻抑降之品（枇杷膏），风邪遂无外出之路，咳减而音渐哑，一候未复，咳先喉痒，脉形沉弦。治以辛宣开肺。

麻黄　芥穗　金沸草　杏仁　紫菀　款冬
云苓　橘皮　桔梗　甘草　淡生姜蜜炙。

赏析：本案病名"咳嗽"。病因病机为体丰痰重，风寒袭肺。患者外感风邪，自服黏腻抑降之品（枇杷膏），使风邪遂无外出之路，致使风寒之邪闭阻于肺；加之平素体丰痰重，更使风寒痰湿之邪闭阻于内，肺之宣肃失司，故见咳嗽。肺气郁闭而失宣，故咳减而音渐哑。风邪伤肺，故咳先喉痒。脉形沉弦，乃寒邪内伏、气机郁闭之征象。治以辛宣开肺。方选金沸草散加二陈汤。本案患者因误治，外感之风邪因此郁闭于内，故在治疗时当使邪有出路，以金沸草散散寒祛风，宣肺化痰，使邪有出路；素体痰重，加之枇杷膏之黏腻，故以二陈汤燥湿化痰，除内蕴之痰湿。方中麻黄、荆芥穗宣肺疏风散寒；金沸草下气降逆，消痰止咳；杏仁祛痰止咳平喘；紫菀、款冬花养阴润肺，下气消痰；法半夏、云茯苓、橘皮燥湿化痰；桔梗开宣肺气；甘草调和诸药；淡生姜解表散寒。诸药合用，共奏辛宣开肺、化痰止咳之功。

本案患者体丰痰重，外感风邪而发为咳疾，本宜疏风宣肺以祛外邪，化湿燥痰以清内邪。枇杷膏虽可治疗咳疾，但只适用于单纯阴虚所致之久咳患者，而对于存在外感因素或痰湿体质患者，枇杷膏作为滋腻抑降之品，不仅会将风邪困阻于内，还会加重其素体之痰湿，使咳嗽久治不愈，故在治疗时需注意，切忌一病一方，不加辨证地盲目给药。患者虽为风寒痰湿之邪为患，治宜用化痰祛湿温燥之品，但是对于咳嗽患者，需防久咳或过用温热辛燥之品损伤肺阴，故此案中简斋先生用淡生姜并蜜制，以减少辛辣之性，增其润肺之功；同时，又加入少许润肺之紫菀、款冬花（简斋先生临床治疗咳嗽的常用药对）。紫菀苦温，款冬辛温，二药相辅相成，善润肺下气，止咳化痰。《本草经集注》早就提及，紫菀当以"款冬为使"，款冬"得紫菀良"。

王右，26。始因感冒咳嗽鼻塞，误服滋润之品，风无外出之路。历时虽久（一个半月），偏右胸膺隐痛，卧下咳又较甚，痰吐白黏，苔腻满布，脉形沉弦而数。拟方辛宣肃化。

麻黄　芥穗　沸草　杏仁　紫菀　冬花　法夏
云苓　桔梗　橘皮　甘草　大贝　百部　白前
蛤壳　淡姜

赏析：本案病名"咳嗽"。病因病机为风寒袭肺，滋腻失治。患者受风寒之邪，肺卫失宣，故感冒咳嗽鼻塞。误服滋润之品，风邪无外出之路，邪气恋肺，以致咳嗽历久而无好转。肺络布于胸膺，气降于右，久咳肺气受损，痰邪不解，气机不利，故偏右胸膺隐痛。寒邪郁肺，凝聚为痰，误服滋润之品则碍胃，脾胃运化水湿功能失常，导致痰湿内生，痰湿蕴肺，卧下咳又较甚、痰吐白黏、苔腻满布。《脉镜》曰："痰气而弦而带涩。"《脉诀理玄秘要》有"脉沉主气痰病"。痰浊内聚，气机出入不利，故见脉沉弦而数。治拟辛宣肃化，即疏风宣肺、肃肺化痰。方选三拗汤、止嗽散与二陈汤。三拗汤具有宣肺解表的作用，方中用蜜制麻黄，并先煮麻黄，去上沫，为了减其悍烈之性，以免发生心烦。止嗽散主治外感咳嗽，经服解表宣肺药后咳仍不止者。治之之法，重在理肺止咳，微加疏散之品。方中紫菀、白前、百部止咳化痰，治咳嗽不分新久，皆可取效。紫菀与款冬相须使用，加强止咳化痰之功。以桔梗、橘皮宣降肺气，止咳消痰；荆芥祛风解表，甘草调和诸药，二者与桔梗配合，更能清利咽喉。诸药合用，正如《医学心悟》所云："温润和平，不寒不热，既无攻击过当之虞，大有启门驱贼之势。是以客邪易散，肺气安宁。"二陈汤为治湿痰之主方。三方合用而化裁，共成宣肺化痰、降气止咳之功。

风寒咳嗽初起用药不当，误用滋润之品碍胃，使寒邪恋肺，久而更伤脾肺，出现久咳不愈、舌苔腻而满。《医学心悟》提出咳嗽"属风寒者十居其九。故初治必须发散，而又不可过散，不散则邪不去，过散则肺气必虚，皆令缠绵难愈。久咳不已，必须补脾土以生肺金"；《杂病源流犀烛·咳嗽哮喘源流》也曰："肺不伤不咳，脾不伤不久咳。"本案患者久咳不愈，脾胃受伤，简斋先生用茯苓、半夏、橘皮、淡姜以健脾燥湿化痰，取"培土生金"之意。风邪寒湿阻于肺络，肺络气机不利，故用药除宣肃肺气以利气机外，配大贝母、蛤壳以化痰散结。全方配伍周到，用药轻灵。

张女，寒水久咳，前服金沸草散咳减，仍呛无痰。治再疏化。

麻黄　杏仁　紫菀　射干　款冬　陈皮　法夏

云苓　桔梗　甘草　白前　淡姜

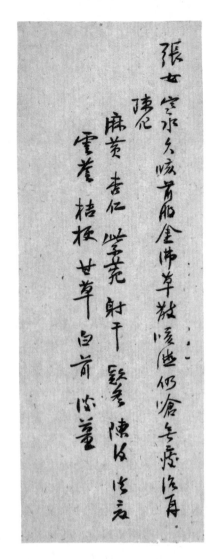

赏析：本病病名"咳嗽"。病因病机为寒水久咳，风寒袭肺。寒水久咳，意为寒邪袭表，阻遏太阳之气，水之宣发布散障碍而发为咳。前服金沸草散为宣发在表风寒，降气化痰，药后咳减，但风寒余邪未清，肺气失宣，故仍有呛咳。如《医学三字经》曰："肺为脏腑之华盖……客气干之则呛而咳矣……病气干之，亦呛而咳矣。"治再疏化，即再以疏风宣肺、化痰止咳之法。方选射干麻黄汤加减。方中麻黄宣肺解表，化饮散寒，止咳平喘，开达气机。射干泻肺降逆，利咽止咳，祛痰化饮。紫菀、款冬花温而不热，润而不腻，皆可止咳化痰，对于新久咳嗽都能使用。桔梗味苦辛而性平，善于开宣肺气；半夏味辛，散寒化饮，《医学启源》谓其"治寒痰及形寒饮冷伤肺而咳，大和胃气"。淡姜味辛，性热，为补助上焦、中焦阳分之要药，其味至辛，且具有宣通之力，配伍半夏增强其化饮之效，又可制半夏之毒性。杏仁宣降肺气，止咳化痰；白前长于降气化痰；陈皮理气化痰；甘草调和诸药，合桔梗又有利咽止咳之功。本案以呛咳为主，无喉中水鸡声，水饮不甚，故去辛散逐饮之细辛和收敛的五味子。诸药合用，达疏风宣肺、化痰止咳之功。

射干麻黄汤与小青龙汤均可治疗肺中有寒的咳喘。但射干麻黄汤宣肃肺气，偏重于肺中有寒邪；或寒郁生热，寒热错杂；或肺中有寒痰，积而生热，寒痰化燥，导致肺气宣降失常，肺气上逆，咳出多为白黏痰或痰少。而小青龙汤温化痰饮，偏重于胸中有水饮，外受风寒，寒水相搏，咯吐多为稀涎或白稀痰涎量较多。本案中简斋先生着眼于呛咳无痰，肺气上逆，故选射干麻黄汤随证加减，符合方中治法"疏化"，即宣通疏解外邪、宣肺下气化痰为主，尊经方而不拘泥于古。

陆右，肺弱风袭，咳经半月，痰稀有沫，晚间形寒，胸部微痛，精神欠佳，经事数行，脉弦数。

治以疏和。

荆芥穗　金沸草　杏仁　秦归　苏桔梗　甘草
橘皮　法夏　云苓　浙贝　炙淡姜

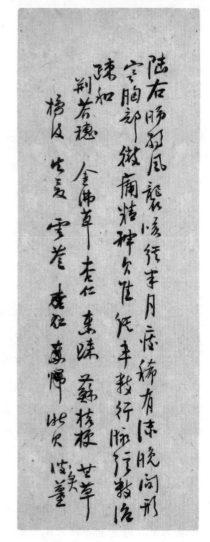

赏析：本病病名"咳嗽"。病因病机为肺弱风袭。肺为娇脏，患者素体肺弱，风寒之邪外袭，肺气被束，失于宣降而上逆，发为咳嗽。肺气失宣，肺津不布，聚成痰饮，随肺气逆于上，则见痰稀有沫；寒邪束表，卫阳郁遏，见形寒肢冷；寒邪凝滞经脉，经气不利，不通则痛，故胸部微痛，经事数行。治以疏和，即采用疏风散寒、宣肺止咳之法。方选金沸草散合杏苏散加减。金沸草咸苦微辛，苦能泄热气，咸能化痰结，辛能行痰湿，凡痰饮之逆于肺者，此能降而泄之；荆芥辛苦而性上浮，祛头面之风，与金沸草相伍，共疏风化痰。半夏辛温，燥湿化痰，降逆止咳，行于下以助化痰。苏梗辛温不燥，理气宽中，解表散寒，使风寒之邪从表而解；杏仁苦温而润，肃降肺气，润肺止咳；桔梗宣降肺气，既疏理胸膈气机，又化痰止咳祛邪。三药合用，有宣有降，使气顺津布，痰消咳止。橘皮、半夏行气燥湿化痰；茯苓渗湿健脾以杜生痰之源；淡干姜解表散寒，化痰止咳；炙甘草调和药性，且合桔梗宣肺利咽，为佐使之用。当归补血活血，散寒止痛而调经；浙贝化痰止咳。诸药配伍，外可疏风散寒，内可理肺化痰，表解痰除，肺气和降，诸症自除。

金沸草配伍荆芥穗，出自《和剂局方》金沸草散，是简斋先生习用之温通疏泄解表之药对，见于王祖雄《南京名医张简斋经验处方集》中疏化降逆方，常用于外感风寒轻证，调理杂感。患杂感者，多正气不足，不宜用药厚重。金沸草辛能宣散，咸能肃降；荆芥穗善于疏风散寒解表。两药相配，疏风散寒，宣肃肺气，而非麻黄杏仁之类发汗解表，用药轻灵，不伤正气，无论外感、内伤咳嗽均有配伍使用，深得孟河医道和缓之妙。

芽

郭左，48。肺肾大虚，中运亦弱，不饥食少已两阅月矣，近因新感伤风，咳嗽痰多，行动气喘，平素畏寒。治以两顾肺肾，佐以运中。

桂枝　甘草　白芍　法夏　沙参　寸冬　云苓

杏仁　桔梗　会皮白　淡姜拌五味　野於术　谷芽

赏析：本案病名"咳嗽"。病因病机为肺肾大虚，中运亦弱。该患者平素肺肾亏虚，中运虚弱，不思饮食，脾气不运，则气血生化乏源，气血亏虚，复感风寒外邪，肺气不宣，痰湿内生上扰，气机升降失调，发为咳嗽痰多；肺肾大虚，则肺主气失职，肾纳气无权，故行动气喘；气血不足，温煦无力，则平素畏寒。当属本虚标实之证。治以两顾肺肾，佐以运中。方选桂枝汤、二陈汤、干姜五味甘草汤化裁。

本案"肺肾大虚，中运亦弱"，并新感伤风故以桂枝汤加减为主，调营卫而祛外风；沙参、寸冬相配以补肺肾之阴又无助湿生痰之弊；以二陈汤理气健脾化痰，使补而不腻；再加杏仁温肺苦降，桔梗升发肺气，一宣一降，调和气机，以止咳平喘。干姜五味甘草汤出自《温热经解》，主治肺冷咳嗽。淡姜拌五味子为简斋先生常用的止咳经验药对，干姜辛散温通，逐寒邪而发表温经，燥脾湿而止呕消痰；五味子酸涩收敛，具有敛肺滋肾，生津收汗，涩精之功，善敛肺气而滋肾水治肺肾不足之喘咳，然于外感风邪，痰多咳嗽不利。干姜以辛散温开为要，五味子以酸涩收敛为主，二药参合，一收一散，一开一合，互制其短而展其长，利肺气，平喘逆，化痰饮，止咳嗽甚妙。本案又以野於术、谷芽配桂枝汤实含小建中汤之意，使中气渐复而气血化源充沛；配以茯苓、白术又成温化痰饮之苓桂术甘之剂。全方以桂枝汤调和营卫而祛风，以小建中汤健运中焦，以沙参、麦冬、五味子养肺敛肾，二陈汤燥湿化痰、理气运中，诸药配伍以祛风温肺止咳，养阴敛肺滋肾为主，顾护中焦脾胃，建中助阳以补气，健脾理气以化痰，标本兼顾，消补兼施，温润并用，虽为复方配伍，用药平和，深得孟河之旨。

程君，29。风燥袭肺为咳，半月未已，头昏流涕，喉燥无痰，脉弦数。治以清宣并用。

麻黄　芥穗　牛子

云苓　橘络　杏仁　紫菀

宋夏　桔梗　甘草　冬花　射干

梨皮　　　沙参　大贝

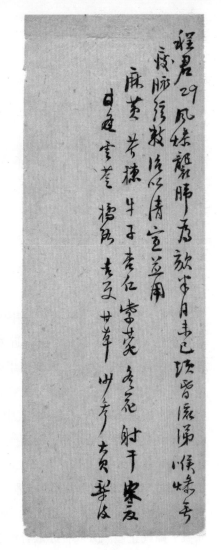

赏析：本案病名"咳嗽"。病因病机为风燥袭肺。外感风燥之邪，燥邪伤肺，喉燥干咳无痰，如《金匮翼·燥咳》曰："肺燥者，肺虚液少而燥气乘之也。其状咳甚而少涎沫，咽喉干，气哽不利。子和云：燥乘肺者，气壅不利，百节内痛，皮肤干燥，大便秘涩，涕唾稠黏。"风邪上受，清阳被扰，肺窍不利，则头昏流涕；燥从火化，伤及阴液，故脉见弦数。治以清宣并用，清宣润燥而外宣风邪，内润肺燥。方选新加三拗汤、桑杏汤加减。新加三拗汤出自《重订通俗伤寒论》。方用麻黄不去根节，发汗散寒，宣利肺气，其不去根节，为发中有收，使不过于汗；杏仁苦温而润，降利肺气，润燥止咳；荆芥穗祛风解表；桔梗宣肺止咳，甘草不炙，乃取其清热解毒，协同诸药利气止咳。全方有宣上解表止咳之功效。桑杏汤出自《温病条辨》，有清宣润燥、润肺止咳之效。杏仁宣利肺气，润燥止咳；贝母清化热痰，助杏仁止咳化痰；沙参养阴生津，润燥止咳；梨皮清热润燥，止咳化痰。本方以辛凉甘润之法，清宣润燥，凉润肺金，是治疗温燥伤肺的代表方。另配伍半夏燥湿化痰，理气行滞；茯苓渗湿健脾，以杜生痰之源；桔梗、橘络开宣肺气，一宣一降，升降气机。牛蒡子、射干宣肺止咳，解毒利咽。紫菀辛散苦泄，宣肺化痰；款冬花辛甘温润，润肺止咳，两药相须而用，润肺下气，止咳化痰。

该患者虽风燥咳嗽半月未已，但简斋先生在辨证时见患者仍以风燥伤肺症状为主，头昏流涕，喉燥无痰，而气阴两伤不甚，治法选用清宣并用。宣即宣利肺气，祛风解表，方用新加三拗汤（麻黄、荆芥穗、杏仁）辛散之药宣散解表，以除外感之风燥之邪；清即清肃润燥，以桑杏汤中沙参、梨皮润肺养阴生津，使得祛邪不伤阴津，并滋养燥邪所伤之肺阴，共奏疏风宣肺与清宣润燥相合功效。全方清宣外邪之力大于养阴润燥，理法方药丝丝入扣，以防过用养阴滋腻之品而恋邪。

陈左，38°。早岁曾经失红，近因风燥为咳，咳时连续三四声，咳先喉管或痒，晨起痰色带绿，腹部间有动气，脉形虚弦。治以宣肃。

麻黄　杏仁　紫菀　冬花　蛤壳　白芍　沙参

法夏　寸冬　苓神　橘络　桔梗　甘草　贝母

枇杷叶

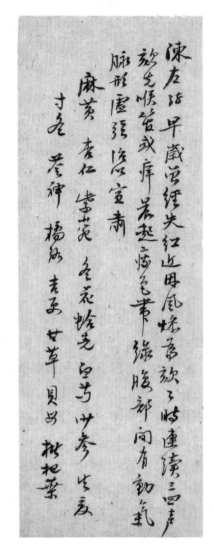

赏析：本案病名"咳嗽"。病因病机为风燥袭肺。患者早年失红（咳血），阴血亏虚，近外感风燥之邪，燥邪伤肺，肺失宣肃上逆为咳；风邪作祟则喉痒；咳时连声，痰色带绿俱为燥邪炼液为痰，肺失宣肃之象；肺失肃降而气机上逆，故腹部间动气，《医学衷中参西录》中辨证"腹内动气冲气症"为"观此症，徒有气自脐上冲至胸腔，集于左乳下跳动不休""乃因此冲气上冲犯胃，且循虚里至大络贯膈络肺"；脉虚为阴血不足，脉弦为内有痰湿而气机不利。故肺虚失润为本，外感风燥为标。治以宣肃，即轻宣润燥、降气止咳。方取杏苏散合沙参麦冬汤之意加减。方用杏仁苦温而润，降利肺气，润肺止咳；配伍麻黄辛温，宣肃肺气。桔梗宣利肺气；半夏、橘络燥湿化痰，理气行滞；茯苓渗湿健脾以杜生痰之源。本案易苏叶为麻黄加强了宣肺止咳作用，合杏仁有苦温甘辛之法，遵《素问·至真要大论》"燥淫于内，治以苦温，佐以甘辛"之旨。紫菀、款冬花两药合用，可收下气平喘，止咳化痰。贝母苦寒，清肺润燥化痰；枇杷叶苦平，清肺降气止咳平喘。两药合用，可清热润肺、止咳化痰。以沙参、麦冬养阴生津，既可兼顾肺阴本虚，燥邪伤及津液之症；又可防诸辛温之药伤津。白芍柔肝、平抑肝气，蛤壳清肺化痰软坚，两药可助清肺宁肝。甘草清热利咽而调和诸药。

本案为风燥犯肺咳嗽，简斋先生用麻黄、杏仁这对药作为主药，紧扣治法，宣肃肺气。麻黄性味辛温入肺经，中空而浮，长于升散，宣通肺气，止咳定喘；杏仁味苦性温，色白入肺，降气止咳。两药配伍，一宣一降，通调肺气，止咳平喘。方中未标明麻黄的用量，如果用量很小，其宣升之性，在诸多肃降药中，还可起到反佐引药入肺、相得益彰之效。全方辛温与甘凉之品配伍，宣肃相合，刚柔相济，体现了简斋先生的临证巧思，配伍严谨。

胡小姐，18。形瘦色苍，体弱可知，经事三阅月未至，喉关若有所阻，形如梅核气状，日来喉痒，干咳，胸闷，脉弦小。拟先疏化以治其标，体虚本病容后再议。

覆花　芥穗　杏仁　紫菀　沙参　法夏　橘络
苓神　桔梗　生草　枇杷叶

赏析：本案病名"咳嗽"。病因病机为风燥袭肺。本案患者素体虚弱，处于二七至三七之间，本应青春容光却形瘦色苍，为肝郁脾虚，脾失健运，气血乏源，以致血海空虚，无血可下而致闭经。梅核气为肝气郁结，痰气互结，阻滞胸咽而发喉关若有所阻致胸闷。脉弦小为气血亏虚，痰气互结之象。患者素体气血不足，现感受风邪，肺气上逆而致喉痒干咳。急则治其标，治以疏风止咳、润肺化痰。方用金沸草散合止嗽散加减。方中旋覆花性温而能下气消痰，降逆止咳；荆芥穗辛而微温，疏风解表，以祛在表之邪；杏仁润肺化痰降气；紫菀甘苦而温，入肺经，可止咳化痰，新旧咳嗽皆可；桔梗苦辛而性平，善于开宣肺气；原方陈皮易为橘络，增强化痰止咳之效，且有通络之功。沙参既可滋阴润肺生津，又可止咳化痰，合枇杷叶可清肺降气。半夏辛温，祛痰散结，降逆和胃。茯苓、茯神甘淡渗湿健脾以助半夏化痰，又可宁心安神使心神安宁。甘草调和诸药，合桔梗又有利咽止咳之功。全方宣肃肺气而不伤正，养阴和中又不助痰。诸药合用，祛除在表之风邪，清宣在里之痰邪，充分体现疏化之法，病邪既除，则正气恢复指日可待。该女子气血亏虚为本，风邪侵袭机体为标，属邪实正虚。治疗上，先以疏化治其标，需标邪祛后，再拟补充营血，调理脾胃，滋补肝肾，使冲任得以濡养而经血充盈，以治体虚而本病痊愈。

简斋先生认为，本案中患者体素虚弱，经事三阅月未至，气血亏虚为本；喉关若有所阻，喉痒、干咳、胸闷，外感风邪，痰气阻滞，气机不利为标。治疗当疏风理气先治其标，待邪去后扶正补虚再治其本。治疗咳嗽外感忌用敛肺、收涩的镇咳药，误用易致肺气郁遏不得宣畅，不能达邪外出，邪恋不去，反而久咳伤正，须采用宣肃肺气、疏散外邪的治法，因势利导，邪去则正安。全方用药轻灵，调气化痰而无攻伐之品。

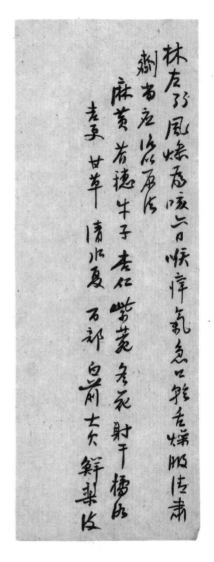

林左，33。风燥为咳六日，喉痒气急，口干舌燥。服清肃剂当应，治以原法。

麻黄　芥穗　牛子　杏仁　紫菀　冬花　射干
橘络　桔梗　甘草　清水夏　百部　白前　大贝
鲜梨皮

赏析：本案病名"咳嗽"。病因病机为风燥袭肺。叶天士云："燥自上伤，肺气受病。"风燥犯肺，故见咳嗽；燥邪犯肺，易伤津耗气，常见干咳少痰、口干舌燥；风邪犯肺，则见喉痒气急。治以清肃。方选止嗽散加减。麻黄、荆芥穗辛温祛风散邪；牛蒡子辛泄苦降，疏风利咽，助邪透发；杏仁止咳化痰润肺；紫菀、款冬花润肺降气，化痰止咳；射干辛散苦降，降火利喉；橘络理气活血疏络，桔梗开宣肺气以助气机肃降，并引药上行；清水半夏化痰降逆止咳；百部润肺止咳，下气化痰；白前降气化痰止咳；大贝母化痰止咳；鲜梨皮滋阴润肺，止咳化痰；甘草调和诸药，润肺利咽。全方共奏疏风降逆、润燥止咳之效。

肺属金，主宣发肃降，肺之宣发有赖于肃降之责。当风燥犯肺，肃降不及，肺之宣发反过，致使肺气上逆为咳，且燥邪最易伤阴，凡风燥伤肺者常见干咳无痰，治疗上以清肃肺金为要。故简斋先生以麻黄、荆芥穗等外祛风燥，并以杏仁、紫菀、款冬花、射干等清润肃降，以百部、白前等降气化痰，使肺之宣肃功能正常运转。本案患者为新病，未见大便干结之症，故此时津伤不甚，邪尚未经肺内传入大肠，当以清宣肃降之法以祛邪，疏风降逆，润燥止咳，《丹台玉案》指出"风燥药宜降润施"，同时配以鲜梨皮、紫菀、款冬花以滋阴润燥，以防津伤。燥邪犯肺当分凉燥、温燥，从简斋先生用药清肃应为温燥。燥邪的流行具有规律性，《素问·六元正纪大论》说："金郁发之，燥气以行，民病咳逆。"在运气学说中亦有对燥邪的论述，《素问·气交变大论》云："岁金太过，燥气流行……甚则喘咳逆气。"遇及燥气流行之岁，当在饮食生活中注意饮水，多食果蔬，少食辛燥之品，以防燥邪外袭，伤及人体。《本草再新》记载，鲜梨皮可"清心降火，滋肾益阴，主津止渴，除烦去湿"。《临证指南医案》指出"甘寒治气分之燥"，并多次应用鲜梨皮治疗燥邪犯肺，阴亏津伤，温邪所致之咳嗽。

李右，26。右半不遂由来已久，值此秋燥清肃之令失司，初时咳逆，近则增喘，不能侧卧，两肋引痛，舌燥喉干，肌肤消削，脉延小。久延非宜。

旋覆花（包） 蛤壳 白芍 杏仁 紫菀 款冬 沙参 法夏 寸冬 苓神 橘络 桔梗 甘草 川浙贝

赏析：本案病名"咳嗽"。病因病机为风燥袭肺。肺脏因受秋燥之邪所袭，肺之宣发肃降功能失司，故初起咳逆；《素问·阴阳应象大论》云："燥胜则干。"燥邪极易耗伤阴液，阴亏则见舌燥喉干，肌肤消削；人体气机之升降赖于肺之肃降与肝之上升，肺之肃降失司，则肝之上升易受影响，而见肝气横逆，且燥邪亦可袭于肝脏，致使肝阴血亏虚，濡养不足，从而导致两胁引痛。脉延小为素体亏虚之象。方选旋覆花汤、沙参麦冬汤、二陈汤合方加减。方中以旋覆花、蛤壳降气化痰，配以桔梗开宣肺气，使得气机升降有序；紫菀、款冬花润肺化痰，沙参、麦冬生津润燥，法半夏燥湿化痰，茯苓、茯神健脾宁心安神，橘络化痰理气，川贝母、浙贝母润肺化痰、止咳平喘；白芍养阴柔肝止痛，与甘草同用酸甘化阴。如此，全方可使机体气机升降有序，燥邪得以濡润；再加以二陈汤健脾燥湿化痰，不仅可祛内生之痰，亦可健运脾胃，脾胃健运则津液输布正常而痰湿无源。诸药合用，共奏降气润肺、止咳平喘之效。

费伯雄在《医醇賸义》认为："立秋以后，湿气去而燥气来，初秋尚热则燥而热，深秋既凉则燥而凉。以燥为全体，而以热与凉为之用，兼此二义，方见燥字。"故在秋燥的辨证论治时，仍需辨别热与凉，二者用药也存在差异。对于燥证的临床，喻嘉言则指出须从肝肺入手："凡治燥病，须分肝肺二脏见证。肝脏见证，治其肺燥可也。若肺脏见证，反治其肝，则坐误矣！医之罪也。肝脏见燥证，固当急救肝叶，勿令焦损。然清其肺金，除其燥本，尤为先务。若肺金自病，不及于肝，即颛力救肺。焦枯且恐立至，尚可分功缓图乎？"本案简斋先生肝肺同治，润燥与调畅气机相结合。患者素有半身不遂，脉见延小为虚体外感之证。如燥邪痰湿之邪不能祛除，则正气益损，恐入因病致损、因损致劳之途，故案末列有"久延非宜"之预后判断。

周左，33。肺肾不足，向患失红，经治见止，已历个月，近因燥气上侵，喉痒咳逆，卧下痰鸣，唇吻燥裂，口干异常，咳甚气急似喘，苔薄，脉劲。治当清肃。

金沸草　芥穗炭　蛤壳　杏仁　紫菀　冬花
枇杷叶　沙参　法夏　寸冬　苓神　橘络　桔梗
甘草　川浙贝　白芍

赏析：本案病名"咳嗽"。患者肺肾不足，既往有失红（咳血）病史，经治已止。此次又因外感燥邪，燥伤津液，故见唇吻燥裂、口干喉痒。燥邪伤肺，肺气不利，宣降失司，则见咳逆、气急似喘。肺失宣降，不能输布津液，燥邪炼津为痰，痰液燥化，凝滞难除，阻碍气道，则见卧下痰鸣。燥伤津液，舌面苔薄；脉劲为外邪致气机壅滞不利之象，《脉论》有言"邪气之至，脉来劲急"。故本病辨为燥邪伤肺，治当清肃，即清肺润燥、平逆止咳。方选《和剂局方》金沸草散合简斋清养肃化方加减。本证以燥咳为主，未见风寒之证，故去麻黄、前胡、细辛等辛苦发散药，而以肃降肺气为主，取金沸草降气下气、化痰止咳；易荆芥为芥穗炭，是因患者既往有咳血，今次燥邪恐伤肺络，故以芥穗炭收敛止血；以半夏通滞行痰，白芍、甘草酸甘敛阴。另以蛤壳降气化痰，配以桔梗开宣肺气，使得气机升降有序；款冬花《本草汇言》谓其"温肺、润肺、清肺、敛肺、调肺"，简斋先生常配伍紫菀、杏仁润肺下气，止咳化痰；枇杷叶苦，微寒，清肺降逆止咳；沙参、麦冬养阴润肺，川贝、浙贝母润肺清肺，止咳化痰；橘络理气通络化痰，茯苓茯神健脾和胃安神。全方以清养肃金为主，清肺润肺，降逆止咳。

本案患者"肺肾不足，向患失红"，故阴血亏损，复加外感燥邪，故用药忌辛温宜凉润。肃降肺气法常用于痰湿阻滞气机或气火迫肺之肺气上逆者，而对于素体阴虚或燥邪犯肺之肺气上逆者常使用清肃法。所谓清肃即"清养肃金"，肃金即用清肺肃降之品如旋覆花、蛤壳、紫菀、杏仁、枇杷叶等药物，此类药物性味苦，苦能降上逆之肺气，可清内蕴之痰热，体现了简斋先生重视气机的升降出入。清养，并非使用清热泻肺之品，而是以沙参、麦冬、白芍、甘草、贝母等清肺润肺、养阴敛阴，体现了简斋先生用药平和，不伤正气，重视脏腑本身功能恢复，其代表方为清养肃化方。

成童，12。风水合病为咳，服宣肃之剂，咳减未尽，咳先喉痒，咳痰不畅，目珠微红，口干无痰，咳仅半年，水去风留。治再疏肃并用。

麻黄　沸草　杏仁　紫菀　冬花　沙参
寸冬　赤苓芍　橘络　桔梗　甘草　百部
大贝母　　　　　　　　　　　　法夏
　　　　　　　　　　　　　　　白前

赏析：本案病名"咳嗽"。病因病机为风燥袭肺。小儿肺脏娇嫩易受外邪，本为风水合病，经治后水去风留，风邪犯肺，肺失宣肃，肺气上逆，发为咳嗽。久咳不愈，耗气伤津，阴虚而外邪化燥，故见喉痒、咳痰不畅、口干无痰。肺金不足无以制肝木，肝火上炎头目而见目珠微红。治以疏风肃肺，润燥止咳法。方用三拗汤、止嗽散、沙参麦冬汤加减。三拗汤具有疏风宣肺、止咳平喘的作用，止嗽散具有宣肺利气、疏风止咳的作用，沙参麦冬汤有养阴清热、润肺止咳之效。本案中取三拗汤、止嗽散疏风宣肺止咳，沙参麦冬汤润肺止咳。方中去止嗽散中之荆芥，改陈皮为橘络。因荆芥辛温，恐有伤阴之弊，橘络较陈皮更能理气化痰。紫菀、百部甘苦微温，专入肺经，为止咳化痰要药。桔梗苦辛而性平，擅宣肺止咳；白前辛苦微温，长于降气化痰。两药相配伍，一宣一降以复肺气之宣降。甘草调和诸药，兼合桔梗以利咽止咳。沙参养阴生津，润肺止咳；寸冬滋阴润燥。本案在上三方的基础上，另加沸草（即旋覆花），具有降气消痰行水的作用；款冬花宣肃肺气；赤茯苓健脾化痰；大贝母化痰止咳；赤芍清肝火。诸药合用，共达疏风肃肺、润燥止咳之效。

咳嗽的病位主要与肺脾相关，如《杂病源流犀烛·咳嗽哮喘源流》所言："盖肺不伤不咳，脾不伤不久咳。"小儿为稚阴稚阳之体，脏腑娇嫩，又寒温不知自调，更易被外邪所伤，咳嗽日久多由肺脾娇弱，表邪未得尽解，正虚邪恋导致。如《景岳全书·咳嗽》指出："外感之邪多有余，若实中有虚，则宜兼补以散之。"本案中以三拗汤、止嗽散配金沸草宣肃并举，以寸冬、沙参、半夏等相配伍，甘润剂中少佐辛燥之品，主从有序，润燥得宜，滋而不腻，燥不伤津，体现了简斋先生遣方用药灵活之特色。

刘左，21。血止仍咳，咳甚，近又少夹血迹，无分晨晚，喉燥即呛，腰酸，脉弦小数。秋阳亢燥，肺失润肃，肾不摄纳。治当兼顾，入损可虑。

沙参　天冬　蛤粉拌地黄　甜杏　紫菀　橘络
桔梗　生草　苓神　女贞　旱莲炭　六味丸　寄生

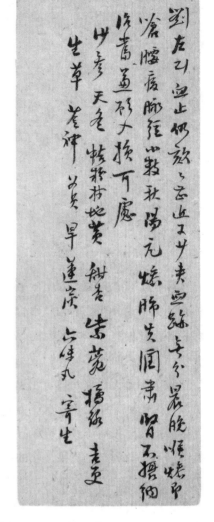

赏析：本案病名"咳嗽"。病因病机为肺失润肃，肾不摄纳。如张景岳《景岳全书》曰："水亏则成火盛，火盛则刑金，金病则肺燥，肺燥则络伤而嗽血。"燥邪伤肺伤津，肺阴不足，久则虚火偏亢，灼伤肺络，虚火动血而为咳血；久则伤肾，见腰酸、脉弦小；阴血不足，虚火内盛则脉数。正如简斋先生所概括："秋阳亢燥；肺失润肃，肾不摄纳。"治拟润肺止咳，养阴益肾。方选沙参麦冬汤合杏苏散、二至丸、六味地黄丸加减。沙参麦冬汤是清代名医吴鞠通为温病后期燥伤肺胃阴分而创立，方中用沙参滋肺阴，而将麦冬改天冬，因天冬苦寒之性较甚，补肺肾之阴强于麦冬，配以生地可补肾阴、降肾火；蛤粉拌生地，养阴清热化痰并制生地之滋腻，合二至丸、桑寄生、六味地黄丸着重滋补肺肾之阴。杏苏散出自《温病条辨》，方中用杏仁苦辛温润、宣降肺气，紫菀化痰降气，桔梗、橘络开宣肺气，诸药配伍，宣降气机。茯苓健脾渗湿以杜生痰之源。本方乃苦温甘辛，发表宣化，表里同治之方。外可轻宣，发表解凉燥；内可健脾肃肺，降气化痰，表解痰消，肺气调和。

简斋先生点出本案病机为秋阳亢燥，燥伤肺津，肺失润肃，肾不摄纳，属于温燥。患者咳甚，《医学入门·咳嗽》云："新咳有痰者外感，随时解散；无痰者便是火热，只宜清之。久咳有痰者燥脾化痰，无痰者清金降火。盖外感久则郁热，内伤久则火炎，俱宜开郁润燥。"简斋先生在该案立法处方中充分体现了以下特点：一是"清养"，用沙参、麦冬；二是"宣肺"，用紫菀、桔梗、橘络；三是"健脾"，用茯苓、茯神；四是"益肾"，用二至丸、六味丸、桑寄生。诸药配伍，共奏清养肺肾、健脾化痰之功效，以防入损。本案原有咳血之证，属阴血不足，虚火内盛，故方中去杏苏散中温散之品，以甜杏仁润肺为主。然脉弦主实，脉小主虚，脉数为热盛，乃虚实夹杂之候，并有转化之虞，故提"入损可虑"，用药应以清宣凉润为主，谨防再次动血失血。

董右，始因风痰为咳，风邪未能外达，肺闭不宣，咳甚为喘，痰不易出，脉小。治当宣闭涤痰。

麻黄　杏仁　紫菀　射干　冬花　桔梗　生草

会皮　法夏　茯苓　细辛　淡生姜　五味子

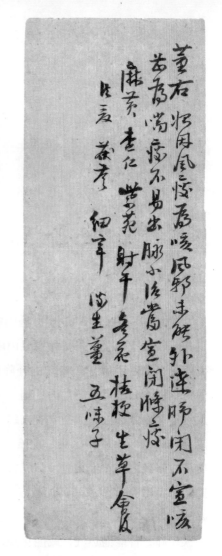

赏析：本案病名"咳嗽"。病因病机为痰气阻肺。起始因感风邪夹痰，"风邪未能外达"，内则壅遏肺气，外则郁闭皮毛，肺卫为邪所伤，故见脉小；肺气不得宣畅，以致肺气上逆，故咳甚为喘；痰阻气道，清肃之令不行，则痰不易出。如《仁斋直指附遗方论·喘嗽》指出："惟夫邪气伏藏，凝涎浮涌，呼不得呼，吸不得吸，于是上气促急。"治当宣闭涤痰，即以宣肺平喘、化痰止咳为主。方选射干麻黄汤加二陈汤。射干麻黄汤出自《金匮要略》，功用为温肺化饮，下气祛痰，主治寒饮郁肺、痰结咽喉之证。本案方中麻黄宣肺平喘，温肺化饮；杏仁降气行痰，止咳平喘；紫菀泻肺止咳，降逆祛痰，温化寒饮，调畅气机；射干泻肺降逆，利咽止咳，祛痰化饮；款冬花宣肺化饮，止咳平喘；桔梗宣通肺气，利咽祛痰，并载药以归肺经，为舟楫之剂；生草清热润肺并调和诸药；会皮，即新会陈皮，祛痰止嗽，理气和胃；法半夏燥湿健脾，降逆化痰；茯苓健脾化湿；细辛温肺化饮，宣通肺气；淡生姜降逆化饮，畅利胸膈；五味子收敛肺气以止咳喘，并防宣发降泄药伤肺气太过。诸药合用，全方共奏宣肺平喘、化痰止咳之功。

咳喘之治则，虽分治肺、治肾，即急则从肺，缓则从肾，但因痰而起者，则需考虑健脾燥湿，以绝生痰之源，在不同阶段皆可配伍治疗。本案简斋先生以二陈汤与射干麻黄汤相合，标本兼顾，既清肺所贮之痰，又绝脾所生之痰，临证处方全面周详。方中细辛辛散温通，温肺化饮，发散风寒；五味子酸涩收敛，敛肺滋肾，生津敛汗，涩精止泻。二药相配，以细辛之辛散制五味子之酸敛，五味子之酸敛，又制细辛之辛散，一散一敛，一开一阖，相互辅佐，开无耗散肺气之弊，阖无敛遏邪气之虞，为止咳平喘之妙配。但细辛为马兜铃科植物，具有一定毒性，临床尚需慎用。

刘女，20。痰浊滞胃，风邪犯肺，气失宣降，合而为咳，鼻塞兼衄，咳虽不甚，而痰特多，色黄稠厚，胸闷纳呆，苔腻，味淡或甜，脉弦滑。拟宣风肃肺中参以淡涤之味。

金沸草　芥穗炭　杏薏仁　冬瓜仁　法夏　云苓
橘皮络　苏桔梗　甘草　赤芍　大浙贝　蛤壳
炙淡姜

复诊：原方加紫菀、冬花。

赏析：本案病名"咳嗽"。病因病机为痰浊滞胃，风邪犯肺。患者脉弦滑、苔腻为痰湿内阻，加之外感风邪，肺失宣降，痰浊阻肺，影响气机升降出入，而见咳嗽痰多；中焦枢机不利，运化失常则见胸闷纳呆；痰湿滞胃，中焦水谷运化无力，故苔腻、味淡或甜。治拟宣风肃肺中参以淡涤之味，即除宣肺化痰、止咳平喘外，还应健脾化湿，使肺内停聚之痰再生无源，肺气宣降协调，诸症便解。方选金沸草散合杏苏二陈汤加减。金沸草散具有发散风寒、降气化痰之功效，主治伤风咳嗽。金沸草咸苦微辛而轻浮，上入于肺，苦能泄热气，咸能化痰结，辛能行痰湿，凡痰饮之逆于肺者，此能降而泄之；荆芥辛苦而性上浮，可祛头面之风、经隧之湿，兼去风痰，炭制能止鼻衄；赤芍酸而泻肝敛阴，用赤者以行水分收痰湿；半夏通滞化痰；甘草以厚脾土，以缓肝急。此外，伍以薏苡仁、冬瓜仁利水渗湿健脾；橘皮、橘络理气和胃；大贝、蛤壳下气化痰。紫菀、款冬花同用，止咳化痰之效益彰；杏仁、茯苓健脾化湿，肃肺化痰；苏桔梗宣畅肺气，并载药上行以入肺经；炙淡姜温中化饮以消痰。诸药合用则宣风肃肺，健脾涤痰。

脾具有升清阳和降浊阴等功能，病则中湿不运，升降滞塞，不能化气如沤，清阳不能上达，导致上焦气化失调及精华营养无源；浊阴不能下降，致使上焦不能化气如雾，气化功能不利，痰浊湿邪滞于内，累及他脏。脾胃健运则中焦气机升降复常，津液运化有度则不易凝集成痰，如《景岳全书》曰："脾胃为仓廪，所以纳谷，因脾弱不能运行，致血气失于滋养，故不周流，气运壅滞，中焦不能腐谷，遂停滞而为痰为饮。"故有"脾为生痰之源，肺为贮痰之器"之说。本案简斋先生重视健脾化湿，所谓淡涤之品即用甘淡渗湿之剂以助脾健运而化痰湿，以杏苏二陈运脾化痰而绝痰之生源，同时以金沸草散宣风肃肺，脾肺双调，标本同治而化痰止嗽。

马君，咳嗽历久，咳减音嗄，喉管常有痰阻，脉弦滑。治以辛宣疏化法。

麻黄　杏仁　芥子　苡仁　冬瓜仁　桑皮　法夏

茯苓　橘皮　生草　淡生姜　桔梗

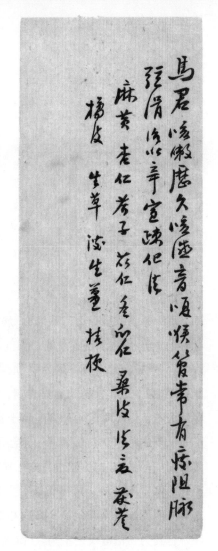

赏析：本案病名为"咳嗽"。病因病机为痰湿蕴肺。患者外感咳嗽未能及时治愈，病势缠绵，日久不愈。嗄乃声音嘶哑，因痰湿阻肺，肺失宣肃，金实而不鸣，故表现出咳减音嗄。痰湿壅肺，气道被阻，肺气上逆，故喉管常有痰阻，脉弦滑。治以辛宣疏化法，即以辛温之品宣通肺气、疏散外邪、化痰止咳。方选三拗汤合二陈汤加减。方中麻黄与杏仁相伍，麻黄辛散，开宣肺气以止咳平喘；杏仁苦寒，降利肺气而止咳。二者宣降相因，条畅气机，恢复肺气功能；甘草生用，取其清热解毒；法半夏燥湿化痰，降逆和胃而止呕；陈皮理气燥湿，和胃化痰，使气顺则痰消，如《素问病机气宜保命集·咳嗽论》所言："咳嗽者，治痰为先，治痰者，下气为上。"茯苓健脾渗湿，使脾健则湿除，湿去则痰消。另加白芥子温肺豁痰利气；薏苡仁、冬瓜仁渗湿排痰；桑白皮泻肺止咳；桔梗则宣肺，利咽，祛痰；淡生姜温中止咳，并制半夏之毒。诸药合用，达宣通肺气、疏散外邪、化痰止咳利咽之效。

三拗汤药味虽少，但历代医家通过对其加减，用于治疗咳嗽，疗效显著，如加减三拗汤（《朱氏集验方》）、五拗汤（《仁斋直指方》）、加味三拗汤（《世医得效方》）、七拗汤（《摄生众妙方》）等。沈金鳌在《杂病源流犀烛》中云："盖肺不伤不咳，脾不伤不久咳，肾不伤不咳血。"故久咳不愈与脾密切相关。肺与脾在病机上相互影响，外邪客肺，肺失其宣降，影响脾的水液代谢，贮生痰液；脾失健运，水液不化，聚湿成痰，影响肺失宣降，则出现咳嗽、咳痰。痰湿咳嗽多由肺脾两脏功能失调所致，尤其与脾胃运化不利相关。因此，对于慢性咳嗽，痰多，且脾胃虚弱者，宜肺脾同治。本案简斋先生以三拗汤宣肺，二陈汤化痰，可谓标本同治、疏流杜源，使痰消而咳止。

王右，经前咳嗽，经净未已，晨起头眩，痰多，右耳鸣而欠聪，脉弦小，胸闷。治以和化。

旋覆梗　苏桔梗　杏仁　法夏　云苓　橘皮络

生草　合欢　远志　大贝

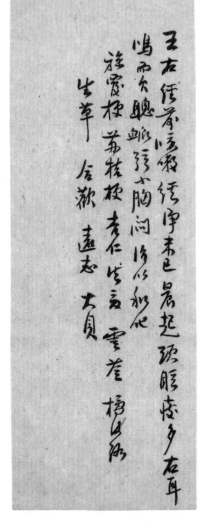

赏析：本案病名为"咳嗽"。病因病机为痰湿蕴肺。患者起病适逢经期，气血亏虚，正气不足，卫外不固，肺失宣肃，脾失健运，水谷聚为痰浊，上贮于肺，肺气壅塞，上逆为咳；痰多凝聚，上蒙清窍，发为头眩，清阳不升，耳窍失养，则耳鸣欠聪；痰湿阻于胸膈，气机不畅则胸闷。正如张秉成所谓："湿痰者，由于湿困脾阳，水饮积而成痰，其嗽则痰多易出。"脉弦小，亦为血虚痰湿蕴肺之候。治以和化，拟宣肺止咳、燥湿化痰。方选二陈汤加减。方中半夏辛温而性燥，燥湿化痰，降逆和胃，消痞除满，《本草从新》言其为"治湿痰之主药"。湿痰既成，阻滞气机，遂以辛苦温燥之橘皮络理气行滞，燥湿化痰，苏梗、桔梗理气升清止咳，乃"治痰先治气，气顺则痰消"之意。茯苓甘淡渗湿健脾，与半夏配伍，燥湿化痰与渗利水湿相合，则湿化痰消，体现了朱丹溪"燥湿渗湿则不生痰"之理；杏仁降气化痰止咳；生甘草化痰止咳，补脾益气，兼调和诸药。旋覆梗，增强疏风降气止咳之力；大贝与半夏相配伍，化痰止咳之力更甚；远志苦温性燥，祛痰止咳；合欢解郁安神，舒缓情志，二药合用则开郁通窍。本方标本兼顾，燥湿理气祛已生之痰，渗湿健脾杜生痰之源；祛湿化痰中佐以理气之品，使气顺痰消，体现了"治痰先治气"的治疗原则。

中医认为肺为清虚之脏，其气宜清不宜浊。肺为贮痰之器，脾为生痰之源，无论外感内伤都可导致痰湿内生，痰湿阻肺，则肺失宣降，壅遏不畅，上逆而咳，古代医家谓"一物不容，毫毛必咳"。因此，痰为咳嗽的主要病理因素，治法上当以化痰、祛痰、阻生痰之源为主。二陈汤药性平和，不燥不腻，配伍简单，化裁方便，适宜作为临床上治疗各种咳嗽的基本方。此外，本案本虚标实。虽宣肺止咳，燥湿化痰，急则治标，但其本为肺脾不足，气血亏虚，故痰湿之邪缓解后，当健脾补肺，培土生金，以巩固其本。

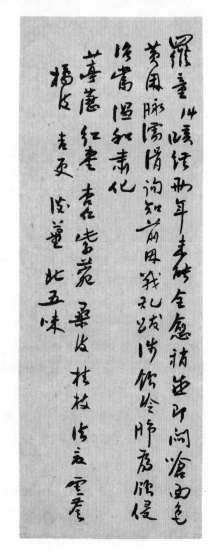

罗童，14。咳经两年，未能痊愈，稍感即闷呛，面色黄困，脉濡滑。询知前因战乱，跋涉饮冷，肺为饮侵，治当温和肃化。

葶苈　红枣　杏仁　紫菀　桑皮　桂枝　法夏
云苓　橘皮　桔梗　淡姜　北五味

赏析：本案属"咳嗽"范畴。病因为战乱跋涉饮冷；病机为气虚复加水湿内侵，气不布津，湿聚成痰，肺失宣肃而致咳。案中脉濡滑为痰湿内阻之象；痰湿阻滞，气血流利不畅，不能上荣于面，故面色黄困；肺失宣肃，复感外邪束肺，故稍感即闷呛；肺部宿邪未除，故久咳未愈。治宗"温和肃化"，方选葶苈大枣泻肺汤合苓桂术甘汤与二陈汤加减。方中葶苈子泻肺逐痰，降气止咳；大枣甘温，补脾和胃，缓和药性；杏仁降利肺气，化痰止咳；紫菀化痰降气，清肺止咳；桑白皮清肃肺气而止咳；桂枝温阳化饮；法半夏燥湿化痰，和中健胃；茯苓淡渗利湿，健脾化痰；橘皮理气燥湿，祛痰止嗽；桔梗宣通肺气，祛痰止咳；淡干姜温肺散寒，消痰化饮；北五味敛肺益肾，纳气止嗽。全方诸药共奏温肺化痰、肃肺止咳之效。

《诸病源候论》曰："劳伤之人，脾胃虚弱，不能克消水浆，故为痰饮也。"本案患者即为"因战乱跋涉饮冷"而致痰饮内生，上贮于肺，肺失肃降，咳嗽久延未愈。简斋先生遵循《金匮》"病痰饮者，当以温药和之"之旨，用苓桂术甘汤温化水饮以除病因；二陈汤健脾理气，燥湿化痰以杜生痰之源；葶苈大枣泻肺汤降气逐饮，肃肺止咳以清贮痰之器。三方相合，共成温和肃化之功。方中葶苈子辛散苦泄，性寒沉降；大枣甘缓补中，顾护中气。二药相配，以缓制峻，一补一泻，使葶苈泻肺而不伤胃。杏仁宣降肺气而止咳，与葶苈相配则宣上利下、止咳平喘功效显著。干姜辛热，温中散寒，能入肺利气，温散肺中痰饮；五味子味酸而敛耗散之金，性温而滋不足之水，以治久咳不愈。二药相合，一温散一酸敛，一开一阖，开无耗散肺气之弊，阖无敛遏邪气之虞。桂枝辛温通阳，散寒化饮；与干姜相配，则同气相求，少火生气，温通中阳而助气化，助气布津而消痰饮。方中桔梗宣肺而载药上行，在肃化治法的众多肃降肺气药中属反佐用药，诚为尊《内经》"逆之从之，逆而从之，从而逆之，疏气令调则其道也"的组方原则。

张左，饱噫较舒，微咳痰少，脉弦滑。治再疏和脾肺。

苏桔梗 陈皮白 法夏 云苓 六曲 枳壳 桑络 白蒺藜 甘草 杏苡仁 冬瓜仁 麦芽

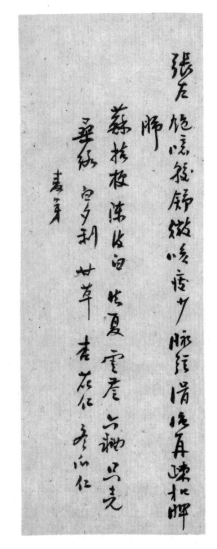

赏析：本案病名"咳嗽"。病因病机为气滞痰阻。此案患者饱噫较舒，存在气机不畅，水饮、津精运化皆赖于气机升降出入，气机阻滞，加重痰浊内生；肝主疏泄，肝气不舒则痰饮内阻，肝气上犯于肺，肺失宣降，则发为咳嗽；嗳气后气机得畅，故饱噫较舒。脉弦滑为肝郁痰滞。故肺脾失运，肝气不舒，痰浊内生，发为本病。治再疏和脾肺。方选二陈汤加减。方中半夏辛温性燥，善能燥湿化痰，且和胃降逆，为君药。陈皮为臣，既可理气行滞，又能燥湿化痰。君臣相配，寓意有二：一为相辅相成，增强燥湿化痰之力，而且体现"治痰先理气，气顺则痰消"之意；二为半夏、橘红皆以陈久者良，而无过燥之弊，故方名"二陈"。陈皮白为陈皮留白，其味甘，脾胃喜甘，有调补脾胃之功，故用陈皮白，既可化痰，也可健脾胃。紫苏梗主理气宽中，桔梗主上浮，杏仁主苦降，三者相须为用，恢复肺气宣发肃降，而止咳化痰；云苓、薏苡仁健脾渗湿，杜生痰之源；谷芽、神曲、甘草和胃健脾；桑络润肺止咳，且络有理气之功；冬瓜仁甘凉，清润化痰。治痰先治气，枳壳条畅气机；白蒺藜主疏肝气，助理气化痰之功。全方共奏燥湿化痰，理气疏肝之功。

"脾为生痰之源，肺为贮痰之器"，治疗痰湿咳嗽常从脾肺入手。本案患者有"饱噫较舒"之特点，故需加用健胃助运之品，并佐以疏肝理气，使气机条畅而脾肺功能正常。简斋先生用药平和，临证擅长调理气机。肺忌燥伤，本案在二陈汤的基础上妙用冬瓜仁、桑络二味甘寒润肺之品，主顾护肺阴，使温燥而不伤肺体，临证可资借鉴。如张景岳言："内伤之嗽，必起于阴分，盖肺属燥金，为水之母，阴损于下，则阳孤于上，水涸金枯，肺苦于燥，肺燥则痒，痒则咳不能已也。内伤之咳，阴病也，阴气受伤于内，故治宜甘平养阴，阴气复而嗽自愈也。内伤之病多不足，若虚中夹实，亦当兼清以润之。"冬瓜仁可润肠通便，"肺与大肠相表里"，使肺热从大肠而走；桑络又可疏肝和络。二药合用，可疏和肺脾。

钟左，湿痰伏风为咳，经治十去八九，但胃纳未开，胸脘未畅，痰吐白黏，脉形微弦濡滑。治再疏和淡化。

旋覆梗　苏桔梗　杏薏仁　川朴　法夏　赤白苓

枳壳　会皮白　焦六曲　谷麦芽　淡姜

赏析：本案病名"咳嗽"。患者内有湿痰，外风乘虚而入，风邪遇湿稽而内伏，肺失宣肃发为咳嗽，经治咳嗽已有大好，今复诊见胸脘不畅为湿痰内阻，风壅气滞，上焦气机不畅；湿困伤脾，脾失健运，而胃纳不佳。清代刘吉人《伏邪新书·伏风》载："风伏肺络，鼓荡痰饮，发为咳喘吐白沫。"湿而生痰，故见咳痰白黏。脉弦主风，脉微弦是风邪未清，濡滑为湿痰之征。治以疏风宣肺，和中化痰，淡渗利湿。方选杏苏散、二陈汤加减。本案取杏苏散辛宣苦降之法，以旋覆梗辛苦，微温，降气化痰，逐水导湿；苏梗理气宽胸，桔梗宣肺祛痰，桔梗配苏梗辛苦并用，宣降兼备，表里同治；与旋覆梗同用，升降相因，疏和气机，开郁化湿，和解表里；杏仁降中有宣，恢复肺气的条达之性；薏仁甘淡，渗湿利水，使湿邪从下焦而去；厚朴苦辛性温，燥湿散满，行气化痰；枳壳理气开胸。半夏、茯苓、陈皮为二陈汤本方，燥湿化痰，理气和中。赤茯苓健脾行水利湿，橘白和胃化湿浊。麦芽、谷芽、神曲健脾助运，恢复脾之运化，淡干姜温中和胃，温化痰湿。

伏风为伏邪致病的一种，因风邪常兼夹他邪，病位偏上，故常表现为伏风咳嗽。本案患者湿痰伏风咳嗽，痰湿内阻，脾失健运，肺失宣肃。治疗上叶天士在《临证指南医案》中曾言："譬之宵小，潜伏里闾，若不行动犯窃，难以强执。虽治当于病发，投以搜逐，而病去必当养正。"提出"病发搜逐""病去养正"的分阶段论治。本案前已使用疏风宣肺化痰之剂，"经治十去八九"，尚处于病发与病去之间，故现治以"疏和淡化"，为"搜逐养正"的分阶段论治。即辛苦宣畅，疏利气机，甘淡和中，健脾化湿。以旋覆梗、苏梗、桔梗、杏仁辛以散邪，微苦降气，二陈健脾和中化痰，枳壳、厚朴理气，茯苓、薏仁甘淡渗湿，神曲、谷麦芽健脾助运。全方淡渗化湿以醒脾困，疏和气机以逐伏风，亦可为病去后的"养正"奠定基础，临证处方用药可谓胸有成竹。

伍左，21。少年肺肾不足，燥气上侵为咳，左肋牵痛，痰稠色绿，寒热有汗，脉弦劲，口干渴饮，气膨热亢失红可虑。

杏仁　紫菀　桑皮　沙参　天冬　橘络　桔梗
甘草　苓神　川浙贝　蛤壳　白芍　枇杷叶

赏析：本案病名"咳嗽"。病因病机为痰热蕴肺。该患少年肺肾不足。肺为娇脏，肺虚易受外邪侵扰，燥邪犯肺，使肺津受损，宣肃失职，燥易化热，熏灼津液为痰，痰热互结，发为咳嗽、咳痰。脉弦劲为肝旺之象；左肋为肝经循行，肋部牵痛为肝经气机不畅。《杂病源流犀烛·痰饮源流》曰："在肝曰风痰，其色青，吐出如沫多泡，四肢满闷，躁怒。"此处痰质稠，为内有热象；痰色绿，可见与肝经郁热有关。同时还有寒热汗出、口干渴饮等火热熏蒸之表现。"壮火食气，少火生气"，阳气亢旺，可致郁热灼伤血络，脏腑经络气机紊乱，迫血妄行，有出血风险。此案病机为本虚标实，肝旺郁热，痰热蕴结于肺为标，肺肾阴津亏虚为本。治当化痰清热，滋阴润肺。方选桑白皮汤合沙参麦冬汤加减。方中桑白皮清泻肺火邪热，平喘止咳，又利水消肿，使邪从小便而出。《纲目》云："桑白皮，长于利小水，乃实则泻其子也，故肺中有水气及肺火有余者宜之。"杏仁入太阴肺经，可升可降，调节气机，除胸中气逆喘促，润肺止咳坠痰。配紫菀润肺下气，化痰止咳。沙参、天门冬入肺经，二者相须为用，共同滋养肺阴，清肺热，润肺而化痰；另沙参可入肝经，同白芍柔肝敛阴，滋肝木，防木火刑金。川贝母、浙贝母消痰润心肺，泄热凉金，降浊消痰，共奏甘寒润肺清热化痰之功。枇杷叶清肺热，止咳嗽。桔梗开宣肺气、祛痰消积，蛤壳清热降逆、消痰利水，二者相配，一升一降，调节肺气，咳嗽自止。橘络、茯苓理气健脾化痰，茯神养心安神。全方构架严谨，用药精妙，配伍得宜，共奏清肺化痰止咳之功。

简斋先生认为，本案患者素体肺肾不足，加外燥侵袭发病，治拟沙参麦冬汤养肺肾之阴而润燥，桑白皮汤泻肺热而清燥，复加白芍、蛤壳等以柔肝平肝，虽有肋痛而无通络之品，即为防理气药之辛燥、活血药之动血。全方虽以温润凉甘相配，但以甘寒润肺降火为主，也为"轻可去实"之案例。

王左，30。连进宣肃淡化之剂，胸膺痛平，但仍欠舒，咳较减，痰转浓，前患失眠亦稍见好，口唇干热。治循原意，参以清和。

沙参　杏仁　紫菀　射干　橘络　桔梗　甘草

川浙贝　赤苓神　赤芍　枇杷叶　冬瓜仁

赏析：本案病名"咳嗽"；病因病机为肺卫感受外邪，肺失宣肃而咳嗽，肺络失于濡养而胸痛。本案前予宣肃淡化之剂后胸痛、咳嗽、失眠等症有所好转，然邪气伤肺，日久郁而化热，炼津为痰，故痰转浓；邪热上犯口鼻，故口唇干热。治仍以宣肃淡化之法，参以清和。方选止嗽散加减。方中以紫菀为君，味苦而性温润，入肺经，可下气化痰，理肺止咳，新久咳嗽皆宜。《本草正义》云："紫菀柔润有余，虽曰苦辛而温，非燥烈可比。专能开泄肺郁，定咳降逆，宣通窒滞，兼疏肺家气血。"桔梗善宣利肺气，止咳化痰，可引诸药入肺经；橘络理气化痰通络止痛；甘草调和诸药，合桔梗利咽止咳；沙参养阴润肺；射干苦寒泄降，清热解毒，善清肺火，降气消痰，与桔梗相配，治疗肺热痰多而黄；杏仁降肺利气，《珍珠囊药性赋》云"除肺热，治上焦风燥，利胸膈气逆，润大肠气秘"；贝母苦甘微寒，清热润肺，化痰止咳，开痰气之郁结；浙贝较川贝偏苦泄，更长于清热化痰；枇杷叶清肺止咳；冬瓜仁清肺化痰；茯苓甘淡渗利，健脾祛湿，既可消已成之饮，又可杜生痰之源；茯神宁心安神；赤芍清热凉血。以上诸药相合，在原宣肃淡化基础上加重了清和之剂，使邪散肺畅，热去痰清，气顺络通，心宁神安，而诸症可愈。

止嗽散源于《医学心悟》，其组方寒热相宜，散寒不助热，解表不伤正，重在调理肺气，兼化痰散风，"治诸般咳嗽""温润和平，不寒不热，既无攻击过当之虞，大有启门逐贼之势，是以客邪易散，则肺气安宁"（《医学心悟》），为苦辛温润平和之剂。本案为外感新咳日久，痰见转浓，如《证治汇补》曰："新咳有痰者，属外感，随时解散；无痰者，是火热，只宜清之。久咳有痰者，燥脾化痰；无痰者，清金降火。盖外感久则郁热，内伤久则火炎，俱宜开郁润燥。"处方中桔梗、紫菀、枇杷叶宣开肺郁，以解郁热；沙参、杏仁、橘络、贝母、冬瓜仁化痰润肺。全方用药清轻平和，既无苦寒清肺之品，又无味重敛肺之剂，而以凉润与宣郁相配，是谓清和。

马左，脾虚湿热，脉来弦涩，凤瘀在肺，咳嗽，右胁作痛，痛处不能触按，咳引痛甚，去岁即有此恙。经治十去六七，今夏迨秋，咳嗽较甚，大便色黑而艰。治以疏和通络。

杏桃仁　薏仁　丝瓜仁　冬瓜仁　桔梗　川郁金

赤芍　黛蛤散　旋覆花　猩绛　橘络　川贝　藕节

赏析：本案病名"咳嗽"。病因病机为脾虚湿热，痰瘀互结。患者素体脾虚湿热，凤瘀在肺，气机肃降无权，上逆作咳。咳疾日久，肺气郁闭，牵连肝木之疏泄，肝肺气机条畅失司，久则络脉瘀阻，不通则痛，故见右胁作痛、痛处不能触按、咳引痛甚；内有瘀血，故脉弦涩。肺与大肠相表里，肺失肃降，津液不能下达，肠道失润，传导不利而大便艰难；络脉受损，血溢脉外，故见大便色黑。治以疏和通络。方选千金苇茎汤、旋覆花汤合黛蛤散加减。方中杏仁降气止咳平喘，润肠通便；桃仁活血祛瘀，润肠通便，止咳平喘；薏苡仁利水渗湿，健脾排痰；冬瓜仁润肺化痰；丝瓜仁润燥通络，清热化痰。此乃千金苇茎汤化裁，因患者无内痈之证，故未用君药苇茎，而取其化痰逐瘀之意。川郁金行气活血止痛，赤芍散瘀止痛，共奏行气活血止痛之效。桔梗宣肺祛痰；橘络通络化痰止咳；川贝润肺化痰，止咳平喘；藕节收敛止血化瘀，治疗大便下血。黛蛤散清肝泻肺，化痰止咳；旋覆花降气化痰，猩绛活血止血通络，黛蛤散和旋覆花汤共用以达疏肝和络、化痰止咳之功。全方共奏化痰止咳，活血通络之效。

本案简斋先生明确指出凤瘀在肺，久咳伤及络脉，累及肝木，故以黛蛤散合旋覆花汤以疏肝和络、化痰止咳。患者有便秘之症，然简斋先生并未使用大黄、麻仁等泻下通便之品，盖因"肺与大肠相表里"，患者的便秘与肺相关，故在治疗上以宣肺、补肺、润肺为主，并用杏仁、桃仁既可清肺化痰，又可润肠通便。同时，患者有黑便，故用藕节化瘀收敛止血，兼清肺化痰。《金匮要略》旋覆花汤中的"新绛"，清代医家多写作猩绛。《金匮要略广注》云："新绛者，红花染成，用以引经活血。"《长沙药解》曰："新绛，味平，入足厥阴肝经，行经脉而通瘀涩，敛血海而止崩漏。"《吴鞠通先生医案》中记载用新绛纱治咳血之证。尽管古医籍载有新绛，但其具体为何物，仍存争议。现认为新绛多与茜草、红花、降真香、代赭石等赤色药物相关，结合简斋先生所处年代，此处应为茜草。

查左，平素喜酒，湿热伤阴，咳嗽引及右胸膺作痛，痰吐涎沫，入夜口干渴饮，大便溏解，色黑。拟桂苓甘露饮主治。

石膏　滑石　寒水石　茯猪苓　於术　建泻　杏
薏仁　法夏　生草

另清水桂浸泡

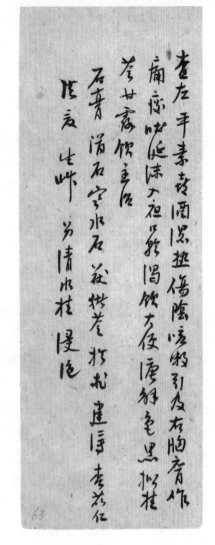

赏析：本案病名"咳嗽"。病因病机为湿热伤阴。患者平素嗜酒，朱丹溪说："醇酒之性，大热大毒……不知酒性喜升，气必随之，痰郁于上，溺涩于下，肺受贼邪，金体必燥。恣饮寒凉，其热内郁，肺气得热，必大伤耗。"（《格致余论》）酒为辛辣刺激之品，助湿生热，熏灼肺胃，酿成内湿、内热。肺气失宣，肃降无权，上逆作咳，痰吐涎沫；津液不得输布，聚而为痰，气血运行不畅而致胸痛；夜为阴，热郁伤阴，津伤不能上承于口舌，故入夜口干渴饮；湿困脾阳则大便溏解；热伤血络则大便色黑。治拟清热利湿、健脾化痰。方选桂苓甘露饮加减。此方原收载于刘完素所著《宣明论》，由五苓散和六一散再加石膏、寒水石所组成。五苓散化气利水，六一散、二石清暑利湿，合而用之，对暑病夹湿者最宜。《古文选注》谓"消暑在于消湿去热，故用五苓散去湿，三石解热，湿热既去，一若新秋甘露降而暑气潜消"，故方以"甘露"命名。

本案简斋先生根据嗜酒，而湿热内盛的病机，巧妙地运用了清暑泄热的名方桂苓甘露饮，用六一散加二石清热，五苓散利湿而不伤阴，再用官桂助下焦气化，猪苓、茯苓、泽泻以利水祛湿，白术健脾，使气机升降得以恢复正常，则湿热去而诸症自愈。同时，又在原方基础上加入杏仁清肺润燥止咳，法半夏燥湿化痰，薏苡仁健脾止泻、利水渗湿，体现了简斋先生巧用古方疗今病的功力。清水桂是越南北圻清化所产的野生桂，又名清化玉桂、企边桂，香气浓烈，其桂皮醛含量要高于国产肉桂，其质较优，散寒止痛，补火助阳，暖脾胃，通血脉，杀虫止痢。浸泡为焗服，保留其所含的挥发油，即存其性味。此处于石膏、滑石、寒水石等一众寒凉药中配伍辛热之清水桂，为"反佐"之意，一可监制苦寒之品，防止苦寒伤中和冰伏湿热邪气之弊，二有燥湿之力。

王右，肺弱肝旺，冲逆为咳，咳甚汗多，且呕，痰如吐沫。拟和养摄纳法。

桂枝　牡蛎　甘草　白芍　沙参　法夏　寸冬

苓神　杏仁　紫菀　橘皮　桔梗　甘草　淡姜拌

五味

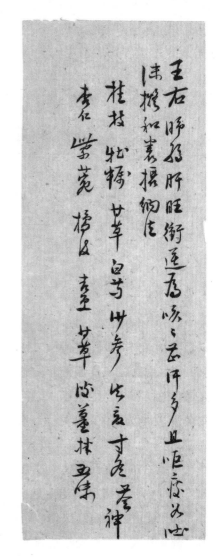

赏析：本案病名"咳嗽"。病因病机为肺弱肝旺，冲逆为咳。肺属金，肝属木，生理情况下金克木，肺气肃降可以防止肝气过度亢盛，使人体气机升降协调，脏腑功能正常。病理情况下，可因木反侮金，而致木火刑金，肝气犯肺，即出现本案中"肺弱肝旺，冲逆为咳"之证。金虚木侮，病变重心在于肺金不足，木气相对亢盛。木火刑金，肝气冲逆犯肺为咳；肺气虚弱，营卫不和故咳甚汗多；肝气横逆犯胃则呕；肺气虚弱，不能行宣肃之职，水道不通，津液停聚，则咳吐涎沫。此案病机为肺弱肝旺，木火刑金，营卫不和，津液不布。治拟镇肝和营、健脾化痰、养肺止咳。方选桂枝龙骨牡蛎汤合二陈汤、沙参麦冬汤加减。桂枝加龙骨牡蛎汤出自《金匮要略》，功效为调和营卫，滋阴和阳，镇纳固摄；二陈汤燥湿化痰，理气和中；沙参麦冬汤润肺止咳，养胃生津，主治秋燥伤肺，肺胃津伤证。

本案运用镇肝和营法的代表方——桂枝加龙骨牡蛎汤，用桂枝汤调和营卫；牡蛎咸寒，滋肾水涵肝木，起到镇肝止汗、敛阴潜阳的功效。因无心神不宁之症，故未用龙骨。肺虚肝旺，当以辛平肝，以酸收之，以甘补脾。补脾土既可生肺金，也寓有"肝病当先实脾""肺为贮痰之器，脾为生痰之源"之意。故简斋先生又用二陈汤健脾和胃，化痰止咳；淡姜拌五味子、甘草有干姜五味甘草汤之意，可温肺化痰、敛肺止咳。另用沙参麦冬汤清养肺胃，并加杏仁降气止咳平喘、紫菀止咳化痰、桔梗宣肺止咳。三方镇肝和营、健脾化痰、养肺止咳，共奏和养摄纳之效。《素问·咳论》云："五脏六腑皆令人咳，非独肺也。"《医学三字经·咳嗽》也云："咳嗽不止于肺，而亦不离乎肺也。"本案治疗并未一味使用止咳化痰之剂，而是溯本求源，从肺弱肝旺，金虚木侮之本质入手，以和养摄纳立法用方。分而言之，二陈汤为和法健脾化痰，沙参麦冬汤为养法养阴润肺，桂枝加龙骨牡蛎汤为摄纳之法调和阴阳、潜镇摄纳，所用复方大法，杂而不乱。

姜左，平素遇受煤毒，肺与大肠连带而病，腹部胀硬且痛，咳嗽、气喘不已，去冬失红，脉弦劲。治当清导。

桑白皮　天冬　知母　川贝母　桔梗　生草　白芷　藏红花　赤芍　杏苡仁

赏析：本案病名为"咳嗽"。病因病机为患者平素遇受煤毒，久伤肺气，气不布津，痰饮内生，化热伤阴，血热肺络受损，可见失红；久病肺气虚损，宣降失司，见咳嗽、气喘不已。肺与大肠相表里，肺中邪气下移大肠，大肠传导功能失司，不通则痛，故腹部胀硬且痛。脉象弦劲，乃气滞痰热之征。治当清导，即泻肺清热、行气止咳。方选泻白散加减。泻白散功能泻肺清热，止咳平喘。桑白皮甘寒，可泻肺平喘，清肺化痰，《本草纲目》曰其"泻肺，降气，散血"。天冬甘苦寒，可清肺降火，尤能润燥滋肾，治肺与肠腑阴伤津亏乃其所长。本案中肺气不利，大肠传导失司，用天冬尤宜。现代研究表明，天冬能防治燃煤型氟中毒，促进机体对氟的排泄，降低机体氟的含量。川贝母尤擅清金，而不伤肺气。桔梗既升且降，宣肺利胸膈；苦杏仁肃降肺气，止咳平喘；薏苡仁利湿健脾，亦可降肺气。三者合用，共同发挥宣降肺气、化痰止咳之功。白芷辛温，《本草纲目》认为其可治"大肠风秘"，解肠中伏风，兼以和血；知母滋阴降火，润燥滑肠。久病瘀血内生，闭阻经脉，故用赤芍入肝经血分，凉血活血，泻大肠闭结；藏红花活血补血养血。两药合用，活血祛瘀通络而不伤正。甘草益气健脾，生用具有泻火之功，并调和诸药。诸药合用，肺气得调，痰瘀同化，气机和畅，而咳喘、腹胀自平。

煤尘属金石之类，有毒，其性燥烈，从口鼻而入耗伤肺津，肺气受损，气阴两伤；尘粉沉积肺内，可致气滞血瘀。故其治不宜用辛香以防耗气，不宜用苦寒泻火以防伤津。《难经·十四难》云："损其肺者益其气。"故用天冬"保肺，使气不受火扰"（《本经逢原》）。"肺苦气上逆，急食苦以泄之"（《素问·脏气法时论》），故选杏仁、桔梗苦以泄之。本案中简斋先生特别提到"肺与大肠连带而病"，煤毒伤肺后出现腹部胀满疼痛，肠道阴伤，气滞血瘀，故予以清降肺气，津液得布，肠道得养，能促进大肠的传导，有利于糟粕的排出，而大肠传导正常，亦有利于肺气肃降。

高左，47。素无咳痰，因郁闷过度，一月来咳嗽屡屡见红，有时混杂痰内，有时纯粹是血，色鲜，夜间咳甚，脉弦数。治以清肃

络

旋覆花　蛤壳　白芍　杏仁　紫菀　宋夏　会皮

苏桔梗　甘草　浙贝　地黄炭　苓神　藕节

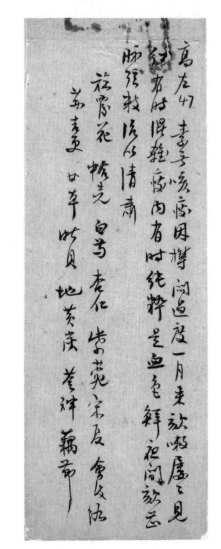

赏析：本案病名"咳嗽"。病因病机为木火刑金。患者平素郁闷过度，肝气郁结，气郁化火，木火刑金，肺失清肃，则咳嗽；灼伤肺络，则见咳血、痰中带血或纯粹见血、色鲜；肝火灼伤阴液，阴虚内损，故见夜间咳嗽尤甚；肝经热甚，而见脉弦数。治拟清肃肺气，止咳化痰。方用旋覆花汤合苏桔二陈汤加减。方中海蛤壳，咸寒入肺经，擅长清肺热，化痰清火；白芍酸苦微寒，养血柔肝，以制肝火；旋覆花，谚曰："诸花皆升，旋覆独降。"可肃降肺气而止咳，三药相合而平肝清火。用紫菀、杏仁苦微温，降气止咳化痰；苏梗、桔梗相配辛开苦降，调和肺气；半夏、陈皮健脾化痰，培土生金；橘络、茯苓健脾化痰通络；浙贝母清肺化痰止咳。还配伍藕节，苦涩平，收敛止血，《本草求真》言"藕节味涩……善止一切吐衄血症"；地黄炭乃将干地黄炒炭存性，地黄一物专入营血，养心肝肾阴，炒炭后长于止血。

本案属木火刑金之咳嗽见红，肝主升，肺主降，肝火上犯，肺失肃降，气机升降失调，且气为血帅，《医贯·血症论》说："血随乎气，治血必先理气。"故用药时当注意升降浮沉之性与病证相宜，宜选用沉降之药，既清抑上亢之肝火，又肃降肺气。此案中简斋先生"治以清肃"，选用了旋覆花、杏仁、紫菀等肃降之品；清火方面仅选用了海蛤壳清肺热，未用清肝火药物，而选白芍养肝柔肝，正所谓"宜补肝不宜伐肝""宜降气不宜降火"。火为阳邪，最易伤阴耗津，耗血动血，木火燔灼，常导致肺阴不足，故治疗时兼顾养阴，用地黄补肾阴以制肝火，共奏清肃肺气、止咳化痰之功。

朱右，22。血虚肝旺，冲气上逆，脘次有形，触之作痛，喉关作阻，吞吐不利，咳嗽个月未已，动则气逆似喘，痰鸣有声，脉弦劲。治以清肃平逆。

旋覆花　蛤壳　白芍　沙参　法夏　寸冬　苓神
橘络　桔梗　甘草　川浙贝　枇杷叶　牡蛎

赏析：本案病名"咳嗽"。病因病机为肝火犯肺。患者血虚肝旺，木火刑金，肝气上逆，冲于喉关，则喉关作阻；肝气犯胃，脾胃升降功能失常，气阻于中，则见脘次有形；胃气不通，不通则痛，故触之作痛。肝气犯肺，肺气不利，发为咳嗽，动则气逆似喘。加之血虚阳盛，肝气郁而生热，炼液成痰，则见痰鸣有声；肝火郁于内，故见脉弦劲有力。治以清肃平逆，即清气生津、降逆化痰。方用金沸草散合二陈汤加减。方中旋覆花，凡痰逆于肺者，此能降而泄之。蛤壳始载于《神农本草经》，味咸性平，功能清肺化痰，与化痰止咳药相配伍，可加强清肺化痰止咳作用。白芍养血柔肝安脾。沙参甘而微苦，滋养肺胃之阴，清肺止咳；麦冬甘苦而微寒，有生津解渴、润肺止咳之效。两药合用，清肺胃热且养阴益胃生津。橘络气微香，味微苦，理气化痰通络。桔梗宣通肺气，祛痰利咽，引诸药上至于肺。法半夏燥湿化痰，和中止逆以消痞。茯神健脾化湿，并安神以助平肝。川贝味苦甘，性平，润肺化痰止咳，开郁宁心；浙贝化痰平喘。枇杷叶味苦、微辛，性微寒，微香清降，清肺止咳，与川贝、浙贝合用，清养肺阴，润肺化痰。牡蛎咸，微寒，可软坚化痰，抑肝平逆，且收敛肺气，可防止主药辛散。甘草调和诸药，与桔梗相配，可加强利咽止咳作用；与白芍相配，酸甘化阴，既可缓急，又能防辛燥之品耗散阴津。诸药合用，化痰不伤阴，共奏清肺化痰、降气止咳之功。

本案使用金沸草散合二陈汤加减，并佐以重镇介类药物而清气生津，降逆化痰止咳。所谓"清气生津"，实为清解肺经气分之痰热，辅以生津养阴之药，清肺热治肝火之余而不伤阴，故在方中加了沙参、麦冬等益胃养阴之药。所谓"降逆止咳"，即降肝肺两经之逆气，使咳自平，故用旋覆花、蛤壳、牡蛎等降逆之药。纵观本案治方，简斋先生从病因病机入手，用药轻灵，重视药物的合理配伍，而非单独降逆化痰药的叠加。

张翁，74。高龄肺肾不足，肝木偏旺，肾水上泛，口味发咸，历时已久，近尤加甚。兼作咳呛，气逆欲喘，头昏涕多，舌上中心露沟。治当和养摄纳。

旋覆花　蛤壳　白石英　白芍　沙参　仙夏　寸冬　苓神　紫菀　桔梗　牡蛎　七味都气丸（水泛，打碎布包）

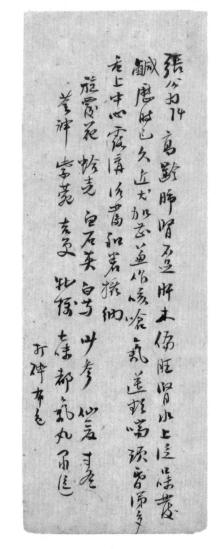

赏析：本案病名"咳嗽"。病机为肝火犯肺。高龄肺肾不足，肺金不足无以制肝木，肝木偏旺，上冲清窍，则见头昏；肝火犯肺，肺气上逆，故可见呛咳；肾虚不能主水，肾水上泛，则见口味发咸而涕多；精血不足，舌体失养，而见舌上中心露沟；肺肾不足，摄纳无权，加之肝气上逆，故气逆欲喘。治以和养摄纳，即清肝化痰、补肺益肾、顺气止咳。方选金沸草散、七味都气丸加减。金沸草散中金沸草功擅下气消痰，降逆止噫。蛤壳咸寒沉降，入肺胃经，与质轻沉降之旋覆花相伍，取其降逆之势而化痰。白石英温补肺肾，紫菀化痰止咳，白芍平抑肝阳，牡蛎敛阴潜阳。仙夏为半夏浸渍甘草等药汁后的制成品，化痰开郁，行气理闭。沙参养阴利气，润肺止咳，益胃生津；寸冬养阴生津，润肺止咳；苓神健脾益气，宁心安神；桔梗宣肺利气，配伍仙夏调畅气机以治气逆，同时开提肺气，通调水道。另加水泛七味都气丸补益肾气。诸药合用，肺肾得养，肝气得降，痰热得清。

旋覆花、蛤壳为简斋先生临证常用的药物，取其清热化痰降气之功。比如在邹伟俊所编著的《张氏医案》中，王祖雄总结了简斋先生的56张方子，其中的和畅疏化方，主要药物有旋覆花、法半夏、苏桔梗、秦归须、赤苓神、生甘草、赤白芍、橘皮络、须麦芽、桑寄生、白蒺藜。用于治疗肝木横逆，木火刑金。证见咳嗽痰红，胸胁隐痛等。涤痰轻宣方，主要药物有生蛤壳、生薏苡仁、橘皮、海浮石、法半夏、桔梗、杏仁、赤苓、赤芍、生甘草、桑叶、炒蚕，能够清肺化痰，用于调治肺热咳嗽。本案方药中，简斋先生不仅用了补益肾气的七味都气丸，还取和畅疏化方之清肝降火及涤痰轻宣方之清肺化痰；既补益肾气以治本，又清降肝火、宣化痰热以治标。而此类用法在明清医案中也多见。如清代《王孟英医案》中所记载的治疗痰火阻气、心热移肺案，就用蛤壳、黄连、枳实、楝实、旋覆花、花粉、橘红、杏仁、百合、丝瓜络、冬瓜子、荸荠、竹茹、竹沥、梨汁等药，其中旋覆花与蛤壳合用即取其降气化痰之功。

杨左，18。右脉弦滑而大，上气之盛可知，昨晨右胸作痛，咳痰夹红少许。治以清气涤痰以和络。

旋覆花　黛蛤散　栀炭　杏仁　紫菀　橘络　桔梗　甘草　赤苓芍　贝母　丝瓜络　枇杷叶　藕节

赏析：本案病名"咳嗽"。病机为肝火犯肺。患者右脉弦滑而大，肝火旺盛，上犯于肺，上逆而作咳；气火耗伤肺津，炼津为痰；肝火旺盛，冲气上犯，气失和降，脉络失和，发为胸痛；虚火灼伤肺络，则见痰中带血或咳血。如《重楼玉钥》所言："真阴亏竭，金水不能相生，而龙雷之火奔腾，上灼火炎，则金伤，金伤高源无以蒸吻布沤，而咳血、声哑、咽痛干紧之症作矣。"治以清气涤痰以和络。黛蛤散为治肝火犯肺咳嗽之良方，具有清肝泻肺、化痰止咳之功效。旋覆花降气消痰，栀子炭清火止血。赤茯苓行水，利湿热；赤芍清热凉血，活血行滞，能消血中浮热。二药配伍，一利一散，清散血热。紫菀润肺敛肺止咳；杏仁祛痰止咳平喘；橘络通络，化痰止咳；桔梗宣通肺气，清利咽喉；贝母化痰止咳；丝瓜络祛风通络；枇杷叶苦寒，能清肺热，降肺气以止咳；藕节清热生津收敛止血；甘草润肺利咽，调和诸药。全方清热化痰，和络止血。

清代陈修园云："肺为气之主，诸气上逆于肺，则呛而咳，是咳嗽不止于肺亦不离乎肺也。"（《医学三字经·咳嗽》）肝咳，即因于肝，关乎肺。肝肺二脏经络相连，肝经上膈布胁而注于肺；肝气升发，肺主肃降，肝肺同主气机调节；肝属木，肺属金，二脏互有克侮关系。若情志抑郁，肝气郁结，木失条达，以致肺气失宣，宣肃无权，而见咳嗽；或肝气升发太过，木火太盛，升腾无制，导致肺降失职，肺气不降，发为咳逆。肝气久郁化火，循经上行，木火刑金，清肃之令不行，气机上逆，亦可致咳嗽。本案即为木火刑金所致，治以清肝火、和肺络。方中黛蛤散，出自《医说》，具有清肝泻肺、化痰止咳之功效。其中青黛咸寒，入肝、肺、胃经，善清肝经郁火，并清肺热以消痰止嗽；蛤粉苦咸寒，入肺、胃经，清肺化痰，软坚散结。二药配伍，使肝火得降，肺热得平，痰热得化，清肝、宁肺、化痰并举，标本兼顾。简斋先生处方常配成药入汤剂，既全面兼顾诸症，又使处方简洁明了，值得临床效仿。

刘左，21。血止仍咳，咳不敢畅（虑其震动见红），脉仍弦数。治再清肃。

覆花 蛤壳 白芍 紫菀 桔梗 橘络 甘草
贝母 牡蛎 地黄炭 阿胶 合欢 二至丸

赏析：本案病属"咳嗽"范畴。原为咯血之证，经用清肃之剂而血止仍咳，脉见弦数。弦为主肝主痰，数为火热之象；咳不敢畅是肝肺气机不利，胸胁络脉失和，加之咯血初愈，故虑其震动见红。本案病机当属肝气郁结化火，上逆侮肺，肺失肃降。如《临证指南医案》曰："但人身气机，合乎天地自然，肺气从右而降，肝气由左而升，肺病主降日迟，肝横司升日速，咳呛未已，乃肝胆木反刑金之兆。"治宜清肝肃肺，养阴和络。方选旋覆花汤、止嗽散合二至丸加减。方中旋覆花下气祛痰，肃肺止咳；蛤壳清肺化痰，平肝散结；白芍养阴柔肝，缓急宁络；紫菀化痰降气，清肺止咳；桔梗开宣肺气，祛痰止咳；橘络理气通络，化痰止咳；甘草清热止咳，调和诸药；贝母清热化痰，润肺止咳；牡蛎平肝潜阳，化痰散结；地黄炭养阴清热，凉血止血；阿胶滋阴润肺，补血止血；合欢皮安神解郁，活血生肌；二至丸滋阴养血，凉血止血。全方共成养阴清肝、肃肺化痰之效。

《医学正传·咳嗽》曰："夫欲治咳嗽者，当以治痰为先；治痰者，必以顺气为主。"本案脉弦数、咳不敢畅，当病在肝肺，故以旋覆花辛苦降气利肝、蛤壳重镇平肝、咸寒清肝，白芍酸甘柔肝，三药配伍，简斋常用于疏肝和络以通畅胸胁之络。复配止嗽散加减以宣降肺气，化痰止咳，从而达到顺气消痰止咳之效。然本案为血证初愈，阴血亏损未复而水不涵木，所谓治上求下，滋苗灌根，故又以二至丸加地黄、阿胶养阴血补肝肾，滋水生木，使肝火得平，肺不为其侮，肺络安宁，以冀血止而咳愈。同时，子实益母，肾阴充足，则肺金既不受心火之烁耗，更可得肾水之津润，自能复其清肃下行之常，咳嗽自当易愈。二至丸出自《医便》，因冬至采女贞，夏至采旱莲故名之，有滋补肝肾、养阴止血之功，补而不滞，滋而不腻，临床常作为平补之剂而配方使用。合欢皮现常作为解郁安神之品，但《本经逢原》论其"合阿胶煎膏，治肺痿吐血皆验……故用以填补肺之溃缺"，此用药经验，在清代《马培之医案》治吐血中也有体现。

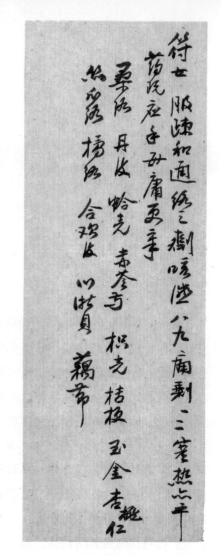

○四○ 咳嗽（邪伤肺络）案

符女，服疏和通络之剂，咳减八九，痛剩一二，寒热亦平，药既应手，毋庸更章。

桑络 丹皮 蛤壳 赤苓芍 枳壳 桔梗 郁金
杏桃仁 丝瓜络 橘络 合欢皮 川浙贝 藕节

赏析：本案为复诊病案，病名"咳嗽"。推测前为咳嗽，（胸胁）疼痛，恶寒发热，病因病机为邪伤肺络。外感风邪，肺气不利，上逆作咳；外感风邪，卫表失和，则发为恶寒发热；或素体肝郁不舒，兼风伤肺络，络脉不和，而见胸胁疼痛、咳嗽尤甚。服用疏和通络之品，表邪得解，肺气恢复升降，络脉得和，咳嗽、胸痛症减，寒热亦平。治疗仍以疏化和络，兼调气血。方选桑杏汤加减。方中桑叶收于秋气，亦得金气之降；而桑叶络尤能入肺络，擅清肺络中伏邪。杏仁下气止咳，与枳壳、桔梗升降同调，以复肺气宣发肃降之常。郁金行气解郁，治胸腹胁肋诸痛，《本草汇言》云："郁金，清气化痰，散瘀血之药也。"配合调气药物，调畅络脉郁滞。蛤壳咸平，质重沉降，川、浙贝入肺经气分，合用以增强化痰之功。赤茯苓行水，利湿热；丹皮、赤芍入血分，清热凉血兼以活血通络。桃仁与杏仁为简斋先生常用药对，《名医别录》言桃仁"止咳逆上气"，入肺经血分，偏于活血，化血络之凝瘀；杏仁入肺经气分，偏于降气，降肺气上逆。两药配伍，一气一血，调肺气升降，相须而用，起调气和络之效。丝瓜络、橘络与桑络协同，通络中之滞气，清络中余邪。藕节涩平，凉血止血以兼顾血络，以防动血之弊。情志不舒，肝气失于疏泄，反侮肺金，络脉不和，胸胁疼痛，用合欢皮解郁安五脏，以疏肝气。

此案为复诊病案，简斋先生云"药既应手，毋庸更章"，即效不更方之意，体现了"治内如相，王道无近功，需有方有守"的治疗原则。临证治病，有效时则守方易，而慢性病宿疾已呈深固之势，有时即使药证相符，近期也难以显效，应持以时日，守方不变。当然也要根据疾病的进退变化，对药物或剂量做适当的调整，做到守法与守方各有病机依据，即如《素问·至真要大论》所云："谨守病机，各司所属。"守方的关键是方要对证，即将疾病病机放在核心地位。

壹 肺系病证·咳嗽

张左，肝旺肺弱。据述肋膜炎病经百天，近仍咳吐红痰，左肋微痛，鼻干，头眩目花，脉弦。治以柔养舒化。

地黄　桃仁泥　赤白芍　蛤粉拌阿胶　杏苡仁
沙参　寸冬　橘络　桔梗　甘草　贝母　合欢皮
花　枇杷叶　茯神　冬瓜子　白茅根

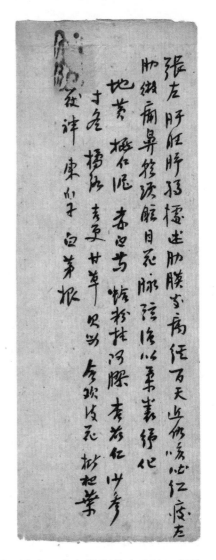

赏析：本案病名"咳嗽"。病机为肝旺肺弱。患者平素肝气郁滞，故见左肋微痛；肝郁久化火，木火刑金，肺络受损，故见咳吐红痰；火盛灼阴，肺气通于鼻，故见鼻干；肝火上扰清窍，故见头眩目花；脉弦当属肝病所主。治以柔养舒化，即柔肝养阴、舒气化痰，佐以凉血止血。方选沙参麦冬汤合一贯煎化裁。方中地黄滋阴清热生津，《本草新编》言其"清肺肝之热，亦君药也，其功专于凉血止血"；桃仁止咳平喘，润肠通便，活血化瘀；赤芍、白芍二药酸苦微寒，入肝经，泻肝火，和血脉止痛，收阴气，敛逆气；蛤粉拌阿胶养阴润燥，养血止血，蛤粉拌制后降低阿胶滋腻之性；杏仁降逆止咳平喘；苡仁健脾化痰，淡渗利湿；沙参、麦冬滋阴养血生津；橘络理气通络，兼以化痰止咳；桔梗宣肺化痰；贝母、枇杷叶润肺止咳；合欢皮、合欢花合用，加强疏解肝气、调畅气机、安神之功；枇杷叶清肺降逆止咳；心主血脉，神安则血宁，故以茯神宁心安神兼可健脾化痰、培土生金。肺与大肠相表里，冬瓜子清肺化痰兼润肠通便，与桃仁相配，使肺热从下而走；白茅根清热止血。全方共奏柔肝和络、养阴生津、化痰止咳、凉血止血之效。

患者虽有肝旺之象，然简斋先生未用泻肝之法，而采用柔养舒化之法。盖因患者久病，咳吐红痰，阴血已伤，木火内灼，已是虚实夹杂，以虚证为主，若用泻肝之法，会产生虚虚之弊。但为防止柔养滋腻，阻碍气机运转，故在柔养之时，运用桔梗、杏仁宣畅肺气，橘络、合欢皮、合欢花疏肝理气。患者仍见热象，白茅根可使内热循下而出，以此宣上清下、舒和肝气。"木旺乘土"且"脾为生痰之源，肺为贮痰之器"，故用苡仁、茯神、甘草健脾，培土生金，扶土抑木。叶天士认为"养肝之体，即可以柔肝之用""肝为刚脏，非柔润不能调和"，其在《临证指南医案》中柔肝养阴也多用阿胶、生地、麦冬、白芍、甘草之类。本案中柔养亦是如此，其中用白芍配甘草，取"酸甘化阴"之意，以达养阴柔肝之目的。

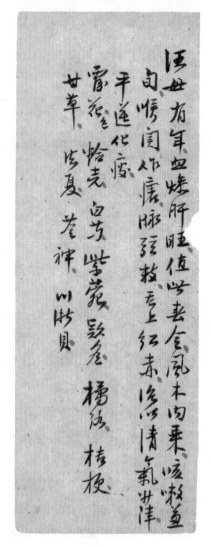

○四二 咳嗽（血燥肝旺）案

汪母，有年，血燥肝旺，值此春令，风木内乘，咳嗽兼旬，喉关作痒，脉弦数，舌上红赤。治以清气升津，平逆化痰。

覆花（包）蛤壳 白芍 紫菀 款冬 橘络
桔梗 甘草 法夏 苓神 川浙贝

赏析：本案病名"咳嗽"。病机为血燥肝旺。肺金卫外功能失调，气候变化，则易外邪入侵，春季则风邪从口鼻或皮毛而入，肺气不得宣肃，故见咳嗽。加之平素肝旺，"适值春令"，则易肝风上逆而犯肺，"风木内乘"易化火生热，肺热内郁，蒸液成痰，痰气随肝风上犯咽喉，则见"喉关作痒"。"舌上红赤"为津液不能上承之热证，脉弦数为肝旺夹有痰热之象。治拟清气升津，平逆化痰。方选金沸草散合二陈汤加减。金沸草散主治肺经受风，咳嗽声重；二陈汤则有燥湿化痰，理气和中之功。"诸花皆升，旋覆独降"，旋覆花可降气化痰，使气降痰消而咳平，也可降肝胃上逆之气，以平肝降逆除嗳气。蛤壳清肺化痰止咳；白芍养血柔肝安脾；紫菀、款冬二药合用，能增加治咳嗽作用；橘络气微香，味微苦，理气化痰通络；桔梗宣通肺气，祛痰利咽；法半夏燥湿化痰，和中止逆以止咳；苓神健脾化湿，并安神以助平肝。川贝味苦甘，性平，润肺化痰，开郁宁心；浙贝母味辛苦，性微寒，辛散清热之力大于川贝，并可散郁清热、消痰散结。甘草调和诸药。诸药合用，共成清气升津、清肺化痰之功。

本案患者，发于春令，"风木内乘"，薛立斋曰："春月若因风寒所伤，咳嗽声重，头痛用金沸草散。"因此，本案使用金沸草散合二陈汤以平逆化痰止咳。所谓"清气升津"，实为清解气分之痰热而无伤津耗液之虞，故所列药物中并无养阴生津或升提清气之品。一则恐其甘凉滋腻以助痰湿，清气即可存津保津而生津；二则升提清气之药常有辛温耗阴之弊，与血燥肝旺不符；三则平逆不宜苦寒下泄或者重镇下坠。从本案可以看出，简斋先生治咳非常重视药物性味配伍，用药轻灵，以契合肺金喜润恶燥这一特性。《本草汇言》认为，旋覆花"消痰逐水，利气下行之药也……实消伐之药也"，《本经逢原》亦明确指出"阴虚劳嗽，风热燥咳，不可误用"。本案虽不属燥咳，但有阴虚，故用白芍养阴而敛肝阳，川贝润肺养阴，并防旋覆花之耗阴。

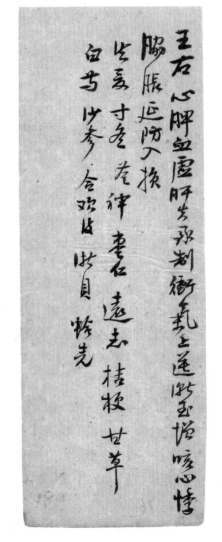

王右，心脾血虚，肝失承制，冲气上逆，渐至增咳，心悸胁胀，延防入损。

法夏　寸冬　苓神　枣仁　远志　桔梗　甘草
白芍　沙参　合欢皮　浙贝　蛤壳

赏析：本案病名"咳嗽"。病机为心脾血虚，肝失制衡。血虚阴伤，水不涵木，肝阳上亢，肝失条达，气郁化火，气火循经上逆犯肺；加之阴伤日久，肺失润降，故"渐至增咳"。如《医学三字经·咳嗽》所说："肺为脏腑之华盖，呼之则虚，吸之则满，只受得本脏之正气，受不得外来之客气，客气干之则呛而咳矣。"阴血亏损，心失所养，不能藏神，故见心悸。如《证治汇补·惊悸怔忡》所言："人之所主者心，心之所养者血，心血一虚，神气失守，神去则舍空，舍空则郁而停痰，痰居心位，此惊悸之所以肇端也。"阴虚肝体失养，肝气郁结，则可见胁胀不适。本病根源在心脾血虚，久之出现肝郁化火，热伤肺络，心脾肝肺俱伤之证，如久病而失治，则阴伤不复而成劳损。治以养阴润肺而止咳，宁心安志而平肝。方选麦门冬汤、归脾汤合清肝养肺汤加减。以养阴化痰之半夏、麦冬、沙参、甘草配伍宁心安神之苓神、枣仁、远志，及清肝养肺之蛤壳、浙贝、合欢皮、沙参、麦冬。半夏燥湿健脾，化痰降逆；麦冬养阴益胃，润肺清心，滋而不腻。二药配伍，以甘缓辛，以燥制腻，寒温相衡，润肺胃而降逆气，燥不伤阴，润而不腻。桔梗现在常用于宣肺利咽止咳，而传统则作为舟楫之剂，具有调畅气机之作用，在方中既可载药上行以滋上焦之肺，又可理气通络而消胁胀，使全方补而不腻，滋而不呆，与甘草同为调和之品。

麦门冬汤为仲景之方，主治肺胃气阴两伤。然叶天士常运用此方作为清补之法，取其"清养胃阴，使土旺生金，所谓虚则补其母也"，以治疗咳嗽，也用"其胃药坐镇中宫""以静制阳光之动"而治虚劳阴虚津伤者。本案用此方即遵从前贤所论，"兼清以润之"，使肺阴复而咳嗽止。"冲气上逆"当辨其虚实而治，虚者应养阴平肝，实者应镇摄平肝，因血虚肝旺所致的冲气上逆，其治法当选滋养阴血以治其本，故本案在养阴药的基础上配伍白芍以柔肝，体现了简斋先生未病先防、既病防变的高超医术。

沈右，脉小苔淡，阳虚体质，凤咳新作，初时痰黄，近转白黏，时或怯寒凛冷，夜咳甚而自汗，头痛身软。治以疏和托化。

苏子　当归　桂枝　甘草　白芍　法夏　苓神

橘络　桑寄生　杏仁　淡姜拌五味

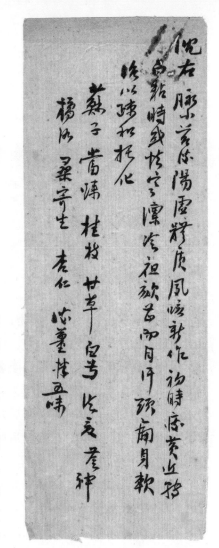

赏析：本案病名"咳嗽"。病机为肺寒留饮。患者素体阳虚，肺失温煦，久咳耗气伤肺而卫外不固。此次遭外邪引触而新作，初时痰黄，近转白黏，实为表热已去，而露虚寒本象。卫阳不足，失其温煦固摄，故有脉小、自汗、怯寒凛冷之症。肺为水之上源，肺寒不得宣化，水饮留聚，至夜卧水饮上逆，故夜间咳甚。头痛身软，实为上盛下虚之候。治以疏和托化，即温肺化饮、降气止咳、益肾补虚。方选苏子降气汤合桂苓五味甘草汤加减。苏子入肺肾，降气平喘，温中开郁；半夏燥湿化痰，《本草纲目》云："半夏能主痰饮及腹胀者，为其体滑而味辛性温也，涎滑能润。"橘络理气通络化痰；当归主咳逆上气，养血补肝润燥；生姜散寒，止呕，开痰。桂枝、白芍化气和营卫，本案余邪未尽，夜间自汗，用桂枝者，以调和营卫，则邪从汗出而汗自止。五味敛肺，滋肾，生津，收汗，使气得以归根。茯苓、茯神同用，茯苓助桂枝以化饮，茯神助五味子摄纳虚妄之气，安定五脏之神。杏仁祛痰平喘。桑寄生补肝肾，强筋骨，与桂枝相配伍，和营止痛，治疗头痛身软；并助五味子补益肾气。甘草调和诸药。

本案于大队辛散开泄之品中，伍以当归。一则养血益阴，补而不腻，稍作收敛，暗合体用思想，阳化气而阴成形，可复形质而治咳嗽之本；二则养肝柔肝而制其气机上升太过；三则夜咳病在血分。加之久病入络，当归伍以橘络，化瘀止咳通络，实为画龙点睛。本案阳虚凤咳，用桂枝而非肉桂，何也？肉桂性大热，味辛，主以补火助阳，引火归原；桂枝辛温，发汗解肌，温通经脉，助阳化气。苏子降气汤中以肉桂温阳化气，温肾纳气，温通经脉。本案患者阳虚体质，非独肾虚，还见上焦阳气不化，津液不通，痰饮内生，"病痰饮者当以温药和之"；且兼有自汗，营卫不和，或表邪未尽，唯桂枝辛甘能散肌表风寒，又通血脉；伍白芍和营止汗。茯苓、桂枝为治疗饮邪为病的常用药对，以温化为法，故本案中以桂枝为用，体现简斋先生高超的临证用药技巧。

谌左，33。仲春疟咳相继而作，迄于今兹，屡愈屡复，因服奎宁过量，邪无外出之路，致令面目发黄，寒热起于午后，热时不烦不渴，有汗，汗后腹鸣，欲圊更衣，先干后溏，咳先喉痒，痰吐白黏，偶见粉红，舌苔淡白，脉形濡小。阳虚气弱，风邪留恋。拟扶正托邪，两和阴阳主治。

真银胡　鳖甲　沙参　防风拌连皮芪　秦归　炙

桂枝　草拌白芍　法夏　苓神　橘络白　苏桔梗

煨姜　红枣

赏析：本案病名"咳嗽"。辨证阳虚气弱，风邪留恋。患者因服用奎宁（治疟药）过量，内伤阳气，不能祛邪外出，风邪留恋卫阳，反复迁延，屡愈屡复。阳弱则内生寒湿困脾，土壅木郁，肝胆失疏发为黄疸；疟病日久，屡汗伤阴，营卫空虚，风邪内恋，午后发热，邪未入阳明，不烦不渴；汗后气随津耗，故而汗后肠鸣、欲圊更衣、大便先干后溏；外感风邪，故见喉痒；肺失宣肃，脾虚生痰，见咳痰白黏；阳虚气虚，络脉失养，络气虚滞，偶见咳痰粉红。苔淡白，脉形小，是阳虚气弱之象；气机为湿所困，故脉濡。治以调和阴阳，扶正托邪，即益气养阴、温通和营。方选黄芪鳖甲散、归芪建中汤、二陈汤加减。本案无骨蒸发热，故去秦艽、知母、地骨皮，恐阴虚失血而去辛热之肉桂，湿困气机，恐人参助热滞补而以沙参代之；桑白皮易伤肺泄气，故去之。取鳖甲配伍沙参滋养肝阴，软坚散结；配伍银胡清透虚热，退热升阳，疏肝理气。防风辛散宣通，升清降浊，可祛重浊黏滞之湿邪，李东垣言黄芪"温分肉、益皮毛、实腠理，不令汗出，以益元气而补三焦"，黄芪皮可助祛湿，防风配连皮芪"风胜托化"鼓舞阳气，托举外邪而出，又可"风胜疏导"祛风胜湿；桂枝通血脉，和营卫；当归甘温而润，补血养血，合白芍、甘草养血敛阴柔肝和营，与姜、枣相配而成归芪建中汤温中益气；半夏、茯苓、茯神健脾化痰，和胃养心；橘络、橘白健脾和胃，消痰和络；桔梗宣肺祛痰，与苏梗同用，辛苦并用，宣肺开郁，和解表里。

本案从现代临床角度分析，患者为疟疾服奎宁过量导致药物性肝损，出现黄疸，复加体虚外感咳嗽，简斋先生则从气血阴阳角度辨证治疗。方中以鳖甲、银柴胡、沙参养阴清营而退热除疟，疏利肝胆而退黄复正；归芪建中汤气血并补，调和阴阳；苏桔二陈汤调畅气机，消痰止咳。全方配伍，扶正为主，以冀正复而邪祛，寓逐邪于清补之中，选方用药契合患者病后未愈、复加药损之体虚感邪之体质，体现其托邪之治则。

罗童，14。肺虚留饮，咳经两年。秋节因凉加重，喉若有痰而不易咯，面困，脉濡。治以托化。

苏桔梗　秦归　生芪　桂枝　甘草　法夏　云苓

会皮　紫菀　射干　远志　大贝　淡姜

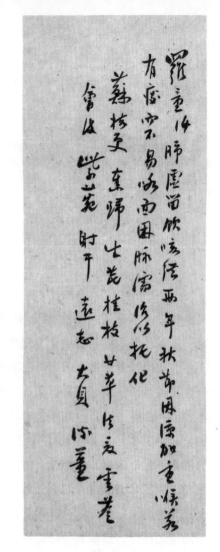

赏析：本案病名"咳嗽"。病机为肺虚留饮。患儿肺失宣降，痰湿内蕴，阳气被遏，秋季寒邪袭表，引发伏饮，咳嗽咳痰反复。湿邪困脾，气机被阻，精神不振，昏昏欲睡。濡脉主湿，如河间曰："咳谓无痰而有声，肺气伤而不清也；嗽谓无声而有痰，脾湿动而生痰也。咳嗽谓有痰而有声，盖因伤于肺气，动于脾湿，咳而为嗽也。脾湿者，秋伤于湿，积于脾也。"本病病位在肺，与脾有关。脾肺气虚，虚寒内生，此为本虚；致痰饮内蕴，复感外邪，此为标实。当标本同治，方选归芪建中汤合二陈汤加减。归芪建中汤出自《普济本事方·卷八》，具有益气补血、扶正解表之功效；二陈汤功效为健脾燥湿化痰。方中生黄芪益气健脾，扶正固表；桂枝辛温，通阳解表。二者共奏通阳益气之功。桂枝配生姜温肺化饮，取"病痰饮者，当以温药和之"之意。苏梗、桔梗辛开苦降，调整气机，旨在宣肺祛痰，苏梗又可理气和胃畅中。紫菀主润肺下气，消痰止咳，配远志温化痰浊。远志与茯苓除健脾化痰外，尚可交通心肾，调节气机，宁心安神。半夏、陈皮与茯苓配合健脾燥湿，止咳化痰。痰浊内蕴日久，恐其化热，用射干、大贝清热化痰，兼以利咽。当归配茯苓、甘草养血健脾，祛生痰之源，配黄芪则补气生血而扶正。全方共奏补气健脾，益肺化痰之功。

本案治拟托化，实为扶正祛邪。归芪建中汤为黄芪建中汤加当归而成，以小建中汤补中焦，调和营卫，黄芪益气，加当归补血，以后天补先天治其本；二陈汤健脾燥湿化痰，则可杜绝生痰之源而治其标。全方配伍温而不燥，补而不滞，调畅气机而助其化源，实为简斋先生治虚实夹杂病证的常用之治法。方中远志养心安神，祛痰止咳。制远志补脾益气，散郁化痰，常用于咳嗽多痰；朱远志补心益智，定惊安神，多用于心悸易惊、失眠健忘。桔梗宣肺祛痰且可排脓疗痈，古有桔梗"诸药舟楫，载之上浮"之说，与远志伍用，则理气解郁、宣肺祛痰力增。

蒋妪，67。前晋和养舒化之剂，便血见减，咽嗌常觉窒胀，咳嗽气短难续，寐不实，心易悸，脉象左弦右小。高年正虚，气血拂乱，治再和摄。

沙参　法夏　寸冬　地黄炭　甘草　白芍　橘络

白苓神　枣仁　远志　牡蛎　桔梗　寄生

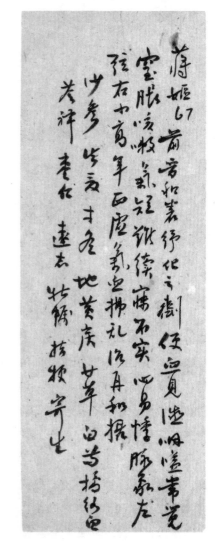

赏析：本案病名"咳嗽"。病机为肺阴不足，气血拂乱。咽嗌，即咽喉。咽嗌常觉窒胀，咽喉不利，窒塞肿胀不利，为痰气蕴结咽喉；患者年高正气亏虚，原有便血之证，虽经治而便血见减，但阴血受损未复，气血逆乱，血不养心，心神失养，故寐不实、心易悸；肺主呼气，肾主纳气，年老肺肾亏虚，故咳嗽气短难续；脉象左弦右小，为肺脾不足。治以和养摄纳。方选沙参麦冬汤加减。沙参麦冬汤为甘寒清润滋养之剂。沙参清养肺胃；半夏降逆化痰，其性虽燥，但与滋补肺胃之阴的麦冬配伍，则燥性减而降逆之性存，独取其善降肺胃虚逆之气，而且使麦冬滋而不腻；茯苓、茯神健脾安神，化痰利湿；橘白健脾化痰，橘络化痰理气通络；桔梗宣肺利咽，载药上行，与甘草相配，则清利咽喉而止咳；远志、枣仁宁心安神；地黄炭养阴止血；白芍柔肝养血，与甘草相配，酸甘化阴。牡蛎味咸，归肝、肾经，补养安神，化痰软坚；桑寄生补肾以达"金水相生"之意。全方共成和养肺胃，安神摄血之功。

简斋先生临证治疗，注重脏腑五行之间的互根互用。胃气者，肺之母气也，胃气充，则水谷之精微皆得上注于肺，自然沃泽无虞，故凡肺病，有胃气则生，无胃气则死，治法常用"培土生金"。正如方中用茯苓、橘白健脾培土，一则制生痰之源，二则使气血生化有源，阴血得补，虽有脾虚而无惧滋腻。患者高年，既有气血不足，又有气郁痰滞，故治以和摄，以甘平濡润之品养肝血补肺胃之阴，上以摄纳肺肾之气逆而利咽止咳，下以收摄外溢之便血，用药平和，不热不寒，轻可去实。

戴右，咳久肺弱，音嘎不扬，向有不规则之寒热。近值溽暑，暑先伤气，寒热频作，今晨寒短热长，口鼻熏灼，却不渴饮，午间无汗而解，解先胸次窒闷异常，苔滑白而黏，脉弦数右小。拟疏和托化法。

银胡　鳖甲　沙参　生芪　桂枝　甘草　白芍　寸冬拌法夏　苓神　橘络　桔梗　知贝母

另小麦、黍米、谷芽、煨姜、红枣先煎。

赏析：患者病名"咳嗽"。病机为肺阴亏耗，外感暑热，津伤气耗，痰湿阻肺。患者咳久肺弱，肃降无权而肺气上逆。清代陈士铎《辨证录》云："人有劳损弱怯，喘嗽不宁，渐渐喑哑，气息低沉……所谓金破不鸣也。"肺之气阴两虚，故音嘎不扬。阴虚不能制阳，则生内热，故向有不规则之寒热。又逢溽暑，新感暑邪，暑邪最易伤津耗气且多夹湿，从肌表、口鼻而入，故见发热恶寒、口鼻熏灼等热象，却渴饮不甚。气不化津，津滞为痰，痰湿阻肺，则胸次闷窒；苔滑白而黏是为湿热中阻，津不上承之象。弦脉主痰，数脉主热，小脉主虚，可谓脉证相符。治拟疏和托化法。方选柴胡鳖甲汤合二陈汤加减。银柴胡甘寒，善清虚热，为治疗阴虚发热之要药；鳖甲咸寒，入肝肾经，滋补肝肾之阴而退虚热；沙参滋阴清热；麦冬养胃生津；生黄芪益气固表；白芍除养阴退热外，因内伤咳嗽常迁延不愈而收敛肺气，防止宣散太过；半夏、橘络、桔梗理气健脾化痰；知母、贝母清热滋阴化痰；茯苓、茯神健脾化湿安神；桂枝温阳化气；甘草补中益气，兼止咳化痰。另用小麦、黍米、谷芽、煨姜、红枣先煎取汁后代水煎药，意在健壮脾胃，鼓舞正气驱散外邪，同时培土生金。

桂枝具有温通经脉、解肌调卫、解肌通经、解肌舒筋、解肌温阳、解肌温肺、温通心脉、温阳化气、通经散瘀、平冲降逆、温通筋骨、温化水饮等作用。此案中用少量桂枝，取其温阳化气之功，既可调畅气机，推动痰饮消散，又可防止寒凉药物抑遏太过。方中又含有黄芪建中汤之意，扶助中气、培土生金而治虚劳咳嗽。纵观全方，简斋先生并未重投大量止咳化痰之品，而是从阴虚肺热兼有痰湿的病机入手，灵活化裁，达到滋阴清热、润肺化痰的目的。从本案可窥得简斋先生临证治疗内伤咳嗽的思路：重视咳嗽与五脏病变的关系，治疗咳嗽重在治肺，但不拘于肺，而是辨证论治，标本兼顾，尤擅用培土生金法治疗肺脾气阴两虚所导致的咳嗽，体现了中医整体观。

唐左，27。烧热渐平，阴液未复，清肃之令失司，咳引右胁作痛，舌上中空，脉形虚弦，大便未解。

蛤壳　白芍　杏仁　紫菀　桑皮　沙参　宋夏

寸冬　橘络　桔梗　甘草　川浙贝　枇杷叶

赏析：本案病名"咳嗽"。病机为肺阴亏耗。患者"烧热渐平，阴液未复"，说明热邪外袭，伤阴耗液，现虽无发热，但肺阴已伤，肺热未尽，肺失清肃，发为咳嗽。阴液不足，肺络失养，故咳引右胁作痛。舌上中空，脉形虚弦，为阴伤肺热夹有痰湿之征。阴液不足，肠失濡润，加之肺失清肃，大肠传导不利，故大便未解。治以滋阴清肺，化痰止咳。方用沙参麦冬汤合清金化痰汤加减。

沙参麦冬汤主治肺胃阴伤，干咳痰黏之证，本案中取沙参、麦冬滋养肺阴。清金化痰汤出自《医学统旨》，具有清肺化痰的作用。本案中去黄芩、栀子、知母、瓜蒌仁，加入蛤壳、枇杷叶。蛤壳味咸性平，功能为清肺化痰；枇杷叶味苦、微辛，性微寒，微香清降，清肺止咳；橘络气微香，理气化痰通络。桔梗宣通肺气，祛痰利咽，又为舟楫之剂，引诸药上至于肺。宋夏即宋制半夏，性和而力亦逊，燥湿化痰、和中止逆以消痞。川贝润肺化痰止咳、开郁宁心，浙贝母清肺化痰为主，二药合用润肺清热、化痰止咳之力尤强。紫菀化痰止咳，润肠通便；杏仁、桑白皮肃肺化痰止咳；甘草补中益气，调和诸药。甘草与桔梗相配，可加强利咽止咳作用；与白芍相配缓急止痛，又酸甘化阴，可防化痰燥湿、辛燥之品耗散已虚之阴津。诸药合用，共达滋阴清肺、化痰止咳之效。本案病机为热病阴伤未复，其脉虚弦，右胁作痛，即为肝阴不足之征，治疗除养阴润肺外，尚需顾护肝阴。故处方中以蛤壳、白芍为首药，一则平肝降逆，有助于清降肺金之气；二则养阴柔肝，可缓急疏络而止痛。处方以养阴药配合肃降肺气药，即针对"阴亏肺失清肃"的基本病机。全方辛润相配，养阴而无滋腻之虞，化痰湿通络而不偏燥，其配伍思路、方法值得学习效仿。

李姬，咳久午后蒸热不寒。

银胡　鳖甲　沙参　寸冬　杏仁　紫菀　桑皮

二贝　枇杷叶　牡蛎　桔梗　生草　白芍

另小麦、红枣先煎。

赏析：本案病名"咳嗽"。病机肺阴亏耗。蒸热有蒸熏发热或骨蒸潮热之分。前者热在阳明，如《伤寒论·辨阳明病脉证并治》所云："太阳病三日，发汗不解，蒸蒸发热者属胃也，调胃承气汤主之。"后者指有热自骨内向外透发的感觉，属阴虚发热。本案老年女性患者，肺病日久，咳嗽不已，肺阴亏耗，肺失润降，故咳嗽反复；阴液亏虚，不能制阳，阳气偏亢，午后卫阳渐于入里，体内偏亢的阳气更为亢胜而生内热，故"午后蒸热不寒"。"午后蒸热"即骨蒸潮热；"不寒"则是为了与伤寒温病相鉴别，乃属于虚损性病证。治拟滋阴润肺，止咳化痰。方选沙参麦冬汤合清骨散加减。清骨散出自《证治准绳》，是治疗阴虚骨蒸劳热的代表方剂；沙参麦冬汤功用清养肺胃、生津润燥，主治肺胃阴虚或邪热伤肺。本案方中银柴胡甘微寒，善清虚劳骨蒸之热而无苦寒之弊；鳖甲咸寒，滋阴潜阳，补益肝肾，并可入阴退热除蒸；沙参养阴润肺，化痰止咳；麦冬清心养阴，润肺益胃；杏仁止咳平喘；紫菀降气化痰止咳；桑皮泻肺止咳平喘；川贝润肺化痰、止咳；浙贝清热化痰止咳；枇杷叶清肺降逆止咳；牡蛎潜阳安神化痰；桔梗宣肺止咳，载药上行以入肺；生草清热调和诸药；白芍养血敛阴；小麦益气除热，红枣补中益气。诸药合用，共成滋阴润肺、化痰止咳之功。

《医学必读·咳嗽》云："大抵治表者，药不宜静，静则留连不解，变生他病，故忌寒凉收敛，如《五脏生成》篇所谓肺敛辛是也；治内者，药不宜动，动则虚为不宁，燥痒愈甚，故忌辛香燥热，如《宣明五气》篇所谓辛走气，气病无多食辛是也。"本案方中牡蛎咸涩微寒，既可清热化痰，又可重镇潜阳平肝；白芍酸苦微寒，与甘草相配酸甘养阴，与牡蛎相配伍可养阴敛肝、育阴潜阳，避免木火刑金，从而清肝保肺。方中小麦与红枣煎汤代水，扶助胃气，健脾助运，从而培土生金。桔梗止咳，但更是舟楫之剂，载药入肺。纵观全方以滋补肺阴为主，兼顾肝、脾二脏，所用处方看似繁杂，然细析之，则无一味可废，配伍用药丝丝入扣。

刘女，去冬患痢日久，近因新感，蒸热脘闷，咳嗽多痰，大便溏泄，舌苔灰干不润，脉弦小而数。治当升清达邪。

羌活　防风　葛根　炒芩　橘络　川斛　苓神
生草　白芍　白扁豆衣　洋参　桑枝寄

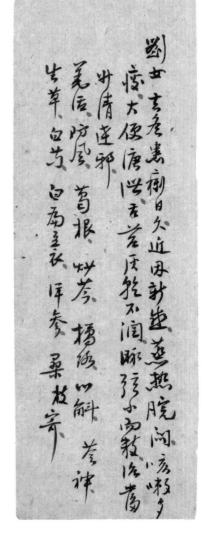

赏析：本案病名为"咳嗽"。病机为肺脾两虚。《证治汇补·咳嗽》认为："肺居至高，主持诸气，体之至清至轻者也。外因六淫，内因七情，肺金受伤，咳嗽之病从兹作矣。"本案患者素患下痢，复感外邪，属于两感伤寒。《奇效良方》中指出："天之邪气，感则害人五脏，以是知内外两感，脏腑俱病。欲表之则有里，欲下之则有表，表里既不能一治，故云两感者不治。"而本案治以升清达邪，即补气升阳以祛邪外出。简斋先生仿大羌活汤方义，引阴阳两解之药，升阳散热，滋养脾肺，发散风寒，祛湿清热。气薄则发泄，故用羌活、防风、葛根祛风发表，升散传经之邪，又可胜湿止泻；寒能胜热，用黄芩、川斛、白芍清热除湿，滋培受伤之阴。又用茯神、白扁豆衣、甘草、洋参以固中州而和表里之气，如《医方考》所云："以升散诸药而臣以寒凉，则升者不峻；以寒凉之药而君以升散，则寒者不滞。"四味俱为健脾之药，益脾胃而健中营之职，既可杜生痰之源，又可补肺脾之气虚而止大便溏泄。桑寄生补肾养血，以固其根本。桑枝现常用于祛风湿利关节，而丁甘仁在《药性辑要》中认为其"气味苦平，入于厥阴，祛风养筋，消食定咳"。综观全方，简斋先生并没有使用大量化痰止咳药物，而是从病因论治，其治疗手段确实高人一筹。

《本经逢原》记载川斛："惟川者味甘淡色黄无歧，可无伤胃之虞……甘可悦脾，故厚肠胃而治伤中；咸能益肾，故益精气而补虚羸，为治胃中虚热之专药。"对照本案症状，用川斛既可益脾胃之阴，又可清虚热而使滋而不腻。古方中特别突出升清作用的方剂有《辨证录》的升清固外汤，通过黄芪、人参、白术来补中益气升清；《内外伤辨惑论》的升阳益胃散以四君子汤配伍黄芪升阳除湿，补中寓升；清末的升清消毒饮是通过清热解毒药，加浮萍、荷叶升阳，达到升清解毒之功。本案简斋先生则是通过补脾气、益肺气，加上羌活、葛根等辛香升浮之品来鼓舞机体正气，升阳胜湿，使清气升、浊气降，达到祛邪化痰、升清止泻之功效。

杨右，服两和阴阳之剂，蒸热虽退，心悸神疲，宿咳声声，久之未愈。脾肺固虚，二维亦病，治当兼顾。

鳖甲　黄芪　秦归　桂枝　甘草　白芍　沙参
寸冬拌法夏　苓神　枣仁　远志　橘络白　桔梗
煨姜　小红枣

赏析：本案病名为"咳嗽"。病机为肺脾两虚。本案为复诊病例，患者服调和阴阳之药后，蒸热虽退，但肺脾气阴已虚，腠理不固，营卫失和，正所谓"真气不正，故有邪干"。卫气不能护卫肌表，外邪袭肺，导致肺失宣降，肺气上逆，故作咳；阳气夜入于阴，不能护卫肌表，正不胜邪，肺失宣降更显，导致宿咳声声，久之未愈；久病体虚，心神失养，故心悸神疲。病属内伤咳嗽的肺脾两虚，营卫不和，气阴不足，肺失宣降。治拟补脾益肺，益气养阴，调和营卫。方选麦门冬汤、桂枝汤、归脾汤加减。麦门冬汤具有滋养肺胃，降逆和中之功。方中寸冬甘寒清润、养阴生津、滋阴润燥，兼清虚热，两善其功；半夏降逆下气、化痰和胃，一则降逆以止咳，二则开胃行津以润肺，三则防大剂量寸冬之滋腻壅滞，两药相反相成。归脾汤出自《济生方》。方中黄芪甘温，补肺脾气；秦当归益脾生血，补血养心，使心脾相生。两药合用，寓有当归补血汤之意，使气旺血自生，血足心自养。酸枣仁、茯神、远志宁心安神，心神得以安养，君主以位，臣事以事，五脏和合。桂枝汤调和营卫，其煨姜、小红枣调和脾胃，以资生化。另以鳖甲滋阴潜阳；沙参养阴清热，益胃生津；橘络白、茯苓、桔梗理气化痰止咳。全方补脾益肺，更偏重脾胃生化，喻嘉言曰："凡肺病，有胃气则生，无胃气则死，胃气者，肺之母气也。"故胃气充盛，则能生津养肺，肺自能将津液内洒陈于脏腑，外输布于皮毛，营卫两和。

本案简斋先生点评为"脾肺固虚，二维亦病"。二维即阳维、阴维者，张洁古曰："卫为阳，主表，阳维受邪为病在表，故苦寒热；营为阴，主里，阴维受邪为病在里，故苦心痛。""二维亦病"即指表里同病。故知前诊有蒸热出汗等营卫不和之症，已服两和阴阳之剂好转；仍见肺脾两虚，气阴不足，当继以桂枝、甘草、白芍调和营卫，复加麦门冬汤、归脾汤补益肺脾以兼顾。患者宿咳，《类证治裁·咳嗽论治》有云："夜半嗽为阳火升动，宜滋阴潜阳。"故方中加入滋阴潜阳的鳖甲。

唐左，57。戒嗜后肺肾气失肃纳，咳嗽久久不已，渐至喘息碍卧，气逆喉燥，痰稠夹红，舌上中央花裂，苔灰，便难，溲频量多。

旋覆花　蛤壳　白芍　杏仁　紫菀　法夏　寸冬
苓神　橘络　桔梗　甘草　百部　白前　川浙贝
枇杷叶　七味都气丸

赏析：本案病名"咳嗽"。病机为肺肾两虚。患者既往有烟酒之嗜，肺肾不足，日久伤阴动气，虚火灼津为痰，肺失濡润气逆作咳；津液不能上濡而见喉燥；虚火灼伤肺络，故痰稠夹血；肺气亏虚而肃降失司，肾气亏虚则不能摄纳，在上见喘息碍卧，在下则见小便频数量多。肺与大肠相表里，肺失肃降则肠府传化失职而便难，舌苔花裂而灰为阴虚津亏、痰浊内蕴之象。治拟补肾肃肺，止咳化痰。方选金沸草散、止嗽散合七味都气丸加减。

金沸草散具有发散风寒、止咳化痰的功效。本证无外感且久咳伤气，故去除辛温散寒之荆芥、麻黄，改赤芍为白芍，安脾肺、固腠理、收阴气、敛逆气。半夏燥湿化痰；前胡甘苦微辛，降气化痰，舒畅下行之滞。止嗽散，程钟龄称其可治"诸般咳嗽"。方中百部甘苦微温，止咳宁嗽；白前宣肺降气、止咳化痰，既能肃肺，又能宣肺；紫菀止咳化痰，温肺降气平喘；杏仁宣肺止咳；桔梗理气化痰；橘络、茯苓健脾化痰，培土生金；麦冬养阴润肺；川贝润肺止咳；浙贝清肺化痰；枇杷叶清肺止咳；蛤壳有祛痰、收敛止血之功。七味都气丸出自《张氏医通》，为六味地黄加醋五味子而成，具有补肾敛肺之效，用于治疗肾虚不能摄纳之喘促、久咳而咽干气短、遗精盗汗、小便频数。《类证治裁》云："肺为气之主，肾为气之根，肺主出气，肾主纳气，阴阳相交，呼吸乃和。"肺（金）肾（水）为母子关系，本案患者既往有烟酒之嗜，损伤肺肾真阴，张景岳谓："内伤之嗽，则不独在肺，盖五脏之精皆藏于肾……所以肺金之虚，多有肾水之涸，正以子令母虚也。"本案简斋先生用七味都气丸补肾纳气治本，金沸草散合止嗽散加减肃降肺气、润肺止咳化痰治标，汤药与成药相辅相成，标本同治，金水相生，可谓高明。

吴左，49。服疏化和络之剂，咳嗽胁胀如前，多食易噫，脉弦小不和，初时因咳见红，红止。想是肺肾不足，气逆在上所致。

苏子梗　杏仁　桔梗　蛤壳　法夏　苓神　橘皮

紫菀　川浙贝　枇杷叶　冬瓜子

另七味都气丸吞服不煎。

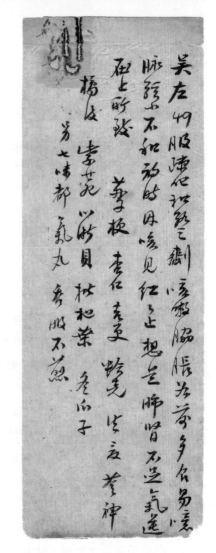

赏析：本案病名"咳嗽"。病机为肺肾两虚。肺肾气阴亏虚，失于滋养，肺失清肃，则咳而见红；病久以致肾不纳气，中焦气逆，故多食易噫。肺失清肃而上逆，肺络失和，故而胁胀。弦主痰，弦小主虚，脉不和为气逆。治以宣肃肺气，化痰止咳，滋肾纳气。方用杏苏散、二陈汤合七味都气丸加减。杏苏散出自《温病条辨》，具有轻宣凉燥、理肺化痰的功效。方中苏叶改用苏子、苏梗。苏子降气化痰，止咳平喘，长于降肺气，化痰涎，气降痰消则咳喘自平；紫苏梗功在宽胸利膈。杏仁肃降肺热，润肺止咳；桔梗宣降肺气，既疏理胸膈气机，又化痰止咳祛邪。蛤壳降逆化痰，止咳定喘；川贝母、浙贝母清热化痰，润肺止咳。二陈汤具有燥湿化痰，理气和中的功效。方中法半夏燥湿化痰，降逆和胃，消痞除满；茯苓、橘皮理气行滞，燥湿化痰。另用紫菀、枇杷叶、冬瓜子清肺止咳化痰。七味都气丸，即六味地黄丸加五味子，功在滋肾纳气，用于肺肾两虚证。

《临证指南医案》指出，喘息"在肺为实，在肾为虚"。本案初服疏化和络之剂未能获效，说明咳嗽、胁胀非为肝气郁滞所致，而是肺失清肃，肾失摄纳，夹有痰湿蕴肺，即简斋先生所说的"想是肺肾不足，气逆在上所致"，属虚实相兼。处方则紧紧围绕此病机，用苏子、蛤壳为代表降气止咳，以杏苏散轻宣温润止咳，降宣结合；二陈汤健脾止咳，燥湿健脾以杜生痰之源，理气和胃以助降逆肺气；七味都气丸纳气止咳，补益肺肾，再加简斋先生常用的止咳四药——川贝、浙贝、枇杷叶、冬瓜子。诸药共奏降气止咳、清热化痰、补益肺脾肾之功。前治"疏化和络"有虚虚之弊，现标本同治，虚实兼顾，表明了临床辨证需要全面周到，并要善于总结，根据具体临床辨证确定守方或更方，不可胶柱鼓瑟。

刘左，32。咳久肺肾两伤，渐至音嘎喉痛，服和养之剂尚应，第盗汗未止，动则气促，所幸纳甘便结，脾胃无恙。治仍原法。

紫菀　蛤粉拌地黄　沙参　玉竹　甜杏　宋夏

寸冬　橘络　桔梗　甘草　白芍　云苓　野百合

另小麦、糯稻根、红枣先煎。

赏析：本案病名"咳嗽"。咳嗽日久，母病及子，以致肺肾两虚。久咳伤津，阴液不足，肺火旺盛，上泛咽喉，故发咽痛。阴虚肺燥，咽喉失养，故见音嘎。阴虚火旺，阴津被扰，故盗汗。咳伤肺气，以致气失所主，加之肺肾两虚，气失摄纳，故动则气促。纳甘便结为脾运尚健。治以润肺止咳，益肾养阴。方用沙参麦冬汤加减。方中沙参清热，润肺止咳；麦冬养阴润肺，益胃生津。二药配伍清养肺胃。玉竹养阴润燥，清热生津止咳；百合养阴润肺，清心安神；地黄清热生津滋阴；蛤粉为蛤壳打粉，化痰止咳，降气平喘；蛤粉拌地黄，一则增加二药补益肺肾的作用，二则减少地黄之滋腻。桔梗宣通肺气，清利咽喉；甜杏仁甘平质润，润肺补虚，化痰平喘；半夏燥湿化痰，降逆止呕；橘络通络，化痰止咳。云苓是产于云南的白茯苓，能利水渗湿、益脾和胃、宁心安神。紫菀润肺敛肺止咳。白芍之色白微酸，能入肺而助其收敛。甘草清热利咽，调和诸药。糯稻根、小麦敛汗以止盗汗；红枣养血安神，缓和药性。诸药合用，共达养阴润肺止咳、补肾摄纳敛汗之功。

《景岳全书·咳嗽》曰："外感之邪多有余，若实中有虚，则宜兼补以散之。内伤之病多不足，若虚中夹实，亦当兼清以调之。"本案咳嗽以内伤虚证为主，故以养阴润肺为主，选药甘平凉润，即案中所谓"和养"之法。但肺肾两虚之证治，即使"纳甘便结，脾胃无恙"，也需顾护中气，使和养之药不致滋腻助湿生痰，故配以小麦、红枣先煎代水，健脾和胃以增纳助运，此法当为调治久病的一个重要原则。方中宋夏、云苓、橘络、甘草为二陈汤，能燥湿健脾、行气化痰，一则防止大队养阴滋腻之药呆滞生湿，二则使水谷运化如常而气血生化有源，为和养法中之调和之法。按简斋先生既往组方习惯，应有健中汤意而和养，但因此案患者"纳甘便结，脾胃无恙"，故无需温中助运。因有咽痛音嘎阴虚火旺之证，故方中未列有桂枝，《伤寒论》有云："桂枝下咽，阳盛则毙。"医案所列症状应细细推敲，方可知处方之意，此为学习医案之要旨。

高翁，72。高年肺肾两虚，肝失承制，冲气上逆为咳，两月未已，甚则喘息，脉弦劲。法当镇纳。

旋覆花　蛤壳　紫白石英　白芍　甜杏　紫菀

沙参　寸冬拌夏　苓神　会皮　甘草　煅左牡蛎

七味都气丸　紫衣胡桃肉

赏析：本案病名"咳嗽"。病机为肺肾两虚。患者年老，肝肾阴亏，虚火上炎，"肝失承制"，而木火刑金。久咳延及于肾，下元不固，气不归元，肺气上逆，由咳致喘。治以润肺镇咳，补肾纳气。方用四阴煎加减合七味都气丸。四阴煎出自《景岳全书》，具有滋阴生津、保肺清金的作用。方中麦冬、沙参清养肺胃，润肺止咳；茯神甘淡健脾，宁心安神；白芍色白微酸，能入肺，合甘草酸甘化阴，并敛肺；配伍甜杏仁甘平质润，润肺补虚，化痰平喘，善治干咳无痰、肺虚久咳。紫衣胡桃肉是指胡桃肉外表有一层紫色薄皮胡桃肉甘润，善补肾养血，润肺纳气，连皮用增收敛涩精之性。旋覆花降气消痰；煅牡蛎收敛固涩，化痰降逆，重镇安神，软坚散结。蛤壳入手太阴肺、足太阳膀胱经，清热利湿，化痰软坚。白石英温肺降逆，紫石英温补去怯、填补下焦，二石同用则温补下焦、镇纳肺肾。紫菀润肺下气，消痰止咳。会皮燥湿化痰。七味都气丸具有补肾纳气、涩精止遗功效。五味子、紫菀润肺敛肺止咳；五味子与熟地、山药相合酸甘化阴，补肾养阴效力更强；百合养阴润肺，滋肺金生肾水。诸药合用，共奏益肾敛肺、纳气止咳之效。

"亢害承制"源于《素问·六微旨大论》："亢则害，承乃制，制则生化，外列盛衰，害则败乱，生化大病。"意为六气中的一气亢盛，六气运动失和，则生病害，其所不胜之气则要迎而制之，有制约存在，万物生化才会有序。五行之中，有生有化，有制有克，如无制克，势必盛极（亢盛）为害，有制克，始能生化。说明六气相承制约，是万物生化的重要保证，如失于相承，则无所制约，必致过亢为害。本案肺（金）虚而不能制木，肾（水）虚而不能涵木，使肝木上亢而冲气上逆，故治以镇纳为法，养阴平肝，以达"承乃制"之目的。方中蛤壳、牡蛎、紫石英均为重镇摄纳之品，中病即止，不宜长期使用。

顾左，24。咳久肺肾两虚，冲气上逆，痰中夹红，经治红止，仍咳，动则尤甚，音嗄不扬。

旋复花　白芍　白石英　沙参　法夏　寸冬　橘络　桔梗　甘草　紫菀　苓神　贝母　蛤粉拌地黄　牡蛎　姜炭拌五味

另沉珀琼玉膏三钱和服。

赏析：本案病名"咳嗽"。患者久咳不已，肺阴内耗，金不生水，而致肺肾阴亏。肺肾阴亏，肺金清肃失职，咽喉失于濡养，则干咳痰少，音嗄不扬，口干咽燥；肾水不足，虚火旺盛，循经上炎，灼伤肺络，则见痰中带血或咯血。正如《重楼玉钥》所言："真阴亏竭，金水不能相生，而龙雷之火奔腾，上灼火炎则金伤，金伤高源无以蒸吻布泅，而咳血、声哑、咽痛干紧之症作矣。"治以补肾润肺，滋阴止咳。方用金沸草散和麦门冬汤加减合沉珀琼玉膏。

本案处方取金沸草散中之旋覆花、半夏、白芍、甘草，而去辛温之麻黄、前胡、荆芥。旋覆花降气，消痰，用于痰涎壅盛、气逆于上的咳喘多痰。白石英，温肺肾，安心神，利小便。橘络通络，化痰止咳。桔梗宣通肺气，清利咽喉。贝母化痰止咳。紫菀润肺敛肺止咳。苓神宁心安神。地黄清热生津，滋阴养血。姜炭、五味子收敛止血。甘草益气和中，调和诸药。牡蛎、蛤粉镇敛化痰。张锡纯在《论冲气上冲之病因病状病脉及治法》中记载："陈修园谓龙骨、牡蛎为治痰之神品，然泛用之多不见效，惟以治此证之痰，则效验非常。因此等痰涎，原因冲气上冲而生，龙骨、牡蛎能镇敛冲气，自能引导痰涎下行也。"麦门冬汤具有滋养肺胃、降逆和中之功，可用于治疗阴虚久咳失音。本案处方用麦冬甘寒清润，既养肺胃之阴，又清肺胃虚热。法半夏燥湿化痰，降逆止呕。二药相反相成，养阴润肺，降逆下气，补而不滞。沙参清热养阴，润肺止咳，与麦冬配伍清养肺胃。白芍之色白微酸，能入肺而助其收敛。沉珀琼玉膏出自《古今医统·卷四十四》引臞仙方，由鲜生地、人参、白茯苓、沉香、琥珀组成，主治虚劳干咳。诸药合用，共达补益肺肾、降气化痰止咳之功。方中蛤粉拌地黄甘而不腻，姜炭拌五味敛散同用；介类重镇药与补益肾元药相配伍，以调补奇经，镇摄上逆之冲气，再配合沉珀琼玉膏则效果益彰。

张左，37。连进清养肺液，肃纳肾气之剂，咳嗽稍减，音嘎未复，稍劳气急心悸，肌肤蒸热，所幸胃纳尚佳，腑行正常。肺肾虽病，脾胃无恙，治从原法。

鳖甲　桑皮　沙参　法夏　寸冬　甜杏仁　桔梗

甘草　川浙贝　枇杷叶　七味都气丸　二至丸

另沉珀琼玉膏和服。

赏析：本案病名"咳嗽"。肺肾同病，发而为咳，服清养肺液、肃纳肾气之剂后咳减，说明治法得当。现仍肺肾气阴亏虚，喉失濡养，故见音嘎未复；肺失肃降，肾失摄纳，气不得降，故稍劳气急心悸；阴虚日久化热，虚热内蒸，故见肌肤蒸热。所幸患者胃纳尚可，后天精微生化有源，恰如《张氏医通》所言："凡肺病有胃气则生，无胃气则死。胃气者，肺之母气也。"治疗仍以养阴润肺、肃纳肾气为法。方选沙参麦冬汤加减合七味都气丸、二至丸、沉珀琼玉膏。本案取沙参麦冬汤主药沙参、麦冬养阴润肺生津，加用鳖甲滋阴以清虚热，《本草汇言》中曾以鳖甲、北沙参、麦冬、熟地等药制膏治疗"骨蒸夜热劳瘦，骨节烦热，或咳嗽有血者"；桑白皮清泄肺热，李东垣云："桑白皮，甘以固元气之不足而补虚，辛以泻肺气之有余而止嗽。"又以法半夏化痰止咳；甜杏仁润肺平喘，止咳下气；桔梗宣肺止咳，引诸药上行；甘草调和诸药；川贝母、浙贝母清热化痰，润肺止咳；枇杷叶润肺止咳，降逆平喘。再配用七味都气丸方补肾纳气，二至丸补益肾阴，沉珀琼玉膏益气养阴、滋养肺金。诸药合用，共奏养阴润肺、肃纳肾气之功。

沉珀琼玉膏，主治"虚劳干咳"，其传统熬制服用方法，为"先以地黄熬膏，点纸上不渗，入人参茯苓末，并入糖晶二十两，搅匀溶化，离火，再入琥珀沉香和匀，瓷罐收藏，清晨午前温酒服，数匙沸汤亦可"（《古今医统·卷四十四》）。现临床虽已不常用，然从提高临床疗效而言，值得研究、借鉴。方中甜杏仁，《本草从新》谓其"润肺下气，甘平，止咳下气，消心腹逆闷"；而苦杏仁苦温，有小毒，降气作用较强，《本草经疏》云："阴虚咳嗽，肺家有虚热、热痰者忌之"。本案患者肺肾气阴亏虚，且有阴虚内热之证，故处方中用甜杏仁而非苦杏仁。此外，本案处方汤剂与丸剂并用，标本兼顾，急缓有别，可见简斋先生临床处方用药之精准、讲究。

叶先生，31。肺肾不足，肝失承制，气逆为咳，始自去夏，甚于今秋。前曾屡屡失红，咳甚胸膺震痛，气急似喘，脉弦劲。拟清肃摄纳并进。

旋覆花　蛤壳　白芍　杏仁　紫菀　冬花　沙参
法夏　寸冬　苓神　橘络　桔梗　甘草　川浙贝
枇杷叶　七味都气丸

赏析：本案病名"咳喘"。患者素体肺肾不足，秋季燥气萌动，木火刑金，屡屡咳血，同时气机上逆，发为咳喘。肾为气之根，肾气亏虚，不能纳气，发为咳喘。证属本虚标实，肺肾不足为本虚，气机上逆为标实。方选金沸草散加减合七味都气丸。处方中旋覆花降气，消痰，行水。蛤壳补肺益肾，纳气定喘，化痰降逆，且补且纳，以平咳喘。麦冬、沙参滋养肺肾之阴，川贝母、浙贝母润肺止咳。白芍柔肝养肝，滋水涵木，肝气得以制承，气机顺调，咳嗽、胸痛可愈。杏仁、桔梗为调节肺气之常用药对，杏仁味苦降气，桔梗上浮宣肺，一宣一降，肺之气机通调。紫菀、款冬花下气止咳化痰，同时润肺而不伤阴化燥。无痰不作咳，以枇杷叶止咳化痰。脾为生痰之源，以二陈杜生痰之源，法半夏燥湿化痰，橘络温燥理气化湿，茯苓、茯神健脾祛湿。辅以七味都气丸补肾纳气，兼顾肾虚不能纳气之本。全方用药灵活，化裁精妙，共奏清肺补肾、摄纳平喘之功。

简斋先生治咳嗽尤爱用金沸草散，方中主药旋覆花味苦、辛、咸，性微温，《本草便读》谓其"咸以软坚，蠲饮化痰都有效。苦能下达，通肠导水悉皆能，据宣行肺胃之功，噫气不除，赖其辛散，有斡旋胸中之力，肝邪痹着，借以温通"，乃一药之功，三脏戴泽，三焦通利焉。方中又寓有芍药甘草汤，酸甘合化，滋养肺津，收敛肺气。旋覆花、芍药、甘草三味为此方中不可或缺之品。临证时，当根据具体病证，灵活化裁。风寒咳嗽，不论久暂，可径直用本方。若喉痒咳痰不爽，似燥咳而实非，可加桔梗；风热咳嗽，去荆芥、前胡，合桑菊饮；燥热咳嗽，去荆芥、前胡，合贝母瓜蒌散；痰多而清稀，合二陈汤；痰黄而夹热，加黄芩，或合泻白散；兼喘，合三拗汤；痰壅气促，上盛下虚，去荆芥、前胡，合苏子降气汤；咳嗽日久，无明显外证，合止嗽散；脾胃虚弱，合五味异功散；反复感冒者，合玉屏风散。

李君，32。自觉冲气上逆为咳，咳甚似喘，痰如唾沫，欲呕，大便不实。脾肺肾三者皆虚，气失摄纳，治当兼顾。

沙参　法夏　寸冬　苓神　於术　橘白　甘草

牡蛎　姜炭拌七味都气丸　破故纸　功劳叶

赏析：本案病名"咳嗽"。肺主出气，肾主纳气，肺肾俱亏，肺失肃降，肾失摄纳，气机上冲，故而为咳为喘。盖痰之本源在脾，脾虚运化失司，水津输布失调，酿生为痰，而肺肾阴虚，内有虚火灼津，故痰液似唾。痰湿中阻，胃气不能沉降，上逆为呕；又脾胃亏虚，健运失职，大便稀溏不实。故主要病机当为肺脾肾俱虚，气失摄纳。治当兼顾，滋肾养肺健脾，纳气止咳化痰。方选沙参麦冬汤、二陈汤加减合七味都气丸。处方中以沙参、麦冬滋肺阴，清肺热。"无痰不作咳"，同时为防养阴生痰之弊，用"二陈"化痰燥湿，健脾祛湿；半夏辛温而燥，既能入肺燥湿化痰，治已生之痰，又能入脾燥湿化痰，治痰生之源，更能降逆和胃。气顺则痰消，以橘红理气燥湿，醒脾化痰；与半夏相伍，顺气消痰，此为简斋先生治痰之常用药对。以茯苓、於术健脾渗湿，使痰无从生，痰湿从下而去，并寓有"培土生金"之意。姜炭助半夏、橘红降逆理气和胃，并防七味都气丸滋腻碍胃。牡蛎"咸以软坚化痰……止嗽敛汗"，并镇摄上逆之冲气。破故纸辛温，入肾经，与五味子共奏纳气收敛之功，并可治大便不实。功劳叶清热补虚，止咳化痰。七味都气丸为治疗肾阴不足、气失摄纳之咳嗽良方。

本案肺脾肾三脏俱虚，故以沙参麦冬汤补肺、七味都气丸益肾、二陈汤健脾化痰，三脏同治，用药有序，配伍精当，实为临床大家之手笔。临床上虚证咳嗽并不少见，尤其久咳、顽咳，最易伤正，造成肺肾气阴两虚，肺肾虚则有成痨之虞，不仅咳嗽难平，还易酿生他患。对于正虚而咳者，在止咳的同时宜加用五味子。因肺肾之气已伤，不宜再用清肺泄降之品，而五味子能敛肺补肾，益气生津止咳，对久咳肺损者尤为合拍。若久咳兼气虚者，可加党参、黄芪、黄精等品；阴虚干咳者，另加北沙参、麦冬、天冬等药；痰黄难咯者，属阴虚夹有痰热，可酌加南沙参、竹沥以润肺化痰。

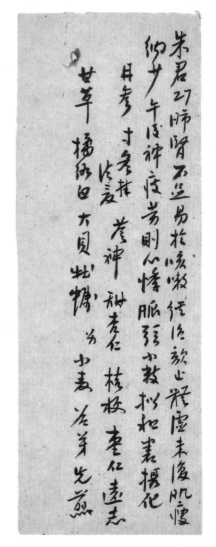

朱君，27。肺肾不足，易于咳嗽，经治咳止，体虚未复，肌瘦纳少，午后神疲，劳则心悸，脉弦小数。拟和养摄化。

丹参 寸冬拌法夏 苓神 甜杏仁 桔梗 枣仁 远志 甘草 橘络白 大贝 牡蛎

另小麦、谷芽先煎。

赏析：本案病名"咳嗽"。肺肾不足，呼吸吐纳失司，故易于咳嗽，虽经治咳止，然体虚气血不足，气虚则无力推动心血运行，血失统帅致瘀滞不行，血虚则心失所养，故可见心悸。肺脏久虚，子病及母，致使脾肺两虚，脾土过弱则气血生化不足，运化无力，且脾主肌肉，故见肌瘦纳少。肺失清肃，周身气机运行不畅，可累及肝之疏泄，咳伤肺阴，内生虚火，故见脉弦小数。治以和养摄化。方选麦门冬汤加减。处方中丹参活血行血，宁心安神，《本草从新》言其"补心，去瘀生新……功兼四物"。寸冬拌法半夏养阴润肺化痰，可防麦冬之滋腻助邪，亦可减法半夏之辛燥。茯苓、茯神健脾宁心安神。甜杏仁润肺平喘，患者体虚未复，故取滋润之甜杏仁而非苦泄降气之苦杏仁。桔梗开宣肺气，以复肺之宣发肃降之责，且可载药上行。酸枣仁、远志养心安神。甘草调和诸药。患者久咳伤络，肺阴亦伤，内有虚火灼之，《本草便读》云："橘络，甘寒入络，无甚功用，或可清络中之余热耳。"故以橘络、橘白理气化痰健脾。大贝母、法半夏化痰燥湿，防痰湿内蕴。牡蛎收敛固摄，重镇安神。患者胃纳差，故用小麦、谷芽先煎代水以复胃气。对于久病或体虚患者，简斋先生常以小麦、黍米、谷麦芽、红枣等健脾养胃之品先煎或另煎，以复胃气。全方共奏补肺益脾、养心安神之功。

本案患者肺肾不足为体质因素，也是咳嗽反复发生的根本原因，虽经治咳止，然体虚未复，且体内亦有虚热、痰湿之邪，若直接纯以补肺益肾、益气养阴之品，则会产生留邪之弊。故简斋先生以和养摄化为主，虽见肺脾气虚之证，却并未应用人参、黄芪等常规补益脾肺之品，而代之以小麦谷芽健益脾气，补养后天。加之患者脉见弦小数，内有气机不畅、虚火内生之象，而黄芪、人参为甘温益气之品，此时用之恐有助生邪热之弊，进一步损伤阴液，故未使用。所谓"和养"，即以平和之品调养虚弱之体，既不助邪，也利于正复。

刘右，咳经两月，甚则微喘，腿冷且木，脉弦小，经事一月两至，色淡量少。气营两虚，摄纳无权。

沉香拌苏子　秦归　黄芪　桂枝　甘草　白芍
沙参　法夏　寸冬　苓神　杏仁　远志　桔梗
寄生

赏析：本案病名"咳嗽"。患者咳嗽两月，病情缠绵，气营两虚；久咳不愈，肺肾两虚，气失宣肃，摄纳失常，气不归原，故甚则微喘。外邪伤肺，病久易子病及母，致肺脾两虚，气血营卫不足，肢体失于濡养，故腿冷且木；气营两虚，不能固摄，故经行一月两至，色淡量少。其病机为"气营两虚，摄纳无权"。

方选苏子降气汤合归脾汤加减。处方中苏子"专利郁痰，下气定喘"；沉香为辛苦微温之品，具有纳气平喘止咳之功。法半夏燥湿化痰止咳，助苏子止咳平喘。当归既治咳逆上气，又养血补肝润燥。肺为清虚之脏，其气宜清不宜浊，桔梗既升又降，以升为主；杏仁气薄味厚，浊而沉坠，既能温肺顺气，又能肃降兼宣发肺气而止咳平喘。二者合用，一升一降，宣肺止咳，为治疗咳嗽之要药。黄芪补益肺、脾、肾之气，而重在补脾气，"中土宁，金受益"。当归甘温补血养心，茯神、远志宁心安神。另加桂枝温通经脉，助气血行于肌表脉络，与黄芪、白芍、甘草相配，有黄芪桂枝五物汤之意，建中补虚为主。白芍酸寒泻肝，肝平则脾不为贼邪所干，脾健则每能令子实，故安脾肺。王好古言白芍"理中气，治脾虚中满，心下痞，胁下痛，善噫，肺急胀逆喘咳"，实寓泻于补之中，泻肝补脾，调肝防变，与咳嗽病机颇合，故用之无疑；且内伤咳嗽患者常迁延难愈，用白芍收敛，防桔梗、杏仁调气发散太过。当归既同黄芪、白芍养血补虚，又可止咳逆上气，共奏气旺血生、阳生阴长、补气摄血而调经之功。肺肾虚衰所致的咳嗽，"滋填镇摄，金水同治"，用桑寄生补益肺肾，收敛固涩。用沙参而不用人参，取其养阴清肺而不滋腻。茯苓健脾化痰，甘草止咳，调和诸药。简斋先生治疗咳嗽，辨证准确，不独治肺，更强调脾肾等脏的重要性。如本案久咳，即采用"培土生金""金水同调"，融数法于一炉，体现了"治病求本"的原则。

林左，28。脉沉小，面色青困而浮，恶寒肢凉，口淡恶饮，咳嗽夜剧，寝寐不能向左，行动气急不续，溲短，病甫五六日，且向无此恙。想系肺肾本元不足，复因风寒下受所致，拟方标本两顾。

麻黄　杏仁　紫菀　沙参　法夏　寸冬　桔梗
苓神　桂枝　陈皮　牡蛎　甘草　淡姜拌五味

赏析：本案病名"咳嗽"。患者本有肺肾不足，复外感风寒之邪，阳气被遏，不能温煦肢体，故见恶寒肢凉；寒主凝滞，气滞而凝，故见面色青困；阳虚水泛，津液未伤，故而面浮、口淡不欲饮；肺失宣肃，肾不摄纳，冲气上逆，故咳嗽、行动气急不续；夜间阴盛阳虚，寒邪下受，上凌心肺，故夜间咳剧、寝寐不能向左；肾阳虚失于温煦，膀胱气化失司而致溲短；脉沉小，即肺肾阳虚不足之象。治当宣肺散寒，温肾平喘。方选小青龙汤加减。小青龙汤具有散寒解表，温肺化饮的功效。本案处方以麻黄配杏仁一升一降，宣肺止咳平喘；麻黄配桂枝解表散寒，既可宣利肺气平喘，又可温肺化气行水。干姜、五味子温肺敛肺止咳；细辛过于辛温发散，该患肺气本虚，恐耗伤肺气，故不用。另加紫菀、桔梗止咳化痰，半夏、陈皮燥湿化痰，茯苓、茯神健脾养心。又以沙参、麦冬清肺养肺，清不过寒，润不呆滞；牡蛎敛阴潜阳，补肾摄纳，《本草经解》言之"咸平益肺肾之功"。全方既宣肺散寒，止咳平喘治标，又清肺养肺，补肾镇摄治本，标本两顾，病方无虞。

该患者"病甫五六日，且向无此恙"，可见病程时间短，且以往并未类似慢性病史。但"脉沉小"，简斋先生辨其为"肺肾本元不足，后因风寒下受所致"。风为阳邪，易袭阳位，外感风寒多为上受之，表现为鼻塞咽痛、咳嗽头痛、脉浮等症状。但肺肾不足者，风寒直入袭内，可致肺失宣肃，肾失开阖摄纳，而见气喘、尿短、浮肿等症，所谓"正气存内，邪不可干""邪之所凑，其气必虚"，邪易从虚入，故简斋先生提出"风从下受"的病机概念，治疗中重视气机升降，常以麻黄、杏仁、紫菀、桔梗等宣调肺气，又以二陈疏化痰湿，同时重视脏腑辨证及气血阴阳盛衰，标本兼顾。正如《伤寒法祖·风寒辨惑第四》所言："夫病寒病热，当审其人阴阳之盛衰，不得拘天时之寒热。天气之寒热伤人，必因其人阴阳之多少、元气之虚实为轻重，不全凭时令之阴阳为转移也。"

徐左，29。咳平血止以后，不咳而喉间有痰（早晨时），不痛而胸胛不舒，间亦引及左肋，神气疲倦，食不甘味，脉微弦微数。肺肾不足，湿热不化，治以清养淡化。

沙参　法夏　寸冬　杏苡仁　冬瓜仁　桔梗　桑皮　川浙贝　云苓　橘络白　甘草

另用糯米煎汤煨药。

赏析：本案病名"咳嗽"。病因病机为肺肾不足，湿热不化。患者既往因肺肾不足，曾出现咳嗽、咯血，经治后好转。《素问·宣明五气》说："五气所伤……肺为咳。"肺脏虚弱，疾病迁延不愈，肺阴亏耗，失于清润，肺气不利，气逆而上，肺失宣肃而咳嗽；络脉不畅而胸胛不舒；肺肾气虚则神气疲倦；肾虚不能暖土，脾失健运则食不甘味；内有痰饮则脉微弦，内有郁热而脉微数。总属本虚标实之证，治拟清养淡化。方选沙参麦冬汤加减。沙参养阴清肺，补气化痰，能补肺阴、润肺燥，兼能清肺热，《神农本草经》言沙参"补中，益肺气"。麦冬养阴润肺，清心除烦，《本草汇言》则谓麦冬为"清心润肺之药。主肺热肺燥，咳声连发，肺痿叶焦，短气虚喘，火伏肺中，咯血咳血；或虚劳客热，津液干少"。两药合用滋养肺胃，生津润燥，"甘寒救其津液"，是为"清养"。杏仁润肺止咳；薏苡仁归脾、胃、肺经，功能利水湿，清肺热；冬瓜仁清肺化痰；桑白皮味甘性寒降，清泻肺火；川贝、浙贝清热润肺，化痰止咳；云苓甘淡健脾渗湿。以上诸药共奏"淡化"之功。法夏、橘白燥湿化痰；桔梗降肺利气；橘络理气通络，化痰止咳；甘草利咽兼调和诸药。全方于清养肺肾中淡化湿热，标本兼治。

本案处方中，简斋先生以糯米煎汤煨药，乃一特色。糯米性甘平，能健脾养胃，补益中气，对脾胃虚弱、食欲不佳有一定缓解作用。患者神气疲倦，食不甘味，将糯米煎汤煨药，一可防糯米本身滋腻碍胃、难以消化，二可发挥其补益脾胃、温中除热，调理消化和吸收的作用。对于咳嗽咯血之虚证的治疗，《理虚元鉴》云："一曰清金保肺，无犯中州之土……一曰培土调中，不损至高之气……一曰金行清化，不觉水自流长，乃合金水于一致也。"本案治疗即据此拟清养肺金以生水，调中健脾以补不足，甘淡渗利以化湿热，三法同进，从而扶正不助邪，祛邪不伤正，亦符合简斋先生"清养"之意。

盛左，48。肺肾不足，秋燥风咳较甚，甚则气急，连服宣肃之剂，渐能平卧，痰浓转清，食纳尚可，大便不实，日行一次，腰酸不能久立，胁痛已平，脉弦小。治再和肃，气阴兼顾。

南沙参　法夏　寸冬　云苓　陈皮　甘草　淡姜
五味子　杏仁　桔梗　水泛六味地黄丸　寄生

赏析：本案病名"咳嗽"。病因病机为肺肾不足，气阴两伤。刘河间《河间六书·咳嗽论》云："寒暑燥湿风火六气，皆令人咳。"燥为秋季主气，外感常以风夹燥邪为主，燥邪伤人，首犯肺卫。患者中年男性，风燥侵袭肺卫，加之肺肾不足，肺之功能失常，肃降无权，络脉不通，气逆而咳，故出现咳甚、气急、不能平卧、胁痛等症状。经连服宣肃之剂后诸症好转，但病久伤气，脾失运化则大便不实；腰为肾之府，肾虚而腰酸；气机不利，气阴两亏则脉弦小。目前余邪未清，气阴已伤，故治再和肃，兼顾气阴。方选沙参麦冬汤、二陈汤合六味地黄丸加减。

沙参麦冬汤清养肺胃，生津润燥。方中南沙参甘润微寒，具有补气养阴祛痰作用，适用于阴虚肺燥、痰黏者；与寸冬、杏仁配伍，清肺润肺。二陈汤功能燥湿化痰，理气和中。其中法夏燥湿化痰；陈皮理气健脾，燥湿化痰；云茯苓渗湿健脾，以杜生痰之源；甘草健脾和中，调和诸药。沙参麦冬汤与二陈汤相合，补气养阴而不滋腻，燥湿化痰而不伤气津。另加桔梗辛散苦泄，开宣肺气，祛痰利气；淡姜温化痰饮，助半夏化痰；五味子酸甘性温，收敛固涩，益气生津，补肾宁心，《神农本草经》谓其"主益气，咳逆上气，劳伤羸瘦，补不足，强阴，益男子精"，本案用治肺肾两虚咳喘；桑寄生祛风湿，补肝肾，强筋骨，主治腰膝酸软，《神农本草经》云其"主腰痛，小儿背强，痈肿，安胎，充肌肤，坚发齿，长须眉"。又用水泛六味地黄丸入煎剂，缓补肾阴，以肺肾同治。全方以沙参麦冬汤、六味地黄丸滋养肺肾，补气养阴；二陈汤燥湿化痰，宣畅气机，补正祛邪，标本同治，以恢复肺气宣肃。五味子与六味地黄丸相配，即为七味都气丸，主治肾阴亏虚、摄纳无权之咳喘，但有外邪者忌用。本案仍有"秋燥风咳"之余邪未清，故方中除配干姜温散以防收敛风邪外，另配杏仁、桔梗，辛散苦降，润燥祛风，升降调和以除余邪，使都气丸无恋邪之虞。

郭左，23。肺肾两寒，气逆为咳，喉关燥痒，唇干胸闷，舌上边尖红赤。治再清肃平逆。

麻黄　杏仁　紫菀　桑皮　沙参　法夏　寸冬　苓神　橘络　桔梗　甘草　二贝　枇杷叶　蛤粉拌地黄

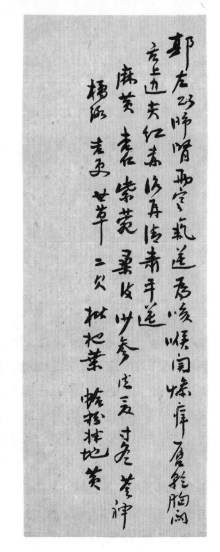

赏析：本案病属"咳嗽"。舌上边尖红赤为阴虚夹有虚火上炎之象；喉关燥痒，燥为阴虚不能润喉，痒为外受风邪，气机不利，如《证治汇补》曰："但风伤肺者，咳则鼻塞声重，口干喉痒，语未竟而咳。"唇干为阴虚津不上承，复加虚火上炎，灼伤津液所致；胸闷当属风邪束肺，气机不畅。总属"肺肾两寒，气逆为咳"，即肺受风邪而失宣肃，肾阴不足而失摄纳，气机上逆而作咳嗽。治疗当宣肃肺气，清养平逆而止咳。方选简斋清养肃化方合三拗汤加减。方中紫菀降气止咳；沙参、麦冬养阴清热，润肺利咽；半夏燥湿化痰；茯苓、茯神健脾安神；橘络理气化痰而止咳；桔梗宣通肺气，利咽止咳；二贝为浙贝与川贝同用，养阴润肺，化痰止咳；枇杷叶清降肺气；蛤粉拌地黄润补肺肾之阴并兼化痰止咳，有滋而不腻，补而不滞之效；甘草清咽降火，调和诸药。复加麻黄宣肺疏风；杏仁宣降肺气；桑白皮清泻肺火，降肺气而止咳。全方共成清肃平逆之功。

《岳美中医话集》云："但以外感内伤二证括之，则可尽握咳嗽枢要。"然外感与内伤咳嗽常兼夹为患，如本案之肺受风邪、肾阴不足之咳嗽，治以清养肃化方为主。简斋清养肃化方据王祖雄所著《张简斋经验处方集》所载，宗《金匮》麦门冬汤，复加养阴肃降、理气化痰之品而成。本案全方引入，复加三拗汤中之麻杏相配，以宣肺发散风邪，两方相合，则温散与清养相辅，而使风邪外散不伤阴；宣发与肃降相佐，而肺肾气机调畅无上逆之虞。方中药物辛温与甘凉相配，则养阴而不滋腻恋邪，更以桑白皮清降肺气而贯穿二方，使方中三拗汤宣肺散风之功用与清肃平逆之治法相适宜，有因方成珪、遇圆为璧之妙。诚如《评选继志堂医案》所云，咳嗽"外感多与内伤同病，内伤每因外感而发，更遇杂药乱投之医，治丝而棼之也，愈难就绪。治此者，不能不兼采众方，就中另出一方"。

何左，26。肾虚肝旺肺弱，咳虽不剧，痰多，右胸部常痛，饮食二便如常，寐少梦多，脉弦劲而小。治以柔养疏化。

旋覆花　蛤壳　苏桔梗　归须　赤白芍　杏桃仁
生苡　冬瓜仁　橘络　沙参　法夏拌寸冬　苓神
甘草　川浙贝

赏析：本案病名"咳嗽"。病机为"肾虚肝旺肺弱"。患者素体肺气不足，肺失肃降，津液失于布散，聚为痰饮，久则伤肾，肾虚不纳，肺肾俱虚，肝无以制，虚火上炎，夹痰上犯，壅滞胸中，则见右胸部常痛；心脾两虚则寐少梦多；弦脉主饮主瘀，小脉主虚。治拟补肺益肾柔肝，降气化痰止咳。方选麦门冬汤合苇茎汤加减。麦门冬汤出自《金匮要略》，主治"大逆上气，咽喉不利，止逆下气者"；苇茎汤出自《备急千金要方》，功用清肺化痰，逐瘀排脓。本案处方以旋覆花消痰下气，蛤壳清热化痰。苏梗降气，桔梗升提肺气，二药相伍，一升一降，开胸顺气。归须活血通络，橘络理气通络，赤芍、白芍养血柔肝。杏仁开泄上焦，宣气化湿；薏苡仁甘淡微寒，上清肺热而排脓，下利肠胃而渗湿；冬瓜仁清肺化痰，桃仁活血逐瘀。沙参、麦冬滋阴润肺，半夏燥湿健脾化痰，茯神健脾宁心、利水渗湿，川贝、浙贝止咳化痰、清热散结。诸药并用，共奏补肺益肾柔肝、降气化痰止咳之效。

本案患者杂感且正气不足，用药宜轻灵而不宜厚重，治以柔养疏化。柔养，即为柔肝养血、清补肺肾；疏化，即用辛温之品疏解外感之邪。简斋先生常用此治法调理杂感。该案处方中润肺、健脾、宁心、柔肝、补肾、化痰、祛瘀诸法合用，复方大法，方意周全，选药则常用对药频现。如苏梗合桔梗理气止咳，白芍合赤芍养血柔肝，半夏合麦冬燥湿化痰而不伤阴，茯苓合茯神健脾宁神，川贝合浙贝润肺清热以增强止咳功效。患者咳少痰多，右胸常痛，寐少梦多，脉弦劲，肝旺症状较突出，故治疗以平肝柔肝、化痰宣肺为主，而用清补轻灵、无伤正气之品益肾为辅。方中旋覆花、蛤壳与苏梗、桔梗相配则升降相因；当归与白芍为伍养血柔肝，并用归须以增通络之功，与旋覆花、桃仁相配以止胸痛。所用药物虽多，但药力皆轻，复方轻剂无伤正气，值得学习。

刘左，32。咳久肺肾两虚，渐至喉痛音嗄，服和养之剂痛减，音亦渐扬，惟咳仍夜甚，寐中盗汗，大便间解不溏，小溲次数见多。治当金水兼顾。

二沙参　寸冬　橘络　桔梗　甘草　白芍　紫菀
贝母　苓神　蛤粉拌地黄　山萸　远志　五味子

赏析：本病病名"咳嗽"。肺病日久，母病及子，以致肺肾两虚。久咳伤津，阴液不足，肺火旺盛，上泛咽喉，故发咽痛。久咳气阴俱损，咽喉失养，致喉痛音嗄，服和养之剂后痛减音扬。而咳嗽夜甚者，多为肺肾阴亏。夜晚阴处于外，阳气收敛入内，阴虚虚火灼肺，则肺阴不宁，体内的阴气不足无以配阳，故夜间咳嗽较重。寐中盗汗多为阴虚阳亢而生内热；肾虚而固涩无力，以致小便频多。治以滋肾养阴，润肺止咳。方用四阴煎加减。四阴煎出自《景岳全书·卷五十二》，乃保肺清金之剂，《成方便读》云："名曰四阴者，取其地四生金也。"配方有生地、麦冬、沙参、白芍、百合、茯苓、甘草组成，用治阴虚劳损、相火炽盛、津枯烦渴、咳嗽吐衄、多热等。本案以北沙参养阴润肺，益胃生津；南沙参效力较北沙参弱，兼有祛痰、补气作用。南、北沙参合用，故曰二沙参，养阴润燥止咳。麦冬养阴润肺，益胃生津，善养肺阴，清肺热，与沙参配伍清养肺胃。白芍之色白微酸，能入肺而助其收敛。甘草润肺利咽，调和诸药。肺肾两虚，金水不能相滋，加熟地、山萸肉清热生津，滋阴养血。痰多，故加贝母、紫菀化痰止咳，橘络通络化痰止咳，桔梗宣通肺气、清利咽喉。五味子能益气生津，补肾养心，收敛固涩，用于肺肾两虚所致的咳嗽及尿频之症；与麦冬合用，可增加麦冬养阴润肺止咳之效。茯苓、茯神、远志宁心安神。蛤粉化痰，软坚，拌地黄而防其滋腻太过。诸药合用，共达滋肾养阴、润肺止咳的目的。

肺肾阴虚之燥咳，叶天士认为乃是"阴虚于下，阳浮于上，水涸金枯，则肺苦于燥，肺燥则痒，痒则咳不能已"（《叶选医衡·咳嗽要论》引张景岳语）。治以滋肾润肺，金水相生，滋阴润燥，即张景岳所谓"甘以养阴，润以养肺，使水壮气复，而肺自宁"。本案肺肾亏虚之久咳，简斋先生治以滋肾养阴、润肺止咳，实为叶天士金水相生治嗽法的应用与发挥。

郑左，26。

本年季春咳嗽，经治服养肺疏肝和络之剂甚应，渐次平复，交秋后咳嗽增剧，用宣和肃化之剂无甚出入。日作辛劳多言，冲气上逆，咳势更频，夜寐气急不平，纳食减少，痰吐晨间浓厚，余时清黏，人见羸瘦，脉弦欠和。拟清上和中肃下，三焦合治。

旋覆花　黛蛤散　杏苡仁　沙参　法夏　寸冬
苓神　橘络　桔梗　甘草　紫菀　白芍　枇杷叶
牡蛎

赏析：本案病名"咳嗽"。季春（三月）春寒未解，寒邪犯肺，春应木气升发，肝气犯肺，肺失肃降则咳，予宣肺止咳，佐以疏肝和络之剂而解，交秋后燥气当令，燥邪伤肺则咳剧。肺失宣肃则冲气上逆，夜寐气急不平。子病犯母则脾失运化，气不化津，聚而成痰，故见晨间痰多，余时清黏。久病脾失健运，气血化源不足，肌肤失养，故人见羸瘦。脉弦欠和为痰阻、肝气上逆之证。治当清上和中肃下，三焦合治。即清肺平肝，健脾化痰，降气止咳。方选用黛蛤散、清燥救肺汤加减。黛蛤散出自南宋张杲《医说》，功用清肝泻肺、化痰止咳；清燥救肺汤出自清代喻昌《医门法律》，功用清燥润肺、益气养阴。本案处方以旋覆花降气化痰，黛蛤散清肝泻肺；杏仁、紫菀止咳平喘、下气祛痰；薏仁、茯苓、茯神健脾化痰祛湿；沙参、麦冬润肺化痰，养阴生津；桔梗、橘络合用，宣肺通络祛痰；枇杷叶清肺止咳；白芍柔肝敛阴，牡蛎滋阴潜阳，二药合用，补肝阴、平肝亢、敛阴化痰。

本案患者初因春季肝气犯肺而咳，经用疏肝养肺之剂而取效。交秋后，则在肝气犯肺的基础上，又增脾虚生痰、秋燥伤肺之病机，故单用宣和肃化之剂取效不显。《杂病纲要》中云："三焦为水谷之道，属性从上、中、下焦统属的脏腑确定。主升降出入，中清之府，上主纳，中主化，下主出。司决渎，主行气。"本案简斋先生根据病机，拟清上和中肃下、三焦同治的方法。清上即平肝泻肺，以旋覆花和黛蛤散为主；和中即健脾化痰，以杏薏仁合二陈汤为主；肃下即调和阴阳，潜镇摄纳，以白芍合牡蛎为主。简斋先生临床常以调畅气机为第一要务，本案组方用药辛开苦降，升宣肺气与重镇摄纳配伍，敛散同用，清补兼施而收三焦合治之效。

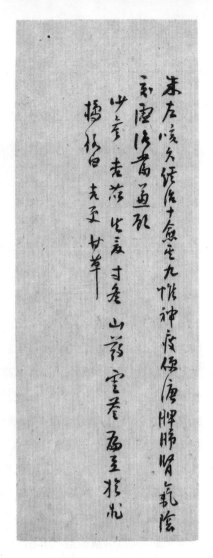

朱左，咳久，经治十愈其九，唯神疲便溏。脾肺肾气阴交虚，治当兼顾。

沙参　杏苡　法夏　寸冬　山药　云苓　扁豆

於术　橘络白　桔梗　甘草

赏析：本案病名"咳嗽"。患者久咳，经治后咳嗽十愈其九，仍肺虚不能布散水津，肾虚下元不固，关门不利，脾虚健运失职，水谷不化，升降失司，痰湿内生，清浊不分，清阳不升，中气下陷则便溏，气虚则神疲。证属肺脾肾三脏气阴俱虚，治当兼顾。拟补脾益肺，渗湿止泻。方选参苓白术散、杏仁薏苡汤加减。参苓白术散出自《太平惠民和剂局方》，功用益气健脾、渗湿止泻；杏仁薏苡汤出自《温病条辨》，功用宣气化湿。案中处方以沙参润肺化痰，益胃生津；杏仁宣肺降气；桔梗宣肺祛痰，通调水道，且能载药上行；法半夏燥湿化痰；麦冬润肺止咳，养阴生津。苡仁健脾渗湿，山药健脾止泻，云苓健脾渗湿，扁豆健脾化湿，於术健脾燥湿，橘络白化痰通络，甘草健脾和中、调和诸药。诸药合用，共成健脾补肺、渗湿止泻之功。

李东垣认为："脾胃内伤，百病由生。"（《脾胃论》）脾胃属土居中，不论哪脏受邪或劳损内伤，均可伤及脾胃；叶天士在《临证指南医案》中载："神伤精败，心肾不交，上下交损，当治其中，参术膏，米饮汤调送。"提出"上下交损，当治其中"；孟河医家费伯雄在《医醇賸义》中提出，治病当"醇正和缓""内伤杂病最重脾肾，实则补脾重于补肾，治脾胃以实中州，脾气旺则积湿尽去，而痰气不生，胃气和则津液上行，而虚火自降""盖知人身之气血，全赖水谷之气以生之，其急急于脾胃之旨可见"。参苓白术散功擅补脾胃、益肺气，"培土生金"，为治疗脾虚湿盛及肺脾气虚证的代表方剂。本案久咳、便溏，证属肺脾肾气阴俱虚，简斋先生即紧紧抓住核心病机，主以参苓白术散健脾渗湿止泻，兼以杏苡仁、桔梗之药润肺宣肃，并防燥药之僭上，脾肺同治，培土生金，用药平和，补虚除湿，行滞调气，正合孟河医派"醇正和缓"之义。

周右，去岁失红之后，复因外风为咳，亦历数月之久，渐至寒热身楚。拟和养托化法。

鳖甲　沙参　石斛　甘草　白芍　苓神　橘络
银胡　法夏　秦归　生芪　浙贝　地黄　天冬
生煨姜

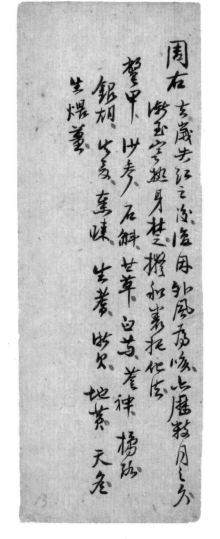

赏析：本案病名"劳嗽"。乃因血证之后，血脉空虚之时，复感外风，肺气上逆而作嗽。正虚不能托邪外出，乃至迁延数月。肺部既亏，风邪乘虚而入，化为火邪，耗气伤阴，酿生痰浊。内火与痰浊交灼，则肺金愈伤，故咳嗽经久未止。寒热者为正气虚损，邪在营血所致，如《灵枢·寿夭刚柔》云："荣之生病也，寒热少气，血上下行。"气血不调，荣卫俱损，皮肤、肌肉、筋骨失养，故令身体痛楚不适。正如《妇人大全良方·妇人寒热方论第三》所说："夫妇人劳伤，气血虚弱，令阴阳交争，虚实不调，故令寒热如疟也。"治拟益气养阴，清退虚热，化痰止咳。方选黄芪鳖甲散加减。黄芪鳖甲散出自《卫生宝鉴》，功能益气养阴，清退虚热，化痰止咳。本案处方中鳖甲咸寒入肾，色青入肝，全得天地至阴之气，补至阴之水，治劳瘦骨蒸，往来寒热，用以为君。沙参生津益阴润肺，下肺气，清肺热；石斛强胃阴，清胃热；甘草、茯神泻心火；白芍敛阴泻肝，同为臣药。橘络、半夏、浙贝祛痰和络；地黄补肾水，天冬资肺阴，二药相合，有金水相生之妙；银柴胡退虚热；当归养血，生黄芪固表实卫气，与当归配合，尚有补血汤之意；生姜宣肺开痰，兼制半夏之毒；煨姜不燥不散，故以之和中。以上共为佐使。全方"清金保肺，以宣清肃之令；平肝缓火，以安君相之位；培土调中，以奠生金之母；滋阴补肾，以遏阳光之焰"（《理虚元鉴》）。

劳嗽是由于虚邪所致，即体虚之人易得，其临床表现以虚证为主。对于伴有发热的虚劳患者，《理虚元鉴》提出"治法以清金、养荣、疏邪、润燥为主"，本案处方用药即符合这一治法。所谓和养，即避免使用过于温热及大寒大凉之品，用药性平和之品以调补气血；托化，即扶正托邪外出，化痰退热之意。方中所用鳖甲在明代本草书中未言有杀瘵虫之功，一般用于软坚消积及养阴退热，至清代张璐《本经逢原》始言"其解火毒，疗骨蒸，杀瘵虫之功，可默悟矣"。

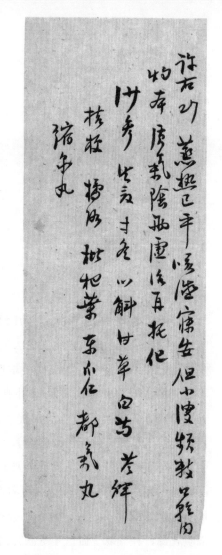

许右，27。蒸热已平，咳减寐安，但小溲频数，口干内灼。本质气阴两虚，治再托化。

沙参 法夏 寸冬 川斛 甘草 白芍 苓神
桔梗 橘络 枇杷叶 冬瓜仁 都气丸 缩泉丸

赏析：本案病名"咳嗽"。病因病机为本质气阴两虚，感受热邪。经治后蒸热已平，邪退而寐安咳减，但气阴受损未复。阴虚则肺失清肃而咳嗽减而未愈；气虚则肾失固摄，膀胱失约而小溲频数；阴虚内热，津伤不能上荣，故口干内灼。如《景岳全书》曰："盖肺属燥金，为水之母，阴损于下，则阳孤于上，水涸金枯，肺苦于燥，肺燥则痒，痒则咳不能已也。"本案咳嗽为本虚标实，虽经前期治疗后，外感之邪已清，但气阴两虚未复，肺气宣肃不利，肾与膀胱不能固摄，故仍有口干咳嗽、小便频数。咳嗽之治如《医宗必读》所云："治表者，药不宜静，静则留连不解，变生他病，忌寒凉收敛，当以辛甘散邪；内虚者，药不宜动，动则虚火不宁，燥痒愈甚，忌辛香燥热，当以甘寒润肺。"故本案治拟托化，即益气养阴止咳、敛肺补肾固摄。

方选沙参麦冬汤加减以补益肺胃之阴，都气丸养阴敛肺，缩泉丸补肾固摄并配以健脾化痰、宣降肺气之品以助运化及祛除余邪而止咳。处方中半夏辛温燥烈，燥湿化痰，和胃降逆；麦冬甘寒清润，入肺胃两经，养阴生津，滋液润燥，兼清虚热。二药合用，润肺胃而降逆气，清虚热而化痰浊，半夏得麦冬则燥性被制而降逆和胃之功犹存，麦冬得半夏则滋而不腻，相反相成。桔梗宣通肺气，化痰止咳，其性向上；枇杷叶泻肺降火，清热化痰，和胃降气，其性向下。二药相合，则化痰止咳之力增，并可宣肃肺气、调畅气机。白芍、川斛养阴生津，沙参养阴润肺，苓神健脾安神，橘络、冬瓜仁化痰止咳。都气丸为六味地黄丸加五味子而成，有养阴敛肺补肾之功，其性偏凉；缩泉丸由乌药、山药、益智仁组成，有温补脾肾、固缩小便之功，其性偏温。二丸相配，则可益气养阴，金水相生，互纠偏性而平补。全方汤丸合用，配伍严谨，用药轻灵平和，动静相宜。

孔翁，痰红虽止，气阴未复，卧有呓语，汗多，胃纳不甘。

秦归　黄芪　甘草　白芍　法夏　寸冬　茯神
枣仁　远志　橘络白　菖蒲

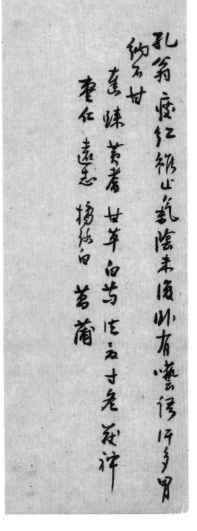

赏析：本案病名"咳嗽"。乃因肺病日久，肺络受损而咳血；阴血亏虚，虚火内生，血去气伤，血止而气阴未复，气虚不能摄纳故汗多；气虚而湿聚成痰，痰蒙清窍，气血不足则卧而呓语；胃阴不足则胃纳不甘。治宜益气养阴，补血安神。方选当归补血汤、枕中丹加减。当归补血汤，出自金代李东垣《内外伤辨惑论》，功用补气生血；孔圣枕中丹出自唐代孙思邈《备急千金要方》，功用滋补肝肾、养心益智。案中处方以当归、白芍养血调肝，二者合用，辛而不过散、酸而不过收，为养血补血良配。黄芪补益脾肺以资化源，补气以生血；寸冬润肺清心，泄热生津；茯神、枣仁宁心安神。远志交通心肾，安神益智；菖蒲豁痰化湿，宁心开窍。二者合用，可增强宁心安神功效。法半夏燥湿健脾，橘络、橘白化痰通络而健脾，甘草健脾安神，调和诸药。全方诸药并用，共成益气养阴、补血安神之效。

本案为咳嗽恢复期，气阴未复导致诸症。选方中以枕中丹用治心肾不交之失眠健忘、神疲体倦。枕中丹由龟甲、龙骨、远志、石菖蒲四味药组成，《千金要方》云本方"常服令人大聪"，《寿世保元·健忘》认为此方"读书劳神，勤政劳心，并宜服之"，《医学入门·杂病用药赋》亦云此方"专治玩读著作，劳神过度"，清代周学海《读医随笔》有"远志、菖蒲，书谓开心气……以其味微辛而力缓，止能内开心气，不能外通肤表也"的记载。远志味苦、辛，性温，归心肾肺经，有安神益智、交通心肾之效；石菖蒲味辛性微温，归心肝脾经，有开窍豁痰、化湿和胃、醒神益智之效。二者合用，可增强宁心安神功效，治疗心肾不交引起的失眠多梦、健忘惊悸、神志恍惚等症。橘皮留白则补脾胃，去白则理肺气，入补养药则留白，入下气消痰药则去白，橘络、橘白同用，则理气消痰与健脾助运并重。

蒋左，肺病交秋，咳甚音嘶，咽关微痛，痰不易出，午后蒸热，腹痛便溏，脉弦细数，舌中赤。损象纷见，拟方兼顾。

沙参　法夏　寸冬　怀药　扁豆　云苓　橘络
桔梗　甘草　白芍　鳖甲　牡蛎

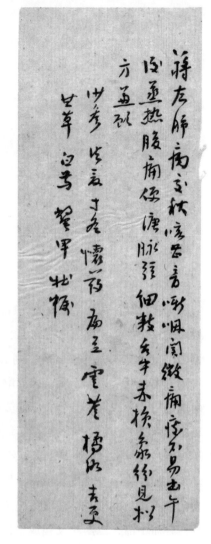

赏析：本案病名"咳嗽"。久病肺气本虚，秋燥犯肺，肺失宣肃则咳；燥邪伤津则咽痛声嘶、痰不易出；肺病及脾，脾阳不足，则腹痛；脾失运化，湿邪内生，则便溏；金水相生，肺病日久，损及肾阴，肾阴不足，阴不敛阳，则午后蒸热、舌中赤；脉弦细数为气阴两虚夹湿之证。病位在肺、脾、肾三脏。辨证为气阴两虚，虚热津亏，运化失职。治拟兼顾，即滋阴润肺、健脾补气、育阴潜阳。方选参苓白术散、二甲复脉汤加减。参苓白术散功用补脾胃，益肺气；二甲复脉汤出自《温病条辨》，功用滋阴润燥、育阴潜阳。本案处方用沙参、麦冬滋阴润肺化痰，半夏化痰止咳，茯苓、扁豆、怀山药补气健脾、渗湿止泻，白芍、甘草酸甘化阴，桔梗、橘络宣肺祛痰，鳖甲、牡蛎育阴潜阳。诸药合方，共奏育阴潜阳、滋阴润肺之效。

吴鞠通在《伤寒论》复脉汤基础上进行化裁，创立加减复脉汤、一甲复脉汤、二甲复脉汤、三甲复脉汤、大定风珠等系列方剂，用于温病后期肝肾阴亏之证。在《温病条辨》中下焦篇，有十几条详列了各个复脉汤的证治，观其内容，除了养心复脉作用外，还有潜阳息风，用于治疗阴血虚动风；生津润燥，用于治疗咽干口燥；补肾聪耳，用于治疗温病后耳聋；补心养神，治疗温病后神疲欲眠；养血调经，治疗热入血室，邪去八九，脉虚数，夜热等方面，作为善后处理之剂。在具体运用复脉法时，只要抓住阴液亏损之核心病机，脉不局限于结代，凡细促、虚大、沉数或燥盛之脉，只要属阴液亏损者，均可用以复脉；不拘泥于心动悸，只要有阴液枯竭之候，也都可给予滋阴。本案病证属肺脾肾气阴两伤为主之咳嗽，故以沙参、麦冬养肺阴，参苓白术散加减补脾气，二甲复脉汤加减益肾阴，肺脾肾三脏兼顾而治本。简斋先生治疗多脏腑虚损之疾，常用复方大法而兼顾，然总以调理中焦脾胃之健运为重点。处方中鳖甲、牡蛎并用，除养阴以清虚热外，尚有化痰之意，也是当时治疗肺痨的习惯用药。

杨右，39。服和养之剂，咳嗽见减，眠食渐佳，第仍醒后口干，间时神志惝恍，脉细小。治以原法。

沙参　黄芪　甘草　白芍　法夏　寸冬　茯神　枣仁　远志　橘络白　桔梗　牡蛎　合欢　贝母

赏析：本案病名"咳嗽"。患者已服和养之剂，咳嗽见减，眠食渐佳，现肺气亏虚未复，宗气生成不足，使血行无力，血不养心，神不守舍，则心神涣散，故神志惝恍。气阴亏虚，阴液不能上乘，因而醒后口干。脉细小为气血两虚之象。治以和养肺胃，宁心安神。方用张锡纯《医学衷中参西录》清金益气汤加减。因患者肺气阴两伤而内热不显，故原方去生地、知母、玄参、牛蒡子，而合二陈汤，并加桔梗、合欢皮、牡蛎。处方中黄芪益气固表；沙参清热养阴，润肺止咳。麦冬、法半夏养阴润肺，降逆下气，补而不滞，二药相反相成。桔梗开宣肺气，祛痰；苓神、远志、合欢、牡蛎宁心安神；橘络白理气和胃，燥湿化痰；贝母润肺止咳，化痰散结；甘草滋阴益气和中；白芍养血。枣仁有养心补肝、宁心安神、生津的功效，与合欢同用，可增强养心开郁、安神定志作用。诸药合用，共达气阴双补、和养肺胃、宁心安神之功。

清金益气汤中沙参、黄芪同用，张锡纯认为："黄芪能补气，兼能升气，善治胸中大气（即宗气，为肺叶阖辟之原动力）下陷……为其补气之功最优，故推为补药之长。"（《医学衷中参西录·黄芪解》）"沙参味淡微甘，性凉，质松，中空，能入肺清热滋阴，补益肺气，兼能宣通肺郁。"（《医学衷中参西录·沙参解》）黄芪与沙参相配，具有补肺气、养肺阴、宣通肺郁、开启声户的作用。患者脉细小，乃气血两虚之象，属虚证咳嗽，前用和养之法见效，故仍"治以原法"。简斋先生选用黄芪、沙参补益肺气，清养肺阴。另外配伍理气化痰、安神宁心之品，用药平和精当、补而无温燥之品，益而无滋腻之剂，标本同治，虚实兼顾，值得学习、借鉴。

陆右，产前咳嗽，产后未已，三阅月之久。服和养之剂尚应，拟仍原法。

苏子梗　秦归　黄芪　沙参　法夏　寸冬　紫菀

会络　桔梗　甘草　苓神　参贝陈皮丸

另粳米、煨姜、红枣。

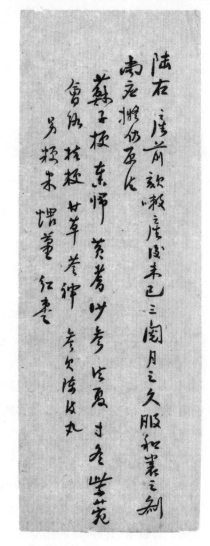

赏析：本案病名"咳嗽"。产前患咳疾，至产后三月有余未愈，延及脾脏，气不化津，痰浊内生，病情日久损及肺阴，肺阴亏虚。复因妇人产后气血亏虚，病程迁延未愈。因前服和养之剂尚应，效不更法，治仍以和养之法，即补气养血。方用沙参麦冬汤和当归补血汤。方中苏子、苏梗辛温，均归肺、脾经，乃一药两用，止咳化痰与宽中理气共奏。紫菀辛而不燥，润而不寒，补而不滞，擅长化痰降气，无论内伤、外感咳嗽，皆可随证选用。桔梗宣通肺气，祛痰利咽，并为舟楫之剂，引诸药上至于肺。半夏燥湿化痰，和中止逆。茯苓、茯神健脾化湿以消生痰之源，且可安神益心。甘草调和诸药，与桔梗相配可加强利咽止咳作用。另取沙参甘而微苦，有滋补、祛寒热、清肺止咳，滋养肺胃之阴；麦冬甘苦而微寒，有生津解渴、润肺止咳之效。两药合用，止咳而润肺，使肺气得宣而不过度辛散。参贝陈皮丸主要由党参、川贝母、陈皮组成，有止咳生津、润燥解渴之功效，主治脾胃虚热、不思饮食、咳嗽痰盛、气道阻结之证。党参补益脾肺，补血生津；合黄芪、秦归共奏补气养血之功，使气血生而正气足。粳米、煨姜、红枣健中气而生气血。诸药合用，共达补气养血、止咳化痰之效。

本案妇人怀孕时患咳嗽，至产后三月余未愈。因产后妇人气血不足，脾气未复，而脾胃为后天之本，气血化生之源，故简斋先生用培土生金法，使脾土健则肺金功能恢复。处方中除用止咳化痰之苏子、苏梗、紫菀、桔梗、川贝母等药外，又以黄芪、当归、党参等补气养血之药，使得气血足而正气渐充，正可抗邪，疾病自去，正所谓"正气存内，邪不可干"（《内经》）。另加粳米、煨姜、红枣以顾护胃气，培土生金，防诸药伤胃。纵观全方，体现了简斋先生重视调理中焦脾胃之气的治疗观，这也正是孟河医派之学术特点。

姚君，20。咳久成损，由浅而深，上则喉痛音嗄，下则腹痛便溏，午后蒸热，夜半盗汗。连服兼顾气阴摄纳肺肾之剂，诸候稍减，胃纳见佳，勉竭心力，为尽人工。

二沙参　黄芪　宋夏　寸冬　桂枝　牡蛎　甘草
白芍　山药　云苓神　会白　於术炭　菟丝饼
姜炭拌五味
另糯米煎汤代水煨药。

赏析：本案病名"咳嗽"。患者咳久成损，肺肾气阴亏虚，出现咽燥、喉痛音哑等症状。肺（金）肾（水）相生，肾为肺之子，肺虚肾失滋生之源，以致肺肾两虚，肾虚水不济火，阴虚阳亢，故出现潮热盗汗之象。患者咳久成损，中阳不振，故腹痛便溏。治以补肺养阴，振奋中阳，健运脾气，摄纳肾气。处方仿清金益气汤意，用黄芪、南北沙参益肺气，养肺阴。另合半夏桂枝汤加减。半夏桂枝汤见于《温病条辨》，主要治疗温病后期，胃腹虽和，但营卫不合，阳未卒复之症。处方中去大枣之滋腻，加苓神、於术、山药，易秫米为糯米健脾化湿以增强脾之运化。另外加入菟丝子饼、五味子、牡蛎以益肾摄纳。《本草汇言》云："菟丝子，补肾养肝，温脾助胃之药也。但补而不峻，温而不燥，故入肾经，虚可以补，实可以利，寒可以温，热可以凉，湿可以燥，燥可以润。非若黄柏、知母苦寒而不温，有泻肾经之气。"简斋先生用菟丝子饼，意在缓缓补益。五味子敛肺，滋肾，生津，收汗，涩精，《神农本草经》（简称《本经》）云："主益气，咳逆上气，劳伤羸度，补不足，强阴，益男子精。"

简斋先生对于气阴两虚的咳嗽、失音、喑哑等症，常以黄芪、沙参配伍，补肺气养肺阴；对于咳嗽痰湿者则用二陈汤、桔梗、贝母之类理气化痰；对于产后血虚者，用当归、白芍、桑寄生之类养血；兼有外感风邪者，加入祛风之防风、桂枝，谓之"益气托化"，即扶助正气，托邪外出。本案方药组成，既有黄芪建中汤的架子，又有桂甘龙牡汤及二陈汤之意，体现了简斋先生临证处方用药善于化裁变通的特色。本案久咳，已成痨证，故简斋先生有"勉竭心力，为尽人工"之言，其用药亦平和而全面，重在保护胃气而不求急功，但求王道之术缓缓取效。

贝右，34。肝旺肺弱，因风为咳，经治见平，而痛未已，前引胸胁，后连背腧，舌光无苔，脉象虚弦。治当柔养舒化，最忌香窜耗气伤液。

旋覆花　蛤壳　白芍　沙参　法夏　寸冬　苓神

紫菀　橘络白　桔梗　甘草　大贝　合欢皮　牡蛎

赏析：本案病名"咳嗽"。患者"肝旺肺弱"，系木火刑金，肺之气阴两虚或阴虚火旺，加之风邪犯肺，肺气宣降失司，则发为咳嗽。肺气不利，肝旺气滞，则胸痛连及胁肋、背腧；舌光无苔，为肺胃阴伤之征；脉象虚弦，虚为本质而言，以肺虚为主，弦属肝。证属肺之气阴两虚，肝旺肺弱，木火刑金，络脉不和。"治当柔养舒化"，即滋润柔养肺之气阴、疏肝理气、宣肺止咳。方选沙参麦冬汤加用柔肝降气通络之品。处方中沙参养阴清肺，祛痰止咳，疏肝止痛；麦冬甘寒清润，既养肺之阴，又清肺虚热。两药配伍，除了养阴清肺外，又有佐金平木、寓疏于补之意。另加旋覆花宣散肺气，善通肝络。半夏辛苦温，降逆下气化痰，虽有燥性，但与麦冬配伍相反相成。茯苓、茯神健脾化痰，以杜生痰之源；橘络引药入络，清肝肺络中伏热，兼以条达气机；橘白，《本草便读》说："橘白，（橘皮）去外一层红皮。其味带甘，其功固不如橘皮，而补脾胃药中用之，自无燥散之咎。"与半夏、茯苓相合而成二陈汤之意。以芍药、甘草酸甘化阴，柔肝润肺，显舒缓之意。海蛤壳，《本经》曰其"主咳逆上气，喘息，烦满，胸痛寒热"。紫菀辛苦而温，入肺经血分，润而不滞。合欢皮解郁和血。贝母佐牡蛎清化热痰。桔梗入肺经气分，主利肺气；配伍二陈，开痰或气之所郁。

自仲景应用半夏厚朴汤治妇人咽中如有炙脔以来，医者多用辛窜香燥药物以行气疏肝解郁。但肝脏体阴而用阳，肝旺常耗及肝阴，如过用香燥辛窜之品，最易伤阴，会加重病情。叶天士指出："肝为刚脏，非柔润不能调和也。"本案证属肝旺阴伤，故简斋先生特别强调"最忌香窜耗气伤液"，处方中未用香燥之香附、苏子、柴胡等疏肝理气，而是配旋覆花、蛤壳、牡蛎清降肺气以平肝，白芍、甘草酸甘化阴柔肝，橘络、橘白理气通络，取柔肝降气之意，是"宣达""柔养""疏化"等法的综合体现。

刘右，春初咳嗽，继转肠胃病，他医诊治后俱已痊愈。秋后咳呛又起，黎明较甚，或牵腹疼，或引呕吐，前经诊治，药后虽发寒热，得汗而解，刻诊脉来弦细而小，汗液易泄，食欲不振，大便逐解。显系气贫血弱，脾肺两病。

南北沙参　生芪　桂枝　甘草　白芍　法夏　寸冬　苓神　苏子　橘皮白　五味子拌淡姜

另小麦、红枣煎水煨药。

赏析：本病病名"咳嗽"。患者春初患咳嗽，并伤及肠胃，虽经诊治，咳嗽痊愈，但脾肺正气未复。肺卫不固，正气不足，秋季燥邪当令，感受外邪，肺失宣降即发为咳呛，多为少痰。而脾虚失健，痰湿内蕴，故咳嗽黎明较甚，或牵腹疼，或引呕吐。经治后表邪已去，徒留正气亏虚。由于肺主皮毛，肺气虚弱，卫外失固，故汗液易泄；而脾虚运化失健，不能消化饮食，则见食欲不振，大便逐解。气血不足，肺失宣肃，气机失畅，故脉来弦细而小。证属"气贫血弱，脾肺两伤"。治拟滋阴润肺，益气健脾，化痰止咳。方选沙参麦冬汤合黄芪建中汤、二陈汤加减。方中沙参味甘，归肺、胃经，南沙参养阴润肺化痰，北沙参清热益胃生津；麦冬滋阴清热，益胃生津。加半夏化痰止咳，五味子敛汗生津。黄芪补气升阳，益卫固表。桂枝和而不伤，善走，可解肌祛风、温通血脉、补中益气、重建中阳；白芍和营敛阴，滋阴益血。两药入脾经，可调节中焦之气机，助脾之运化、胃之和降。苏子行气降逆，化痰止咳；茯苓、茯神健脾化痰，以杜生痰之源；橘络、橘白健脾理气助运。生姜，以其辛温，能暖胃止呕；与五味子相伍，散敛相配；大枣甘平，既能益气补中，又能滋脾生津；甘草补中益气，润肺止咳，缓和诸药。姜、枣相合，还可以升腾脾胃生发之气而调和营卫。

宋代医家钱乙曾提出治咳大法："盛即下之，久则补之，更量虚实，以意增损。"（《小儿药证直诀》）本案肺脾俱亏，气血虚弱，是为虚候，故治宜补益为主。处方以沙参麦冬汤养肺阴，黄芪建中汤扶助中气、健运脾胃，二陈汤健脾化痰，三方相合，配伍有序，虚实兼顾，凸显了简斋先生临证治病常用复方大法而面面俱全之特色。另用小麦、红枣煎水煨药，助运化调和脾胃，一则脾健有生化气血之源，二则脾运湿化，绝其生痰之源，体现了简斋先生时时注意顾护胃气的学术思想。

卜君，28。前晋清肃平逆之剂，左胸之痛已平八九，咳亦见减，迳因辛劳气逆，咳又稍剧，喉燥无痰，右脉弦劲。拟仍原法。

旋覆花　蛤壳　沙参　法夏　寸冬　茯神　橘络
桔梗　草拌白芍　杏仁　紫菀　冬花　大贝　枇
杷叶　牡蛎拌地黄

赏析：本案病名"咳嗽"。肺主一身之气而司呼吸，肺卫感受外邪，肺气不得宣降而发为咳嗽，肺络失于濡养而发为胸痛。前予清肃平逆之剂后，咳嗽、胸痛等症均好转。此因辛劳而耗气伤津，气阴两伤，肺失宣肃，故咳又稍剧；肺上通于咽喉，阴液亏耗，燥在上，伤于咽喉，则喉燥无痰；右为肺所主，金亏木旺，木火刑金，则右脉弦劲。治疗仍拟清肃平逆之法。方选养阴清肺汤合麦门冬汤加减。养阴清肺汤出于《重楼玉钥》，功能养阴清肺、解毒利咽，为治疗虚热白喉专方，也为阴虚咽痛之常用方。本案为阴虚燥咳，无白喉之疫毒之症，故去玄参、丹皮、薄荷清热祛邪，而以生地甘寒入肾，养肾阴以固根本，滋肾水以救肺燥；麦冬养阴润肺；白芍敛阴柔肝；大贝润肺化痰。诸药合之，既能滋养肺肾，又能利咽祛邪。麦门冬汤功能滋养肺胃，降逆下气。本案处方取麦门冬滋肺生津，法夏降气化痰。另加旋覆花降气通络；海蛤壳清热化痰；沙参养阴清肺；茯苓健脾渗湿以生金；茯神养心安神助止咳；桔梗、橘络通络止痛；杏仁、紫菀、款冬花、枇杷叶润肺止咳化痰；牡蛎咸、微寒，入心、肾经，收敛安神。

本案例病位在肺，简斋先生拟清肃平逆，重在养肺润肺、化痰止咳、通络止痛。然因五脏六腑皆令人咳，内脏之间相互联系，相互影响，单纯治肺亦非善治之法，故处方中兼以茯神养心安神，以白芍清肝养肝，以茯苓健脾渗湿，以牡蛎、地黄补肾纳气、滋补肾阴，五脏得安，气阴得养，肺之宣降功能正常，则咳嗽可止。此外，以甘草炒白芍，白芍味酸，得木之气最纯，养血敛阴；甘草味甘，得土之气最厚，补中益气。两者相配，有酸甘化阴之妙。旋覆花、蛤壳、白芍为舒肝、平肝、柔肝之组合，常用于疏肝和络，治疗胸胁疼痛。本案处方辛开苦降与甘凉濡润相配伍，使辛开散邪而不伤正，甘凉滋补而不恋邪，因"右脉弦劲"，故在其常用的清肃法上复加平逆之法，从而肝肺同治，则咳逆易平。

三

喘证

（计15案）

董太太，体丰痰湿素盛，始因风咳失表，气管不宣，因之为喘。服宣达之剂当应，拟仍原法。

麻黄　杏仁　芥子　薏仁　冬瓜子　法夏　云苓
桑皮　橘皮　桔梗　生草　大贝　姜

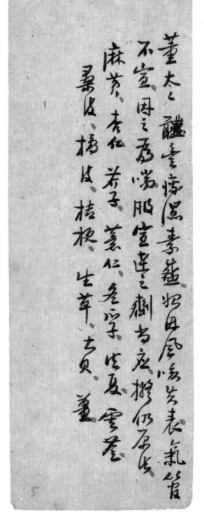

赏析：本案病名"咳喘"。乃因素体痰湿复感外邪，上干于肺，壅阻肺气，升降不利而致。证属外邪内饮，肺气失宣。治疗当顺势而为，所谓"宣达"就是宣发肺气，使邪外达。风寒咳嗽，痰滞气逆而喘，本应选用麻黄汤和小青龙汤，但本案已经前医治疗，外寒已解，故简斋先生用华盖散和六安煎加减。华盖散出自《和剂局方》，由麻黄、苏子、杏仁、陈皮、桑白皮、茯苓、甘草组成，主治气喘咳嗽，使表寒解、肺气宣、痰涎化、喘咳平，恢复肺主气机升降的功能。六安煎出自《景岳全书》，由二陈汤加杏仁和白芥子组成，治风寒咳嗽，痰滞气逆，使痰消气畅肺安而咳止。两方合用，具有宣肺止咳、化痰平喘之功，使患者肺宣痰化，咳止喘平。方中经典配伍有麻黄配杏仁，麻黄辛散，功擅宣肺平喘，为肺经专药，治肺病常用之；佐以杏仁，味苦能降，兼疏利开通之性，降肺气中兼有宣肺之功，前人有"麻黄以杏仁为臂助"之说。苡米配冬瓜子是千金苇茎汤的组合，乃治肺痈之良方，具有清除肺部热痰的功能，二药一清一利，肺脾兼顾，痰湿并除。

该案中简斋先生用华盖散，只将苏子改为白芥子，而余药未作更改。白芥子《本草新编》言其能"去冷气，安五脏，逐膜隔之痰，辟鬼祟之气，消癖化疟，降息定喘，利窍明目，逐瘀止痛"。邹云翔老师临证治疗寒痰为主的咳喘，体质偏寒者亦常首选白芥子，与小剂量炙麻黄、杏仁相配，效果甚好。处方中白芥子辛温入肺，温中开胃，利气豁痰；冬瓜子甘寒，清肺化痰，排脓利水。二药配伍，一温一凉，不寒不热，一辛一甘，一燥一润，相反相成，共奏化痰止咳之功效，无论寒痰、热痰均可使用，但应是痰湿实证。本案简斋先生因虑痰湿有化热之虞，故在使用白芥子、半夏、麻黄等温燥药时，配伍薏苡仁、冬瓜子、桑白皮等寒凉甘润之品以平衡之，其临证经验之丰富、组方配伍之巧妙可见一斑。

张右，33。秋时两候以外，昨服药后便溏告止，惟因病中恣食生冷，夹饮上泛，致令大咳气喘，卧不能平，痰如吐沫，色清质稀，饮，脉弦数，苔黄，舌薄光。病中幻病，虚中夹实。

麻黄　杏仁　紫菀　桑皮　石膏　桂枝　沙参　法夏　寸冬　茯苓神　橘皮络　桔梗　白芍　甘草　牡蛎　淡煨姜

赏析：本案病名"喘证"。患者体质本虚，脾虚则便溏，泻而伤亡津液，津液亏耗，且加秋燥伤阴，脏腑组织和空窍失于濡润滋养，故口干渴饮、苔黄舌光、脉弦数，肺胃阴虚为本；恣食生冷则脾失健运，痰饮内生，上干于肺，致肺气宣降不利，大咳气喘不能平卧、吐痰清稀如沫及痰浊上泛蒙窍则耳聋，此为标实。证属本虚标实，病位在肺、脾二脏。治拟宣肺定喘，兼清里热，润燥生津，以补肺阴。方选大青龙汤加减。

大青龙汤出自《伤寒论》，由麻黄、桂枝、杏仁、甘草、生石膏、生姜、大枣组成。主治外感风寒，兼有里热证。方中麻黄辛甘温，宣肺解表而平喘；石膏辛甘大寒，清泄肺胃之热以生津。两药相配，既能宣肺，又能泄热。加杏仁苦降肺气，止咳平喘，既助石膏沉降下行，又助麻黄泻肺热。甘草顾护胃气，防石膏之大寒伤胃，调和麻黄、石膏之寒温。桂枝合麻黄上行而散，合白芍透营分之邪，调和营卫；煨姜借甘草之调和阳表阴里，气卫血营，并行而不悖。另加法半夏祛痰和胃而散结；桑白皮清热化痰平喘；紫菀、桔梗、橘皮络止咳化痰，下气平喘。沙参、麦冬清养肺胃，生津润燥补肺虚；茯苓健脾补中助肺，"茯神，其体沉重，其性温补，补可去弱"（《药品化义》）。另加牡蛎化痰而降冲逆之气。全方宣肺散寒定喘，兼清里热以治实；养阴润燥，肺脾兼顾以治虚。本案"病中幻病，虚中夹实"，治疗急则治标，以大青龙汤为主方，宣肺散寒定喘；配伍简斋先生常用药对沙参、麦冬，通过加减治疗肺胃阴虚之本证，称为生津育阴方。祛邪补虚，标本兼顾。

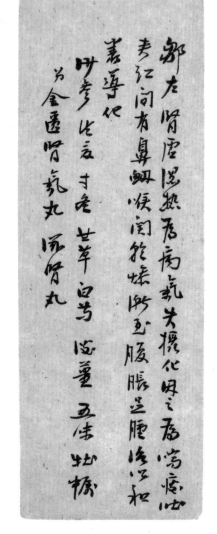

邹左，肾虚湿热为病，气失摄化，因之为喘，痰吐夹红，间有鼻衄，喉关干燥，渐至腹胀足肿。

治以和养导化。

沙参　法夏　寸冬　甘草　白芍　淡姜　五味

牡蛎

另金匮肾气丸、滋肾丸。

赏析：本案病名"喘证"。病因病机为肾元不固，摄纳失常则气不归原，气逆于肺而喘；湿热内阻，津液不能上承，肺津不足，阴液枯竭，不能内营，燥伤肺络则吐痰夹红、鼻衄、喉关干燥；肺失摄化，肾失开阖，影响及脾，水失气化而内留，故渐至腹胀足肿。"治以和养导化"，即养肺补肾，和阴益阳，导热化湿。方选沙参麦冬汤加减合金匮肾气丸、滋肾丸。沙参麦冬汤重在滋养肺胃，生津润燥，吴鞠通称之为"甘寒救其津液"法，主治燥伤肺胃、津液亏损之燥热而偏于液伤者。沙参养阴清肺，益胃生津，《本草汇言》引林仲先医案云："治一切阴虚火炎，似虚似实，逆气不降，清气不升，为烦，为渴，为胀，为满，不食，用真北沙参五钱水煎服。"麦冬甘寒多液，养阴润肺而善治燥热咳嗽，滋养肺阴。白芍养血敛阴。牡蛎归肝、胆、肾经，可收敛固涩，《海药本草》曰："主男子遗精，虚劳乏损，补肾正气，止盗汗，去烦热。"法半夏燥湿化痰，辛开散结，化痰消痞。淡干姜温中散寒化饮，《珍珠囊》言其"发诸经之寒气"。五味子入肾，甘温而涩，益气生津。生甘草调和诸药。诸药阴阳兼顾，寒温并用，化湿与敛津并进。另服金匮肾气丸补精之虚以生气，助阳之弱以化水，使肾阳振奋，气化复常；滋肾通关丸，滋肾清热，化气通关，以除湿热。

本案患者病位在肺、肾、脾，肺阴亏虚和脾肾气阳不足，同时兼夹湿热，为阴阳俱损的本虚标实之证。如此虚虚实实复杂的病证，简斋先生四两拨千斤，以"和养导化"为法化解，于"和"中"导"，于"养"中"化"。虽水肿较甚，却未用利水消肿之剂，恐其渗湿进一步伤阴；虽有咳血与衄血，却不用止血药物，恐其收敛而助湿邪胶着，而是于大队养阴生津药中稍加淡干姜以温中，用阴中求阳之成药金匮肾气丸温补肾阳；同时补中有清，用滋肾清热之滋肾丸化气通关。诸法巧妙组合看似简单，却丝丝入扣。

远志　胡桃肉

陈皮　甘草　苓神　牡蛎　建泻　淡姜　五味子

沙参　法夏　寸冬　杏仁　紫菀　桔梗　贝母

何翁，肺肾不足，摄纳无权，咳久痰艰，卧则气窒，不能左右转侧，稍劳气促似喘，足肿，脉弦劲。治以和摄。

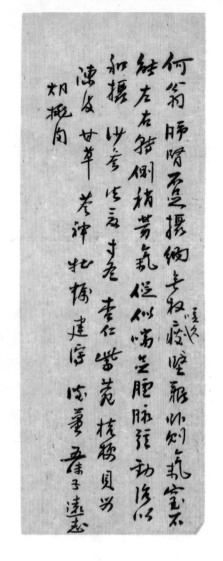

赏析：本案病名"喘证"。患者年高久病，肺肾俱虚，肺为气之主，肾为气之根，肺肾摄纳无权，故咳久、稍劳气促似喘；肺主水，肺气不足，津液输布失常聚而为痰；肺肾气虚，咳痰无力，痰出艰难；病延及肾，由咳至喘，肾失摄纳，呼多吸少，故卧则气窒；肺失宣肃，失通调水道，肾虚不能主水，水液潴留则足肿；痰液壅塞，水湿内停，故见脉弦劲。此患者虽无外感六淫之邪而发为咳喘，病位主要在肺肾，病理因素为痰，为本虚标实、上实下虚之证。如《丹溪心法》曰："六淫七情之所感伤，饱食动作，脏气不和，呼吸之息，不得宣畅而喘息。亦有脾肾俱虚体弱之人，皆能发喘。"治拟养肺益肾，化痰摄纳。

此案患者为老年男性，肺肾亏虚，肺气不利而久咳，病久及肾而喘，肺肾气化失司而肿，证属上实下虚。《景岳全书·咳嗽》云："外感之邪多有余，若实中有虚，则宜兼补以散之；内伤之病多不足，若虚中夹实，亦当兼清以润之。"简斋先生"治以和摄"，即"和养摄化"。"和"为温和，即用药平和。本案肺肾气阴两虚，治拟沙参麦冬汤加减，处方以沙参、麦冬甘寒养阴，润肺止咳；淡姜温肺化饮，五味子滋肾敛肺、益气生津，两药相配使肺气得以内守，痰邪水湿得以温化；远志通肾气而强志益精，肺肾同治，金水相生。"摄"为摄化，以收摄之品，摄纳肾气而平喘。方中以牡蛎软坚化痰，降气固涩；胡桃仁性甘温，温补肺肾，润肺敛肺，纳气平喘，与五味子、生姜合用，用以治疗肺肾气虚之虚寒咳喘。然简斋先生察其脉象弦劲，痰邪作祟，故加杏仁、紫菀、桔梗、贝母，重在止咳化痰，兼以温肺润肺。建泽泻甘寒沉降，能入肾，长于利水除湿，利小便，可消足肿。复用二陈汤培土生金，肺脾同治。全方共奏养肺益肾、健脾化痰、止咳平喘之功。

杨左，37。肺肾不司摄纳，痰饮上泛为咳为喘，已历两阅月，入夜，痰涌气急（约三四次），倚息不卧。前服肺肾兼顾之剂小应，大便不实，脉形弦小。治仍和肃。

沙参　仙夏　寸冬　桂枝　牡蛎　草拌白芍　云苓神　苏子梗　会皮　桔梗　淡姜拌五味　胡桃肉连衣去油

服煎药后吞服黑锡丹。

赏析：本案病名"喘证"。病因病机为患者咳喘两个月，久咳气阴不足，由肺及肾，肾气不固，气失摄纳，上出于肺，逆气上奔为喘。肺病损及脾阳，脾虚失运，见大便不实；脾肾阳虚，水湿运化不利，痰浊水气上壅于肺，痰涌气急，倚息不卧。《素问·逆调论》曰："夫不得卧，卧而喘者，是水气之客也。夫水者，循津液而流也。肾者水脏，主津液，主卧与喘也。"脉弦主痰饮，脉小为肺肾不足之虚证。拟法"和肃"，即"和养肃化"，滋阴补肺，温阳化痰，纳气平喘。方选沙参麦冬汤、苓桂术甘汤化裁，配以黑锡丹。沙参、麦冬为简斋先生治疗肺肾气阴两虚证的常用基本药对，见于《张简斋经验处方集》中生津育阴方，以沙参、麦冬甘寒养阴，润肺止咳化痰。另选苓桂术甘汤中的茯苓健脾利水，渗湿化饮，既能消除已聚之痰饮，又能平饮邪之上逆；桂枝温阳化气；半夏、陈皮化痰降逆；桔梗宣肺化痰；苏子梗宽胸理气，降气化痰；牡蛎咸寒入肾，纳气平喘。《内经》云："肺欲收，急食酸以收之。"故配伍五味子敛肺止咳，合干姜一散一收，温肺散寒以化饮；胡桃肉、白芍敛肺气归肾，而止咳平喘。黑锡丹出自《太平惠民和剂局方》，功效温肾散寒、降逆定喘。简斋先生治肾虚咳喘证，常采用煎剂吞服黑锡丹，汤剂与丸药配合，汤剂治标，丸药治本。全方共奏温阳化饮、止咳平喘、补肾纳气、肺脾肾兼治的功效。

《本草纲目》曰："胡桃仁，味甘气热，皮涩，肉润……性热，能入肾、肺，惟虚寒者宜之，而痰火积热者不宜多食耳。胡桃，通命门，利三焦，益气养血，与破故纸同为补下焦肾、命门之药。"《本草求真》云："胡桃，味甘则三焦可利，皮涩则气可敛而喘可定，肉润则肺得滋而肠可补……养血去皮用，敛涩连皮用。"在本案处方中，简斋先生用胡桃仁益肺固肾定喘，连皮则补中兼涩、收敛定喘，因患者大便不实，故去油除其润滑之性。

张翁，66。高年肺肾不足，气失摄纳，凤咳年来频发。交秋后稍劳辄喘，自觉下部气冲而上，夜寐口干欠津，溲意频数而不畅，脉弦小。治以摄纳。

沙参 仙夏 寸冬 草拌白芍 苓神 山药萸

远志 橘皮络 蛤粉拌地黄 淡姜拌五味

另牡蛎、灵磁石先煎。

赏析：本案病名"喘证"。患者高龄，脏气渐衰，加之凤咳久病，肺气亏虚，气机升降失常，气无所主而作喘；肾为气之根，与肺同司气之出纳，肾元不固，摄纳失常则气不归元，气逆于肺而为喘。正如《医贯·喘》所言："真元损耗，喘出于肾气之上奔……乃气不归元也。"肺肾气阴两虚，阴液不足，不得濡养滋润，故见口干欠津。肾主水，气化开阖使小便通畅，肾气不足，水液不固，开阖失司，小便频数但不畅。阴伤失于濡润，故见脉弦小。治以摄纳，即补肺益肾、纳气平喘，方选麦味地黄丸加减。该方出自《医极》，原名八仙长寿丸，为六味地黄丸加麦冬、五味子，亦即都气丸加麦冬。其中沙参味苦而甘，气微寒，养阴润肺，止咳化痰，补五脏之阴，能滋肺气；寸冬甘微苦寒，养阴润肺，清心除烦，益胃生津。二药相配，滋养肺阴，金水互生。该患肾阴不足，只口干而无明显热象，故取熟地滋肾水，补真阴，填骨髓，生精血；肝肾同源，补肾必要养肝，以防子盗母气，故用甘草拌白芍，"酸甘化阴"，养肝柔肝，兼养肝血，可固肾涩精，防精血的流失，增强熟地补肝肾、助封藏之功。先天之精，需要后天之充养，故又用山药甘平，健脾益精固肾；茯苓甘淡入脾，淡渗利湿，助山药益脾。半夏燥湿化痰，降逆止呕，与陈皮、橘络理气化痰，通络气，共防地黄等阴药之滋腻，同时理气降逆平冲气。蛤粉有化痰之功。五味子酸苦咸，酸能收敛，苦能清热，咸能滋肾，虽性温，但温而不热不燥；既能益气生津、补肾养心，又能敛肺气归肾，而收止咳平喘之功。牡蛎敛阴潜阳，固摄纳气；灵磁石"养肾藏，强骨气，益精除烦"，温肾纳气，镇摄平喘；远志化痰，安神定志，交通心肾。全方具有补肾益肺、纳气平喘之功。

简斋先生在本案处方中所用经验药对：蛤粉拌地黄，加强肺肾同治，补肾化痰，既防地黄之滋腻，又可祛痰而不伤阴；淡姜拌五味子，淡姜辛散，五味子酸涩，散收相配，加强健脾化饮，培土生金。

郭君，始因风从下受，咳嗽，为喘为肿，痰多黏沫，腿足见肿。治当和阳摄化。

沙参　法夏　寸冬　桔梗　甘草　五味　杏仁

紫菀　苓神　会皮络　金匮肾气丸　五苓散

赏析：本病病名"喘证"。患者素体肺肾两虚，阳气不固，藩篱失固，风邪侵袭，肺失宣肃则咳；气出于肺而根于肾，肺肾气虚，风从下受，至阴之气所为也。盖肺为五脏之华盖，肾之脉入肺中，故下虚上实，则气道奔迫，则发为喘；上焦不通，通调水道失职，水液不循常道，泛溢肌肤，则发为下肢浮肿；痰多黏沫，正为肺气虚寒，水津不得温化聚而成痰。病机为肺肾两虚，外感风邪，肺失宣肃，肾阳不足，气逆水停。

治当和阳摄化，即治拟辛润宣肺止咳，温肾利水平喘。方选麦门冬汤、金匮肾气丸、五苓散合方加减。麦门冬汤原出自《金匮要略》，所治之证乃肺胃阴亏，虚火上炎，气机逆上所致，然本案的用意不在于此，而着眼于本方甘凉辛润之性，暗合肺脏之秉性，以复肺之形质。简斋先生常用沙参代替人参，一是沙参更具甘凉濡润之功，二是人参大补元气为主，重在神，沙参性凉偏润，重在形。麦冬养阴生津，陈士铎《本草新编》："麦门冬，泻肺中之伏火，清胃中之热邪，补心气之劳伤……定嗽咳大有奇功"。故沙参、麦冬两药甘凉濡润，补而不滋腻。半夏下冲逆而除咳嗽，降浊阴而止呕吐，排决水饮，清涤涎沫，虽属温燥之品，与麦门冬、沙参配伍，寓意有二：一是体现"培土生金"法；二是于大量甘润剂中少佐辛燥之品，主从有序，润燥得宜，滋而不腻，燥不伤津。五味子，《本经》曰："味酸，温。主益气，咳逆上气，劳伤羸瘦，补不足"，常用于喘咳之证，如小青龙汤、苓甘五味姜辛汤俱与半夏、杏仁相配，一散一收，除此之外，麦冬与五味子相配，共奏补肺肾之功。桔梗、紫菀开宣肺气，与前药相合，取辛开凉润之功，法半夏、会皮络、茯苓、茯神取二陈汤之意，化痰和络，茯神更能降诸逆之气。本案中配以金匮肾气丸补益肾气，肾气温而水液化，予五苓散开通膀胱之腑，使水液循其常道，升降相因，补泻相顾，补肺气而通水道，温肾气而止喘逆，补肺之余而少佐宣肺祛风之品，补肾之余而少伍利水之剂，此为本案用药思辨之大旨，实为精巧灵活。

刘右，肺肾本元大虚，摄纳无权，久咳气喘，间时昏晕欲仆，胃纳不振，易呕，脉沉小乏力，苔淡。拟温和肃纳治之。

沙参　戈半夏　寸冬　附片　牡蛎　地黄　姜拌五味　甘草拌白芍　茯神　枣仁　怀膝炭

另清水桂。

赏析：本病病名"喘证"。患者久咳气喘，"肺肾本元大虚"，阳气不足，阴精亏耗，而致肺肾"摄纳无权"。肺失宣降，少气不足以息；肾不纳气，气不归原，呼吸不利而见咳嗽气喘。久病阴亏，胃阴不足，气机不降，故气逆易呕。肺肾俱虚，孤阳欲脱，鼓动血脉无力，气血不和，故间时昏晕欲仆，脉沉小乏力。本病证属肺肾两虚，摄纳无权。治以温和肃纳，即滋阴润肺、温肾纳气。方选麦门冬汤合金匮肾气丸加减。方中麦冬甘寒清润，养阴生津，滋阴润燥；半夏辛温，燥湿化痰，降逆下气以止咳、止呕，又防麦冬之滋腻壅滞，二者相反相成。沙参甘寒，补肺润燥；地黄甘寒质润，养阴生津。二者配伍使用，增强滋阴润肺之功。附子温阳补火；肉桂辛甘而温，温通阳气。二药相合，补肾阳，助气化。因肾为水火之脏，内舍真阴真阳，阳气无阴则不化，故用地黄滋阴补肾生精。干姜、茯苓温健脾胃；五味子收敛固涩，益气生津，防姜附辛热耗气伤阴，并防出现正虚喘脱；甘草拌炒白芍，调和肝脾，酸甘化阴；牡蛎、茯苓神、枣仁收敛安神。久病可致肺络受损，故加怀膝炭以防出血。甘草和中缓急，并能缓和姜附峻烈燥热之性。

该案中有二味药的用法值得探求。一为清水桂，即另用清水桂泡服，清水桂系高山肉桂品种，最佳者习称"绿水清化肉桂"，用开水冲泡，保存其辛温之性，其水清而带有绿色，具有温通经脉、助阳化气、平冲降逆之效。二为戈半夏，据查有关文献，戈半夏疑为"苏州戈老二裕庆堂"所加工的制半夏，可惜戈氏整个家族在1939年丧于战火，故戈制半夏已经失传，现在能查到的只有《北京市中药成方选集》中的记载。其制法为姜半夏四两，龙涎香一钱，毛橘红二钱，伽楠香二分。上为细末，用化橘红五钱熬水，竹沥水一两，红曲兑色，江米面糊成饼。每个重五分，晒干即成。功能舒气降逆，化痰止喘。主治中风痰厥，蓄饮呕吐，哮喘咳逆，肝郁胃痛。但目前已无法寻到戈半夏及其确切的炮制方法。

沈左，下虚受风由咳而喘，经服和养托化之剂，喘平咳减。痰色转浓，喉干，便虽溏不爽，脉沉小。拟守原意。

苏子梗　杏仁　桔梗　沙参　法夏　寸冬　会皮
五味子　牡蛎　甘草　白芍　苓神　远志　大贝

赏析：本案病名"喘证"。患者素体下虚，肾失摄纳，外感风寒，肺不主气，肾不纳气，上逆而为咳为喘；虽已服药渐缓，但时日已久，肺肾气阴亏耗，津液耗损，故见痰色转浓、喉干；肺病及脾，子盗母气，则脾气亦虚，脾虚失运聚湿生痰，湿滞则大便溏而不爽。脉沉小为肾虚。治拟养阴生津，化痰止咳。方选杏苏散、生脉散加减。处方遵《素问·至真要大论》"燥淫于内，治以苦温，佐以甘辛"之旨，取杏苏散苦温甘辛之法，用苏子辛温降气平喘、降气化痰，苏梗理气；杏仁苦温而润，降利肺气，润燥止咳；桔梗理气化痰；半夏、陈皮燥湿化痰，理气行滞；茯苓渗湿健脾，以杜生痰之源。杏苏散原方治疗凉燥咳嗽，具有轻宣凉燥、润肺化痰之效，患者现已无外感，而存气阴耗伤之证，故去辛散之前胡，并改苏叶为苏子、苏梗，以减轻宣解表之力，而留其温润之功；又加沙参养肺阴，润肺化痰。生脉散出自《医学启源》，主治久咳伤肺、气阴两虚证。处方取麦冬甘寒养阴清热，润肺生津；五味子酸温，敛肺生津止渴。二药一润一敛，养阴生津，敛肺止咳。没用人参，是防其补气碍邪之外出，《医宗金鉴·伤寒心法要诀》就告诫"咳去参枣加干味"。芍药配甘草，有芍药甘草汤之意，可酸甘化阴；牡蛎减寒化痰固摄；远志苦辛温，入心、肺、肾经，可祛痰；贝母可化痰止咳，对于痰多浓厚黏稠者适用。

本案首言"下虚受风由咳而喘，经服和养托化之剂"，说明为复诊，前面已用和养托化之剂。所谓"和养"，即调和阴阳、补养气血，实为和法；所谓"托化"，是以补益之品托邪外出，实为补法。可见该患者原为本虚标实之证，今虽"喘平咳减"，但仍见"痰色转浓，喉干"等津伤之证，故"拟守原意"，仍用和养托化之法。处方中既保留了杏苏散苦温甘辛、轻宣祛邪、理肺化痰之功，又配用了生脉散养阴生津、扶正补虚之品，虚实兼顾而标本同治。

罗左，50。久病肺脾肾三阳大虚，凤咳，交秋食冷腻之品大作，增喘增肿，三次不定，气短懒食，脉细小，苔无华。残局难以收拾，拟方兼顾。

沙参　法夏　寸冬　苓神　牡蛎　干姜　五味

沉香　坎炁　故纸　参贝陈皮丸

另黑锡丹。

赏析：本案病名"喘证"。患者久病而肺脾肾三阳虚衰，上下交损，肺气虚则失于宣肃，肾阳虚则气失摄纳，故咳喘不止；食冷腻之品，更伤脾阳，脾阳虚则温化水谷失司，痰饮内生，水液不行，而见喘见肿；肺脾气虚，腑气不固，脾肾阳虚而失温化，故大便虽不溏而次频；肺脾气虚，则气短懒食。脉细小属虚，苔无华属阴津亏虚。治拟益气温阳，和中摄纳。方选生脉散、苓甘五味姜辛汤加减，并合参贝陈皮丸、黑锡丹。生脉散出自金代张元素《医学启源》，功用益气生津；苓甘五味姜辛汤出自《金匮要略》，功用祛痰化饮、止咳平喘；参贝陈皮丸，为中医传统成药，《北京市中药成方选集》收录，功用润肺止咳化痰、健脾开胃生津；黑锡丹出自宋《太平惠民和剂局方》，功用升降阴阳、坠痰定喘。案中处方以沙参、麦冬、五味子益气生津，半夏燥湿化痰，止咳平喘，茯苓健脾渗湿，干姜温中散寒，沉香降气平喘，坎脐益肾纳气，补骨脂温肾助阳，牡蛎益阴潜阳，并配以参贝陈皮丸及黑锡丹。诸药并用，共奏健脾生津、温肾降气、补肺平喘之效。

《素问·玉机真脏论》云："五脏者，皆禀气于胃；胃者，五脏六腑之本也。"揭示了中焦脾胃在人体中的重要地位，李东垣在《脾胃论》中秉承其义，提出"治脾胃之所以安五脏"；费伯雄《医醇賸义》则强调："内伤杂病最重脾肾，实则补脾重于补肾，治脾胃以实中州，脾气旺则积湿尽去，而痰气不生，胃气和则津液上行，而虚火自降。"本案肺、脾、肾三阳皆虚，肺虚则咳喘，脾虚则懒食，肾虚则气短，三脏皆虚，已成喘脱之证，故曰"残局难收，拟方兼顾"。简斋先生所用方药，遵从三脏皆虚，当治其中之旨，藉胃津得复，脾阳得升，上可助肺以复肃降，下可滋肾元以复摄纳，并且在处方中加润肺健脾开胃之参贝陈皮丸，温壮下元、镇纳浮阳之黑锡丹，水煎剂与丸剂、丹剂合用互补增效，标本同治，缓急兼顾，此种治法运用，值得吾辈学习、借鉴。

罗左，50。喘虽略平，食后气急，便溏，日一二行，下肢浮肿，脉形虚弦。脾肺肾三脏俱弱，勉再拟方。

沙参　仙夏　寸冬　桂枝　牡蛎　草拌白芍　云苓　怀药　附片拌地黄　怀膝炭　姜拌五味　坎炁　参贝陈皮丸

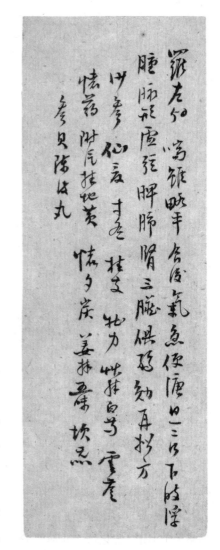

赏析：本案病名"喘证"。《丹溪心法·喘》曰："六淫七情之所感伤，饱食动作，脏气不和，呼吸之息，不得宣畅而为喘急。亦有脾肾俱虚体弱之人，皆能发喘。"患者久病咳伤肺气，脾气虚弱，气津失布，上阻肺气，肃降失常，故气急食后明显，且运化不利而便溏。久病迁延，由肺及肾，脾肾气虚，水液代谢异常，泛滥肌肤则见浮肿。脉见虚弦，弦主饮病，虚实夹杂。证属肺脾肾俱弱，阳虚水泛。治拟温肺化饮，健脾温肾。方选小青龙汤、真武汤加减，合参贝陈皮丸。小青龙汤具有解表散寒、温肺化饮、宣肺平喘之效，主治外寒里饮证，禁用内虚证。本案患者无外感证，故减辛散解表的麻黄、细辛，而取桂枝通阳以利内饮之化，干姜温肺化饮，五味子敛肺止咳，芍药和营养血。水饮内蓄，逆而上行，肺苦气逆，急食以酸收之，以甘缓之，故以白芍、五味子、甘草三味以防肺气耗散。真武汤中附子辛甘大热，可温肾助阳、化气行水，兼暖脾土，以温运水湿；茯苓加山药健脾利水，使水邪从小便去；白芍行水气，利小便，防附子燥热伤阴。另加坎脐、地黄、怀牛膝补肾而纳气；沙参、麦冬益气养阴；半夏燥湿化痰，降逆平喘，三药相配滋而不腻，燥不伤正。参贝陈皮丸有开胃健脾、止嗽除痰之功效。

真武汤本治"太阳病发汗，汗出不解，其人仍发热，心下悸，头眩，身瞤动，振振欲擗地"，临床使用未必都是因发汗所伤，凡阳虚水泛、水邪泛滥四肢而浮肿，或咳喘水邪停肺者，皆可以运用。简斋先生在本案处方中用小青龙汤去辛散发表药以治肺，参贝陈皮丸以治脾，真武汤以治肾，共奏肺脾肾兼顾、温阳利水之效。附片拌地黄为阴阳并补，取附片之性和地黄之味，既无附片温燥伤阴之弊，也可去地黄滋腻滞湿之虞。

张左，仲春咳嗽痰红，继之身面浮肿，其间内服药石，外施手续（针刺神水），虽能取效一时，体气因而益伤，屡愈屡复，迄于今兹，则至腿肿腹大，气喘碍卧，痰吐夹血，舌苔薄淡，更衣干溏不一，小溲短黄。脾肺肾三脏俱虚，湿水逗留，上泛为喘，外溢为肿。

葶苈子　杏苡仁　紫菀　桑皮　沙参　寸冬　法夏　苓神　橘皮络　五苓散（包）益元散（包）牡蛎　金匮肾气丸（包）

赏析： 本案病名"咳喘"。肺主宣发肃降，通调水道，患者病咳嗽痰红，肺失宣肃，水液下输失司，泛溢周身，故见身面浮肿。由于治疗不当，日久伤及人体正气，致肺脾肾俱虚，水湿泛溢，而见腿肿；水湿结聚于内则见腹大；肺肾气虚，水饮上逆，故气喘不得卧；初始咳嗽痰红，病久肺络乃伤，故痰吐夹血；脾虚失运，故大便干溏不一；水湿闭阻三焦，兼蕴久化热之弊，故见小溲短黄。方选葶苈大枣泻肺汤、二陈汤加减，并合五苓散、金匮肾气丸、益元散。处方中葶苈子降气平喘、化痰利水消肿，杏仁降气平喘，苡仁健脾利水渗湿，紫菀温肺下气、化痰止咳，桑白皮泻肺平喘、利水消肿，沙参养阴清热、润肺化痰，麦冬养阴生津、润肺止咳，法半夏燥湿化痰，茯苓健脾渗湿、利水宁心，茯神健脾利水、宁心安神，橘皮、橘络疏解外邪、理气通络，牡蛎收敛固涩。五苓散与金匮肾气丸均出自《金匮要略》，叶天士认为："有湿而着里者，用五苓散通达膀胱……更有伤及乎肾者，则又需加减八味济生等丸矣。"两方均是临床上治疗水肿的常用方，本案以五苓散温阳化气、利水消肿，金匮肾气丸温肾化气、利水消肿，又加益元散清热利湿以治小便短赤。

叶天士在《临证指南医案》中指出："误用行气分利之剂，渐至喘急痰盛，小水短赤，酿成肿证。"本案患者初起病在肺为咳嗽，然因失治误治，更伤气血，肺脾肾三脏受损，导致病情加重，出现痰饮内蕴，阳虚水泛，身面浮肿，喘咳不能平卧。张景岳认为水肿"乃肺脾肾三脏相干之病。盖水为至阴，其本在肾；水化于气，故其标在肺；水惟畏土，故其制在脾"。由于本案患者病证较多且复杂，治疗上需调摄肺脾肾三脏，组方必庞杂，简斋先生巧妙地直接加入五苓散、益元散、金匮肾气丸成药与其他药同煎，以标本同治。需要注意的是，此处的益元散应为六一散，即由滑石和甘草按6∶1比例而组成，而非《中国药典》中由滑石、甘草、朱砂所组成的益元散，后者适用于感受暑湿兼见心神不宁。

罗左，50。去岁始因失红，红止迄今咳嗽不已，头额易汗，逐渐由咳而喘，气短不及，面浮足肿，大便不实，日二三行，痰黄或沫，间七八日仍夹血丝，食减无味，脉小不应指。脾肺肾三脏俱弱，勉拟托化。

沙参　宋夏　寸冬　白芍　苓神　牡蛎　甘草　橘皮白　干姜炭拌五味　金匮肾气丸　坎脐

赏析：本案病名"喘证"。因肺脾肾三脏俱虚，肺气虚弱，肺卫不固，肺络受损，故见咳嗽不已、汗出、失红；肺病日久及肾，肾虚不纳，渐至虚喘，气短不及，如《尤在泾医案·咳喘》曰："久咳喘不得卧，颧赤足冷，胸满上气，饥不能食。此肺实于上，肾虚于下，脾困于中之候也。"加之脾虚运化失常，水湿内停，故面浮足肿、大便不实、食减无味；肺脾同病，脾为生痰之源，肺为贮痰之器，水谷精微不能上输于肺，凝结中宫而为痰饮，故痰黄或沫；肺失治节，肺络受损，则仍有血丝；脉小不应指，乃正气虚衰之象。治拟托化。方选沙参麦冬汤合金匮肾气丸加减。

《医学正传》言："喘之为证，有实有虚，治法天渊悬隔者也。"本案患者为中年男性，病久见虚象，简斋先生"勉拟托化"，意言其正虚难起，治关肺脾肾三脏，以培补摄纳为法。沙参麦冬汤养阴益气，生津润燥。方中沙参益气补肺，麦冬养阴润肺，二者相伍，共奏益肺养阴之功。金匮肾气丸主治肾阳不足，温煦无能，气不化水。功能补肾助阳，"益火之源，以消阴翳"。方中少量温阳补火药与大队滋阴益精药为伍，旨在阴中求阳，精中求气；主以补虚，兼行通利，有调补之巧。另加半夏、橘皮、橘白燥湿化痰，通络止咳；宋夏即宋半夏、宋制半夏，为清半夏用陈皮、苏子、青礞石、枇杷叶等药的煎汁拌和，使之吸收晒干入药而成，可增强降气化痰的作用；白芍养血柔肝；苓神健脾安神；牡蛎咸寒入肾，收敛固涩，补肾纳气；干姜味辛大热，可回阳温中、温经止血，炭制可加强其止血之功；五味子味酸收敛，甘温而润，上能敛肺气，下可滋肾阴，为治疗久咳虚喘之要药，配伍干姜可用于寒饮喘咳证；坎脐为初生婴儿的脐带，性甘、咸、温，可益肾纳气，治虚劳羸弱，气血不足，肾虚喘咳；甘草利咽并调和诸药。全方补肺健脾温肾，治水肿之症而无利水消肿之药，处处体现"托化"之治则。于煎剂中加入成药丸剂为简斋先生处方的一大特色，盖取汤剂发挥药效迅速以治疗标实，丸剂缓而图治以培元治本，两者相辅相成，标本同治。

俞左，39。脾肺肾三脏皆虚，初因外风为咳。咳先喉痒，经治十去其八，惟动则气逆欲喘，胸胁息气引痛，大便逐日溏解，苔薄。拟清肃摄纳法。

旋覆花（包） 煅蛤壳 白芍 沙参 法夏 寸冬 云苓神 橘络 桔梗 甘草 水泛六味 煅牡蛎 淡姜拌五味

赏析： 本案病属"喘证"范畴，乃因脾肺肾三脏亏虚，复感风邪，气失所主与摄纳所致。肺虚卫外不固，风邪外袭，肺失宣肃则喉痒咳嗽；经治后风邪已减，但肾虚未复，故气失摄纳而动则气逆欲喘；脾虚健运失职，但内无积滞，故大便逐日溏解而苔薄；肺肾亏虚，气机不利，故胸胁息气引痛。如《丹溪心法·喘》所言："亦有脾肾俱虚，体弱之人，皆能发喘。"治当养阴肃肺，补肾摄纳。药以七味都气合简斋清养肃化方加减。方中旋覆花，苦辛能下气行水，温能通血脉，煅蛤壳降气化痰，白芍养阴缓急，三药相合，理气通络，缓急止痛而治胸胁息气引痛；沙参、麦冬滋补肺肾之阴；半夏、橘络理气化痰止咳；云苓、神健脾助运；桔梗、甘草宣肺利咽止咳；煅牡蛎益肾潜阳，重镇降逆以平气喘；水泛六味与淡姜拌五味合为七味都气丸，滋阴益肾，纳气平喘。诸药合用，共成养阴纳气、止咳平喘之功。

《薛生白医案》曰："肺为出入之路，肾为纳气之府，今肾气亏乏，吸不归根，三焦之气出多入少，所以气聚于上而为咳喘……法当清气于上，纳气于下，使肺得其清宁，肾得其蛰藏，则气自纳而喘自平矣。"本案所见为肺脾肾三脏皆虚，复感外风而致。故治疗宜标本同治，虚实兼顾。简斋先生处方以七味都气丸滋肾纳气平喘，麦门冬汤养阴清肺止咳，二陈汤理气健脾、化痰助运，复加疏和之剂以调理气机，多方组合，共成复方大法。其中旋覆花、煅蛤壳与白芍的配伍，实源于肝着汤与海蛤散之方意，取理气通络、缓急止痛之效，常用于气机不利之胸胁疼痛病证，属于疏和之法。方中以淡姜拌五味配水泛六味而不直接配用七味都气丸，实因五味子补肾敛肺，而患者外感风邪，十去其八，尚有余邪未清之虞，虑其恋邪，故拌以干姜而温散余邪。整个处方用药，看似寻常，实是功夫纯熟之候，味味切当熨帖，细细品味其加减用意，可识其心思之细密，用意之周到矣。

王左，53。肺肾气阴两虚，去岁患咳，或轻或剧。交秋以来，渐以增喘，夜间咳甚，气急引及胁脊皆痛，能食量少，形神憔悴，脉弦不和，痰浓，大便正常。治以和养肃化防大喘。

沙参　法夏　寸冬　杏仁　紫菀　冬花　苓神
桔梗　甘草　参贝陈皮丸　七味都气丸

赏析：本案病名"喘证"。肺肾气阴两虚，肺虚则宣肃失职，肺气上逆而咳。肾虚不能摄纳，故夜间咳甚气急。再感秋燥，燥邪伤肺，更伤阴液，肾精不足，则形神憔悴、痰浓。痰湿内阻，脾弱胃强，则能食量少。肺气不利则引及胁脊皆痛。脉弦不和，需防大喘。治拟养阴化痰，肃肺平喘。方选沙参麦冬汤、定喘汤加减，合参贝陈皮丸、七味都气丸。处方中沙参、麦冬养阴清肺生津止咳；取定喘汤（《摄生众妙方》）中之款冬花、半夏、杏仁降气平喘，止咳祛痰；加茯神健脾化痰，宁心安神；紫菀合款冬，更增止咳祛痰之效；桔梗伍杏仁，一升一降，宣肺止咳，润肺下气。参贝陈皮丸开胃健脾，止嗽除痰；七味都气丸补肾纳气，涩精止遗。全方沙参麦冬汤润肺生津、参贝陈皮丸健脾开胃、七味都气丸补肾纳气，共奏和养之功；定喘汤加减降气止咳平喘，体现肃化之法。

善用药对，是简斋先生临证处方用药的一个特色。如本案处方中，杏仁合桔梗，用于治疗咳嗽痰多、喘证、或二便不利。杏仁辛散苦降，以降为主，长于宣通肺气、润燥下气；桔梗既升且降，以升为主，能宣通肺气。二药伍用，一升一降，升降调和。紫菀合款冬花，为临床化痰止咳的常用对药。款冬花辛温，性较清润，偏于温肺止咳，治燥咳、久咳效果更好；紫菀辛散苦泄，性较辛燥，偏于宣肺化痰止咳，用于寒咳，祛痰作用明显。款冬主在止咳，紫菀重在祛痰，二药每多同用，可收下气平喘、止咳化痰之效。《本经疏证》记载："射干麻黄汤中用之……紫菀、款冬虽不得为是方主剂，然局法之转移，实以紫菀、款冬变。故《千金》《外台》凡治咳逆久嗽，并用紫菀、款冬者，十方而九，则于此方亦不可不为要药矣。"宋代《太平圣惠方》中记载的"紫菀散"即由款冬花、紫菀两味药物组成，治疗久咳不止效果显著。案中脉弦，是内有痰湿、气机不利之象，但患者肺肾气阴两虚，应为细弦之脉，而本案未见细弱反有不和之脉，即脉象与素体及证候相逆，常为变证发生之兆，故曰防大喘，临床诊脉时可细细体味。

四

哮证

（计5案）

李右，50。体丰痰重，咳哮宿疾，因寒又发。形寒咳甚，气急痰鸣作呛，痰皆涎沫，两肋震痛，平卧不舒，苔薄脉弦小。拟麻黄射干意主治。

麻黄　杏仁　紫菀　冬花　射干　法夏　苓神
橘皮　苏桔梗　甘草　蛤壳　淡姜

赏析：本案病名"哮喘"。病因病机为素体痰湿，宿有咳哮顽疾，外感风寒，寒痰伏肺，遇感触发，痰升气逆，气因痰阻，故气急痰鸣作呛；风寒束肺，肺失宣肃，故见形寒咳甚；外感引动内饮，痰随气升，故痰皆涎沫；肺气郁闭，不得宣畅，气机不利，故两肋震痛；咳哮久病，肾气受损而不能纳气，则平卧不舒。苔薄、脉弦小为正虚寒痰内蕴之象。

治拟温肺散寒，化痰平喘。方选《金匮要略》射干麻黄汤加减。处方中麻黄宣肺温肺，化饮散寒，止咳平喘，开达气机；寒饮结喉，以射干治肺降逆，利咽散结，祛痰化饮。二药共为君药。款冬花宣肺化饮止咳；紫菀泻肺止咳，降逆祛痰，温化寒饮，调畅气机。二药相配，一宣一降，调理肺气。去细辛以防久病体弱之人发散太过而伤正气，去五味子之收敛以防敛外感之邪于内，而代之以蛤壳化痰止咳、降气平喘、宣散降泄而不伤肺气，使祛邪而不伤正。《证治汇补》曰："哮虽肺病，而肺金以脾土为母，故肺中之浊痰，亦以脾中之湿热为母。俾脾气混浊，则上输浊液，尽变稠痰，肺家安能清净？所以清脾之法，尤要于清肺也。"故加茯苓、陈皮与法半夏、淡姜而成二陈汤，以燥湿健脾，化痰助运，以杜绝生痰之源。苏梗行气宽中，其性向下；桔梗宣散肺郁，载药上行，其性向上。二药一升一降，调畅气机而止胁痛；与化痰药相配伍，则可除肺部所贮之痰。方中杏仁辛散苦降，以降为主，长于宣通肺气、润燥下气、滑肠通便；与桔梗配伍，一升一降，升降调和，祛痰止咳之功益佳；与麻黄同用，一宣一降，一刚一柔，互制其偏，其平喘止咳之力益显，故前人素有"麻黄以杏仁为臂助"的说法。本方以杏仁代细辛既可避免细辛之耗散正气，又可助麻黄平喘止咳；与桔梗二陈汤配伍，又有杏苏二陈之意；与麻黄同用，可外散风寒，又可内祛湿痰。综观本案组方，一以治肺，一以运脾，一以纳肾，立法严谨，用药巧妙，深得治痰饮哮喘之要旨。

马君，34。咳哮夙恙，因感新发，夜晚尤甚，气急痰鸣，胸膺窒闷，痰多涎沫。拟麻黄射干意为主。

麻黄　杏仁　紫菀　射干　冬花　法夏　云苓
广皮　桔梗　甘草　蛤壳　炙淡姜拌北五味炙

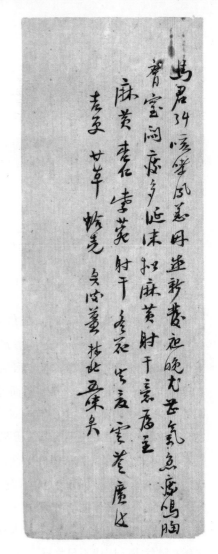

赏析：本案病名"哮喘"。《症因脉治·哮病》指出："哮病之因，痰饮留伏，结成窠臼，潜伏于内，偶有七情之犯，饮食之伤，或外有时令之风寒束其肌表，则哮喘之症作矣。"患者素有咳哮，又感外寒，伏痰遇感引触，痰随气升，气因痰阻，相互搏结，壅阻气道，肺管狭窄，通畅不利，肺气宣降失常，引动停积之痰，故见气急痰鸣、胸膺窒闷；痰为阴邪，夜间阳消阴长，阳不制阴，故夜晚尤甚；新感寒邪，阳气被束，水谷温化无力而成痰湿，则见痰多涎沫。治以宣肺散寒，化痰平喘之法。方用射干麻黄汤加减。《景岳全书》指出："治风寒实喘，当以温散。"认为治疗寒哮急性期，当以温药散寒治痰为主。处方中射干性味苦寒，入肺经，消痰开结；麻黄辛温，宣肺散寒，止咳平喘，陈复正有言："哮喘为顽痰闭塞，非麻黄不足以开窍。"认为麻黄有发散风寒于外，温肺化饮于内的功效。射干、麻黄配伍，麻黄散寒力强，又为平喘要药；射干尤善祛痰利咽。以射干之苦寒配伍麻黄之辛温，共奏辛开苦降、宣肺降气之功。法半夏温散寒饮；款冬花、紫菀下肺气之逆，降气化痰；姜拌五味收敛肺气，并制约麻黄、半夏之过散。又加杏仁、蛤壳增强化痰利气之功；云苓健脾化湿，脾胃得养，水谷精微得以运化，上输养肺；广陈皮燥湿化饮，增强法半夏温化寒饮之功；桔梗药性升浮，功擅宣肺利咽祛痰；甘草调和诸药。诸药合用，散中有收，开中有和，共奏止咳化痰、平喘散寒之功。

射干麻黄汤出自《金匮要略·肺痿肺痈咳嗽上气病脉证治》："咳而上气，喉中水鸡声，射干麻黄汤主之。"简斋先生针对此案病机，仿"麻黄射干意"为主，以宣肺散寒、温肺化饮，并在此方基础上加入杏仁、蛤壳、广陈皮、桔梗等，蕴含其惯用的二陈汤方意，燥湿健脾，杜绝生痰之源，同时增强了化痰利气的作用，使邪去而哮平喘止。干姜拌五味子乃取干姜之辛散合五味子之酸敛，一散一收，相制为用，祛痰湿而不耗散肺气，敛肺止喘而不滞痰湿，实寓仲景小青龙汤之配伍法。

马右，咳哮宿疾，历年已久，气阴交伤，稍感即发，且作眩悸，脉虚弦而数。拟和养摄化主治。

人参　法夏　寸冬　苓神　橘络　桔梗　甘草
蛤壳　白芍　川浙贝　煨姜　橘饼

赏析：本案病名"哮证"。病机从"脉虚弦而数"分析，当为气阴两虚，夹有痰热气逆的虚实夹杂之证，故治疗也须扶正与祛邪相结合。然患者咳哮宿疾，历年已久，攻泻不宜太过，所谓平补平泻，以养气阴而健脾化痰宣肺以平咳哮。如《景岳全书·喘促》中所言："未发时以扶正气为主，既发时以攻邪气为主。扶正气者须辨阴阳，阴虚者补其阴，阳虚者补其阳。攻邪气者，须分微甚，或散其风，或温其寒，或清其痰火。然发久者，气无不虚，故于消散中宜酌加温补，或于温补中宜量加消散。"本案选用生脉散而去五味子，并合二陈汤加减。生脉散出于《内外伤辨惑论》所治之证，多属心肺气虚、阴津不足之候。本案处方中人参甘温，益气生津；麦冬甘寒，养阴生津；半夏燥湿化痰，健脾和中；茯苓甘淡，健脾化湿；茯神宁心安神；橘络化痰通络，配桔梗苦辛，宣肺祛痰；蛤壳咸寒，清肺化痰，煅后收敛；白芍酸苦，养阴柔肝安脾；川贝母润肺化瘀；浙贝母清热化痰，散郁消结；煨姜温中化痰止呕；橘饼健脾助运，化痰止咳；甘草缓急，调和诸药。纵观全方，用药平和，无大辛大热、大苦大寒之品，近似食疗调补方，故曰和养摄化，共奏益气养阴、宣肺化痰之功。

本案中简斋先生为何用生脉散而去五味子？五味子虽能滋肝肾之阴，生脾胃之津，收肺胃耗散之气，但其收敛之性不宜用于痰热之证，如《本草备要》云："瞳子散大，嗽初起，脉数有实火者忌用。"《本经逢原》亦曰："但风邪在表，痘疹初发，一切停饮，肺家有实者，皆当禁之。"故去五味子而用白芍以养阴，且防半夏之温燥辛散。方中煨姜是取生姜以湿草纸包好置火中煨至草纸成焦黑时，取出除去焦草纸切片入药，其发表散寒之性减而温中止呕止泻作用增强。橘饼据《本草纲目拾遗》记载："乃选大福橘蜜糖酿制而成，干之，面上有白霜，故名。肉厚味重，闽中漳泉者佳，名麦芽橘饼，圆径四五寸，为天下第一……味甘性温，下气宽中，消痰运食。"本案处方用药和缓，却标本兼顾，可用作哮证未发时的日常调理之剂。

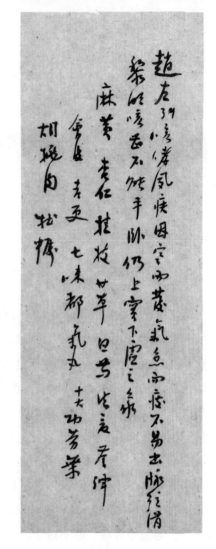

赵左，39。咳哮夙疾，因寒而发，气急而痰不易出，脉弦滑，黎明咳甚不能平卧。仍上实下虚之象。

麻黄　杏仁　桂枝　甘草　白芍　法夏　苓神　会皮　桔梗　七味都气丸　十大功劳叶　胡桃肉　牡蛎

赏析：本案病名"哮证"。患者夙有哮疾，久病肾气阴两亏，肺为气之主，肾为气之根，肾虚则不能纳气，故黎明咳甚。此次外感风寒，引发宿邪，肺气闭郁，宣降失职，津液气化失常，痰湿停聚不出，痰阻气道，痰气搏击引起气急而痰不易出。脉弦滑，为痰气搏结阻滞之象。总属虚实夹杂之证，方选麻黄桂枝各半汤合七味都气丸加减。处方中麻黄苦辛性温，既开腠发汗以祛在表之风寒，又可宣肺平喘以开闭郁之肺气；桂枝透营达卫，解肌发表，温通经脉，助麻黄解表散寒；与白芍相配，敛阴合营，畅行营阴。杏仁降利肺气，与麻黄相伍，一宣一降，以恢复肺气之宣降。哮以痰为宿根，故以半夏辛温性燥，善能燥湿化痰，配陈皮理气行滞以增强燥湿化痰之力。佐以茯苓健脾渗湿，取二陈汤之意。加桔梗宣肺化痰，与杏仁相须，调畅肺气。用七味都气丸滋肾纳气，滋阴补益肺肾。另加胡桃肉温肾纳气；十大功劳叶清肺热，补肾虚，防温燥伤阴之弊；牡蛎滋阴化痰，重镇摄纳。全方标本兼治，寒热并举，用药精妙，宣肺化痰，纳气平喘。

黎明时阳出阴入，阳气升发为主，此时咳嗽加剧为宿痰或食积阻滞气机舒发而致，朱丹溪在《丹溪心法·咳嗽》中指出："五更嗽多者，此胃中有食积。"而林珮琴在《类证治裁》中则认为是"宿痰"。此案患者久哮，宿痰伏肺，肺脾俱虚，故黎明咳甚，治宜健脾补肺，燥湿化痰，案中含二陈汤主要药物组合当为此意。十大功劳叶别名功劳叶，为小檗科植物阔叶十大功劳的叶，《本草再新》言其"入肺经，治虚劳咳嗽"，《饮片新参》曰"治肺劳，止咳化痰，退虚热，杀虫"，故可清热补虚、止咳化痰，现代称其功效"与女贞子相似"（《现代实用中药》）。本案病机为上实下虚，简斋先生以麻黄桂枝各半汤宣肺散寒去其实，七味都气丸、胡桃肉、十大功劳叶等补益肾气固其下，再配以二陈汤行气燥湿调于中，祛实补虚，标本兼顾，临证可鉴。

朱左，幼年凤喘，新秋因寒暴发，气喘吼鸣，不能着枕，咳逆痰多，白如沫状，脉弦滑。拟宣肃法。

麻黄　旋覆花　蛤壳　白芍　沙参　寸冬　法夏
苓神　杏仁　紫菀　会皮　桔梗　甘草　淡姜

赏析：本案病名"哮证"。《临证指南医案·哮》中说："宿哮……沉痼之病……寒入背腧，内合肺系，宿邪阻气阻痰。"该患者幼年凤喘，肺肾不足，加之新秋外寒袭表，引动内饮，气机不畅，津液输布不调，痰浊内生，痰随气升，痰气交阻，导致肺主宣发肃降失司，而发为哮证。寒邪犯肺，引动凤痰，肺气失于宣降，故气喘吼鸣、不能着枕、咳逆痰多、白如泡沫。脉弦滑也主内有痰饮。治拟宣肃，即解表宣肺、平喘化痰。方选三拗汤合二陈汤加减。三拗汤出自《和剂局方》，其中麻黄发汗散寒，宣肺平喘，不去根节，为发中有收，使不过于汗；杏仁宣降肺气，止咳化痰，不去皮尖，为散中有涩，使不过于宣；甘草不炙，乃取其清热解毒，协同麻、杏利气祛痰。三药相配，共奏疏风宣肺、止咳平喘之功。加旋覆花、蛤壳降逆，肺气得下；桔梗宣肺，顺调气机，有升有降。二陈汤中半夏、陈皮理气行滞，燥湿化痰；茯苓健脾化湿，佐以生姜辛散，发散痰饮。另加紫菀润肺下气，消痰止咳；沙参、麦冬滋养肺肾；白芍能收敛肺气，不致发散太过；甘草调和诸药。全方共奏解表宣肺、平喘化痰之功。

《证治汇补·哮病》云："哮即痰喘之久而常发者，因内有壅塞之气，外有非时之感，膈有胶固之痰，三者相合，闭拒气道，搏击有声，发为哮病。"本案治疗以三拗汤宣肺去外感之邪，二陈汤化痰除胶固之痰，复加蛤壳、旋覆花、白芍。旋覆花可治头风，明目，逐水通便，去心满、噫气、痞坚，消胸结痰涎，定惊怪，止寒热，还有下气之功，可治疗气结，凡气逆者，均可使之重安；白芍能养血和营，缓急止痛，敛阴平肝。本方用白芍酸寒收敛，除收敛肺气外，还可泻肝补脾，则肺自宁，而肺急胀逆喘咳之症自除。简斋先生临证处方常以二物配蛤壳平肝降逆，以疏壅塞之气。全方配伍严谨，宣散肃降配合甘润养阴，刚柔相济，消补兼施。

五

肺
痨

（计 7 案）

李右，本质血虚肝旺，前岁颔下结核如瘤，继则易于感冒，稍劳疲乏，夜晚有汗，深秋见红，胁际引痛。经治虽平，气阴未复，初时头眩，入暮有热，再度见红，脉来弦小。治当和养摄化。

银胡　鳖甲　沙参　当归　生芪　生草　地黄

寄生　白芍　会皮络　苓神　川浙贝

赏析：本案病名"肺痨"。病机为血虚肝旺，痰热相结，感痨为病。肝旺则肝火内燔，炼液为痰，痰火上升，结于颈项，故前年见颔下结核如瘤。痨病耗气伤阴，久则气阴两虚，气虚则卫外不固，故易于感冒。劳则耗气，故稍劳疲乏。阴虚则卫气乘虚陷入阴中，表无护卫，荣中之火，独旺于外，蒸热而汗，故夜晚有汗。秋为燥令，阴血愈虚，肝火愈旺，木火刑金，肺络受伤，故深秋见红。肝旺则肝络失和，故胁际引痛。气阴两虚，清窍失荣，故为头眩。阴虚而生热，故入暮有热。血络不和则再度见红。脉弦主肝主痰，脉小为气阴不足之象。治拟和养摄化，即益气养阴、和络摄血、化痰消瘤。方选鳖甲散合香贝养荣汤加减。《嵩崖尊生》鳖甲散为治疗"骨蒸热"而设。香贝养荣汤出自《医宗金鉴》，主治气血亏虚之瘰疬。本案处方中银柴胡清热凉血退虚热；鳖甲滋阴退热，软坚散结；沙参养阴清肺；当归养血通络；生芪补气固卫，益气摄血，与当归相配为当归补血汤而助养血之功；生地清热凉血，养阴止血；生草清热而调和诸药；寄生补肝肾而调血脉；白芍养阴柔肝，与当归、地黄相配滋补阴血；会皮络理气化痰，调和血脉；苓神健脾化痰，宁心安神；川贝清热润肺，化痰止咳，浙贝清热化痰，散结解毒。诸药合用，共成益气养阴、和络摄血、化痰消瘤之功。

痨瘵治疗最初是遵从《内经》"劳者温之"之旨，一般采用温补法。至元代，朱丹溪倡用"甘寒养阴"；而明代《理虚元鉴》则提出："治虚有三本：肺、脾、肾是也。"本案患者属阴血不足，痰凝阻络，故治疗宗滋养阴血、化痰和络之法。鳖甲，《本草新编》曰："味咸气平，善能攻坚，又不损气，阴阳上下有痞滞不除者，皆宜用之。"张石顽《本经逢原》则记载："凡骨蒸劳热自汗皆用之，为其能滋肝经之火也……其解火毒、疗骨蒸、杀痨虫之功，可默悟矣。"本方中鳖甲与川浙贝相配则化痰软坚以消瘰疬，与白芍相配则泻肝火而和络摄血。此一药多效的配伍方法尤胜于杂药乱投的对症加药，值得临床学习。

吴女，产前咳嗽，产后未已，过有月余，痰中带血，胁际引痛，时有蒸热，脉形弦细小数，势恐延入损境。

寄生　橘皮白　桔梗　鳖甲　沙参　法夏　寸冬　苓神　生芪　当归　生草　白芍　地黄炭　浙贝

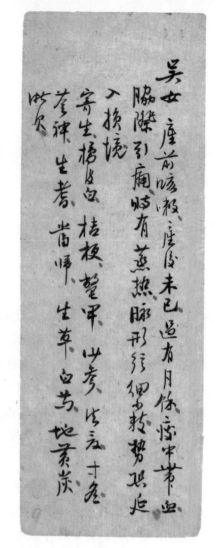

赏析：本案病名"肺痨"。主症为久咳、咳血、蒸热，脉络细小数。病机当为产后气血不足，虚火灼肺，络损血溢。案中"势恐延入损境"语，即表明了阴伤络损月余，加之产后，恐造成肺脾肾三脏交亏，阴损及阳的境地。治以滋阴降火，调补气血，润肺止血。方选黄芪鳖甲散加减。黄芪鳖甲散出自《卫生宝鉴》，具有益气养阴、清退虚热之功，适用于气阴两虚之劳热。本案处方中生芪益气固卫，寸冬滋肾清肺，鳖甲滋阴除蒸，三药共为君药。沙参助麦冬养阴润肺，橘皮白、茯神健脾化痰，助黄芪补气健脾，培土生金。桔梗、浙贝宣降肺气，化痰止咳；法半夏燥湿化痰，与橘皮白、茯神相配，合二陈汤之意，与桔梗、浙贝相配可增强化痰止咳之功。当归、白芍养阴和血，引血归经而止血，与黄芪相配可益气补血，调治产后血虚。地黄炭滋阴凉血止血；寄生平补肝肾，通调冲任奇经；甘草清热解毒，调和诸药。全方共成益气养阴、润肺止血之功。

这里特别需要提及处方中的三味药。一味是鳖甲，味咸性微寒，具有滋阴清热、潜阳息风之功，治小儿惊痫。《药性论》曰鳖甲："主宿食、癥块、痃癖气、冷瘕、劳瘦、下气除骨热，骨节间劳热，结实壅塞。治妇人漏下五色羸瘦者。"处方中与黄芪相配，则可益气阴而清虚热。第二味是橘皮白，为甘味，脾胃喜甘，有调补脾胃之功能，但味甘药易生湿生痰，故临床上调补脾胃者大都用陈皮留白的橘皮白而治肺经病，下气消痰时往往去白，即用去白的橘皮。橘皮去白消痰速，橘皮留白消痰缓。简斋先生在此用橘皮白即是取其调补脾胃之功，寓培土生金之意。治肺经之病，非一味地治肺，而是根据辨证，从整体调治，真乃临床高手，我辈应好好学习。第三味是处方中首列之桑寄生。一则肾为肺之子，肺痨常因肺虚，肾失滋生之源，或肾虚相火灼金，上耗母气，而致肺肾两虚，故用桑寄生平补肾气；二则桑寄生苦甘平无毒，有调补冲任奇经的功能，本案所治即为产后患者，用桑寄生可谓切中患者病机特点。

吴左，六脉弦细小数，本质阴虚湿热为病，稍劳则头眩脘闷，左半尤甚，甚则痰中夹红，大便不调，早起干咳。治以和养。

蛤粉拌地黄炭　白芍　苓神　川浙贝　橘络　合欢皮　法夏　寸冬　甘草　桔梗

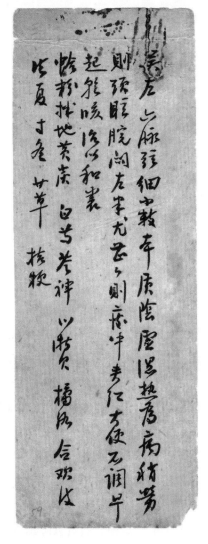

赏析：本案病名"肺痨"。症见六脉弦细小数，为五脏阴虚有热；痨虫犯肺，侵蚀肺脏，肺喜润而恶燥，肺体受病，阴分先伤，肺阴亏损，肺失滋润，故见干咳；肺络损伤，故痰中夹红；血虚不能上养于头，故稍劳则头眩；肺脾同病，气机不利，故脘闷；脾虚，故大便不调；病位在肺，故左半尤甚。治以和养，即调和肺脾肾、养阴清热化痰。方选百合固金汤加减。百合固金汤源自《医方集解》，功能养阴润肺、化痰止咳。用于肺肾阴虚，咳痰带血之症。处方中生地滋阴补肾，养阴生津，凉血止血，炒炭则增止血之功；蛤粉拌地黄炭具有养肺益肾，止咳止血之效。麦冬养阴液，润肺止咳；半夏化痰湿，下气止咳。如《金匮要略方论本义》所释："火逆上气，夹热气冲也；咽喉不利，肺燥津干也。主之以麦冬生津润燥，佐以半夏，开其结聚。"川浙贝化痰止咳，清热润肺。橘络，《本草撮要》曰"味淡微苦，驱皮里膜外积痰"。白芍意在养血益阴，泻肝阳之亢，使其不反侮肺金。桔梗宣利肺气而止咳化痰；甘草调和诸药，与桔梗合用，更利咽喉。另加茯苓肺脾同调，兼顾咳痰之标本，可谓一举两得；茯神、合欢皮解郁镇静，为简斋先生常用之药对。诸药合用，共奏调和肺脾肾、养阴清热化痰之功，使阴液渐充，虚火自清，肺肾得养，痰热得祛，诸症自愈。

本案简斋先生重在和养，即养阴润肺、健脾化湿。因患者本质阴虚湿热，简斋先生深得《内经》治本之道，重视固护正气，护养脾胃之气。处方中以生地、麦冬、白芍养阴生津润肺，以茯苓、茯神、合欢皮健脾养心化湿，半夏、橘络、茯苓、甘草为二陈汤而健脾理气化痰，诸药配合，药性平和，为简斋先生和法之体现。

朱左，27。

数月来人见消瘦，微咳（一日数声），卧少梦多，耳易微鸣，劳则头胀，纳减。近日喉际微干，据西医检查肺尖已有结核初期征兆，脉微弦而数。殊有入损可能，治用清养。

沙参　宋夏　寸冬　杏仁　苓神　苡仁　生草
稽衣　冬瓜仁　贝母　桔梗　百合　谷芽
另糯米先煎。

赏析：本案病名"肺痨"。肺喜润恶燥，痨虫蚀肺，肺体受损，首耗肺阴，阴虚火旺则见形体消瘦、喉干。如《丹溪心法》云："虚劳渐瘦属火，阴火销铄。"肺失宣肃，则见咳嗽。肺病日久则影响其他脏器，故有"其邪辗转，乘于五脏"之说，脾为肺之母，肺痨日久，子盗母气，脾虚不能运化见纳差；肾为肺之子，肺虚肾失资生之源，脑髓失充，则耳鸣、劳则头胀；肺肾阴虚，心火上炎则梦多，寐不安；肺虚不能制肝，肾虚不能养肝，阴虚火旺，见脉微弦而数。结合西医检查"肺尖已有结核初期征兆"，病属"肺痨"。辨为气阴两虚，阴虚火旺。病位在肺、脾、肾，累及心、肝。治以养阴润肺清肺。方选麦门冬汤加减。处方用麦冬甘润清养，既可养肺阴，又可清肺虚热；易人参为沙参，养阴润肺生津；半夏降逆下气，既开胃行津以润肺，又使得麦冬滋而不腻。另加杏仁、桔梗润肺止咳，宣降肺气；苡仁健脾化痰；冬瓜仁润肺化痰止咳；贝母清热化痰，润肺止咳；茯神健脾宁心安神；百合甘微寒，能养阴润肺、清心安神；稽衣即稽豆衣，味甘入肝、肾经，滋阴养血，平肝益肾，《饮片新参》言之"清脑、疏风热，治头痛"；甘草调和诸药；谷芽、糯米固养胃气，培土生金。

《证治汇补·痨瘵》云"凡阴病阳病，日久皆能传变"。简斋先生诊治肺痨，重视脏腑之间的传变关系及气血阴阳的损亏，既病防变，谨防"入损"。治疗则遵从"补虚培元"大法，如《寿世保元》中所云："治者宜滋肾水，养心血元气，健脾胃，以培其本。降相火，清湿热，化痰涎，润肺金，以治其标。"本案中，简斋先生"治用清养"，以沙参、麦冬、杏仁、百合、冬瓜仁、贝母等药甘寒养阴、清肺润肺为主，茯神、百合、苡仁健脾以助运化，甘草、谷芽、糯米、半夏养胃和胃，诸药合用，共成清补和养之功。如《理虚元鉴》所云："是以专补肾水者，不如补肺以滋其源，肺为五脏之天，孰有大于天者哉？专补命火者，不如补脾以建其中，脾为百骸之母，孰有大于地者哉？"

顾右，本质不足，素患咳嗽，秋疟止后见红，红止腹胀，间有不规则之热度，脘膈按痛，便常燥结，脉弦细而数，黎明咳甚，入损可虞。

蛤壳　白芍　紫菀　桑皮　沙参　寸冬　法夏

茯神　橘络　桔梗　甘草　大贝

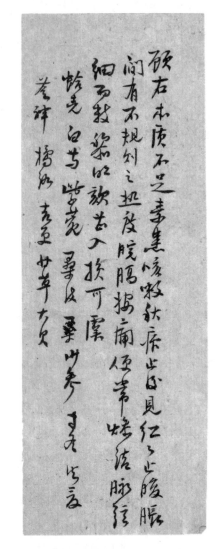

赏析：本案病名"肺痨"。《古今医统·痨瘵门》指出："凡此诸虫，着于怯弱之人，日久遂成痨瘵之证。""怯弱之人"即简斋先生所言"本质不足"。肺司呼吸，开窍于鼻，痨虫自鼻吸入，直趋于肺而蚀肺，肺失宣肃，则见咳嗽。脾为肺之母，肺痨日久，子盗母气，则脾气亦虚，脾虚生痰，痰湿阻肺，故可出现咳嗽痰多。病延日久，肺阴亏耗，阴虚生内热，出现不规则发热。热伤肺络，而见咳血。阴津亏虚，燥热内结，故见"脘腹按痛，便常燥结"。痰浊内阻，阴损及阳，故"黎明咳甚"。脉弦细数亦是阴虚内热之脉象。患病日久，气阴亏虚，"入损可虞"，恐导致脏腑损伤、阴损及阳之证。治拟养阴清肺，燥湿化痰，缓急止痛。方选沙参麦冬汤合二陈汤、芍药甘草汤加减。沙参麦冬汤有清养肺胃、生津润燥的作用；二陈汤有燥湿化痰、理气和中之效；芍药甘草汤有调和脾胃、缓急止痛的作用。本案处方中沙参、麦冬滋阴润燥，清养肺胃；桑白皮清宣燥热；紫菀、大贝清肺止咳化痰；桔梗宣降肺气；蛤壳清肺化痰；加入半夏、橘络、茯苓，取二陈汤之意，和胃理气，燥湿化痰，有培土生金之效；以橘络易橘红，长于行气化痰、通络止痛；白芍、甘草、茯神养血敛阴，健脾柔肝，缓急止痛。诸药配伍，共奏养阴清肺、润燥化痰、缓急止痛之功。

关于肺痨病因，唐代王焘明确提出"肺虫"致病说，朱丹溪概括其病理为"主乎阴虚"，故补虚培元、抗痨杀虫为治疗肺痨的基本原则。补虚以滋阴为主，合并气虚、阳虚者，则同时兼顾益气、温阳；就脏腑而言，补虚重在补肺，并注意脏腑整体关系，而同时补益脾肾。抗痨杀虫，旨在针对本病的特异病因进行治疗。本案本质不足在肺，病损及脾，气阴两虚，阴虚内热，"入损可虞"，恐阴损及阳，故以沙参、麦冬养阴清肺润燥，二陈健脾化痰，芍药甘草酸甘化阴缓急，体现了肺痨"补虚培元"的治疗原则。

宋右，四月前失红两次，日前寒热解后，口腭糜破，日久肌削，咳呛。昨晚突又失血，脉弦细小数。经事虽依时止而气阴大不足矣，酷暑灼金，大非所宜。

沙参　天冬　桑皮　紫菀　百合　川浙贝　枇杷叶　霍斛

另清水桂泡服。

赏析：本案病名"肺痨"，又称"痨瘵"。四月前，患者反复咯血二次，近日外感而发热恶寒，虽外感已解，但气阴已伤，阴亏虚火上炎而致口腭糜破；酷暑灼金，肺阴亏耗，虚热内灼而肺失清肃，肺气上逆故见咳喘气促；虚火灼伤肺络，则咯血又作；津伤液耗，肌肤失荣，故日久肌削；脉弦细小数，为气阴不足、虚热内生之象。正如《证治汇补》所曰："痨瘵外候，睡中盗汗，午后发热，烦躁咳嗽，倦怠无力，饮食少进，痰涎带血，咯唾吐衄，肌肉消瘦。"简斋先生认为患者气阴大不足，又逢酷暑，阴伤更甚，"大非所宜"，即预后不佳。

治以滋阴补肺，清热止咳。方选沙参麦冬汤合百合固金汤加减，体现了中医治疗肺痨的经典思路。百合固金汤出自《慎斋遗书》，是治疗肺肾阴亏、虚火上炎所致咳嗽的常用方剂。处方中百合甘苦微寒，滋阴清热，润肺止咳；贝母配枇杷叶，清热润肺，止咳化痰。沙参、天冬二药相配，同气相求，相辅相成，甘寒养阴，补益肺气，并能清退肺热而化痰止咳，为治疗阴虚肺热的常用药对。桑皮甘寒，清泄肺热；霍斛即霍山石斛，是石斛中的上品，滋阴清热生津；紫菀味苦辛，性微温，《本经逢原》云："紫菀，肺经血分之药……其性辛而不燥，润而不寒，补而不滞，善调五劳体虚，止嗽定喘，疗惊悸吐衄清血，又能通调水道，故溺涩便血，单服一两即效。然大泄肺气，阴虚肺热干咳禁用，以其性专温散，而无培养之力也。"本案为阴虚肺热之咳嗽见血，用紫菀似与上述"阴虚肺热干咳禁用"相悖，但因方中有大队甘寒滋阴药相配伍，故可避免其温散的副作用，而取其止咳止血之功，临床上也可以通过蜜炙来降低紫菀的副作用。清水桂又名企边桂，产自越南清化，具有温肾助阳、引火归原、散寒止痛、温经通脉的功效。本案用清水桂，一则引火归原以消虚火上炎所致的口腭糜破；二则在大量补阴药中配伍少量温阳助气之品，取少火生气之意。肉桂皮厚油多，性味亦厚，守而不走，服时只宜泡水，不可入煎，多煎则气体及油质挥发失效矣。

戴右，咳已久，气阴交伤，维护无力，巳午之间，辄作蒸热，至晚始平，间时腹痛便溏，脉虚弦。治再和托。

银胡　秦归　沙参　黄芪　白芍　甘草　云苓
於术　淮药　扁豆
另清水桂冲泡，另鳖甲、牡蛎、小麦、红枣先煎。

赏析：本案病名"肺痨"。《丹溪心法》云："痨瘵主乎阴虚。"久咳阴伤气耗，咳嗽无力，气短声低；阴虚则生内热，虚热熏蒸，则易出现午后潮热。脾为肺之母，肺虚子盗母气，则脾亦虚，脾虚不能输化水谷精微，终致肺脾同病，土不生金，肺阴虚与脾气虚两候同时出现，则有腹痛便溏等脾虚运化失健症状。"治再和托"，即益气健脾、滋阴清热，托化肺脾之气，调和营卫气血。方选保真汤加减。保真汤出自《劳证十药神书》，由当归、人参、生地、熟地、白术、黄芪、茯苓、天冬、麦冬、赤芍、白芍、知母、黄柏、五味子、柴胡、地骨皮、陈皮、厚朴、甘草组成，有补虚除热的功效，主治劳证骨蒸体虚，潮热盗汗。本案处方中黄芪、云苓、於术、甘草等补益肺脾之气，培土生金；沙参滋阴养荣；低热绵绵难退，银柴胡另加煨鳖甲以除骨蒸、退虚热；当归、白芍滋阴养血；自汗盗汗不止者，用煅牡蛎、浮小麦益气养阴止汗；怀山药、扁豆健脾化湿止泻，助脾胃对滋阴药的运化吸收。少佐清水桂泡服引火归原。简斋先生偶在气阴两虚证中少佐清水桂，肉桂味甘辛，性温，除了补火助阳、散寒止痛外，亦有引火归原、温通血脉之功，朱丹溪曾言"桂心，入二三分于补阴药中，能行血药凝滞而补肾"，而辛味走散，可助阳化气，在补气药中佐少量可使补气而不壅塞，增其补气之功。泡服而不煮，即为避免其辛味之气耗损致减药效。

《素问·六节藏象论》曰："肺者，气之本……为阳中之太阴，通于秋气。脾胃……仓廪之本……此至阴之类，通于土气。"肺为阳中之太阴，脾为阴中之至阴，肺阴不足者，若仅仅是滋补肺阴，一则肺气生化无源，二则肺津输布无力，无源无力，所补之肺阴，不久便消散殆尽也。所以肺痨患者，肺仅为标，阴亦是标，其根在脾、在气也。本案治疗也是从健运脾胃入手，使气血生化有源，肺之气阴得以滋养补充，为培土生金之意。方中鳖甲、牡蛎与小麦、红枣先煎，既是为提防已虚之脾胃之气对重镇介类之品不易运化所设，也是孟河医派重视脾胃学术思想的体现。

六

其他

（计2案）

刘左，53。咳吐黄痰已经个月，初时胁痛，近则气腥，脉弦不和，势恐失血。治用清气涤痰以和络，方未见。

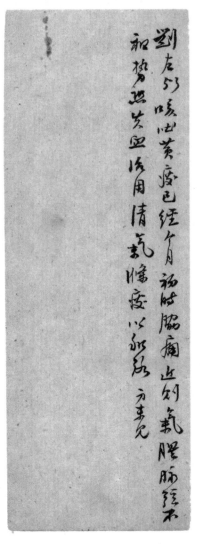

赏析：本案病名"肺痈"。病因病机为邪热壅肺，蒸液成痰，气分热毒浸淫及血，热伤血脉，热壅血瘀，酝酿成脓，见咳嗽痰多色黄气腥；痰热壅阻肺络，气滞血瘀，肺络失和，可见胸胁作痛，甚者有出血之势；脉弦不和为痰热炽盛之象。如《证治汇补·胸膈门》所言："久咳不已，浊吐腥臭，咳则胸中隐隐痛，口中辟辟燥，脉实滑数，大小便涩痛，振寒吐沫，右胁拒按，为肺痈之病。"本案当属于肺痈成痈期。治拟清肺消痈，涤痰和络。如《类证治裁·肺痈》提出："肺痈由热蒸肺窍，致咳吐臭痰，胸胁刺痛，呼吸不利，治在利气疏痰，降火排脓。"

本案方未见，简斋先生提出了"清气涤痰以和络"的治法。《医贯·痰论》云："若夫阴火炎上，熏于上焦，肺气被郁，故其津液之随气而升者，凝结而成痰，腥秽稠浊，甚则有带血而出者，此非中焦脾胃湿痰寒痰可所比，亦非半夏枳壳南星之所治，惟用清气化痰，须有效耳。"肺受火热熏灼，故需"清气"，即清肺肃肺；湿凝即痰为之裹，遂成痈，故曰"涤痰"，即化痰排脓。成痈期清热化痰解毒的代表有千金苇茎汤、如意解毒散。血败肉腐化脓，肺损络伤，恐有失血，故曰"和络"，即理气和络、化瘀通络、化痰通络。三大治法为简斋先生治疗肺痈成痈期的习用大法，对肺有痰热之证均可适用，常用方为清气化痰方、小陷胸汤、千金苇茎汤，这与现代肺痈成痈期的治疗大法契合。本案恐有失血，故可配丹皮炭、藕节、山栀炭、蛤壳、白芍、丝瓜络、橘络等，以清肺和络而宁血。脾（土）为肺（金）之母，又为生痰之源，故简斋先生治肺痈极为重视健脾除湿，以培土生金，杜绝生痰之源，常配伍二陈汤。肺痈后期，肺络受损，肺阴亏虚，常用沙参麦冬汤、百合、天冬、天花粉养阴清肺，滋润肺络。综合上述，本案方剂可选用千金苇茎汤、如意解毒散合二陈汤加减，配伍少量和络宁血药物。

王右，咳嗽日久，气阴交伤，早起寒热迭作不已，汗泄亦多，神气疲乏，腹部时痛，经居九月。损象已深，勉拟两和阴阳，托化寒热。

鳖甲　归芪　沙参　法夏　寸冬　苓神　地黄
会络白　甘草　芍　桔　川浙贝　紫菀　银胡
生煨姜　枣

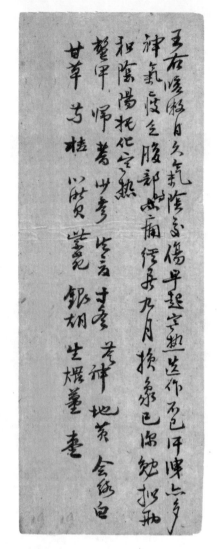

赏析：本案病名"肺痿"。《外科正宗》曰："久嗽劳伤，咳吐痰血，寒热往来，形体消削，咯吐瘀脓，声哑咽痛，其候转为肺痿。"本案咳嗽日久，气阴两伤，气虚则卫阳不足，温煦无力而早起觉寒，阴虚则易生内热，而又身热反复；汗为阴液，阳不摄阴，故汗泄亦多；气虚则脏腑功能气化乏力，故见神气疲乏；气阴不足，胃失濡养，和降失宜，腹部时痛；阴血不足则经闭，故见经居（闭）九月。总属肺病日久，气阴两虚，肺失濡养，肺叶枯萎而致"损象已深"。治拟益气养阴，清解虚热。方选黄芪鳖甲散加减。黄芪鳖甲散出自《太平惠民和剂局方》。本案处方中鳖甲滋阴清热平肝；当归补血养血，活血调经；黄芪益气养血，助阳固卫；沙参养阴清热，润肺化痰；法半夏燥湿化痰，健脾和胃；麦冬滋阴润肺，养阴清心；茯神健脾除湿，宁心安神；地黄滋阴补肾，凉血清热，配麦冬则润肺清火；会络白理气燥湿，化痰通络，健脾和胃；甘草清热缓急，调和诸药；芍药养阴补血，清肝散瘀；桔梗宣肺化痰止咳，引药入肺；川浙贝清热润肺，化痰止咳；紫菀化痰降气，清肺止咳；银柴胡凉血，清退阴分之虚热；煨姜不散不燥，温胃和中，与大枣、生姜并用，可行脾胃之津液而和营卫。全方合用，共奏益气养阴、消退虚热之功。

本案选用黄芪鳖甲散益气养阴，清退虚热，化痰止咳，因无骨蒸发热，故去秦艽、知母、地骨皮；恐阴虚失血而去辛热之肉桂；已见气机阻滞之"腹部时痛"，恐人参助热滞补而以沙参代之；桑白皮易伤肺泄气，而本案肺之气阴已虚，故不用而配以川贝、浙贝化痰止咳。加当归者，为与芍药、地黄相配伍以补血调经；会络白，如《本草备要》所言："入补养药则留白，入下气消痰药则去白。"本案治法为"两和阴阳，托化寒热"，具体用药仍然重视固护正气，特别是调护脾胃后天之气以达培土生金。本案出现血虚经闭，除加用当归养血调经外，邹云翔老师常配合治痨之大黄䗪虫丸养血活血，以增强调经之力。

贰

心系病证

一

概　述

在张简斋医案中，记载了心系病证医案有 21 例，其中心悸 4 例、胸痹 4 例、不寐 3 例、癫痫 6 例、其他 4 例。《素问·灵兰秘典论》曰："心者，君主之官也，神明出焉。"《素问·六节藏象论》曰："心者，生之本，神之变也。"心为五脏六腑之首，主宰及调节人体生命活动，并与其他脏腑共同协调机体功能。心主管人体精神、意识、思维及情志活动，《医门法律》说："心为五脏六腑之大主，而总统魂魄。"其功能正常，才能使得形神统一。现试将简斋先生医案在诊治心系病证方面的特点归纳总结如下。

1. 重视心阳温煦气化功能

《素问·生气通天论》曰："阳气者，精则养神，柔则养筋。"心主血脉，心阳具有温煦气化功能，推动运行血液。简斋先生心系病证的医案中常以温通心阳的桂枝甘草汤作为基础方，正如徐灵胎《伤寒约编》言："桂枝本营分药，得甘草则内温营气而悸自平。此辛甘温养之剂，为心虚、心馁、心悸之专方，取辛甘发散温煦阳气之意。"简斋先生常用的温通心阳法有：

（1）温通阳气：心阳不振，不能养神，可见畏寒、心悸、失眠，方选桂枝甘草汤加减。《伤寒论·辨太阳病脉证并治》云："发汗过多，其人叉手自冒心，心下悸，欲得按者，桂枝甘草汤主之。"

（2）温阳潜镇：心阳虚，虚阳浮越，扰动心神，可见心如悬惕、心悸震惊尤甚、畏寒肢冷，方选桂枝甘草龙骨牡蛎汤加减。

（3）温阳化饮：阳气不足，气化不行，水液停聚，则见气短乏力、浮肿而喘、胸闷，方用苓桂术甘汤加减。

（4）温补心肾：肾阳为诸阳之本，与心阳、脾阳关系非常密切，心之阳气之根系于肾，心肾阳虚或见心悸、腰酸冷痛、浮肿，方用真武汤加减，以温肾助阳。

2. 强调心之阴血濡养功能

《素问·阴阳应象大论》曰："阴在内，阳之守也。"阴为产生机能活动的物质基础，所谓阴为阳之守。简斋先生治疗心系病证时，亦常用滋养心之阴血、宁心安神之法。

（1）养心阴：心阴不足，心神失养，甚则涉及肝肾阴虚，见虚烦失眠、心悸不安、手足心热、口舌生疮、大便干结、健忘神疲、舌红少苔，方选天王补心丹加减。

（2）补心血：心肝血虚，虚热内扰于心，见虚烦失眠、面色少华、魂不守舍、头晕目眩、咽干口燥，方选酸枣仁汤加减。

（3）养阴柔肝：心肝阴虚，络脉失养，见心悸、情绪不宁、胸痛、经脉拘急、脉弦，方选杞菊地黄丸养阴，再配伍柏子仁、白芍、甘草等甘缓之品。

（4）养血平肝：阴血不足，血虚生风，肝阳上亢，可见头晕目眩等症，方选四物汤补益肝血，同时配伍白菊花、钩藤、白蒺藜等平肝熄风。

（5）养阴清热：阴虚火旺或相火妄动，见心烦失眠、口舌生疮、脉细，在养阴的同时，配伍咸寒之鳖甲以养阴清热、苦寒之黄柏以清热泻相火。

（6）益气养血：心脾两虚，心神失养，见失眠心悸、神疲乏力，方选归脾汤加减。

3. 细辨心火痰瘀扰神闭窍

《素问·通评虚实论》曰："邪气盛则实，精气夺则虚。"心系病证虽多虚证，亦有实证，简斋先生往往先明辨邪实，重在辨清心火痰瘀、扰神闭窍而随证施治，邪去才能正安。常用治法如下。

（1）清心平肝：多因情志过激，或因六淫内郁化火，使心火内炽，见头痛心悸、或而喧嚣詈骂、夜难于寐、弦脉小数，予以天麻、池菊、白蒺藜平肝泻火，或石斛、白芍、桑叶络养阴平肝清热。

（2）疏气化痰：气滞痰浊阻遏胸阳，气机不利，可见胸闷、腹胀、胸痛。如"胸痹"痰浊内盛，气失疏和，简斋先生"治以宣和疏化"，即宣畅气机，化痰健脾，活血和络，方选二陈羌防汤加减。其特别之处在于将辛散风药羌活、防风灵活运用于"胸痹"，以达辛温通阳、疏化理气之效。

（3）泻热化痰：心藏神，心窍通利则神志清爽；心窍为痰火所扰，则出现心烦、心悸、口苦、易惊、失眠多梦、癫痫，简斋先生常用温胆汤治之，并对胆郁痰扰所致癫病烦躁配合白金丸豁痰通窍、清心安神、行气解郁。

（4）通阳化浊：浊阴凝滞心脉，胸阳痹阻，心脉不通，见胸痛彻背、脉沉小，方用枳实薤白桂枝汤加减以通阳散结、下气祛痰。

（5）轻宣胸痹：湿郁气分，阻遏上焦阳气疏布，而见胸闷、脘腹不舒、脉滑小，方选宣痹汤加减达苦辛通阳、化痰宣痹之效。

4. 巧妙运用药物性味特点

简斋先生在治疗心系病证中体现了《素问·脏气法时论》中提出的"心苦缓，急食酸以收之"，"心欲软，急食咸以软之，用咸补之，甘泻之"等治法特点。缓则心气微逸，自伤其神矣，以酸味药物收敛心气，病案中多以酸枣仁益心气、安心神。"补脾用甘"，中焦枢机得运，通路得畅，则心火下达，肾水上升。医案中多用甘味药物，尤其是甘草，或甘凉以清热，或辛甘发散通阳，或仿李东垣之法以甘温除热，总以顾护中焦、恢复气机转输为要。简斋先生在诊治奔豚气一案中还提出"咸温镇逆"法，"精不足，补之以味"，咸能入肾，予以血肉有情兼以咸味药物（如鳖甲、乌贼等）补肾填精；"劳者温之"，故以温药（当归、巴戟天、小茴香、桂枝等）补虚；并以金石介类药物（如紫石英、龙骨等）重镇平逆。

二

心悸

（计4案）

赵右，服宣和之剂，颈肋痛减，但本质血虚肝旺，仍常心悸，稍因感触，心烦意乱，夜寐口干欠津，脉弦不和。治以柔养。

沙参　二斛　苓神　枣仁　远志　地黄　甘草

白芍　合欢皮　橘络　紫丹参　稽豆衣

赏析：本案病名"心悸"。患者服宣和之剂，虽可使颈肋疼痛缓解，但虑有动血伤阴之弊。患者本质血虚肝旺，一则不能奉养于心，致心神失所养而发生心悸，正如《丹溪心法》曰："人之所主者心，心之所养者血，心血一虚，神气不守，此惊悸之所肇端。"二则肝阴不足，肝阳偏亢，上扰心神也可致心悸，《石室秘录》口："躁扰不宁，心神恍惚，惊悸不宁，此肝肾之虚而心气之弱也。"阴液亏虚，不能上承津液，故见"夜寐口干欠津"。稍因感触则心烦意乱，乃肝郁不舒之征；脉弦不和，为肝旺之象。简斋先生治以柔养，即补血养心，滋阴柔肝，方选天王补心丹加减。天王补心丹出自《校注妇人良方》，具有滋阴养血、补心安神的功效，可用于阴虚血少之神志不安证。本案处方中沙参易人参，因病机以阴虚为主，气虚不显，故用沙参养五脏之阴，并配伍石二斛（即川石斛、霍石斛）以增强益肝阴之功；地黄补血填精，滋阴清热；茯神、酸枣仁、远志养心安神；白芍养血柔肝，合甘草既有缓解止痛功效，又可酸甘化阴；茯苓健脾安神；合欢皮补阴安神解郁；橘络理气化痰通络；紫丹参清心活血；稽豆衣滋阴养血，祛风平肝。诸药合用，共奏滋阴养血、柔肝宁心之功。

本案简斋先生明确提出本案本质为"血虚肝旺"，既有阴血亏虚，又有肝阳偏亢之"肝旺"实证，故治疗时应根据虚实、缓急的不同，标本同治。治疗心血不足所致之心悸有两张代表方，一张是归脾汤，另一张是天王补心丹，二者皆属养心安神之剂，均可治善忘、怔忡、心悸、失眠，唯前者以健脾益气为主，宜于气虚之证；后者以滋阴泻火、养心安神为主。在本案中，简斋先生根据病机，去天王补心丹中专清心火之品，而着重补肝阴，益肝血，以达宁心神之功效。

方左，脉来弦小，夜寐多梦，心如悬惕，畏寒，寒则腹作疹痛。

桂枝　龙骨　牡蛎　甘草　白芍　法夏　苓神

枣仁　陈皮　远志

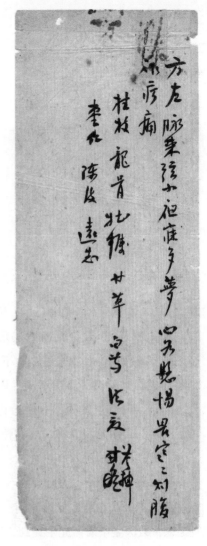

赏析：本案病名"心悸"。患者或因多种因素导致心阳不足，《素问·生气通天论》曰："阳气者，精则养神。"阳气鼓动无力，无以温养心神，则心悸不安；心血不足，夜寐多梦；阳气虚衰，无以温煦则畏寒、寒则腹作疹痛；舌淡苔白、脉弦小为阳气不振之象。治拟温补心阳，方选桂枝甘草龙骨牡蛎汤合酸枣仁汤加减。桂枝甘草龙骨牡蛎汤出自《伤寒论》，功用温补心阳。方用桂枝扶助心阳；炙甘草补虚益气，辛甘发散为阳；配以牡蛎、龙骨重镇安神。酸枣仁汤出自《金匮要略》，功用养血安神。方用枣仁补血养肝，宁心安神；法夏、陈皮燥湿化痰；茯神、远志宁心安神；芍药、甘草酸甘敛阴，缓急止痛。诸药共奏温补心阳、宁心安神、缓急止痛之效。

简斋先生辨明病机主证，善于活用经方，本案所选桂枝甘草龙骨牡蛎汤和酸枣仁汤均为仲景经方。《伤寒论》118条云："火逆下之，因烧针烦躁者，桂枝甘草龙骨牡蛎汤主之。"太阳表证，治疗应用发汗方法而误用火法治疗，使邪不得外出，且伤人津液，称之为火逆。火逆后如表证不解，仍应用桂枝汤治疗，但又错用下法更伤津液，邪热入里而成太阳阳明合病，导致患者烦躁不安。此烦躁，既有表不解之烦，又有亡阳且津伤，里热上扰致烦躁，宜用桂枝甘草龙骨牡蛎汤治疗。《本经疏证》曰："心为众阳之主，体阴用阳，其阳之依阴，如鱼之际水，寒则深藏隐伏，暖则踔跃飞腾，古人谓有介类伍之，乃不飞越，故凡有风寒，汗之下之火之或不得法，则为悸为烦，为叉手冒心，为起卧不安，于是以桂枝引其归路，而率龙骨牡蛎介属潜之也。"本案虽无表证，也无误治伤阳，但简斋先生抓住心阳虚这个核心，灵活选用桂枝甘草龙骨牡蛎汤加减，而芍药与甘草相配为缓急止痛之经方，复加其惯用之二陈汤调畅气机，虽是复方制剂却简而不繁，可谓恰中病机。

何右，妊娠七阅月，初时受孕即患恶阻，渐至面浮肢肿，肤色淡白，心悸震惊尤甚，畏寒，四心热，食欲或旺或衰，脉小数。分娩须防喘变。

桂枝　龙骨　牡蛎　甘草　陈皮白　白术　苓神

枣仁　秦归　寄生　煨姜　红枣

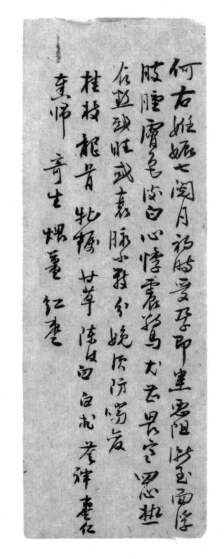

赏析：本案病名"心悸"。患者妊娠初时即患恶阻，正如《诸病源候论》云："此由妇人元气虚羸，血气不足，肾气又弱，兼当风，取冷太过，心下有痰水挟之而有娠也。"妊娠日久心肾阳虚，温煦不利，则畏寒；阳虚气化失调，水饮内停，致面浮肢肿；中焦运化不利，气血生化乏源，气血不足，无以温养心神，故心悸不安、肤色淡白；血虚于内，不能敛阳，见四心热之症；阳虚饮停，水饮凌心可见心悸、震惊尤甚；气血不足，故见脉小数。心肾阳虚，心阳不振，痰饮在肺，分娩时则可由于血气大损，而有喘脱之变，故医案中简斋先生提到"分娩须防喘变"。治拟温振心阳、养血安神，方选桂枝甘草龙骨牡蛎汤加减。

关于心悸，《伤寒论》称之为"心中悸""心下悸"，属阳气内虚者，治当温阳益气。本案患者即为心肾阳虚，兼有血虚之证。桂枝甘草龙骨牡蛎汤加减可补阳宁心，为治疗心阳不振所致心悸的主方。方中桂枝、甘草温振心阳，龙骨、牡蛎重镇安神定悸，《伤寒贯珠集》指出："桂枝、甘草，以复心阳之气；牡蛎、龙骨，以安烦乱之神。"而且龙骨、牡蛎相伍，能收敛浮越之火，治疗虚阳外越之证，如《古方选注》云："故龙骨、牡蛎之纯阴，必须借桂枝、甘草之清阳，然后能飞引入经，收敛浮越之火，镇固亡阳之机。"另配伍茯神、枣仁、当归、红枣补养心血，宁心安神；白术、茯苓、陈皮健脾利水化湿，并助气血生化之源；寄生补肾温阳，益血安胎；煨姜和中止呕。本案特点："妊娠七阅月"，心阳不振而见心悸之证，简斋先生既以桂枝甘草龙骨牡蛎汤加减温振心阳，养血安神治已病，又非常重视中焦脾胃运化之功，用姜、枣、陈皮、茯苓、白术健运脾胃，以助生气血，医案末更提出"分娩须防喘变"，充分体现了治未病以及预防传变的思想。

钱右，34。气阴两虚，布化不及，午后肢冷，心悸带多，舌本作麻，纳谷不甘，脉沉小。议益气补血，佐以和中。

秦归　川芎　桂枝　甘草　白芍　法夏　云苓神

於术　会皮白　寄生

另牡蛎、小麦、煨姜、红枣先煎。

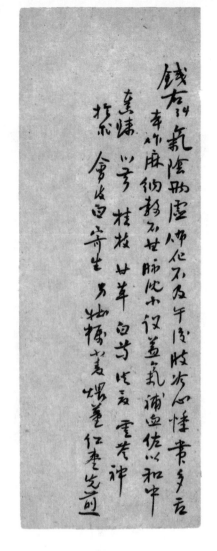

赏析：本案病名"心悸"。气血是人体生命活动的动力和源泉，气为阳，有温煦、化生、推动、统摄作用；血为阴，有濡养、运载作用，《难经》云："血主濡之。"血行脉内，依靠心气推动运行周身。患者气血不足，或病久体虚，心失所养，故心悸不安；午后阳气渐衰，肢体失于温煦，故午后肢冷；心血不足，心气虚弱，少阴经气空虚无以上承，则舌本麻木；脾胃气弱，纳运失职，则纳谷不香；脾气虚弱，湿聚下焦，带脉失约，则带下量多；脉沉小为气血虚弱之象。治"议益气补血，佐以和中"，即益气养血、温补心阳、健脾和中。方用四物汤合桂枝加龙骨牡蛎汤加减。方中当归甘温质润，补血养血。一能补益营血，使心神得养；二可活血行气，以解血运不健，布化不及。白芍柔肝养血滋阴，与当归寒温相配，共奏补血养阴之效；川芎活血行气，补而不滞；桂枝温通经脉，助阳化气，宣畅气机以温四肢百骸；甘草和中缓急，补益脾气，与桂枝共奏温心阳、益心气、补脾气之功。《古今选注》言："桂枝复甘草，是辛从甘化，为阳中有阴。"牡蛎益阴潜阳，兼能固涩，使补而不泄，气不逸脱；云茯苓、茯神宁心安神，养心定悸；法夏、会皮白和胃化湿，于白术健脾燥湿兼以止带。三药共奏健脾化痰、利湿止带之功。小麦、煨姜、红枣顾护胃气，和中健脾。诸药合用，补血而不凝滞，益气而不伤阴，和中兼可燥湿，共达调营卫、补气血之效，使正气恢复，诸症得愈。

本案诊治简斋先生围绕补气生血，以大队益气补血药为主，其选方用药有两大特点：一是精选道地药材，以加强疗效。如秦归产于甘肃秦州，补血之力较强；云茯苓、茯神生于云南，质量尤佳，健脾安神效强；于白术为浙江省於潜地区所产，健脾力优；会皮白为新会陈皮去油皮后的橘白，治在理气健脾。二是采用先煎代水煎药之法，以顾护脾胃。本方以小麦、煨姜、红枣等药食两用之品先煎取汁代水煎药，以温中护胃为主，体现了简斋先生注重和中健脾、顾护胃气的用药习惯。

三

胸痹

（计4案）

张右，44。体丰痰浊素重，气失疏和，寐醒气窒不舒，肩臂作酸，有时耳鸣，口燥腹胀。治以宣和疏化。

羌活　防风　杏苡仁　苏桔梗　法夏　赤白苓

赤芍　会皮　枳壳　寄生　白蒺藜

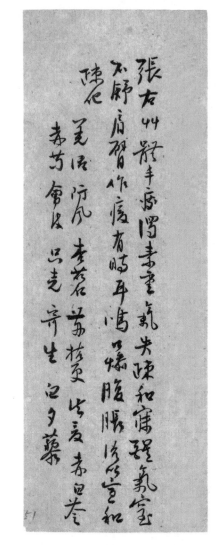

赏析：本案病名"胸痹"。患者体丰，"肥人多痰"，痰阻气滞，脾运失健，肺气郁闭，故觉"气窒不舒"。《灵枢·经脉》说："肺手太阴之脉，起于中焦……上膈属肺，从肺系横出腋下，下循臑内……下肘中，循臂内上骨下廉，入寸口。"痰浊阻滞而肺经经气不利，则肺经循行处肩臂作酸；痰浊中阻，清阳不升，可现耳鸣；津不上承，则口燥；痰阻气滞，浊气在上，则见腹胀。证属脾虚痰浊内盛，肺脾气失疏和。"治以宣和疏化"，即宣畅气机、化痰健脾，方选茯苓杏仁甘草汤合二陈羌防汤加减。《金匮要略》云："胸痹，胸中气塞，短气，茯苓杏仁甘草汤主之。"其中杏仁通调肺气，以利胸中之气，茯苓渗湿下行。二陈羌防汤出自《症因脉治》，功用燥湿理脾化痰。案中处方以羌活、防风宣肺醒脾，祛风胜湿以除肩臂作酸；仿叶氏苦辛开郁法，以杏仁味苦，降气化痰，配桔梗、苏梗以加强其宣降肺气之效；半夏味辛，燥湿化痰，理气行滞。枳壳、陈皮调肺脾之气以化痰湿；白蒺藜祛风活血、疏肝解郁，也可宣散肺郁；与滋补肝肾之桑寄生相配伍，则消补兼施，敛散同用，使补中有疏而不壅滞，疏中有补而不伤正气；配以赤芍缓急柔肝而通络活血，抑肝扶脾而助化痰浊之力；薏苡仁、赤茯苓、白茯苓利湿健脾以杜生痰之源，并使痰浊之邪从下而走。

《灵枢·本脏》："肺大则多饮，善病胸痹、喉痹、逆气。"《内经》所言胸痹病位在胸中，包含心痹和肺痹范畴，饮邪痹阻为胸痹的主要病机。本案简斋先生抓住患者体丰，痰浊素重，肺脾气失疏和这个基本病机，通过体质辨别，结合临床症状，立法选方，用药清灵平和，配伍丝丝入扣，调肺运脾为先，兼以助肾，深得治痰之要旨，值得我们临证借鉴。

朱右，阴浊凝痹，胸脘痛彻后背，大便苦秘，胸下如束，脉沉小。议以通阳化浊。

桂枝　法夏　薤白　陈皮　川朴　云苓　苏桔梗

枳壳　合欢　淡生姜

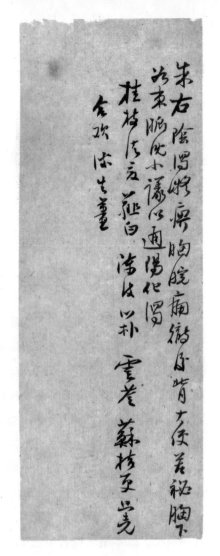

赏析：本案病名"胸痹"。仲景认为胸痹病机乃"阳微阴弦""阴乘阳位"；《诸病源候论》亦说："寒气客于五脏六腑，因虚而发，上冲胸间，则为胸痹。"叶天士则提出："胃阳不旺，浊阴易聚。"简斋先生概括本案病机为"阴浊凝痹"。胸脘阳气困顿，阴浊为病，湿阻寒凝，血得寒则凝，心脉痹阻，不通则痛，则胸脘痛彻后背；寒主收引，胸下如束；中脘清阳不运，阴寒内盛，饮停肠胃，失于传导，故见大便苦秘。脉沉小亦是胸阳阻遏、阴寒内盛之象。治法"议以通阳化浊"，即辛通阳气、祛寒化湿，方选枳实薤白桂枝汤合桂枝生姜枳实汤加减。《金匮要略》云："胸痹心中痞气，气结在胸，胸满，胁下逆抢心，枳实薤白桂枝汤主之。""心下痞，诸逆，心悬痛，桂枝生姜枳实汤主之。"二方加减合用，有通阳化气、祛寒化痰的功能，可增强疗效。本案处方中用桂枝温通经脉，通阳化气，与薤白相伍，加强其温阳散结之功；枳壳、川朴下气除痞散满；苏梗行气宽中止痛。因浊阴致病除寒邪凝滞及气血瘀滞外，还包括痰湿阻滞，故又予以法半夏、陈皮、云苓、淡生姜燥湿化痰，理气和中；桔梗调气加强祛痰的功效。合欢，其皮可和血宁心，其花重在解郁安神。

本案简斋先生辨其病位在胸脘，病机包括了心阳不足和胃阳不振，故用桂枝、薤白通心阳，半夏、茯苓通胃阳，并配伍川朴、苏梗、枳壳等理气之品，使胃气下行，气机调和，浊阴不生，便秘等症状亦可除。处方所用枳壳，与枳实相比，枳壳偏于走上焦、行气滞。《神农本草经》记载瓜蒌"味苦，寒"，简斋先生医案中用瓜蒌通常都兼有热证，而本案兼见胃阳不运，故未用瓜蒌，以防其更伤胃气。

汪右，49。服疏化通阳之剂两帖，夜寐少安，大便干燥，解而不畅，胸次亦觉板闷，似觉有痰腻着，脉弦滑而小。拟从叶氏轻宣胸痹法。

香豉　郁金　射干　杏仁　紫菀　枳壳　橘皮

桔梗　蒌皮　大贝　枇杷叶

赏析：患者以胸部板闷为主症，病属"胸痹"。由于肺主宣发肃降，若肺之宣降失常，津液疏布不利，则易生痰，痰气交阻于胸中，胸脘气机不畅，胸次亦觉板闷，似觉有痰腻着；胸阳不展，心阳不运，夜寐少安；肺主一身之气，肺又与大肠相表里，肺气不利，津液不化，大便干燥，解而不畅；脉弦滑而小，为气机不畅、痰气痹阻之征。《类证治裁·胸痹》曰："胸痹，由胸中阳气不舒，浊阴得以上逆，而阻其升降，甚则气结咳唾、胸痛彻背。夫诸阳受气于胸中，必胸次空旷，而后清气转运，布息展舒。"温通心阳为常用治法，故本案治以苦辛通阳、化痰宣痹之法，方用宣痹汤合橘枳姜汤加减。宣痹汤出自《温病条辨》，以轻宣肺痹为主，由枇杷叶、郁金、射干、白通草、香豆豉组成，具有苦辛通润、轻宣肺痹之功。处方中选郁金、射干、香豉苦辛通阳，轻宣肺痹；枇杷叶清肺热。橘枳姜汤出自《金匮要略》，橘皮化解胸中痰郁，枳壳理气下气。枳壳与桔梗相配，桔梗主升，枳壳主降，一升一降，气机通畅；桔梗宣肺祛痰，杏仁降逆肺气。二药相配伍，使肺气宣肃得当。另加瓜蒌皮理气宽胸；紫菀、大贝消痰止咳，其中紫菀润肺下气，并能润肠通便。诸药合用，共达苦辛通阳、化痰宣痹之效。

仲景治疗胸痹，注重以辛温微通其阳，叶天士在《临证指南医案》中记载胸痹类案十五则，提出治胸痹三法：重阳气，治痰，活血通络。叶氏用方多崇仲景，常用瓜蒌薤白系列方温通心阳。本案简斋先生抓住上焦胸阳不展，痰气交阻这个关键病机，遵从叶氏"当开上焦之痹"，异病同治，采用轻宣胸痹法，以苦辛开郁、宣痹化痰。

鲍童，18。凤患遗泄，下元不足，嗣被拳击，上络又伤，始由左胸作痛，继之痛及遍身，脉弦。治以疏和托化，防增咳。

旋覆梗　苏桔梗　秦归　地黄　白芍　法夏　云苓　会皮络　桂枝　桃仁　大贝　合欢皮花　桑枝寄生

赏析：本案病名为"胸痹"。患者素体不足，长期遗泄，肾精亏耗。又被拳击，络脉损伤，发为左胸疼痛；胸中为气海，乃元气所聚，贯膈而行气血，气血不能循经络而濡养全身筋脉脏腑而致疼痛遍及全身。脉弦为气血不和之征。其本为肾虚，气血不足，以托化扶正，疏和治标。上络不和，肺气不利，久病当预防新增咳嗽变证。方选旋覆花汤合四物汤加减。旋覆花汤出自《金匮要略·五脏风寒积聚病脉证并治》："肝着，其人常欲蹈其胸上，先未苦时，但欲饮热，旋覆花汤主之。"为治络病之祖方，具有祛瘀活血、理气通络之功效。此案处方中以旋覆梗易旋覆花与苏梗相配，共奏降逆之功，又苏梗宽中解郁，共调肺脾之气；与桔梗相配，一降一升，条畅胸中气机。法半夏、云茯苓、会皮为二陈汤主药。半夏燥湿化痰，和胃止呕；陈皮理气化痰，使气顺则痰降，气行则痰化；痰由湿生，故以云茯苓健脾渗湿，杜绝生痰之源。加大贝母清化痰浊。该患证属本虚标实，当标本同治。故加四物汤中秦当归、地黄、白芍补血和血；橘络通络气；桂枝温阳通络止痛；桑枝祛风除湿，通利关节。共奏祛风通络止痛之功。桃仁活血行瘀，与桂枝、四物汤合用，取其辛润通络之效。另加桑寄生补肝肾，强筋骨，益血脉；合欢花、合欢皮活血理气解郁，和络止痛。全方组成严谨，用药精准，共奏理气化痰、养血和血、通络止痛之功。

本案患者因外伤，上络受损，致全身疼痛，简斋先生借鉴叶天士提出的"人身气机合乎天地自然，肝从左而升，肺从右而降，升降得宜，则气机舒展，人身精气得以输布流行"，以及"肺朝百脉"观点，通过宣通肺气、理气和络而止痛，灵活选用旋覆花汤。用旋覆梗、苏梗、桔梗、橘络等理气通络之品，其中桔梗宣通上焦肺气，配以苏梗宣畅中焦气机，共同调节气机升降出入。

四

不寐

（计 3 案）

冯右，33。生育繁密，心营损耗。数年来常患失眠，头痛，心悸，纳谷不甘，大便间解，脉弦小。拟和养法。

天麻　池菊　桑络　白蒺藜　川斛　归身　首乌
法夏　抱神　枣仁　生草　白芍　橘络白　女贞
稀豆

赏析：本案病名"不寐"。其病因乃"生育繁密"，肝肾不足，营血损耗，心神失养，故见失眠；肝肾阴血不足，肝阳偏亢，上扰清窍，故见头痛；阴血亏虚，既不能养心，又可使水不济火，以致心火内动，扰动心神，而出现心悸；病程迁延数年，病及脾胃，运化失健，故纳谷不甘；血虚肠道失濡，则大便间解；脉弦小为阴虚阳胜，即肝血不足、肝阳偏亢之象。正如《景岳全书》所言："盖寐本乎阴，神其主也，神安则寐，神不安则不寐。其所以不安者，一由邪气之扰，一由营气之不足耳。"治"拟和养法"，即养血安神、益阴柔肝，方选酸枣仁汤加减。《金匮要略》："虚烦虚劳不得眠，酸枣仁汤主之。"本案处方中以酸枣仁生心血，养肝血，养心安神；茯神宁心安神；川斛、当归、首乌、白芍、女贞、稀豆补养肝肾阴血；天麻、池菊、桑络、白蒺藜平肝凉肝；半夏、橘络白、生草健脾和中而助运化。

《临证指南医案》云："肝阳不降，夜无寐，进酸枣仁法。""阳升不降，用《金匮》酸枣仁汤。"本案简斋先生辨以血虚为本，阳升不降为标，方用平肝息风药与滋补肝肾阴血药配伍，则标本兼顾而攻补兼施，使肝体得养而肝用得柔；平肝药与养心安神药相配伍，则肝阳得平，阳入于阴而可入寐；补养阴血药与健脾和中药相配伍，则补而不滞，无损脾胃运化功能。寒热并用，补泻合剂，平其亢厉，标本同治，皆为和法。观本案处方未见使用重镇介石类以平肝潜阳，因本为虚证，且病历数年，夹有脾虚，故用药轻清平和，不用大苦大寒大温及虫介金石之品，不伤胃气，使脾胃运纳如常而阴血滋生，肝木得涵，心神安宁。

赵左，63。眩悸渐平，仍时疑怯，寐不适则觉相火冲动，脉弦劲。肝主谋虑，肾藏五志，拟柔养舒化，乙癸同源并治。

枸杞　池菊炭　地黄　山萸　苓神　沙参　寸冬

龟板　龙骨齿　菖蒲　远志　川柏炭

赏析：本案病名"不寐"。患者既往肝肾阴虚，相火妄动，时有目眩心悸，治疗后有所改善，《四圣心源》云"神病则惊怯不宁"。神不内守，心虚胆怯，故不寐。《四圣心源》曰："卫气入于阴则寐，出于阳则寤"，肝阴亏虚，寐不安则阳不入阴，相火冲动，上扰心神，心悸目眩加重。《素问·灵兰秘典论》："肝者，将军之官，谋虑出焉。"《灵枢·本神》："肾藏精，精舍志。"故曰肾藏五志。肝肾乙癸同源，肾阴亏虚，肝阴失于所养，阴不制阳，阴虚阳亢，相火上冲，心神被扰，故简斋先生提出"拟柔养舒化，乙癸同源并治"，即治从滋补肝肾，方选杞菊地黄丸加减。方中生地黄甘补微温，善滋阴养血，益肾填精，为补肝肾、益阴血之要药；龟板滋阴潜阳，益肾强骨，养血补心。两者配合，共奏滋阴养血、潜阳宁心之功；山茱萸滋养肝肾，秘涩精气；茯神渗湿健脾，宁心安神；枸杞子甘润而平，善补肝肾而益精明目；池菊炭善疏风清热，平肝明目；川柏炭清火保阴，擅治虚热火旺。两者均炒炭存性，防苦寒败胃。沙参、寸冬清养肺胃，生津润燥；龙骨、龙齿、石菖蒲、远志镇惊安神。全方共奏滋养肝肾，安神定志之功。

张景岳总结失眠病证曰："不寐证虽病有不一，然惟知邪正二字则尽之矣。盖寐本乎阴，神其主也，神安则寐，神不安则不寐。其所以不安者，一由邪气之扰，一由营气之不足耳。"故临证当辨虚实。失眠又多责之心、肾、肝三脏，即简斋先生案中所言"肝主谋虑，肾藏五志"。临证需辨证清楚，灵活选方用药。本案中简斋先生运用咸苦酸甘以和阳养阴；用池菊炭、川柏炭，取其入血分，清血分伏热，并兼有潜降之功。

沈右，六脉弦细而小，本质气贫血弱，蒸化不及，津液不能散布，口干舌燥，甚则脘次作热。治当和养，不伤下气。

生熟枣仁　川芎　知母　贝母　桔梗　生草　秦归　白芍　南北沙参　茯苓神　姜制夏　寸冬

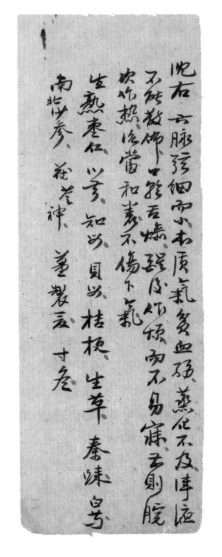

赏析：本案病名"不寐"。患者气贫血弱，阴血不足，心神失养，不易入寐；气虚则蒸化不及，津不上承而口干舌燥；心血不足，失于濡养，情绪欠宁，醒后作烦；胃阴不足，虚热内生，故可见脘次作热。"六脉弦细而小者"，为脏腑气血不足之象。简斋先生提出"治当和养，不伤下气"。所谓"和养"，即用药不热不寒，以甘温凉润或甘平濡润之品养血补阴，并兼和中；"不伤下气"，是指不伤肝肾精气。拟方酸枣仁汤合麦门冬汤加减，既可治肝血不足之虚烦失眠，又可解胃阴不足之虚热和口干舌燥，可谓考虑周全。《金匮要略·血痹虚劳病脉证并治》云："虚劳虚烦不得眠，酸枣仁汤主之。"方中酸枣仁养血补肝，宁心安神；知母滋阴清热；茯苓、茯神养心安神；川芎为血中气药，调畅气机；生甘草和中缓急，既合酸枣仁之酸以酸甘化阴，又合知母之苦以苦甘化阴。麦门冬汤原主治火气上逆，咽喉不利，喻嘉言曰"此胃中津液干枯，虚火上炎之证"。方中麦冬甘寒清润，养阴生津，滋液润燥，兼清虚热；甘草、南沙参、北沙参益气生津；半夏本为降逆化痰，但在大量甘润之剂中反佐之，则其温燥之性被抑而降逆之功犹存，使补而不滞，又可布散津液以上达。本案处方中又加秦归、白芍以增强养肝补血之作用；贝母开郁散结，除烦润肺清热，以消醒后作烦、脘次作热；桔梗为舟楫之剂，载药上行，助养阴药上布津液。诸药合用则肝血得充，津液上布，心神得养。

枣仁生熟同用是简斋先生此处方用药的一大特点，《本经逢原》记载："酸枣仁味甘而润，熟则收敛津液，故疗胆虚不得眠、烦渴虚汗之证；生则导虚热，故疗胆热好眠、神昏倦怠之证。"既加强了镇静安眠的作用，又兼顾了生酸枣仁清心安神，熟酸枣仁收敛生津功效的区别。桔梗与贝母配伍也是本案处方用药一个特色，《重庆堂随笔》曰："桔梗，开肺气之结，宣心气之郁，上焦药也。"而"贝母味苦而辛，其性微寒，止于心肺燥郁"（《本草求真》）。二药合用，辛苦开郁，兼可去燥。

五

癫痫

（计6案）

姚左，17。刺激过度，神经失常，或而阗月沉默，或而喧嚣詈骂，夜难于寐，弦脉小数。治先清和肝胆。

枣仁　川芎　知母　茯神　蛤壳　甘草　白芍

竹沥夏　橘皮络　枳壳拌　竹茹

另服白金丸。

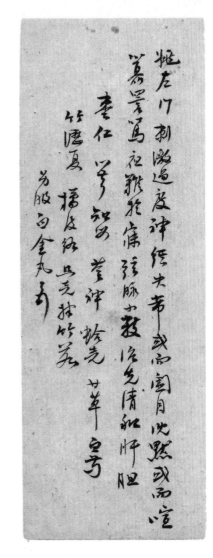

赏析：本案病名"癫病"。心藏神，主神志，肝藏魂，主疏泄，患者乃因精神刺激，情志所伤，郁怒忧思伤及肝胆，肝血不足，则魂不守舍，心失所养，加之阴虚生内热，肝郁气滞痰阻，虚热与痰气互结，上扰心神，神无所主，则见阗月沉默，间或喧嚣詈骂；情志刺激后，心虚胆热，神魂不安，以致夜不能寐。脉弦小数是血虚肝旺，内有痰热之表现。综合患者临床表现，病以癫为主，合轻度狂，证属胆热痰扰，血虚肝旺。"治先清和肝胆"，即清化痰热，养血安神。方选酸枣仁汤、温胆汤加减，并合白金丸。酸枣仁汤具有养肝血，宁心神，除虚烦作用；温胆汤清化痰热，清胆和胃，是治疗胆郁痰扰所致不寐、癫证的常用方。本案处方中用酸枣仁酸平入心肝，养肝血，生心血，所谓"以酸收之，以酸补之"；肝欲散，辛以补之，故用川芎辛散，合酸枣仁养肝调营；肝急欲缓，故以甘草甘缓，并防川芎之辛散泄气，所谓"以土葆之"；知母苦寒质润，滋阴润燥，并泻心火；茯苓宁心安神。用竹沥、半夏，增强清热化痰作用；竹茹甘寒，清热化痰除烦；橘络、枳壳理气行滞助化痰，用枳壳拌竹茹加强行气化痰作用；橘皮、茯苓、半夏，寓二陈汤之意，健脾燥湿化痰。配伍蛤壳清热化痰消积；白芍养血敛阴平肝。白金丸出自《普济本事方》，由白矾、郁金组成。白矾咸寒，软顽痰；郁金苦辛，解郁行气。二药配伍，可豁痰通窍、清心安神、行气解郁。治疗痰阻心窍，癫狂烦躁。

温胆汤出自《三因极一病证方论》，清代罗东逸《古今名医方论》曰："胆为中正之官，清净之府，喜宁谧，恶烦扰，喜柔和，不喜壅郁，盖东方木德，少阳温和之气也……胆家有不清宁而和者乎？和即温也，温之者，实凉之也。"《医宗金鉴·删补名医方论》亦云："命名温者，乃温和之温，非温凉之温也。"简斋先生本案选用此方，化痰与理气并施，清胆与和胃并行，温而不燥，凉而不寒，与酸枣仁汤合用以养血安神、清化痰热，共奏养肝宁心、清胆和中之效，故曰"清和肝胆"。

欧阳左，45。体丰，痰湿素盛，近因心境不适，神经失常，喃喃自语，经治见平，气机未畅，呃逆不已，脉形沉弦而小。治当条机转枢。

柴胡　枳壳　甘草　白芍　木香　苏桔梗　川朴

法夏　苓神　橘皮络　淡竹茹　淡生姜

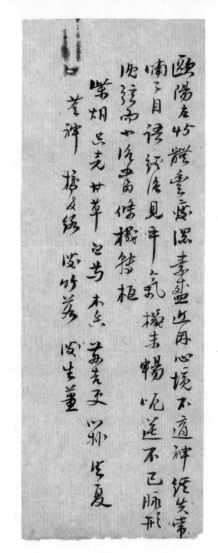

赏析：本病病名为"癫病"。患者体丰，痰湿素盛，近因心境不佳，肝气郁结，木气太过，克伐脾土，痰湿内生，或心脾气结，郁而生痰，痰气郁结，蒙蔽神窍，而致神经失常、喃喃自语。正如《丹溪心法·癫狂》曰："癫属阴，狂属阳……大率多因痰结于心胸间。"气郁不畅，肝气横逆犯胃，胃失和降，上逆动膈，发为呃逆不已。如《古今医统大全》所言："凡有忍气郁结积怒之人，并不得行其志者，多有咳逆之证。"癫为痰气郁结，蒙蔽神机，故见脉形沉弦而小。"治当条机转枢"，拟调肝理脾、理气解郁、化痰降逆之法。方用四逆散合温胆汤加减。四逆散为和解剂，具有调和肝脾、调和气血之功效。方中取柴胡疏肝解郁；白芍敛阴养血柔肝，与柴胡合用，以补养肝血，条达肝气，可使柴胡升散而无耗伤阴血之弊；枳壳理气解郁，与白芍相配，起调和气血之效；甘草调和诸药，益脾和中。温胆汤可理气化痰，和胃利胆。方中法半夏燥湿化痰，和胃降逆；茯苓健脾渗湿，以助化痰，并绝生痰之源；竹茹甘寒清热化痰除烦；配以橘皮、橘络、枳壳理气行滞化痰。另加淡生姜，既能制法半夏之毒，又能协助法半夏化痰降逆、和胃止呕；厚朴能燥湿消痰，下气平喘，与陈皮、半夏等同用以加强化痰降逆之功效；桔梗升提，枳壳降气，木香辛苦温能升降三焦诸气，以复气机升降。

癫病多由痰气互结而起，素体痰盛，心境不佳，肝郁气滞，痰气互结，蒙蔽神机。痰之因，缘于湿；痰之本，不离脾；痰之去，行其气。二陈汤集燥湿、健脾、行气而祛痰于一方，且配伍严谨，妥善加减可广泛应用于各种痰病。简斋先生治痰善用"二陈"，两药相配，不仅相辅相成，增强燥湿化痰之力，而且体现治痰先理气，气顺则痰消之意，且半夏、橘红用陈久者，无过燥之弊。简斋先生临证治痰尤其注重调气，如变通为枳桔二陈汤，调肺脾升降气，以增强化痰功效，使气机流畅，痰不积郁。简斋先生临证治痰重视少阳枢机功能，常用温胆汤，该方以"二陈汤"为基础，加竹茹、枳实以降胃气治标，使胆气舒展，积郁遂除。

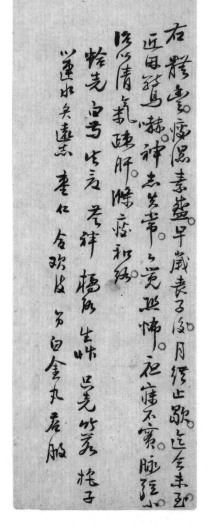

右，体丰，痰湿素盛，早岁丧子后，月经止歇，迄今未至。近因惊吓，神志失常，常觉恐怖，夜寐不实，脉弦小。治以清气疏肝，涤痰和络。

蛤壳　白芍　法夏　苓神　橘络　生草　枳壳

竹茹　栀子　川连水炙远志　枣仁　合欢皮

另白金丸吞服。

赏析：本病病名为"癫病"。患者体丰，肥人多痰，故为痰湿素盛之体，痰湿内阻，经络不和；加之"早岁丧子"，忧思之情阻滞气机，肝失疏泄，则月经止歇，久病则络脉不和，月事迄今未至。痰湿素盛之体，气机郁滞，痰气结聚；《素问·举痛论》说："惊则心无所倚，神无所归，虑无所定，故气乱矣。"惊则心气紊乱，气血失调，心失所养，夜寐不实；痰气交阻，心窍不利，神机蒙蔽，神志失常，常觉恐怖。"治以清气疏肝，化痰和络"，方选黄连温胆汤加减，另吞服白金丸。其中半夏辛温，除湿豁痰健脾；橘络辛苦温，理气燥湿醒脾，兼以通络；配以竹茹化痰兼清热；枳壳行气消滞；茯苓甘淡而平，从脾化湿，治痰之本；茯神"通心气"，能利水定悸安神，最合痰饮内闭，神识有伤；蛤壳平肝潜阳，镇肝安神；白芍酸苦，性寒，取其养阴柔肝之意；酸枣仁归肝经，用于肝虚而烦心，不能藏魂者；配合炙远志、合欢皮取其养血安神之用；黄连、栀子清心安神。加用白金丸豁痰安神，其中郁金除疏肝解郁外，更兼有凉血破瘀之功效，可推动气血运行，气畅血行，痰湿自消。

癫病病名最早见于《黄帝内经》，以精神抑郁、表情淡漠、沉默痴呆、语无伦次、静而少动为特征，但早期医学典籍中多将癫、狂、痫混称，直至明代王肯堂始将其详细分辨。《证治准绳》说："癫者或狂或愚，或歌或笑，或悲或泣，如醉如痴，言语有头无尾，秽洁不知，积年累月不愈……狂者病之发时猖狂刚暴，如伤寒阳明大实发狂，骂詈不避亲疏，甚则登高而歌，弃衣而走……痫病发则昏不知人，眩仆倒地，不省高下，甚而瘈疭抽掣，目上视，或口眼㖞斜，或口作六畜之声。"此为后世辨证治疗，提示了明确方向。清代郭传铃所著的《癫狂条辨》紧紧围绕"痰邪致癫"的核心病机，提出以理痰为先。简斋先生于本案亦是着眼于"痰"，以清肝理气化痰为主，辅以安神通络之法，于平淡中见不平凡，可见其对癫病病因病机的深刻理解。

张右，忧患过度，心肝肾三阴交虚，常发晕悸宿疾。疾作之时，哭笑无常，头眩，目光滞钝，脉弦不和。近复便血，腹部微痛。治以柔肝养血，佐以条达木郁。

羌活　防风　天麻　柴胡　当归　川芎　白芍薇
石斛　地黄炭　苓神　枣仁　蛤粉拌阿胶珠　牡
蛎　草　栀子　戊己丸

赏析：本案属"癫病"。肝喜条达而主疏泄，情志不畅则肝失疏泄，五脏气血失和。而忧思伤脾，思则气结，可致气郁生痰，痰气郁结，肝郁抑脾，脾失健运，生化乏源，气血不足。恚怒伤肝，更伤阴血，肾阴被耗，心失所养，终致心肝肾三阴交虚。血虚肝郁，乃常发晕悸宿疾；心神失养，则哭笑无常；肝郁化火，上扰清空，则见头眩；气血不足，心神失养，故见目光滞钝；足三阴皆主于下，气郁化火动血，可见腹部微痛、便血；脉弦不和，乃肝郁化火之征。病机总属情志所伤，心肝肾三阴亏耗，肝气郁结，属癫病之血虚肝郁证。"治以柔肝养血，佐以条达木郁"，方选四物汤合逍遥散加减。四物汤，"血家百病此方通"。方中地黄滋补营血，简斋先生改为地黄炭兼以凉血止血；当归主入血分，力能补血，又补中有行，《本草纲目》谓其"和血"；芍药味酸性寒，养血敛阴，柔肝和营；川芎辛温走窜，擅能活血行气，祛瘀止痛，配入白芍、当归之滋补药中，可使补而不滞。逍遥散疏肝理气，养血健脾。其中柴胡苦平，疏肝解郁，使肝郁得以条达，与当归、白芍同用，补肝体而助肝用，血和则肝和，血充则肝柔。肝病易传脾，以茯苓、甘草健脾益气，使营血生化有源；茯神又可宁心安神。加牡蛎益阴潜阳，重镇安神；蛤粉拌阿胶珠，滋阴补血止血，兼以平风；石斛补肝肾之阴；栀子、白薇清热凉血；戊己丸清肝泻火；天麻平肝息风；又加祛风之羌活、防风，防滋补之药滋腻助湿。诸药合用，共奏柔肝养血、条达木郁之功。

本案处方用药的一个特点，是配伍了祛风药。《证治准绳·女科·癫狂》中云："夫妇人癫狂病者，由血气虚，受风邪所为也。人禀阴阳之气而生，而风邪入并于阴则为癫，入并于阳则为狂。阴之与阳，有虚有实，随其虚时，为邪所并则发也。"简斋先生在养血基础上加辛散之羌活、防风，一则引药上达颠顶，二则起木郁达之功效，三则可以鼓舞气血。

华左，21。心肾不足，思虑郁结过度，神志时而清醒，时而瞀乱，间时发怒，脉虚弦小数。拟仍原法。

早进王荆公妙香散，晚服孔圣枕中丹。

赏析：本案病名"癫病"。《灵枢·邪客》云："心者，五脏六腑之大主也，精神之所舍也。"心肾不足，思虑郁结过度，思则气结伤脾，脾虚生痰，气血两虚，痰气郁结，蒙蔽心窍，故见神志时而清醒，时而瞀乱；心肾失交，痰火上扰清窍，则间时发怒。脉虚小主虚，弦主痰火。治拟补益气血，宁心安神。方选早进王荆公妙香散，晚服孔圣枕中丹。王荆公妙香散出自《普济方》，功用益气宁心安神。方中人参大补元气而益心；益智仁"功专燥脾温胃，敛脾肾气逆，藏纳归源，故又号为补心补命之剂"（《本草求真》）；龙骨镇惊安魂；远志、茯神宁心安神；朱砂交通心肾，镇惊安神；白茯苓、甘草健脾。孔圣枕中丹出自《备急千金要方》，功用补肾宁心、益智安神。方中以龟板养血补心，滋阴潜阳；龙骨镇心安神，平肝潜阳。二者皆为血肉有情之品，有填精补血、滋补强壮之功。远志泄热散郁，能通肾气上达于心，强志益智；菖蒲散肝舒脾，开心孔而利九窍，去湿除痰。二方合用，日则养阳，夜则养阴，共成滋阴潜阳、补益气血、宁心安神之剂。

癫病是一种精神失常疾病，病位在心脑，主要是心脑主神机功能失常，与肝、脾、肾有关，而情志所伤、痰气郁结与先天遗传为其主要病因，脏气不平、阴阳失调、神机逆乱为基本病机，治疗以理气解郁、畅达神机为主。由于情志改变多为诱发因素，临证应辨别虚实而治，还应注意移情易性，精神疏导。本案病机为心肾失交，气血两虚，痰气郁结，痰火扰神，虚实夹杂，故以益气安神、理气开郁、滋阴潜阳、交通心肾等为治法。简斋先生采用阴阳分治，暗合阴生阳长之理，并用血肉有情之品填精补血以补其虚，化痰清火以去其实，用丹散成方方便服药，此种分时用药的经验值得借鉴。

黄童，小儿风痰合病为痫，前服疏化之剂甚应，昨又突然两作，治循原意。

羌活　防风　天麻　南星　蛤壳　苓神　橘络

甘草　竹沥夏　枳壳拌竹茹　白芍薇　白蒺藜

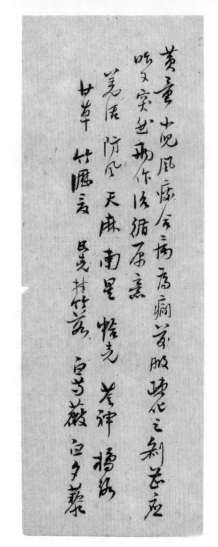

赏析：本案病名"痫病"。《三因极一病证方论·癫痫叙论》指出："癫痫者，皆由惊动，使脏气不平，郁而生涎，闭塞诸经，厥而乃成。或在母胎中受惊，或少小感风寒暑湿，或饮食不节，逆于脏气。"《丹溪心法》认为，痫病"无非痰涎壅塞，迷闷孔窍"而成，故小儿先天不足，脾肾虚而生痰，肝气旺而生风，或外风引动，或饮食不当，或受惊，惊则气乱，肝气横逆或痰随气升，上冲元神或蒙蔽心窍均可使神明错乱而发病，总属风痰闭阻。前服疏风化痰治疗有效，再次发作，仍从前法，方选导痰汤加味。导痰汤出自《济生方》，由二陈汤化裁而来，具有燥湿化痰、行气开郁之功，方中南星燥湿化痰，祛风散结止痉；竹沥半夏清热化痰；枳壳宽胸行气化痰；橘络理气化痰通络；茯苓健脾渗湿，以杜生痰之源。另配伍天麻平肝息风，为治风之圣药；竹茹清热化痰止呕；蛤壳清热化痰。白芍酸苦敛阴，柔肝养血；白薇苦咸寒，清热凉血；白蒺藜祛风疏肝解郁。三药合用，可散肝经风热，疏肝解郁而不伤阴。尤其是配伍羌活、防风药对，不仅可以祛外风，而且可以起疏化胜湿之效，乃风木胜湿土之义。

本案虽无症状，但病机明确，一有风痰，二有化热之势。先天不足，久病脏气不平，心脾气虚，脾肾虚则生痰；或有诱因，肝旺生风，风痰上扰，而发痫证。简斋先生从脾胃入手治疗风痰，健脾化痰，以杜生痰之源；祛风配伍天麻、白芍、白薇、白蒺藜等肝经之药，平肝息风，柔肝养血，清肝祛风；且不忘外风引动内风，而致内外合邪，病情反复，故予以羌活、防风去除诱因。

六

其他

（计4案）

谢太太，去冬产后辛劳忧虑，头痛脘闷，背腧作胀，甚则暮晚有热，舌木作麻。是系痉厥之渐，未可大意。

大活络丹，三日服两丸，分早晚两次服，开水送下。

赏析：本案病名"痉厥"。病因产后气血亏耗，辛劳耗气伤阴，忧虑气结，易于感受外邪。血虚受风，经络不和，则见头痛；脏腑气机失和，在中焦则脘闷，在经络则背腧作胀；杂病中血虚阴虚多见，而本案中仍存在阳明气滞夹热，故暮晚有热；舌木作麻乃气血不足，或气凝痰瘀阻络所致。《临证指南医案·痉厥》曰："午后黄昏乃厥阴阳明旺时，病机发现矣，凡此皆属络病。"病机为血虚气滞，痰气阻络。治拟益气补血，祛风化痰，活血通络。方选大活络丹。

大活络丹来自《兰台轨范》。方中以人参、白术、茯苓、甘草、当归、赤芍、熟地黄补气生血以培本，收扶正祛邪之效，为主药；辅以虎胫骨、何首乌、龟甲、骨碎补以补肝肾，强筋骨，利关节；麻黄、细辛、葛根、肉桂、草乌、附子既散在表之风邪，又逐在里之水湿；威灵仙、羌活、防风、两头尖、白花蛇、乌梢蛇透骨搜风，通络止痛；乳香、没药、血竭、松脂活血散瘀，舒筋止痛；香附、木香、乌药、青皮、沉香、丁香、藿香、白豆蔻仁理气和中，畅通气血；黄芩、黄连、大黄、贯众清热燥湿，泻火解毒；犀角（水牛角代）、玄参清热凉血，解毒定惊；麝香、冰片、安息香芳香开窍，通经达络；天麻、僵蚕、天南星、地龙、全蝎平肝潜阳，化痰息风；牛黄清心凉肝，豁痰息风。全方诸药配伍，共奏调理气血、祛风除湿、活络止痛、化痰息风之功。大活络丹的组成繁杂，补气养血，化痰息风，活血通络及香燥理气相配伍，是寒温并用、攻补兼施之剂，并不专为治痉厥。本案处方用法三日二丸，剂量较小，简斋先生提示"是系痉厥之渐"，以气机阻滞为主，尚未到气血逆乱，故目前用小量主要以预防为先。

右，因拂郁而发厥，厥后神志恍惚，有时火升头疼，早晨咳痰有血，夜寐或笑或哭，间有寒热。

治再疏肝解郁，清气和络。

桑叶络　蒺藜　栀子　桔梗　蛤壳　枣仁　苓神

竹茹　法夏　枳壳

赏析：本案病名"厥证"。乃因情志不遂，肝气郁结，气机上逆，以致阴阳不相顺接而发为厥证。气机上逆，壅塞清窍，而见厥后神志恍惚；肝气郁结，郁而化火，肝火上炎，则见火升头疼；气郁生痰，痰愈多则气愈阻，气愈阻滞则痰更盛，故早晨咳痰；木火刑金，肝火灼伤肺络，故咳痰有血；痰火扰动心神，神不守舍，则夜寐或笑或哭；厥阴由阴出阳，交接阴阳，痰气交阻，阴阳不和，间有寒热。简斋先生立其治法为疏肝解郁、清气和络，方选温胆汤加减。方中桑叶络清解肝之郁热，并疏风清肺通络，清金平肝；白蒺藜疏肝郁，散肝风，泻肺热；栀子清泻三焦之郁热；桔梗宣通肺气，祛痰止咳；蛤壳清肺化痰；枣仁养肝宁心，安神定志；茯苓、茯神宁心安神，益脾化痰；竹茹清热除烦，化痰和胃；法半夏燥湿化痰，健脾和中；枳壳破气化痰，宽胸消胀，与桔梗同为舟楫之剂，二药相配调畅气机。诸药相合，共奏疏肝解郁、清气和络之功。

本案处方中栀子与白蒺藜的配伍，在简斋先生的医案中屡有出现，常用于疏解肝郁，其组合来源当是仿仲景栀子豉汤意。栀子性味苦寒，体轻上浮，既可清宣胸膈郁热，又可导火热下行；配淡豆豉，则清宣肺胃之郁热。简斋先生以白蒺藜易淡豆豉，白蒺藜辛散苦泄、入肝经，可疏肝散郁、祛风活血；与栀子相配，则可清宣肝肺之郁热。本案中复加用桑叶络，既可清肝之郁热，又可和肺络以宁血，切中木火刑金之病机。简斋先生医案中常用温胆汤，并灵活加以配伍组合。温胆汤之温可作温和解，而寒热之分当可根据具体病证病机，通过配伍不同组合起到相应的功效。如在本案中与栀子相配伍，则体现其清热除痰之功用。

寄生

牡蛎　陈皮　桂枝　法夏　苓神　地黄　巴戟

当归　鳖甲　乌贼　盐水炒小茴　白芍　紫石英

咸温镇逆法。

痛甚，大便燥结，解亦甚少，脉弦小不和。再拟

郭右，两进条化之剂，腹部动气跃跃不止，且觉

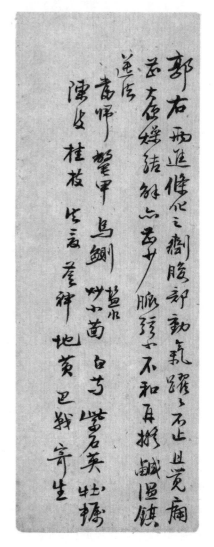

赏析：本案病名"奔豚气"。患者"腹部动气跃跃不止，且觉痛甚"，状似奔豚气。《类经·六卷·脉色类十九》云："若微急沉厥足不收者，寒邪在经也，为奔豚者，寒邪在脏也，为不得前后，寒邪在阴也。"肾气不足，寒邪乘而上奔，欲发奔豚，故诊为肾虚寒逆。少腹为肾之分部，肾气上逆，奔豚发则从少腹上至心下，阳虚寒气上逆，寒凝气滞则痛甚；肾开窍于二阴，气虚则大肠传导无力，阳虚则肠道失于温煦，阴寒内结，故大便燥结、解亦甚少。脉弦小不和，乃心肾阳虚、寒凝气逆之象。治以温通心肾，咸温镇逆。方用桂枝加桂汤加减。桂枝加桂汤原主治太阳病发汗太过，耗损心阳，心阳不能下蛰于肾，肾中寒水之气上犯凌心之奔豚。方中桂枝辛甘性温，能助心阳，通血脉，止悸动，重用可加强温通心阳、平冲降逆之功；白芍味苦而酸，长于养血柔肝、缓急止痛，与桂枝配伍，一收一散，既温通心阳又可缓急止痛，主次兼顾。加半夏辛温而性燥，燥湿化痰，降逆和中；湿痰既成，则更易阻滞气机，遂以辛苦温燥之陈皮理气行滞；茯苓甘淡渗湿，以杜生湿生痰之源。半夏与茯苓配伍，燥湿化痰与渗利水湿相合，则湿化痰消。另加当归润肠通便，活血和络；盐水炒小茴香，入肾经，暖肾止痛；地黄甘温入肾，补血滋阴；咸寒之鳖甲滋补肝肾，养血补心；咸寒之牡蛎潜阳补阴，重镇安神；紫石英温肾，镇心安神；巴戟天、桑寄生温补肾阳。诸药合用，可达温通心肾、镇逆降气之功。

本案患者因腹部动气，曾"两进条化之剂"，即疏肝理气之方，无效且有耗血伤阴之弊。简斋先生提出"再拟咸温镇逆法"，实为对重镇法的发微及拓展。咸能入肾，"精不足补之以味"，故用咸味血肉有情之品鳖甲、乌贼补肾填精。"劳者温之"（《素问·至真要大论》），故又以当归、巴戟天、小茴香、桂枝等温热之药补虚；并加金石介壳药物紫石英、龙骨等重镇平逆。

王翁，肾阳不足，胃失蒸运，向患脘痛。近日痛平以后脘次间觉有气冲逆，自外抚之若有疱状，食仅稀薄，便则常溏，得油愈甚，脉濡小，神疲乏。治以温和助运。

桂枝　牡蛎　甘草　白芍　附片　於术　龙骨

法夏　苓神　巴戟　淡姜　白芍用沉香水炒

赏析：本案病名为"奔豚气"。肾阳不足，阳虚寒逆，胃阳失于温养，运化失司，则"向患脘痛"。《金匮要略·奔豚气病脉证并治》云："师曰：奔豚病，从少腹起，上冲咽喉，发作欲死，复还之，皆从惊恐得之。"患者"脘次间觉有气冲逆"，病似"奔豚气"。肾阳虚于下，气冲于上，胃气失和，脾胃运化不利则食少、便溏、进食油腻后愈剧；肾阳不足，则见神疲乏；脉濡小为阳虚之候。治拟温阳助运。方选桂枝加桂汤合真武汤加减。桂枝加桂汤，外则调和营卫，内则温养阳气、补益脾胃；重用桂枝温振心阳君火，镇阴寒以平冲逆。真武汤方用附子辛甘性大热，具有回阳救逆、补火助阳、散寒止痛的功效；茯苓、白术健脾化湿，白术并可增强附子祛寒湿之功；白芍和营止痛，制附子之悍。另配伍龙骨、牡蛎，取桂枝龙骨牡蛎汤之意，牡蛎、龙骨有"安烦乱之神"，可固涩潜阳；巴戟天温补肾阳，散寒止痛；生姜温胃化饮；半夏燥湿化痰祛湿，以通胃阳。白芍与甘草相配，养血柔肝，缓急止痛；白芍与沉香相配，增强调中缓急之效。诸药合用，共奏温补肾阳、调肝和胃、平冲降逆之功。

简斋先生针对此案"肾阳不足，胃失蒸运"的病机特点，"治以温和助运"，选方用桂枝加桂汤合真武汤从温肾通阳降逆治之，加龙骨、牡蛎潜镇摄纳，使阳能固摄，阴能内守而达阴平阳秘，气不上冲之功，可谓匠心独运。此外，处方中"白芍用沉香水炒"，白芍味苦而微寒，与甘草相配，养血柔筋，调和肝脾，缓急止痛；沉香辛苦性温，调气补阳，行气不伤气，温中不助火。《本草备要》曰："诸木皆浮，沉香独沉，故能下气而坠痰涎，能降亦能升。气香入脾，故能理诸气而调中。"用沉香水炒白芍，可减轻白芍的凉性，并增强调中缓急止痛、平冲降逆的功效。

概
述

在张简斋医案中记载了脾胃病证 75 例，其中胃脘痛 19 例、痞满 4 例、呕吐 7 例、腹痛 15 例、泄泻 11 例、痢疾 7 例、便秘 5 例、其他 7 例，为我们展示了简斋先生治疗脾胃病证多种方法，以下予以概述。

1. 肝气不舒，治以条畅舒化法

肝主疏泄，若由于情怀悒郁，肝气郁结，横逆犯胃，气失通降，就会导致胃脘痛、痞满、腹痛等病证。在胃脘痛表现为脘次胀闷作阻，或当脘作痛、胸膺或痛或连胁背。在痞满表现为腹胀、胸闷，甚或腹胀呕恶，脘闷如结，嗳噫较快。在腹痛表现为腹部胀痛，连及胁肋。这类因肝气郁滞导致的病证均适合于条畅舒化法，简斋先生称之为条畅舒化、疏通、疏和、宣和疏化、涤畅疏化等，常用方剂有四逆散、柴胡疏肝散、金铃子散等。四逆散加入陈皮、川芎、香附则为柴胡疏肝散，具有疏肝理气止痛之效。对于痛甚者，则加入金铃子散，取金铃子、延胡索以增强止痛之效。治肝气不舒，在上述基础方剂上简斋先生配伍用药又有如下几个特色。

（1）加入理气调胃之品，如桔梗、苏梗、枳壳、青皮、陈皮、木香等。其中桔梗主升，枳壳、苏梗主降，升降合用，以通畅气机；青皮、陈皮、木香增加理气之效。

（2）注意滋养肝之阴血，养肝体柔肝用。肝体阴而用阳，简斋先生在条畅疏化肝用的同时，注意滋养肝体，常用药物有当归、白芍、生地等品。如以肝阴不足为主者，则提出治以刚柔复方。如案 145 鲁右案，患者肝木凌胃致发胃溃疡凤疾，脘痛阵阵，但是其脉左弦右小，舌前薄红。证以肝阴不足为主。简斋先生"治以刚柔复方"，方用四物汤合左金丸加减。

（3）注意痰浊等兼证的处理。如案 134 蔡右案，患者肝胃两病，气失通降，食后脘次胀闷异常，胸膺或痛，兼咳，痰黏，大便不爽，脉弦小。简斋先生"治以疏通"，在使用条畅舒化法的同时，又配伍旋覆梗降胃气以止呕，降肺气以化痰，陈皮、半夏、茯苓、茯神、甘草取二陈汤之意，理气化痰。诸药合用，在疏肝理气的基础上，增加了和胃化痰、宣降肺气之功。

2. 中焦寒停，治以温化和中法

中焦寒证有实证与虚证之别，表现为胃痛、腹痛、呕吐、痞满等症。如外寒侵袭之胃痛，表现为乍凉发作，抚按较舒，治以通阳止痛，方用枳实薤白桂枝汤以通阳散寒。如有寒饮内停者，加茯苓、干姜，与桂枝、半夏、甘草合用，含茯苓甘草汤、半夏干姜散之意，以达温阳化饮之功效。对于风寒外入，腹痛雷鸣作胀或泄泻者，在疏化的同时加入温散之品。如羌活、防风、桂枝等，取其辛温发散，疏风散寒，简斋先生称为温和托化法。若素体肾阳不足，复感外寒引发胃痛、腹痛者，在通阳散寒、疏化寒邪的同时，加入巴戟天、附片温肾阳以治其本。劳倦中虚或外感寒热虽平，中虚未复，患者表现为胃痛反复发作，或晨昏作痛，呕恶痰涎，食后脘胀等症，则治以温中化气、和中、调中、温和托化等法。对于中焦阳气不足，症见胃纳欠佳、胃脘疼痛隐隐者，常以半夏桂枝汤为基础方，根据病情加减治疗。而对于脾胃虚寒者，则用半夏桂枝汤加重芍药剂量，又有小建中汤温中补虚之意。对于脾胃虚寒甚者，可加入吴茱萸、蜀椒、干姜之类，则含大建中之意，以增加温中散寒的作用。若有更衣艰难，舌光之阴液不足者，简斋先生提出勉拟建中，佐以养液，在建中类方中加入沙参、石斛以养阴液。对于腹痛因阳虚寒凝所致者，仍喜用半夏桂枝汤，寒甚者，加入附片、巴戟天、细辛、吴茱萸；脾肾阳虚者，用金匮肾气丸；兼有湿邪者，加五苓散以温阳散寒除湿。

3. 病在络脉，治以血府逐瘀法

若患者表现为胃脘至膻刺痛或腰腹痛甚，简斋先生认为病在络脉，属气血凝滞，治以血府逐瘀法，常用方剂为血府逐瘀汤、丹参饮，如 132 郭右案。如果胃脘疼痛，痛后大便发黑，则是胃有瘀污痰浊，用清胃豁痰法，如 133 时左案。对于气血亏虚兼有血瘀者，则当刚柔兼施，通补并用，如 168 李右案。综观简斋先生在脾胃病中的治瘀之法，以血府逐瘀、丹参饮为常用方剂，又注意了痰浊、气血亏虚等兼证，活血化瘀与清胃豁痰、养血和血等法合用，值得我们学习和借鉴。

4. 湿邪中阻，治以多法以化湿

湿邪中阻，导致脘腹痞满，在脾胃病证中也比较常见，简斋先生在相关医案中，为我们提供了多种治湿除满的方法。因湿温后期，气阴不足而兼有湿热阻胃者，治以益气养阴、消痞散结法，方选温胆汤、半夏泻心汤加入沙参、石斛等益气养阴。时病热解后，无形湿浊未清，治以通化之法，方选瓜蒌薤白半夏汤、藿朴夏苓汤加减。而对于痞满伴有头痛腰酸、下肢浮肿者，辨证属风湿蕴于太少二阴者，治以麻黄附子细辛汤和桂枝加芍药加减。湿热阻胃，症见早起口苦、胸闷不畅、小溲色黄者，治以苦辛通化法，方用三仁汤和藿朴夏苓汤加减。而对于气湿合病，肝胃失和，脘闷而头昏痛者，治以两和肝胃，运化湿邪，方选半夏白术天麻汤、二陈汤。而对于阳虚湿盛，脘腹不舒证，提出从"诸气膹郁，皆属于肺"主治，方选桔枳二陈汤、半夏厚朴汤加减。综观简斋先生治疗痞满医案，同为湿邪为患，因兼寒热、表里之别而分别选用通阳化湿、苦辛通化、健脾化湿、平肝化湿、宣肺化湿诸法，值得我们在医案中学习。

5. 风邪袭肠，治以风胜苦化法

简斋先生认为，风邪在泄泻、痢疾的发病中起到重要作用。如在泄泻的病机中认为"风木内乘，肝脾两病"；在痢疾的病因病机中提出"食饮不适，风邪袭肠，初起痢下血积，痛坠而频"。因此，有针对性地提出风胜苦化、温和疏化、温和托化等治风之法，常用方剂有九味羌活汤、痛泻要方、藿朴夏苓汤等，常用药物有羌活、防风。在 11 例泄泻医案中，大多运用了治风之品，并与不同药物合用，起到不同效果。如羌活、防风与陈皮、扁豆、云苓等健脾化湿药合用，治疗风木内乘，肝脾两病，便泻，腹鸣不痛者，名为风胜苦化法；防风与藿朴夏苓汤、桂枝、生姜合用，治疗恣食水果，外热虽平，大便痛泻者，名为温和疏化法；羌活、防风与健脾温肾之陈皮、白术、茯苓、巴戟天、破故纸合用，治疗脾肾两阳不足，气失蒸化之便泻，名为温和托化法。

对于痢疾，虽根据其不同发病阶段，分别采用分消湿热、行气活血、通幽导浊、建中益气等治疗方法，但在不同的治法中仍配合治风之品。如痢疾初发，多因湿热疫毒之邪蕴聚肠道，气血搏结，肠道传导失司，气血凝滞所致；简斋先生提出治用疏化、风胜苦化，药用羌活、防风、葛根、茅术炭、黄芩炭、当归、白芍、青皮、陈皮、香连丸以分消湿热，调气和血。休息痢，痢次已减，数日始一更衣，色黑而燥，兼夹白黏，甚则下血，证属休息痢之阴虚血瘀，肠燥津枯，治以通幽导浊，在使用通幽汤、排脓散、宣清导浊汤的同时，加入防风以疏风祛邪。

《内经》云："风者，五行属木；湿者，五行属土。木能克土，风能胜湿。"而风药如葛根、羌活、防风一类，多辛苦温而香，味薄气轻，轻扬发散，辛温可升阳，苦温能燥湿，辛香可醒脾，可达到祛风胜湿之功。风药的使用是简斋先生治疗泄泻、痢疾的一大特色，在阅读医案时，可予以关注，细加体会。

6. 成方入药，提高疗效

简斋先生临证喜以中成药入汤剂，在脾胃病医案中常用的中成药有戊己丸、纯阳正气丸、万应锭等。戊己丸具有泻肝和胃、降逆止呕作用，对于肝热犯胃的胃脘灼热疼痛、呕吐吞酸、腹痛泄泻等均可使用。如136雷右案、137徐左案、138陆右案、140黄右案、143夏右案，均在处方中加了戊己丸同煎。纯阳正气丸功能温中化湿、止痛止泻，适用于暑天感寒，湿浊中阻，怕冷发热，头痛胸闷，腹痛吐泻之症。万应锭具有清热散瘀、活血开窍、消肿止痛之功，主治虚火中风、湿疹伤寒、中暑痢疾、霍乱腹痛、无名肿痛、小儿惊风等。如141郭太太案，患者脘痛宿疾发生甚骤，痛亦甚剧，简斋先生直接以纯阳正气丸、万应锭入药，患者服后痛立止。以中成药丸与中药饮片共煎是简斋先生的一个用药特色，可以减少药味、药量并提高疗效。

在简斋先生脾胃病证的医案中，有时单用某种方法，有时又多法合用。如用条畅疏化法，同时配伍半夏桂枝汤以振奋中阳；顾护中阳的同时，加入柴胡之类的疏肝之品，治疗表里同病之胃脘痛。还有在治疗胃脘痛的同时，根据兼证，适当加入其他药物予以兼顾，如兼肾阴虚者，加入桑寄生、稆豆衣、枸杞子、女贞子；阳虚者，加入巴戟天。此外，简斋先生还常用黍米、谷芽、麦芽等药先煎代水。《饮膳正要》记载："黍米主益气补中。"与谷芽合用，健脾开胃，和中消食，振奋脾胃之气。以黍米、谷芽、麦芽先煎，健脾开胃而不留湿，体现了简斋先生时时顾护胃气的治疗观，是简斋先生用药的又一大特色。

二

胃脘痛

（计 19 案）

蔡左，脘痛夙疾，乍凉又发，抚按较舒，溲色不清，脉沉弦小，苔淡薄，肢凉。标在胃而本在肾，先拟通阳拈痛。

桂枝　法夏　薤白　川朴　青陈皮　苏桔梗　云苓　巴戟　淡姜

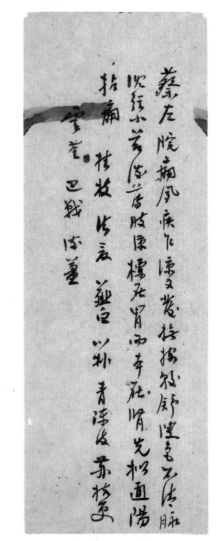

　　赏析：本案病名为"胃脘痛"。证属肾阳不足，胃寒饮停。乃素体肾阳不足，失于温煦，阳虚则寒，故四肢不温发凉；阳虚及脾，脾运不足，不能为胃行其津液，寒凝于胃，水谷不化，聚而为饮，寒饮内蕴，则胃脘疼痛、乍凉发作、得温得按则舒；饮邪秽浊，故溲色不清；沉脉主里，弦脉主寒、主痛、主饮，小脉主虚、主湿，胃寒饮停而痛。先拟通阳化饮，散寒止痛，以治其标。方选枳实薤白桂枝汤、茯苓甘草汤加减。枳实薤白桂枝汤出自《金匮要略》，功用通阳散结、祛痰下气。主要由枳实、薤白、桂枝、厚朴、瓜蒌组成。本案中去下气消痞之枳实、甘寒入肺之瓜蒌，以桂枝、薤白、厚朴加半夏、青皮、陈皮、苏梗、桔梗、云茯苓、巴戟天、生姜组方。其中桂枝通阳散寒，降逆平冲；半夏化痰降逆；薤白通阳散结，化痰散寒；厚朴燥湿化痰，下气除满。苏梗行气宽中，温中止痛；桔梗宣肺祛痰，升提利水。而苏梗偏于下降理气，桔梗长于升提上行，二药合用，一上一下，开胸顺气，消胀除满。青皮疏肝理气，消积化滞；陈皮理气健脾，燥湿化痰。青陈皮合用，共达理气止痛之效。方中茯苓、桂枝、生姜合用，又有茯苓甘草汤之意。茯苓甘草汤出自《伤寒论》："伤寒厥而心下悸者，宜先治水，当服茯苓甘草汤，却治其厥；不尔，水渍入胃，必作利也。"功用温中化饮，通阳利水。方用茯苓、桂枝温阳健脾，渗湿逐饮；生姜易干姜，温胃行水，增强和胃止呕、温阳止痛之效。另加巴戟天温补肾阳，共成通阳化饮、散寒止痛之效。

　　本案以肾阳不足，温煦失司，胃寒饮停而论。方用枳实薤白桂枝汤通阳散寒止痛，茯苓甘草汤温阳化饮，总以通阳化饮为要，即案中所言"标在胃而本在肾，先拟通阳拈痛"方中并无通常止痛之药，如川楝子、吴茱萸、瓦楞子之类，而用枳实薤白桂枝汤以通阳、茯苓甘草汤以温阳化饮，使饮散阳回则痛自止，值得当今临床借鉴。

郭右，服和养舒化之剂，嗳噫漫酸已平，自脘至膻刺痛未已，饮食无碍。病在络脉，治以血府逐瘀法。

柴胡　归尾　川芎　赤芍　桔梗　陈皮　桃仁

枳壳　赤苓　红花　白檀香　紫丹参

赏析：本案病名"胃脘痛"，为瘀血阻胃证。患者素有胃疾，服"和养舒化之剂"后，"嗳噫漫酸"等症状缓解，但"自脘至膻刺痛未已"。叶天士《临证指南医案》指出："初病在经，久病入络，以经主气，络主血。"患者胃病日久，胃络瘀阻，气血不畅，不通则痛。虽有瘀血停胃之刺痛症，但胃及食道无实质性阻碍，故饮食无碍。

简斋先生"治以血府逐瘀法"，即化瘀通络、理气和胃，方选血府逐瘀汤合丹参饮加减。血府逐瘀汤出自《医林改错》，具有活血化瘀、行气止痛功效。丹参饮出自《时方括歌》，功效为活血祛瘀、行气止痛。两方主治诸症皆针对瘀血内阻胸部，气机郁滞的病机。本案中，简斋先生根据"自脘至膻刺痛未已"之特征，灵活运用血府逐瘀汤和丹参饮加减以活血祛瘀、行气通络而治胃络瘀阻之胃痛。处方中柴胡疏肝解郁，升达清阳；当归尾养血和血，用其重在活血祛瘀；赤芍、川芎活血祛瘀；桔梗、枳壳，一升一降，调畅气机，使气行则血行，桔梗并能载药上行，兼有使药之用；陈皮、赤茯苓健脾和胃；桃仁破血行滞而润燥；红花活血祛瘀以止痛。白檀香、紫丹参为丹参饮化裁运用，紫丹参活血祛瘀，白檀香行气宽中止痛，两药相伍，用治心胃诸痛。综观全方，活血与行气相伍，既行血分瘀滞，又解气分郁结；祛瘀与养血同施，则活血而无耗血之虑，行气又无伤阴之弊。升降兼顾，既能升达清阳，又可降泄下行，使气血调和，升降有序。本案中简斋先生将主治胸中血瘀证的血府逐瘀汤化裁运用于治疗瘀血阻滞的胃脘痛，取其方意，而不墨守其方规，值得借鉴学习。

时左，38。肝肾二阴不足，胃有瘀污痰浊，初病脘痛，痛平后大便常黑，先见胁胀，近来神倦，言语费力，午后尤甚，耳或轰鸣，早年冬令曾经失血，脉弦涩。拟以清胃豁痰，佐以培养下元。

旋覆花　归须　地黄　鳖甲　桃泥　赤白芍　赤
苓神　蛤粉炒阿胶　橘络　川贝母　枸杞　女贞
稆豆　寄生

赏析：本案病名"胃脘痛"。简斋先生归纳其病机，为"肝肾二阴不足，胃有瘀污痰浊"。患者初病脘痛，痛平后大便常黑，此胃有瘀污痰浊所致。早年冬令曾经失血，阴血亏虚，肝肾二阴不足。肝阴不足，肝失濡养，故见胁胀；肝肾阴亏，肌体失养，故见神倦、言语费力、午后尤甚；耳或轰鸣，脉弦涩亦为肝肾不足之象。

简斋先生认为，其治当"拟以清胃豁痰，佐以培养下元"。方选清胃豁痰方合桃红四物汤加减。本案虚实兼见，既胃有瘀污痰浊，又有肝肾二阴不足。清胃豁痰方为简斋先生自拟方，药物有旋覆花、赤茯苓、茯神、海蛤壳、橘络、川贝母。其中旋覆花消痰导饮，散结利气；橘络理气化痰；赤茯苓清热利湿；茯神健脾安神；贝母甘凉，润肺散结化痰；海蛤壳咸平，清热利水，化瘀软坚。此六味药达到清胃豁痰之效，故称之为简斋先生之清胃豁痰方。患者虽胃有瘀污，简斋先生并未单纯活血，而是养血活血。取桃红四物汤去活血散瘀之红花；而用方中之桃仁、赤芍活血化瘀，白芍、地黄补血养肝肾阴，当归补血养肝、活血止痛。诸药配伍，活血养血，行中有补，则行而不泄，补中有行，则补而不滞，共奏活血化瘀、养血生血之功。处方中又加入鳖甲滋阴潜阳，软坚散结，既可补益肝肾，又有软坚祛瘀之效；枸杞子、女贞子、稆豆衣、桑寄生补益肝肾。另外，处方中的海蛤粉炒阿胶，是简斋先生用药的一大特色，在其医案处方中常可见到用蛤粉拌阿胶、蛤粉拌地黄。海蛤壳咸平，清热利水，化瘀软坚；阿胶有补血止血及滋阴润燥的作用，但阿胶偏于滋腻，将煅蛤壳碾至极细粉末，用蛤粉炒阿胶之后，降低了阿胶的滋腻，增强了阿胶的滋润作用。全方清胃豁痰，滋养肝肾，泻实补虚，直达病所。

蔡右，肝胃两病，气失通降，食后脘次胀闷异常，胸膺或痛，兼咳，痰黏，大便不爽，脉弦小。治以疏通。

旋覆梗（包）　苏桔梗　法夏　苓神　枳壳　青陈皮　当归　白芍　大贝　刀豆壳　合欢皮　白蒺藜

赏析：本案病名为"胃脘痛"。简斋先生提出其病机，为"肝胃两病，气失通降"。胃乃仓廪之官，有受纳、腐熟水谷之能；肝乃将军之官，主疏泄。在生理情况下，饮食入胃，在腐熟、消化、吸收、转输过程中，需借助肝之疏泄功能。脾胃同居于中焦，通上下，为气机升降出入之枢纽，只有肝之疏泄功能正常，才能使脾胃之升降有序，出入有常；同时肝木又赖中土的培植，胃气和降，利于肝的疏泄，可见肝与胃在生理功能上是密切联系的。在病理情况下，二者也会相互影响，肝失其疏泄，则木郁不能疏土，致"肝胃两病，气失通降"，故患者出现胃脘痛。此外，肺主宣肃，主一身之气，肝胃气逆导致肺失宣肃，故兼咳、痰黏。肺与大肠相表里，肺气不降则大便不爽。

简斋先生给其治则为"疏通"，即疏肝理气、和胃化痰。方选简斋先生自拟之"和畅疏化方"，主要药物有旋覆花、法半夏、苏梗、桔梗、秦归尾、赤茯苓、茯神、生甘草、橘皮、橘络、白芍、麦芽、桑寄生、白蒺藜。主治肝木刑金，肺气上逆之咳嗽、咯血。本案由此方化裁而成，方中旋覆用梗（即金沸草），微辛温，能散结，升而能降，降胃气以止呕，又可宣降肺气以化痰。紫苏梗"疏肝，利肺，理气，和血，解郁"（《得配本草》）。桔梗宣肺祛痰，主升。旋覆花、苏梗与桔梗相配伍，宣降结合，通畅气机，为治疗本病之关键。陈皮、半夏、茯苓、茯神、甘草取二陈汤之意，理气化痰；当归、白芍养血柔肝；白蒺藜疏风散郁。另加青皮、大贝母、刀豆壳、合欢皮以增加理气和胃下气的作用。诸药合用，共奏疏肝理气、和胃化痰、宣降肺气之功。

刘右，表症已罢，昨夜胃又大痛，脉沉弦。拟金铃子散、四七汤合方。

苏梗　法夏　川朴　茯苓　金铃子　元胡索　枳壳　青陈皮　沉香曲　木香　煨姜

另用坎炁、海螵蛸、沉香、龙胆草研细和服。

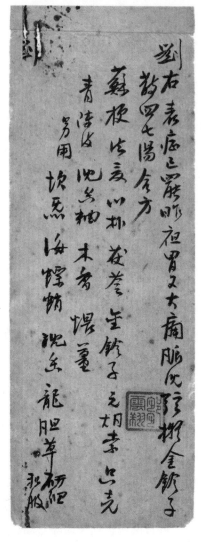

赏析：本案病名为"胃脘痛"。病案中症状简略，以方药测证，患者应该属于肝气犯胃，痰涎凝滞证。肝主疏泄，调畅全身气机，肝失疏泄，横逆犯胃，气机不畅，可致胃痛。正如《杂病源流犀烛》所云："胃痛，邪干胃脘病也。唯肝气相乘为尤甚，以木性暴，且正克也。"肝气横逆夹素有痰涎，而见胃痛大作，其脉沉弦。

治以疏肝解郁、行气化痰之法，药用金铃子散合四七汤加味。金铃子散载于《太平圣惠方》，由金铃子、延胡索组成，具有疏肝行气、活血止痛的功效，主治肝郁化热之胁痛、口苦等症。方中金铃子（即川楝子）苦寒，可疏肝泄热；延胡索行气活血止痛，故对肝胃气滞血瘀诸痛属热者有很好疗效。四七汤具有行气解郁、降逆化痰之功效，方由半夏、茯苓、苏叶、厚朴四味药组成，用以治疗因喜、怒、悲、思、忧、恐、惊七情之气结成痰涎之证，故名四七汤。气郁是本方的主证，痰涎凝聚为兼证。方中用半夏降逆化痰，开郁散结；厚朴下气除满；茯苓健脾化湿。苏梗性辛温，可理气宽中，解郁止痛；与半夏、厚朴相伍，有利于气机调畅，增强行气解郁之功。加用枳壳、青陈皮、沉香曲、木香，均有疏肝行气、和胃止痛的功效。另用坎炁、海螵蛸、沉香、龙胆草研细和服。其中坎炁（坎脐），是新生婴儿脐带的别名，具有补肾纳气、平喘敛汗之功；海螵蛸收敛止血，涩精止带，制酸止痛，收湿敛疮，对胃痛吞酸有良效；沉香行气止痛，温中止呕，纳气平喘；龙胆草清热燥湿，泻肝胆之火。上四味研细末，调和送服可以达到行气制酸止痛的作用，也是简斋先生的经验用药。治疗气滞之胃脘痛，临床一般多用柴胡疏肝散加减。但本案患者"胃大痛"，故简斋先生以金铃子散、四七汤合方加味，其行气解郁、化痰止痛的功效更为显著。

雷右，45。脘痛夙疾因感而发，上及胸膺，旁牵胁肋，经事缩行，手肢常冷，脉小。治以条畅舒化。

柴胡　枳壳　苏桔梗　桂枝　赤苓芍　法夏　青陈皮　川楝子　吴萸　木香拌丹参　戊己丸　淡生姜

赏析：本案病名"胃脘痛"。证属肝郁外感证。患者素有胃脘痛，因外感寒邪而发。肝气郁结，横逆犯胃，胃失和降，不通则痛。肝经气郁，则循行之处经气不利，痛及胸膺旁牵胁肋。肝气郁结，疏泄失司，气血失调，血海蓄溢失常，则经事缩行。脾胃为仓廪之官，共同运化水谷精微，濡养四肢百骸，肝气横逆犯胃，胃收纳腐熟失职，脾之生化无源，气血不充，则肢体濡养不及，手肢常冷。脉小为久病之虚状。

简斋先生"治以条畅舒化"法，即疏肝行气、和胃止痛、解肌发表、调和营卫。方用柴胡疏肝散合戊己丸及桂枝汤加减。柴胡疏肝散由柴胡、川芎、香附、陈皮、枳壳、芍药、甘草组成，主治肝气郁滞所致的胸胁疼痛、胸闷善太息、情志不调等，功可疏肝理气、活血止痛。简斋先生遵《内经》"木郁达之"之旨，处方主以柴胡疏肝散为底方化裁。用柴胡疏肝解郁，条达肝气，使肝气得舒，气机调畅；枳壳理气行滞，助柴胡疏肝和理气之功；川楝子性寒味苦，功可疏肝泻热，行气止痛；芍药养血柔肝，缓急止痛。处方以赤芍易白芍，其意在增其行血之力，血行则气行。加木香拌丹参，更增活血调经之用；苏梗行气和中，主行气下行；桔梗以宣肺气，除胸中之痛；青皮助柴胡疏肝之效，以除胸肋胀痛；陈皮理气健脾，防止疏泻太过而伤及脾气；赤茯苓行水利湿热。《本草再新》载赤苓"健中和脾"，与陈皮、法夏合用共达化痰健脾之效。患者胃痛夙疾因感而发，因此方中用桂枝、淡生姜，含桂枝汤之意，解肌发表，调和营卫以除表邪。戊己丸出自《太平惠民和剂局方》，由黄连、吴茱萸、白芍组成，具有泻肝和胃、降逆止呕的功效。方中重用苦寒之黄连，一者清泻肝火，肝火去则胃气和；再者清胃火，胃火降则其气自降，标本兼顾则胃痛、呕吐自止。配伍辛热之吴茱萸取其下气之用，助黄连降逆止呕，又能制约黄连过于寒凉，二药辛开苦降，泻肝和胃。再加芍药柔肝缓急。全方诸药相伍，共奏疏肝理气、和胃止痛、解肌发表、调和营卫之功。

徐左，43。禀性刚强，心境不适，肝胃两病，气失通降，脘次胀闷作阻，多食尤甚，或作呕恶，诊脉左沉弦右较大，病经个月。拟方：

柴胡　枳壳　甘草　白芍　法夏　苓神　苏桔梗

橘皮络　戊己　栀子　蒺藜　淡生姜

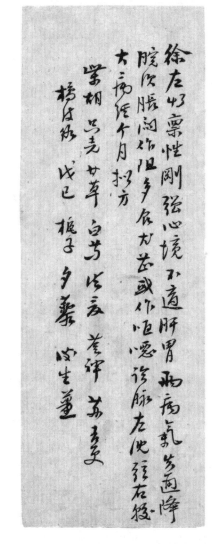

赏析：本案病名"胃脘痛"。《素问·至真要大论》云："厥阴司天，风淫所胜，则太虚埃昏，云物以扰，寒生春气，流水不冰。民病胃脘，当心而痛。"说明胃脘痛与木气偏胜，肝胃失和有关。患者禀性刚强，心境不适，肝失疏泄，气失通降，发为胃脘痛。脾胃的受纳运化，中焦气机的升降，都有赖于肝之疏泄。忧思恼怒，情志不遂，肝失疏泄，肝郁气滞，横逆犯胃，以致胃气失和，胃气阻滞。《杂病源流犀烛·胃病源流》谓："胃痛，邪干胃脘病也……唯肝气相乘为尤甚，以木性暴，且正克也。"肝郁日久，又可化火生热，邪热犯胃，导致肝胃郁热而痛。患者肝旺脾虚，肝气犯胃，故症见脘次胀闷作阻。食后脾胃运化失常，运化无力，故多食尤甚。胃气上逆，故作呕恶。左脉深弦，也是肝失疏泄之象。

治以疏肝理气，和胃止痛。方用四逆散、二陈汤加减，并合戊己丸。处方以四逆散为基础方，加法半夏、茯苓、茯神与橘皮、橘络合用，取二陈汤之意；另加入苏梗、桔梗、栀子、白蒺藜、淡生姜，并配合戊己丸。柴胡功善疏肝理气解郁。枳壳理气行滞，增柴胡疏肝和理气之功。橘皮辛苦温，理气行滞，燥湿化痰；助半夏祛痰，又可健脾，尚能增强枳壳行气之力。橘络通络，化痰止咳。芍药、甘草养血柔肝，缓急止痛。半夏性辛温，长于燥湿化痰、降逆和胃。生姜调和脾胃，兼制半夏毒性。苏梗行气宽中，温中止痛；桔梗宣通肺气，祛痰排脓，清利咽喉，升提利水。苏梗偏于下降理气，桔梗长于升提上行，二药合用，一升一降，开胸顺气，消胀除满。茯神宁心安神。栀子泻火除烦。白蒺藜疏肝散风下气。戊己丸泻肝和胃，降逆止呕。全方清热与开郁并重，辛开苦降，肝胃同治，共达疏肝理气、和胃止痛之功。

陆右，32。始由腹部串痛，近则上移脘胁，胸次阻闷，嗳气方快，食欲不佳，经行缩时，刻将届期，脉象沉弦而小。盖由抑郁太过，肝胃两病所致。

柴胡　秦归　川芎　赤芍　香附　青陈皮　苏桔
梗　枳壳　苓神　法夏　戊己　川楝　白蒺藜
楂曲　麦芽　路路通

赏析：本案病名"胃脘痛"。其病机为"抑郁太过，肝胃两病"。患者为女性，多气少血之体，平素性情抑郁，肝属木，喜条达，主疏泄，肝气郁结，横逆犯胃，胃气阻滞，和降失常，故上腹部窜痛（文中腹部串痛的串，可做窜解），痛连脘胁。肝失疏泄，气机违和，故胸闷、嗳气后方快；肝气犯胃，胃纳失常，故食欲不佳。

治以疏肝理气，和胃止痛之法。方选柴胡疏肝散加减，并合戊己丸。处方中取柴胡疏肝散中柴胡、川芎、香附、陈皮、枳壳、芍药，另加入青皮、陈皮、苏梗、桔梗、茯苓、茯神、法半夏、川楝子、白蒺藜、山楂、六神曲、麦芽、路路通。方中以赤芍易白芍，意在增其行血之力。苏梗下气，和中理气；桔梗主升，宣肺气，除胸中之痛。二者一升一降，条畅气机。青皮、陈皮合用，青皮助柴胡疏肝之效，以除胸胁胀痛；陈皮理气健脾，防止疏泻太过而伤及脾气。茯苓渗湿健脾，茯神宁心安神。白蒺藜疏肝解郁，《植物名实图考》说："凡胁上，乳间横间滞气，痛胀难忍者，炒香，入气药，服之极效。盖其气香，可以通郁而能横行排荡，非他药直达不留者可比。"戊己丸泻肝和胃止痛。川楝子性寒味苦，功可疏肝泻热、行气止痛，增强理气止痛之效。法半夏、炒苍术健脾燥湿。楂曲、麦芽健脾和胃。路路通性苦、平，归肝、肾经，活络通经，且可疏肝理气止痛，为本案患者"经行缩时，刻将届期"而设。《中药志》载其"通经利水，除湿热痹痛。治月经不调，周身痹痛，小便不利，水肿胀满等证"。当归养肝血，柔肝止痛，又可养血调经。全方共奏疏肝解郁、理气止痛之功。

刘右，肝郁夹寒侮胃，脘痛凤疾新发，痛甚肢冷欲厥，或呕酸水，暮晚形寒，脉弦小，苔板腻。前医用通阳疏和等剂不应。拟用（方未见）

赏析：本案病名"胃脘痛"。其病机为"肝郁夹寒侮胃"。胃脘痛为临床常见病证，其发病常与肝密切相关。肝胃在生理上相互依存，肝之疏泄正常，则脾胃升降适度，消化正常；病理上，肝胃相互影响，即所谓"木不疏土"或"木旺克土"。脘痛宿疾新发，肝气侮胃，即叶天士所云："肝为起病之源，胃为传病之所。"胃中夹寒，寒气客于胃肠，寒性凝滞气机，肝气失于条达而影响胃气的畅达，中府气机不通而发胃痛。肝主筋藏血，肝血充足，充养四肢而肢和温暖。若血虚肝郁，寒凝气滞，不通则痛，故痛甚肢冷欲厥。李用粹于《证治汇补·吞酸》中言："凡积滞中焦，久郁成热，则本从火化，因而作酸者，酸之热也。若客寒犯胃，顷刻成酸，本无郁热，因寒所化者，酸之寒也。"肝郁不舒，寒凝气滞也可见时呕酸水；暮晚阳气渐弱，失于温煦，故形寒较甚；舌苔板腻，乃中焦运化不利、升降失司、湿滞难于化解之征；脉小弦，属肝郁不舒之象。

前医用通阳疏和等剂不应，何也？叶氏认为："初病在经，久痛入络，以经主气，络主血。"凤疾新发，病在络脉，通阳疏和之中需辅以辛润通络，温胃疏肝，行气和络。因案中未标方药，根据其"肝郁夹寒侮胃，脘痛凤疾新发"之病机，能否考虑用针对寒凝气滞、脘痛吐酸、胸腹胀满的良附丸加减以温中理气，或以《景岳全书》暖肝煎加减，温补肝肾，行气止痛？在此可留着讨论。

黄右，37。两服风胜疏化之剂，腰酸已愈，腹胀较松，连及胰脘部，胀甚有时，嘈杂如煎，得食微痛，甚则呕吐，稍劳眩悸，脉弦劲，苔灰黄。治拟疏和。经停两月，药不妨下。

柴胡　秦归　白芍　苓神　枳壳　橘皮络　苏桔梗　川楝皮　戊己丸　桑寄生　白蒺藜

另黍米、谷芽先煎。

赏析：本案病名"胃脘痛"，证属肝胃郁热。患者素有脾肾不足，又夹风邪，腰酸腹胀，已服风胜疏和之剂，症状缓解。然气机未调，肝郁气滞，横逆犯胃，以致胃失和降，气滞不畅，故腹胀虽松，但仍连及胰脘，发为胃脘痛，甚有呕吐。气不宣达，血为气滞，致心脉不畅，则发为悸；而冲任不畅，气血运行迟滞，血海不能按时满溢，则经停；肝郁日久，又可化火生热，邪热犯胃，致肝胃郁热，煎灼胃阴，故时感嘈杂如煎，苔见灰黄；暗耗肝阴，肝阳上亢，上扰清窍，则发为眩，脉应弦动。

简斋先生"治拟疏和"之法，即疏肝解郁、清胃和中。方选四逆散加减，并合戊己丸。四逆散中柴胡和解少阳，清泄郁火，疏肝解郁；枳壳理气止痛，与柴胡配伍一升一降，疏肝理气，以达郁邪；白芍苦酸微寒，能于土中泻木，可使肝气顺而胃火清，元阳潜而戊土守。戊己丸由黄连、吴茱萸、白芍三药组成，黄连一可清泻肝火，肝火得清，自不横逆犯胃；二可清胃火，胃火降则其气自降，标本兼顾一举两得。白芍和里缓急止痛；少佐吴茱萸取其下气，并可助黄连和胃降逆，又能制其苦寒。本方清热与开郁并重，辛开苦降，肝胃同治，以成药入煎剂而起多效。另加橘皮理气行滞，可助柴胡之理气之功。当归养血和血，更有调经止痛之功；与白芍合用，既能养肝体以助肝用，又可防柴胡暗耗肝阴。茯苓、茯神健脾养血，宁心安神，以缓焦虑。橘络、苏梗、桔梗理气宽胸通络。川楝皮苦寒，以清肝热。白蒺藜平肝解郁。患者经停 2 月，素有肾气亏虚，故方中加入桑寄生补肝肾。诸药合用，则肝气疏调，胃热清泄，气血畅通，肾虚得补，诸症可解。方中另用黍米、谷芽先煎代水，具有和中健胃消食之效，体现了简斋先生处处注意顾护胃气的处方用药特色。

郭太太，脘痛宿疾，发生甚骤，痛亦甚剧，脉弦小，舌苔灰黏。是系热为寒伏。

纯阳正气丸、万应锭效验，服后其痛立止。

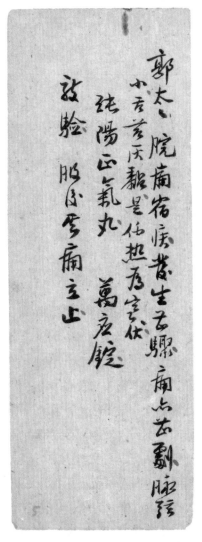

赏析：本案病名为"胃脘痛"。患者久病脘痛，气滞血瘀，郁而化热，复又外感寒湿，遂成内有热而外有寒之证。寒热夹杂，温药恐助内火，凉药恐遏外邪，用药颇为棘手。

简斋先生治以成药纯阳正气丸、万应锭散寒清热。纯阳正气丸功能温中化湿，止痛止泻。适用于暑天感寒，湿浊中阻，怕冷发热、头痛胸闷、腹痛吐泻之症。方中肉桂温阳散寒；藿香、苍术化湿解表，共为君药。臣以半夏、陈皮、茯苓燥湿化痰，理气和中；金礞石、硝石、硼砂豁痰解毒。佐以白术健脾祛湿；丁香，青木香行气醒脾，芳香开窍；雄黄祛痰解毒，辟秽开窍；麝香（人工麝香，下同）、冰片芳香化浊，开窍止痛；朱砂镇心安神。万应锭按《饲鹤亭集方》中之组成药物有黄连、胡黄连、乳香、没药、儿茶、生大黄、延胡索、血竭、天麻、熊胆、陈京墨、自然铜、冰火、麝香等。方中胡黄连凉血清热除骨蒸；黄连清热燥湿，泻火解毒；儿茶清热解毒，生肌敛疮；熊胆清热解毒，息风止痉；陈京墨止血消肿；冰片开窍醒神，清热止痛，消肿生肌；麝香开窍醒神；乳香、没药活血止痛，消肿生肌；生大黄活血行瘀，破积导滞；延胡索活血行气止痛；血竭止痛和血，收敛疮口，散瘀生新；天麻益气强阴，通血脉，强筋力，疏痰气；自然铜散瘀止痛。诸药合用，共奏清热散瘀、活血开窍、消肿止痛之功，主治虚火中风、湿疹伤寒、中暑痢疾、霍乱腹痛、无名肿痛、小儿惊风等。本案热为寒伏，热寒格拒，单用清热解毒、泻火止痛的万应锭，恐内热盛格寒于外，大量清热寒凉药反伤及胃，所以简斋先生非常巧妙精准地配合使用纯阳正气丸，引清热止痛药万应锭入里直达病所，又起到温中和胃、化湿止痛的作用。二方合用寒热反佐，温中散寒与清热止痛并用，主治热为寒伏证。服药后腹痛即止，说明中医药并非缓调慢效，只要药证相符，也可立竿见影。因患者发病骤急，故采用中成药配伍治疗，免得中药煎煮耽误时间。既往个体诊所都备有部分中成药以作应急，现在临床也可借鉴、参考。

青陈皮　苏桔梗　川朴　楂曲　左金丸　淡生姜

柴胡　枳壳　甘草　苓拌法夏　赤苓芍　枳壳

刘右，表病兼发脘疼，昨服药后痛势未平，兼有微热。治以疏化。

赏析：本案病名"胃脘痛"，证属表里同病。患者感受外邪，邪在肌表，营卫失和，则有恶寒发热等表证；而兼发脘疼，乃邪入于胃，表里同病。服药后胃失和降未得缓解，故痛势未平。如《素问·举痛论》说："寒气客于肠胃之间，膜原之下，血不得散，小络急引故痛。"新发疼痛病多在气。胃为阳土，喜润恶燥，为五脏六腑之大源，主受纳、腐熟水谷，其气以和降为顺。表邪入里，壅滞于胃，气机升降不利，不通则痛。表邪未尽，枢机不利，气机不畅，则有微热，即小柴胡证中的微热之证。

简斋先生"治以疏化"，即疏散表邪、调和气机、表里同治。方选小柴胡汤加减及左金丸。方中柴胡味苦微寒，为少阳主药，升阳散邪，调气血。黄芩苦寒清里热。半夏辛温，能健脾和胃，以散逆气。生姜、甘草调和营卫。青皮主气滞，下食，破积行气；芍药在《神农本草经》（简称《本经》）中载其"主邪气腹痛，除血痹，破坚积，寒热疝瘕，止痛"。二药合用，达到理气和营止痛之效。此外，加入桔梗、苏梗行气祛痰；枳壳行气宽中、消痞除胀。三药升降协调，宣肺下气，宽胸利膈，调畅胸膈气机。加用陈皮行气健脾；邪与湿相结，以川朴、赤茯苓理气利湿，其中赤茯苓能泻热行水。外邪入里，食积难运，以焦山楂、焦六曲化食助运。左金丸中以苦寒之黄连与辛热之吴茱萸相配，辛开苦降，清肝和胃。诸药合用，共达疏散表邪、调和气机之效。本案处方未用人参、大枣，乃为新病，邪实为主，正气未虚，免留寇助邪之弊。简斋先生熟谙经典，临证牢牢抓住主症和病机，准确灵活应用经方，值得吾辈学习。

夏右，丗。脘痛凤恙复发，连及偏右背胁。经用疏和之剂，痛势虽缓，脘间未宽，嗳噫漫水，痛时形寒，腰酸腿冷，脉沉弦。病在肝胃，治当两调。

柴胡	枳壳	甘草	白芍	秦归	桂枝	法夏
茯神	陈皮	苏桔梗	戊己	建曲	刀豆壳	寄
生	白蒺藜

另黍米、谷麦芽、路路通先煎。

赏析：本案病名"胃脘痛"，属肝郁中虚证。脘痛凤恙，中阳不足，胁为肝之分野，痛连右背胁则为肝气郁滞犯胃，经用疏和之剂而痛缓。然肝气不畅，故脘间未宽；中阳未复，温运无力，水湿内聚上泛，而见嗳噫漫水；中阳不振，健运无权，肌体失于温养，故痛时形寒、腰酸腿冷；脉沉弦则为肝郁之象。

简斋先生辨为"病在肝胃""治当两调"，即肝胃同治，疏肝止痛，振奋中阳。方选四逆散合二陈汤、半夏桂枝汤加减。四逆散中柴胡与枳壳同用，可疏肝理气、升清降浊；白芍与甘草同用，可缓急止痛、柔肝健脾。柴胡主升，枳壳主降，白芍主收，甘草主和，四药配伍，有升降通调之妙。此即简斋先生所言"疏和之剂"。二陈汤是治疗痰湿证之基本方，所谓气滞生痰，痰因气滞，故配伍二陈汤化痰和胃，理气燥湿。处方中秦当归、桂枝、白芍配伍，含当归建中之意；半夏与桂枝相配，则又有半夏桂枝汤之形。半夏桂枝汤出自《温病条辨》，用以治疗温病后期，中阳不振之证。诸方合用，起到疏肝止痛、振奋中阳的作用。另外，处方中又加入苏梗理气宽中，升中有降；桔梗上升，为舟楫之剂。二药配伍，一升一降，调畅气机。建曲原产福建泉州，是由枳壳、苍术、藿香、杏仁、山楂等45种中药发酵而成，苦温芳香，能健脾消食、理气化湿、祛寒解表；戊己丸泻肝和胃，降逆止呕，与诸温阳行气药配伍，主要起调和肝胃、降逆止痛作用。黍米指小米，有和中开胃之功；路路通有祛风活络，利水通经之效；谷麦芽消食健脾。三味药同煎，代水作为药引，取其健脾和胃、消食通络之功。综合全方，用药和缓，配伍严谨，斡旋气机，标本兼顾。

青陈皮　吴萸拌川楝　巴戟　牡蛎　六曲　姜炭

柴胡　桂枝　甘草　白芍　秦归　法夏　苓神

连左，32。幼年即有胃病，后至西北服务自愈，近又举发，当脘作痛，痛不以时，感触较甚，饥时亦觉不舒，有时呕酸，左睾丸或坠，大便正常，解后有血，脉沉弦小。拟和阳化气法。

赏析：本案病名"胃脘痛"，辨证为肝郁脾寒证。因患者"幼年即有胃病"，故素体脾胃虚弱。《素问·宝命全形论》云："土得木而达。"土虚则木乘，肝郁气滞，横逆犯胃而致胃气失和，故"当脘作痛，痛不以时"。"夫酸者，肝木之味也。"（《寿世保元》）肝气犯胃则见呕酸。肝脉循会阴，络阴器，肝经经气不畅，故见睾丸或坠。饥时亦觉不舒，是以久病脾胃虚弱。肝郁脾阳不振，气不摄血，故便后有血。脉沉弦小主里痛，主虚，主肝。

治以疏肝止痛、温脾和阳之法，方用柴胡桂枝干姜汤加减。柴胡桂枝干姜汤出自《伤寒论》，由柴胡、桂枝、干姜、栝楼根、黄芩、牡蛎（熬）、炙甘草组成，具有和解散寒、生津敛阴的功效。主治"伤寒五六日，已发汗而复下之，胸胁满微结，小便不利，渴而不呕，但头汗出，往来寒热，心烦者"。原方中黄芩、栝楼根主要针对少阳有热，本案无口渴津伤的症状，少阳热证不明显，故减去不用。处方中柴胡疏肝解郁，使肝气得以条达；桂枝、干姜、甘草温脾阳；牡蛎软坚散结，去胸胁之结痛。另加当归甘辛苦温，养血和血；白芍酸甘养阴。二药合用，养血柔肝，缓急止痛，养肝阴而柔肝用；茯苓、陈皮健脾助运；青皮专入肝经，行气疏肝止痛；吴茱萸辛苦热，有散寒止痛、降逆止呕、助阳止泻的功效；川楝子苦寒，疏肝泄热，行气止痛；吴茱萸拌川楝子辛开苦降，温脾阳而疏肝气、泄肝热，同时二药配伍，入肝经，温经散寒止痛，常用于治疗寒疝及偏坠小肠疝痛。干姜改用姜炭，一则加重温热之性，二则便后有血，故用姜炭止血。巴戟天温肾阳助中焦阳气。诸药合用，共达疏肝止痛、温脾和阳之效。

鲁右，情怀悒郁，肝木凌胃，致发胃溃疡夙疾。脘痛阵阵，大便解见紫红血液，夜间易吐酸苦，稍感寒凉腹部辄痛，有带不多，脉左弦右小，舌前薄红。治以刚柔复方。

当归　地黄　桃泥　白芍　阿胶　吴萸　川连　法夏　苓神　川楝　青陈皮　姜炭　巴戟天

赏析：本案病名"胃脘痛"。病机为肝气犯胃，肝胃阴亏。患者情志悒郁，气郁伤肝，肝之疏泄失调，横逆犯胃，气机阻滞，胃失和降则胃脘痛。若气郁化火，灼伤胃络，则可致胃溃疡出血，而见"大便解见紫红血液"。火郁日久，致肝胃之阴亏耗，则见"夜间易吐苦酸"。患者脉左弦右小，为肝郁气滞兼有气血不足之象。气血运行不畅，正气不足，下焦虚寒，故见"稍感寒凉腹部辄痛，有带不多"。治拟刚柔复方，即养血疏肝柔肝、理气和胃止痛。方选四物汤合左金丸、二陈汤加减。左金丸主治肝火犯胃证，有清肝泻火、降逆止呕的功效。"左金"指据"实则泻其子"而制方，心火为肝木之子，川连泻心火，则不刑肺金，金旺则能制木；佐以吴茱萸温中散寒，降逆止呕，又能制约黄连之过于寒凉。当归、地黄、白芍，取四物汤之意养血和血；配伍阿胶可养血柔肝，缓急止痛。肝郁不舒导致气滞血瘀；加桃泥、川楝、青皮疏肝理气，活血祛瘀。法半夏、陈皮、茯苓、茯神为二陈汤之意，健脾和胃。姜炭温中止血，治疗胃络出血。巴戟天温肾散寒，合姜炭治疗腹部冷痛。

本医案中，简斋先生提出治以刚柔复方，是由于患者肝胃阴亏，虽有肝木凌胃的病机，但患者大便解见紫红血液、脉左弦右小、舌前薄红，证以肝阴不足为主，又有胃络受伤出血，因此未用四逆散、柴胡疏肝散类辛燥理气止痛方剂，而是采用四物汤合左金丸加减治疗。肝体阴而用阳，以四物汤滋养肝之阴血，养肝体柔肝用，而达条畅肝气、和胃止痛的作用。并且将四物汤养血活血与阿胶、姜炭养血止血相互为用，相得益彰。

钱右，36。早岁产后失调，中虚肝旺胃弱，脘痛屡疾已近二十年。不时举发，天寒尤甚，发时痛处坚硬，跃跃不已，频作呕吐，脉弦小，色无华。拟甘温建中为主，咸味软坚佐之。

党参炭　蜀椒拌乌梅炭　淡姜　桂木　甘草

芍药　法夏　吴萸拌川连　枣仁　苓神　橘皮白

当归

另鳖甲、牡蛎、海螵蛸先煎。

赏析：本案病名"胃脘痛"，乃因"早岁产后失调"致"中虚肝旺胃弱"。肝气郁结，横逆犯胃，气机阻滞，而脘痛反复发作；病久气虚及阳，中阳亏虚，寒邪凝滞，经脉气血不通而脘痛更甚；天寒则内外合邪，正伤邪盛，故脘痛加重。气滞寒凝，血瘀成癥，故发时痛处坚硬。中阳不振，气机阻滞，胃气上逆，故跃跃不已，甚则频作呕吐。脉弦小为肝旺气血不足之象。久病气血不足，肌肤失荣，故色无华。

简斋先生治"拟甘温建中为主，咸味软坚佐之"。方用大建中汤合当归建中汤，加鳖甲、牡蛎、海螵蛸等。处方中党参补中益气，蜀椒温中散寒，二药配伍有温中补虚之功，适用于脾阳虚衰、阴寒内盛之腹痛。蜀椒辛温，温中散寒止痛；乌梅味酸，可收涩止痛。两药相拌，既加强温脏止痛之功，乌梅之酸涩又可防蜀椒辛散太过。干姜、桂木辛温，助蜀椒、党参温中补虚散寒。吴茱萸辛苦、大热，直入肝胃，功能散寒止痛、降逆止呕、温肝暖胃，用于寒凝疼痛；与川黄连相拌，则寒热并用，调和肝胃。芍药、甘草酸甘化阴，缓急止痛。橘皮、法夏、茯苓、茯神，又有二陈汤之意，以理气和中化痰。海螵蛸收敛制酸止痛，合牡蛎、鳖甲先煎则味咸软坚，活血化癥；并攻补兼施，祛瘀而不伤正。枣仁、茯神相配，则宁心安神以缓腹痛，《本经》中就载有酸枣仁疏利肝脾血脉之功能，治心腹寒热、邪气结聚、酸痛血痹等证。诸药合用，共达甘温建中、软坚散结之功。

梁左，六脉濡小，寒水留着，脘次胀痛，漫酸。当以建中化气主治。

桂木　甘草　白芍　法夏　苓神　蜀椒　沙参
淡姜　吴萸　会皮白

赏析：本案病名"胃脘痛"。患者正气亏虚，中阳不足，脾胃虚寒，寒饮留滞，故六脉均濡小。寒饮停留，脾胃中阳虚损，寒气上逆则脘胀痛漫酸。《金匮要略·腹满寒疝宿食病脉证并治》云："腹中寒气，雷鸣切痛，胸胁逆满，呕吐。"

治拟建中化气，缓急止痛。方选小建中汤合大建中汤、二陈汤加减。小建中汤由桂枝、甘草、大枣、芍药、生姜、胶饴组成，主治中焦虚寒、肝脾不和证，具有温中补虚、和里缓急的功效。大建中汤由蜀椒、干姜、人参、饴糖组成，主治中阳衰弱、阴寒内盛之脘腹剧痛证，具有温中补虚、降逆止痛的功效。大、小建中汤均以温补中阳立法，治中阳不足、脾胃虚寒之证。但小建中汤补阳之力不如大建中汤，适用于脾胃虚寒较轻，并有肝脾不和或气虚不固者，能缓急以止痛；而大建中汤纯为补火助阳，专入脾胃逐寒邪以扶正气，并降逆以止痛。简斋先生将大小建中汤合用，则补阳散寒、缓急止痛之力倍增。处方中易桂枝为桂木，桂木又名桂枝木，为桂的粗枝剥去皮，再切成柳叶片状的药材。陈修园在《神农本草经读》中记载："桂木凌冬不凋，气味辛温，其色紫赤，水中所生之木火也。"取其温中之效更强。另加吴茱萸温胃散寒止痛；半夏和会皮白、茯苓，为二陈汤意，健脾和胃，燥湿化痰；以沙参易人参，防椒、姜温燥伤阴。简斋先生在临床中使用的很多处方，都有在大量温燥药中加一味滋阴药，乃阴中求阳，并防温燥伤阴，有反佐配伍之意也，并在痛证中常用茯神来安神健脾止痛。另外，大、小建中汤均重用饴糖建中缓急，温中补虚，而简斋先生不仅弃饴糖不用，且去甘味之大枣。度其意，应为防两药滋腻碍胃，湿邪难祛，而以温阳化气、健脾燥湿、缓急止痛为法，中阳复温通则阴霾可自散。

田君，痛平，胃纳未佳，脉弦。治以调中。

桂枝　法夏　云苓　会皮白　甘草　白芍　谷芽

六曲　煨姜

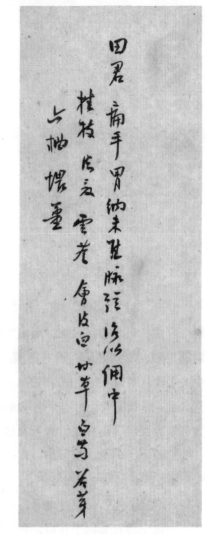

赏析：本案病名"胃脘痛"。患者症状较少，以药证合参，推测其病机为中焦脾胃虚寒。患者前有胃脘疼痛不适症状，现已改善，但仍有胃纳不佳，此乃病后脾胃不运所致。简斋先生"治以调中"，即调和中焦之意。方选半夏桂枝汤合二陈汤加减。半夏桂枝汤见于《温病条辨》："饮退则寐，舌滑，食不进者，半夏桂枝汤主之。"主要治疗温病后期，营卫不和，阳未卒复者，具有调和营卫、降逆化浊之效。原方乃桂枝汤加半夏化裁而来，由半夏、白芍、秫米、桂枝、炙甘草、生姜、大枣组成。本案处方中去大枣，以谷芽代秫米，改生姜为煨姜，并加入六曲；另加云茯苓、会皮白合半夏、甘草，又有二陈汤之意。其中桂枝取其辛温助阳化气，平冲降逆以振奋中焦阳气；半夏辛温，长于燥湿化痰，降逆和胃；陈皮辛苦温香，理气宽膈，调整气机；茯苓淡渗利湿；谷芽消食和中，健脾开胃；六曲消食健胃；煨姜和中止呕，较生姜温胃作用更强。诸药合用，共奏温胃和中、缓急止痛、增加胃纳之功。

桂枝第一大功效虽为发汗解肌，但实则其辛温之性可温经通脉、助阳化气、平冲降逆。桂枝配伍白芍、饴糖、甘草等，可治疗中焦虚寒之脘腹冷痛，如小建中汤；配伍附子、生姜等，可治疗风寒湿痹之肩臂关节疼痛，如桂枝附子汤；配伍当归、川芎等，如温经汤治疗寒凝血瘀之经闭腹痛或通经；配伍枳实、薤白等，如枳实薤白桂枝汤用于胸阳不振，心脉瘀阻之胸痹心痛；配炙甘草、人参等，可治疗伤寒心动悸、脉结代，如炙甘草汤；与茯苓、白术、甘草同用，即苓桂术甘汤，用于脾阳不运之痰饮证；与茯苓、猪苓、泽泻等同用，可治疗膀胱蓄水证之水肿、小便不利，如五苓散。张仲景在《伤寒杂病论》中运用桂枝极为普遍和灵活。本案处方中桂枝、甘草、芍药、煨姜配伍，又有小建中汤之意，正如吴鞠通在解读半夏桂枝汤由桂枝汤加半夏化裁而来时所言："虽云桂枝汤，却用小建中汤法，桂枝少于白芍者，表里异治也。"

黄右，27。胃痛宿疾，近又举发，晨昏作痛，呕恶涎水，食后脘胀，苔薄，脉沉弦。大便间解，每呈不溶化状。拟建中化气法。

桂枝　甘草　白芍　秦归　法夏　苓神　陈皮

吴萸　淡姜拌川连　蜀椒拌乌梅　巴戟天

另黍米、谷麦芽先煎。

赏析：本案病名为"胃脘痛"。病机为中阳不足，兼有肾阳亏虚。患者宿疾久病，则阳气受损，胃阳不振，失于濡润温煦，胃失和降，不通则痛。胃阳不振，水谷不运，生痰聚饮，寒饮互结，留滞胃中，致胃气郁滞，失于和降。胃气上逆，饮随气泛，则呕吐痰涎清水。饮食与寒饮相结，则腹胀尤甚。肾阳亏虚，失于温煦，清气不升，水谷精微从肠道而下，则见大便间解、食不溶化。苔薄、脉沉弦为中阳不足兼有肾阳亏虚之症。

治拟温中化气，和胃止痛。方选小建中汤合二陈汤加减。小建中汤具有温中补虚，和里缓急的功效；主治中焦虚寒，肝脾失调，阴阳不和之证。本案处方中去大枣、饴糖之滋腻，加淡姜、蜀椒、吴茱萸以增加辛温散寒之力；配合陈皮、半夏、茯苓、茯神取二陈汤之意，健脾化湿，理气开胃。同时将淡姜拌川连、蜀椒拌乌梅作为对药使用。其中淡姜辛温散寒，行阳而散气，降逆止呕；川连苦寒泄热，淡姜拌川连，寒热并用。正如《药鉴》所载："盖黄连得姜汁制，则和其寒而性轻折，且少变其性，以引至热处而使之驯化，正经所谓热因寒用是也。"蜀椒辛温，主治心腹寒痛，除五脏六腑寒冷；乌梅酸涩平，敛气泄邪。二药相配，有乌梅丸之意，酸辛并用；再加吴茱萸，配合黄连辛开苦降、温阳化饮；当归苦温，养血和血止痛；久病血脉不和，用当归辛润通络，配伍芍药更能止痛；巴戟天温补肾阳，《本草求真》曰："巴戟天，据书称为补肾要剂，能治五痨七伤，强阴益精，以其体润故耳。"脾胃寒虚之人，如用附子、肉桂温阳未免过于太热，故简斋先生选用巴戟天之甘温，补其火而又不烁其水，温而不热，健脾开胃，既益元阳，又填肾精。另加黍米、谷麦芽以调和中焦，补虚安中。诸药合用，共达温中补虚、建中化气之功。

三

痞满

（计4案）

王左，20。寒湿在中，脘腹胀满而不舒，纳食不多，勉进尤甚，头眩，脉沉弦，大便间解不畅，苔腻。治先通阳化浊。

薤白　法夏　蒌皮　陈皮　川朴　苏桔梗　枳壳

建曲　杏仁　赤苓　谷麦芽

赏析：本案病名为"痞满"。患者因寒湿内蕴，寒性凝滞，湿性黏腻，皆阻气机，寒湿着而不行，困于脾胃，则致脾胃气机阻滞，升降失常，遂成脘腹胀满不舒；然其无燥屎积聚腹部，按之无形，故属痞满。脾气不升，胃气不降，脾胃运化失司，故不思饮食；进食后运化失常，食积于内，气机再阻，脘腹胀满益甚；脾胃升降失司，清浊失调，故大便排泄不畅；同时，湿邪上扰清空，故头目眩晕；沉脉主痛，与弦脉兼见，主水湿痰饮；苔腻同主湿浊内蕴。

简斋先生"治以通阳化浊"，方用瓜蒌薤白半夏汤及枳壳桔梗汤加减。瓜蒌薤白半夏汤出自《金匮要略》，功用通阳散结、行气祛痰。枳壳桔梗汤，出自《世医得效方》，功用宣肺降气。方中蒌皮即瓜蒌皮，此案中取其宽胸散结之效；薤白通阳宽胸，散结理气，助驱寒散结；半夏辛温入肺胃，化痰散结，降逆和胃；厚朴辛苦温燥，行气消胀，燥湿除满；陈皮燥湿健脾，行气宽中，助厚朴消胀除满，助半夏散结降逆。生姜皮辛散湿邪，通利小便；赤苓健脾利湿于下，使水道通畅。二者合用，使湿有路出。杏仁润肺降气，通腑降浊。枳壳理气宽中，行滞消胀，性缓走上，治在胸膈；桔梗开宣肺气，能开肺气之结，宣心肺之郁。二药同用，使之升提而上消，取提壶揭盖之意；合杏仁，一宣一降，肺气通调则腑气自降，大便得通。苏梗理气宽中；枳壳、桔梗、苏梗三者合用，可升降气机；建曲、谷麦芽散寒行气，健脾和胃。诸药合用，共达通阳化浊之功。

洪先生，胃肾相关，肾虚胃实，湿热上蒸。早起口苦，脘闷不畅，小溲色黄，大便不解，脉弦。治以苦辛通化。

杏薏仁　法夏　白蔻拌滑石　川朴　炒芩　赤白苓　会皮　建曲　桔梗　枳壳　藿梗　佩兰　苏梗

荷叶盖煎。

赏析：本案病名为"痞满"。乃因"胃肾相关，肾虚胃实，湿热上蒸"，脾胃升降失常而致痞满。湿热中阻，气机不畅，脾失健运，故可见脘闷不畅；湿热熏蒸肝胆，胆汁外溢，则口苦。如《素问·痿论》所云："肝气热，则胆泄口苦。"湿热下注，膀胱气化不利，则出现小便短赤，色黄；湿热壅滞肠道，则大便不解。

简斋先生"治以苦辛通化"，方选三仁汤合藿朴夏苓汤加减。三仁汤出自《温病条辨》，主治湿温初起，湿重于热证。方中杏仁宣利上焦肺气，"盖肺主一身之气，气化则湿亦化"（《温病条辨》）；白蔻仁可芳香化湿，行气宽中，畅中焦之脾气以助祛湿；薏苡仁甘淡性寒，渗湿利水而健脾，使湿热从下焦而去。三仁合用，三焦分消，合为君药。滑石甘寒淡渗，加强君药利湿清热之功；与白蔻仁拌用，取其化湿并制约白蔻仁辛燥之性。半夏辛温，配苦温之厚朴燥湿和中，并用苦寒之黄芩清热燥湿。三药合用，苦辛通化，即吴鞠通所谓"非苦无能胜湿，非辛无能通利邪气"（《温病条辨》）。新会陈皮、建曲理气化湿，健脾和中；桔梗、枳壳一升一降，调畅气机；苏梗理气宽中，取其气化则湿化之意。藿朴夏苓汤是治疗湿温病初起湿重于热的常用方。方中主药藿香味辛，性微温，为芳香化湿要药，外开肌腠，透毛窍，散表邪，宣透肌表上焦之湿，尚能内化湿浊，醒脾胃，不耗脾气，不劫胃阴，故可用于外邪表证及湿阻中焦证；与苦温之杏仁配伍，善开上焦，宣肺利气，使肺气宣降，则水道自调，助化湿浊。配伍赤白苓、薏苡仁淡渗利湿于下，使水道畅通，则湿有去路，下焦湿邪可由水道而解。《神农本草经疏》云："白者入气分，赤者入血分，补心益脾，白优于赤；通利小肠，专除湿热，赤亦胜白。"配入佩兰芳香化湿，醒脾和中，加强藿梗的作用。此外，处方中取荷叶盖煎，可清热透湿。诸药合用，苦辛通化并司，健脾渗湿并用，共奏清利湿热、宣畅气机之效。

吴右，33。前服疏和之剂，诸症俱减，腹胀见松，胸闷未已，食欲不振。治循原法。

柴胡　当归　川芎　白芍　法夏　苓神　苏桔梗

橘皮络　香附　枳壳拌於术　六曲　白蒺藜

赏析：本案病名"痞满"。从患者"前服疏和之剂，诸症俱减，腹胀见松"的描述推知，本案病机当属肝失条达，气机阻滞，胃失和降。因肝失疏泄，气机郁结，横逆克土，脾运失职而腹胀，经疏和治疗而腹胀减轻；气滞则血行不畅，胸阳不展，故胸闷；肝脾失和，故食欲不振。如《证治汇补》所言："痞与否同，不通泰之谓也。气血痰积，皆能成之。觉满闷痞塞，按之不痛，由脾弱不能运化，故《内经》谓太阴所至为痞膈中满。"

治拟疏肝解郁，理气畅中。方选柴胡疏肝散合越鞠丸、二陈汤加减，如《证治汇补》中所云："大抵心下痞闷，必是脾胃受亏，浊气夹痰，不能运化为患，初宜舒郁化痰降火，二陈、越鞠、苓、连之类……有痰治痰，有火清火，郁则兼化。若妄用克伐，祸不旋踵。"处方以柴胡疏肝散疏散肝郁，条达肝气以治本。配以越鞠丸解郁消胀，弃苍术改白术以助脾胃中焦之气；辅以二陈汤理气燥湿，健脾助运。处方中主药柴胡苦平微寒，味薄气升为阳，入手足少阳、厥阴诸经，在经主气以达阳气，在脏主血以达阴气，宣畅气血，旋转枢机，畅郁阳而化滞阴，乃能疏肝解郁。配以当归、川芎则理气通络，气血双调；合白芍则疏肝而不伤阴，养阴柔肝而不滞气；枳壳拌于白术出自张洁古枳术丸，一消一补，健脾胃而消痞满；白蒺藜味苦辛，性温，入肝肺经，辛散苦泄，《本草汇言》云："刺蒺藜，去风下气，行水化癥之药也，其性宣通快便，能运能消，行肝脾滞气，多服久服，有去滞之功。"与柴胡、香附相配则舒肝解郁，行气消胀；桔梗味厚气轻，阳中之阴，其气上行，在《南阳活人书》中与枳壳相配治胸中痞满不通，在孟河医家中常与苏梗相配而调畅气机，治疗肝气郁滞、肺气失宣之胸闷胁胀喜太息，性情急躁易生气等症。本方用药刚柔相济，轻灵可嘉，重在疏肝解郁而运脾消痞，故不用参芪等补气益脾之品，诚为脾健在运不在补之范例。

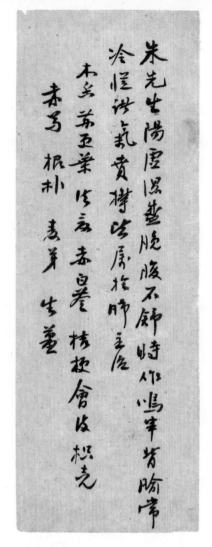

朱先生，阳虚湿盛，脘腹不舒，时作鸣串，背腧常冷。从诸气贲郁，皆属于肺主治。

木香　苏梗叶　法夏　赤白苓　桔梗　会皮　枳壳　赤芍　根朴　麦芽　生姜

赏析：本案病名为"痞满"。患者素体阳虚，气化不足，津液运化障碍导致气滞湿浊证。由于湿困脾胃，气机失畅，则可见脘腹不舒；气滞湿阻于大肠，可闻及时作鸣串（作窜解），"水气客于大肠，疾行则鸣"（《素问·气厥论》）；素体阳虚，加之肺气郁滞，肺阳不展，故出现背腧常冷表现。简斋先生提出，应从"诸气膹郁，皆属于肺"主治。即从肺论治，宣肺行气，运脾化湿。方选桔枳二陈汤、半夏厚朴汤加减。桔枳二陈汤出自《医学入门》，主要由枳壳、桔梗、半夏、茯苓、甘草、陈皮、杏仁、苏子、生姜组成；半夏厚朴汤出自《金匮要略》，由半夏、厚朴、茯苓、生姜、苏叶组成。本案在此两方基础上，去桔枳二陈汤中之苏子、杏仁，加入木香、苏梗、赤芍。处方中木香辛苦温，"乃三焦气分之药，能升降诸气"（《本草纲目》）。苏叶、苏梗二者同用，芳香行气，通肺气。叶者辛香轻浮，宣肺开郁，引药上行；梗者条达肺气，降逆和胃。半夏辛温入肺胃，理气化湿，降逆和胃；赤茯苓健脾行水；白茯苓甘淡渗湿健脾；桔梗苦辛平，开宣肺气，能开肺气之结；枳壳辛苦微寒，行气化湿。木香、枳壳、桔梗三者相伍，升降气机，有通肺利膈下气之效。病久血瘀，故又配伍赤芍活血通滞。《东垣试效方》中云："宜升胃气，以血药治之。若全用气药导之，则其痞益甚。"厚朴辛温而散，长于行气除满；生姜辛温散寒，温中散寒，且制半夏之毒；"气滞于上，湿郁于中，则脾不醒"，配入麦芽健脾和胃。诸药合用，全方共奏宣肺行气、运脾化湿之功。

"诸气膹郁，皆属于肺"出自《素问·至真要大论》，由于肺为五脏之华盖，主一身之气，司呼吸而喜宣降，肺对全身的气机起着调节的作用。简斋先生在本案中灵活运用"诸气膹郁，皆属于肺"的经典理论治疗痞满证，为后世医家开拓了思路。

四

———

呕吐

（计7案）

唐左，37。寒湿下受，呕泻交作，顷刻泻止仍呕，小腹痛甚，喜俯恶仰，苔白，溲黄。胃肾相关，治当兼顾。

桂枝　甘草　白芍　姜夏　云苓　蜀椒　巴戟天

戊己丸　煨姜

另来复丹吞服。

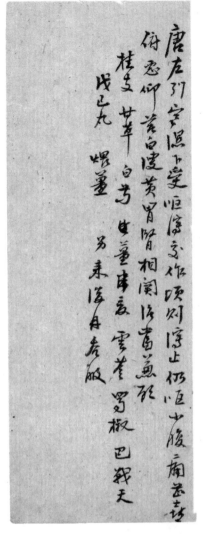

赏析：本案病名"呕吐"。因外感寒湿，直中入里犯胃，胃失和降，胃气上逆而为呕。如《素问·举痛论》曰："寒气客于肠胃，厥逆上出，故痛而呕也。"寒湿内停，脾胃受损，运化失常，清浊不分，并走大肠，则见腹泻、腹痛而小便黄。苔白为寒湿之象。治拟温中散寒，降逆止呕。方选半夏桂枝汤、大建中汤加减，并合戊己丸、来复丹。半夏桂枝汤具有调和营卫，降逆化浊之效。原方有半夏、白芍、秫米、桂枝、炙甘草、生姜、大枣，由桂枝汤加半夏化裁而来。大建中汤具有温中补虚、降逆止痛之功效，主治中阳衰弱、阴寒内盛之脘腹剧痛证。原方有蜀椒、干姜、人参、饴糖。本案处方以蜀椒温脾胃，助命火，散寒止痛；煨姜辛热，温中散寒，以助蜀椒散寒之力；配以茯苓健脾化湿。土虚木乘，故用戊己丸（川连、吴茱萸、白芍）制肝木，和脾胃，降逆止呕。来复丹出自《太平惠民和剂局方》，主药消石，具有助阳化浊、理气和中之功效；主治痰厥气闭，心腹冷痛，大便泄泻。

简斋先生在案中提出"胃肾相关，治当兼顾"，其"胃肾相关"之说源自《素问·水热穴论》："肾者，胃之关也。关门不利，故聚水而从其类也，上下溢于肌肤，故为胕肿。"肾寓寄元阴元阳，为五脏阴阳之根本，为阴阳皆根于肾，赖于肾中水火之充盈；而脾胃为后天之本，气血生化之源，肾精的蛰藏和填充又依靠脾胃的健运，而脾胃的腐熟健运离不开肾中阳气的蒸腾气化。肾气亏虚，关门不禁，可见多尿、泄泻。故本案简斋先生依据此理论，在处方中加用巴戟天温肾补阳，即治胃而兼顾肾。

张左，吐止未尽，饮多辄呕，味酸且甜，腹痛虽减，溲仍不畅，脉沉小转滑，苔渐黄。湿水在中，治以宣导。（小半夏合五苓）

法夏　云苓　桂枝　猪苓　建泻　杏苡仁　白蔻　仁拌滑石　炒子芩　茅术　陈皮　朴　枳壳　建曲　藿梗　淡生姜

赏析：本案病名为"呕吐"。证属湿水在中，胃气上逆。脾胃为水谷之海，脾主运化、主升清，胃主受纳、主通降，脾胃功能失调，受纳腐熟水谷失司，水谷精微不化，水湿内停，聚而为饮，饮停于胃，胃气上逆则为呕吐。吐止未尽，湿水在中，故饮多辄呕，味酸且甜。水湿内生，膀胱气化不利，则小溲不畅。苔黄主热，脉滑为痰饮水湿中阻之象。"治以宣导"，即宣肺畅中、渗下利水化饮。方选小半夏汤、五苓散、三仁汤加减。小半夏汤出自《金匮要略》，功用和胃降逆、消痰蠲饮；五苓散出自《伤寒论》，功用温阳化气、利水渗湿；三仁汤出自《温病条辨》，功用宣畅气机、清利湿热。案中处方以半夏燥湿化饮，和胃降逆；生姜温胃散寒，化饮止呕，且可制约半夏之毒；茯苓、猪苓淡渗利湿；桂枝温阳化气以助利水；建泽泻利水渗湿；苍术健脾燥湿。杏仁宣利上焦肺气，气化则湿行；蔻仁行气化湿，畅中焦之脾气；薏苡仁渗湿利水而健脾，使湿热从下焦而去。藿梗化湿醒脾，辟秽和中；滑石利水清热；枳壳行气宽中；厚朴行气燥湿，降逆除满；子芩清热燥湿，炒用可增强其燥湿之力；建曲健胃消食。诸药并用，共奏和胃止呕、温阳化水之效。

《金匮要略·呕吐哕下利病脉证并治》云："诸呕吐，谷不得下者，小半夏汤主之。"大凡呕吐，皆由胃气上逆所致。其辨证虽有寒热虚实与痰饮之别，但呕吐见于杂病则以胃寒饮停为常见，故仲景冠以"诸呕吐"，用小半夏汤作为寒饮呕吐通治方，后世医家多以此方作为止呕之祖方。脾不升则胃不降，脾失健运则水液内停，聚而为饮，"病痰饮者，当以温药和之"（《金匮要略》），故简斋先生以五苓散温阳利水。治病当给邪以出路，水湿痰饮，与肺脾肾相关，故又以吴鞠通三仁汤宣上焦之肺以行水、畅中焦之脾以运水、渗下焦之肾以利水，三焦分消，气畅则湿行，此即宣导之意。三焦通畅，中焦气机升降恢复，则呕吐自止。

徐右，24。六脉沉小，抑郁太多，肝失条达，胃不和降。始由腹胀呕恶，近则脘闷如结，嗳噫较快。

柴胡　枳壳　甘草　白芍　秦归　法夏　苓神

青陈皮　苏桔梗　戊己　刀豆壳　白蒺藜　淡姜

另黍米、谷麦芽、路路通。

赏析：本案病名为"呕吐"，证属肝气犯胃证。患者平素抑郁太多，肝失条达，疏泄失司，肝郁犯胃，肝胃不和，气机不畅，故出现腹胀；胃失和降，胃气上逆则呕恶。叶天士曾云："肝为起病之源，胃为传病之所。"胃的腐熟与受纳功能，以通降为顺，肝胃不和，胃失和降，气滞湿阻，甚则痰凝饮停于胃，则脘闷如结。嗳噫胃气稍舒，气机得通，故见症缓。六脉沉小，皆为气机郁滞之征。遵循《内经》"木郁达之"治则，治拟疏肝行气、和胃止呕，方选柴胡疏肝散、枳桔二陈汤加减。方中取柴胡疏肝散中之柴胡疏肝解郁。《本草经解》云："柴胡，其主心腹肠胃中结气者……柴胡升达胆气，则肝能散精，而饮食积聚自下矣。"芍药养血柔肝，缓急止痛，《本草崇原》曰："气之盛者，必赖酸为之收，故白芍号为敛肝之液，收肝之气，而令气不妄行也。"秦归力柔以补，养血柔肝；与芍药配伍，和血养血，柔肝止痛。本方中未用川芎、香附，因久病肝胃不和，肝阴（血）不足，虑其辛温香燥动血伤阴。枳桔二陈汤出自《医学入门》，枳壳行气宽中除胀，《本草经疏》谓："其性缓，故其行稍迟，是以能入胸膈肺胃之分及入大肠也。"桔梗开宣肺气，《本草通玄》云："桔梗之用，惟其上入肺经，肺为主气之脏，故能使诸气下降。"半夏燥湿化痰，和胃止呕；陈皮理气化痰，使气顺则痰降，气行则痰化；痰由湿生，故以茯苓、茯神健脾渗湿，兼以安神；生姜既制半夏之毒，又协同半夏、陈皮和胃祛痰止呕；青皮疏肝破气，散结消痰，与陈皮合用以增强理气化痰之功效。戊己丸辛开苦降，和胃化痰。此外，刀豆壳和中下气止逆；白蒺藜疏肝解郁；甘草和中益脾，兼调和诸药。

简斋先生在治疗嗳气、呕吐等脾胃病证时，常用黍米、谷麦芽、路路通等先煎代水的煎药方式，使药效直达脾胃，并有养胃醒脾而不留湿之效。诸药合用，共达疏肝行气、和胃止呕之功。

李媪，64。劳倦中虚，病经半年，得食即吐，脘次有形跃动，更衣艰难，脉劲，舌光。勉拟建中，佐以养液。

沙参　川霍斛　桂枝　牡蛎　甘草拌白芍　法夏
寸冬　蜀椒拌乌梅　火麻仁　淡姜

赏析：本案病名"呕吐"，病机为"劳倦中虚"。《金匮要略·腹满寒疝宿食病脉证治》曰："呕不能食，腹中寒，上冲皮起，出见有头足，上下痛而不可触近，大建中汤主之。"患者素日劳倦过度，损伤脾胃阳气，致使中焦阴寒凝滞，胃失通降，胃气上逆，故"得食即吐，脘次有形跃动"。而更衣艰难、舌光应为胃阴亏虚，肠道失濡所致。

证属劳倦中虚，阴阳并损，既有脾阳不足，又有胃阴亏虚。治法"勉拟建中，佐以养液"。即以温中补虚为主，辅以养阴增液，和胃降逆。处方用小建中汤之桂枝、芍药、甘草建中补虚，大建中汤之蜀椒、淡姜温阳散寒。另配半夏和胃降逆止呕；沙参养阴清热，益胃生津；石斛益胃生津，养阴清热。川石斛是指四川凉山、甘孜、西昌、雅安等地的石斛，霍斛指安徽霍山县大别山区的石斛，二者均为石斛之中的道地药材，为滋养胃阴之上品。其中川石斛偏于养胃阴而生津，霍石斛养胃阴同时偏于扶正补虚。如《中药大辞典》中就特别记载"若老人虚弱，胃液不足而不宜太寒得，而霍山石斛为佳"，此处川霍斛同用，概因劳倦中虚，阴阳并损之故；寸冬滋养阴津，润肺止咳；牡蛎咸寒下气，降逆止呕；火麻仁润燥通便；桂枝辛温通阳；甘草拌芍药敛阴和营，缓急止痛；酸味之白芍配合甘寒之沙参、石斛、寸冬为酸甘化阴之意。正如吴鞠通在《温病条辨》中所言："阴伤既定，复胃阴者，莫若甘寒；复酸味者，酸甘化阴也。"乌梅酸涩性平，《医门八法》认为其"最能补肝且能敛肝，用于阴分药中功效甚大，凡虚不受补之证用之尤宜"。此方中用乌梅以补肝敛肝，起到"敛肝舒土"之效；与蜀椒同拌，又可制约蜀椒之辛热伤阴。牡蛎咸寒下气，一则与乌梅配合以收敛肝气，二则降逆止呕。火麻仁润肠通便，兼具滋养补虚之效。诸药合用，共达温中补虚、建中养液之效。

李右，31。寒热虽平，中虚未复，知饥而食，食后欲呕，胸膈欠畅，苔腻，便溏，腰酸，带多。

治用和中固下。

桂枝　甘草　白芍　法夏　云苓　於术炭　枳壳炭　广皮白　苏桔梗　建曲　寄生　牡蛎　戊己

淡生姜

另黍米、谷芽、麦芽先煎。

赏析：本案病名"呕吐"。患者寒热虽平，但中虚未复，此系寒热过后，正气被伤，而致中虚。脾胃为后天之本，其功能受损，脾气不升，胃气不降，中焦气机不利，则食后欲呕、胸膈欠畅；脾胃虚弱，故知饥而食。《内经》曰："清气在下，则生飧泄。"脾之升清功能失职，所运化的水谷精微不升反下，化生湿浊，则发为便溏、带下增多；腰酸，则因兼有肾气亏虚之证。

治以和中固下，降逆止呕。药用半夏桂枝汤加减，合戊己丸。半夏桂枝汤由半夏、秫米、白芍、桂枝、炙甘草、生姜、大枣组成，具有调和营卫、降逆化浊之功效，主治温病邪退、营卫不和、饮食不进之证。本案处方取半夏桂枝汤去大枣，以振奋病后未复之中阳。因为患者有知饥而食、食后欲呕、胸膈欠畅等中焦不运的症状，故又加用云茯苓、於术炭、枳壳炭、广皮白、苏梗、桔梗、建曲以健脾和胃，舒畅中焦之运化。其中茯苓甘淡，健脾和胃；于白术苦温，补益中焦脾胃。两药相须而用，补脾益气，补益中焦。枳壳、苏梗行气宽中；桔梗，《珍珠囊药性赋》曰："其用有四：止咽痛，兼除鼻塞；利膈气，仍治肺痈；一为诸药之舟楫；一为肺部之引经。"此处用桔梗，取其利膈气、通腹满之功，并与枳壳一升一降，调畅气机。戊己丸和胃降逆止呕，主治肝胃不和所致的胃脘灼热疼痛、口苦嘈杂、呕吐吞酸、腹痛泄泻等症；生姜、建曲降逆止呕；因有肾虚腰酸之症，故酌加桑寄生补肾强腰膝；牡蛎收敛，防诸药辛散太过。另用黍米、谷芽、麦芽先煎代水，取其振奋脾胃之气，药效直达脾胃的作用。纵观全方，补散并用，升降同施，兼顾标本，共起振奋脾胃之气、恢复病后亏虚之体的作用。

夏翁，69。高年中虚，旅居客地，食饮不适，常作呕吐，纳仅稀薄，或时腹部鸣串鼓荡，得噫方舒。病经两旬，大便尚干，脉小。治以建中化气。

桂枝　法夏　云苓　陈皮　甘草　白芍　枳壳炭　拌於术炭　淡姜　砂仁　楂曲炭　麦芽

赏析：本病病名"呕吐"。隋代巢元方《诸病源候论·呕哕候》指出："呕哕之病者，由脾胃有邪，谷气不治所为也，胃受邪气，逆则呕。"说明了呕吐多由胃气上逆所致。胃居中焦，主受纳和腐熟水谷，其气下行，以和降为顺。脾主运化，以升为健，与胃互为表里。患者高年，脾阳素虚，且旅居客地，饮食不适，复为饮食所伤，水土不服，以致脾失健运，胃失和降而发为呕吐。且脾气亏虚，肝气横犯，肝脾失和，故见腹部鸣窜鼓荡。

治以建中化气，调理脾胃。方用小建中汤、枳术丸及二陈汤加减。小建中汤温中补虚，和里缓急；主治中焦虚寒，肝脾失调，阴阳不和之证。本案处方中去大枣、饴糖之滋腻，加陈皮、砂仁、茯苓等健脾祛湿，理气开胃，使全方补而不滞。枳术丸出自《内外伤辨惑论》，功在健脾消痞，用于脾胃虚弱、食少不化、脘腹痞满之证。处方中用白术苦甘、温，助脾运化；枳壳易枳实，其功用较缓和，并且长于行气开胸、宽中除胀。佐以楂曲炭、麦芽消食健胃，除已停之积；淡姜功在温中止呕，《备急千金要方·呕吐哕逆》指出："凡呕吐者，多食生姜，此是呕家圣药。"甘草既能补中益气，又能调和诸药。纵观全方，简斋先生以小建中汤温中补虚，和里缓急；同时又以二陈汤、枳术丸理气除胀，消补兼施，虚实并治，遣方轻灵精当，以达建中化气之效。

一六〇　呕吐（胃肾不足）案

严左，40。胃肾相关，胃阳肾火不足，蒸化力弱。上则口泛冷感，呕恶吞酸；下则腹胀便溏，鸣响鼓荡，面浮畏冷，不渴不食，脉濡小而迟。病经半载，拟大建中合理中复方治之。

附片　桂木　草炭　党参炭　白芍　法夏　云苓

神　蜀椒拌乌梅炭　於术炭　淡姜　会皮白

巴戟天　牡蛎

另黍米、谷麦芽先煎。

赏析：本案病名为"呕吐"，病机为"胃肾相关，胃阳肾火不足，蒸化力弱"。肾寓寄元阴元阳，为五脏阴阳之根本，肾火不足，胃阳失于温煦，胃阳肾火不足，温运无力，升降失常，水湿内聚，故上则口泛冷感、呕恶吞酸，下则腹胀便溏、鸣响鼓荡，并伴有面浮、不渴不食；胃阳肾火不足，失于温煦，故见畏冷、脉濡小而迟。简斋先生"拟大建中合理中复方治之"，即治以温中补虚之法。本案虽说以"大建中合理中复方治之"，但是从处方用药看，实则包括了小建中汤、大建中汤和附子理中汤之意。方中桂木又名桂枝木，为桂的粗枝剥去皮，再切成柳叶片状的药材，较桂枝的温中之效更强，简斋先生在治疗胃阳不足时喜用桂木。半夏辛温，燥湿化痰，降逆止呕，与桂木相伍温中焦阳气；与会皮白、茯苓、茯神、淡姜、乌梅相伍，有二陈汤之意，以燥湿化痰，理气和中。蜀椒温中散寒止痛，与党参、桂木相伍，加强温补胃阳之功；乌梅味酸，可收涩止痛，蜀椒与乌梅相拌，既加强温补胃阳之功，乌梅之酸涩又可防蜀椒辛散太过。附片辛热，巴戟天辛甘，二药合用，温补肾阳以治肾火不足，如此则胃肾同治，胃阳肾火同补而胃肾两虚得治。此外，甘草、党参、乌梅、白术皆炒炭使用，目的增强药物收敛功效，一则止泻，二则防止辛温发散之品而损伤气血；黍米、谷、麦芽先煎入药则调养脾胃，以助运化。

《素问·水热穴论》论述了胃肾相关浮肿的病机："肾者，胃之关也，关门不利，故聚水而从其类也。上下溢于皮肤，故为胕肿。"胃肾相关病机在简斋医案中曾有多处出现，如"胃肾相关，湿浊不化"导致的泄泻，"胃肾相关，肾病及胃"表现的"时常遗泄而兼便结"等，这是简斋先生对胃肾相关理论的发展。本案"胃肾相关，胃阳肾火不足，上则口泛冷感、呕恶吞酸，下则腹胀便溏、鸣响鼓荡""拟大建中合理中复方治之"就是胃肾相关理论发挥的实例，当和其他章节中"胃肾相关"病案互参学习。

五

腹痛

（计15案）

芮右，23。冷食伤中，气失疏和，寒热，腹痛作呕，今则呕止仍痛，下移小腹，脘闷，苔白，脉形沉弦而小。治以宣和疏化。

川朴　木香　淡吴萸　柴胡　秦归　川芎　甘草　赤芍　法夏　陈皮　苏桔梗　枳壳　茯苓

赏析：本案病名"腹痛"。病因"冷食伤中"而致"气失疏和"。患者进食生冷之物，中焦脾胃受伤，寒湿凝滞，气机壅阻，不通则痛，故见腹痛；气机阻滞，胃气上逆，故见呕吐；寒伤中阳，气失疏和，则见寒热；中焦气机不畅见脘闷；脾阳不振，湿邪下移，病及肝络，故痛移小腹；苔白，脉沉弦小为寒湿所致疼痛之象。正如《诸病源候论》所言："腹痛者，因腑脏虚，寒冷之气，客于肠胃，募原之间，结聚不散，正气与邪气交争相击，故痛。"

简斋先生"治以宣和疏化"，即宣化冷食之寒湿，疏和阻滞之气机，方选厚朴温中汤合柴胡疏肝散加减。厚朴温中汤出自《内外伤辨惑论》，具有温中行气、燥湿除满之功效，主治脾胃寒湿气滞证。方中主要药物有厚朴、陈皮、甘草、茯苓、草豆蔻仁、木香、干姜。本案处方用厚朴行气消胀，燥湿除满；陈皮、木香行气宽中；生姜温脾暖胃以散寒；茯苓渗湿健脾以和中；甘草益气健脾，调和诸药。去草豆蔻，加吴茱萸，因草豆蔻辛热香散，暖胃健脾，善治胃口之上寒湿，如《本经逢原》引东垣之说："风寒客邪，在胃口之上，当心疼痛者宜之。"而本案患者之腹痛已"下移小腹"，故去之。吴茱萸辛散，入肝行脾，散寒止痛，兼以降逆止呕；另配生姜增强辛温散寒，木香、厚朴、半夏辛燥化湿。五味药共达宣化寒湿之效。处方中柴胡、枳壳、赤芍、秦当归、川芎，乃取柴胡疏肝散之意以疏肝理气，活血止痛，再加入苏梗、桔梗升降同用，调畅气机，共同体现疏和之法。而方中柴胡、半夏、生姜同用又含小柴胡汤之意，以和解少阳，退寒热之症。诸药合用，共达宣和疏化之效。

陈左，服温和化气之剂，绕脐痛减，脉亦较振。

拟仍原法。

吴萸　淡姜　桂枝　甘草　白芍　法夏　云苓

巴戟天　秦归　陈皮　寄生　细辛

赏析：本案病名"腹痛"。从前"服温和化气之剂"治疗及本医案中的药证合参，推测其病机为寒凝气滞。《素问·举痛论》曰："寒气客于胃肠之间，膜（募）原之下，血不得散，小络急引故痛。"水谷入胃，赖胃阳的蒸化腐熟、脾阳的温煦转输，中焦阳气不足，阴寒内盛，温煦无能，脐腹失于温养，寒凝气滞，不通则痛，故见脐周疼痛；寒则喜温，得热则舒，遇寒则剧，故"服温和化气之剂"后痛减；气血得温则畅行，脉亦振而有力。

治疗"拟仍原法"，即继用"温和化气"，方选吴茱萸汤合当归建中汤、二陈汤加减。吴茱萸汤出自《伤寒论》，以吴茱萸、人参、大枣、生姜为组方，功能温胃暖肝、降逆止呕，主要为胃气虚寒而设。本案处方中用吴茱萸辛苦、大热，直入肝胃，温肝暖胃，散寒止痛，降逆止呕；生姜辛温，温胃散寒；去人参、大枣，防滋腻碍胃。当归建中汤源自《千金翼方》，即小建中汤加当归。功能温中补虚，和里缓急，扶助气血，协调阴阳。主治中焦虚寒之虚劳里急，腹中拘急不适，或拘挛疼痛。处方中用桂枝辛甘温热，温阳散寒；白芍倍用，益阴养血，缓急止痛；甘草甘温益气，助桂枝益气温中，助白芍益脾养肝；当归则补血和血。另合二陈汤和中健脾，燥湿化痰。加巴戟天补肾助阳，祛风除湿；桑寄生补肝肾，强筋骨；细辛辛温走窜，达表入里，解表散寒，温中止痛。纵观全方，简斋先生在温中健脾方药中加入了补益肝肾（巴戟天、桑寄生）、温中散寒（吴萸、淡姜、桂枝、细辛），以及缓急止痛（芍药、甘草）之品，使全身阳气得温，气血畅行，则痛止、脉振。

柳左，36。寒袭少阴，偏右少腹拘急而痛，痛时撞动，脉沉弦小。拟温和托化。

桂枝　甘草　白芍　附片　巴戟　陈皮　秦归

云苓　牡蛎　细辛　法夏　淡姜　红枣

赏析：本案病名"腹痛"。病因为寒袭少阴。《素问·举痛论》曰："寒气入经而稽迟，泣而不行，客于脉外则血少，客于脉中则气不通，故卒然而痛。"风寒入于少阴肾经，则寒凝气滞，不通则痛，寒性收引，故少腹拘急而痛；正气与邪气相搏则感痛时撞动。

简斋先生治"拟温和托化"，方用桂枝附子汤合芍药甘草汤加减。桂枝附子汤出自《伤寒论》，由桂枝、附子、生姜、大枣、甘草（炙）组成，具有祛风温经、助阳化湿之功效，主治"伤寒八九日，风湿相搏，身体疼烦，不能自转侧，不呕不渴，脉浮虚而涩者"。芍药甘草汤出自《伤寒论》，具有调和肝脾、缓急止痛之效。本案处方中用桂枝温通阳气，畅达经气，祛风散寒，走皮肤和营卫，入内温津血；附子温壮阳气，驱逐寒湿，与桂枝相伍，共同达到振奋阳气、驱散风寒的目的。又加生姜、大枣。其中生姜与桂枝配伍，调和营卫，倍增振奋阳气、驱散寒湿之力；与附子配伍，助阳而散寒。大枣补中益气，与桂姜合用，温阳以补阳。芍药酸苦微寒，养营和血，而擅缓解拘急；炙甘草甘温，补中缓急。二药合用，酸甘化阴，阴复而经脉得所养，缓急止痛；巴戟天补肾阳，强筋骨，祛风除湿；陈皮燥湿理气，气机条畅，经络自通；秦当归养血活血，化寒凝血瘀；寒凝气滞，津液输布不畅，易生痰瘀，故加云茯苓健脾祛湿；加牡蛎化痰滋阴，并制温燥伤阴之弊；细辛、法半夏温燥化痰祛湿，兼散寒邪。全方共奏通阳、散寒、理气、和血、止痛之效。此案中简斋先生所提出的"温和托化"法，实际包括了温阳散寒、和里缓急、理气和血诸法，是对诸法合用的高度概括。

冯右，竹。肝气湿滞合痹，始由偏右季肋痛引腰背，近则下移小腹且胀，矢气较松，间作形寒口干，欲呕不出，苔灰满布，脉形沉弦，大便逐解不畅。治用条畅疏化，刻值汛期，佐以和营。

柴胡　枳壳　赤苓芍　秦归　川芎　香附　青陈皮
苏桔　川朴　吴萸拌川连　法夏　楂曲　蒺藜

另黍米、谷芽、路路通先煎。

赏析：本案病名"腹痛"。其病机为"肝气湿滞合痹"。肝属木，主疏泄，性喜条达，足厥阴肝经之脉循行于胁肋小腹。七情怫郁，情志不遂，木失条达，肝失疏泄，气机郁滞，血行不畅，不通则痛。脾属土，主运化，乃气机升降之枢。肝木侮土，脾运失健，则湿从中生。肝气郁滞，湿邪痹阻，经络气机不利，故右侧季肋痛引腰背、小腹胀痛；湿困中焦，脾阳不展，则形寒；湿邪阻滞，津液无以上承，故口干；肝气郁滞，湿邪气化失司，则大便逐解不畅；苔灰满布，为痰湿痹阻之象；脉形沉弦，乃肝郁痰阻之征。如《医宗必读》曰："腹痛有三部：大腹痛者，属太阴脾；当脐痛者，属少阴肾；小腹痛者，属厥阴肝及冲任大小肠。各有五贼之变，七情之发，六气之害，五运之邪。"

简斋先生"治用条畅疏化""佐以和营"，方选柴胡疏肝散、半夏厚朴汤合左金丸、四物汤加减。本案患者因肝气湿滞合而成痹，致腰背腹痛；又现痰气交阻，欲呕不出。所用"条畅疏化"法，即为疏肝理气与化湿健脾的组合，以柴胡疏肝散疏肝理气，通络止痛；半夏厚朴汤"条畅"气机，化湿健脾；更配以左金丸调和肝胃以降逆；因"刻值汛期"，故又以四物汤调和营血。处方中用柴胡、枳壳、赤芍、秦归、川芎疏肝理气解郁，另配伍青皮、香附以加强疏肝理气之功；半夏辛散温燥，燥湿化痰，消痞散结。厚朴苦辛温，先升后降，为阴中阳药，有下气除满、燥湿消胀之功；与苏梗、桔梗同用调畅气机，开胃健脾而化湿滞。赤芍、秦当归、川芎既有活血通络，和营调经之用；又可与柴胡、香附、枳壳相配而补肝体以助肝用，使疏肝而不伤正；更可防厚朴、半夏之温燥化湿而损阴血之弊。山楂、神曲消食化积；白蒺藜疏肝畅膈。另用黍米、谷芽、路路通先煎代水，使药效直达脾胃，并具有养胃醒脾而不留湿之效用。全方诸药配伍，刚柔并济，祛邪而不伤正，共达条畅疏化和营之效。

张右，肝气湿热合病，腹部胀痛，连及左胁，间时作呕。治以宣和疏化。

柴胡　秦归　川芎　赤芍　香附　陈皮　山栀

法夏　苓神　青皮　楂曲　紫丹参　麦芽　戊己

丸　淡生姜

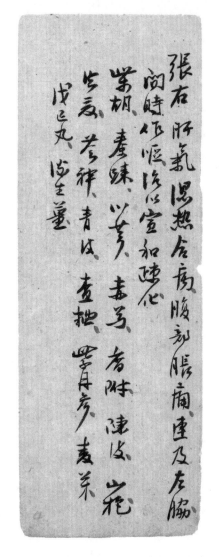

赏析：本案病名"腹痛"，简斋先生归纳其病机为"肝气湿热合病"。肝主疏泄，如肝气郁结，木失条达，横逆乘犯脾胃，以致脾胃失和，水谷不化，蕴成湿热，阻滞气机，故腹部胀痛而时作呕。肝经布胁肋，肝气不舒，故见腹部胀痛连及胁肋。简斋先生"治以宣和疏化"，即疏肝理气、化湿泄热、宣畅气机、和胃降逆。方选柴胡疏肝散、保和丸、戊己丸加减。柴胡疏肝散具有疏肝理气、解郁止痛作用，本案处方中用柴胡、香附、陈皮疏肝解郁以止痛；赤芍和里通络，缓急止痛；川芎行气活血以止痛。保和丸具有消食和胃之功。主治食积停滞，胸脘痞满，嗳腐吞酸，厌食，甚则脘腹饱胀作痛。处方中用山楂消一切饮食积滞；神曲消食健脾，善化谷食陈腐之积；麦芽健脾开胃而消面乳之积；半夏行气化滞，和胃止呕；茯苓、茯神健脾利湿，和中安神。戊己丸由黄连、吴茱萸、炒白芍三味组成，具有泻肝和胃、降逆止呕作用。主治肝热犯胃，肝胃不和所致的胃脘灼热疼痛、呕吐吞酸、腹痛泄泻。处方中复加秦当归以养血柔肝，并防柴胡疏利而伤肝阴；山栀苦寒，清热利湿，配戊己丸可除肝胆之湿热；青皮疏肝理气而止痛；丹参养血活血，合当归、赤芍、川芎以通络活血止痛；淡生姜和胃止呕。全方诸药配伍，共奏宣畅气机、疏肝和胃、化湿止呕、理气止痛之功。本案处方以栀子易保和丸中之连翘，乃因积久必郁而为热，连翘虽能清热散结，但其苦寒之性不如栀子，且无祛湿作用，而本案为"肝气湿热合病"，治当清热除湿，故以栀子配茯苓、陈皮。

以中成药丸入煎剂是金陵医派张简斋先生以及邹云翔先生临证处方用药的一个特色，既可以减少药味、药量，又能提高疗效。此外，本案处方中的丹参，《本经》中载其可主治"心腹邪气，肠鸣幽幽如走水，寒热积聚"，简斋先生临床常用其与当归、川芎、赤芍等配伍，合为辛润活血通络之法，治疗久病之腹痛，此经验可资借鉴。

蒋右，34。中虚肝旺，胃失和养，纳谷不甘，或呕涎水，稍劳眩悸，腹有动气，间作微痛。

沙参　川斛　甘草　白芍　法夏　苓神　吴萸拌

枣仁　砂仁　会皮白　牡蛎

另用黍米、谷芽先煎。

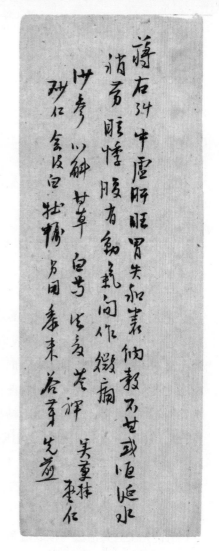

赏析：本案病名"腹痛"。简斋先生归纳其病机为"中虚肝旺，胃失和养"。因脾胃居于中焦，联通上下，为气机升降出入之枢纽，只有肝之疏泄功能正常，才能使脾胃之升降有序，出入有常；同时，肝木又赖胃土的培植，胃气和降，利于肝的疏泄。肝郁脾虚，胃失和降，土虚木乘则腹痛；土虚散精不利，则稍劳眩悸；脘腹动气，间作微痛乃由脾虚所致；胃气上逆冲膈，则见呕吐涎水；脾胃纳运失宜，升降相悖，故纳谷不甘。治以抑木扶土，平肝和胃。方选二陈汤合芍药甘草汤加减。二陈汤理气和中，配以甘寒清润之沙参、石斛养肺胃之阴，清肺胃之虚热；甘草、黍米、谷芽、大枣益气养胃。胃阴亏虚，虚火上炎，不仅气机逆上，而且进一步灼津为涎，故又佐以半夏降逆下气，化其痰涎。半夏虽属温燥之品，但用量轻，且与甘寒之沙参配伍，其燥性减而降逆之用存，且能开胃行津以润肺，又使沙参滋而不腻，相辅相成。另加砂仁、会皮白理中焦气机；吴茱萸疏肝下气；牡蛎平肝潜阳。芍药甘草汤出自《伤寒论》，原方主治伤寒夹虚之人误汗亡阳，复阳后阴液不足之脚挛急证。程钟龄于《医学心悟》中言此方亦可治腹痛。方中白芍酸收而苦泻，性寒阴柔，敛营气而泻肝火，益阴养血；甘草温散而甘缓，性平和，和逆气而补脾土，补中缓急。两者协同为用，酸甘相合，补益阴血，缓急止痛。诸药合用，共达抑木扶土、平肝和胃之功。

"人以胃气为本。"（《仁斋小儿方论·脾胃》）"得谷者昌，失谷者亡。"（《淮南子》）简斋先生在内伤杂病的治疗中，特别注重调养胃气，常用药食两用之品补益脾胃，以助后天之本，如用小麦、黍米、谷麦芽、红枣等可健脾开胃，专为久病或体虚之人而设；又如糯米益气润肺，多用于脾肺虚弱之患。

陈右，阳弱运迟，肝脾不和。素患左腹作痛，不能着左而卧，卧则肠痛如裂，易于溏泻，腹部亦痛。近日经事过期，易于呕恶，口干而不能饮，脉弦小。拟以疏和，延恐结核。

柴胡　桂枝　甘草　白芍　秦归　法夏　云苓　於术炭　巴戟天　破故纸　枳壳炭　姜炭　拌川楝　吴萸

另来复丹吞服。

赏析：本案病名"腹痛"。简斋先生将其病机归纳为"阳弱运迟，肝脾不和"。患者素患左腹作痛，中气不振，脾土虚弱，肝木横逆，肝脾不和。肝气不疏，气机不畅，加之中阳不振，腹部失养故而腹痛；中阳不振，运化乏力，水谷不化而见溏泻；肝郁经血不畅则经事过期；肝脾不和，胃气上逆而见呕恶；肝郁加之中阳不足，无力化水行气，而致水饮内聚，饮留胃肠，不能上润口舌，故见口干而不能饮。如不能及时施治，病情迁延，水饮内停日久，可聚湿生痰而恐结聚成痰核。

简斋先生立其治法"拟以疏和"，方选逍遥散合小建中汤加减。逍遥散出自《太平惠民和剂局方》，由柴胡、当归、白芍、茯苓、白术、炙甘草、生姜、薄荷组成，具有调和肝脾、疏肝解郁、养血健脾之功效。小建中汤温中补虚、和里缓急，主治中焦虚寒、肝脾失调、阴阳不和之证。《金匮要略·血痹虚劳脉证并治》说："虚劳里急，悸，衄，腹中痛，梦失精，四肢酸疼，手足烦热，咽干口燥，小建中汤主之。"本案处方取逍遥散中柴胡、当归、白芍、茯苓、白术、炙甘草、生姜，其中白术、生姜用炭，去辛凉之薄荷，另去小建中汤中的大枣、胶饴，总以疏肝健脾，温中补虚为治。此外，又加入法半夏、枳壳炭、巴戟天、破故纸、吴萸拌川楝，并配合来复丹吞服。其中半夏与桂枝相配，又有半夏桂枝汤之意，起振奋中阳、降逆和胃的作用；白术、生姜、枳壳用炭剂，亦是在原药性的基础上增加了温中收敛止泻的作用；巴戟天和补骨脂均有补肾温阳的功效；吴茱萸拌川楝可散寒止痛、降逆止呕、温阳止泻，加强温运之功。来复丹理虚止痛，可用于治疗心腹冷痛，脏腑虚滑；与中药煎剂同服，可加强温阳止痛之功。本案患者阳弱运迟，肝脾不和，腹痛便溏，呕恶渴不欲饮，为逍遥散、小建中汤之主证。因肝主疏泄，脾主运化水湿，简斋先生在医案中提出"拟以疏和，延恐结核"，其意是恐病久气郁痰饮内生，结聚成核，而总以疏和肝气、建运中阳为治。

李右，痛平腹胀，微咳，气血凝滞之恙。拟刚柔兼施，通补并用。

秦归　川芎　地黄

陈皮　法夏　白芍　合欢　柏子仁　桂枝

白檀香拌丹参　桃仁　蛤粉拌阿胶　苓神　淡姜

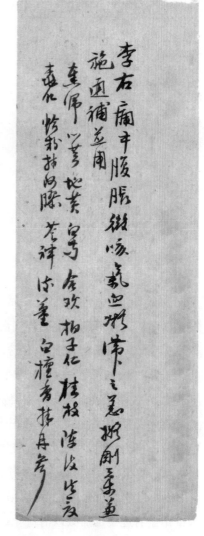

赏析：本案病名"腹痛"。简斋先生归纳其病机为"气血凝滞"，即气滞血瘀所致腹痛。就诊时"痛平腹胀"，即腹痛缓解而出现腹胀。气机不利，肺气不宣，可见轻微咳嗽。简斋先生治疗"拟刚柔兼施，通补并用"，方选血府逐瘀汤合小建中汤、丹参饮加减。血府逐瘀汤出自《医林改错》，是治疗胸痛、腹痛气滞血瘀的经典名方。处方用其中的桃仁、川芎活血化瘀；配合生地、当归活血养血，使瘀血去而不伤血。小建中汤出自《伤寒论》，对虚劳腹痛每每奏效。处方选取桂枝、白芍、淡姜，起温中补虚、和里缓急之效；茯苓健脾化湿，配伍半夏、陈皮，取二陈汤之意，健脾燥湿，化痰止咳。二陈汤为燥湿化痰经典方，简斋先生亦常化裁用之。蛤粉入肺肾二经，可化痰软坚，用其拌阿胶，可避免阿胶滋腻，更好地发挥养血补血之功效。茯神、合欢、柏子仁健脾养心安神，简斋先生临证治疗"痛证"的处方中，常配安神药，兼有止痛之效。白檀香拌丹参亦是简斋先生常用对药，取丹参饮之意，可活血祛瘀、行气止痛，是化瘀行气止痛之良方。诸药配伍，共奏补益气血、祛瘀行滞之功。

简斋先生在本案中明确提出治疗原则，为"刚柔兼施，通补并用"。所谓"刚柔兼施"，严用和在《济生方》中云："既欲用一刚剂专而易效，须当用一柔剂以制其刚，则庶几刚柔相济，不特取效之速，亦可使无后患……用药在乎稳重故也。"这也是简斋先生临证辨证用药的一大特色。在本案中，简斋先生一方面用桃仁、川芎、白檀香拌丹参、半夏、陈皮、蛤粉等活血行气，燥湿化痰；同时用生地、当归、白芍、阿胶、柏子仁等养血补血。将治气药与治血药相结合，行气活血药与补益气血药相配伍，行气活血而无伤正之虞，补益气血而无壅滞之忧，很好地体现了"刚柔兼施，通补并用"。

李右，服血府逐瘀，腰腹痛甚，见红少许，而疼势稍松，有年血凝气滞，脉弦。再当引势利导。

柴胡　归尾　川芎　赤芍　桃仁　红花　桂枝　云苓　枳壳　橘皮　桔梗　甘草　炮姜

赏析：本案病名"腹痛"，属气滞血瘀证。中医认为，气血以循环运行不息为常。若气血失调，气郁不舒，血行不畅，导致气滞血瘀，运行不畅，不通则痛而发为疼痛。叶天士说："积伤入络，气血皆瘀，则流行失司，所谓痛则不通也。"说明了瘀血致疼痛主要责之于脉络不通。患者服血府逐瘀汤后，腰腹痛甚，乃正邪交争所致；见红少许，综合分析当为经血少许，为阻滞之瘀血部分排出体外，祛瘀生新，使邪有出路，遂疼势稍松；脉弦为疼痛之脉。

因前已"服血府逐瘀"，故治疗"再当引势利导"。意为继用血府逐瘀汤加减以活血化瘀，行气止痛。血府逐瘀汤由桃仁、红花、当归、生地黄、牛膝、川芎、桔梗、赤芍、枳壳、甘草、柴胡组成。本案处方中去生地、牛膝，加桂枝、炮姜、云茯苓、橘皮。其中用桃仁、红花、川芎、当归活血化瘀，治疗血分瘀滞，营血运行失畅；配以桔梗开宣肺气。《血证论·阴阳水火气血论》言："运血者，即是气。"气为血之帅，气行则血行，只有理气方能推动血的运行，达到活血化瘀目的，故又配伍枳壳、柴胡、橘皮疏肝理气，以助行血。疼痛虽因瘀阻不通所致，脉络挛急也是原因之一，配伍赤芍、甘草，即有柔和经脉、缓其挛急之意；用当归则寓补于攻，养血活血而不伤血。因血液遇寒则凝，在活血化瘀药中配伍桂枝，有助于消散血中之寒邪，助血脉流畅。《得配本草》认为："炮姜守而不走，燥脾胃之寒湿，除脐腹之寒痞。"故加入炮姜合桂枝，共同达温通血脉之功。诸药合用，共起活血化瘀、行气止痛之效。

周左，晋血府逐瘀、小温中、戊己合方及来复丹后，腹痛已平，腹旁微硬，大便渐解正常，日解一次，色由黑而易赭，食纳较甘。拟用原法减小其制，以退为进。

柴胡　枳壳　甘草　赤白芍　归尾　青陈皮　川楝子　戊己丸　桃仁　小温中丸　巴戟　楂曲　姜拌山栀

赏析：本案病名"腹痛"。证属瘀血阻滞。患者病起于腹部疼痛，经予血府逐瘀汤活血化瘀、小温中丸燥湿健脾行气、戊己丸泄肝和胃，以及来复丹温中止痛等治疗后腹痛渐平，大便渐解，色由黑易赭。如《血证论》所曰："瘀血在中焦，则腹痛胁痛，腰脐间刺痛着滞血府，逐瘀汤治之……瘀血在下焦，则季胁少腹胀满刺痛，大便黑色，失笑散加醋军、桃仁治之，膈下逐瘀汤亦稳。"因患者病减轻而未愈，其瘀血未尽，故简斋先生仍"拟用原法减小其制，以退为进"，即仍守原方，而在用药剂量上酌减，以减轻其作用，充分体现了中药的量效关系。血府逐瘀汤活血化瘀、行气止痛，处方中以桃仁、赤芍活血行气，当归补血养血，柴胡、枳壳、白芍、川楝子、青陈皮行气止痛，气行则血行。戊己丸泻肝火和脾胃。小温中丸清热燥湿，行气和胃，药用茯苓、半夏、神曲运脾和胃；砂仁、陈皮、香附行气和血；黄连、苦参清热燥湿。故凡中焦脾虚不运，湿热蕴结，气血痹阻或三者兼夹为患，皆可以此方加减。姜拌山栀，寓有栀子干姜汤（《伤寒论》）之意，可清热除烦、温中健脾。另配巴戟天温补脾肾之阳。

瘀血一词，首见《金匮要略》，仲景在书中对蓄血、血结进行了论述，创立了瘀热内结之说。清代叶天士提出"久病血瘀，久则血伤入络"；王清任则在前人基础上，创立了诸逐瘀汤治疗瘀血证，丰富了瘀血理论。瘀之治疗，不可见瘀治瘀，寒凝、热盛、气滞、气虚及七情所伤、气机失调、劳役失度、气血不畅、饮食失节、脾失健运、膏粱厚味、痰热困阻等，都可进一步导致经脉瘀阻。简斋先生在本案中精准合理地选用了多个治疗腹痛的名方，有机配合，共奏活血化瘀、行气止痛、运脾祛湿、疏肝理气、温阳祛寒之效，合力祛瘀止痛。

周右，27。下虚受风，腹痛，病经数年，经事缩行，上午精神甚佳，午后则痛且恶寒，腹常雷鸣，鸣时不痛，痛时不鸣，近又增胀，大便逐解，近日略溏，脉象弦小。拟温和疏化。

羌活　防风　柴胡　桂枝　甘草　白芍　附子
法夏　枳壳　於术　酒军　巴戟　秦归　炮姜青陈皮　川楝皮　云苓

赏析：本案病名"腹痛"。简斋先生将其病机归纳为"下虚受风"。患者为青年女性，素体正阳虚弱，下焦虚寒，风寒入里，寒邪留滞，再致阳气衰微，不通则痛，不荣则痛。病经数年，缠绵未愈，阳虚寒凝，血脉不畅，故经事缩行。上午阳气升，人体之阳气也旺盛，午后阳降阴长，阳气渐虚，因此，每曰"上午精神甚佳，午后则痛发且恶寒"。脾虚不运，则大便偏溏；土虚而木乘，肝气乘脾则腹痛、肠鸣；气机阻滞则腹胀。脉弦主痛、主肝气郁结，脉小主虚。证属脾肾阳虚，肝盛乘脾，兼夹风寒，乃虚实夹杂之证。治"拟温和疏化"，即温阳散寒、和解疏化，方选附子理中丸、痛泻要方、柴胡疏肝散加减。

附子理中丸出自《太平惠民和剂局方》，药物组成比理中丸多一味辛热之附子，其温中散寒之力更甚。正如程郊倩所说："若水寒互胜，即当脾肾双温，附子加之，则命门益，土母温矣。"（《古今名医方论》）炮姜温中焦脾胃而祛里寒，白术健脾燥湿，炙草益气和中。四药配伍，中焦之寒得辛热而去，中焦之虚得甘温而复，清阳升而浊阴降，运化健而中焦治。痛泻要方出自《丹溪心法》，具有调和脾胃、补脾柔肝、祛湿止泻之功效。方中白术燥湿健脾，白芍养血泻肝，陈皮理气醒脾，防风散肝舒脾。疏化代表方柴胡疏肝散，用于肝气郁结、不得疏泄之证。其中柴胡透邪升阳以舒郁，芍药益阴养血，枳壳、陈皮行气疏肝，甘草甘温益气以健脾，与柴胡合而疏肝理脾。诸药相配，和血止痛，使邪去郁解，肝气条达，清阳得升，血脉通畅，营卫自和，痛则自止。本案处方中另加入茯苓健脾渗湿，桂枝温阳化气，两药相配一利一温；巴戟天温肾助阳；秦归养血和血；川楝皮增行气之功；酒制大黄苦寒降泄；法夏辛温开结散其寒，合大黄寒热并用，辛开苦降，则邪去正复，气得升降。羌活与防风是简斋先生祛风散寒最常用的药对，二药辛温芳香，上行发散，除在表之风寒之邪。诸药合用，共奏温和疏化之功。

一七二 腹痛（阳虚寒凝）案

田左，下虚寒袭，脐下疞痛阵阵，牵连脘部，自用泻剂，大便虽解，痛仍未瘥，无寒热而多汗，脉沉弦小。治以温和疏化。

桂枝　甘草　白芍　秦归　陈皮　法夏　云苓
牡蛎　巴戟　淡姜　细辛

赏析：本案病名"腹痛"。简斋先生将其病因归纳为"下虚寒袭"。《素问·举痛论》云："寒气客于肠胃之间，膜原之下，血不得散，小络急引故痛。"患者男性，素体下焦阳气虚衰，加之感受寒邪，而致脐下疞痛阵阵、牵连脘部；伴有便秘。自用泻剂，大便虽解，但误下则寒邪未去，阳气更伤，气血不和，络气不畅，故出现腹满时痛未瘥、喜温喜按；无寒热而多汗，说明无表证而因阳气亏虚，腠理开泄；脉沉主里虚，弦脉主痛证。

简斋先生"治以温和疏化"。方选桂枝加芍药汤合二陈汤加减。桂枝加芍药汤出自《伤寒论》："本太阳病，医反下之，因尔腹满时痛者，属太阴也，桂枝加芍药汤主之。"以桂枝汤和脾通阳，倍用芍药缓急止痛，证之临床，不必问误下与否、表证有无，但以脾胃失调，气血不和，肝木克土之腹满时痛、喜温喜按、脉沉弦迟为应用指征。本案处方中另加秦当归养血和络；巴戟天温补肾阳，其药性平和，缓补肾阳而不生燥，取"少火生气"之意；细辛散寒止痛。诸药配伍，共奏温阳止痛之功。处方中半夏性辛温而燥，最善燥湿健脾，且能和胃降逆而止呕；陈皮理气健脾；茯苓健脾渗湿；甘草和中补土。四药组合，含二陈汤之意，使脾健湿化。另加淡姜温中散寒，既能制半夏之毒，又能助半夏、陈皮以行气化湿；牡蛎敛阴潜阳止汗。全方共奏温阳散寒、和络止痛之功。简斋先生用"温和疏化"法治疗腹痛，即是指用温法、和法，兼以疏化之品。可理解为通过温养脏腑阳气，疏畅脏腑气血，使内虚得养，寒邪得去，气血调和而腹痛自除。

某，阳虚寒湿为病，脘闷腹胀作痛，腰背酸楚，舌苔淡白，脉濡滑。治当温和化气。

秦归　桂枝　炒白芍　吴萸　寄生　苓神　会皮　甘草　蒺藜　广木香

另麦芽、谷芽、路路通先煎水去渣入药。

赏析：本案病名"腹痛"，乃"阳虚寒湿为病"。患者中阳不足，脾失健运，精气不升，寒湿内盛，中焦运化失健，故痞满脘闷、腹胀作痛；兼有肾气不足，腰府失养，则见腰背酸楚；舌苔淡白乃阳气不运，湿邪内生；脉濡滑主湿邪为病。

简斋先生认为"治当温和化气"，即温运中阳、散寒化湿、行气和胃。方选当归四逆加吴茱萸生姜汤、二陈汤加减。当归四逆加吴茱萸生姜汤出自《伤寒论·辨厥阴病脉证并治》："手足厥寒，脉细欲绝者，当归四逆汤主之。若其人内有久寒者，宜当归四逆加吴茱萸生姜汤。"主治素体血虚，内有久寒，又复受外寒之证。本案处方中用当归甘温，养血和血，温通血分之寒；白芍酸甘，滋养阴血；桂枝辛温，温通经脉，合芍药调和营卫，合甘草辛甘化阳；吴茱萸温暖肝肾，与生姜配伍，温降并行。《医方论》云："吴茱萸辛烈善降，得姜之温通，用以破除阴气有余矣。"去细辛、通草则防其燥烈太过，伤及阴血。中阳不足，脾失健运，寒湿内生，当治以温中阳、健脾运、散寒湿。故又仿二陈汤之意，用半夏辛温性燥，善能燥湿化痰，且又和胃降逆；陈皮理气行滞，又能燥湿化痰；茯苓、茯神健脾化湿，固护后天之本，以绝其生湿之源。中阳不足，肾府失养，肾气失充，则以桑寄生益肝肾，补血和血；白蒺藜开郁行滞；木香行气化湿，宽中下气；路路通舒肝气，通经络；麦芽、谷芽、先煎水去渣入药，意在顾护胃气，养胃醒脾而不留湿。诸药合用，共达温和化气之功。

朱左，54。阳弱湿聚，旅运失恒，腹痛，大便似痢不畅，日有十余次，有时干如羊粪，有如溏糊夹冻，四肢常凉，纳不甘味，脉弦。治用升健。

羌活　防风　桂木　法夏　云苓　於术炭　陈皮

建曲泻　草拌白芍　巴戟　姜炭　寄生　戊己丸

赏析：本案病名为"腹痛"，乃因"阳弱湿聚，旅运失恒"。脾主运化水谷精微及水湿之气，肾主水、主蒸腾气化，脾肾阳虚，运化失司，湿邪阻滞肠道，气机失畅而见腹痛；清阳不升，浊阴不降，清浊相混而见大便似痢不畅，日有十余次；湿性黏腻重浊，阻滞肠道，加之脾阳不足，失于运化，则大便或干如羊粪或溏糊夹冻，诚如《明医杂著》所载："脾胃损伤，阳气下陷，大便泄泻或后重便塞。"阳弱湿聚，脉不沉弱或濡而反为弦脉，说明尚有湿阻气滞实邪为患。

简斋先生提出"治用升健"，即升清降浊、健脾化湿，方选简斋先生常用的自拟方——风胜淡渗加减。该方由羌活、防风、赤苓、猪苓、会皮、赤芍、甘草、桂皮、泽泻、茅术、法半夏、淡生姜组成，具有祛风胜湿、升清降浊功效，主治脾虚湿困、分利失司的泄泻。所谓风胜，是指使用祛风之品达"风胜湿"之意；淡渗乃使用淡味渗湿之药通过利小便使湿从下行，即《医学正传》所言"治湿不利小便，非其治也"。方中防风辛甘微温，胜湿而升阳，祛风散湿，《本草备要》引东垣曰："卒伍卑贱之职，随所引而止，乃风药中润剂。若补脾胃，非此引用不能行。"羌活辛温，祛风散寒，与防风相配，共达"风胜湿"之效；桂木辛温，温中散寒；白术甘温，健脾燥湿；茯苓甘淡，益脾除湿，配合泽泻淡渗利湿，可使郁闭湿邪从小便而出。诸药合之，乃五苓散或苓桂术甘汤之意以温中健脾，化湿止泻。半夏辛温，燥湿化痰，降逆止呕；与桂木相伍，辛温而运化中焦阳气；与陈皮、茯苓相伍，则有二陈汤之意，以燥湿化痰，理气和中。甘草拌白芍酸甘化阴，缓急止痛，《医学启源》认为白芍可"安脾经，治腹痛，收胃气，止泻利"；神曲、姜炭温中助运；桑寄生祛风湿、补肝肾、强筋骨，巴戟天温补肾阳，二药合用温补肾阳以治肾火不足。方中以戊己丸成药入煎剂，为简斋先生用药又一特色。其由黄连、吴茱萸、白芍组成，与升阳健脾、温肾化湿之品合用，以达和胃降逆之效。

蔡左，27。命门火衰，寒邪深蕴，蒸化无力，绕脐悠痛，为日已久，腰酸神疲，阴茎不举，脉濡小。拟益火之源，亦可常服当归生姜羊肉汤。

小茴　当归　枸杞　苁蓉　楮实　破故纸　巴戟天　法半夏　云苓　陈皮　桂枝　甘草　白芍　寄生　淡姜

赏析：本案病名为"腹痛"，简斋先生归纳其病机为"命门火衰，寒邪深蕴"。由于肾藏元阳，即命门真火，五脏皆赖命门之火以温暖。患者命门火衰，阳虚阴盛，寒邪弥蕴，蒸化无力，故见绕脐悠痛；命门火衰，肾阳衰惫，故见腰酸神疲、阴茎不举；命门火衰，故见脉濡小。简斋先生治"拟益火之源"。该法源自《素问·至真要大论》"益火之源，以消阴翳"，即用扶阳益火之法以消退阴寒之证。方用暖肝煎、小建中汤加减。暖肝煎出自《景岳全书》，由当归、枸杞子、小茴香、肉桂、乌药、沉香、茯苓、生姜组成，具有温补肝肾、行气止痛之效。小建中汤出自《伤寒论》，由桂枝、白芍、生姜、甘草、大枣、饴糖所组成，具有温中补虚、和里缓急功效。本案处方取暖肝煎中之小茴香、当归、枸杞子、茯苓和生姜温运中阳，散寒行气，和络止痛；小建中汤中之桂枝、白芍、生姜、甘草温中补虚，和里缓急。另加用肉苁蓉、楮实子、破故纸、巴戟天、桑寄生、法半夏、陈皮温补肾阳，健脾化湿。其中肉苁蓉味甘咸性温，补肾阳，益精血；楮实子甘寒滋肾，清肝明目；破故纸（补骨脂）温补脾肾之阳而兼以固涩，《本草经疏》曰："补骨脂，能暖水脏，阴中生阳，壮火益土之要药也。"巴戟天温肾助阳，桑寄生补肝肾，强筋骨。

张景岳认为："善补阳者，必于阴中求阳，则阳得阴助而生化无穷；善补阴者，必于阳中求阴，则阴得阳生而泉源不竭。"（《景岳全书》）简斋先生在本案中提出"命门火衰"，治用"益火之源"，而处方中却并未用温肾阳、助命门之火的附子、肉桂，而是用小茴香、桂枝、巴戟天、肉苁蓉等补肾助阳之品的同时，加入当归、白芍、枸杞子、楮实子补肝肾之阴，正是基于"阴中求阳"。方中还加入了陈皮、半夏，与茯苓、甘草配伍，又有二陈汤之意，以理气健脾，并防滋补之品阻碍胃气。诸药合用，则阳得阴助而生化无穷，以达"益火之源"之效。案尾嘱"亦可常服当归生姜羊肉汤"，有温中助阳散寒之效，亦为"益火之源"之意。

六

泄泻

（计11案）

张右，时病，病中恣食水果，外热虽平，大便痛泻，腹内似作冷感，或作干呕，不渴，溲少。治以温和疏化。

防风　藿梗　陈皮　法夏　赤白苓　桂枝　茅术　建曲泻　扁豆衣　淡生姜

赏析：本案病名"泄泻"。病机为寒湿内蕴，肠道运化失司。患者患时感之病，病中恣食水果，果性多寒凉，过食则伤及中阳，外热虽平，而中阳受损。《灵枢·师传》有云："胃中寒则腹胀，肠中寒则肠鸣飧泄。"寒凉损伤中阳，则大便痛泻、腹作冷；脾阳亏虚，胃失和降，气机逆上而作干呕；中阳受损，寒湿内停，则不渴；大便痛泻，故而溲少。简斋先生"治以温和疏化"。方用藿朴夏苓汤加减。藿朴夏苓汤出自《医原》，由藿香、半夏、赤苓、杏仁、生薏苡仁、白蔻仁、通草、猪苓、淡豆豉、泽泻、厚朴组成，具有芳香化浊、行气渗湿的作用。本案处方用藿梗易藿香，并取半夏、赤茯苓、泽泻，另加入防风、陈皮、白茯苓、桂枝、茅术、建曲、扁豆衣、淡生姜。藿梗功似藿香，既可辛散风寒、芳香化湿，又可辟秽和中而止呕，且藿梗更增理气之效。防风辛甘微温，为风药之润剂，功可祛风解表、胜湿止痛，藿梗与防风相配，更利于祛未散尽之表邪。桂枝辛甘，微温，可发汗解表，散寒止痛，通阳化气；与防风、藿梗相配，增强发汗散寒的作用；与淡姜、半夏相配，可温养中焦阳气。赤、白茯苓甘淡渗湿健脾；茅术又名茅苍术，可燥湿健脾；扁豆衣健脾化湿，利水消肿；陈皮理气健脾，燥湿化痰。四药合用，共奏健脾化湿之功。全方具有芳香化湿、疏表散寒的作用。

简斋先生提出，本案治疗用"温和疏化"法。所谓温和者，即以桂枝、淡姜、半夏温补中阳；疏化者，则以防风、藿梗、桂枝疏散外袭寒湿，以茯苓、泽泻淡渗化除水湿。如此则中焦阳气得复，寒湿之邪得除，而诸症得除。

陈左，外风虽解，湿热未清，大便溏解，小溲短少。治以和导。

升麻　葛根　黄芩　沙参　橘络　二妙　五苓
赤苓神　扁豆　法夏　白芍　甘草
荷叶盖煎。

赏析：本案病名为"泄泻"。乃因"外风虽解，湿热未清"，即湿热蕴结，肠道运化失司所致。类似《伤寒论》之"太阳病，外证未除，而数下之，遂协热而利，利下不止"。本案患者外风侵袭，藩篱不固，卫外不固，邪气入里，热邪与湿气互结于大肠，故大便溏解；湿热走于膀胱，则小便短少。

简斋先生提出"治以和导"。"和"为湿热分消，或调和阴阳，使里邪出表，而非独以利湿为主；"导"则指湿热可从二便消导而去。因患者已病泄泻，故其"导"只能通过利小便以祛除湿热。方拟升麻葛根汤、黄芩汤、五苓散、二妙散加减。升麻葛根汤原出自《太平惠民和剂局方》，治"大人、小儿时气瘟疫，头痛发热，肢体烦疼，及疮疹已发及未发"。柯韵伯曰："升麻葛根汤为阳明初病解表和里之剂，可用以散表热，亦可用以治里虚。一方而两擅其长也。"此案"外风虽解，湿热未清"，病在阳明，故用升麻葛根汤。此方仿仲景葛根汤去姜桂之辛热、大枣之甘壅，以升麻代麻黄，便是阳明表剂，而非太阳表剂，善散阳明经风寒，肌表邪热；葛根甘凉可散表实，协升麻引阳明清气上升，则使清阳达上而浊阴降下，托散本经自病之肌热，并可化解太阳合病之自利；芍药性酸，酸以敛之，收敛阴精；甘草缓急和里，下利自除。黄芩汤出自《伤寒论》，治"太阳与少阳合病，自下利者"。本案处方用黄芩以泄大肠之热，配芍药以补太阴之虚，甘草以调中州之气。另用沙参甘凉濡润，补五脏之阴，兼清余热；半夏、橘络借其辛开之性通达枢机，助诸药利湿之功。因本案症有大便溏解，小便短少，治当分利，故用五苓散利小便以实大便；另加赤茯苓、茯神、扁豆，助其淡渗利湿之力；二妙散除下焦之湿热，转枢机而助运化。用荷叶盖煎可升清阳，止泄泻，化湿热，攫取其性，实为点睛之笔。诸药合用，共达和导疏化之功。

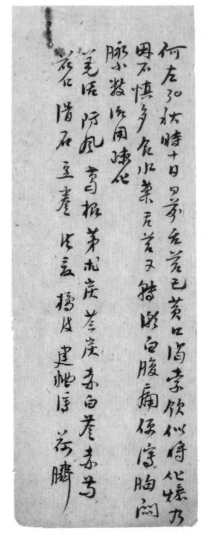

何左，30。秋时十日，日前舌苔已黄，口渴索饮，似将化燥，乃因不慎多食水果，舌苔又转渐白，腹痛便泻，胸闷，脉小数。治用疏化。

羌活　防风　葛根　茅术炭　芩炭　赤白苓　赤

芍　苡仁　滑石　豆卷　法夏　橘皮　建曲泻

荷脐

赏析：本案病名"泄泻"。因秋时患时感十日，并渐已化热，故舌苔黄，似将化燥，出现口渴索饮。又不慎多食水果，再受饮食寒凉，转从寒化，损伤脾阳，致舌苔转白、腹痛腹泻。气机不畅则胸闷。脉小数为脾虚而里热未尽也。简斋先生"治用疏化"，即疏表化湿、健脾清利，方选九味羌活汤、痛泻要方、三仁汤加减。九味羌活汤出自《此事难知》，功用发汗祛湿、兼清里热。痛泻要方出自《丹溪心法》，功用补脾柔肝、祛湿止泻。三仁汤出自《温病条辨》，功用宣化畅中、清热利湿。案中以羌活、防风祛风胜湿；葛根升阳止泻；茅苍术健脾燥湿，黄芩苦寒清热，二者用炭可增强收敛止泻之力。芍药酸甘止痛，与黄芩合用，酸苦相济，调中存阴以止利。薏苡仁健脾利湿；滑石、泽泻利水渗湿，利小便以实大便；豆卷透邪解表，利湿解热；法夏、橘皮，含二陈汤之意以健脾燥湿；建曲健脾和胃；荷脐升发清阳，载诸药上行。诸药并用，共奏疏表化湿、健脾清利止泻之功。

泄泻一证，《内经》称之为濡泻："湿盛则濡泻。"指出湿邪为泄泻的重要致病因素，并提出"湿淫于内……以淡泄之"，即用淡泄之法祛除湿邪。《内经》还提出："湿伤肉，风胜湿。"明代李中梓在《医宗必读》中解之为："湿为土病，风为木气，木可胜土，风亦胜湿。"而《医学正传》则强调："治湿不利小便，非其治也。"在本案处方中，简斋先生就主用羌活、防风、葛根等风药，轻宣升提以胜湿止泻。同时，用四苓散、滑石、薏苡仁等淡渗利湿，取其利小便而实大便之意。全方升阳疏表于外，清热利湿于下，健脾止泻在中，标本同治，以达疏化之功。

胡左，昨进升清导化之剂一帖，恙势平平，无甚出入，坠象略减，今日便解三次。病深药浅，再循原意。

升麻　葛根　沙参　黄芪　甘草　白芍　当归
苓神　青陈皮　茅术炭　川柏炭　建曲泻　小红
枣

赏析：本案病名"泄泻"。患者素体脾气虚弱，健运无权，水谷精微之气失于输化而化生水湿；脾失升清，清阳之气不升反降，分化无权，水湿之邪下注肠道，遂见腹胀泄泻。以升清导化之剂升清泄浊，坠象略减，便解三次，恙势平平，无甚出入，是为病深药浅，治再升清导化，方选东垣清暑益气汤加减。处方中以黄芪补中益气、升阳固表，合升麻、葛根升阳举陷以增强黄芪益气升阳之效；甘草补脾益气；沙参养阴清热，益胃生津；白芍、当归养血和营，合黄芪而成当归补血汤以补气生血；茯苓健脾渗湿，茯神健脾安神；泽泻利水渗湿；苍术燥湿健脾，黄柏清热燥湿、泻火除蒸，二者炭用可增强健脾燥湿止泻之效；青皮行气消积，陈皮健脾燥湿，二者合用可调和肝脾、消积化滞；建曲消积化食；小红枣健脾和胃、养阴生津，合甘草以增强健脾和胃之效。诸药并用，共奏升上、燥中、渗下之功，以进一步加强升清导浊之效。

《素问·至真要大论》曰"劳者温之""损者益之"，认为虚损类疾病，当以甘温补气调养；李东垣《内外伤辨惑论·饮食劳倦论》曰："内伤脾胃，乃伤其气……伤内为不足，不足者补之，惟当以辛甘温之剂，补其中而升其阳，甘寒以泻其火则愈矣……大忌苦寒之药损其脾胃。"提出甘温除热的理论，以黄芪、升麻之类药物补气升阳而治疗诸疾，对后世影响颇大。东垣清暑益气汤以"气虚身热，得之伤暑""时当长夏，湿热大胜"立论，故名清暑益气汤，但因方中以甘温补益为主，故为后人所诉。王孟英《温热经纬》就评本方"有清暑之名，而无清暑之实"，并另制"清暑益气汤"以清暑热而益元气。二者方名虽同，而立意迥异，各有不同适应证，不可偏颇。本案劳倦脾虚，腹胀泄泻，虽经升阳导化治疗，但仍无甚出入，概因劳损疾病者，需以甘温补气调养，当遵东垣方义，仍以补气升阳为宜，故继用东垣清暑益气汤。这提示我们，临证中当治疗效果不显时，需仔细辨析，不能一概认为是辨证不当，有时实为"病深药浅"，当需原法继进。

卢左，风木内乘，肝脾两病，便泻，腹鸣不痛，泻下有沫。治以风胜苦化。

羌活　防风　黄芩　白芍　陈皮　扁豆　法夏

云苓　甘草　五苓散

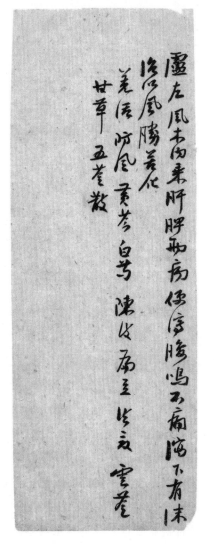

赏析：本案病名"泄泻"。《内经》云："春伤于风，夏生飧泄。""脾病者……虚则腹满肠鸣，飧泄食不化。"患者伤于风后，加之肝气犯脾，脾运不健，水湿偏渗，故见便泻、泻下有沫；腹鸣不痛者，以脾虚为主。简斋先生"治以风胜苦化"，即祛风胜湿、抑肝扶脾。方选九味羌活汤、痛泻要方合五苓散加减。九味羌活汤系张元素所制，见于《此事难知》。本案处方取羌活、防风具升散之性，散肝郁，舒脾气，且祛风燥湿以助止泻之功；黄芩清热燥湿，泻火解毒，防木郁化火。痛泻要方出自《丹溪心法》，功能补脾柔肝、祛湿止泻，主治脾虚肝旺之痛泻。处方中用白术苦甘而温，补脾燥湿以治土虚；白芍酸寒，养血柔肝，与白术相配，于土中泻木；陈皮辛苦而温，理气燥湿，醒脾和胃。五苓散淡渗利湿，通阳化气，利小便以实大便。另加白扁豆、法夏以健脾燥湿，助祛湿之功。正如《景岳全书·泄泻》说："凡泄泻之病，多由水谷不分，故以利水为上策。"

本案为肝脾两病之泄泻，简斋先生提出"治以风胜苦化"，此治法源于《内经》"风胜湿"理论。试结合《医宗必读》提出的"治泻九法"进一步分析本案的处方用药：一曰淡渗，使湿从小便而去，如农人治涝，导其下流（案中用五苓散）；一曰升提，气属于阳，性本上升，气不升而下陷，惟升、柴、羌、葛之属，能鼓舞胃气上腾，则注下自止，且湿为土病，风为木药，木可胜土，风亦胜湿（案中用羌活、防风）；一曰清凉，热淫所注，暴注下迫，宜用苦寒以清之也（案中用黄芩）；一曰燥脾，泄泻之病，脾为湿困是主要病机，燥脾则健脾化湿（案中用半夏、陈皮、茯苓、扁豆）；一曰酸收，泻下者必气散而不能收，唯酸可以助收肃之权（案中痛泻要方用芍药、甘草）。可见简斋先生临证处方的用药灵活多变，*丝丝入扣*，值得借鉴。

魏右，肝脾不和，风木内乘，大便痛泻，间有寒热，头昏脘闷，夜不能寐，脉和。治以疏和。

柴胡　防风　陈皮　白芍　黄芩炭　法夏　苓神

扁豆　戊己　六曲　麦芽　白蒺藜　淡姜

赏析：本案病名"泄泻"。乃因肝强脾弱，肝木乘脾，内风由生，脾运失常，清浊不分，则发为泄泻。《医方考》云："泻责之脾，痛责之肝；肝责之实，脾责之虚。脾虚肝实，故令痛泻。"脾之健运失职，水液运化不利，内生痰湿，郁遏于中，气机不畅，则脘闷不舒；清气不升，无法上承于脑，则头昏满闷；外邪趁虚侵袭，少阳之邪未解，客于半表半里之间，正邪交争，则间有寒热；"胃不和则卧不安"（《素问·逆调论》），脾之健运失职，则胃气亦不得通降，胃气上逆，自不可安卧，夜不能寐。

简斋先生"治以疏和"，方用小柴胡汤合痛泻要方加减。痛泻要方功在柔肝补脾，祛湿止泻。原方中白术苦温，补脾燥湿；白芍酸寒，柔肝缓急止痛；陈皮辛苦而温，理气燥湿，醒脾和胃；少量防风，一则辛散调肝使肝气条达不再乘脾，二则舒脾升清、胜湿止泻，且为脾经引经药。因本案兼见寒热往来之小柴胡汤证，且痰湿化热，故未用苦甘温燥的白术，而用小柴胡汤中的柴胡以增疏散泄热之功；黄芩清泄湿热，炒炭收涩力更强。《药对》云："黄芩配柴胡，通调表里，和解少阳。"法半夏和胃降气，燥湿化痰；淡姜解表和胃。另加白蒺藜苦辛性平，入肝经，平肝解郁力强；茯苓淡渗利湿；茯神宁心安神；扁豆化湿和胃；麦芽、六曲健脾消食，化痰除热；戊己丸方中苦寒之黄连与辛热之吴茱萸相反相成，调和肝脾；白芍养血柔肝。诸药合用，共达疏肝和脾、和解退热之功。

陈君，服风胜疏化之剂，脘腹腰痛均已见减，但大便解有白积，坠而不畅。仍从肝脾肾为主。

白芍　巴戟天　寄生　羌活　防风　於术　陈皮　白附片　淡姜　茯苓

另来复丹分三次服。

赏析：本案病名"泄泻"。证属脾肾不足，湿邪内盛。患者"服风胜疏化之剂，脘腹腰痛均已见减"，方药治疗有效，可知脾肾不足为本，湿邪内盛为标。《灵枢·病本》云："先泄而后生他病者，治其本，必且调之，乃治其他病。"患者尚有大便解白色黏液积滞，乃湿盛下泄。湿邪具有重着黏滞、秽浊的特点，色白病在气分，未及血分。《灵枢·口问》言："中气不足，溲便为之变。"脾肾不足，中气下陷，阳虚不运，水湿内生，湿邪下渗肠道，可见腹部坠胀，虽有泄泻，但仍有"坠而不畅"之感。

治法以本为主，从肝脾肾论治，即柔肝健脾、温肾止泻。方选痛泻要方合附子理中汤加减。痛泻要方功效为补脾柔肝、祛湿止泻，主治脾虚肝郁之痛泻。方中白芍酸寒，柔肝缓急以止痛；白术苦甘而温，补脾燥湿以培土。二药配伍，可于土中泻木。陈皮白辛苦温，理气燥湿，醒脾和胃。防风具升散之性，合白芍以助疏散肝郁，伍於术以鼓舞脾之清阳，并可祛湿以助止泻，又为脾经引经药，故兼具佐使之用。四药相合，补脾胜湿而止泻，柔肝理气而止痛。附子理中汤补虚回阳，温中散寒；主治下焦虚寒，火不生土，脘腹冷痛，呕逆泄泻。方中附片辛热，入脾肾经，温阳逐寒；淡姜辛温，温脾暖胃，助阳祛寒。伍以甘温苦燥之於白术，既健脾补虚以助阳，又燥湿运脾以助生化。本案处方中又配以巴戟天、寄生补肾阳，强腰膝；茯苓健脾渗湿，利小便而实大便。羌活为风药，祛风胜湿止泻。"风能胜湿"，风药通过宣散以疏通气机，使清阳升，浊阴降，内生湿邪从汗或小便而解；风药能醒脾，脾健湿化，湿邪从内而消；风药可以疏肝，使气机条达，疏泄有序，有助于脾升胃降，运化水湿；风药助肾气气化，使水浊之邪化为尿液排出。来复丹出自《太平惠民和剂局方》，常服和阴阳，益精神，散腰肾阴湿，止腹胁冷疼。诸药合用，共达温补脾肾、补脾柔肝、祛湿止泻之功。

丁左，胃肾相关，湿浊不化。先时腹满而饱，不思纳谷，西医用消炎泻利之剂，始终未愈，大便间解，质软，或黄色或绿，脉沉小而濡。

羌活　防风　茅术　桂木　法夏　赤白苓　於术

会皮白　建曲泻　巴戟　谷麦芽　淡生姜

赏析：本案病名"泄泻"。病机为脾肾阳虚，湿浊不化。肾阳虚则腐熟无力，脾胃阳虚则运化不及，食谷不化，酿生湿浊，壅滞中焦则腹满而饱，不思纳谷。过用寒凉之消炎泻利药物，胃寒饮停，故前症未愈。脾失升清，则便解质软。沉小为虚为寒，濡脉主湿。简斋先生治用茯苓泽泻汤、小半夏汤加减以健脾补肾，温阳化饮。茯苓泽泻汤出自《金匮要略·呕吐哕下利病脉证治》："胃反，吐而渴欲饮水者，茯苓泽泻汤主之。"其功用为利水化饮。方用茯苓、泽泻淡渗利水，桂木通阳，生姜和胃，白术健脾温中。小半夏汤亦出自《金匮要略·呕吐哕下利病脉证治》："诸呕吐，谷不得下者，小半夏汤主之。"功用温中散寒，降逆止呕。方用生姜温胃散寒，半夏降逆燥湿。另用会皮白与半夏、茯苓配伍，含二陈汤之意，健脾燥湿，理气和胃；谷麦芽、建曲健胃消食；巴戟天温肾补阳；羌活、防风祛风胜湿，意在"风胜湿化"。诸药同用，共奏健脾补肾、温阳化饮之效。茯苓泽泻汤原为胃寒饮停之呕吐而设。此案虽症见腹满不思食、腹泻而未见呕吐，然因其病机属脾阳受损，胃中停饮。过用泻利之剂而损伤脾肾之阳，气机升降失司，脾失升清，湿浊不化，故用茯苓泽泻汤以温阳利水、化饮降逆。

简斋先生在多则医案的病机概括中皆提及"胃肾相关"。此类病证多属肾阳亏虚，火不暖土，气化无权，水湿不化，浊阴上逆，饮停于胃；真火衰微，虚寒内生则胃腑失于温养，腐熟水谷无力，食积难消；肾主纳气，肾气衰惫则摄纳无权，冲气上逆，胃失和降。治疗则多以温阳化饮之苓桂剂为主，辅以巴戟天温补肾阳以少火生气、补火生土。

孙左，29。自述泻经八年，日一二行，质薄而溏，晨间先作腹痛，晡晚腹胀。两年来渐渐瘦弱，精神亦感不振，脉濡。脾肾二阳式微，腐化蒸运无能。拟方：

羌活　防风　升麻　柴胡　茅於术　桂枝　法夏

陈皮　云苓　草拌白芍　巴戟天　补骨脂　黑姜

间服四神丸。

赏析：本案病名"泄泻"。病因为久病体虚，肾阳受损，导致脾失温煦，运化失职，水谷不化，升降失调，清浊不分，而成泄泻。晨间阳气尚未升发，而晡晚之后阴气渐盛，阳气愈衰，不能受纳水谷，不能运化精微，聚水成湿，积谷为滞，故见腹痛、晡晚腹胀。泻经八年，脾肾二阳式微，腐化蒸运无能，故见渐渐瘦弱、精神亦感不振。湿邪内盛，故脉见濡。

简斋先生归纳其病机为"脾肾二阳式微，腐化蒸运无能"。治拟健脾温肾，升阳止泻。本案处方用羌活、防风，此乃简斋先生常用之风药药对，可祛风除湿，与升举清气之柴胡、升麻相伍，升阳化湿，提升中气以止泻。因升麻、柴胡味辛升散，故只能少佐，量应少。白术、茯苓健脾化湿；半夏、陈皮运脾化湿，理气和胃；巴戟天、补骨脂、干姜温补脾肾之阳。诸药升阳、化湿、温脾，实乃治疗慢性泄泻之妙方。方中桂枝、甘草拌白芍，有桂枝汤之意，调和营卫；合疏风升散之羌活、防风，使陷里之湿邪逆上由表而散，亦是"逆流挽舟"之法。另间服四神丸，有温肾健脾、固涩止泻之效，主治脾肾虚寒之泄泻。李中梓在《医宗必读》中云"治泄九法"，即淡渗、升提、清凉、疏利、甘缓、酸收、燥脾、温肾、固涩。本案泄泻因命门火衰，火不暖土，脾失健运所致。简斋先生处方用药以升麻、柴胡、羌活、防风体现"升提"之法，巴戟天、补骨脂、四神丸体现"温肾""固涩"之法，诸药共奏健脾温肾、升阳止泻之效。

吴左，脾肾两阳不足，气失蒸化，始由便泻，继见白积，三四阅月之久，舌苔薄淡，脉形微弦濡滑。治当温和托化。

羌活　防风　陈皮　云苓　甘草炭　白芍　桂木　於术　巴戟　破故纸　扁豆衣　姜炭

赏析：本案病名为"泄泻"。简斋先生归纳其病机为"脾肾两阳不足，气失蒸化"。患者脾肾阳虚，不能温煦，真火不能腐熟水谷，寒湿内生，出现泄泻。由于患者病延三四月之久，脾肾愈虚，水谷不化，寒湿内生，气机不畅，则见大便白积。脉形微为阳气不足，濡滑乃湿邪内蕴之征。简斋先生提出"治当温和托化"，即温肾助阳、健脾和中、化湿止泻。处方用补骨脂，《本草经疏》云其"能暖水脏，阴中生阳，为壮火益土之要药也"，且兼有涩性，能入脾经而温脾止泻；巴戟天温肾，补助元阳，而兼散邪，况真元得补，邪安所留？羌活、防风，仿《兰室秘藏》之升阳除湿汤意，升阳胜湿散邪。云茯苓、桂木、于白术，则取苓桂术甘汤意，温阳化饮，健脾利湿。另配陈皮、扁豆衣健运脾胃；甘草炭、姜炭可去除血中伏寒。

简斋先生临证治疗泄泻，充分运用"风能胜湿"理论，善用风药羌活、防风。《脾胃论》言："味薄风药，升发以伸阳气，则阴气不病，阳气生矣。"羌活、防风既能开腠理，又能通经络，且风药具升散、疏透、走窜等特性，有助于通经活络。玄府开，肺窍通，水湿从表随汗而散；肺气通而内郁自解，水道通调，所谓上窍通则下窍泄矣。再佐以茯苓之淡渗利湿，水湿从下而出，表里自和，泄泻可止。风药还可调畅气血，《备急千金要方》说："贼风邪气所中则伤于阳，阳外先受之，客于皮肤，传入于孙脉，孙脉满则入传于络脉，络脉满则输于大经中成病。"风药入气则行气，入血则行血，引阴出阳，散血中阴聚、营中寒邪。

王左，26。春初寒热，病后升降失常，大便溏泻迄今未愈，腹常鸣窜，易于感冒，平素兼患遗泄，梦多恐怖，手常凉，脉濡小。脾气固虚，肾亦弱，治以托化。

羌活　防风　陈皮　於术　赤白苓　法夏　巴戟

补骨脂　甘草　扁豆　泽泻　姜炭　枣

赏析：本案病名为"泄泻"，简斋先生归纳其病机为"脾气固虚，肺肾亦弱"。患者春初外感，发寒热之证。病后脾气受损，脾胃升降失常。脾虚失运，气机升降失常则大便溏泻、腹常鸣窜；肺主气，外合皮毛，肺虚卫外不固则易于感冒；肾主藏精，肾虚失于封藏，则兼患遗泄；肾在志为恐，肾虚故梦多恐怖；脾气固虚，肺肾亦弱，故见手常冷、脉濡小。简斋先生"治以托化"，即健脾益肾、扶助正气、托化湿邪外出。方用升阳除湿汤、参苓白术散、四神丸加减。升阳除湿汤出自《兰室秘藏》，由苍术、柴胡、羌活、防风、升麻、神曲、猪苓、泽泻、甘草、陈皮、大麦、面组成；主治脾虚湿盛，不思饮食，泄泻无度，小便黄，四肢困弱。简斋先生取其意，以羌活、防风升阳胜湿散邪。另於白术、赤茯苓、白茯苓、陈皮、法半夏、甘草、扁豆、泽泻、姜炭、枣健脾化湿，取参苓白术散之健脾化湿之意。四神丸出自《证治准绳》，具有温肾暖脾、固涩止泻之功效，处方中取补骨脂温补脾肾之阳，去肉豆蔻、五味子、吴茱萸，而配伍巴戟天温肾，补助元阳。诸药合用，共达升阳化湿、健脾温肾之效。

本案特点：其一，以羌活、防风为托化湿邪之要药，此乃简斋先生善用和常用之风药药对，在泄泻病案中用之，取其风能胜湿之意。《重订灵兰要览》曰："风泻完谷不化，丹溪以为脾虚，前已列脾虚一条，若用补脾药不效，便当治风。"《医方集解》则说："风辛能散肝，香能舒脾，风能胜湿，为理脾引经要药。"其二，方中取参苓白术散之意健脾化湿，培土止泻。其三，仿四神丸之意，以巴戟天、补骨脂补肾助阳，以温肾暖脾、固涩止泻。诸药合用，则脾气得固，肺肾虚弱得补。

七

痢疾

（计7案）

欧阳左，36。风邪袭肠，大便泄泻夹冻，努坠腹部似痛，日凡二十次，夜间次数尤繁，口干，脉弦数。治以疏化。

羌活　防风　葛根　陈皮　法夏　黄芩　赤苓芍
扁豆衣　五苓散　楂曲　麦芽
荷叶盖煎。

赏析：本案病名"痢疾"。简斋先生归纳其病因乃"风邪袭肠"。因外感疫毒风邪，湿热内阻肠道，壅滞气血，传导失司，清浊不分而为痢疾。肠道脂膜受伤腐败化为黏冻；肠道传导失司，气滞不通则腹痛；湿热内阻肠道则见努坠；风邪袭肠发病急骤，来势凶猛，故下利次数频繁；湿热伤及阴津，则见口干。脉弦数主湿热。总属风邪袭肠，邪陷阳明。"治以疏化"，即疏风清肠、健脾化湿，方选治痢散合五苓散加减。治痢散（葛根、苦参、陈皮、陈松萝茶、赤芍、麦芽、山楂、川连）出自《医学心悟》，"专治痢疾初起之时，不论赤白皆效"。本案处方用葛根解肌清热，鼓舞胃气上行，可升清阳、止泻利。配陈皮、法夏燥湿健脾；麦芽、楂曲健脾助运，消宿食；赤芍行血除瘀，所谓"行血则便脓自愈，调气则后重自除"（《素问病机气宜保命集》）。因有热有湿，故又加黄芩清热燥湿；扁豆衣健脾和胃化湿；羌活、防风辛温，祛风除湿，乃"风能胜湿"。荷叶盖煎，意在升举清阳，分清泌浊。五苓散是通阳化气、利水渗湿的代表方，本案处方用之，是遵《金匮要略》"下利气者，当利其小便"之旨，通过甘淡渗利，使水湿之邪从小便而去，即"利小便以实大便"。诸药合用，共达疏化之功。

简斋先生临证处方喜用"荷叶盖煎"，尤其是治疗脾胃病证时。所谓"荷叶盖煎"，是指将荷叶当成"锅盖"覆盖在其他药物上面煎煮，但其作用远胜于"锅盖"。其主要用意有：①荷叶入脾胃经，具有升清、降浊、化湿的作用，作为引经药可引他药入脾胃经；②荷叶的清香可醒脾开胃，使煎药口感更好；③可防止药汁煮沸后溢出；④荷叶的清香可解除其他药物的异味。

李君，大便似痢痛迫，昨服泻盐，晚间身热头疼，肢软，脉弦滑。拟以疏表，表解里自和也。

羌活　防风　陈青皮　甘草　白芍　法夏　苓神
枳壳　桔梗　子苓炭　白扁豆衣　麦芽　建曲泻
淡姜

赏析：本案病名"痢疾"。乃风寒湿三气夹杂，邪犯肌表，内壅肠道，传导失司，气血凝滞而发为本病。卫阳浮盛，则身热；风寒外束，清阳受扰，则头痛；湿阻经筋，则肢软；邪气入里化热，湿热蕴聚肠腑，腑气不通，则里急后重。由于邪自表入，当由表出而解，遵喻嘉言"逆流挽舟"之义。治拟疏表，即疏风清热、行气化湿。重在疏表，"表解里自和也"。方选人参败毒散、黄芩汤加减。人参败毒散出自《和剂局方》，功用益气解表、散风祛湿。黄芩汤出自《伤寒论》"太阳与少阳合病，自下利者，与黄芩汤"，功用清热止利。本案处方用羌活、防风辛温发散，鼓动正气，使内在之邪从里转枢而出；青皮、枳壳理气宽中；桔梗升提治痢，《本草思辨录》云："桔梗与芍药皆能治痢疾腹痛，惟桔梗是治肺气之郁于大肠。"茯苓、茯神渗湿健脾；法夏、陈皮燥湿和中；黄芩苦寒燥湿清热，芍药酸甘缓急止痛，二药合用，酸苦相济，调中存阴以治痢。另加生姜合半夏降逆止呕；白扁豆衣、建泽泻健脾化湿；麦芽、建六曲健脾消滞。诸药并用，共奏疏风清热、行气化湿之效。

清代喻嘉言《医门法律》曰："痢疾一证……至夏秋热暑湿三气交蒸，互结之热……外感三气之热而成下痢。""其必从外而出之，以故下痢必从汗，先解其外，后调其内。"并指出："虽百日之远，仍用逆流挽舟之法，引其邪而出之于外，则死证可治，危证可安。"逆流挽舟法出自喻嘉言《寓意草》："从少阳半表之法，缓缓逆挽其下陷之清气，俾身中行春夏之令，不致于收降耳。"其代表方即为人参败毒散。该方原为治疗小儿体虚外感而设，自喻氏创"逆流挽舟"一法后，被后人广为应用。其方中虽多风药，但着眼点却不在外感表证，而是借助风药辛散透达之力，自里而表升提内陷之邪外出，即书中所言"究竟亦是和法，全非发汗之意"。简斋先生善用风药，以达喻氏"和法"之义，且合用黄芩汤治痢，使从表而陷里之邪，仍由里而出表也，故曰"表解里自和也"。法有所宗，且处方熔经方与时方于一炉，足资效仿。

赵左，46。痢下红冻，兼旬未已，日解三五次不定，解时略感痛坠，苔薄白，食不香。治用疏化。

羌活　防风　葛根　茅术炭
芍　青陈皮　香连丸　焦楂炭　枳壳炭　归　草拌白芍
衣　五苓散　姜炭
荷叶盖煎。

赏析：本案病名"痢疾"。因大肠主传导糟粕，吸收津液，而湿热疫毒之邪蕴聚肠腑，气血搏结，肠道传导失司，气血凝滞，夹糟粕积滞肠道，故痢下红冻、日解三五次不定。气机阻滞，腑气不畅，则解时略感痛坠。湿热气血搏结于肠中，上攻于胃，胃气失和，则食不香。湿为阴邪，故苔白。简斋先生"治用疏化"，即疏风化湿、调和气血、分消湿热，方选芍药汤、葛根芩连汤加减，并合香连丸、五苓散。芍药汤出自金代刘完素《素问病机气宜保命集》，功用清热燥湿，调气行血。处方选其中黄芩、黄连清热燥湿，厚肠止利；芍药养血柔肝，缓中止痛，消散恶血，合黄芩即含《伤寒论》黄芩汤之意，可清热止利，和里止痛。去大黄、槟榔、肉桂，而以甘草拌白芍酸甘化阴、缓急止痛，与当归相合又可和营以治痢下红冻。木香合枳壳行气导滞，另加青皮、陈皮行气健脾；方中将茅术、黄芩、焦山楂、枳壳、姜制成炭使用，取其收敛止泻之意。葛根芩连汤出自《伤寒论》，功用解表清里。其中葛根解表清热，升脾胃清阳之气而止利。香连丸清热化湿，行气止痛。茅苍术、焦楂炭、白扁豆燥湿健脾；姜炭辛温和中。荷叶盖煎取其升发清阳，有升清降浊之义。五苓散利水渗湿于内，羌活、防风祛风胜湿于外，取"湿热分消"之义，湿去则热自消。

简斋先生在本案处方中，除运用葛根芩连汤、芍药汤、香连丸等清肠止利、调气行血之治利常法外，更配伍羌活、防风这一组常用风药，疏风祛湿邪于外，即寓"风能胜湿"之意。全方既疏风化湿，清利解毒；又调气和中，行血和营。合而用之，很好体现了"疏化"之法。

潘左，35。食饮不适，风邪袭肠，初起痢下白积，痛坠而频，近则夹见赤黏，不痛仍坠，脉弦不和。治用风胜苦化。

羌活　防风炭　煨葛　茅术炭　苓炭　秦归　青
陈皮　赤白芍　枳壳炭　香连丸（后下）　焦楂
炭　红曲　扁豆衣花　安乐菜　黑姜炭　荷蒂炭

赏析：本病病名"痢疾"。简斋先生归纳其病因为"食饮不适，风邪袭肠"。由于食饮不适，积滞肠腑，与肠中气血相搏结，又有风邪袭肠，大肠传导功能失司，通降不利，气血瘀滞，肠络受损，腐败化脓而见痢下白积；气机阻滞，腑气不通，则见痛坠而频；风邪伤及血分，见痢下夹见赤黏；本病病变在肠，肠病及胃，中土不足，肝木乘之，故可见脉弦不和。治用风胜苦化，方选人参败毒散、葛根芩连汤加减。本案处方取人参败毒散解表散风之意，用羌活并加防风辛温发散，鼓动正气，使内在之邪从里转枢而出，即简斋先生所说"风胜"之法。葛根芩连汤用于治疗表证未解，里热内甚下利之证。处方中用煨葛根升发清阳，鼓舞脾胃阳气上升以止泻；黄芩、黄连苦寒燥湿清热。另外加入秦归、赤芍、白芍以和营理血，缓急止痛；青皮、陈皮同用，一烈一缓，行气化滞消积之力大增；枳壳行气导滞；茅术燥湿健脾，茯苓健脾渗湿；扁豆衣加扁豆花健脾化湿；焦山楂、红曲健脾消食；安乐菜别名马齿苋，清热解毒，凉血止血，用于各种痢疾；黑姜解表除湿；荷蒂益气和胃。其中茅术、黄芩、枳壳、焦楂、黑姜、荷蒂皆炭用，取其收敛之性，加强止泄痢作用。香连丸清热燥湿，行气止痛。诸药相合，表邪得解，里邪得由表出而病证可愈。

本案简斋先生提出"风胜苦化"之法，以辛温之羌活、防风疏风胜湿，以苦寒之黄芩、黄连、安乐菜清热燥湿，同时加入青皮、陈皮、煨木香、枳壳理气化滞，茅苍术、扁豆衣、扁豆花、茯苓健脾化湿，赤芍、白芍活血和血，煨葛根升发清阳、鼓舞脾胃阳气上升，荷叶升举清阳、分清泌浊，葛根、荷叶同用以加强升发清阳止泻的作用。综观全方，疏风、清热、燥湿、理气、和血、升发清阳诸法合用，共达风胜苦化、升阳止泻的作用。方中多用炭药，因炭剂具收敛之性，在发挥药物本身作用的同时，又兼有收敛止泻之功，可谓一举两得。

钟左，痢愈而湿浊未化，腹部微痛且胀，脘痞杳不知饥，脉弦滑。治以疏导。淡泊饮食，庶免发热。

藿梗　杏仁　川朴　青陈皮　腹皮　法夏　赤苓
枳壳　苏桔梗　建曲泻　麦芽

赏析：本案病名"痢疾"。简斋先生归纳其病因为"痢愈而湿浊未化"。痢疾虽愈，脾胃受损，湿浊之邪未化。湿浊内滞，阻碍脾胃气机升降，脾主运化水湿之邪，脾主升，胃主降，脾胃运化失司，故见腹部微痛且胀、脘痞；痢后脾胃虚弱，运化失常，不胜于食，故杳不知饥（不知饥饱）；脉弦滑也为湿浊内蕴之象。

简斋先生"治以疏导"，即疏化湿浊、健运消导之意，方选不换金正气散（《太平惠民和剂局方》）加减。不换金正气散由苍术、橘皮、半夏、厚朴、藿香、炙甘草组成，具有燥湿运脾、行气和胃的作用。本案处方去苍术，加杏仁、青皮、大腹皮、赤茯苓、枳壳、苏梗、桔梗、建六曲、建泽泻、麦芽。方中藿梗化湿醒脾，辟秽和中；杏仁苦温降气；川朴燥湿化痰，下气除满；青皮破气消积化滞；陈皮理气健脾，燥湿化痰；大腹皮行气宽中；法夏燥湿化痰；赤茯苓清利湿热；枳壳理气宽中，行滞消胀；苏梗、桔梗升降合用，调畅气机，行气宽中；建六曲、建泽泻利湿分清，健脾消食，合赤茯苓，令湿浊之邪从下焦而出；麦芽行气健脾消食。诸药合用，共奏芳香化湿泄浊之效。本案痢愈而湿浊未化，无表邪，故不用风药疏风解表，治以芳化湿浊、理气宽中为主。用藿梗、赤茯苓、建泽泻以化湿利湿；用川厚朴、青皮、陈皮、枳壳、苏梗、桔梗以理气宽中，调整中焦气机；与建六曲、麦芽消食化滞合用，共达疏导之功。案末提出的"淡泊饮食，庶免发热"，则为饮食宜忌，此至关重要，以免因饮食不当而加重病情。

唐左，休息痢两年之久。前经诊治，汤丸先后并进，痢次已减，数日始一更衣，色黑而燥，兼夹白黏，甚则下血，腹不痛坠，寐醒口热，脉沉小。拟通幽导浊为治。

防风　生熟地　桃泥　枳实　皂角子　蚕沙　油

当归　红花　桔梗　甘草　赤芍

另东垣猪肚丸三钱吞服。

赏析：本案病名"痢疾"，属痢疾中的休息痢。患者病经两年之久，前经诊治，汤药、丸药先后并进，痢次已减。但是大便色黑而且干燥夹白黏分泌物，甚则便血。痢疾初起湿热壅滞，积滞肠腑，与肠中气血相搏结，病久湿热不甚，但湿浊犹在，肠道气血壅滞，痈毒内生。瘀血阻滞，新血不生，肠道失养，血虚肠燥，故见大便色黑而燥。气血壅滞，痈毒内生，故见大便兼夹白黏，甚则下血。血虚内热，则寐醒口热；脉沉小，属里虚之证。

简斋先生"拟通幽导浊为治"。方选通幽汤、宣清导浊汤、排脓散加减，并合猪肚丸。通幽汤出自李东垣《脾胃论》，由桃仁泥、红花、生地黄、熟地黄、当归身、炙甘草、升麻组成，功用润肠通塞，主治血燥便秘。因患者"腹不痛坠"，故处方去升麻，改用防风疏风以升脾之清阳。用生地黄、熟地黄、当归滋阴补血润燥；桃仁、红花协助当归，活血祛瘀，润肠通便。宣清导浊汤出自吴鞠通《温病条辨》，由猪苓、茯苓、寒水石、晚蚕沙、皂荚子组成。功用宣泄湿浊，通利二便。主治湿温久羁，三焦弥漫，神昏窍阻，少腹硬满，大便不下。处方中选其主药蚕沙化浊邪而升清气；皂荚子开窍通闭，宣上通下。排脓散出自《金匮要略》，由枳实、芍药、桔梗组成，可调理气血、止痛消痈，多用于疮痈、肠痈。其中枳实苦寒，能宣肠胃气结；芍药养血和营，行血分之滞而不伤阴；桔梗开提肺气，利气分之结而不损阳。猪肚丸出自《备急千金要方》（猪肚一具，黄连、梁米各五两，栝楼根、茯神各四两，知母三两，麦门冬二两，上七味为末，纳猪肚中缝塞，安甑中蒸之极烂，乘热入药，臼中捣烂，蜜和为丸）。功用养阴生津，清热止渴，润肠通便。诸药合用，活血化瘀、导滞祛湿而不伤正，并奏养血调血、宣泄湿浊、止痛消痈之效。

洪翁，76。始患痢疾，迭经西医诊治，痢虽减而利不自禁，间作呃逆，音低，舌赤，脉小，肢浮。七六高龄，中流砥柱已失，拟建中益气。

沙参　太子参　霍斛　法夏　寸冬　牡蛎　甘草

白芍　陈皮　野於术　附子　杵头糠

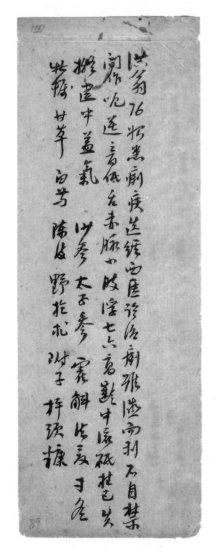

赏析：本案病名"痢疾"。患者年迈，先后天脾肾本已不足，因治痢而过用寒凉，更伤脾肾气阴。脾虚不摄，则利不自禁；阴虚肾不纳气，胃气上逆，则呃逆音低；气阴不足，则舌红、脉小；阳虚水泛，则肢浮。简斋先生抓住脾为后天之本，治"拟建中益气"为先，方选附子理中汤、真武汤、沙参麦冬汤加减。附子理中汤补虚回阳，温中散寒。主治五脏中寒，口噤，四肢强直，失音不语；下焦虚寒，火不生土，脘腹冷痛，呕逆泄泻。真武汤功用温阳利水，主治脾肾阳虚，水气内停证。沙参麦冬汤甘寒生津，清养肺胃，主治肺胃阴伤。本案处方用附子温肾助阳以化气行水，兼暖脾土以温运水湿；太子参易人参，既补脾气，又养胃气，与附子合用益气固脱，与沙参合用养阴生津，且药性平缓，适合老年气阴两虚之证；野於术健脾燥湿；白芍利水行气，缓急止痛，并可制附子燥热伤阴；半夏、陈皮燥湿健脾，理气和中；沙参、麦冬、石斛生津养胃；牡蛎益阴潜阳，收敛固涩；杵头糠别名米糠，是舂米杵头上粘着的糠末，有开胃、下气、消积作用；甘草和中补土。诸药合用，共奏益气养阴、温补脾肾之效。

本案患者76岁高龄，脾肾虚衰，简斋先生治从建中益气入手，以建中温阳、补气健脾为主，辅以养阴生津，如此则脾肾并补，阴阳同治，而其要在建中益气。金元四大家之一的李东垣是"补肾不若补脾"学说的倡导者，他认为元气是健康之本，脾胃是元气之本，脾胃虚弱是产生疾病的重要原因。其所著《脾胃论》中的制方用药也是以补益脾胃元气、升降和调脾胃气机为主。朱丹溪亦云："补肾不若补脾，脾得温则化而食味进，下虽暂虚，亦可少回。"（《格致余论》）。清代沈金鳌在其代表作《杂病源流犀烛》中，更是提出了"脾统四脏"的论点。本案"拟建中益气"法治脾肾两虚证，盖源于此。

八

便秘

（计5案）

王女，温病尾期，外热虽解，腑滞未去，半月余未更衣，脘腹窒闷，早日腹部或痛泻，溲色仍浑。

瓜蒌皮仁　薤白　枳实壳　橘皮　桔梗　赤苓

杏仁　法夏　川朴　酒军（后下）

赏析：本案病名为"便秘"，乃因"温病尾期，外热虽解，腑滞未去"。患者前患温病，外热已解，津液耗伤，余热留恋，与肠中腑滞相结，肠失濡润，则现大便不通、半月余未更衣；温热余邪郁于中焦，脾胃气机升降失调，则脘腹窒闷；溲色仍浑，乃热邪未尽之征。本案由温邪致病，首先犯肺，外邪已解，内滞未去，治法从调肺、泄热润肠，行气通便。方选瓜蒌薤白半夏汤合宣白承气汤加减。

瓜蒌薤白半夏汤出自《金匮要略》，具有通阳散结、降气化痰、运转胸中大气的作用，主治胸痹、心痛病。此案用治便秘，属"提壶揭盖法"，即通过宣通肺气、润燥下气，以达到润肠通便的效果。方中瓜蒌仁甘寒，入肺胃大肠经，清热化痰，宽胸散结，润肠通便；薤白辛温，理气散结；法半夏辛入肺而散气，消痞散结。宣白承气汤源自吴鞠通《温病条辨》，由生石膏、生大黄、杏仁、瓜蒌皮组成。宣白即"宣通肺气"之意，以肺气不降、阳明腑实为主证。本案处方去石膏，加枳壳、桔梗、川朴、枳实、赤苓、陈皮。方中大黄荡涤胃肠积滞，泻肺通腑，脏腑合治。正如《本草经疏》所谓："其性猛利，善下泄，推陈致新无所阻碍，所至荡平，有戡定祸乱之功，故号将军。"大黄以酒制后兼清上焦之热；瓜蒌皮清热化痰，行气宽胸；杏仁宣肺润肠。去石膏，一则因温病后期、热邪不甚，二则热与湿合，治当淡渗清利，非甘寒所胜。枳壳、桔梗宣肺利气，为简斋先生常用调肺药对；阳明壅滞不化，以枳实、厚朴合大黄，含小承气汤之意，下热结，祛壅滞，以复气化；赤苓清热利水，分消湿热；陈皮理气和中。诸药合用，共达泄热润肠、行气通便之功。

张左，湿温大势已平，脘膈无满闷之象，但大便迄未更衣，有矢气，脉濡小而滑，苔水黄且淡。自诉平素嗜茶，湿浊之盛可知。

瓜蒌　薤白　法夏　枳壳　橘皮　苏桔梗　赤苓

建曲　杏苡仁　淡姜

赏析：本案病名为"便秘"。患者平素嗜茶，湿盛蕴结，湿性重浊黏滞，与热相合，蕴蒸不化，胶着难解。经治后湿温大势已平，"脘膈无满闷之象"；然胃燥津伤，湿热夹滞，肠腑气机不畅，浊气不降，故大便迄未更衣；气欲下行，则有矢气；脉小、苔淡主气虚；脉濡滑、苔水黄主湿盛。治拟健脾化湿，行气通腑。方选瓜蒌薤白半夏汤、枳壳桔梗汤、杏仁薏苡汤加减。瓜蒌薤白半夏汤通阳散结，行气祛痰。枳壳桔梗汤出自《世医得效方》，主治冷热不调，邪正交争，而发为腹痛呕吐者。杏仁薏苡汤出自《温病条辨》，宣气化湿。本案处方用瓜蒌、薤白宽胸散结，清热涤痰；法夏、橘皮燥湿健脾，化痰消痞；杏仁、苡仁润肺降气，通腑降浊；赤苓健脾利湿于下，使水道通畅，湿有去路。桔梗开宣肺气，枳壳破气消积，苏梗理气宽中，三者合用可升降气机，有"通肺利膈下气"之效。建曲健胃消食；淡姜温中散寒。诸药并用，共奏健脾化湿、行气通腑之效。

本案属湿温后期，湿浊壅盛，气阴已伤，以大便秘结为主症，其治忌用辛温发汗、苦寒攻下、滋养阴液等法，如吴鞠通所言："汗之则神昏耳聋，甚则目瞑不欲言，下之则洞泄，润之则病深不解。"（《温病条辨》）简斋先生处方未用攻下之硝黄枳朴、濡润之归芎地芍，而以瓜蒌、薤白、半夏、枳壳、桔梗、杏仁、薏苡仁之类药物行气化湿，调节气机升降为主。脾胃、肝肺气机升降得宜，留恋之湿热得祛，则肠腑气机自顺，大便得通，深得"腑以通为用"之义。

黄左，20。热较轻，时时凛冷，大便欲解不得，频频矢气，神气疲倦，苔淡，胸闷，脉小。拟通阳疏化。

法夏　薤白　瓜蒌　桂枝　杏仁　枳壳　苏桔梗

川朴　会皮　赤苓　建曲

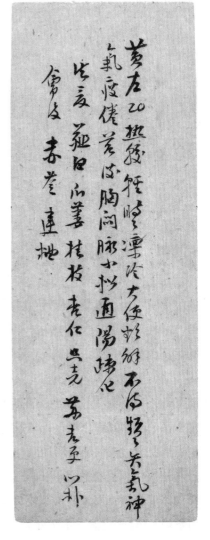

赏析：本案病名"便秘"，证属肺气郁闭。肺与大肠相表里，肺之宣发，可输布津液濡润大肠；肺之肃降，可使大肠腑气得降。肺失宣肃，阳气郁闭，卫外不固，则时时凛冷、热较轻、神气疲倦；大肠腑气不降，则大便欲解不得，频频矢气；气郁则痰阻，郁于胸中则胸闷；脉小亦为阳气郁闭之征。治"拟通阳疏化"，即通阳散结、降气化痰，方选瓜蒌薤白半夏汤、半夏厚朴汤加减。瓜蒌薤白半夏汤通阳散结，行气祛痰。半夏厚朴汤出自《金匮要略》，功用行气散结、降逆化痰。本案处方以瓜蒌理气宽胸，涤痰散结；薤白通阳散结，行气止痛；半夏、会皮燥湿化痰，降逆散结；桂枝通阳平冲降逆；杏仁宣肺降气，润肠通便；川朴温中行气，消积导滞；苏梗降气，桔梗升提肺气，二药相伍，一升一降，开胸顺气；赤苓清热利湿；建曲健脾导滞。诸药并用，共奏宣闭开郁、降气散结之效。

肺失宣降，一则清气不升，浊气不降，气机升降失调，则腑气闭塞不通；二则通调水道失司，不能使津液由上达下，灌溉肠腑，使大便失润，欲解不得，而致便秘，即所谓上窍闭而下窍不通。正如《杂病源流犀烛·大便秘结源流》所言："肺气壅蔽不能下降大肠，而诸气之道路因以闭塞，噫逆泛满，此由气失升降之常者也。"叶天士亦云："昔丹溪大、小便闭于下，每每升提肺窍。"瓜蒌薤白半夏汤原本为治疗胸阳不振、痰浊闭阻所致胸痹心痛而设，而简斋先生在此案中以本方用于治疗便秘，就是取其宣闭开郁，使肺之宣肃升降得复，则大便自通，即所谓"下病上治"。

孙左，始由贲郁，脘胁串痛，未治即愈。近或脐腹胀迫，六七日更衣不得，脉弦。治以疏肝润络法。

柴胡　枳壳　甘草　白芍　郁李仁　柏子仁　法夏　青陈皮　赤苓

另戊己丸吞服。

赏析：本案病名"便秘"。病机为肝郁气滞，肠燥便秘。患者情志不畅，始由贲（作膹解）郁，致使肝气郁滞，故见脘胁串（作窜解）痛。虽未治即愈，然肝郁气滞之证尚存，继而影响脾胃运化之功，气机郁滞，故脐腹胀；肝郁气滞致使大肠传导失司，腑气不畅，且气郁无法载津下行，加之肝郁化火，内灼阴液，肠道失于濡润，故六七日不得更衣。脉弦为肝气郁滞之证。简斋先生"治以疏肝润络法"，即疏肝理气、润肠通便、消滞和络。方选四逆散、二陈汤加减，并合戊己丸。四逆散由柴胡、白芍、枳壳、甘草组成，具有调和肝脾、理气解郁之功。二陈汤理气和中。戊己丸泄肝和胃。处方中用柴胡疏肝理气解郁；枳壳理气消胀；白芍味甘，与甘草同用，酸甘化阴以助养血柔肝；郁李仁、柏子仁润肠通便；法半夏降逆消痞。青皮疏肝破气，消积化滞；陈皮理气健脾，燥湿化痰。青皮、陈皮合用，则理气之力强。赤茯苓行水，利湿热，益心润肺，因气机久郁而有化热之虞，故以赤苓替茯苓以助清热，以防热灼阴津。另加戊己丸吞服，泄肝和胃。全方共奏疏肝理气、润肠通便之效。

本案患者表现为大便六七日未解，兼有脐腹窜痛，当属中医便秘中的"气秘"。简斋先生以四逆散合二陈汤疏肝理气，以赤苓取代茯苓以助清热，并以戊己丸清泄肝和胃，且丸剂作用较为缓和，以防清泄肝火太过，再伤津液。此外，在疏肝理气和胃的方药中，加入郁李仁、柏子仁以润肠通便，共达疏肝润络之效。

王右，血燥肝旺，兼患大便难解，解时坠痛不畅，口干渴饮。治当通幽化气。

升麻　秦归　地黄　阿胶　桃仁　白芍　生草

沙参　寸冬　法夏　麻仁　酒军　瓜蒌仁　杏仁

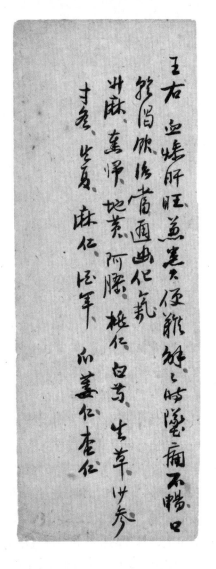

赏析：本案病名"便秘"。病因病机为血燥伤阴，阴血不足，燥从内生，无以濡养。肝为将军之官，体阴而用阳，主藏血。血燥肝阳失于涵养，则肝旺而火热内动，消灼津液而致肠道失于濡润，故大便难解；阴血不足，津液受损，津亏不能上润，需饮水自救，故口干渴饮；津亏血燥，肝旺而气机升降失宜，临厕努责，故解时坠痛不畅。"治当通幽化气"，即活血养血、调畅气机、润燥通幽。方选通幽汤加减。通幽汤由桃仁泥、红花、生地黄、熟地黄、当归身、炙甘草、升麻组成，功能活血养血、润燥通幽，"治幽门不通上冲，吸门不开噎塞，气不得上下，治在幽门闭，大便难"（《脾胃论》）。本案处方中用升麻轻宣升阳，能使清气上升，进而浊气下降；当归辛润，补血活血，润肠通便，为血中气药，气血行而闭者开矣；地黄味甘气寒以益肾阴，津液润则大便如常；阿胶平补而润，清肺养肝，滋肾补阴，润燥利肠；白芍养血柔肝，甘草泻热，二药相配伍酸甘以化阴；沙参、麦冬补肺胃之阴；半夏性虽燥，但体滑味辛，辛能下气；大黄泻热除积，酒洗后兼清在上之热；麻仁、瓜蒌仁、杏仁、桃仁润肠，其中杏仁下肺气，肺与大肠相表里，肺气肃降有助于大肠传导，与升麻配伍，一升一降，调畅气机。方中桃仁、杏仁相配。桃仁滑肠润燥，破血行瘀；杏仁行气散结，止咳平喘，润肠通便；桃仁入肝经血分，长于泄降导下破血；杏仁入肺经气分，长于宣滞行痰。二药一气一血，其功益彰。纵观全方，升降气机为主，并燥者濡之，热者凉之，留者攻之，使阴阳二气归于协调，津液流通，肠胃润溢，则传送如常矣。

本案处方虽以通幽汤养血活血、润肠通幽为主，但其用药配伍又可见五仁丸及润肠丸的方意，尤其是在大队滋腻养阴之品中加入辛温之半夏，取其"体滑性燥，能走能散，能燥能润，和胃健脾"（《本草备要》）的特性，可防呆补生湿之虞。另外，运用升麻的升清作用，与下气药配伍，升降相合，调畅气机。

九

其他

（计 7 案）

何左，脾肾两阳不足，蒸化力弱，饮食稍有不适，易于漫酸，腿部常觉痛楚，大便时解，时涕，脉濡小。治当温和化气。

羌活　防风　附片　云苓　陈皮　於术　甘草

白芍　姜炭　桑枝　寄生　巴戟天　法夏

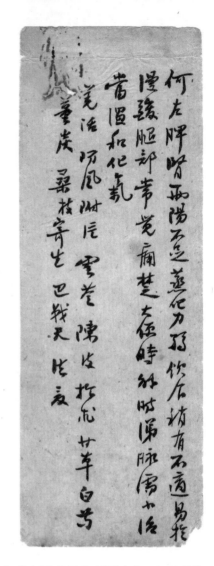

赏析：本案病名"吐酸"。简斋先生总结其病机为"脾肾两阳不足，蒸化力弱"。患者脾肾两虚，肾阳亏虚，火不暖土，脾阳不足则运化无力，故稍有饮食不适易于漫酸。如《景岳全书》所言："人之饮食在胃，惟速化为贵。若胃中阳气不衰而健运如常，何酸之有。使火力不到，则其化必迟，食化既迟，则停积不行而为酸为腐，此酸即败之渐也。"肾主水，肾阳亏虚无力蒸化水液，水湿内停；脾气虚弱，不能运化水湿，水湿内生，蕴于下肢，经络不通，则腿部常觉痛楚。脾虚夹有风湿，故大便时解、时涕。脾肾阳虚，无力鼓动气血，故脉见濡小。

"治当温和化气"，方选附子理中丸加减。附子理中丸出自《太平惠民和剂局方》，主要药物有附子、党参、白术、干姜、甘草。功效温阳祛寒，益气健脾。主治脾胃阳虚而致的胃痛、腹痛、泄泻等症。本案在附子、白术、干姜、甘草基础上，加入羌活、防风、茯苓、陈皮、半夏、桑枝、寄生、巴戟天。方中羌活、防风，辛温祛风除湿以助阳，并能祛风除湿通络以治腿部痛楚不适之症；茯苓健脾化湿，陈皮理气化痰，半夏降逆化痰、降逆止呕。三药合用，共达健脾理气、化湿降逆之效。另外方中用姜炭易干姜，取其温阳健脾和酸之用，针对漫酸以及大便时解。另加桑枝、桑寄生、巴戟天加强温补肾阳、强筋通络之效。诸药合用，共达温阳化气之功。本案患者脾肾阳虚，阴寒内盛，故以姜、附之辛温大热之品补益先天命门真火，温中焦之阳而除里寒，迅达内外以温阳逐寒；以羌活、防风辛温祛风除湿。此即简斋先生所谓"温和化气"之意。

严左，40。胃肾相关，肾火不足，蒸化无权，涎水上泛，呕出苦酸，间作嗳噫，大便溏薄，苔滑，脉濡。治当温运摄纳。

桂木　仙夏　苓神　於术　会皮白　甘草　淡姜

砂仁　巴戟　川连水炒吴萸　牡蛎炒建泻

另黍米、谷麦芽先煎。

赏析：本案病名为"吐酸"。简斋先生归纳其病机为"胃肾相关，肾火不足，蒸化无权，涎水上泛"。肾为先天之本，阴阳之根，脾胃之阳，全赖肾阳之温煦。肾火不足，火不暖土，可致脾阳虚，中焦虚寒，脾运失职，胃失和降，土虚木乘，故涎水上泛、呕出苦酸。如清代李用粹《证治汇补》曰："大凡积滞中焦，久郁成热，则本从火化，因而作酸者，酸之热也。若客寒犯胃，顷刻成酸，本无郁热，因寒所化者，酸之寒也。"肾火不足，无力暖脾助运，小肠无以分清泌浊，大肠无法传达，水反为湿，谷反为滞，合污而下，则发大便溏薄。苔滑、脉濡均为脾肾阳虚，寒湿内生表现。

简斋先生认为"治当温运摄纳"。方用半夏桂枝汤合二陈汤加减。方中桂木为去掉韧皮的桂枝，取其温通经脉、助阳化气的作用；半夏辛温而燥，善燥湿化痰、和胃止呕，兼以辛散而消痞满；茯苓、茯神味甘而淡，甘则能补，淡则能渗，善入脾经，药性平和，补渗兼施；白术健脾燥湿、助脾运化，配茯苓、茯神健运脾气，又以其甘淡之性，渗利湿浊；淡姜温中散寒止呕，以和胃制酸；会皮白辛苦温，理气行滞兼燥湿化痰，寒湿阻中之气滞最宜；炙甘草以其甘温益气，助苓、术补中益气之力，更兼调和诸药，而司佐使之职；砂仁温脾开胃，化湿行气，止呕止泻，为醒脾调胃之要药，尤以寒湿气滞者为宜；川连水炒吴萸，乃去性存用，辛开苦降，降逆止呕，主用吴茱萸辛散温通，防其苦寒败胃；巴戟天，甘辛微温，入肾经血分，温补肾阳，强阴益精；牡蛎收涩固敛制酸；泽泻利水渗湿止泻。黍米、谷麦芽消化水谷，以助脾运，理气止痛。诸药合用，动静相宜，补而不滞，温而不燥，具有健脾和胃、益气化痰、行气温中、理气止痛之功，使脾气升，胃气降，升降合宜，共达温运摄纳之功。

朱右，案列前方，服药三帖，嗳噫较减，冲动未平，脘胁作胀，心悬不宁。拟旋覆代赭加味。

旋覆花　代赭石　蛤壳　白芍　秦归　法夏　茯
神　枣仁　橘皮络　戊己丸　川楝皮　煅牡蛎
（打）

赏析：本案病名"嗳气"，乃胃失和降、胃气上逆之证。从病案可知患者为复诊，治疗后胃逆改善，嗳噫较减，但冲动未平。胃气不和则脘胁作胀。《素问·脉解》云："所谓上走心为噫者，阴盛而上走于阳明，阳明络属心，故曰上走心为噫也。"胃气不和，痰扰心络，心神失养，则见心悬不宁。

简斋先生"拟以旋覆代赭加味"理气降逆。旋覆代赭汤出自《伤寒论》："伤寒发汗，若吐，若下，解后，心下痞硬，噫气不除者，旋覆代赭汤主之。"方中旋覆花性温味咸，能行化痰消痞之能，《神农本草经》言其"主结气，胁下满，惊悸，除水，去五脏间寒热，补中下气"；代赭石质重，平肝镇逆，凉血止血，治噫气呕逆、噎膈反胃。《注解伤寒论》云："旋覆之咸，以软痞硬。虚则气浮，重剂可以镇之，代赭之重，以镇虚逆。"嗳气虽病位在胃，但与肝亦密切相关，通常"肝为起病之源，胃为传病之所"（《叶天士临证指南医案》）。由于患者脘胁作胀，故以川楝皮疏肝行气；白芍、当归养血柔肝，兼以补血安神；戊己丸泻肝和胃降逆。半夏辛温，主"心下急痛，坚痞，时气呕逆"（《名医别录》），有燥湿化痰、降逆和胃止呕之功；橘皮、络行气和胃；煅牡蛎重镇安神，兼以散结；甘草甘缓入胃，补脾益胃，并可调和诸药。诸药相合，标本兼顾，共奏降逆化痰、益气和胃之功，使胃气复，痰浊消，气逆平，则嗳噫自除。

甘君，饮食不适，风邪外束，肺胃两病。始由咳嗽胁痛，大便不调，近作嗳噫，得噫嗳止。治以辛宣疏化。

旋覆梗　苏桔梗　木香　法夏　薤白　枳壳

朴　赤白苓　陈皮　楂曲　麦芽　淡生姜

根

另丁香、柿蒂煨水服。

赏析：本案病名"嗳气"。简斋先生将其病因病机归纳为"饮食不适，风邪外束，肺胃两病"。患者因饮食不当，外邪乘虚而入，首当袭肺，故而咳嗽。而肺胃之气以降为顺，肺气郁闭，气机不得下行，故连及胁痛。肺与大肠相表里，肺失肃降，大肠传导功能失职，故大便不调。肺为辛金，得天之金气而生，秉阴金之气，兼阴土之气，下行为顺；胃属戊土，兼秉阳金之气，今风寒外束，肺气壅塞，不得肃降，引起胃气上逆，故作嗳噫。得噫则肺气宣通，壅塞得开，故嗳噫止。如《灵枢·口问》谓："阳气和利，满于心，出于鼻，故为噫。"

简斋先生"治以辛宣疏化"，即开宣肺气、和胃降逆。方选瓜蒌薤白半夏汤、半夏厚朴汤、丁香柿蒂汤加减。瓜蒌薤白半夏汤有通阳散结、行气祛痰之效。本案处方去瓜蒌之苦寒，取薤白之辛温，通阳散结。旋覆梗味咸性温，辛者能散能行，宣发肺气达于皮毛，助辛温表药，祛风散寒；与薤白相配，起到辛宣散风的作用。桔梗开冲塞而宣肺气，苏梗行气宽中，二药合用，一宣一降，肺气复常，气机通畅。木香行气止痛，调中导滞；枳壳理气宽中，行滞消积；根朴即厚朴，燥湿消痰，下气除满。三药合用，增理气和胃之功。赤、白茯苓同用，增加利湿之力。半夏、根朴、苏梗、茯苓合用，又为半夏厚朴汤之配，意在散痰气之郁结。陈皮理气健脾，燥湿化痰。山楂、六曲、麦芽消食导滞。淡姜温胃散寒，降逆止呕。另用丁香、柿蒂煨水服，取丁香柿蒂汤之意温胃降逆。诸药并用，辛宣以散寒，理气降逆、渗湿化痰以疏化气逆痰湿，共奏宣闭开郁、降气散结之效。

王右，腹胀较松，咽嗌如窒，吞吐不利，饮水辄觉噎塞，牵及项之两旁撑胀，头亦作痛，脉弦。厥阴络走嗌旁，少阴络系喉咙，拟从和潜肝肾主治。

旋覆花　法夏　茯神　白芍　青盐制陈皮　牡蛎
蛤粉拌地黄　怀膝炭　秦归　沉香炭（和服）

另间服四七汤，分量须减轻。

赏析：本案病名"噎膈"。病变部位虽在食管，但与肝、胃、肾密切相关。多见于情志失调，恼怒伤肝，肝失条达，导致气滞、血瘀、痰凝。痰、气、瘀互结食道，可使食管狭窄，则成噎膈，出现咽嗌如窒、吞吐不利、饮水觉噎塞等症状。如肝阳偏亢，上扰清窍，可见头痛；肝脾不和，脾失健运，水湿内停，聚湿生痰，痰气交阻，胃失通降，则见腹胀；脉弦为肝阳过亢之脉象。简斋先生"拟从和潜肝肾主治"，即降气化痰、和胃散结、平肝补肾。方选旋覆代赭汤合二陈汤、四七汤加减。旋覆代赭汤可降气化痰，益气和胃；主治胃气虚弱，痰浊内阻证。本案处方取其主药旋覆花、法半夏降气消痰散结，旋覆花咸温能下气消痰，降逆除噫，"所治诸病，其功只在行水下气，通血脉尔"（《本草纲目》）。法半夏化痰消痞，降逆止呕。《伤寒附翼》云："旋覆、半夏作汤，调代赭末，治顽痰结于胸膈，或涎沫上涌者最佳。"处方中法半夏、茯苓、茯神、陈皮取二陈汤之意，燥湿化痰，理气和中。其中茯苓、茯神健脾利水，宁心安神；白芍、秦归养血柔肝；牡蛎可重镇安神，平肝潜阳，软坚散结，收敛固涩；青盐可补虚益肾，强壮筋骨。《圣济总录》和《世医得效方》中均记载有青盐丸，用于治疗虚损腰痛、肢体困乏。青盐制陈皮，取其咸者可引药入肾，脾肾兼治。蛤粉化痰软坚，清热利水；地黄、怀膝炭补肝肾，益精血；沉香降气温中，暖肾纳气。另用四七汤行气散结，降逆化痰。诸药配伍，共奏降气化痰、和胃散结、平补肝肾之效。

纵观本案诊治，有三大特色：①循经诊病，根据"厥阴络走嗌旁""少阴络系喉咙"，诊断病涉肝肾；②从肝肾、从痰、从气论治噎膈；③巧用经典成方，选配《太平惠民和剂局方》四七汤减量间服，行气散结，降逆化痰。

王翁，56。年龄望六，恙经半载。初由郁闷过度，兼因嗜饮，肝木横乘脾阳，胃汁渐弱，得食辄吐，呕漫涎沫，大便秘结，脉弦小。关格重症，未可漠视。治以温运，佐以柔养。

川连　霍斛　寸冬　甘草　橘皮　柿霜
南沙参　蜀椒拌乌梅　法夏　茯苓　於术　淡姜

赏析：本案病名"关格"。乃因郁闷过度，肝气郁，脾不舒，肝木横乘脾阳；更兼嗜饮，损伤脾阳，无以温养运化，升清降浊失职，津液输布无权，饮蓄于内，则呕漫涎沫。肝郁化火，横逆犯胃，耗津伤液，胃汁渐伤，胃失濡润，和降失常，故得食辄吐。肠道失濡，则大便秘结。肝郁、脾寒、胃燥，故脉弦小。

本病呕吐与便秘并见，属关格一证。气、火与阳虚、津弱互见，虚实交错，病机复杂，治之棘手，故简斋先生强调"关格重症，未可漠视，治以温运，佐以柔养"，方选乌梅丸加减。乌梅丸出自《伤寒论》，功用缓肝调中、清上温下，主治蛔厥、久痢、呕吐、厥阴头痛等。本案证候性质亦属虚实寒热错杂，除肝热脾寒外，尚有胃阴不足，故处方在乌梅丸基础上加减化裁。取乌梅味酸，敛肝生津泄热；蜀椒、干姜味辛，温阳散寒助运；川连味苦，清泄肝经郁火。因胃阴虚弱，故去细辛、附子、桂枝等辛热伤阴之品，以及人参、当归等甘温补养血之物，而加南沙参、霍斛、寸冬、柿霜等养阴养胃生津。另配法半夏、茯苓、於术、淡姜降逆止呕，健脾助运；甘草味甘，调和诸药。全方药物组配，具有乌梅丸酸苦辛甘偕备、温清补泻兼施的特点。其中蜀椒拌乌梅，酸辛并用，敛中有散，散中有敛，敛津而无助饮之弊，温阳而无伤阴之虑；淡姜、川连相合，加之以法半夏，有半夏泻心汤之意，辛开苦降，以暖中焦升降之枢；乌梅与甘草，酸甘化阴。全方补泻兼施，调阳和阴，温运佐以柔养，治法讲究，配伍严谨，值得效仿。

沈君，脾肾阳虚，寒湿留着，腹部胀坠，二便皆少。拟和养导化。

金匮肾气丸　五苓散　清暑益气丸

赏析：本案病名为"腹胀"。简斋先生归纳其病机为"脾肾阳虚，寒湿留着"。患者素体脾肾阳虚，火不暖土，水不得气化，留滞中焦，泛溢中土，故有腹部坠胀；寒湿留着于中，湿碍脾土不得运化输布水谷，因肾阳蒸腾气化，主司二便，今阳气不足，水湿留着，推动无力，气不得下行，故二便皆少。

简斋先生治"拟和养导化"。方选中成药金匮肾气丸、五苓散和清暑益气丸。金匮肾气丸出自《金匮要略》："虚劳腰痛，少腹拘急，小便不利者，八味肾气丸主之。"方中附子辛温，为温阳诸药之首；桂枝辛甘而温，乃温通阳气要药。二药相合，补肾阳之虚，助气化之复，共为君药。干地黄滋阴补肾，配伍山茱萸、山药补肝脾而益精血，共为臣药。再以泽泻、茯苓利水渗湿，配桂枝又善温化痰饮；丹皮苦辛而寒，擅入血分，合桂枝则可调血分之滞。泽泻、茯苓、丹皮三药寓泻于补，为佐使。然"通阳不在温，而在利小便"（《温热论》）。故用五苓散通阳利水，方中重用泽泻为君，以其甘淡，直达肾与膀胱，利水渗湿。臣以茯苓、猪苓之淡渗，增强其利水渗湿之力。佐以白术、茯苓健脾以运化水湿。诸药相伍，甘淡渗利为主，佐以温阳化气，使水湿之邪从小便而去。清暑益气汤有李东垣方与王孟英方之不同。李东垣清暑益气汤由人参、炙黄芪、白术（麸炒）、苍术、炒曲、陈皮、当归身、青皮、麦冬、五味子（醋炙）、葛根、泽泻、黄柏、升麻、炙甘草组成，偏于运脾燥湿；王孟英清暑益气汤则由西洋参、麦冬、石斛、粳米、甘草、西瓜翠衣、荷叶梗、黄连、知母、竹叶组成，偏于养阴生津。据此，本案所用清暑益气丸应为李东垣清暑益气汤，取其运脾燥湿的作用。三方合用，共达温脾肾、化寒湿的作用。简斋先生提出的"和养导化"，脾肾阳虚宜和养，寒湿留着宜导化，治以丸剂缓图，温补其阳，疏导运化留着之寒湿，使脾肾阳复，寒湿得化。

肆

———

肝胆病证

一

———

概
述

张简斋先生涉及肝胆病证的医案共 77 例，其中黄疸 9 例、胁痛 7 例、积聚 6 例、鼓胀 6 例、头痛 20 例、眩晕 18 例、中风 6 例、其他 5 例。现将简斋先生诊治肝胆病证的特色作一概述。

1. 血虚肝旺，治以养血柔肝法

从 77 例肝胆病证医案来看，患者大多为女性，病证特点多为本虚标实，血虚肝旺，这与女性经、孕、产、乳等生理特点及肝经气血有密切关系。叶天士云："女子以肝为先""女子以血为本"（《临证指南医案》），女子属阴，以血为本，同时月事下行又屡伤于血，使机体处于"有余于气，不足于血"（《内经》）的生理状态。肝属木，在志为怒，开窍于目，肝藏血，主疏泄，喜条达，血虚肝旺可导致头痛、眩晕、胁痛、积聚等多种病证，简斋先生多用和养摄化、养血柔肝、滋补肝肾等法，常用四物汤、柴胡疏肝散、补肝养营汤、天麻汤、滋补肝肾方（简斋先生经验方）等加减化裁，药用天麻、当归、白芍、何首乌、桑椹子、全黑芝麻等养血柔肝。肝肾亏虚者，加入鳖甲、桑寄生、稽豆衣、女贞子、胡麻、蛤粉拌地黄等补肝肾，滋水涵木以达柔肝之目的。

2. 肝胃两病，治以疏肝和胃法

简斋先生在肝胆病证医案中分析病因病机时屡次提及"病在肝胃""肝胃两病""胃有神经通脑""胃之痰浊"等，重视从肝胃论治眩晕、头痛、黄疸等病证。足厥阴肝经与足阳明胃经有着密切联系，"足厥阴肝经之脉……抵小腹，挟胃，属肝，络胆……"（《灵枢·经脉》）《素问·通评虚实论》曰："头痛耳鸣，九窍不利，胃肠之所生也。"可见，肝胃在生理、病理上常相互影响。简斋先生针对肝胃两病，气湿不化，郁蒸为黄疸者，治以苦辛宣化法；肝胃两病的眩晕，用疏肝和胃、通络化痰法；气湿合病，肝胃失和而头痛者，用两和肝胃，运化湿邪法；肝旺胃浊的头痛，用疏肝清胃法。常用方为柴胡疏肝散、半夏白术天麻汤、戊己丸、导痰汤、天麻汤、二陈汤等。常用药有天麻、池菊、蛤壳、白蒺藜、桑叶、黄芩、山栀、川楝子等清肝疏肝之品。简斋先生在治疗血虚津伤、津不上承所导致的眩晕时，治本同时常配合养胃，用霍斛、麦冬等养阴清热之品以补充中焦耗损之津液；并佐以茯苓、橘络等健运脾胃，疏化中焦气机；再加之白芍等柔肝缓急之品，以肝胃同治。

3. 风痰阻络，治以疏和通络法

风为"百病之长"，善行而数变，有外风、内风之分，常兼夹为患。如《素问·骨空论》云："风者，百病之始也。"《素问·太阴阳明论》云："伤于风者，上先受之。"《素问·阴阳应象大论》云："风胜则动。"《素问·至真要大论》曰："诸风掉眩，皆属于肝。"纵观简斋先生肝胆病证医案，其发病多与风有关。如肝风夹痰，上蒙清窍而导致头痛、眩晕；肝风夹痰，阻滞经络而导致中风等。简斋先生治疗常用清和、清疏、疏化、疏导、通络、疏肝润络、清气涤痰、通和络气等法，常用方为半夏白术天麻汤、桑丹杞菊丸、镇肝息风汤、导痰汤、天麻钩藤饮、金沸草散等。常用药有羌活、防风、天麻、池菊、桑枝、桑寄生、橘皮、橘络、赤苓、赤芍、蛤壳、石决明、龟板、牡蛎、旋覆花等以平肝息风，疏和通络；胆南星、竹沥夏、茯苓、茯神、竹茹、竹节、白附子等清热化痰，息风定惊。简斋先生还常用蛤壳，取其药食同源，可"清金利水，解渴除烦，化痰止嗽，软坚消痞"（《长沙药解》）。以蛤壳代替羚羊角、珍珠母、龙齿等，既可保留介类药养阴潜阳之功，又可增强清热化痰之效，且价廉物美。蛤壳配丹皮则清肝热，伍天麻则助息肝风，合茯苓则利水湿。有瘀血者，可加入桃仁、川芎、红花、赤芍以活血化瘀通络。

4. 脾肾阳虚，治以温和化气法

肝属木，脾属土，木克土，肝旺乘土，脾虚肝侮，肝病容易影响脾的运化功能；肝主藏血，肾主藏精，精血同源，肾主水，水生木，两者互相为用，相互影响，如黄疸、眩晕、鼓胀、积聚等后期出现脾肾阳虚。简斋先生注重肝脾肾同调，常用"温和化气"之法，具体包括托化、温通、疏化、和气、益气、甘温、和中、和摄、温和摄纳等不同方法。常用真武汤、附子理苓汤、枳实薤白桂枝汤、桂枝甘草龙骨牡蛎汤等经典方剂；常用药有附片、巴戟天、桂枝、淡姜等补肾健脾，温和化气之品。脾胃乃后天之本，气血生化之源，肾为先天之本，有赖于后天之本的濡养，故临证特别顾护脾胃。简斋先生依据"人以胃气为本""胃者水谷之海""得谷者昌，失谷者亡"等经义，提出"胃以通和为贵"的思想。简斋先生宗费伯雄之意，正如费伯雄在《医醇賸义》中云："内伤杂病最重脾肾，实则补脾重于补肾，治脾胃以实中州，脾气旺则积湿尽去，而痰气不生，胃气和则津液上行，而虚火自降。"健脾补肾、温阳化气切合病机，疗效满意。

5. 重视整体，天人合一

简斋先生重视整体观念，处处体现因时、因地、因人制宜，如270眩晕案："阴虚湿热为病，值此夏令，天气燥热，头部昏胀尤甚，腿部软乏，治当疏和导化。"269眩晕案："本质阳虚，值此春令，易于感冒……治当温和化气。"注重时令气候对人体的影响。

临证还需根据每个患者的不同情况，全面考虑，统筹兼顾。如244头痛案云："西医谓为与停经有关，此语诚有所据，当以行血为主，柔肝息风佐之。"诊疗妇人头痛，要考虑其月经的生理特点，中医的"整体观念"得到很好的应用，也寓"治风先治血，血行风自灭"之理。对于妊娠期头痛者，选方用药则时刻顾护胎元，峻下、滑利、祛瘀、破血、耗气、散气以及一切有毒药品都应慎用或禁用，其中有毒和可能致畸的药物禁用。当然，在病情需要的情况下，某些可能影响妊娠的药物，亦可慎重选用，即《内经》所谓"有故无殒，亦无殒也"，但应严格掌握剂量和疗程，"衰其大半而止"，以防伤胎、动胎。

6. 善用古方，成药入煎

在遣方用药方面，简斋先生善用古方，成药入煎是他临证处方用药的一个特色。常用逍遥散、旋覆花汤、天麻钩藤饮、柴胡疏肝散、二陈汤、四物汤、半夏白术天麻汤、天麻汤等治疗肝胆系疾病。在治疗鼓胀、积聚等病证时，汤剂中加入小温中丸和戊己丸与其他药同煎，既加强疏肝健脾、清热祛湿的功效，又达到减少中药味数的目的。简斋先生临证处方还擅长用丸剂，也另有深意。因丸剂药性较缓，去邪力弱，不易伤正。正如《汤液本草》云："丸者缓也，不能速去之，其用药之舒缓而治之意也。"丸剂溶解缓慢，发挥药效迟缓，但作用持久，故尤其适用于慢性病的治疗及调补。在张简斋医案和邹云翔医案中，均常看到用中成药丸入煎剂，可以减少药味、药量，提高疗效。

7. 常用药对，提高疗效

简斋先生肝胆病证医案中常用药对：①羌活配防风，治疗头痛、眩晕等。羌活既可祛外风，也善治伏风，以祛上半身筋骨间的风寒湿邪为佳；防风入少阴肾经，祛风解表，胜湿止痛，为"风药之润剂"，可平息内风，还具有升清燥湿之功。两药相伍，祛一身内外之风邪。"高巅之上，惟风可到"（《医宗必读》），风性轻扬，易达病所，故不论外感内伤，均可配伍风药。但风药辛散性窜，容易耗气伤津，不可久服。②天麻配池菊，治眩晕、头痛、中风等。天麻性甘平，可平肝息风，张元素云其"治风虚眩晕头痛"；《本草纲目》云："天麻，乃肝经气分之药。"配池菊散风清热，平肝明目，《本草经疏》云："菊花专制风木，故为祛风之要药。"③白芍配白薇，治疗头痛、眩晕、胁痛、中风、疟疾、颤证等。白芍滋阴养血，柔肝缓急；白薇清热凉血益阴。二药合用，则补阴之力尤著，既可养阴敛肝以平肝风肝阳之上扰，又可防香燥化痰燥湿药耗伤阴血。④桑枝配伍桑寄生，治疗头痛、中风、眩晕等，疏化与和养、补益与清散、辛温与甘润相须使用，以达疏肝化湿、养阴和营、平肝滋肾、潜阳摄纳之效。⑤潼蒺藜、白蒺藜合用，治疗头痛、眩晕、中风、痉证、颤证等。白蒺藜长于平肝舒肝，祛风明目；潼蒺藜胜在温补肝肾之力强。⑥甘草配白芍，用于治疗头痛、眩晕、胁痛等，取其酸甘化阴、柔肝止痛之功。

8. 药材考究，重视炮制

简斋先生擅长用地道药材，即产量高、质量好的药材，如池菊、新会皮、秦当归、建泽泻、霍斛等。其中霍山的米斛，又称中华九仙草，居石斛之首，为历代皇室所用，富含多糖及几十种微量元素，素有"千金草""神仙草"之称，具有养阴补虚作用，临床药用价值很高，为现代馈赠佳品。医案中对当归的选用也别具匠心，处方中用秦归的地方很多，秦归盛产于秦岭一带。全当归分为三部分，即当归头、当归身、当归尾，当归的各个部位的药效有所不同。当归头以止血为主，当归身以补血为主，当归尾以破血为主，全当归则具有补血活血的功效，正如李东垣云："头，止血而上行；身，养血而中守；梢，破血而下流；全，活血而不走。"（《本草纲目》）当归还有养血润肠通便作用，如炒当归防滑肠、酒当归加强活血调经作用。简斋先生治疗血虚头痛、眩晕、胁痛，选用归身；气滞血瘀头痛、胁痛、积聚等则选用归尾。

简斋先生还非常重视药物炮制以及药物煎煮方法。如地黄以蛤粉拌炒，蛤壳粉性寒，有滋阴生津、清热利湿、软坚化痰的功能，通过细腻的蛤粉掩埋翻炒，使地黄质地酥脆，降低其滋腻之性，矫正不良气味，增强其清热功效。又如牡蛎、鳖甲、石决明先煎，有利于该类药物有效成分的释放，加强重镇潜阳之功，以提高疗效。另用黍米、谷芽这些体轻平和、用量较大的健脾开胃药先煎取汁代水煎药，既提高疗效，又不增加全方的药量，有利于煎煮，值得后世医家借鉴。

二

黄疸

（计9案）

方右，肝胃两病，气湿不化，郁蒸为黄，痛连脘胁。治以苦辛宣化。

柴胡　枳壳　赤白芍　苏桔梗　吴萸炒川连　法夏　炒子芩　青陈皮　秦归　川芎　香附　黑栀　白蒺藜

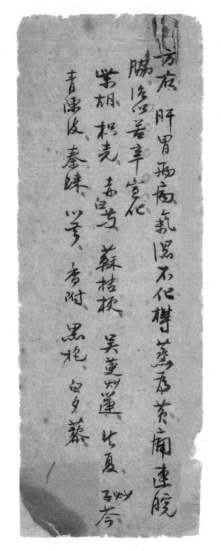

赏析：本案病名"黄疸"，病机为肝胃湿热内蕴。早在《金匮要略》就云："黄家所得，从湿得之。"简斋先生认为，本案为"肝胃两病，气湿不化，郁蒸为黄"；湿邪蕴阻中焦，则脾胃升降失常，肝气郁结不能疏泄，气机阻滞，故"痛连脘胁"。"治以苦辛宣化"，即辛开苦降、宣郁化湿。正如叶天士《临证指南医案》所云："阳黄之作，湿从火化，瘀热在里，胆热液泄，与胃之浊气共并，上不得越，下不得泄，熏蒸遏郁……阳主明，治在胃。"苦味药能泄，能燥，能坚，具有清热燥湿、清泄热火、泻火存阴作用；辛味药能散，能行，能润，能化，能升。苦辛相合，疏肝和胃，使气机升降得宜，湿热之邪不得郁遏熏蒸，从而湿祛热解，气机调畅，黄疸退而脘胁痛解。方选柴胡陷胸汤合左金丸加减。

柴胡陷胸汤为小柴胡汤与小陷胸汤加减而成，此方记载于俞根初《通俗伤寒论》，将其列为和解开降法的代表方，由柴胡、半夏、黄芩、桔梗、黄连、枳实等组成。该方兼备小柴胡汤（《伤寒论》）及小陷胸汤（《伤寒论》）二方之长，能泄能开，能降能通，既有清热祛湿、化痰消痞、宽胸开膈、和解少阳之功，又能活血祛瘀、通络止痛而无苦寒伤正之弊。左金丸出自《丹溪心法》，由吴茱萸、黄连组成，具有清肝和胃之功。简斋先生将苦辛通降法与疏肝解郁、活血化瘀、清热化湿相结合，实为标本兼顾之举。简斋先生在方中用了数个经验药对：柴胡与黄芩，一升一降，透邪解郁，清泄少阳之热；半夏与黄连，苦辛通降，和胃消痞；当归与白芍药相配，养血柔肝以防苦燥太过；赤芍化瘀清热利湿，与白芍同用，加强缓急止痛之功；香附与苏梗相配，疏肝理气和胃；桔梗与青皮相配，桔梗味苦微辛，气轻载药上行，引青皮可平肝止痛；栀子与白蒺藜，清肝疏肝，降中有宣，宣中有降；吴茱萸炒川黄连，寒温并用，相互佐治，苦辛宣化，化湿和胃。诸药巧妙配伍，共奏苦辛宣化之功。

刘左，脾虚湿热过重，胆汁不能排泄，面身俱黄，目珠尤甚。早岁曾患此症，因泻而愈，脉弦大而数，腹胀，大便始而色白，近呈草绿。急则治其标，拟升清导浊汤加味。

茵陈　豆卷　防己　滑石　蚕沙　茅术　川柏
赤苓　生熟军　五苓散

赏析：本案病名"黄疸"。患者幼时曾患黄疸，因泻而愈，可见患者素有湿热，久则伤脾而致脾虚。简斋先生论其病机为"脾虚湿热内蕴过重，胆汁不能排泄"，湿遏热伏，困阻中焦，阻塞肝胆，致使胆汁不循常道，排泄失司而发生黄疸，症状特点是"面身俱黄，目珠尤甚"；脾虚主运化功能失常，湿邪阻遏中焦，故见腹胀；胆汁排泄不畅，湿热蕴阻大肠，故大便始见色白、近呈草绿；肝胆湿热炽盛，故见脉弦大而数。本案属于本虚标实，病机为"脾虚湿热过重，胆汁不能排泄"。治当"急则治标"，先予清热利湿、泄浊退黄，方选简斋先生经验方——升清导浊汤加味。所谓"升清"，乃通过清热利湿，分别清浊，使脾胃升降功能恢复正常。"导浊"，既包括用五苓散等利水渗湿，使水湿之邪从小便而去；也包括加入苍术、川黄柏（二妙丸之意）清下焦湿热，生大黄、熟大黄泻火泄浊、利湿通便，使湿热从大便而去。方中茵陈为君药，具有清热利湿退黄之功；豆卷清热利湿；防己利水消肿；滑石清热利湿泄浊；蚕沙利湿化浊，和血通经；五苓散利水渗湿，温阳化气，使水湿之邪从小便而去；茅苍术健脾燥湿；川黄柏入下焦清热燥湿；赤苓清热利水；生军（生大黄）、熟军（熟大黄）通腑泻下，利湿退黄，活血化瘀。诸药合奏清热利湿、泄浊退黄之效。

本案阳黄乃脾胃湿热内蕴所致。脾主运化，成无己在《伤寒明理论》中云："脾者色也，黄为土色，脾经为湿热蒸之，则色见于外，必身发黄。"故方药选择清热利湿、泄浊退黄之品。患者早岁曾患此疾，因泻而愈，表明泻下之法可用于治疗黄疸，盖因胆汁不能排泄，累及胃腑，胃主降浊功能失司，浊邪不降，更易壅遏胆腑，加重黄疸。患者乃为急症，故简斋先生以生大黄彰显泻下之效，通腑泻下，使邪有去路。

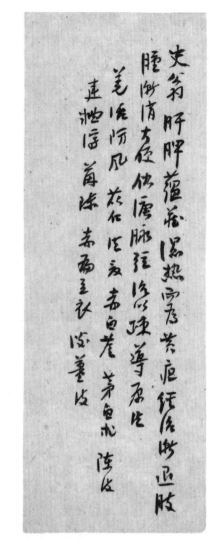

史翁，肝脾蕴藏湿热而为黄疸，经治渐退，肢肿渐消，大便仍溏，脉弦。治以疏导原法。

羌活　防风　苡仁　法夏　赤白苓　茅白术　陈皮

建曲泻　茵陈　赤扁豆衣　淡姜皮

赏析：本案病名"黄疸"。患者为老年男性，脾肾亏虚，湿热郁蒸肝胆，胆汁不循常道而为黄疸。予以清热利湿退黄法治之，黄疸渐退，肢肿渐消，但脾虚湿滞未除，故大便仍溏；弦为肝胆病之脉象。病机为湿热内蕴，肝胆疏泄失常，脾失健运，简斋先生"治以疏导原法"，方选茵陈五苓散加减。茵陈五苓散出自《金匮要略》，由茵陈、茯苓、泽泻、猪苓、桂枝、白术组成，具有温阳化气、利湿退黄之功。由于肢肿渐消，故未用猪苓、桂枝，改用赤扁豆衣、淡姜皮以健脾利水，并加入半夏、薏仁、苍术、白术、陈皮以健脾化湿。处方中茵陈清热利湿退黄；泽泻利水渗湿泄热；赤茯苓、白茯苓健脾渗湿利水，其中赤茯苓并可清热，引湿热之邪从下焦而出；白术健脾助运化湿。另加陈皮理气健脾燥湿；羌活、防风祛风除湿，通利脉络；薏苡仁健脾渗湿；法半夏燥湿健脾；建曲健脾理气化湿；赤扁豆衣淡渗利湿；淡姜皮通阳化气，利水消肿。诸药合用，共奏清热利湿退黄之效。

治疗黄疸，需注意其证型变化，如湿热黄疸误治或失治，日久可伤及脾阳，转化为寒湿之阴黄证。本案患者经治疗后热邪已大清，现以湿邪为主，兼有肢体浮肿，故以茵陈五苓散为主方，配以薏苡仁、赤苓、茯苓、赤扁豆衣等渗湿利水之品及淡姜皮之通阳化气利水，以疏导利湿，使湿邪去，则黄疸除，水肿消。简斋先生在本案处方中运用了羌活、防风二药，均性温味辛，可开腠理，祛风除湿，使在皮之水湿从肌表而解，恰如《素问·阴阳应象大论》所云："故因其轻而扬之……其在皮者，汗而发之。"且羌活、防风二药均可升散，有助于水道通利，排除水湿。简斋先生治疗黄疸，在利小便的同时，结合疏化导湿之品，一则水湿之邪可从表化，二则升散以助通利水道，使水湿之邪由下焦而出，相辅相成，殊途而同归。

姜　桂枝　　小温中丸

青陈皮　桔梗　甘草　赤苓　戊己　川楝皮　淡

柴胡　归尾　赤芍　怀膝　桃仁　红花　枳壳

疏导湿热，佐以行瘀和营主治。

拒按，便溏不爽，色黑，脉弦，目珠发黄。拟从

周左，进疏和托化之剂，腰痛渐愈，腹仍痛胀，

赏析：本案病名"黄疸"。患者男性，湿热内蕴中焦，气机阻滞，致使日久热伤血络，血脉瘀阻，不通则痛，发为腹部痛胀、拒按；湿热困脾，脾运失健，肝郁脾虚，气滞湿阻，故大便溏而不爽；热伤血络，瘀血内阻，大便色黑；湿、热、瘀互结，内蕴肝胆脾，胆汁失于疏泄，脾脏所蕴积的湿热溢于血分，行于体表，而见目珠发黄；脉弦主肝病、痛证。病机为湿热夹瘀，肝脾失调，简斋先生"拟从疏导湿热，佐以行瘀和营主治"，方选血府逐瘀汤、小温中丸和戊己丸加减。血府逐瘀汤出自《医林改错》，有活血化瘀、理气养血、祛瘀生新之效。处方中用柴胡疏肝理气；归尾养血和血；赤芍清热凉血，活血化瘀，通络止痛；怀牛膝通利血脉，引血下行；桃仁、红花活血化瘀；青皮疏肝破气；陈皮理气健脾；枳壳理气宽中，行滞消胀；桔梗与枳壳相伍，使气机升降有序，气行则血行；甘草缓急止痛，调和诸药，并缓诸药峻烈之性，使祛瘀而不伤正；戊己丸由黄连、制吴萸、炒白芍组成，具有泻肝和胃、清利湿热之功；另配川楝皮清热燥湿，疏肝理气止痛；淡姜健脾和胃；桂枝通行血脉，助桃仁破血祛瘀，合赤芍和营通络；赤茯苓清热利湿，使湿热之邪从下焦而出。小温中丸出自《丹溪心法》，具有泻肝和胃、健运中焦、化湿退黄作用。全方奏清化湿热、活血化瘀之效。

本案为服疏和托化之剂后复诊，可知并非新病，吴鞠通云："初病肝郁，久病入络。"（《温病条辨》）现腹胀痛拒按，应与络脉瘀阻有关，正如《血证论》所云："瘀血在中焦，则腹痛胁痛，腰脐间刺痛着滞，血府逐瘀汤治之。"而发黄与湿热及瘀血均相关，如《金匮要略》曰："脾色必黄，瘀热以行。"故本案中，简斋先生"拟从疏导湿热，佐以行瘀和营主治"，用血府逐瘀汤加小温中丸祛瘀生新，利湿退黄，治疗湿热瘀结之黄疸。组方合理，切中病机。

刘君，内因湿水，外因伏风，郁蒸为黄，偏右胁背时作胀痛，舌苔黏腻，四肢酸软。以风胜疏化主治。

广木香　苏梗　川根朴　赤苓芍　法夏　建曲泻
淡姜　炒子芩　麦芽

赏析：本案病名"黄疸"。简斋先生归纳其病机为"内因湿水，外因伏风，郁蒸发黄"。患者内湿合并外风，内外交合，风木抑郁，疏泄不得，水湿无法从下分解，亦无法于肌表外泄，郁蒸发为黄疸；脾土湿滞，气机升降失调而致肝木升发受到抑制，疏泄失常，故见偏右胁背时作胀痛；湿性黏滞，随胃气上蒸于舌，则见舌苔黏腻；脾主四肢、肌肉，脾虚湿困，湿滞于肢体经络，不得外泄肌肤，故见四肢酸软。总因湿郁中焦，气机升降失常，致风木疏泄失常，合而为病。治以风胜疏化法，即疏肝健脾、清热化湿。方选胃苓汤加减以健脾燥湿，分消三焦。胃苓汤具有祛湿和胃之功。方中木香味辛，行气导滞；苏梗芳香行气化湿，助木香宣散郁滞之气，以消胁背胀痛不舒。二药相辅以开上郁。川根朴（厚朴）味苦性温，燥湿除满，通滞行气，可助木香、苏梗共奏行气之效，也可助半夏燥化中焦之湿。《本草经疏》云："茯苓白者入气分，赤者入血分，补心益脾，白优于赤，通利小肠，专除湿热，赤亦胜白。"茯苓补中焦脾土，利脾土之湿，可与半夏共培阳土以吸阴土之湿，土不湿则脾胃之升降复。上三味共入中焦，起到助上利下的枢纽作用。再佐以建曲、麦芽顾护脾胃；泽泻渗湿分清，使湿有去路；淡生姜健脾化湿；恐湿邪郁久化热，故配炒黄芩，既可清热燥湿，亦防湿郁化热；赤芍散瘀止痛。全方效叶天士分消三焦之法，辛散之品以开上郁，辛温之品以助中运，淡渗之品以利肠间。共奏疏肝健脾、化湿退黄之功。

叶天士云："凡湿伤必在太阴脾，热必在阳明胃。""阳黄治在胃，阴黄治在脾。"（《临证指南医案》）黄疸多以脾胃病变为基础，而湿热、湿毒又可进一步影响脾胃功能，故在黄疸病程迁延，或阴黄、阳黄相互转化过程中脾胃功能的盛衰关系着疾病的转归和预后。本案简斋先生抓住伏风夹湿，郁蒸发黄，热症不著，湿阻中焦为盛，故治疗以运化中焦、风胜疏化为法。

苏右，经停七月，始由胁疼，用旧式针法痛止，转而面身俱黄，数月未愈，秋节辛劳，致又增胀，得食尤甚，常有蒸热，下肢浮肿，脉弦小。肝脾脏病，未容漠视。

柴胡　枳壳　甘草　白芍　法夏　青陈皮　川楝皮　戊己　五苓散　牡蛎　建曲　於术　麦芽　淡姜

赏析：本案病名"黄疸"。患者女性，"经停七月，始由胁疼"，乃因肝失疏泄，气机失畅，脾运不健，气血不足，肝经失养，冲任亏虚所致。虽经针灸气滞略有缓解，但脾虚湿蕴，壅滞肝胆，胆汁不循常道，泛溢肌肤，故"转而面身俱黄，数月未愈"。而"秋节辛劳"，劳则耗气，脾胃更损，运化失司，湿遏中焦，湿郁热蒸，不得泄越，故见蒸热；肝郁脾虚，气机不畅，故腹胀，得食尤甚；脾虚湿蕴，水湿不化，泛溢肌肤，水性趋下，故见下肢浮肿；脉弦小为肝郁脾虚，肝脾不和，肝血亏虚之象。简斋先生指出"肝脾脏病"，肝郁脾虚，湿热内蕴。治拟疏肝健脾，化湿退黄。方选柴胡疏肝散、戊己丸合五苓散加减。方中用柴胡疏肝利胆；枳壳、青皮、陈皮理气行滞。白芍酸可敛阴，养血柔肝；与柴胡合用，以补养肝血，条达肝气，使柴胡升散而无耗伤阴血之弊。芍药、甘草养血柔肝，缓急止痛。戊己丸泻肝清热，和胃降逆。五苓散通阳化气，利湿行水。另加半夏辛温性燥，能燥湿化痰，和胃降逆，制半夏可减温燥之性；生姜助半夏降逆和胃，辛散化结；白术健脾益气，燥湿利水；建曲、麦芽以开胃健脾。用牡蛎合五苓散中渗湿利水之泽泻，可增强利水功效，寓牡蛎泽泻散之意，具有软坚利水消肿、祛满除湿之功；川楝皮疏肝行气。全方共奏疏肝健脾、化湿清热、利胆退黄之功。

《临证指南医案》云："病以湿得之，有阴，有阳，在腑，在脏。"指出黄疸虽有病性、病位不同，但总的病因病机不离湿。简斋先生在本案中就是运用五苓散利湿退黄。此外，简斋先生深知"见肝之病，知肝传脾，当先实脾"之意，案末提醒"肝脾脏病，未容漠视"，治当肝脾兼顾，注重健脾化湿，以固后天之本。

史左，60。肤黄已退，下肢肿消，食而量少，咳而痰多，间时腰酸，脉弦小。治以温和运化。

桂枝　甘草　白芍　附片　於术　法夏　苓神
杏仁　橘皮　桔梗　牡蛎　寄生　煨姜

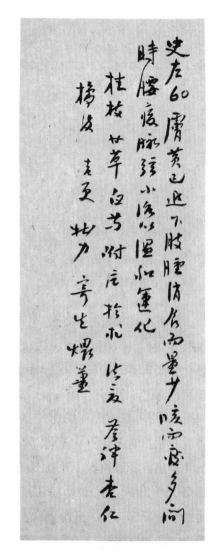

赏析：本案病名"黄疸"，《金匮要略·黄疸病脉证并治》云："黄家所得，从湿得之。"本案患者为老年男性，因湿邪壅滞中焦，肝气郁滞，疏泄不利，胆汁不循常道，外溢肌肤而成黄疸，并伴下肢浮肿。虽经治病情好转，肤黄已退，下肢肿消，但肝胆湿郁未净，湿为阴邪，久蕴伤及脾阳，脾肾亏虚，肺失宣肃，故仍需调治，以防其反复，甚则转为癥积、鼓胀。因脾主运化，湿为阴邪，久稽伤阳，水谷运化失常，故食而量少；脾属土，为生痰之源，肺属金，主通调水道，为贮痰之器，脾虚湿蕴，泛液成痰，肺气失宣，故咳而痰多；腰为肾之府，肾虚腰府失养，故间时腰酸；脉弦小，主肝病，主虚证。简斋先生拟"治以温和运化"，即温补脾阳、运化水湿、宣肺止咳，佐以益肾。方选苓桂术甘汤合实脾饮加减。

苓桂术甘汤出自《金匮要略》，具有温阳化饮、健脾利湿的作用，是治疗脾阳亏虚、水湿内停的主要方剂；实脾饮源自严用和《济生方》，由干姜、附子、白术、茯苓、炙甘草、厚朴、大腹皮、草果仁、木香、木瓜组成，具有温阳健脾、行气利水作用，常用于脾阳不足、水湿内停证。本案处方中的附子辛热，暖土助阳；桂枝温阳化气，取"病痰饮者，当以温药和之"之意。茯苓之甘淡渗利，健脾渗湿，以利水邪；与桂枝相配，一温一利，对于水饮滞留而偏寒者，有温化渗利之妙用。炮姜温暖脾阳，守而不走，既可助附子温阳祛寒；又可加强茯苓、茯神温散水邪，宁心安神。白术健脾燥湿，以扶脾之运化；白芍可利小便以消肿，还可与甘草配伍以"酸甘化阴"而达缓急止痛之功。法半夏降逆和胃，燥湿化痰；与橘皮配伍，为"二陈"之意，有健脾燥湿化痰之功。杏仁、桔梗宣肺化痰止咳，两者相配，一升一降，使肺气宣发得当。桑寄生补肾强腰；牡蛎味咸入肾，与桑寄生一起加强滋补肝肾以治其本，且其软坚散结之效也可防其步入癥积。诸药合用，温中有散，利中有化，以达"温和运化"之功。

张左，脾肾不足，寒湿郁遏，面目发黄，久久不愈，脘次亦无所苦，脉濡滑，亦无弦数现象。再以和阳化气主治。

附片　於术　生姜　甘草　桂枝　法夏　云苓

会皮络　建泻

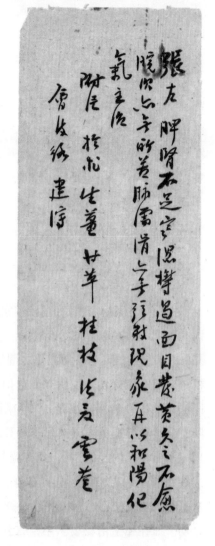

赏析：本案病名"黄疸"。其病名始见于《内经》，如《素问·平人气象论》曰："溺黄赤，安卧者，黄疸……目黄者曰黄疸。"黄疸有阳黄、阴黄之分，其中黄色鲜明如橘为阳黄，黄色晦暗为阴黄。本案为复诊患者，且病程较长，为黄疸后期，脾肾不足，脾胃虚弱，中阳不振，运化失司，气血亏损，久之肝失所养，疏泄失职而致胆汁外溢，发为黄疸；肾阳亏虚无以温养脾阳，脾阳不足则湿从寒化，寒湿阻滞中焦，胆汁受阻，溢于肌肤，久久不愈为"阴黄"，如《医学心悟》云："脾胃亏损，面目发黄，其色黑暗不明。"脾虚运化失常，湿邪内生，脾色必黄，日久脾肾不足，寒湿郁遏，表现为阴黄，无湿邪化热之象，故脉无弦数现象，濡脉主脾虚，滑脉主水湿内蕴。患者为久病复诊，乃本虚标实，以正虚为主，缓则治其本，治以"和阳化气"，即温肾助阳、益气健脾。

本案方选附子理苓汤合二陈汤加减。附子理苓汤出自《内经拾遗》，具有温肾助阳、健脾化湿之功，合用二陈汤以加强健脾化湿，使湿去黄退。处方中用附片大辛大热，温中散寒之力最强，温肾暖脾，以助阳气，温补肾中之阳，意在微微生长少火以生肾气，目的在于"益火之源，以消阴翳"；桂枝温阳化气，既可温阳化湿，又能化气以利水，与茯苓配伍，一利一温，对于水湿内蕴而偏寒者，实有温化淡利之妙用。湿邪源于脾，脾虚则生湿，用半夏、於术（白术）健脾燥湿；与会皮、橘络合用，以加强健脾化湿助运，行气宽中，使脾阳健旺，湿邪自除；建泻为福建的泽泻，乃道地药材，取其甘淡性寒，直达膀胱，利水渗湿，使湿邪有去路；生姜、甘草益气和中，调和诸药。全方共奏温阳健脾、化气利湿之功，即达简斋先生所言"和阳化气"。

张左，服温化之剂，黄稍见退，神气较起。拟仍原法，兼仍升清。

羌活　防风　附片　於术　云苓　茅术　川柏

陈皮　甘草　牡蛎　建泻　寄生

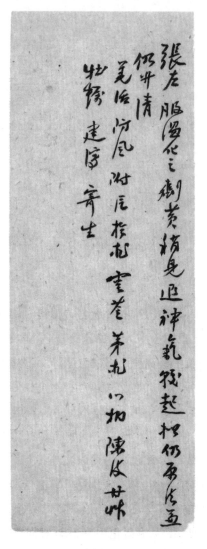

赏析：本案病名"黄疸"。本案从所描述内容来看，应该是前案（213案）的复诊病案。黄疸乃湿邪为患，湿性黏滞，易伤阳气。患者服温化之剂后，面目发黄稍见减退，精神较前有所好转，说明方证合拍，疗效较好，所以再拟原法，兼仍升清。原法是指"和阳化气"，即温补脾肾之阳，化气利湿退黄。方选附子理苓汤合二妙丸加减。附子理苓汤出自《内经拾遗》，具有温肾助阳、健脾化湿之功；二妙出自《成方便读》，具有清热燥湿之功。处方中附片辛、甘，热，归心、肾、脾经。具有温补脾肾，散寒除湿之功。如在《主治秘要》中，言其用有三："去脏腑沉寒，一也；补助阳气不足，二也；温暖脾胃，三也。"加入风药羌活、防风，取其轻扬之性的辛散升阳、升清除湿之功；与云苓、陈皮健脾配伍，风药胜湿，湿化黄退。另外，加入茅术健脾升清燥湿；川柏苦寒清热燥湿，以防湿邪郁久化热，与苍术苦温燥湿相配，乃二妙丸之意，具有清热燥湿之功；牡蛎性咸，微寒，归肝肾经，与建泻相配，增强利水渗湿，使邪有去路；由于患者肾气亏虚，故加桑寄生补肝肾、祛湿强筋骨以治本。全方共奏健脾补肾、温阳升清、化气利湿之功。

黄疸是以目黄、身黄、小便黄为主症，其中目睛黄染尤为本病重要特征。临床上，黄疸当与萎黄相鉴别，萎黄仅仅皮肤发黄而无目睛黄染。一般认为，黄疸病位主要在脾胃肝胆。基本病机为湿邪困遏，脾胃运化失健，肝胆疏泄失常，胆汁泛溢肌肤。病理因素以湿邪为主，湿邪可从外感受，也可自内而生。本案患者属脾肾阳虚，寒湿内生，故简斋先生治拟"和阳化气"，温补脾肾之阳，化气利湿退黄，以待正气恢复而脾得健运，寒湿消散则身黄自退。选用附子、生姜、桂枝等辛温之品温阳化气为主，而不是见黄退黄，没用常规的退黄药茵陈蒿，一方面虑其苦寒败胃，另一方面则是辨证论治，体现"治病必求于本"。

三

胁痛

（计7案）

黄左，辛劳负力，湿热郁蒸，两胁胀硬微痛，得食尤甚，身困目黄，势将成疸。治以疏导。

防己　薏仁　豆卷　茵陈　蚕沙　滑石　寒水石

枳壳　青陈皮　皂角子　赤猪苓　赤芍　川楝皮

地蛄蝼

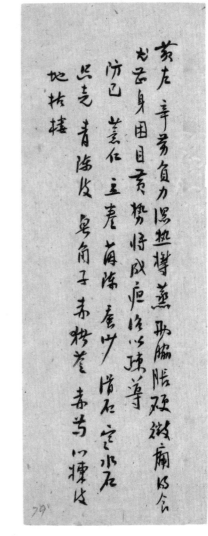

赏析：本案病名"胁痛"。患者辛劳负力，劳倦伤脾，脾主运化水湿，脾伤则湿邪内生，内外湿气相引，蕴而化热，得食则湿热愈盛；湿热侵袭肝胆，致肝胆疏泄不利，气机阻滞，不通则痛，故见两胁胀硬微痛、得食尤甚，正如《灵枢·五邪》云："邪在肝，则两胁中痛。"湿困肌表则身困；湿热上注于目则目黄，有成黄疸之势。病机为肝胆湿热内蕴，简斋先生"治以疏导"，即疏肝利胆、清热利湿。方选防己薏仁汤合桂苓甘露饮加减。防己薏仁汤出自《重订严氏济生方》引胡在兹方，功用清热散结、舒经活络；桂苓甘露饮出自《宣明论方》，即六一散合五苓散加寒水石、石膏，功用祛暑清热、化气利湿。患者无发热、烦渴引饮之症，故未用石膏。由于湿热郁蒸发病，治疗以清利湿热为要，案中处方以防己祛风利水化湿；薏苡仁健脾渗湿；豆卷清热利湿；茵陈清利湿热，利胆退黄；蚕沙祛风除湿，和胃化浊，活血通经；赤茯苓健脾利水而偏于清热，猪苓淡渗利水而不伤阴液，两者合用，加强利水之功；滑石、寒水石清热利湿；枳壳理气行滞；青皮疏肝破气，消积化滞；陈皮燥湿健脾；赤芍酸柔养肝；皂角子祛风通络止痛；川楝子苦寒，可疏肝泄热，行气止痛，主治脘腹胁肋疼痛；地蛄蝼味淡微辛，行气消积利水，主治食积气滞、腹胀痞满。诸药并用，共奏清热利湿、理气通络之功。

本案为肝胆湿热蕴结，故治以清热利湿。简斋先生用"疏导"之法，即疏肝利胆、清利湿热。运用诸多利水渗湿之药利小便，使湿热从小便而走；用防己薏仁汤清热散结，舒经活络；桂苓甘露饮清热利水，宣通水道。诸药有机配伍，使气行湿去，肝胆疏泄正常，则胁痛可减，湿热可去而黄疸可免。

罗左，27。吸气脘腹作痛，尤重于右季胁下，咳痰白色，夹有黑团，肝胆肺俱病，肢软无力，下肢皮肤苍白，目珠发黄，脉沉弦。有成疸之虑。

旋覆梗　苏桔梗　归尾　杏苡仁　桃仁　法夏
沙参　赤苓神　赤芍　橘皮络　冬瓜仁
枳壳
合欢皮

赏析：本案病名"胁痛"。肺居膈上，其气肃降，肝居膈下，其气升发，二者升降得宜，则气机出入正常，肝郁失升，肺气不降，则胁痛、咳嗽。脾失健运，生湿蕴热，肝胆疏泄不利，气机阻滞，血行不畅，瘀血阻络，不通则痛，而成胁痛；肝火犯肺，气机升降失司，肺气不降，痰火蕴肺，则咳痰色白、夹有黑团；脾虚湿困，则肢软无力、下肢皮肤苍白；湿热内蕴，胆汁外溢，上注于目，则目珠发黄；脉沉主里，弦主肝病；目珠发黄，乃湿热蕴蒸之象，故言"有成疸之虑"。总之，肝胆疏泄失常，气滞痰瘀内阻，治拟疏肝利胆、理气化痰。方选旋覆花汤、血府逐瘀汤合杏仁薏苡汤加减。旋覆花汤出自《金匮要略》，功用理气通阳、活血化瘀；血府逐瘀汤出自《医林改错》，功用活血化瘀、行气止痛；杏仁薏苡汤出自《温病条辨》，功用宣气化湿。案中处方以旋覆花及梗降气消痰，《本经》云其"主结气，胁下满，惊悸，除水，去五脏间寒热，补中下气"；沙参润肺化痰；归尾活血止痛；桃仁活血祛瘀，止咳平喘；杏仁宣肺降气；薏仁健脾渗湿；桔梗宣肺祛痰，枳壳破气消积，二者合用可升降气机，有"通肺利膈下气"之效；苏梗降气宽中；法夏燥湿化痰；橘皮络通络化痰；赤茯苓清热利湿；茯神宁心安神；赤芍清热凉血，与赤苓合用清热利水、活血祛瘀；冬瓜仁清肺化痰；合欢皮疏肝解郁。诸药并用，共奏清热利湿、理气化痰之效。

简斋先生用当归取其尾，养血活血，而偏于活血。叶天士认为"络病当以血药宣润，不必苦辛气燥"（《临证指南医案》）。当归配桃仁温润不燥，祛瘀通痹而不伤血，通络攻坚而不伤正，养血补虚而不留滞，对于血虚血瘀、阴虚燥热、肝气横逆等证尤为适宜。简斋先生在此案中，针对"肝胆肺俱病"，以行气、活血、清热、利湿、通络诸法并用，以奏良效。

俞妪，高年血枯肝旺，络脉失养。因拥抱而胸络作疼，上行肩背，下连脘腹，间有汗热，汗泄不多，口干痰黏，舌花苔腻，溲短黄，脉弦劲。拟清气涤痰，通和络气。

覆花（包） 蛤壳 白芍 杏桃仁 冬瓜仁 寸冬 法夏 橘络 桔梗 甘草 川浙贝 合欢皮 桑络皮 丝瓜络 藕节

赏析：本案病名"胁痛"。肝经布胁络胸，患者老年女性，血枯肝旺，脾胃运化失健，气血生化乏源，营血虚少，经脉失于濡养，不荣则痛，加之拥抱导致胸络受伤，肝经气血郁滞而出现胸络疼痛；阴液不足，阴虚内热，灼伤津液，炼液为痰，故见"间有汗热，汗泄不多，痰黏"；阴液亏虚，津不上承而见口干；邪热内盛，灼伤津液而见溲短色黄；肝阳偏亢，故见脉弦劲；舌花苔腻为阴液不足，痰热内蕴之象。简斋先生虽言患者病本"血枯肝旺，络脉失养"，但方中仅用一味白芍养血柔肝，并无其他养血之品，而是先治其标，"拟清气涤痰，通和络气"为主。方选旋覆花汤合桑白皮汤加减。

旋覆花汤出自《金匮要略》，具有通络散结之功。处方中旋覆花也称为金钱花，其毛刺激咽喉，易引起患者呛咳，所以包煎，有下气而善通肝络、消痰降气利水之功；且其味辛、咸，辛者能散，咸者入肾，而能纳气下行以归根，使痰涎或水饮下行而从尿液中排出，不复上逆犯肺，恢复肺的清肃功能。桑白皮汤出自《古今医统》，具有清肺化痰降气之功，由桑白皮、半夏、杏仁、贝母、苏子、山栀、黄芩、黄连组成，医案中去掉苦寒败胃的黄芩、黄连、山栀，加养阴润肺化痰的冬瓜子、川贝等。桑白皮与桑络同用，加强清肺化痰、理气和络之功；白芍配甘草，即张仲景之芍药甘草汤，酸甘化阴，能滋养肺津，舒缓肺气，并可养血柔肝止痛，以缓"血枯肝旺"；半夏、橘络取二陈汤之意，可行气健脾、燥湿化痰。伍以桔梗之宣肺、利咽、祛痰；冬瓜仁润肺化痰；川贝、浙贝同用，以加强清热化痰；蛤壳清热化痰，软坚散结，用于痰火咳嗽、胸胁疼痛；桃仁入心肝，苦能泄滞，可行血分而祛瘀和络止痛；杏仁入肺经，苦能降泄，可入气分而肃降肺气；寸冬养阴生津、润肺清心，合欢皮疏肝解郁止痛，两者相配，理气不伤阴液，滋阴而无腻滞之弊；丝瓜络清热通络，活血止痛；藕节清肺化痰，散瘀止血以防热伤血络。综观全方，以清热化痰为主，配以柔肝理气和络之品，切合病机，疗效较好。

邱左，47。嗜饮，痰湿素重，络气不和，右肋串痛，咳引尤甚，脉弦。拟旋覆花汤加减。

旋覆花　当归须　猩绛　法夏　桃仁　杏苡仁

枳壳　桔梗　广郁金　赤苓芍　川浙贝　藕节

赏析：本案病名"胁痛"。患者平素嗜饮，饮为阴邪，易伤脾胃，脾主运化水湿，脾运失健，痰湿内生，阻遏肝胆，肝脉布于两胁，肝主疏泄，肝气郁结，络气不和，故右肋窜痛，咳引尤甚；脉弦主肝病、痛证。病机为痰瘀互结，络气不和。治以理气化痰，和络止痛。方选旋覆花汤加减。本案处方中用旋覆花下气散结，疏肝利肺，和络止痛；新绛活血化瘀；广郁金疏肝理气、活血和络，合旋覆花，使肝气条达疏畅，络气和调而痛消；当归须养血活血，通络止痛；桃仁、赤芍、藕节活血化瘀，藕节又有清肺化痰之功；半夏、枳壳辛散，配川贝母、浙贝母理气散结化痰；脾为生痰之源，茯苓、薏苡仁健脾利湿，使脾气健运，杜绝生痰之源；另用桔梗宣调肺气，与旋覆花相配，一升一降，疏利气机，并消痰滞；与枳壳相配，一升一降，使气机条达，宽胸利膈，止咳化痰。全方共奏理气化痰、和络止痛之功。

旋覆花汤出自《金匮要略》，主治"肝着"。唐容川云："肝主血，肝着即是血黏着而不散也，血生于心而归于肝，今着于胸前隔膜中，故欲蹈其胸以通之也。故用葱白以通胸中之气，如胸痹而用薤白之例。"可见，旋覆花汤中葱白主通阳散寒，而此案患者无恶寒发热、无汗等表实寒象，故未使用。猩绛（新绛）一药最早即见于旋覆花汤，陶弘景认为"即今染绛茜草也"（《神农本草经集注》），可知"绛草"与"茜草"是一物而异名。盖茜草苦寒，入肝经以行血祛瘀本案患者右肋窜痛，简斋先生没用膈下逐瘀汤，而选旋覆花汤加减。因该患者胁痛，主要在于气滞痰瘀胶着，络气不和，故用旋覆花汤重在调气散结，主下气散结化瘀，以降为升，宣畅肝气，辛散通络，络气通调则痛止；而膈下逐瘀汤以当归、川芎等活血化瘀药物为主，功在化瘀兼理气，并无调和络气之功，主要用于胁痛属气滞血瘀重者。

林右，36。气贫血弱，络脉失养，偏左季胁作痛，连及胯骨，暮晚较重，入夜尤甚，服柔养之剂，腰臀之痛见平，余恙未见进退，舌上前半光剥，更衣艰阻，腹内不舒，脉形虚弦而小，间时漏下红白。再拟濡润疏运为治。

柴胡　秦归　地黄　白芍　茯苓神　桂枝
甘草　法夏　陈皮　阿胶　淡苁蓉　巴戟　寄生

赏析：本案病名为"胁痛"。《金匮翼·肝虚胁痛》云："肝虚者，肝阴虚也，阴虚则脉细急，肝之脉贯膈布胁肋，阴虚血燥则经脉失养而痛。"足少阳之脉经季胁，下行至环跳穴处，再向下行大腿外侧。患者左肋疼痛连及胯骨，乃肝肾不足，不能濡润筋骨；因"气贫血弱"，推动、温煦、濡养功能失常，则见胁痛暮晚较重，入夜尤甚；血虚肠道失濡则更衣艰难；肝肾不足，络脉失养，肝失疏泄，肝郁脾虚，则腹内不舒；冲任二脉的功能与肝经关系密切，肝气条达，肝血旺而注于冲脉，则任脉通，太冲脉盛，肝肾不足，冲任失养不固，加之肝失疏泄，则见间时漏下红白；舌上前半光剥，乃阴血亏虚；脉形虚弦而小为肝失疏泄、气血不足之象。病机为肝血亏虚，络脉失养，再拟濡润疏运为治。

方选逍遥散合桂枝地黄阿胶汤加减。逍遥散为调和肝脾常用方，出自《太平惠民和剂局方》，主治肝郁血虚脾弱证。柴胡疏肝解郁；秦归、白芍养血柔肝止痛；川芎为血中气药，行气止痛，合地黄滋补肝肾，取"四物汤"之意，四物汤乃补血第一方，加强养血柔肝之功；脾为后天之本，气血生化之源，用茯苓神、法半夏、陈皮健脾以强化血之源。桂枝地黄阿胶汤出自《四圣心源》，原意主治妊娠血下腹痛，此处取其养血调经、温通血脉之意。本案患者胁痛以夜间加重，连及胯骨，故加用巴戟天补肾助阳、通络止痛；肉苁蓉补肾阳，益精血，润肠道，善治虚人大便干结。二药皆入肾经血分，濡润止痛。桑寄生补肾气，祛风止痛；甘草调和诸药。全方共奏养血疏肝、滋补肝肾、行气和络之功。简斋先生治疗络脉失养之胁痛，先以柔养（润养柔肝）之法，再拟濡润疏运（滋补肝肾、养血疏肝、行气和络），实乃一脉相承。以辛润温通为主，顺肝之性以达温通阳气而散结，气行血行，阳气通，瘀血化，则胁痛自愈。由于夜间阳气不足，不能推动血液运行，渐致络脉不和，痛发夜间为甚，故在辛通的基础上，重用巴戟天、肉苁蓉等温热之品，以温补肾阳、散寒止痛。

杨右，24。血虚肝旺，气乘为痛，上及胸脘，下连胁腹，流窜无定，经候过时半载之久，脉虚弦。当以养血柔肝以止痛。

柴胡　鳖甲　牡蛎　螵蛸　秦归　川芎　地黄
桃仁　草拌白芍　苓神　会皮络

赏析：本案病名为"胁痛"。患者女性，肝木性疏泄，喜条达，体阴用阳，赖阴血濡养。若阴血不足，肝失条达，疏泄太过，上乘于肺，肺气不利，则见胸脘疼痛；横逆乘土，则胁腹疼痛；气本无形，时来时往，则见疼痛流窜无定；血虚冲脉空虚失养，肝失疏泄，可致"经候过时半载之久"；血虚则脉虚，肝旺则脉弦。病机为"血虚肝旺，气乘为痛"，肝郁气滞，络脉不和，不通则痛。简斋先生治"当以养血柔肝以止痛"，即养血柔肝、缓急止痛。方选柴胡疏肝散合四物汤加减。柴胡疏肝散出自《景岳全书》有疏肝解郁、理气止痛之功。方中柴胡疏肝解郁，通调气机；川芎行气开郁，活血止痛，助柴胡疏理肝经气机；白芍养血柔肝，缓急止痛，并有补肝血之效；陈皮行气导滞；甘草调和诸药。"气行则血行，气滞则血瘀"，故又加活血止痛之桃仁以助养血活血。四物汤主治肝血不足，为"妇科第一方"。方中熟地滋阴补血；当归补血养肝，和血调经；白芍养血柔肝，敛阴止痛；川芎为血中气药，活血理气。组方中血药与气药相配，动静结合，可达补血而不滞血、活血而不伤血之功。气郁最易化热伤阴，血虚可致血瘀，故加血肉有情之品鳖甲、牡蛎、螵蛸平肝潜阳，软坚活血，收敛固涩。一则潜降肝阳，以助肝气条达；二则软坚活血，和血调经。肝郁可乘脾，脾主运化，脾虚则运化水液失司，水湿内停，故再加茯苓、茯神健脾利湿兼宁心，以达未病先防，既病防变之效。全方共奏养血柔肝止痛之功。

本案处方中，简斋先生用柴胡配牡蛎，可谓妙手。《伤寒论》中有柴胡加龙骨牡蛎汤，主治"伤寒八九日，下之，胸满烦惊，小便不利，谵语，一身尽重，不可转侧者"；清代周岩《本草思辨录》曰："加牡蛎于小柴胡汤，所以除胁满。"且柴胡为肝经之引经药，善调经解郁，牡蛎理脾消积，善治惊恚怒气、妇人带下、除瘀血癥瘕，二药合用，具有和血调经止痛之效。

郭左，40。恙由悒郁太过，肝失疏泄之常，去秋始由偏右少腹作痛，继而上移两肋，屡愈屡复，或左或右，痛甚便难，粪结。黎明汗后形寒，兼见蒸热，神疲肢软，苔花底红，脉弦小，喉干燥。气阴两虚，势恐增咳，延入损途。

银胡　鳖甲　沙参　石斛　苓神　橘络　桔梗
甘草　桂枝拌白芍　牡蛎　合欢　柏子霜　白檀
香拌丹参　川浙贝
另黍米、小麦、煨姜、橘饼先煎。

赏析：本案病名"胁痛"。"恙由悒郁太过，肝失疏泄之常"，致肝经郁热，气阴两虚，络脉失养。肝主疏泄，情志不舒，肝气郁结，气机不畅，则胁痛走窜；日久则伤阴动气，阴虚内热，营卫不和，故见体寒、汗出、身热；苔花底红、脉弦小俱为肝郁阴虚之象；肝郁化火，循经上行，木火刑金，肺失宣肃，则出现咽喉干燥，甚则咳嗽、便难、粪结。肝经郁热，气阴两虚。治拟益气养阴，疏肝理气。方选柴胡鳖甲汤合桂枝龙骨牡蛎汤加减。柴胡鳖甲汤出自《圣济总录》，主治虚劳夜多盗汗、面色萎黄、四肢无力、不思饮食、咳嗽不止。本案方中用银柴胡易柴胡以退虚热，用鳖甲滋阴退热。另配以沙参、石斛益气养阴，滋阴生津。诸药合之，可透热、滋阴、泄热。桂枝龙骨牡蛎汤出自《金匮要略》，具有调和阴阳、潜镇摄纳之功效，主治虚劳少腹弦急。方中桂枝拌白芍，营卫同治，散中有敛，汗中寓补；姜枣配伍，升发脾胃元气，助调营卫；炙甘草调和中气，兼和表里，调和诸药；合欢疏肝解郁；白檀香具有调畅情志、镇静安神、疏肝和胃、宽胸理气、散寒止痛等功效，白檀香拌丹参，加强活血化瘀、行气止痛之功；柏子霜润肠通便；患者因无心悸，故去龙骨，加入牡蛎后，桂枝汤不仅仍具有调和营卫作用，还能收敛固涩、潜镇摄纳，防后期气阴两虚、肺气失宣而出现咳嗽，体现了"未病先防，既病防变，瘥后防复"的思想。

本案见"黎明汗后形寒，渐见蒸热，神疲肢软"，患者肝郁阳浮则蒸热，气郁卫阳不能温分肉则恶寒，营弱者腠理不固则汗出，此为内伤的营卫不和（卫强营弱），亦是桂枝汤加牡蛎的主因之一。简斋先生提出"气阴两虚，势恐增咳，延入损途"，是考虑到木火刑金，肺失宣肃，故加用川贝、浙贝清热化痰，橘络下气止咳，以防传变，先安未受邪之地；用茯苓、茯神健脾化痰止咳，乃取"培土生金"之意。另加黍米、小麦、煨姜、橘饼先煎，充分体现简斋先生对于大病、重病在延入损途前，重视调理脾胃、药食同源、清养托化的思想，具有重要的临床实用价值。

四

积聚

（计6案）

金右，平素郁闷太过，络闭不通，经居八月之久，腹部膨胀有块，气息不舒，头眩心悸，腿部且肿。拟仍条畅疏化。

柴胡　川芎　赤芍　桃泥　秦归　香附　红花

桔梗　茯神　枳壳　生草　橘皮络　怀牛膝

赏析：本案病名"积聚"。早在《内经》中就有"久病入络"的思想；叶天士也曾提出"初为气结在经，久则血伤入络""百病久恙，血络必伤"。患者因情志抑郁，肝气不舒，脏腑失和，气机阻滞，脉络受阻，气滞血瘀，日积月累而成积聚。《景岳全书·积聚》云："积聚之病，凡饮食、血气、风寒之属皆能致之。"聚证以气机阻滞为主，积证以瘀血凝滞为主，但气滞日久，可致血瘀而成有形之积，而有形之血瘀亦必然阻滞气机。如《金匮翼·积聚统论》曰："凡忧思郁怒，久不得解者，多成此疾。"肝失疏泄，气机逆乱，脉络不和，积而成块，故腹部膨胀有块；气滞血瘀，冲任失调，胞宫瘀阻，故经居八月之久；血不利则为水，故腿部且肿；肝气郁结，气机不畅，则气息不舒；气滞络阻，清窍失养，故头眩；肝郁气滞，营血运行不畅，心脉失荣，则见心悸。其病因病机为"平素郁闷太过，络闭不通"，即肝郁气滞，络脉瘀阻。拟仍条畅疏化，即疏肝理气、活血化瘀。方选血府逐瘀汤合四逆散加减。本案处方用血府逐瘀汤活血祛瘀以消积；去生地，乃因患者足肿而防其凉润助水；另加香附，增强柴胡理气解郁之功，并可调经；加茯神乃针对心悸，以安神定志；虑其气郁日久，痰湿内生，故加橘皮与茯神相配，可健脾燥湿化痰；而橘络与枳壳相配伍，可理气通络；加桔梗，与枳壳宽胸行气相配，一升一降，调畅气机；生草调和诸药，并治心悸；怀牛膝活血通经，引血下行。诸药配伍，共奏疏肝理气、活血化瘀之功。

本案处方特点：活血与行气相伍，既行血分瘀滞，又解气分郁结；祛瘀与养血同施，则活血而无耗血之虑，行气又无伤阴之弊；升降兼顾，既能升达清阳以除头眩，又可降泄下行而使气血和调。全方共奏疏肝理气、活血通络之功。本案肝气郁结，气滞血瘀为患，日久气血不和，血不利则为水，出现下肢浮肿，简斋先生用红花配桃仁、柴胡配香附、桔梗配枳壳、当归配川芎等经验药对以条畅疏化，疏肝和络。

王左，下虚受寒，向有少腹痛宿疾。痛处有横块跃动，近日举发，正届酷暑，肺阴不足，痛及两胁胸膺，痰多不咳，脉虚弦而数。近恐失血，远虑入损。

旋覆花　归尾　地黄　桃仁　白芍　牡蛎　桔梗
甘草　枳壳　合欢皮　会皮络　川贝　川楝皮

赏析：本案病名"积聚"。《景岳全书·积聚》曰："凡脾肾不足及虚弱失调之人，多有积聚之病。"患者肾气亏虚，下虚受寒，寒凝气滞，故引发宿疾少腹痛加重；宿疾久则瘀血凝滞成积，故痛处有横块跃动；瘀血内阻，迁延日久，损气耗血；加之正届酷暑，肺阴不足，暑热伤阴，肺气不降，炼液成痰，痰凝气滞，络脉不和，不通则痛，故见痛及两胁胸膺；脉虚弦而数，说明本虚标实；肺气虚弱则咯吐无力；痰热蕴肺则见痰多；阴虚内热灼伤肺络则恐咯血，久之则脏腑气血损伤而成虚损。正如《灵枢·百病始生》云："积之始生，得寒乃生……卒然外中于寒，若内伤于忧怒，则气上逆，气上逆则六输不通，温气不行，凝血蕴里而不散，津液涩渗，著而不去，而积皆成矣。"病机为肺肾两虚，气滞血瘀。方选旋覆花汤合血府逐瘀汤加减。案中以旋覆花降气消痰；桃仁破血行滞，润肠下气；地黄、当归尾凉血活血，养阴清热；白芍缓急止痛；桔梗能开肺气之结、宣心肺之郁，枳壳破气消积、化痰除痞，二者合用可升降气机，有"通肺利膈下气"之效；会皮、橘络通络化痰；川贝化痰止咳；合欢皮解郁宁心；川楝皮疏肝理气；牡蛎软坚散结；甘草缓急而调和诸药。全方共奏活血化瘀，行气止痛之效。

积证病机多为正气亏虚、脏腑失和、气滞血瘀、痰浊内阻，正如清代沈金鳌《杂病源流犀烛》曰："壮盛之人，必无积聚。必其人正气不足，邪气留着，而后患此。"《景岳全书·积聚》曰："治积之要，在知攻补之宜，而攻补之宜，当于孰缓孰急中辨之。"《医宗必读·积聚》把攻、补两大治法与积聚病程中初、中、末三期有机地结合起来，并指出治积不能急于求成，可以"屡攻屡补，以平为期"。《医林改错》则强调瘀血在积聚病机中的重要作用，对活血化瘀应用有突出的贡献。简斋先生此案中即以行气、活血为要，然因"正届酷暑"，宿疾举发，肺阴不足，痰热内蕴，故加清肺化痰之品，以防热伤血络而出现咯血之变证，并对预后转归做出预判，防患于未然，体现了未病先防的思想。

范右，服温和化气丸剂一料，诸病渐见差已。近今检查，右腹赘瘤虽清未尽，再拟丸药缓图。

柴胡　当归　白芍　桂枝　法夏　苓神　酒炒地

黄　桃仁　枳壳拌於术　会青皮　甘草　川楝

鳖甲　牡蛎　楂肉

赏析：本案病名"积聚"。患者进服温和化气丸剂一料后，诸症渐减。近今检查，但见右腹赘瘤虽清未尽，气血运行涩滞，脉络瘀阻，与痰浊相搏，故"再拟丸药缓图"，方选柴胡疏肝散合桂枝茯苓丸加减。柴胡疏肝散出自《景岳全书》，具有疏肝理气止痛作用；桂枝茯苓丸出自《金匮要略》，具有活血化瘀作用。处方中以柴胡调肝气，散郁结。青皮专入肝经，既疏肝破气，又散结消积；川楝子归肝经，能行气止痛燥湿。二药助柴胡疏肝理气止痛。半夏理气化痰和胃；枳壳、新会陈皮理气宽中，行气消胀，助青皮以行滞调中。白芍养肝敛阴，缓急止痛；与柴胡相伍一散一收，助柴胡疏肝；与甘草配伍酸甘化阴，缓急止痛。白术、茯神健脾渗湿，助中焦运化；当归补血和血，地黄滋阴养血，使得气血生化有源。桂枝茯苓丸为破瘀消癥之缓剂，处方中以桃仁活血化瘀；白芍养血和血；加入桂枝，既可温通血脉以助桃仁之力，又可得白芍以调和气血；以茯苓之淡渗利湿。另加鳖甲、牡蛎等软坚散结之品，助桃仁消已成之积；山楂肉活血化瘀，健胃消食。全方共奏理气活血、消积散瘀之功。

本案处于疾病缓解期，诸症改善而气血不足。由于脾胃是人体后天之本，气血生化之源，脏腑的濡养皆有赖于脾胃之运化功能，脾胃功能正常则气血充盛，正气足以抵制外来邪气，一旦脾胃功能失常，则气血生化乏源，正气无力御邪。简斋先生遵从"人以胃气为本""得谷者昌，失谷者亡"之意，在治疗慢性病证时不忘顾护脾胃，重视后天之本的调理，不用峻下猛攻之品。在剂型选择方面，简斋先生注重用丸药缓图，因丸剂药性较缓，祛邪力弱，而且不伤正气。正如《汤液本草》云："丸者缓也，不能速去之，其用药之舒缓而治之意也。"丸剂溶解缓慢，作用持久，故尤其适用于慢性病证的治疗及调理。

陆右，脘下生疮十年之久，其状如杯，胀而且痛，作辍无常，食少神疲，便结难解，经事行皆缩期、量少，脉形沉弦而小。羔由郁闷太过，气结血滞所致。

柴胡　当归　川芎　枳壳　甘草　赤芍　青陈　苏桔梗　鳖甲　桃仁拌酒炒地黄　楂曲　白蒺藜

赏析：本案病名"积聚"。《景岳全书·积聚》曰："积聚之病，凡饮食、血气、风寒之属，皆能致之。"患者脘下生疮，其状如杯已十年之久，胀痛不适，时作时止，变化无定时，乃因平素郁闷太过，肝失条达，木郁克土，脾胃气滞日久，血行不畅，阻于脉络，积而成块；肝郁脾虚，运化失常，气血生化乏源，故食少神疲、经事行皆时间短且量少；气滞可致大便干结，气血亏虚也可导致肠失濡润而便秘难解；脉形沉弦而小，为肝血不足之象。病机为肝郁不畅，气滞血瘀。治拟疏肝理气，活血化瘀。

方选血府逐瘀汤去红花、牛膝，加苏梗、青皮、陈皮、鳖甲、山楂、六神曲、白蒺藜。血府逐瘀汤具有理气消积、活血散瘀之功，实为治疗气滞血瘀证之经典方。方中柴胡条达肝气而解郁结；加用鳖甲以软坚散结，滋补肝肾；川芎、赤芍、桃仁活血祛瘀，川芎更有行气止痛之功。地黄清热凉血，滋阴养血；合当归养血，使祛瘀不伤正；合赤芍清热凉血，以清瘀热。苏梗行气宽中，理气止痛，而偏于下降理气；桔梗宣通肺气，升提利水，长于升提上行。二药合用，一上一下，开胸顺气，消胀除满之力大增。枳壳行气止痛以疏肝理脾；白蒺藜平肝解郁兼有活血行滞之功。陈皮理气行滞，和胃健脾；青皮疏肝理气止痛，消积化滞。二药合用，一主肺脾，一主肝胆，一缓一烈，加强了行气化滞消积之功。山楂、六曲消食化滞，健运中焦，体现了简斋先生遣方选药之精当，巧用"药食同源"。地黄滋腻碍脾，加酒炒制后则性转温，主补阴血，且可借酒力行散，起到行药势、通血脉之效，更有利于补血，并使之补而不腻；桃仁拌酒炒地黄以加强活血养血通便之功；甘草调和诸药。诸药合用，共达疏肝理气、消坚化积、活血散瘀之效。

李右，血虚肝旺，气乘为痛，喜俯恶仰，时作眩悸，脉弦细小，右稍大于左。治当和养摄化。

鳖甲　牡蛎　螵蛸　秦归　法夏　苓神　枣仁

川楝　白芍　沉香　桑寄生

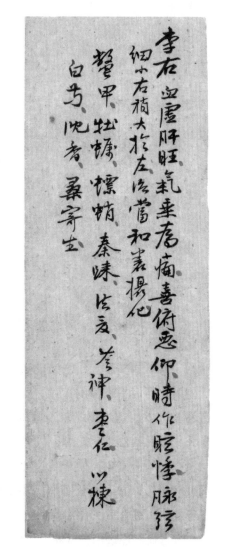

赏析：本案病名"积聚"。由于阴血不足，肝阳过旺，以致肝失疏泄，横逆犯脾，脾失健运，不能输布水谷之精微，湿浊凝聚成痰，痰阻气机，血行不畅，脉络壅塞，痰浊与气血搏结，乃成积聚。肝逆乘脾，中焦气机失畅，不通则痛；胁下有结块，腹内胀满，俯则气缓，仰则气急，故喜俯而恶仰；血虚心神失养则心悸；血虚肝旺，清窍失聪则眩晕；脉弦主病，细小主气血不足；右脉稍大于左脉，肝肾亏虚，病在肝，如《金匮要略》云："诸积大法，脉来细而附骨者，乃积也……脉出左，积在左；脉出右，积在右。"病机为血虚肝旺，气滞络阻。简斋先生立其治则为"当和养摄化"，方选活血攻坚方（简斋先生经验方）加减。处方中用鳖甲滋补肝肾，攻积软坚，育阴潜阳；牡蛎除软坚外，还可平肝滋肾；桑螵蛸补肝肾；当归养血和血，行气止痛；法半夏辛能散结，燥能祛痰。茯苓、茯神、酸枣仁清热除烦，安神定悸；秦当归、白芍、桑寄生养血补肾。合之以治血虚肝旺，肾水不足，心神失养之心悸。川楝子疏肝行气；当归补血和血，活血止痛。二药合用，一走气，一入血，气血双调，共奏疏肝解郁、调血止痛之功。白芍、川楝子、沉香加强止痛作用。其中白芍柔肝缓急止痛；与当归相配，增加养肝血之力；沉香温中和摄，理气止痛。纵观全方，攻补兼施，虚者补之，热者寒之，坚者削之，结者散之，是为缓消之法，共奏育阴潜阳、平肝缓急、扶正消积之功。

活血攻坚方乃简斋先生自拟经验方，主要有煅鳖甲、秦当归、法半夏、煅牡蛎、炙桂木、青皮、陈皮、螵蛸、甘草、赤苓、茯神、桃仁泥、炒白芍、炒丹参、炒川楝皮、阿胶珠组成，主治妇人癥积之病。此案首先点明病机为"血虚肝旺"，"脉弦细小，右稍大于左"则与病机前后呼应。治法用"和养摄化"四字精确概括。和养，为平和虚实兼顾之意，以平为期。《素问·六元正纪大论》曰："大积大聚，其可犯也，衰其大半而止。"摄化，乃育阴潜阳，镇摄软化之义。

陈翁，71。老人脾肾大虚，冲气不敛，偏左少腹攻痛无时，或已下连耻骨，引及海底，痛时隆起似疱，已历五月之久，动则气促，腑行不实，甚则不禁，脉弦劲。拟方温和摄纳。

桂枝　龙骨齿　牡蛎　甘草　白芍　法夏　苓神　於术炭　盐水炒会皮　巴戟　戊己丸　川楝皮　寄生

赏析：本案病名"积聚"。患者老年男性，因"老人脾肾大虚，冲气不敛"而致病。正气亏虚是积聚发病的内在因素，其形成及演变均与正气强弱密切相关。《景岳全书·积聚》亦云："凡脾肾不足及虚弱失调之人，多有积聚之病。"聚证表现为腹中气聚，攻窜胀痛，时聚时散，或有如条状物聚起在腹部。《景岳全书·积聚》亦将两者的特征概括为："积者，积累之谓，由渐而成者也；聚者，聚散之谓，作止不常者也。"本案患者年老脾肾大虚，摄纳无权，气浮于上，"冲气不敛，偏左少腹攻痛无时，或已下连耻骨，引及海底，痛时隆起似疱"；病时已久，肾气不固，气失摄纳，故动则气促；脾主运化，脾运失健，加之肾气亏损，固摄无权，故见腑行不实而大便稀，甚则大便失禁；脉弦劲，主痛证。病机为脾肾亏虚，气滞湿阻。拟方温和摄纳。方选桂枝甘草龙骨牡蛎汤、二陈汤合戊己丸加减。桂枝甘草龙骨牡蛎汤具有安神救逆，潜阳镇惊，补心摄精之功效。方中桂枝扶阳通络，炙甘草补虚益气，二药同用，可鼓舞胃气，温通经脉，推动血行；龙骨和牡蛎同用，平肝潜阳，收敛固涩，软坚散结；白芍平肝止痛；法半夏、会皮燥湿化痰，理气行滞，使聚散而痰消，盐咸寒主沉降，故用盐水炒会皮，使其下气宽中，正如《日华子》云，会皮"破癥痕疥癣"；白术健脾益气，燥湿利水，白术炒炭用以温补脾阳，加强健脾收敛之效；茯苓、茯神健脾化湿，宁心安神；桑寄生补肝肾，强筋骨；巴戟天温肾助阳，强筋骨；川楝皮性寒，味苦，清热燥湿，行气止痛；戊己丸泻肝和胃，降逆止呕。全方清热与开郁并重，辛开苦降，温肾摄纳。

本案特点：案首就点出"老人脾肾大虚"，由于本虚不足，摄纳无权，气浮于上，冲气不敛而成聚证。立法处方则以桂枝甘草龙骨牡蛎汤"温和摄纳"，即温通阳气、平逆冲气、消散积聚之气。并用法半夏、会皮、茯苓、茯神、甘草、於术炭（二陈汤之意）益气健脾，行气和中；巴戟天、桑寄生温补肾气，脾肾同调，扶正固本。

五

鼓胀

（计6案）

宋右，34。经居七阅月，腹虽隆大，腹旁常痛，痛处有形，揉之能走如瘕，俯则气息不舒，脉弦劲。拟调气和血法。

柴胡　当归　川芎　地黄　白芍　香附　泽兰
山栀　桃仁　枳壳　桔梗　桂枝　牡蛎　於术
建曲泻

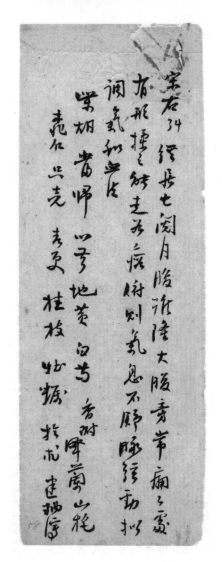

赏析：本案病名"鼓胀"。女子以肝为先，为多气少血之体，肝脏以气为用。从案中"经居七阅月"来看，可知患者精亏血少，冲任失养，肝失濡养，肝气郁结则气机不利，血液运行不畅，肝之脉络为瘀血所阻滞，故脉弦劲；肝郁乘脾，使脾土运化失职，水液运化障碍，日久则水湿潴留，与瘀血蕴结不化结于腹部，致腹隆大；肝脉瘀阻，不通则痛，且痛处有形；其按之能走如瘕，说明气滞不畅，与积证有别。综合分析可知，其病位在腹部，涉及肝脾，气血不和，血不利则为水，乃气滞、血瘀、水饮互结于腹中，唯病在初期，以气滞为主，如《医学入门·鼓胀》云："凡胀初起是气，久则成水……治胀必补中行湿，兼以消积，更断盐酱。"拟调气和血法。

方选柴胡疏肝散、四物汤合牡蛎泽泻散加减。柴胡疏肝散具有疏肝解郁，活血止痛作用；四物汤是一张补血调经的经典方。处方中以柴胡、香附疏肝行气；当归养血调气，如《本草正》云"当归，其味甘而重，故专能补血，其气轻而辛，故又能行血，补中有动，行中有补，诚血中之气药，亦血中之圣药也"；川芎活血行气；枳壳理气行滞；白芍养血柔肝；泽兰活血调经，建泻即福建产的泽泻，为道地药材，二药相配，加强渗湿利水消肿作用，利水而不伤阴；泽泻与於术相配为泽泻汤，健脾利水消肿；牡蛎与泽泻相配，取牡蛎泽泻散之意，牡蛎咸寒走肾，配渗利药泽泻，加强利水消肿作用，正如《伤寒论》曰"大病瘥后，从腰以下有水气者，牡蛎泽泻散主之"；山栀入营分，解郁散火；地黄养血凉血；桂枝温通血脉，通阳化气；建曲是建神曲，因产于福建而得名，也为道地药材，具有健脾和胃、理气化湿作用。全方共奏疏肝理气，养血和血，健脾除湿之功。本案患者女性，月经七月多未至，腹部大，临证需与妊娠区分。根据其腹旁常痛，痛处有形，按之能走如瘕，俯则气息不舒，脉弦劲，乃诊为肝气不舒、气滞血瘀所致之鼓胀。简斋先生拟调气和血法，使气调血和而病除。现今临床对该类患者可通过B超检查来明确诊断。

聂左，60。郁闷过度，肝不疏泄，脾失运化。腹部胀大且痛，月余于兹，食后攻撑不舒，大便间解不爽，脉沉弦。治以疏和，防增肿。

柴胡　枳壳　秦归　川芎　赤苓芍　法夏　青陈皮　苏桔梗　川楝　戊己丸　小温中丸　栀子　蒺藜　六曲

赏析：本案病名"鼓胀"。肝属木，肝主疏泄，性条达，脾属土，主运化水湿。患者为老年男性，由于郁闷过度，导致肝气郁结，肝疏泄失常，经气不利，血行不畅，郁滞肝络，不通则痛，故见腹部胀大且痛；肝郁乘脾，脾失健运，水湿不化，日久气滞、血瘀、水湿三者互相影响，脾虚不能运化水谷，则食后腹部攻撑不舒；大便间解不爽，也为肝郁脾虚之象；脉沉多主里证，弦脉主肝病、痛证，脉沉弦可见内有气滞、血瘀、痰饮等病证。"木郁达之"（《内经》），故治以疏和而防增肿，即疏肝理气、健脾化湿。方选柴胡疏肝散、戊己丸合小温中丸加减。处方中柴胡功善疏肝理气解郁；当归、赤芍活血养血柔肝；川芎行气止痛；青皮、枳壳理气行滞止痛；桔梗宣肺利窍，化痰散结；半夏燥湿健脾降逆；陈皮、苏梗健脾助运，理气除满。其中桔梗气偏上行，半夏气偏下降，陈皮理中调中，三药合用，调畅气机，顺气消痞。栀子配蒺藜防肝郁化火，加强疏肝解郁之功；赤茯苓清热利水消肿，与茯苓同用，加强健脾制水之功，以防增肿。全方共奏疏肝理气，健脾化湿之功。

《格致余论·鼓胀论》提出鼓胀病位在肝脾，气、血、湿互结，并认为"医不察病起于虚，急于作效，炫能希赏。病者苦于胀急，喜行利药，以求一时之快，不知宽得一日半日，其肿愈甚，病邪甚矣，真气伤矣……制肝补脾，殊为切当。"指出鼓胀多见本虚标实，或虚实并见，不可主攻以求一时之效，当攻补兼施，制肝补脾。简斋先生在本案处方中还加用了《太平惠民和剂局方》中的戊己丸，辛开苦降，化湿和中止痛；加用《丹溪心法》小温中丸温中燥湿，运脾和胃；加川楝，进一步增强疏肝理气、健脾化湿功效。真可谓深得中医传统治鼓胀之要义。

苏太太，前服柴胡、四物、逍遥、戊己、小温中复方，胀势大松，神疲见起，目涩渐润，纳谷亦觉甘味，下肢常麻，最近带下，脉虚弦，苔淡。治再建中和气。

柴胡　当归　桂枝　白芍　青陈皮　於术炭　枳壳炭　法夏　云苓　六曲　川楝子　小温中丸　戊己　寄生　淡姜

另用黍米、谷芽先煎。

赏析：本案病名"鼓胀"。患者为复诊，因患鼓胀而曾服柴胡、四物、逍遥、戊己、小温中等复方，通过疏肝行气、健脾温中后，症状缓解，胀势大松。但由于本虚标实，脾肾亏虚，气血不足，筋脉失养，故见下肢麻木、舌淡、脉虚；肾虚固摄无权，则带下偏多；脉弦主肝病。病机为肝郁脾虚。"治再建中和气"，方选逍遥散合小建中汤加减。逍遥散是治疗妇人虚劳的方剂。方中柴胡疏肝行气。当归、白芍养血敛阴，柔肝缓急；与柴胡配用，补肝体，养肝血，助肝用，行气郁；白术炭、茯苓、淡姜健脾益气和胃。诸药合用，肝郁得疏，肝血得养，肝脾同调，气血兼顾。小建中汤是温中健脾、益气养血的良剂。简斋先生以桂枝温阳气，白芍养营阴，配以淡姜温胃散寒，有"夫肝之病，补用酸，助用焦苦，益用甘味之药调之"的寓意。因鼓胀水停气阻，故未用饴糖。另配伍陈皮、法半夏健脾化湿，以祛除鼓胀之腹水；青皮、枳壳炭加强疏肝理气和中之功；六曲健脾化积；桑寄生补益肝肾。小温中丸出自《丹溪心法》，由苍术、川芎、香附、神曲、针砂（醋炒红）组成，可健脾燥湿。戊己丸组方为黄连、吴茱萸、白芍，可泻肝火，和脾胃，用于肝脾不和之证，加强疏肝健脾之功。全方共奏疏肝理气解郁、温中健脾益肾之功。

治疗鼓胀，在疏肝理气、活血祛瘀等法的基础上，应注意健脾益气，即"实脾"之法的运用，以达培土抑木之目的。小建中汤本为治疗虚劳里急而设，但简斋先生在本案中用作"实脾"之意，为治肝补脾之方。通过健运脾气，使得脾胃正气充实，以达肝病自愈的目的。本案处方除中药煎剂外，简斋先生还加入小温中丸和戊己丸与中药同煎，既加强疏肝健脾、清热祛湿的功效，又达到减少中药味数的目的。另用黍米、谷芽先煎取汁，代水煎药，既加大了这些体轻平和、健脾开胃药的药量以增强其疗效，又不增加全方的用药量。这种中药和丸药相兼为用，以及体轻平和、用药量大的单味药取汁代水煎的用法，在简斋先生临证医案中甚为常见，值得后世医家借鉴学习。

刘左，34。下虚胃实，湿浊格拒，少腹至晚即作攻撑，不胀不痛，白昼一切如常，四心常热，脘次常有动气，大便干溏不一，色常灰褐，色黄，夜寐口干，人日见瘦，脉沉弦。拟方：

柴胡　枳壳　草拌白芍　法夏　赤苓神　青陈皮
川楝皮　归尾　桃仁拌地黄　牡蛎　巴戟　建泻
戊己丸　滋肾丸　藕节

赏析：本案病名"鼓胀"。此乃肝脾久病伤肾，肝肾阴虚为本，气滞、血瘀、湿浊为标。肝肾阴虚，阴虚内热，则四心常热、夜寐口干、人日见消瘦；热结膀胱，则少溲色黄；肝郁气滞，则少腹攻撑，但不胀不痛；肝胃不和，则脘次动气。《丹溪心法·鼓胀》曰："朝宽暮急，血虚；暮宽朝急，气虚；终日急，气血皆虚。"患者肝肾阴血亏虚，故少腹攻撑至晚明显、白天如常。气滞则血瘀，血不利则为水，气血水积于腹中，水湿不化，湿浊内阻脾胃，则见大便干溏不一；脾不统血，血溢脉外，肠腑功能失调，故大便色常灰褐；脉沉主里证，弦主肝病、痛证。由于下虚胃实，湿浊格拒，治以疏肝和胃、化湿利水，方选血府逐瘀汤、二陈汤、牡蛎泽泻散加减，并合戊己丸、滋肾丸。处方中桃仁破血行滞，润燥通便；生地、当归养血滋阴；归尾偏于破血；枳壳宽胸行气。柴胡疏肝解郁，升达清阳；与枳壳同用，理气行滞，气行则血行，共奏活血理气之功效。青皮、陈皮疏肝理气；白芍敛阴养血柔肝，配柴胡取四逆散之意，补养肝血，条达肝气，使得柴胡升散无耗伤阴血之弊；杏仁辛苦甘温，通利肺气；甘草调和肝脾，缓急止痛；半夏辛温，降逆和胃，燥湿化痰；茯苓健脾渗湿；川楝皮疏肝理气；牡蛎"化痰软坚，清热除湿，止心脾气痛，痢下，赤白浊，消疝瘕积块"（《本草纲目》），与渗利药同用，则使水湿从下而走；建泽泻入肾和膀胱，能泄相火，除湿利尿；巴戟天温补肾阳，温而不燥；戊己丸辛开苦降，泻肝和胃；滋肾丸滋肾清热，化气利水；藕节收敛消瘀。全方诸药配伍，共奏滋养肝肾、理气活血、化湿通络之效。

本案虚实夹杂，肝肾阴虚为本，水气、瘀血、气滞、湿热为标，简斋先生巧用古方，随证化裁。如方中既有四逆散之意疏肝气，戊己丸制肝火，牡蛎泽泻散软坚利水等；又用血府逐瘀汤活血理气，芍药甘草汤调和肝脾，二陈汤理气健脾、燥湿化痰。整首处方补中有泻，清中有润，虚实通调，肝脾肾兼顾，不愧高手。

许女，14。伤于水湿，脾不运化，潴留而为中满，脘腹膨膨大尤甚于左，时有水鸣，大便溏泻，纳食尚佳，溲赤，脉沉弦。拟东垣中满分消合丹溪小温中合方，防成臌。

桂枝　法夏　云苓　於术炭　枳壳炭　青陈皮

焦建曲　川楝　吴萸　戊己　小温中丸　牡蛎

建泻　淡生姜

赏析：本案病名"鼓胀"。乃因"伤于水湿，脾不运化，潴留而为中满"。脾虚运化失常，水湿内阻，水谷不得正常转输，则脘腹膨大；时有水鸣、大便溏泄乃脾虚水湿内停之象；饮食尚佳则胃气尚可；溲赤乃水湿有化热之势，湿热下注膀胱，膀胱气化不利；脉沉主里证，弦脉主肝病。病机为脾失健运，水湿内停；治以温中行气，健脾利水；方选中满分消丸合小温中丸加减。中满分消丸载于《兰室秘藏》，具有清热利湿、消胀除满的作用，主治湿热鼓胀；小温中丸载自《丹溪心法》，由苍术、川芎、香附、神曲、针砂（醋炒）组成，具有健脾化湿、温中消肿的作用。处方中用桂枝温阳化气利水，与茯苓、泽泻配伍，取五苓散之意，利水渗湿消肿；生姜、吴茱萸温胃散寒，以消脾胃之寒邪；於术炭为白术炒炭存性，健脾益气，燥湿利水，防止壅塞气机，如《本草汇言》："白术，乃扶植脾胃，散湿除痹，消食除痞之要药也。脾虚不健，术能补之；胃虚不纳，术能助之。"枳壳炭、青皮、陈皮通行脾胃之滞气；半夏健脾燥湿；焦建曲健脾和中；川楝子疏肝行气；牡蛎软坚散结；戊己丸泻肝和胃，降逆止呕；小温中丸温中健脾，行湿导滞。诸药合用，共达温中行气、健脾利水之效。

鼓胀病位在肝脾，病机为气、血、水互结，属本虚标实，治法灵活多样。李东垣中满分消丸以清热利湿、消胀除满为主，适用于鼓胀有热者。本案患者虽有溲赤等湿热症状，但肠中水鸣、大便溏泻为湿重热轻，故简斋先生去炒知母、炒黄芩、制黄连、枳实、制厚朴等苦降清热通下之品，而取五苓散之意；并合小温中丸温阳化气，健脾利水。

王左，脾肾阳虚，蒸化无能，年来腹部胀大，得食尤甚，午后久坐亦甚，脉沉弦而小。拟和阳运化法。

法夏　薤白　桂枝　川朴　枳壳　苏桔梗　青陈
云苓　楂曲　吴萸拌川楝　淡姜

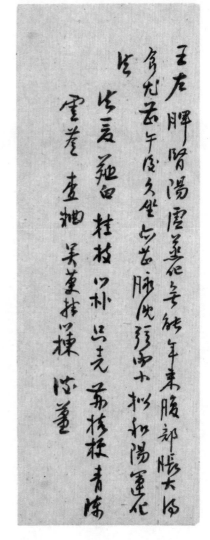

赏析：本案病名"鼓胀"。简斋先生归纳其病机为"脾肾阳虚，蒸化无能"。肾主气化，脾主运化，脾肾素虚，或劳欲过度，或久病所伤，造成脾肾亏虚，脾虚则运化失职，清气不升，清浊相混，水湿停聚；肾虚则膀胱气化无权，水不得泄而内停；情志抑郁、饮食不节、嗜酒过多致肝失疏泄，脾气受损，水湿不运，气滞血瘀而致腹部胀大。脾气虚弱则得食尤甚，久坐则肝郁气滞而腹胀亦甚。脉沉弦主里，脉小主虚。总之，病机为脾肾阳虚，运化失常。"拟和阳运化法"，即温肾和阳、健脾化湿。方选枳实薤白桂枝汤合吴茱萸汤加减。枳实薤白桂枝汤通阳散结，祛痰下气；吴茱萸汤温中补虚，降逆止呕。处方中半夏、枳壳、川厚朴开痞散结，下气除满；桂枝上以宣通心胸之阳，下以温化中下二焦之阴气，既通阳，又降逆，降逆则阴寒之气不致上逆，通阳则阴寒之气不致内结；薤白辛温通阳散结气；苏梗、桔梗辛开苦降，降气化痰；青皮、陈皮行气化痰，燥湿健脾；用苦辛温吴萸拌苦寒川楝，防川楝苦寒败胃，以达行气降逆、开郁散结之功；茯苓健脾渗湿；山楂、六神曲消食健脾导滞；淡姜温中散寒，回阳通脉。诸药并用，共奏健脾温肾、和阳运化之功。

叶天士云："阳气不到之处，即浊阴凝聚之所。"（《临证指南医案》）鼓胀一证，以阳虚水停，肝郁气滞为主，治则以温阳利水为要。"通阳必用辛热"，以热祛寒凝，以辛散结滞。简斋先生熟谙此法，处方中用吴萸拌川楝，苦辛温佐苦寒，以行气降逆，开郁散结；苏梗配桔梗，辛开苦降，降气化痰。叶天士提出的和阳之法，即以调和阳气为主，在上宣发肺气，中则运化脾阳，下则温煦肾阳，"启上闸，开支河，导水势下行"，阳气得通，水液自下，鼓胀得除。简斋先生深得其意，择其方义而灵活用之。

六

头痛

（计20案）

刘右，迷倦已醒，纳食见香，但脑后牵及脊椎常作酸痛，甚则连及额部，耳鸣，大便近行溏薄，脉弦小。风从督受，托化无权。

羌活　防风　天麻　池菊炭　秦归　白芍　寄生

茯神　枣仁　橘络　甘草　首乌藤　霍斛

另龟板、牡蛎先煎。

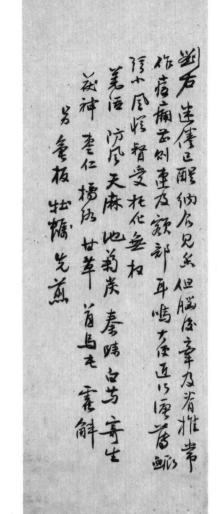

赏析：本案病名"头痛"。从案中"迷倦已醒，纳食见香"，可见患者肝脾肾亏虚，气血不足，又复外感风邪，"风从督受"，风从督脉上受，督脉气血失和，经络不通，不通则痛，故发为头痛。脑后牵及脊椎为督脉所主，常作酸痛，为太阳经头痛，甚则连及额部（阳明经头痛）；耳为肾之窍，病程日久，肝肾亏虚，营阴不足，加之风从督受上扰清窍，故耳鸣，大病初愈，脾胃虚弱，运化失常，故大便溏薄；脉弦小，乃肝肾亏虚之脉。由于风从督受，托化无权，导致肝肾亏损，风邪上扰，用滋补肝肾、息风止痛法。方选镇肝息风汤合羌活胜湿汤加减。前方培补肝肾，平息内风；后方祛风止痛，善除外风。二方各有侧重，扶正祛邪，使内外之风皆平。镇肝息风汤重用潜镇诸药，配伍滋阴之品；羌活胜湿汤中羌活善治伏风以祛上肢与筋骨间的风寒湿邪，防风长于搜剔阴经之风邪、又可平息内风、且善止头痛，两药相伍，共祛一身内外之风邪；以甘草调和诸药。天麻祛外风，息内风，平肝阳，甘润不烈，作用平和；桑寄生补肝肾，兼可祛风邪；秦归养血和血；酸枣仁、首乌藤养血安神；霍石斛为珍贵上品药材，养阴生津治虚损性疾病；茯神健脾宁心；橘络通经活络，理气止痛而不伤阴血；池菊炭炒炭存性，平肝息风，防其寒凉。另用龟板、牡蛎先煎，加强补肝肾作用；同时龟板还可益肠止泄泻。

本案本虚标实，久病肝肾亏损为本，内风未尽，腠理疏松，营卫不固，外感风邪为标，内外合病，而正气不足，无力驱邪外出，病邪稽留则病势缠绵。故简斋先生提出病因病机为"风从督受，托化无权"，处方用当归、白芍、桑寄生、茯神、酸枣仁、霍斛等培补肝肾，养血和血以托化扶正，以羌活、防风、天麻、池菊炭祛外风，息内风，内外合治。羌活能行太阳之表，舒经脉气血，畅督脉经气，故以其作为祛风的主药，同时又作为引经药。白芍与甘草相合，尚能养阴柔肝，缓急止痛；当归养血活血，寓"治风先治血，血行风自灭"之意，且加入少许活血药，使补而不滞。

刘右，风邪袭于督脉，后脑常觉麻痛，连及脊椎、尾间，头昏目黑，稍劳心悸，午后面部发红，大便溏解，间患阴吹，脉虚弦。拟方疏和摄化。

羌活　防风　天麻　池菊炭　秦归　川斛　白芍
首乌藤　橘络白　怀膝炭　潼蒺藜　生熟枣仁
蛤粉拌地黄　苓神　桑枝　寄生

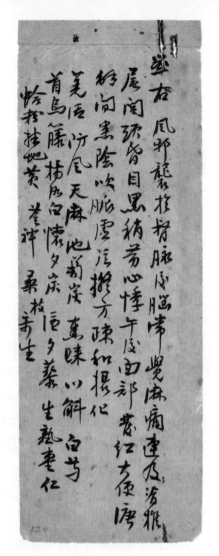

赏析：本案病名"头痛"。女子以肝为先，由于经、带、胎、产的生理特点，肝血常不足。"风邪袭于督脉"，经脉不和，故"后脑常觉麻痛，连及脊椎、尾间"；肝肾不足，血不养心，脑部及双目亦失濡养，故头昏目黑，稍劳心悸；脾虚运化失常，见大便溏解；肾气不固，出现间患阴吹；肝肾阴虚，肝阳偏亢，故午后面部发红；脉虚为肝肾阴血不足，脉弦为肝病所主。本病为内外两感，虚实夹杂，简斋先生治以"疏和摄化"。方选羌活胜湿汤、天麻钩藤饮合四物汤加减，羌活胜湿汤主治风湿痹痛，方中以羌活、防风为祛风除湿止痛之要药。天麻钩藤饮有清热平肝，潜阳息风的功效。四物汤是补血养血的经典方。处方中天麻、池菊炭、潼蒺藜平肝息风，滋补肝肾；桑寄生、怀膝炭补益肝肾，滋水涵木，潜上亢之阳；桑枝助羌活、防风疏风通络止痛；秦当归、蛤粉拌地黄、川斛、白芍补血养阴，养血柔肝；橘络、橘白合用，通络化痰，以防痰瘀阻滞，正如《本草正》曰："陈皮，气实痰滞必用。留白者微甘而性缓，去白者用辛而性速。"又如《本草纲目》曰："橘皮，苦能泻能燥，辛能散，温能和。"首乌藤（即夜交藤）、生熟枣仁、茯神入心脾经，可养心安神，通络止痛。

处方中使用了多个经验药对，有治疗外风证的羌活、防风；治疗肝风证的天麻、池菊炭；治疗失眠的生、熟枣仁；治疗腰痛的桑寄生、桑枝；治疗肾阴虚之虚热证的蛤粉、地黄；治疗脾虚心悸失眠的茯苓、茯神。诸药配伍，疏化与和养、补益与清散、活血与通络相须使用，以达疏风通络、养阴和营、平肝滋肾、潜阳安神之效。诸药配伍，共奏疏风通络、养肝益肾、活血安神止痛之功。

钟太太，痰浊素重，风袭血滞，偏左头部奇痛，连及眉棱，目赤发赤，足部亦微浮，脉弦小。治以疏风和血法。经停四月，药不妨下，怡悦性情，俾免厥中。

羌活　防风　天麻　池菊　白芷　当归　川芎

蛤壳　赤苓神　小生地　白芍薇　桑络　丹皮

赏析：本案病名"头痛"。简斋先生归纳其病机为"痰浊素重，风袭血滞"。患者痰浊阻络，加之营血不足，则血滞经枯而停经；阴血亏虚，则肝阳偏亢，化火生风，加之外风侵袭，二邪相合，上扰清窍而发头痛；眉棱者，目系之所过，肝风上扰，牵及少阳、阳明之经，故头痛连及眉棱；目为肝之窍，肝阳化火上炎则目赤；脾虚痰浊内蕴，加之肝旺克土而脾失健运，水湿泛溢肌肤，故足部微肿；脉弦小者，为肝血不足、肝阳亢盛之象。本案当属标本同病，虚实夹杂之证。肝之阴血亏虚，肝风痰浊内阻，风阳上亢，加之外风侵袭，内外合邪。治以疏风和血法。方选四物汤养血活血调经，另加羌活、防风以疏散外风；天麻、菊花以平息肝阳上亢之内风。患者兼有肝火上炎，目赤之症，故加丹皮、白薇、桑络以清肝经血热，其中丹皮配天麻则助息肝风，合茯苓则利水湿；白芷为阳明经头痛引经药，以止眉棱疼痛；赤茯苓淡渗清利，以消足部微浮，并有健脾化痰、利水消肿之功；茯神健脾安神；蛤壳，《长沙药解》云："清金利水，解渴除烦，化痰止嗽，软坚收湿"，为简斋先生临证常用之药。全方共奏疏风和血之功。

患者"经停四月"，按常规应配伍活血祛瘀通经之品，但因本案肝阳风火偏亢，如过用辛香活血之品，恐有动助风化燥之虞，虽有"血行风自灭"之谓，然本案之风与肝旺相关，需平肝而达"血宁风自无"之意，故治法称为"和血"。案末简斋先生专门指出"怡悦性情，俾免厥中"，意在强调防微杜渐，未病先防，特别对于痰浊素重、肝阳偏亢、平素性情急躁之人，尤应重视条畅情志，以防发生并发症而加重病情。

何右，25。气湿合病，肝胃失和。午后头微昏痛，历时个月未已，神疲食少，脘闷欲呕，面黄腹胀。治当两和肝胃，运化湿邪。

天麻　防风　法夏　苓神　积壳拌於术　会皮白

苏桔梗　秦归　牡蛎　建曲　泽泻　戊己　寄生

白蒺藜

赏析：本案病名"头痛"。患者素体肝郁脾虚，脾虚生湿，湿聚成痰，上蒙清窍，则见头昏痛，《素问·生气通天论》云："因于湿，首如裹。"可见其头微昏痛可伴有困重如裹，并非瘀血所致的头部剧痛、刺痛或肝阳上亢之头痛、眩晕、目赤耳鸣。简斋先生概括其病机为"气湿合病，肝胃失和"，意为湿浊中阻，肝气郁滞，胃失和降。治当"两和肝胃，运化湿邪"，即运用健脾祛湿、疏肝和胃之法。方选半夏白术天麻汤合戊己丸加减。半夏白术天麻汤出自《医学心悟》，具有息风化痰、健脾祛湿之功效。李东垣在《脾胃论》中云："足太阴痰厥头痛，非半夏不能疗；眼黑头旋，风虚内作，非天麻不能除。"故处方以天麻、半夏二味为君药，息风化痰。戊己丸中黄连苦寒，疏肝醒脾，能"厚肠胃""平肝胃之呕吐"；吴茱萸辛温除湿，温中止呕，与黄连配伍又可制约黄连过于苦寒而伐胃，起反佐之功；白芍味苦酸甘，入肝脾经，养血敛阴柔肝，缓急止痛，平抑肝阳以补肝体之功用。三药配伍，有泻肝和胃、辛开苦降、降逆止呕之功效。方中用辛散之防风，取"风能胜湿"之意；茯苓、陈皮、橘白、建曲健脾化湿；积壳配桔梗条畅气机；白蒺藜疏肝理气；泽泻、牡蛎利水渗湿；当归养血柔肝止痛；茯神安神以达止头痛之功。诸药共奏疏肝和胃，健脾化湿之效。

此案"气湿合病，肝胃失和"，其中面黄一症，既可因脾运化失职，湿浊内生，"脾虚生湿"而致；也可因脾虚失运，气血无以上荣于面而成。临证鉴别，面色黄而枯槁为萎黄，多属脾胃气虚，气血不足；面色黄而虚浮为黄胖，多属脾虚湿蕴。此案患者之面黄与面目一身俱黄的黄疸也不同，临床须根据症状、舌脉等加以鉴别。

欧右，55。平素性躁，右目失明多年，近因刺激恼怒，血滞在上，左半头部奇痛如掣，痛处有汗，左目珠赤色满布，瞳黯无光，脉弦劲，胸闷，呕痰。

柴胡　当归　川芎　赤芍　枳壳　橘络　桔梗
甘草
菊花　蛤壳　蒺藜　桃仁泥　红花　酒军
后下

赏析：本案病名"头痛"。患者平素性情急躁，肝火较甚。右目失明多年，肝血不足，近因刺激恼怒，气机逆乱，血随气逆，阻滞脑部脉络，清窍失养，瘀血阻滞，故见左半头部奇痛如掣、疼痛夜间为甚；瘀久化热，内热郁蒸，故痛处有汗；肝开窍于目，肝火上炎，故左目珠发红；又因肝肾亏虚，瞳仁失养，则黯而无光；瘀血阻于胸中，胸阳不振，故见胸闷；木火刑金，肺失宣降，津液失布，炼液为痰，可见呕痰。病机为肝郁气滞，瘀血内阻。治以疏肝理气，活血止痛。方选血府逐瘀汤去生地、牛膝，加橘络、菊花、蛤壳、蒺藜、酒大黄。处方中柴胡苦辛微寒，归肝胆经，功擅条达肝气而解郁结；川芎、赤芍、桃仁活血祛瘀通络，川芎更有行气止痛之功；当归养血和血，使祛瘀不伤正，合赤芍清热凉血以清瘀热；枳壳行气止痛以疏理肝脾；酒制大黄性轻而走上窍，加强活血祛瘀、通络止痛作用；菊花、蒺藜以清肝明目；蛤壳功擅清热化痰，平肝潜阳，并可降气。诸药合用，共达活血化瘀、清肝降火之功。

简斋先生临证辨证精准，用药灵活。本案瘀血阻滞头部，故用活血化瘀的经典方——血府逐瘀汤；但患者又有肝经火热，肝阳上亢于头的症状，故在血府逐瘀汤基础上又加菊花、蛤壳、白蒺藜。这三味药简斋先生临床常用于清肝降火，主要针对肝经热盛，上扰头目所致头痛、目赤肿痛等症。处方中还用枳壳、橘络理气化痰，通络止痛；用桔梗配枳壳一升一降，条畅气机，使气畅血行。其遣方用药思路值得学习、借鉴。

顾右，日昨外感，发热头痛，今晨已退，巅顶目珠胀痛，连及脉腕。风邪逗留血络，治以疏和托化。

羌活　防风　白芷　秦归　川芎　白芍薇　玉竹
池菊　苓神　地黄　寄生　白蒺藜

赏析：本案病名"头痛"。风邪袭表，卫阳奋起抗邪，故见发热；风为阳邪，易袭阳位，侵袭经络，上犯颠顶，清阳之气受阻，气血不通而致头痛；头为诸阳之会，手足三阳经皆循头面，厥阴经上会颠顶，血络空虚，风邪乘虚逗留，故虽热退而颠顶目珠胀痛连及脉腕。风邪袭表，逗留血络。治以疏和托化，即疏风解表、和络止痛。方选川芎茶调散合加味四物汤化裁。川芎茶调散出自《太平惠民和剂局方》，主治外感风邪之头痛；加味四物汤出自《金匮翼》，主治血虚头痛。处方中用羌活祛风解表，祛散头项脊背部之风寒；防风祛风止痛，祛除经络筋骨中之风湿；白芷散风止痛，善治各种头痛，尤善治前头痛或眉棱骨处疼痛；秦当归、川芎、地黄、白芍为四物汤组成，四药配伍，动静结合，可使补而不滞，有调和营血之功；白薇清热益阴，能入冲、任二脉，清血分之热；玉竹养阴祛风通络；池菊散风热祛肝风，清利头目；茯苓、茯神健脾补气安神；桑寄生祛风除湿，通调血脉；白蒺藜疏肝止痛，平肝明目。全方疏和托化，共奏疏风和络、养血祛风之功。

羌活治太阳头痛，白芷治阳明头痛，川芎治少阳头痛，防风能疏风解表。头痛必用风药者，以颠顶之上，唯风可到也。患者素体血虚，故在川芎茶调散的基础上又用加味四物汤以养血治本，复加玉竹、桑寄生、白薇以养阴血而补肝阴，并可助通络祛风之功。考《金匮翼》之加味四物汤中，尚有蔓荆子与黄芩。然《本经逢原》云："蔓荆子凡头痛目痛不因风邪而血虚有火者禁用。""黄芩若血虚发热，肾虚挟寒及妊娠胎寒下坠，脉迟小弱，皆不可用，以其苦寒而伐生发之气也。"故简斋先生用白薇代黄芩以清解络中之血热，用白蒺藜代蔓荆子以疏肝明目、祛风活血。方中用玉竹，李杲认为："玉竹能升能降，阳中阴也。"其除有养阴功用外，尚可通络以助祛逗留血络之风邪，可谓妙配。简斋先生所谓"托化"治法，即扶正祛邪，托为补托扶正之意。

欧右，54。偏左头痛夜甚，全不能寐，左目红赤，渐渐失明，服药后羞情略减，大便得解尚舒。治以原意。

天麻　池菊　蛤壳　归尾　生地　桃仁泥　赤白
芍　白薇　川芎　生草　山栀　蒺藜
另龙胆泻肝丸。

赏析：本案病名"头痛"。患者偏左头痛，左目红赤，为肝经热盛，热扰清窍而致。头痛夜甚，夜不能寐，说明病在血分，瘀血内蕴，血属阴，入夜阴气更甚，血液运行更加不畅，故夜间头痛更甚。并伴有渐渐失明之症，考虑为肝经热盛头痛，瘀血阻窍，脉络滞涩，日久脉络失养，不通则痛，不荣则失明。病机为肝阳上亢，瘀血阻络，治以平肝潜阳、活血通络。方选天麻汤合龙胆泻肝丸加减。天麻汤出自《审视瑶函》，其由天麻、菊花、川芎、当归身、羌活、白芍、甘草组成，具有滋补肝肾作用。本案处方中去辛温之羌活，改补血之归身为破血之归尾，以加强活血化瘀作用；天麻甘、辛，平。归肝经。擅长平肝息风潜阳，治疗肝阳上亢头痛；川芎为血中气药，既能活血，又能祛血中之风，上行头目，乃治头痛之要药。天麻与川芎配伍，一升一降，既散郁结，又平亢逆，则清气得升而逆气易降，调畅气机，通达气血，通络止痛，为治疗头痛的常用药对。蛤壳功擅清热化痰，并可降气；与天麻同用，平肝潜阳，清降痰热。白芍微苦能补阴，酸能收敛，柔肝止痛；池菊花清肝明目。白蒺藜平肝解郁，活血祛风，清肝明目；与天麻配伍，既外疏风热，又内平肝火。桃仁泥合赤芍清热凉血，活血祛瘀，桃仁还可润肠通便。生地、白薇养阴清热凉血；山栀泻火除烦，清热凉血；龙胆泻肝丸清泻肝胆实火。因龙胆泻肝丸中的木通含马兜铃酸，可引起肾损伤，现临床已不用。

本案患者偏左头痛，左目红赤，乃因肝阳上亢，肝经热盛，热扰清窍；头痛夜甚，夜不能寐，并伴渐渐失明，则为瘀血阻窍，脉络失养。该类型的偏头痛临床甚为常见，简斋先生将平肝潜阳和活血和络合为一体，其经验值得借鉴。

陈媪，前进疏肝和胃之剂，头痛已平，目珠仍胀。近日胃纳甚佳，二便亦属正常，苔色朝起厚腻。平素肝旺胃浊。治当清和，不宜补剂。

桑叶络　白蒺藜　栀子　枳壳　橘络　桔梗　蛤壳　白芍　法夏　苓神　浙贝　竹茹

赏析：本案病名“头痛”。《丹溪心法·头痛》曰：“头痛多主于痰。”“如肥人头痛是湿痰，宜半夏、苍术……”从案中“前进疏肝和胃之剂，头痛已平，目珠仍胀，近日胃纳甚佳”描述看，说明患者本有肝郁气滞，肝胃不和之头痛、纳差。经治疗，病情好转，苔色朝起厚腻，考虑痰浊内蕴。故本病病机为肝旺胃浊，肝胃不和。治当清和，不宜补剂。治拟清肝和胃化痰。方选温胆汤加减，具有理气化痰、清肝和胃之功。方中用半夏辛温，燥湿化痰，和胃止呕，《本草从新》中认为半夏为“治湿痰之主药”。竹茹清胆和胃，清热化痰，除烦止呕；与半夏相配，既化痰和胃，又清胆热，令胃气顺降；橘络理气化痰燥湿；枳壳理气宽中，行滞消胀，乃治痰须治气、气顺则痰消之理；茯苓渗湿健脾，以杜生痰之源，配茯神宁心安神利湿；浙贝母清热散结，化痰止咳；桔梗宣肺祛痰。本案处方中又用白蒺藜、桑叶、桑络、山栀清肝。其中白蒺藜平肝解郁，祛风明目；桑叶、桑络甘寒，疏散风热，平肝明目。白蒺藜配桑叶入肝经，白蒺藜祛风，桑叶清热，共奏疏风散热之功；白芍酸甘，柔肝止痛，与白蒺藜配伍，可养阴柔肝，理气止痛；栀子清泻肝火，气清火亦清；蛤壳平肝潜阳，清热化痰。诸药合用，共达清肝和胃化痰之功。

本案特点：本案是复诊病例，简斋先生根据患者“平素肝旺胃浊”的体质特点，和“前进疏肝和胃之剂，头痛已平，目珠仍胀”“苔色朝起厚腻”等病况，提出了“治当清和”，即在原治则基础上加用清肝和胃之品。并特别提醒，由于患者是肝阳痰浊的头痛，舌苔厚腻，“不宜补剂”，否则易助湿生热。

陈左，17。青年肝旺胃浊，头部前额昏痛连及眉棱一二年之久，不时举发，常喜嗅鼻。治以疏肝清胃。

羌活　防风　天麻　池菊　白芷　川芎　归身
赤茯苓　黄芩拌法夏　蛤壳　橘络　桔梗　生草
白蒺藜

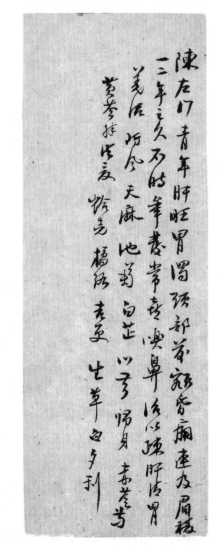

赏析：本案病名"头痛"。患者青年肝旺，正如《素问·脏气法时论》云："肝病者，气逆则头痛。"肝阳偏亢，上扰清窍，加之饮食不节，或过食辛辣肥甘，脾胃失运，痰湿内生，阻遏清阳，上蒙清窍而致头痛。前额鼻部为足阳明胃经循行，而眉棱乃肝经所主，头部前额昏痛连及眉棱，可见病位在肝胃；鼻窍不利，故常喜嗅鼻。病机为肝旺胃浊，治以疏肝清胃，方选天麻汤合二陈汤加减。处方中用天麻平肝息风，为肝经气分之药，寒、热、虚、实头痛均可使用；防风祛风解表，胜湿止痛，为"风药之润剂"，可平息内风，还具有升清燥湿之性；白蒺藜祛风疏肝，解郁明目；川芎为"诸经头痛之要药"，善于祛风活血而止痛；羌活、白芷均能疏风止痛，其中羌活长于治疗太阳头痛，白芷长于治疗阳明头痛，如李杲所谓："头痛须用川芎，如不愈，加各引经药，如太阳羌活、阳明白芷。"防风辛散上部风邪，增强疏风止痛之效。黄芩拌法半夏，因半夏辛温而性燥，用黄芩拌之，减其温燥之性，取其燥湿化痰、降逆和胃、消痞除满之效；用橘络通络化痰；池菊清肝降火，以折其亢阳；蛤壳清热化痰；桔梗开宣肺气，祛痰排脓；赤茯苓与赤芍相配，加强清热利湿止痛作用；当归身补血活血；生甘草益气和中，调和诸药。诸药合用，共奏疏风止痛、清胃化浊之效。

头为诸阳之会，手足三阳经均循于头面，厥阴经亦上会于颠顶，由于受邪脏腑经络不同，头痛部位亦不同。患者前额昏痛，连及眉棱，应当辨为阳明头痛。脾胃主升清降浊，若胃不降浊，留滞于上，则上扰清窍。简斋先生临证治疗头痛，常使用风药，如防风、白芷、羌活、白蒺藜等。因风药轻扬，易达头部，故不论外感头痛，还是内伤头痛，均配伍风药，方能达到满意的疗效。但风药辛散，久服易耗气伤阴，故气血不足、阴津亏虚之人当慎用。

欧右，55。偏左头部奇痛，经治十去其半。

天麻　池菊　蛤壳　秦归　桑叶　粉丹皮　生地
甘草　苓神　白芍薇　怀膝　女贞　稽豆衣　白
蒺藜

赏析：本案病名"头痛"。头痛病因虽多，但不外是外感和内伤两类，如《医碥·头痛》云："头为清阳之分，外而六淫之邪气相侵，内而六府经脉之邪气上逆，皆能乱其清气，相搏击致痛，须分内外虚实。"患者偏左头部牵痛，此乃肝胆之经循行部位，简斋先生方选桑丹杞菊丸加减治疗，桑丹杞菊丸出自《顾氏医经读本》卷四，治疗肝火上升、内风扰动之证，以方测证，该案病机应为肝阳上亢，清窍失养。治当平肝潜阳，息风止痛。处方中天麻平肝息风止痉；池菊又名滁菊，为道地药材，常用于治疗肝阳上亢所致的头痛、头晕目眩之症；蛤壳取其清泄平肝之功；桑叶疏散风热，清肝明目，即可疏散在表之风邪，又可息在里之内风，凡病内外风者均可应用；丹皮清热凉血，活血化瘀，在此取其清泄肝阳之功；生地、白薇滋阴清热；怀牛膝逐瘀通经，补肝肾，引火下行；白芍养血柔肝，缓急止痛；稽豆衣滋阴清热，平肝益肾；秦当归为产于秦岭一带的道地药材，为补血要药，本案中用当归寓"治风先治血，血行风自灭"之意，防阴血亏虚，阳亢风动；茯神补益脾胃，安神宁心；白蒺藜平肝解郁；甘草调和诸药。诸药合用，共达清肝潜阳、息风止痛之效。

天麻、池菊、蛤壳、白蒺藜、桑叶为简斋先生临证治疗肝阳头痛之常用药物，与《审视瑶函》天麻汤、桑丹杞菊丸方义相似，均有清肝平肝之意。简斋先生在上五味清肝火同时，加入当归、白芍、生地养血柔肝，并常根据兼夹证候加减。有瘀血者，加入桃仁、川芎、红花以活血化瘀；肝肾亏虚者，加入夜交藤、稽豆衣以增强补肝肾之效。

陈右，厥阳化风，上旋头部，太阳作痛，血滞在上，左目红赤，不痒不痛，胸闷肢楚，经汛届期不至，大便燥结。西医谓为与停经有关，此语诚有所据，当以行血为主，柔肝息风佐之。据师云，风火眼非痒即痛，或痒痛兼作。

天麻　防风　池菊　桑叶络　蒺藜　桔梗　甘草
赤茯苓　归尾　丹皮　桃仁　生地　白薇　生蛤壳

赏析：本案病名"头痛"。肝位于右胁，肝开窍于目，足厥阴肝经绕阴器，循少腹，布胁肋，系目，上额，交颠顶。肝主疏泄，其性升发，能条畅气机，疏泄胆汁，促进胃肠消化，调节精神情志而使人心情舒畅，调节生殖功能而有助于调经。肝主藏血，具有贮藏血液，调节血量的功能。患者女性，素体肝阳偏亢，肝火上炎，阳亢化风，引起气血上逆于头，气滞血瘀，或上蒙清窍，出现头痛、目赤；肝气不舒，则胸闷；肝火内蕴，则大便燥结等；左目红赤，不痒不痛，乃由肝火上炎引起，与风热上攻所致的风火眼之非痒即痛或痒痛兼作不同。简斋先生参考西医诊断，也认为该病证与患者停经有关。肝肾与月经关系最为密切，《医学正传·妇人科》云："月经全借肾水施化。肾水既乏，则经血日以干涸。"肾阴亏虚，水不涵木，肝阳上亢，阳亢化风，肝失疏泄，气机不利，导致气滞血瘀而出现上述症状。病机为肝风上扰，气滞血瘀，故"治当以行血为主，柔肝息风佐之"。

方选血府逐瘀汤合天麻汤加减。处方中用桃仁破血祛滞而润燥，赤芍助桃仁活血化瘀止痛；生地养血益阴，清热凉血；当归补血活血，调经止痛，润燥通便；用归尾，加强活血之功，正如《纲目》云："治头痛、心腹诸痛，润肠胃筋骨皮肤。……和血补血。"桔梗载药上行；天麻为平肝息风止痉之要药，配池菊清肝降火、平肝明目，《本草经疏》云"菊花专制风木，故为祛风之要药"；防风为风中润剂，可解表祛风，多用于外感风邪，但简斋先生在治疗内风时亦常用之，取其风性轻扬，载药上行，直达病所；桑叶、桑络清肝明目，和络止痛；丹皮凉血活血，祛滞化瘀；赤茯苓清热利湿；生蛤壳清热化痰，平肝潜阳；白薇清热益阴，与赤芍、丹皮、桃仁配伍凉血活血。诸药配伍，共奏活血祛瘀、平肝息风之功。

申右，血虚肝旺，虚阳上僭，头部作痛，上及巅顶，胸咽不舒，心悸便结，脉弦小。治以养血柔肝，息风宁心。

天麻　池菊　秦归　川芎　蛤壳　白芍　苓神
会络　桔梗　生草　法夏　枣仁　寄生　蒺藜

赏析：本案病名"头痛"。心主血，肝藏血，血虚则心肝失养；肝为刚脏，体阴用阳，血虚则肝失柔养，肝阳上亢，化风上扰颠顶，故见头部作痛上及颠顶。肝气不舒，克犯脾土，脾失健运，则痰湿内生；由于足厥阴肝脉布胁肋，其上行者，循喉咙，连目系，上出额至颠顶，如肝经经气不利，夹痰气上扰，故除了颠顶痛之外，还可见胸胁咽喉不舒。血虚心失所养则心悸，如《丹溪心法》所言"人之所主者心，心之所养者血，心血一虚，神气不守，此惊悸之所肇端也"，血亏肠道失濡则大便秘结；血虚肝旺，故见脉象弦小。证属血虚肝旺，本虚标实。病机为血虚肝旺，虚阳上扰。简斋先生"治以养血柔肝，息风宁心"，标本同治。方选加味四物汤合二陈汤加减。处方中天麻息风祛痰，通和血脉；池菊清热平肝；白蒺藜平肝风而活血；茯神健脾安神；半夏与陈皮、茯苓相配，寓二陈汤之意，化痰气而除胸咽不舒；秦当归甘、辛、苦，温，归肝、心、脾经，既有养血和血、养心安神之功，又有养血润肠通便之功；白芍、川芎、酸枣仁养血柔肝，宁心安神；桔梗升清阳利咽，与燥湿降逆之半夏、平潜肝阳之蛤壳相配，则升清降浊，调畅气机，既解胸咽不舒，又解便结；甘草调和诸药。全方共奏养血柔肝，息风宁心之功。

本案头痛属内伤头痛，证属"血虚肝旺，虚阳上僭"，虚实夹杂。病程一般较长，通常头痛不甚，简斋先生以加味四物汤养血和络，而以天麻、池菊、蛤壳、蒺藜等平肝息风潜阳，虚实兼顾。另外，简斋先生治疗虚证常注重健脾，本案处方以二陈汤燥湿健脾，既防肝风夹痰，上扰清窍，又防滋阴养血之品助湿生痰，而脾健则后天之本强壮，气血生化有源。

袁右，37。怀妊六阅月，因风袭日曝而为头痛，牵及后脑，太阳右甚，偏右牙龈见衄且痛，目鼻口唇均感熏灼，便结。血虚肝旺本质，治用疏散清泄。

羌活　防风　天麻　池菊　桑叶　蒺藜　川斛
蛤粉拌生地　橘络　桔梗　甘草　白芍薇　秦归
黄芩

赏析：本案病名为"头痛"。患者已怀妊六阅月，本质血虚肝旺，加之因风袭日曝上侵头部，清阳之气受阻，壅滞经络，络脉不通而见头痛，如《素问·太阴阳明论》云："伤于风者，上先受之。"风邪犯于太阳，右侧为甚，故头痛牵及后脑太阳右甚，牙龈出血且痛。妊娠期有"阴血聚下，阳盛于上；胎儿渐大，阻滞气机"的生理特点及谚语有"产前一盆火"之说，阴血虚于下，肝失条达，气郁化火，阴虚生内热，则见目唇口鼻均感熏灼；肝火内盛，加之血虚失养，肠燥津亏，则见大便干结。病机为血虚肝旺，风热上扰。治用疏散清泄，即疏散风热、清肝泄火。方选九味羌活汤合四物汤加减。九味羌活汤以羌活为君药，入太阳经，解表祛风，舒筋和络；防风功擅祛风，又能胜湿止痛；生地、黄芩清里泻热，制辛温药之燥烈之品助热伤津，且生地以蛤粉拌炒，蛤粉性寒，有清热利湿，软坚化痰的功能，通过细腻的蛤粉掩埋翻炒，使地黄质地酥脆，降低其滋腻之性；甘草调和诸药。四物汤功擅补血和血，秦当归入血分，能补血，补中有行，本草纲目谓之"和血"；芍药味酸性寒，养血敛阴，柔肝和营止痛。案中天麻平肝潜阳；池菊、桑叶平肝疏风清热；蒺藜和血祛风；川斛、白薇滋阴清虚热；橘络、桔梗通络理气化痰。诸药合用，协调表里，共奏疏风解表、养血平肝、清热止痛之功。

妊娠期选方用药须时刻顾护胎元，峻下、滑利、祛瘀、破血、耗气、散气，以及一切有毒药品都应慎用或禁用。同时应严格掌握剂量和疗程，"衰其大半而止"，以防伤胎、动胎。本案内外合邪，内有血虚肝旺，外有感受风邪，虚实夹杂，且在妊娠之中。简斋先生用药平和，祛邪扶正并用，疏风不耗气，养血不动血，将治病与安胎相结合，值得我们好好学习体会。

程右，营液大亏，肝阳上扰，偏左头痛，目涩，羞明畏光，肝主筋，濡润不及，右腿抽痛，左肩不舒，便坚溲热，脉虚弦有劲。意议养血柔肝，息风润络。

天麻　池菊　归身　川斛　枣仁　苓神　白芍薇

首乌　怀膝　女贞　稽豆衣　沙白蒺藜　桑椹子

赏析：本案病名"头痛"。因肝藏血，主筋，开窍于目，营血亏虚，肝阳无以制约，阳亢于上则偏左头痛；目失血养则目涩，羞明畏光；筋失濡润则左肩不舒，右腿抽痛；营血亏虚，虚火内灼则溲热；血虚则津亏，肠失濡润则便坚；肝阳上亢则脉弦有劲，营血亏虚则脉虚。病机为血虚肝旺，肝阳上亢。治以养血柔肝，息风润络。方选天麻汤合加味四物汤加减。方中天麻平肝息风，张元素认为其"治风虚眩晕头痛"，池菊清热平肝，《本草蒙筌》载菊花"驱头风止头痛晕眩，清头脑第一"，二者相须为用以达平肝泄热之效；秦当归补血养血以养肝体，并可润肠通便；白芍补血养阴、柔肝缓急，白薇清热凉血，二者合用，可清热凉血、养血柔肝；川斛益胃生津，滋阴清火；桑椹子、女贞子生津润燥，滋阴补血；茯神、枣仁养血平肝；怀牛膝补益肝肾，逐瘀通络；首乌、沙苑蒺藜养血滋阴，补益肝肾；稽豆衣滋阴清热。沙苑蒺藜与白蒺藜都有蒺藜之称，且都能明目，但其功用有异。沙苑蒺藜甘温，功偏补涩，能补肝益肾，明目固精，故主治虚；白蒺藜苦辛温，功偏泻散，清肝明目，散风，下气活血，故主治实。两者相配，相须为用，补肝肾，清肝火。诸药合用，共奏养血柔肝、息风润络之效。

叶天士云："肝体阴而用阳。"（《临证指南医案》）秦伯未以"肝主藏血……以血为体，以气为用"解之，肝为刚脏，非柔润不和，必赖阴血之滋养方能发挥其升发疏泄之效，阴血不足则肝血不足，筋失所养则见筋脉拘急之痛，肝阳失制而亢逆于上则见头痛目涩。清代李中梓《医宗必读》曰："治风先治血，血行风自灭。"故简斋先生以养血为要，治病之本，阴血得补，则肝阳得制而风灭，筋得其养而痛止，处方用药以川斛、首乌、女贞、稽豆衣、桑椹子、归身、白芍、沙苑蒺藜等下以滋肾养血润络，治本虚之阴亏，以天麻、池菊、酸枣仁、白蒺藜、白薇等上以养血平肝祛风，治标实之阳亢，全方着眼于养血柔肝，息风润络，以达到标本兼顾、阴阳并治、以平为期的目的。

赵右，血虚肝旺，络脉失养，头眩且痛，稍劳心悸，两胁引痛，服和养之剂，诸症均减，阴营未复，舌上中空，醒后干甚，脉弦虚。拟仍原法。

天麻　池菊　归身　沙参　川斛　茯神　橘络

生草　白芍薇　枣仁　首乌　合欢　蛤粉拌生地

赏析：本案病名"头痛"。早在《内经》病机十九条曰："诸风掉眩，皆属于肝。"肝主藏血，"女子以血为本"（《妇人大全良方》），患者平素血虚肝旺之体，营阴亏虚，不能上荣头目，阴虚阳亢，虚阳上扰，清窍失养，而见头眩且痛；女子多气少血之体，血虚致心神失养，则见稍劳而心悸；肝经布于两胁，肝血亏虚，日久则络脉失养，且肝气不疏，"不通则痛"而见两胁引痛；阴亏津液不能上承，胃阴亏虚，舌中属中焦脾胃，则见舌上中空，醒后干甚；弦脉主肝病，虚脉主虚证。病机为"血虚肝旺，络脉失养"，治以养血柔肝、通络止痛，方选天麻汤合加味四物汤加减。处方中天麻息风平肝，祛风通络；池菊平肝泻火；营出中焦，故以沙参、川斛益胃养阴，以复营阴；归身养血益阴；茯神甘平淡渗，健脾养血安神；橘络理气通络；生甘草缓急止痛，调和诸药；白芍酸敛养阴，柔肝止痛；生甘草与白芍同用取"酸甘化阴"之意，加强柔肝止痛之功；白薇滋阴清热；白芍、白薇是简斋先生常用药对，功善清热凉血、养血柔肝；怀牛膝补肝益肾；枣仁养肝益阴，宁心安神；首乌养血滋阴，补益肝肾；合欢疏肝理气，安五脏，和心志；生地入肾滋血，用蛤粉拌生地，肺肾同调，金水相生，以复阴液。诸药合用，养血柔肝，和络止痛。

本案营阴未复，治以调养营阴为主，故简斋先生用《审视瑶函》之天麻汤（天麻、菊花、川芎、当归身、羌活、白芍药、甘草各等分），去辛温而燥的川芎、羌活，恐其耗伤营阴。方中以蛤粉拌生地的用法，最早见于费伯雄《医醇賸义》山虎汤，用于治疗肾病之咳，取肺肾同调、滋肾凉血、清肺除痰，本案则意在增加益阴养营之效。

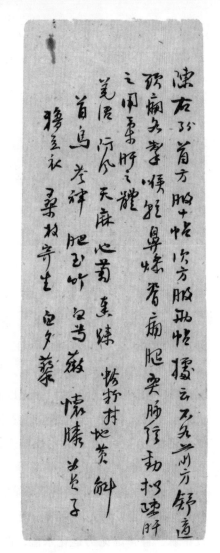

陈右，35。首方服十帖，次方服两帖，据云不如前方舒适，头痛如掣，喉干鼻燥，脊痛腿软，脉弦劲。拟疏肝之用，柔肝之体。

羌活　防风　天麻　池菊　秦归　蛤粉拌地黄

首乌　苓神　肥玉竹　白芍　白薇　怀膝　女贞子

稽豆衣　桑枝　寄生　白蒺藜

赏析：本案病名"头痛"。病机为肝肾不足，肝阳偏亢，生风化热。头为精明之府，神明之主，病位在头，《普济方》曰："气血俱虚，风邪伤于阳经，入于脑中，则令人头痛。"患者由于肝肾阴虚，血不养肝，致肝阳上亢，清窍失养，故头痛如掣；阴血亏虚，失于濡养，则喉干鼻燥、脊痛腿软。方选天麻汤合加味四物汤加减。方中天麻平肝潜阳息风；羌活、防风散太阳风邪，辛散解表；池菊疏肝清利头目；首乌、怀牛膝、桑寄生、女贞子、稽豆衣滋养肝肾之阴，滋水涵木以柔肝；茯苓、茯神健脾宁心安神；石斛、玉竹、白薇养阴清热；蛤粉拌地黄养肺肾之阴；秦当归、白芍、生地补肝肾以养血柔肝；桑枝通经活络，利关节；白蒺藜平肝解郁，祛风散结。全方共奏疏肝潜阳，养血柔肝之功。

肝体阴而用阳，即肝以阴血为体，以疏通为用。肝血充盈，阴能涵阳，则阴平而阳秘。若素体阴亏，阴虚不能涵阳，相火妄动，则呈阳亢的病理；肝阳偏盛于上，则头痛目胀；阴血亏竭于下，则腰膝酸软，形成上盛下虚之证。肝肾同源，肝藏血，肾藏精，故肝血不足之体常需肝肾同治，如《医宗必读》云："东方之木，无虚不可补，补肾即所以补肝。"肝体得其濡养，肝气条达舒畅，则肝气条达而气血调和。纵观此案，乃厥阴风木上乘导致头痛。厥阴者，有阳无阴也。简斋先生采用平肝潜阳祛风以治标，滋补肝肾养阴以治本。处方以羌活、防风祛风，天麻、池菊、地黄、首乌、玉竹、白芍、怀牛膝、桑寄生、女贞子、稽豆衣等息肝风，滋水涵木为主，充分体现了"疏肝之用，柔肝之体"的治则。

俞右，48。头部太阳掣痛，半月未已，寐中喉燥咳逆，腹部常作胀痛，胀时坚硬，腰围板困，更衣干少溏多，带下稠黏，面足微见浮肿。肝脾两病，气阴亦虚，治当兼顾。

天麻　防风　菊炭　秦归　川斛　首乌　甘草拌白芍　法夏　苓神　橘皮白　桔梗　巴戟　牡蛎　寄生　蒺藜

赏析：本案病名为"头痛"。肝主藏血，喜条达，《临证指南医案》云："肝体阴而用阳。"赖"血液以濡之"，即为体阴；肝内舍相火，其性喜升，相火生发，则可温养诸脏，即用阳。肝血不足则相火无以制，相火妄动上炎，木火刑金，虚火灼肺，则喉燥咳逆；阳入于阴则寐，寐中阳气不足加之虚火上灼，则喉燥咳逆；肝之经脉至小腹，分布胁肋部，肝血不足，肝失濡养，经脉失养，疏泄失职，肝气郁结，气机不利，见腹胀作痛，气聚则硬；肝气乘脾，脾胃运化失常，则大便溏结不调、干少溏多；肝经郁热伤及带脉，且脾虚无力运化水湿，湿浊下注，见带下稠黏；气虚温煦功能失常，水湿内蕴，泛溢肌肤而见面足微肿；患者年近半百，肾气已亏，腰为肾所主，肾虚则腰围板困。病机为肝脾不和，气阴两虚。治以柔肝健脾，益气养阴。方选天麻汤合二陈汤加减。

处方中天麻清肝经郁热。防风既可辛散调肝，使肝气条达不再乘脾；又能舒脾升清，胜湿止泻，且为脾经引经药；与天麻相合清肝热，益脾气。白蒺藜、池菊炭可解太阳风热，其中菊花炒炭存性后，缓和其苦寒之性，入血分清热养血；法半夏燥湿，橘皮、橘白行气健脾，茯苓健脾利水，四药共奏行气健脾、化湿利水之效；当归养血和血柔肝，以治其本；甘草拌白芍，酸甘化阴，敛阴柔肝，缓急止痛，养肝柔肝而无辛燥之弊；首乌、牡蛎滋补肝肾，同时牡蛎可潜阳安神、收涩止带，加茯神以增强镇静安神止痛作用；桔梗化痰，降肺气以止咳逆；川斛健脾开胃、益胃生津，又可滋阴润燥；巴戟天补肾壮阳以助脾阳升发，桑寄生祛风除湿，二药共用补益肝肾、温阳化气，使面足浮肿渐消；甘草调和诸药，缓急止痛。简斋先生在方中用芍药、首乌、橘络等性稍平、味甘淡之品，使柔肝理气和络而不伤阴，同时合以健脾补肾等药，标本兼顾。诸药合用，共达养肝疏风、健脾除湿之效。

朱右，31。昨日头痛稍剧，痛愈甚，肢愈冷，气上撞胸，干呕不出。厥阴论治，用吴茱萸汤。

桂枝尖　甘草　吴萸　淡姜　川连　法夏

苓神　陈皮　当归　川芎

赏析：本案病名"头痛"，辨证当为厥阴头痛。患者脏腑虚弱，肝胃虚寒，寒邪乘虚沿足厥阴肝经上逆于颠顶，上蒙清窍，困阻经络，而发为厥阴头痛，表现为"痛愈甚，四肢愈冷，气上撞胸，干呕不出"。简斋先生从"厥阴论治"，方选吴茱萸汤合当归四逆汤加减。吴茱萸汤具有暖肝散寒、和胃降浊之功，主治"干呕，吐涎沫，头痛者"（《伤寒论》）。方中吴茱萸既能温胃暖肝以祛寒，又善和胃降逆以止呕，并为厥阴头痛的引经药，药到而两擅其功。生姜温散寒气，和胃止呕，乃呕家圣药，亦能助胃布散津液，上输于肺，使之正常肃降，肺降则冲气调和，从而平冲；与吴茱萸配伍，温降之力甚强，可使肝胃之阳复振，阴寒下泄不令上逆。当归四逆汤温经散寒，处方中用当归甘温，养血和血以补虚；桂枝辛温，温经散寒以通脉；白芍柔肝养血，助当归补益营血。本案处方之妙，还在于用黄连配吴茱萸，黄连苦寒入中焦，和吴茱萸相佐，一苦一辛、一寒一热、一升一降、一阴一阳，相反相成，既有反制吴茱萸辛热以防辛热太过，又有降逆止呕、和胃制酸之效；法半夏、陈皮、茯苓健脾化湿，和胃止呕。全方共奏温经补虚，降逆止呕之功。

由于肝脉在体内上行，与督脉会于颠顶，寒邪随经脉之气上逆，此时病位虽在头，但病本在肝；寒在厥阴且循经上逆，可影响胃气之和降，故以吴茱萸汤暖肝温胃降浊。然妇人肝胃虚寒，阳虚失温，又因寒凝滞脉，以至肢冷，《伤寒论》中明确指出："凡厥者，阴阳气不相顺接，便为厥。厥者，手足逆冷者是也。"当归四逆汤功效温经散寒，养血通脉。此案之厥不同于少阴病阳气大衰，阴寒内盛之寒厥，而是素体脏腑不足，寒邪内犯。四逆汤证则主治肾阳虚衰，阴寒内盛所致的寒厥重症。该患者病在经络并非脏腑，寒邪从肝经上逆，所表现的是寒厥轻症，故以当归四逆汤温经散寒，养血通脉，而不用四逆汤回阳救逆之法。

李左，30。少阴受风，上犯大脑，左太阳搐痛异常，引及后脑。昨因服用大量西药，汗泄愈多，痛愈加甚，今晨且曾咯血，脉弦小而数。本质瘦弱，早岁曾患淋疾，肾虚肝旺可知，拟疏上潜下法。

羌活　防风　天麻　池菊　归　沙参　川斛　肥
玉竹　苓神　白芍薇　地黄炭　怀膝炭　法夏

另用牡蛎、鳖甲、石决煎水煨药。

赏析：本案病名"头痛"。患者"本质瘦弱，早岁曾患淋疾，肾虚肝旺"，复加"少阴受风，上犯大脑"而发为本病。其病机为肾虚肝旺，风邪上扰。少阴精血不足，不能生髓充脑，加之外感风邪上犯则头痛；水不涵木，肝阴不足，肝阳上亢，肾与膀胱相表里，少阴受风，侵扰清窍，足太阳膀胱经气不利，风邪外受，肝阳上扰则左太阳搐痛引及后脑；因服用大量西药，汗泄过多，阴伤阳亢更剧，故痛愈加甚；肝阳化火，木火刑金，火伤肺络，肺阴不足，肺失肃降则咯血；脉弦小，主阴虚阳亢。方选九味羌活汤、天麻汤合二甲复脉汤加减。处方中羌活、防风疏风散邪止痛；天麻伍菊花平肝清热息风；当归、白芍养血柔肝；沙参合玉竹、石斛滋阴润肺止咳，并可滋养胃阴，顾护阴液；生地、怀牛膝滋阴补肾，两者均炒炭以清热止血；牡蛎、鳖甲及石决明等介类药平肝潜阳，合生地、白芍滋阴柔肝；茯神养心安神；白薇凉血清热；法半夏降逆止咳。诸药合用，疏风清热，滋阴潜阳，补虚扶正，使风邪得以疏散，肝阳得以潜降，肾虚得以滋补。

本案肾虚，水不涵木乃病机之关键，而外感风邪为发病之诱因。简斋先生治"拟疏上潜下法"。"疏上"，即疏散上扰之风热；"潜下"，即潜降上亢之肝阳。羌活、防风是简斋先生最常用的疏风散邪之药对。天麻可"治风虚眩晕头痛"（引自《纲目》），为治疗头痛之要药，寒、热、虚、实头痛均可选用，并随证配伍。如活血行气，祛风止痛，配川芎、白芷；活血化瘀，化痰通络，配桃仁、红花；柔肝平肝，配白芍、生地；平肝息风，配钩藤、菊花等。天麻为治风痰要药，善于息风止晕；半夏为治湿痰要药，长于燥湿化痰。二者合用，对于肝风夹痰、痰随风动之证，可化痰息风，标本兼治；天麻配蒺藜，可外疏风热、内平肝火。

邹左，30。肝肾不足，辛劳太过，虚阳上僭，头部胀痛，肌肤作热，环唇干燥，舌上苔灰底红，日来起居失宜，致令腹痛便泻，脉弦欠和。拟毓阴潜阳，佐以温下。

天麻　煨防风　池菊炭　甘草　白芍　法夏　苓
神　盐水炒橘皮　扁稽豆衣　桑寄生　蒺藜　怀
膝炭　牡蛎　炒巴戟天

赏析：本案病名"头痛"。患者肝肾不足，辛劳太过，耗气伤阴。早在《素问·生气通天论》就有"阳气者，烦劳则张"之训，虚阳上僭，清窍失养，故头部胀痛；阴虚内热，津液不足，故见肌肤作热、环唇干燥、舌底红；肾虚肝旺，木乘克土，肝脾不调，加之近日起居失宜，脾胃运化功能失常，气机失和，故腹痛便泻；脉弦欠和主痛证、肝病；灰苔多见于热性病或者寒湿，亦有吸烟过多而表现为灰黑苔，则另当别论。证属肝肾阴虚，虚阳上亢，肝脾不和，脾运失健。治"拟毓阴潜阳，佐以温下"，方选麻菊二陈汤合痛泻要方加减。麻菊二陈汤出自《重订通俗伤寒论》，具有祛风平肝的功效，处方中池菊炒炭存性，减轻其寒凉，加强平肝之功；橘皮具有燥湿健脾、理气止痛作用，以盐水炒后，可引药入下焦。痛泻要方出自《丹溪心法》，具有补脾柔肝、祛湿止泻作用。而方中防风祛风除湿，散寒止痛，经过炮制成煨防风后，其发散作用被减轻，增强了止泻功能。另外，怀膝炒炭存性，与盐水炒巴戟天相配，加强温肾助阳之功。

本案特点：简斋先生提出"拟毓阴潜阳，佐以温下"，强调了患者原有肝肾阴虚，肝木失养，肝脾不和，而"日来起居失宜"，导致脾失健运，化湿生浊，升降失司，且有肾阳不足，故治以阴阳并补。从用药分析，包括有：①"毓阴潜阳"、滋肾平肝的天麻、池菊、白芍、稽豆衣、桑寄生、白蒺藜、怀膝炭、煅牡蛎；②"佐以温下"即温补肾阳的盐水炒巴戟天；③补脾柔肝、祛湿止泻的煨防风、炒白芍、法半夏、茯苓、茯神、橘皮、扁豆衣、甘草。

七

眩晕

（计 18 案）

毛左，55。平素肝旺胃强，痰浊重，血压高，近一星期内两见肢麻，掉眩欲仆，旋即自已。刻觉右臂酸软不敏，仍然能食，脉弦劲不大。治以通络清胃，兼化痰浊，藉以防中。

天麻　防风已　池菊　枳壳　蛤壳　竹沥夏　苓

神　胆星（包）　竹节白附子　橘络　竹茹　桑枝

络　白蒺藜

赏析：本案病名"眩晕"。患者平素肝旺胃强，肝旺则疏泄过度，气逆于上，胃强则脾弱，运化无力而水湿内停，聚为痰饮，痰随气上，阻于清窍，则掉眩欲仆；痰阻经络，则肢体麻木，酸软不敏；胃强则仍然能食。肝为风木之脏，藏血而主疏泄，体阴而用阳，主升主动，极易化风动风。《丹溪心法》曰："头眩挟气并火，治痰为主，挟补气药及降火药。无痰则不作眩，痰因火动，又有湿痰者，有火痰者。"简斋先生"治以通络清胃，兼化痰浊"，治肝与治痰、通络并举，调畅气机出入，以达肝旺平则气机降、痰火清则络脉通而病愈之目的，方选半夏白术天麻汤合导痰汤加减。半夏白术天麻汤出自《脾胃论》，功用化痰息风、健脾祛湿；导痰汤出自《济生方》，功用燥湿豁痰、行气开郁，主治一切痰厥。案中以半夏燥湿化痰、降逆止呕，天麻平肝息风而止头眩，两者合用，为治风痰眩晕头痛之要药；白术、茯苓健脾祛湿，能治生痰之源；橘红理气化痰，俾气顺则痰消；甘草和中调药；姜、枣调和脾胃，生姜兼制半夏之毒；竹沥、竹茹以竹之不同部位入药，加强清热化痰之力；竹节白附子祛风痰，定惊搐；防风配防已，加强祛风胜湿、通络止痛之功；胆南星清热化痰，息风定惊；桑枝、桑络可祛风通络；白蒺藜清肝解郁；枳壳行气宽胸，蛤壳降气化痰，二者合用，一升一降，调畅气机。诸药并用，共奏化痰通络、疏肝和胃之效。

患者"血压高，近一星期内两见肢麻掉眩欲仆，旋即自已。刻觉右臂酸软不敏"，简斋先生在辨证施治的同时，还强调"藉以防中"，乃警示预防发为中风，正如《医学正传》云："眩晕者，中风之渐也。"《证治汇补》也云："平人手指麻木，不时晕眩，乃中风先兆，须预防之。宜慎起居，节饮食，远房帏，调情志。"临证当积极治疗，防微杜渐，控制好血压，防止加重病情，出现变证。

青陈皮　枳壳　苏桔梗　云苓　甘草

天麻　防风　池菊　桑络　蒺藜　南星　法夏

郑右，服宣化疏和之剂，咳逆喉痒已平。今日早起又觉头之两旁痛眩目花，常幻火星，稍惹气则脘腹胀痛。此肝旺痰多，上窜横逆之象也。

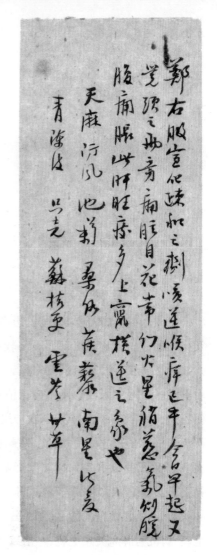

赏析：本案病名"眩晕"。《素问·六元正纪大论》云："木郁之发……甚则耳鸣眩转。"认为眩晕的发生与肝关系密切，肝郁阳亢可致眩晕；朱丹溪则强调"无痰则不作眩"（《丹溪心法》）。患者女性，简斋先生开篇阐述病史为"服宣化疏和之剂，咳逆喉痒已平"，即用宣肺化痰，说明存在痰热内扰。肺失宣降，肺属金，肝属木，金克木，加之女子属阴，肝肾阴虚，水不涵木，肝阳亢逆无所制，肝火上扰清窍，头乃肝经所布，清窍失养，故见"头之两旁痛眩目花，常幻火星"之症，说明眩晕比较严重。肝主疏泄，与情志相关，患者本为肝阳偏亢，一遇惹气，情志异常，则影响肝之疏泄，致气机郁滞，横逆犯脾胃，而出现脘腹胀痛。简斋先生概括本案病机为"肝旺痰多，上串（窜）横逆"。治以宣化疏和，即宣肺化痰、疏肝和胃。

方选天麻汤合导痰汤加减。天麻汤出自《审视瑶函》，具有平肝潜阳、息风止痛作用。方中天麻甘、辛，平。归肝经。气性和缓，为肝经气分药，具有平肝潜阳、息风止痉、祛风通络作用，为治疗肝阳偏亢所致头痛、眩晕的要药。如《本草汇言》曰："主头风，头痛，头晕……"合池菊、桑络、白蒺藜清肝火，平肝阳息风，通络止痛。此乃简斋先生常用之药物组合，其中桑络取其以络通络。导痰汤出自《济生方》，主治一切痰厥、头目眩晕。处方选择其中的二陈汤加南星，并以枳壳易枳实，防枳实破气伤正。其苦、酸，微寒；归肺、脾、胃、大肠经；理气宽中，行滞化痰。又加桔梗，助二陈化痰燥湿之功。另配青皮、苏梗加强疏肝解郁、行气止痛作用；半夏、茯苓健脾化痰和胃。南星常制用，具有清火化痰、息风定惊作用。诸药配伍，共奏平肝潜阳、导痰行气的作用。

罗右，40。服疏和之剂，腹部较舒，而有燥热感觉。病者前经西医检查，谓系血压过高。因之头常昏眩，目胀，胸部紧扎，大便恒结，脉弦滑。体丰痰多，上气偏盛，治以清平。

旋覆花（包） 蛤壳 白芍 桑叶 白蒺藜 白薇 苏桔梗 苓神 杏仁 枳壳 浙贝 橘络

赏析：本案病名"眩晕"。患者体胖痰多，痰浊阻胃，气机不利，故服疏和之剂而腹部较舒。现有燥热感觉，脉弦数滑为病在肝而夹有痰热之象，上气偏盛是为肝阳偏亢而上逆。痰湿中阻，清阳不升，清窍失养，故头昏、眩晕而目胀；痰阻气机，胸阳不展，故胸部紧扎；痰热内阻，下焦气机不畅，故大便恒结。眩晕虽以虚证居多，但肝风夹痰之实证者也不少，且彼此影响，互相转化。《证治汇补》云："肥白人湿痰滞于上，阴火起于下，痰夹虚火，上冲头目，邪正相煽，故忽然眼黑生花，所谓无痰不作眩也。"病机为肝风夹痰上扰，"治以清平"，方选肝着汤合清肺饮加减。

肝着汤出自《金匮要略》，具有疏肝理气止痛作用。叶天士将其用于肝郁痰滞，营血痹阻；或瘀血阻滞，经脉不利所致的多种病证。本案处方用旋覆花为君药，取其善通肝络，行气止痛作用，此处肝着汤减去茜草，是因患者病在气分而未及血分。旋覆花配蛤壳也有深义，旋覆花《本草备要》曰其"咸能软坚，苦辛能下气行水，温能通血脉。入肺、大肠经。消痰结坚痞，唾如胶漆，噫气不除"；蛤壳《本草汇言》云"文蛤粉止咳逆，消胸痹，化痰软坚之药也"。二药合用，一温一寒，相反相成，以增强降气化痰之功。清肺饮出自《医方集解》，主治痰湿气逆而咳嗽、胸闷不舒。处方另加入白芍，味酸苦，性微寒，滋阴养血，柔肝缓急；白薇微苦性寒，清热凉血益阴。二药合用，则补阴之力尤著，既可养阴敛肝以平肝风肝阳之上扰，又可避免辛温香燥之化痰燥湿药损伤阴血。白蒺藜辛散苦泄，轻扬疏散，既能宣散外束风热，祛风明目止痒；又能平肝息内风，疏肝行气解郁。桑叶苦甘寒，入肺肝经，疏散风热，清肝明目。二药相配，清肝明目之功益彰，可治肝阳所致眩晕及目胀痛。全方共奏平肝降气，清热化痰之功。

莫先生，头部眩晕，脉弦滑，大便燥结。胃有神经通脑，胃之痰浊过甚，致病之因在于是，血压之高亦在于是，议用清和上中。

天麻　蛤壳　桑叶　池菊　白蒺藜　法夏　苓神

橘络　竹茹　枳壳　大贝　甘草　白薇　荷边

赏析：本案病名"眩晕"。肝主疏泄，气旺主升，气机妄动则生内风；又藏相火，肝阳亢动，上扰清窍，发为眩晕。《备急千金要方》云："夫风眩之病起于心气不定，胸上蓄实，故有高风面热之所为也。痰热相感而动风，风火相乱则闷瞀，故谓之风眩。"《灵枢·经脉》曰："胃气上注于肺，其悍气上冲头者，循咽，上走空窍，循眼系，入络脑。"本案为中焦脾胃失运，酿生痰热，随肝阳循经上扰而发为头部眩晕；痰热内阻脾胃气机，熏蒸津液，大肠燥热，故见大便燥结；脉弦滑主肝阳痰热。病机为肝胃不和，痰热内蕴。议用清和上中，即清肝和胃。方选天麻汤合二陈汤加减以平肝息风，清热化痰。案中处方用天麻平肝息风止痉；白芍、甘草酸甘化阴，养肝柔肝，滋肝阴，水火顺调，则阳亢自消。桑叶、池菊相须为用，共奏平肝潜阳之功。其中菊花可清热解毒，桑叶清肺泄热、止咳化痰。配以大贝母、蛤壳润肺化痰，清肺散结，肺气宣降得调，津液正常输布，帮助化解痰浊；法半夏燥湿化痰，健脾和胃；竹茹味甘性凉，入胃经，清降胃气，清热化痰，泻火除烦，润肺开郁，凉血；枳壳理气宽中，行滞消胀，配橘络、贝母理气化痰，使气顺则痰降，气行则痰化；痰由湿生，故以茯苓健脾渗湿；甘草和中益脾，调和诸药。白蒺藜疏肝解郁、祛风明目，与菊花相配，一刚一柔，一清一散，平肝明目之功最宏；与茯苓相配，一渗一散，利湿平肝。茯神宁心安神，健脾利湿；白薇清热益阴，与白芍配伍，加强益阴柔肝作用；荷叶边芳香化湿，和胃泄浊，通便。诸药配伍，共奏平肝息风、清热化痰之功。

本案特点：简斋先生对肝风痰热之眩晕，注重从中焦治疗。脾失健运，胃气失调，水液内停，聚而生痰，故运用二陈汤加减健脾和胃，燥湿化痰，可杜绝生痰之源以助治眩晕。

陈女，肝脾两病，气湿不化，头目昏花，耳鸣，肌肤发黄，夜晚腹胀鸣窜，经行过时。当以温和疏化主治。

柴胡　当归　川芎　白芍　香附　泽兰　茅术

黑栀　楂曲　蒺藜　半夏　苓神　会皮　淡生姜

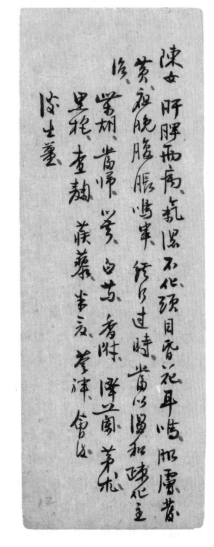

赏析：本案病名"眩晕"。患者女性，肝脾两病，肝气郁结，脾虚不能运化水湿、水谷以化生气血，气虚则清阳不展，血虚则脑失所养，故头目昏花、耳鸣；气血不足，肌肤失荣，故见肌肤发黄；脾虚失运，中阳不振，水聚成湿，湿阻中焦，气机不利，故腹胀鸣窜；湿为阴邪，入夜阴气渐盛，同气相招，故发作于夜晚；肝郁气滞，脾虚血亏，冲任失养，则经潮过时。正如《灵枢·口问》云："故上气不足，脑为之不满，耳为之苦鸣，头为之苦倾，目为之眩。"病机为肝郁脾虚，气湿不化。当以温和疏化主治，方选逍遥散合越鞠丸加减。越鞠丸出自《丹溪心法》，又名芎术丸，由苍术、香附、川芎、神曲、栀子组成，具有行气解郁作用。案中处方用柴胡疏肝解郁，使肝气条达；当归养血活血，其气芳香可以行气，味甘可以缓急，为肝郁血虚之要药；白芍养血柔肝，合当归养肝体而助肝用，兼制柴胡疏泄之过；香附行气解郁，配柴胡以治气郁；川芎为血中气药，配当归活血祛瘀以治血郁；茅术燥湿运脾以治湿郁；山楂、神曲消食导滞以治食郁；黑山栀清热泻火以治火郁，防肝郁化火；泽兰行血利水，补而不滞，行而不峻，性平和，配当归、川芎、香附等活血调经；蒺藜疏肝散郁；半夏健脾燥湿，和中开胃；会皮理气消胀，燥湿化痰；淡生姜温胃和中。诸药共奏疏肝理气，温中化湿，养血调经之功。

简斋先生"当以温和疏化主治"，是指用温脾化湿、疏肝和胃之法，使肝气条达，脾健湿化，气血生化有源。在《医贯》中有云："余以一方治木郁，而诸郁皆愈，逍遥散是也……惟得温风一吹，郁气即畅达也。"简斋先生医案中对逍遥散及越鞠丸的使用，几乎达到了出神入化的境界，随证加减看似信手拈来，实则深合古意。逍遥散中并无陈皮，但本案处方中加用了新会皮，用以增强疏肝解郁、健脾化湿之力，刚柔相兼，燥润并举，从而疏逆和中。

任右，34。体质素弱，肝胃不和而患头眩，卧下乍起感觉尤甚，甚则略觉胀痛，干呕心悸。平素经事数期，多年不育，脉弦小。拟方肝胃并治。

天麻　防风　滁菊炭　秦归　川芎　甘草拌白芍
法夏　苓神　吴萸拌枣仁　会皮白　牡蛎　寄生
白蒺藜
另黍米、谷芽、稽豆先煎。

赏析：本案病名"眩晕"。《素问·至真要大论》云："诸风掉眩，皆属于肝。"眩晕与肝关系密切，肝乃风木之脏，其性主动主升，肝血亏虚，肝气偏亢，出现头目胀痛；《景岳全书》云"五脏之病，虽俱能生痰，然无不由乎脾生"，指出痰浊的产生与脾胃失运有关。中焦虚寒，脾虚不运，胃失和降，水停为痰，不循常道，上扰清空，发为眩晕；肝胃不和，胃失和降而见干呕；患者体质素弱，月经不调且多年不育，可见其肝肾不足，冲任失养。病机为肝胃不和，肝阳上亢，痰浊上扰清窍。简斋先生立其治则为"肝胃并治"，方选天麻汤合二陈汤加减。处方中天麻性甘平，可平肝息风，为肝经气分之药，善"治风虚眩晕头痛"（《珍珠囊》）；防风外可祛风解表、胜湿止痛，内可平息内风，还具有升清燥湿之性；白蒺藜辛苦微温，祛风疏肝，解郁明目；与防风合用，加强了天麻汤祛风的功效。桑寄生补肝肾，固冲任；二陈汤具有健脾燥湿化痰之功，处方中用半夏辛温而燥，为"治湿痰之主药"（《本草从新》），配合甘苦化痰之会皮、橘白，渗湿健脾之茯苓，共奏理气健脾化痰之效；牡蛎咸寒，入肝经，一方面可平肝潜阳，另一方面可化痰降气；吴茱萸入肝经，辛散性热，可疏肝气，温中脏；酸枣仁酸甘化阴，合白芍补肝阴血之不足。另用黍米、谷芽先煎，养胃气以补后天之本；稽豆先煎，补肾气以养先天之本。诸药合用，共奏补肝肾、息肝风、健脾和胃之功。

简斋先生在处方中用吴茱萸拌酸枣仁，《本草崇原》云："枣仁色赤象心，能导心气以下交；肉黄象土，能助脾气以上达。故心腹之寒热邪结之气聚可治也。"可见，酸枣仁也有导君火下行以温脾土之功效。吴茱萸辛、苦、热，主发散，散中焦之虚寒；酸枣仁酸、甘、平，主收敛，收肝气之上越。两者相拌，一散一收，一燥一润，温补中焦，平和至极。

梅右，血虚肝旺，风木内乘，性燥善怒，头昏且痒，两耳轰鸣，纳呆便燥，脉沉弦而小，左大，四心常热。询知病延两年之久，拟从养血柔肝主治。

秦归　首乌　会皮　苓神　石斛　菊炭　桑叶络

蒺藜　蛤壳　天麻　白芍薇　甘草　胡麻　稽豆衣

赏析：本案病名"眩晕"。眩晕病位在清窍，与肝、肾关系密切。患者女性，平素性燥善怒，久病两年，耗伤气血，气虚则清阳失展，血虚则脑失所养，血虚肝旺，风木内乘而发眩晕。血虚则肝失所养，以致肝阴不足，肝阳上亢，故性燥善怒；气血亏虚，气虚不能健运水谷，血虚不能濡润肠腑，故纳呆便燥；肝阳上亢，风阳内动，扰乱清窍，故两耳轰鸣；阴血不足，内热烦扰，故四心常热；脉沉弦而小为肝血不足之象，左大为肝阳上亢之象。如《证治汇补·眩晕》曰："血为气配，气之所丽，以血为荣，凡吐衄崩漏产后亡阴，肝家不能收摄荣气，使诸血失道妄行，此眩晕生于血虚也。"病机为"血虚肝旺，风木内乘"，简斋先生"拟从养血柔肝主治"。简斋先生辨证为"血虚肝旺"，治拟"养血柔肝"，实质为补肝肾之阴血而平息上亢之肝阳，用其经验方——滋补肝肾方。

其组方用药特点：用秦当归、首乌、石斛、白芍薇以养血柔肝；胡麻、稽豆衣补肾阴以达滋水涵木之意；菊炭、桑叶、桑络、白蒺藜、蛤壳、天麻平息肝阳；会皮、茯神、甘草理中调和。三组药物配伍，标本兼顾，虚实同治，组方严谨而全面。方中会皮理气化痰，健脾助运；茯苓、茯神健脾渗湿，安神宁心；石斛滋阴养胃，益肾补精；菊花清肝热，祛肝风；桑叶、桑络疏风清肝；蒺藜平肝祛风；蛤壳化痰平肝；天麻平肝息风；白芍养血柔肝；白薇养阴清虚热；生甘草清热和中，调和诸药；胡麻补肝肾，润五脏，明耳目；稽豆衣养血滋阴，平肝清热。诸药配伍，共奏养血滋阴、柔肝息风之功。

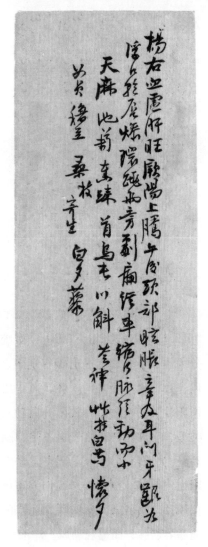

杨右，血虚肝旺，厥阳上腾，午后头部眩胀，牵及耳门，牙龈如浮，口干唇燥，环跳两旁剧痛，经事缩行，脉弦劲而小。

天麻　池菊　秦归　首乌藤　川斛　苓神　草拌

白芍　怀膝　女贞　稽豆　桑枝　寄生　白蒺藜

赏析：本案病名"眩晕"。患者为女性，女子"以肝为先天"，由于经、带、胎、产的生理特点，常导致血虚，阴血不足，不能上滋头目，虚阳上扰，肝风内动，则头部眩胀；肝阳上扰清窍，清窍失养，故头痛连及耳门。肝肾乙癸同源，肝主藏血，肾主精、骨，精血同源，且齿为骨之余，又有"齿统属足少阴肾经"之说，肾精亏虚，齿骨失养，故见牙龈如浮，《新刊医林状元寿世保元》云："血虚则热，热则齿浮动。"阴血不足，口唇失于濡养，故见口干唇燥；肝主筋，肝血虚，四肢百骸失养，故见环跳两旁剧痛；精血同源，肝血不足，故见经事缩行；血虚肝旺，肝阳上亢，故见脉弦劲；脉小主阴血亏虚。简斋先生归纳其病机为"血虚肝旺，厥阳上腾"。治拟养血柔肝，平息肝阳。方选天麻汤加减。处方中用天麻息风平肝，祛风通络；菊花平肝泻火；当归养血活血；川斛益胃养阴，清热生津；茯苓、茯神健脾养心，固护脾土，以扶土抑木；白芍酸敛养阴，柔肝止痛；甘草拌白芍，取"酸甘化阴"、缓急止痛之意；怀牛膝、女贞子补肝益肾，牛膝还可引药下行，《医学衷中参西录》云"重用牛膝引其气血下行，并能引其浮越之火下行"；稽豆衣滋阴清热；首乌藤祛风通络；桑枝通络止痛；桑寄生补益肝肾，养血通络；白蒺藜苦辛降厥阴之胜，以平肝祛风止痛。怀牛膝、女贞子、稽豆衣、桑寄生益肾壮水，以达"滋水涵木"之功。诸药合用，共奏养血柔肝、平肝潜阳之效。

此案与228头痛案辨证相似，同为血虚肝旺。但228病案以营阴亏虚为主，治疗上以调养营阴为主；而本案侧重肝肾亏虚，兼见络脉失和，故治疗以补益肝肾为主，辅以舒筋和络，方中用了首乌藤、桑枝、桑寄生、牛膝、女贞子等益肾通络之品。可见，临床上辨证尤为重要，只有精准辨证，才能对症下药。

赵右，42。血虚液少，肝失柔养，化风上旋，常作眩悸，连服和养之剂甚应。近因辛劳又复，偏右牙龈微肿作痛，牵及头额，寐中口干，舌剡中心露底，脉弦细小。治仍原法。

天麻　白芍薇　池菊炭　枣仁　沙参　川霍斛　茯神　橘络　甘草　蛤粉拌地黄

赏析：本案病名"眩晕"。《内经》认为，"眩晕"与"风""虚""肝"相关。《古今医统大全·眩晕门》将眩晕分为虚、实两端，提出虚有气虚、血虚、阳虚之分，实有风、寒、暑、湿之别。肝属风木之脏，内寄相火，体阴而用阳，其性刚劲，易致阳升风动。血虚生风是眩晕的一种类型，属内风，是因气血不足，脑失所养所表现的肝风内动证。《通俗伤寒论》云："血虚生风者，非真有风也。实因血不养筋，筋脉拘挛，伸缩不能自如，故手足瘛疭，类似风动，故名曰内虚暗风，通称肝风。"说明肝血不足，不能濡养筋脉，而出现动风。津液耗伤，津不上承而见口干；舌剡中心露底，为胃之阴液大虚；阴虚生内热，则虚火循经上攻，故见头痛、牙龈痛等症。其病机归纳为"血虚液少，肝失柔养，化风上旋"。简斋先生"治仍原法"，用"和养之剂"，即治以柔肝养血、和胃息风。方选麻菊二陈汤加减。该方出自《通俗伤寒论》。方中天麻、池菊炭平抑肝阳，息风止眩；白芍配白薇以柔肝缓急，兼清虚热；石斛、沙参养阴清热，补充中焦耗损之津液，配橘络以健运脾胃，疏化中焦气机，使滋而不腻，橘络疏肝理气且无陈皮温燥之过；茯神健脾养心安神；酸枣仁养血和血，宁心安神；海蛤壳粉清热化痰，拌地黄可消除地黄的滋腻之性，使其补而不腻，同时平肝潜阳，金水相生，滋水涵木；甘草补脾和中，调和诸药。

本案处方用药特点：针对"血虚液少，肝失柔养，化风上旋"之病机特点，以地黄、川霍斛、沙参、白芍、酸枣仁滋阴养血，茯苓、茯神、橘络、甘草健运脾胃，天麻、池菊炭、白薇、蛤粉平肝息风。标本兼顾，虚实同治，配伍严谨而全面。

张右，50。郁闷太过，始由疟腮甫愈，转而眩晕，呕吐，两目不敢睁开，气息不舒，腰酸，脉弦小。下虚肝木横乘，治以调化。

天麻　池菊　当归　甘草　白芍薇　法夏　苓神
枣仁　橘络　竹茹　牡蛎　寄生

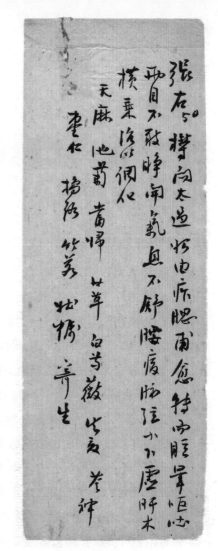

赏析：本案病名"眩晕"。患者中年女性，年至半百，"七七任脉虚，太冲脉衰少"，气血渐亏，肝肾阴虚，且平素郁闷太过而致肝气郁结；加之患疟腮，疟腮乃由热毒痰瘀内蕴而成，经治疗才痊愈。继而出现眩晕，乃痰热肝风上扰之象，《素问·生气通天论》云："诸风掉眩，皆属于肝。"肝气横逆犯胃，胃腑以通为用，胃失和降则呕吐；肝风痰湿上扰清窍，肾精亏虚，脑髓失充，发为眩晕；上盛下虚，则两目不睁、腰酸、脉见弦小。简斋先生归纳其病机为"下虚肝木横乘"，即肝肾不足、风阳上扰。治以调化。方选半夏白术天麻汤加减。处方中用天麻平息内风；茯苓与半夏配伍，为半夏茯苓汤，和胃止呕作用更显；用橘络进一步增强调气活血的作用。《脾胃论》云："足太阴痰厥头痛，非半夏不能疗；眼黑头旋，风虚内作，非天麻不能除。"可知半夏和天麻二药，善于祛痰息风，故简斋先生常作为治眩晕头痛的重要药对。另配伍池菊清肝泻火。患者疟腮后期，阴伤内热，故以白薇清解血分虚热；茯神安神定志；生牡蛎、桑寄生滋补肝肾，平肝潜阳；当归补血活血；白芍养血柔肝，平抑肝阳；茯神、酸枣仁养血安神，交通心肾；竹茹与半夏、茯苓配伍进一步增强健脾和胃降逆之用。诸药共奏益肾平肝，和胃降逆，调和气血之功。

本案特点：简斋先生提出"下虚肝木横乘"，即强调了久病及年老而致肝肾亏虚，肝木失养，肝风内动，其病本为虚；而平素"郁闷太过"，导致肝气郁结，肝木克土，脾失健运，化湿生痰，则为标实。该病属本虚标实，简斋先生提出的"治以调化"，从用药分析，包括：①平抑肝风的天麻、池菊；②补益肝肾，养血和络的当归、白芍、白薇、酸枣仁、牡蛎、桑寄生；③健脾化痰的法半夏、茯苓、茯神、橘络、竹茹、甘草。

王右，奇经八脉不足，值此春令，风木内乘，上则头眩耳鸣，下则带多腰楚，颊车时作酸痛，大便三日未解，脉虚弦。治以和养摄化。

羌活　防风　秦归　川芎　天麻　白芍　牡蛎

桑寄生　蒺藜　蛤壳　池菊　茯苓　桔梗　生草

橘络

赏析：本案病名"眩晕"。气血亏虚，不能化精生髓，脑为髓海，髓海不足，加之"值此春令，风木内乘"，风阳升动，上扰清空，故见头眩耳鸣。如《灵枢·海论》云："髓海不足，则脑转耳鸣，胫酸眩冒，目无所见，懈怠安卧。"奇经八脉不足，气虚带脉失约，故带多；冲任气血不充，故腰酸楚；血虚风动，循冲脉上扰，冲脉绕口唇，故颊车时作酸痛；气虚肠运无力，血虚肠腑失润，故大便三日未解；脉虚弦为病在肝而气血不足之象。病机为奇经八脉不足，清窍失养。"治以和养摄化"，方选补肝养营汤加减。该方出自《赤水玄珠》，具有补肝养血作用，主治血虚眩晕。其中当归养血活血，调补奇经，润肠通便；白芍养阴补血，柔肝缓急。当归入肝，能动肝阳；白芍入肝，能敛肝阳。当归性动，白芍性静；二药合用，可互纠其偏，互助其用；川芎行气活血，开郁调肝，散风止痛；池菊清肝热，祛肝风，清利头目；羌活、防风祛风邪；天麻息风祛痰，治眩晕头痛；牡蛎育阴潜阳，固涩止带；桑寄生补肝肾，祛风湿，如《本经逢原》云："寄生得桑之余气而生，性专祛风逐湿，通调血脉，故《本经》取治妇人腰痛。"蒺藜疏肝郁，散肝风，明目止眩；蛤壳清热利湿，收敛止带；茯苓健脾利湿；桔梗为舟楫之药，载药上行，凡头面上焦病变皆可配伍使用；橘络理气通络；生草调和诸药。诸药配伍，补中寓通，动静相合，养阴不滋腻，祛邪不伤正，共奏养阴柔肝、祛风止带之功。

简斋先生本案治法中"摄化"的代表药有牡蛎、蛤壳、蒺藜和池菊。牡蛎可平肝潜阳以治头眩耳鸣，又可固涩止带，以治白带过多；蛤壳常用于清肺化痰，但《神农本草经》中有治"崩中、漏下"的功能。蒺藜与菊花皆有平肝清热之功，然蒺藜味辛苦性温，长于祛风明目，且有行血之功；菊花甘寒，善疏风清热，既能清肝，又能益阴。二药伍用，有平肝潜阳、滋阴清热之功，可用于治疗肝阳上亢之头痛、眩晕者。

梅右，28。耳鸣头眩两三年之久，四心蒸热，易发躁急，大便干燥，经事每行期缩，色黑，头痒落发，失眠腰酸。血虚生风，治以柔养。

天麻　池菊　秦归　首乌　川斛　茯神　橘络

甘草　玉竹　白芍　白薇　桑椹子　全黑芝麻

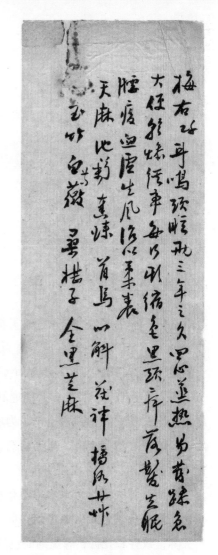

赏析：本案病名"眩晕"。简斋先生归纳其病机为"血虚生风"。肝体阴而用阳，以血为体，以气为用，肝血不足则肝阴不足，以致肝经、头目、筋脉失于濡养，虚热内生，症见耳鸣目眩、四心蒸热；肝肾同源，肝阴不足，肾阴也常亏虚，阴不制阳，以致肝阳上亢，肝肾之阴虚于下，则暴躁易怒、腰膝酸软、大便干燥；冲脉为血海，肝血虚则冲脉不盈，则月事量少，或每行期缩，甚者经水衰竭；肝藏血，心主血，肝血虚之际心血常虚，心血不足，血不养心，神不守舍，则失眠寐差；血虚生风则头痒落发。"治以柔养"，方选天麻汤加减。方中天麻平肝息风，池菊清热平肝，二者相须为用以达平肝泄热之效，以缓耳鸣头眩等肝阳上亢之症；秦当归既可补血养血，又可润肠通便，缓解大便燥结；白薇苦咸性寒，入肝、胃、肾经，清热凉血，以解肝肾阴虚、阴虚生热之四心蒸热；川斛甘，微寒，归胃、肾经，主益胃生津、滋阴清火，正如《药性论》云"益气除热。主治虚损，腰痛，补肾积精，养肾气，益力"；玉竹滋阴生津，与川斛共奏滋阴泄火之效；白芍入肝经，补血养阴，柔肝缓急。桑椹"甘寒益血而除热，为凉血补血益阴之药"（《本草经疏》），可生津润燥、滋阴补血，治疗肝肾不足和血虚精亏的头晕目眩、腰酸耳鸣、肠燥便秘；全黑芝麻黑色入肾，可补肝肾，益精血，润肠燥；茯神宁心安神；橘络清余热；甘草缓中补虚，调和诸药。全方共奏补血柔肝，滋阴清热之功。

本案处方综合了简斋先生经验之滋阴退蒸方及和养疏化方。滋阴退蒸方，由真银胡、细川斛、嫩白薇、煅鳖甲、赤苓神、青蒿、南沙参、杭白芍、炒丹皮、新会皮、甘草组成；和养疏化方，则由炒防风、首乌藤、赤苓神、明天麻、炒地黄、新会皮、炒池菊、杭白芍、生甘草、秦当归、法半夏、桑寄生组成。简斋先生取和养疏化方中天麻、池菊、当归养血平肝，取滋阴退蒸方之白薇、石斛养阴清虚热，体现了其辨证选方用药的灵活性。

朱左，清阳不升，头常昏晕，疲劳后昏晕尤甚，面色淡㿠，脉弦滑而濡。治以升清托化。

羌活　防风　天麻　於术　葛根　茅术　川柏

法夏　赤苓神　会皮白　甘草　苡仁　寄生　荷边

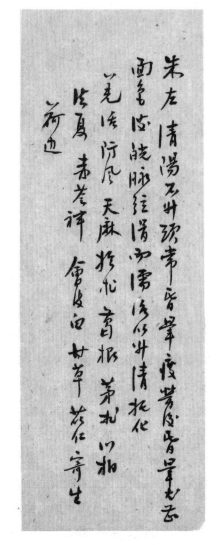

赏析：本案病名"眩晕"。《灵枢·口问》曰："邪之所在，皆为不足，故上气不足，脑为之不满，耳为之苦鸣，头为之苦倾，目为之眩。"李东垣《脾胃论》云："九窍者，五脏主之，五脏皆得胃气，乃能通利。"胃主受纳，为水谷之海，十二经之源，脾主运化，为后天之本，为气血生化之源，脾胃之清阳上升，充养清窍，九窍才能通利。清阳不升，或清窍失养，或浊阴不降，浊邪内阻则九窍不利。脾主升清，脾失健运，致水谷不化精微，聚湿成痰，上蒙清窍，则见头常昏晕；遇劳则伤脾，疲劳后正气更虚，清窍失养，致昏晕尤甚；脾虚则面色淡㿠；弦滑濡脉主痰饮、水湿、脾虚。病机为脾气亏虚，清阳不升。"治以升清托化"，即益气升清、健脾化湿。方选升阳除湿防风汤合半夏白术天麻汤加减。升阳除湿防风汤出自《脾胃论》，功用益气升阳、升清降浊；半夏白术天麻汤也出自《脾胃论》，功用化痰息风、健脾祛湿。案中处方以羌活、防风、葛根升发清阳，祛风除湿，阳升则阴降；半夏健脾燥湿化痰，天麻息风止眩，二药合用为治风痰眩晕之要药；苍术燥湿健脾，兼擅升阳；白术健脾助运；黄柏清热燥湿，泻下焦相火，并可降内伏虚火；赤茯苓、茯神淡渗利湿、健脾宁心，其中赤茯苓还有清热防湿邪郁久化热之功；会皮、橘白燥湿健脾和胃；桑寄生祛风湿，补肝肾；荷叶边芳香醒脾，升发清阳；甘草调和诸药。全方诸药并用，共奏健脾升清、燥湿化痰之效。

简斋先生治疗内伤杂病，常在健脾补中的基础上，加用升发清阳之药，运用风药以发挥其生发、升阳、散火、燥湿等独特功效。本案处方中即以羌活、防风祛风胜湿；葛根升发清阳，阳升则阴降。辅以淡渗利湿于下，健脾燥湿于中，上、中、下同治，以奏良效。正如张元素在《医学启源》中所云："湿乃土之气，风乃木之气，木能胜土，风能胜湿，湿盛之地，惟风能干之。"

李右，34。少阴温病，经治由重而轻而平，便溏已停，渐感饥饿，饥时头眩，得谷即安，小溲短少。治再和摄。

天麻　秦归　沙参　法夏　苓神　桂枝　牡蛎　甘草拌白芍　於术　橘络白　寄生　白蒺藜　煨姜

赏析：本案病名"眩晕"，眩是眼花，晕是头晕。患者少阴温病，经治好转，便溏已停，渐感饥饿，饥时头眩，得谷即安，说明脾肾两虚，气血不足，清窍失养。不仅有肝肾亏虚，还存在热病运用寒凉药物后，脾胃中阳受损，营卫不和之病机。"治再和摄"，方选半夏桂枝汤合天麻钩藤饮加减。半夏桂枝汤出自《温病条辨》，主治温病邪退而未尽，外则营卫不和，内则脾胃失运之证，由半夏、秫米、白芍、桂枝、炙甘草、生姜、大枣组成。本案处方中去大枣之滋腻，加茯苓、茯神、于白术、橘络白健脾化湿，增强脾之运化。天麻钩藤饮具有清热平肝，潜阳息风的作用。本案因温病后期热邪已去，因此去方中山栀、黄芩、钩藤清热之品，用当归、沙参补血养阴；桑寄生补益肝肾；天麻、白蒺藜平肝息风；牡蛎一则潜阳，二则存阴。诸药合用，共达振奋中阳、补益肝肾潜阳之功。

温病入下焦劫阴，务必以救阴为急。救阴之药多滑润，易出现大便溏。本案中少阴温病，便溏已停，纳差好转，说明经清热养阴治疗后热证已除，但存在中阳不振，肝肾亏虚。即本案中不仅有肝肾亏虚、肝阳上亢之症；而且还存在热病后期，脾胃虚弱，营卫不和之病机。因此，在补肝肾、平肝阳的基础上，又以半夏桂枝汤调营卫，和中阳。调和营卫的代表方为桂枝汤，因半夏桂枝汤主治"饮退则寐，舌滑，食不进者"，故在桂枝汤调和营卫基础上又加入半夏燥湿化痰，和胃降逆；秫米健脾和胃，促进胃之和降，改善纳差。简斋先生在本案中用补肝肾、平肝阳、调营卫、和中阳之法，体现了他善于辨证，潜方用药准确灵活的特点。

孙翁，脾肾不足，湿浊有余，形寒头眩，腰楚脘闷，口酸且黏，脉微弦濡滑，小溲短黄，舌苔白腻。治以疏化。

羌活　防风　茅术　会皮　法夏　苏桔　云苓　建曲　寄生

赏析：本案病名"眩晕"。肾为先天之本，藏精生髓，脑为髓之海。肾精亏虚，髓海不足，无以充盈于脑而发为眩晕。肾主水液，肾阳虚则水液气化无权，脾主运化，脾虚则水谷失运，生湿酿痰，阳虚则外寒，故见形寒；痰湿阻于中焦，脾失升清，故见头眩；胃失和降，则见脘闷口酸；湿蕴下焦郁而化热，膀胱气化不利则小溲短黄；湿性黏滞则口黏；脉濡滑主湿，弦主痰饮；阳虚则苔白，湿盛则苔腻。病机为脾肾不足，湿浊内蕴。治以疏化。方选九味羌活汤合二陈汤加减。九味羌活汤功用解表祛湿，二陈汤燥湿理脾化痰。处方以羌活、防风祛风胜湿；茅术燥湿健脾，《本草从新》云其"燥胃强脾，发汗除湿，能升发胃中阳气"；会皮理气健脾，燥湿化痰；法半夏燥湿化痰，降逆止呕；云茯苓健脾利湿；苏梗行气宽中，桔梗宣肺开郁，二者合用，可和解表里，宣畅气机；建曲健胃消食；桑寄生补肝肾，祛风湿。诸药并用，共奏健脾温肾、燥湿化浊之效。

简斋先生在本案开篇就点出其病机为脾肾不足，湿浊有余；并紧紧围绕此病机，"治以疏化"，即健脾温肾、燥湿化浊。九味羌活汤一方，张元素本为解肌利湿而设，开创了以羌、防剂治疗外感风寒夹湿及分经论治理论。方中羌活"治太阳肢节痛，君主之药也……关节痛非此不治也"；防风"治一身尽痛"；苍术"别有雄壮上行之气，能除湿下安太阴，使邪气不纳，传之于足太阴脾"；甘草"能缓里急，调和诸药"。四味药相合，外祛风寒湿邪，内安脾胃。简斋先生师从孟河学派，临证以顾护脾胃为先，治疗眩晕遵"无痰不作眩"之论，以二陈汤燥湿健脾化痰，痰去则阳升眩止，并依"风能胜湿"理论，擅用羌活、防风等风药，辛散宣通，升清降浊，祛除重浊黏滞之湿邪。

佴君，本质阳虚，值此春令，易于感冒，风木内乘，头眩作痛，腰肢骨节酸楚，腹部膨胀。治当温和化气。

附片 淡姜 甘草 茯苓 白芍 法夏 桂枝 寄生 栀木 巴戟天

赏析：本案病名"眩晕"。简斋先生归纳其病机为"本质阳虚""风木内乘"。因肾为先天之本，主一身之阳，阳气有卫外、固摄功能，阳气密乃固。患者素体阳虚，阳气亏虚，藩篱失固，故易于外感；外风侵袭腠理，加之春令，厥阴风木当令，肝阳偏亢，两阳相合，夹水饮上乘，故头眩作痛；水湿不得循其三焦水道而下，华盖闭塞，外溢于肌表，则见腰肢骨节酸楚；脾土喜燥而恶湿，水湿蕴阻中焦，故见腹部膨胀。治当"温和化气"为法，方选真武汤加减。真武汤出自《伤寒论》，为治疗脾肾阳虚、水湿泛溢的主方，由附子、茯苓、芍药、白术、生姜组成。本案处方以附子为君，温补肾阳；合淡姜，一温后天以养先天，一温先天以生后天，相须为用，相得益彰，温阳化气之力大增。茯苓健脾化湿，淡渗利水，使水从小便而去；巴戟天味甘辛性温，温补肝肾，补而不燥，柔而不烈，一则伍姜附以助阳气之根，二则伍白芍、桑寄生以柔筋而止酸痛；半夏降冲逆而止眩晕；桑寄生补肝肾，强筋骨，尤善于腰痛筋痿骨弱。桂枝、栀木相伍，一则借桂枝辛温之力，透达外风，祛邪于外；二则借栀木平肝利湿通经络。甘草为使，一则味甘以厚脾土，二则调和药性。方中用白芍，其意有三：一则柔肝缓急以止痛；二则白芍入厥阴，能防止风木夹饮流窜肌表，与甘草相合，敛阴舒筋以解肢节酸楚不利；三则防附子燥热伤阴。真武汤中有白术，本案因患者存在外风侵袭，表不解，加之风木妄动上冲，为防白术壅滞气机，犯实实之戒而去之未用。全方共奏温肾助阳，化气除湿之功。

《景岳全书·眩晕》云："头眩虽属上虚，然不能无涉于下。盖上虚者，阳中之阳虚也。"阳虚眩晕，多见于年高肾亏，气血、阴阳虚衰，肾阳不足，下元虚损，虚阳上越，导致眩晕；病程日久，阴损及阳；长期使用伤阳之药，损及阳气，阴阳俱虚，气机升降失常，使得机体阴阳失调，发为眩晕。简斋先生临证重视体质，重视内因、外因，治病必求于本，不愧高手。

王左，阴虚湿热为病，值此夏令，天气燥热，头部昏胀尤甚，腿部软乏。治当疏和导化（此系上盛下虚）。

石决明　杭白芍　白薇　鳖甲　牡蛎　生地　橘络　粉丹　苓神　川斛　女贞　稆豆　池菊

赏析：本案病名"眩晕"。简斋先生认为乃"阴虚湿热为病"。患者体质阴虚为本，湿热内蕴为标，正值夏令燥热之时，更易伤津耗液，肝肾阴虚在下，水不涵木，虚阳上浮，上盛下虚更显，故而症见在上头部昏胀、在下腿部软乏。病机为肝肾阴虚，湿热上扰。治当疏和导化，方选二甲复脉汤加减。二甲复脉汤由加减复脉汤中大队滋阴之品佐以介类潜阳化裁而来。本案处方用石决明、鳖甲、牡蛎为君，介类重镇潜阳，使肝阳不得上浮。肝阴多虚，水不涵木，肝阳上亢，故以生地、白芍、牡丹皮、石斛为臣，滋阴清热；配以介类潜阳之品，寓息风于滋养之中，使真阴得复，浮阳得潜，则虚风自息；白薇，味苦咸，性寒，与菊花相伍，息风清热，透邪外出；茯苓、茯神健脾化湿，宁心安神；橘络化痰通络除湿；稆豆又名黑豆衣，平补肝肾，滋阴清热；女贞子补益肝肾，与菊花、稆豆配伍，常用于肝肾阴虚之头昏胀痛。处方中除二甲复脉汤主方外，还体现了三种相辅相成的配伍。一是菊花、白薇，仿羚角钩藤汤之桑叶、菊花，用以清热息风，透邪外出；二是橘络，含羚角钩藤汤之川贝、竹茹清热祛痰之意；三是女贞子，仿天麻钩藤饮之桑寄生补益肝肾之意。处方用药可谓丝丝入扣，精巧细致之余，尽显章法。全方共奏滋阴潜阳，化湿透热，补益肝肾之功。

简斋先生治疗头痛、眩晕，常用天麻汤、二甲复脉汤、天麻钩藤饮等平肝息风方。其中天麻汤最为常用，功用养血祛风、清肝明目，主治邪热郁蒸入目之眩晕、头痛；天麻钩藤饮则兼有清热活血安神之功，常用于肝阳偏亢，肝风上扰之头痛、眩晕、失眠；二甲复脉汤滋阴息风之力较逊，适用于脉细促而心中澹澹大动者。简斋先生根据辨证，灵活选用，并随证加减化裁。

另生牡蛎、龙齿骨先煎。

天麻　池菊炭　白芍　地黄　萸肉　丹皮　苓神
建泻　枣仁　怀夕炭　女贞子　稽豆衣　沙白蒺藜

朱左，43。头晕欲仆，脉弦劲，卧则喜伏，心易怔忡。是系肝肾不足，虚阳上僭，治当潜阳摄纳。

赏析：本案病名"眩晕"。肝属木，肾主水，心主火，肝肾阴虚，虚阳浮越，清窍失养，故头晕欲仆、脉弦劲；阴血不足，心神失养，故卧则喜伏、心易怔忡。简斋先生归纳其病机"系肝肾不足，虚阳上僭"，"治当潜阳摄纳"，即滋补肝肾、平肝潜阳，通过滋养肝肾，收敛阳气，不使其耗散。方选杞菊地黄汤加减。该方出自《医级》，具有滋肾养肝、滋水涵木作用。肾为先天之本，主骨生髓，《灵枢·海论》云："脑为髓之海。"又云："髓海不足，则脑转耳鸣，胫酸眩冒。"故本病头晕欲仆，其本在肾。方中用地黄、山萸肉滋肾阴，益精髓；因脾虚不显，故未用山药，而是用白芍、女贞子、稽豆衣、沙蒺藜加强滋补肝肾，平抑肝阳，亦即王冰所谓"壮水之主，以制阳光"之义。处方中还配伍了丹皮、泽泻，"补中有泻"，以防止滋补之品产生滞腻之弊。池菊炒炭存性，与天麻、白蒺藜相配，加强清肝火、平肝阳之功；茯神、酸枣仁宁心安神；牛膝炒炭存性，加强补肝肾，并引虚火下行。另以生牡蛎、生龙齿、龙骨先煎，一方面有利于有效成分的煎出，以提高疗效；另一方面介类和质重药物有平冲降逆、潜阳宁神之功。其中牡蛎可平肝潜阳，重镇安神，如《药性切用》中谓其"涩精敛汗，潜热益阴，为虚热上浮专药……潜热生研，涩脱火煅"；生龙齿、生龙骨可镇心安神，平肝潜阳。全方共奏滋补肝肾、平肝潜阳、重镇摄纳之功。

方中沙白蒺藜乃沙蒺藜、白蒺藜合称。沙蒺藜又称为沙苑子，性味甘温，功偏补，能补益肝肾、固精明目，故主治虚证；白蒺藜性味苦辛温，功偏泻，可清肝明目、祛风活血，故主治实证。简斋先生在医案中常将二者合并使用，虚实同治。

八

中风

（计6案）

张左，本质湿热素盛，因风为病，左肢不用，语言不出，脉形弦滑数大。治以清气涤痰，宣痹通络。

池菊　桑叶络　蛤壳　连翘　橘皮络　茯神　赤

白芍　白薇　竹沥夏　竹茹

另万应锭一钱，研细和服。

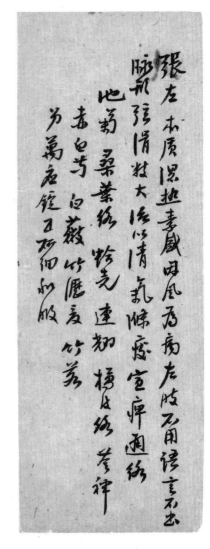

赏析：本案病名"中风（中经络）"。患者"本质湿热素盛"，致使脾胃受伤，脾失健运而痰浊内生，郁久化热，痰热互结，壅滞经脉；加之肝失条达，气机郁滞，肝风内动，上扰脑窍，发为中风。脉络瘀阻则肢体不用，言语不出；痰热内蕴，肝风内动则见脉弦而滑数。总括其病机为湿热素盛，风邪入中，风热痰火，痹阻经络。证属本虚标实，上盛下虚。汪昂云："气有余则为火，液有余则为痰，故治痰者必先降其火，治火者必顺其气也。"（《医方集解》）病机为痰热痹阻经络，治以清气涤痰、宣痹通络。方选桑菊饮、温胆汤合万应锭加减。处方中池菊、桑叶络祛风邪，清肝火，通经络；蛤壳、连翘清热泻水，化痰软坚；橘皮、橘络、茯神、竹茹涤痰开窍，清心通络；竹沥夏为清半夏用鲜竹沥淋洒拌匀，待竹沥被吸尽，晒干入药者，加强清热化痰之功；赤芍合白薇清热凉血，养血益阴，善清肝火，除血分郁热；竹茹清热化痰，除烦止呕；竹沥入心肝经，清热豁痰，定惊利窍，《本草纲目》云："竹沥性寒而滑，大抵因风火热燥而有痰者宜之。"万应锭具有清热镇惊、解毒之功。方中胡黄连凉血清热，除骨蒸；黄连清热燥湿，泻火解毒；儿茶清热解毒，生肌敛疮；冰片开窍醒神，清热止痛，消肿生肌；香墨止血消肿；麝香开窍醒神；牛黄、牛胆汁清热解毒，定惊安神；熊胆清热解毒，息风止痉。全方共奏清气涤痰，宣痹通络之功。

简斋先生指出患者湿热素盛体质，因风为病，故处方中用祛外风、清气涤痰的桑叶、池菊、桑络、连翘等药取代传统的平肝泻火的天麻钩藤饮和祛风通络的牵正散之类；且在辨证论治的汤药基础上，加用中成药万应锭研细和服，充分体现了简斋先生处方用药之精妙。既可兼用两方之功效，又避免大复方的药物繁多，且冰片等挥发性药物不宜入汤剂，牛胆汁、牛黄、熊胆粉、麝香等贵重药品研末服用可得以充分利用，发挥最大功效，值得后辈学习借鉴。

万君，31。连服疏导之剂，少腹痛平，频车仍作紧困，张口不利，右腿胫亦觉酸楚。风在少阴，治仍托化。

羌独活　细辛　白芷　当归　地黄　白芍　法夏　云苓　陈皮　寄生　滋肾丸　巴戟天

赏析：本案病名"中风（中经络）"。患者风在少阴，风痰阻络，服疏导之剂，少腹痛平。然肝肾阴虚，阴虚则阳亢，虚风内动，夹痰循经上扰，阻于络脉，则见频车紧闭、张口不利、下肢酸楚。内风夹痰，病在足少阴肾经，"治仍托化"，方选独活寄生汤、二陈汤合滋肾丸加减。案中处方以独活祛风除痹；桑寄生补益肝肾祛风湿；当归、白芍、地黄补血养血；茯苓健脾渗湿；陈皮、法夏燥湿化痰；羌活入太阳，细辛入少阴，白芷入阳明，三药合用，祛风通络化湿；滋肾丸清下焦湿热，引火归原，热去则阴复；巴戟天补肾阳祛风湿。诸药合用，共奏滋补肝肾、化痰通络之效。

本案肝肾阴虚为本，风痰阻络为标，治病求本。虽风痰阻络，然搜风通络之品并未多用，仅以羌活、细辛、白芷循经上行，各司其职；配伍化痰主方二陈汤，搜入络之风痰。而主用独活寄生滋补肝肾，四物汤补血活血，滋肾丸滋阴清热，巴戟天温补肾阳，用于滋补剂中有"少火生气"之意，正如张景岳所云："善补阳者，必于阴中求阳，则阳得阴助而生化无穷；善补阴者，必于阳中求阴，则阴得阳升而泉源不竭。"（《景岳全书》）羌活配防风是简斋先生临床常用的对药，取其解表祛风、升阳开郁、引经行气之效。两药皆能祛风胜湿解表，作为祛风药在治疗外受风邪病证的药物中，被称为"风药之润剂"，与麻桂剂的温燥之性相比，用之无伤津耗液之虑；而内伤病中使用羌活、防风，实为"疏化胜湿"，风胜则湿化，常与二陈汤等方剂配合，用于痰湿之证。本案痰湿素盛，风痰痹络，故以羌、防配合祛湿化痰之二陈以升阳除湿、宣痹通络。综合本方组成，以调畅气机、除湿消痰为主，配伍严谨，用药轻清灵动，使气行而络通。其后续治疗当继以健脾助运，使荣卫和谐，清升浊降，而缓"偏枯"之疾。

薛右，上月偏左肢体有似类中，经按摩及西医诊治渐好，但偏左头部作痛，右肢仍显萎强，夜不能寐（近服羚羊珠粉颇平），脉弦劲不和。痰浊内蕴，血燥生风，治以疏和通络，徒补无益。

羌活　防风　天麻　池菊　秦归　桃仁　蛤粉拌
地黄　法夏　赤芍　苓神　橘皮络　甘草　竹茹
桑枝　寄生　白蒺藜

赏析：本案病名"中风"。中风首先当辨中经络与中脏腑。无神识昏蒙者属于中经络，病位较浅，病情较轻；有神识昏蒙者属于中脏腑，病位较深，病情较重。本案患者无神志不清，当属中经络。患者初为外风入络，致左上肢关节不利。外风不去，久延未已，必与内湿相合，风湿痰浊交结为患。患者上月左上肢有似类中，但非真中风，为外风入络所致，经按摩及西医诊治渐好，但出现偏左头痛；右侧肢体萎强，活动不利，乃真中风，由于肝肾亏虚，肝阳暴涨，气血亏虚，痰浊内蕴，血燥生风，风阳夹痰上扰，血随气逆，血瘀脑脉，故见半身不遂。风痰上扰，经脉不利则头痛；风阳扰动心神而夜不能寐；脉弦劲不和为肝风内动之象。病机为肝风夹痰，痹阻经络。"治以疏和通络"，徒补无益。

方选半夏白术天麻汤合二陈汤加减。处方中天麻平肝息风，化痰通络；菊花清热平肝；半夏、竹茹燥湿化痰。赤芍、桃仁、当归活血化瘀，通络止痛。其中赤芍还可凉血降逆，引血下行；当归还可养血润燥祛风。桑枝配桑寄生是简斋先生临证常用的药对。桑枝有祛风湿、通经络、利关节作用，桑寄生有祛风湿、益肝肾、强筋骨作用。一般认为桑枝以通为主，桑寄生以补为要，两药参合，一补一通，相互为用，共达补肝肾、壮筋骨、祛风湿、通络脉、止疼痛之功。白蒺藜平肝解郁，取其祛内风之用，与羌活、防风相合，协力以祛风通络止痛。橘皮、橘络健脾渗湿，行气畅络，以化痰源；赤芍合炙甘草和缓止痛；茯苓、茯神安神定志；羚羊角、珍珠粉平肝息风；地黄养血润燥、滋补肝肾，蛤粉清肝化痰。蛤粉拌地黄，肝肾同治。诸药组合，共奏疏和通络之效。

朱太太，体丰痰湿过盛，络痹不通，左半肢麻，喉关阻塞，脉形弦小。拟疏和通化为法。

木香　南星　法夏　远志　天麻　桔梗　会络

苓神　赤白芍　淡生姜

赏析：本案病名"中风（中经络）"。简斋先生归纳其病机为"体丰痰湿过盛，络痹不通"。患者素体肥胖，多湿多痰，痰浊阻滞，气血运行不畅，经络痹阻，则半身肢麻，如朱丹溪所说"湿土生痰，痰生热，热生风也"（《丹溪心法》）；风痰上涌，则喉关阻塞；风痰阻络，则见脉形弦小。治"拟疏和通化为法"，方选导痰汤加减。导痰汤具有燥湿祛痰，行气开郁的作用。方中法半夏辛温而燥，长于燥湿化痰，善治风痰，治大人中风；天麻善于平肝息风，祛风通络。二药配伍，长于化痰息风通络；南星辛温有小毒，制用以减少其毒性，一方面助半夏燥湿化痰，另一方面助天麻祛风通络，《开宝本草》曰其"主中风，麻痹，除痰"；会络为广州新会产的橘络，具有行气通络化痰，用于痰滞经络，与半夏、天麻配伍，加强化痰息风之效；远志辛开苦泄，祛痰开窍，是化痰之良药，与半夏、会络两药配伍，宣肺祛痰力增；淡生姜既解天南星之毒，又能除痰；白芍滋阴养血和脉；赤芍活血通痹；茯苓、茯神健脾化痰，宁心安神；桔梗，古有"系开提肺气之药，诸药舟楫，载之上浮"之说，用之开宣肺气而化痰，并引药上行；木香理气醒脾，脾旺则绝其生痰之源，气顺则痰消。诸药相配，共奏息风化痰、行气通络之效。

"络痹不通"是指经络气血运行不畅，筋脉关节失于濡养。《灵枢·脉度》曰："经脉为里，支而横出者为络。"络脉具有渗灌气血，环流经气以濡养脏腑与四肢百骸的功能，气血阴阳是络脉发挥作用的物质基础，因而络脉充盈和通畅是保证络中气血正常运行的前提。叶天士云"络虚留邪"，而"脉络自痹"（《临证指南医案》），临床常发生四肢麻木、屈伸不利、酸困疼痛、肢软无力等症。络脉为病，有虚有实，并常见虚实夹杂。实者应祛邪通络，虚者应补虚和络。本案简斋先生"拟疏和通化为法"，与《素问·至真要大论》所述"疏其血气，令其调达，而致和平"的治则甚为相符。

陶母，有年，痰湿过甚，值此春令，络闭不通，偏右半身不遂，脉弦滑，舌苔凝腻。治当宣痹以通络。

酒炒池菊　炒僵蚕　制南星　法夏　赤苓芍　会皮络　羌活　防风　炒枳壳　桔梗　生草

赏析：本案病名"中风"。患者为女性，素体痰湿内盛多年之久，时值春季，乃肝脏所主，肝属木，春季风邪当令，"风为百病之首"，风邪善行数变，风性炎上，引动肝阳，肝风夹痰流窜经络，脉络痹阻不通，发为右侧半身不遂；脉弦滑，舌苔凝腻，属风阳痰湿之候。病因病机为肝风夹痰，痹阻经络。"治当宣痹以通络"，即祛风化痰、平肝潜阳，宣痹通络。方选大醒风汤合导痰汤加减。大醒风汤出自《太平惠民和剂局方》，功能逐风痰、通经络，适用于中风痰厥、半身不遂及历节痛风、经脉挛急等症；导痰汤祛痰化饮，适用于痰厥眩晕，或痰饮咳嗽，胸膈痞满者。

本案处方以酒炒池菊为君药，因其生长在滁州凤阳城南池边而得名，为道地药材，具有清肝热、祛肝风之功；经过酒炒能引药上行，活血通络，并缓和其寒凉之性，增强活血通络作用。炒僵蚕祛风解痉，消痰散结；制南星祛风解痉，燥湿化痰；法夏燥湿化痰，健脾和中；赤苓清热利水，健脾渗湿；赤芍活血散瘀，泻肝火，治血痹；会皮络行气健脾，化痰通络；羌活祛风胜湿，升太阳经和督脉经的阳气；防风祛风解痉，胜湿通络。炒枳壳行气宽中，化痰消胀；桔梗疏风宣肺，开提肺气。二药相配，一升一降，调畅气机，使中上二焦脾肺之气宣降得宜，气机调畅，湿除而痰消。甘草调和诸药。处方中用了二陈汤，其中茯苓、半夏、陈皮是升发脾胃清阳与健脾燥湿相配伍，寓风药胜湿、湿化则痰消之意。南星苦温辛烈，燥散力强，开泄走窜之力尤甚，善祛经络风痰而解痉；防风辛温，辛以条达气机，既祛外风，又息内风，为止痉之良药。二药合用，祛风解痉之力大增，且防风可制南星之毒，既有相使相助之意，又有相畏相制之用。半夏与南星伍用，半夏燥湿健脾以杜生痰之源，南星开泄化痰以搜经络之风痰，合而散周身痰结，尤以祛风痰为著。全方共奏祛风化痰，平肝潜阳，宣痹通络之功。

阮右，本质肝旺，突因刺激，络痹不通，右肢不用，语言不出，舌苔黏腻。拟星香散主治。

南星　木香　天麻　法夏　竹茹　茯苓神　枳壳

橘皮　远志　赤芍　姜

另万应锭。

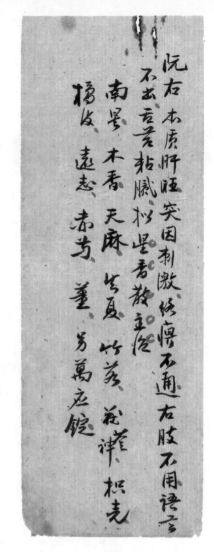

赏析：本案病名"中风"。简斋先生将其病因病机总结为"本质肝旺，突因刺激，络痹不通"。中风病机较为复杂，涉及心、肝、肾、脾以及经络、血脉。本案患者为女性，气多血少之体，平素肝阳偏旺，横逆犯脾，脾虚导致内生痰浊，突然因情志刺激所伤，肝阳暴涨，风阳上扰清窍，夹痰走窜经络，脉络不通，故见右肢不用、语言不出；肝旺脾虚，痰热内蕴，故舌苔黏腻。总之，病机为肝风夹痰，阻滞经络。治以疏肝理气，化痰通络。如《丹溪心法》曰："中风大率主血虚有痰，治痰为先，次养血行血，或属虚，夹火与湿，又须分气虚血虚。"

方选星香散、涤痰汤合万应锭加减。星香散出自《医方集解》，主治中风痰盛之证。星香散中用胆南星，制以牛胆，以杀其毒，古有"以脏补脏"之说，牛胆有益肝胆之效，肝胆之经属风木，故可增清热化痰、息风定惊之功；涤痰汤出自《济生方》，由半夏、竹茹、枳实、陈皮、炙甘草、茯苓组成，具有燥湿化痰作用；万应锭由黄连、牛黄、麝香、冰片、熟地黄、儿茶、乳香、没药、防风、胆南星、胡黄连、天麻、香墨、天竺黄、僵蚕、建曲组成，具有清热、化痰镇惊作用，主治中风痰火导致的半身不遂、失语等症。半夏、竹茹、橘皮具有燥湿化痰之功；远志、茯神化痰安神；天麻平肝息风，祛风通络；赤芍柔肝通络止痛。简斋先生用枳壳代替枳实，防枳实破气伤正，用枳壳加强理气化痰之功；考南星味苦性辛温，有小毒，治风痰生用，须以矾汤浸，如《本经逢原》曰："天南星味辛而麻，故能治风散血；气温而燥，故能胜湿除痰。""然南星专走经络，故中风麻痹以之为向导。"全方共奏疏肝理气、化痰通络之功，切合病机。

九

其他

（计5案）

陆左，59。肝肾不足，湿热阻于络脉，十年来握笔辄作抖颤，近因心境不适，颤益较甚，左手尖端似觉不仁，脉来弦劲异常。治以柔养导化，防厥中。

天麻　白芍　防风拌生芪　秦归　首乌　蛤粉拌干地黄
草　法夏　苓神　陈皮　生苡仁　桑络枝

赏析：本案病名"颤证"，也称"震颤"。《内经》对本病已有认识，曰："诸风掉眩，皆属于肝"，其"掉"字，即含震颤之义。并曰："骨者，髓之府，不能久立，行则振掉，骨将惫矣"（《素问》），说明颤证与肝肾关系密切。肝主筋，肾主骨，患者老年男性，肾精渐亏，肾水不能滋养肝木，肝血不足，筋脉失濡，湿热阻于络脉，故"握笔辄作抖颤"；心境不适，易致肝郁气结，血行不畅，木燥而生风，手抖颤动较甚；肝血不足，肌肉、筋脉失养，故手指末端麻木不仁。叶天士云："肝为刚脏，非柔润不能调和""养肝之体，即可以柔肝之用"（《临证指南医案》）。并提出柔肝三法：柔肝解郁、柔肝通络、柔肝舒筋。本案是肝肾不足，湿热阻于络脉，故简斋先生"治以柔养导化"，即益肾柔肝，导湿通络，方选天麻汤、二陈汤合四物汤加减。本案处方当归、白芍、干地黄滋阴养血。其中白芍养血柔肝；当归补血活血，补而不滞；干地黄入肝肾，滋阴补精。茯苓、陈皮、半夏可健脾化湿祛痰；天麻质润甘平，养液以息内风，有定风草之美称；生黄芪可补气走表；防风益气固表，通络止痛；薏苡仁化湿健脾，桑络、桑枝祛风通络，三味药常用于治疗风湿痹症。诸药配伍，达益肾柔肝、导湿通络之功。

本案处方中用防风拌黄芪，黄芪与防风配伍，偏于走表，一补一攻，既可散邪祛风，又可益气扶正托毒。本案病邪在络在表，故用防风拌黄芪走表，益气固表，并助诸药入络脉。整首处方用生苡仁、桑络、桑枝清利湿热，通经活络；用首乌、蛤粉拌干地黄以水涵木，补肾柔肝；用黄芪、当归益气养血，养血柔肝。标本同治，虚实兼顾，柔养导化，以"防厥中"。

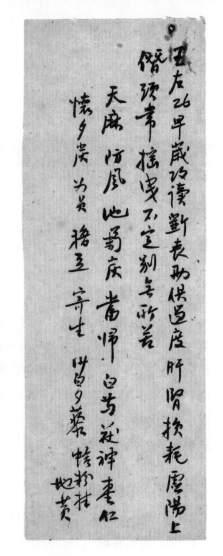

王右，26。早岁攻读、斫丧，两俱过度，肝肾损耗，虚阳上僭，头常摇曳不定，别无所苦。

天麻　防风　池菊炭　当归　白芍　茯神　枣仁

怀膝炭　女贞　稽豆　寄生　沙白蒺藜　蛤粉地黄

赏析：本案病名"颤证"。颤证是以头部或肢体摇动颤抖，不能自制为主要临床表现的病证，轻者表现为头摇动或手足微颤，重者可见头部振摇、肢体颤动不止，甚则肢节拘急，失去生活自理能力。患者青年女性，女子以肝为先天，早岁攻读过度，《内经》云："久视伤血。"长时间过用眼睛和头脑，则暗耗心血，"积劳成疾"。劳伤心血，加上其他伤害，两俱过度，致使肝肾阴血亏虚。肝属木，肝体阴而用阳，阴不潜阳，肝阴亏虚而见虚阳上浮，肝风内动。肝主筋，藏血；肾为先天之本，藏精，主骨生髓，精血同源，亦称"乙癸同源"，肾阴亏虚则水不涵木，亦可见肝风内动，故见头常摇曳不定。病机为肝肾阴虚，虚阳上僭。治拟滋阴潜阳，养肝益肾法。方选天麻汤加减。方中天麻平肝潜阳，息风止痉；防风祛风止痉；池菊用炭以减其苦寒之性，增其平肝祛风之效；当归养血活血，白芍柔肝敛阴，二者补益阴血以濡养肝脏；茯神、酸枣仁养心安神；怀膝炭、女贞子、桑寄生补肝肾，强筋骨；稽豆衣养血益精，平肝祛风；潼蒺藜与白蒺藜同用，加强补肝肾、平肝潜阳息风之功；蛤粉拌地黄意在滋养肝肾之阴以润阴血，平息肝风。全方共奏滋阴潜阳，养肝益肾之功。

关于颤证，对其临床症状早有描述，但是对疾病的系统认知则始于明清。《张氏医通》云："盖木盛则生风生火，上冲于头，故头为颤振。若散于四末，则手足动而头不动也。"由此可见，不论何种原因引起的颤证，肝风内动是疾病主因。现多认为颤证初起责之于肝，久病累及脾肾等脏，常见病机有肝阳化风、气血亏虚、外感实邪、风痰阻络等，分别予以平肝息风、益气养血、补益肝肾、祛风化痰通络等治疗大法，且除汤药治疗外，还可辅以针灸治疗。

吴左，42。昨晚仍寒，寒时鼓栗，移时即热，至晨热轻未退，汗少口渴，渴喜沸饮，舌苔黄黏，脉弦数。温疟不明，湿热交争，治以转枢达邪。

柴胡　法夏　黄芩　槟榔　川朴　知母　茅术

石膏　陈皮　甘草　桂枝　生姜　枣

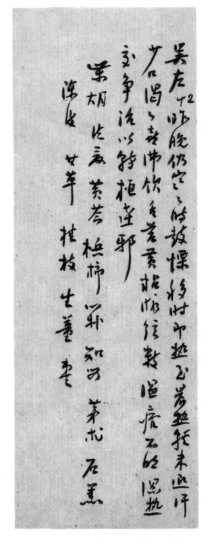

赏析：本案病名"疟疾"。患者男性，恶寒战栗，不久后发热，为寒热往来之象。此为疟邪伏于半表半里之间，出入营卫之间，邪气与正气相争，阴阳相移，而引起寒热交替发作。阴实阳虚，以致恶寒战栗；出与阳争，阳盛阴虚，内外皆热，以致发热；疟邪与卫气相离，则遍身汗出、热退身凉。寒湿困脾，郁于少阳，寒热交替，故口虽渴但欲热饮；邪与阳争虽在卫分，而口渴为营阴受损，津不上承，喜热饮为脾胃虚寒；舌苔黄黏，脉弦数也为热邪内郁之象。病机为邪郁少阳，湿热交争。简斋先生云"治以转枢达邪"，即和解少阳、祛邪截疟。

方选白虎加桂枝汤合小柴胡汤加减。白虎加桂枝汤出自《金匮要略》，由知母、石膏、桂枝、甘草组成，具有清热、通络、和营卫作用，主治温疟；小柴胡汤出自《伤寒论》，由柴胡、黄芩、人参、半夏、甘草、生姜、大枣组成，具有和解少阳作用。案中柴胡苦平，为少阳引经药，轻清升散，入肝胆经，其升散之性以透解少阳半表半里之邪，并能疏泄气机之郁滞；黄芩苦寒，善清泄少阳半表半里之热。柴胡与黄芩配伍，相须为用，一散一清，共奏和解少阳之功。苍术辛香苦温，入中焦能燥湿健脾，使湿去则脾运有权，脾健则湿邪得化。川厚朴芳化苦燥，行气除满；与苍术相伍，行气以除湿，燥湿以运脾，使滞气得行，湿浊得去。陈皮配半夏温燥痰湿，理气和胃，以助苍术、厚朴燥湿醒脾之力；槟榔苦辛，味温，截疟行气利水；营阴已伤，佐以石膏、知母清热生津，防诸药温燥伤津。姜、枣益胃气，生津液，和营卫；且生姜温散水湿，温脾和胃，既扶正以助祛邪，又实里而防邪入。甘草调和诸药，且能益气健脾和中。全方和解少阳以祛疟，清热燥湿以健脾，行气以祛湿，使湿去脾健，气机调畅，邪气得解，枢机得利。

李右，伏邪化疟，前进小柴胡银翘散合方，寒热已止，但营血大伤，昨晚复热，四心如灼，眩惕神疲，面困纳少，脉弦。治以和化。

银胡　鳖甲　秦归芁　桑叶络　丹皮　苓神　生草　白芍薇　生熟枣仁　橘络　穭豆衣　首乌藤

赏析：本案病名"疟疾"。患者伏邪化疟已久，经小柴胡汤、银翘散合方和解清热治疗后，寒热已止，但疟邪未尽，邪正相争日久，"营血大伤"，遇劳累可致疟邪复与卫气相集而引起发病，步入劳疟之途。阴血不足，疟邪与卫气相搏故又见发热，而阴虚内热故四心如灼；伤营耗血，正气亏损，肌肉筋脉失于濡养，故见眩惕神疲、面困纳少；脉弦则为邪在半表半里之象。病机为疟邪未尽，营血亏虚。简斋先生云"治以和化"法，即益气和血、扶正截疟。

方选清骨散合归脾汤加减。清骨散出自《证治准绳》，可清虚热，退骨蒸。处方中用银柴胡味甘苦，性微寒，直入阴分以清热凉血，善退阴虚骨蒸之热，且无苦燥之弊；鳖甲咸寒，即有滋阴潜阳之效，又可引药入阴分。秦芁性润不燥，可祛风湿，清湿热；与鳖甲等配伍，常用于骨蒸潮热。再以甘草调和胃气，防苦寒伤阴之弊。归脾汤出自《济生方》，具有益气补血、健脾养心功效，是治疗心脾两虚证的名方。处方中用当归、白芍滋阴而养血；茯神、生酸枣仁、熟酸枣仁甘温酸苦以养心，心者脾之母也。另加白薇配白芍柔肝养血，清退虚热；首乌藤配合酸枣仁、茯神补养阴血，养心安神；桑叶、桑络、丹皮、穭豆衣、橘络凉血和络，清退余热。患者为疟疾后期，除营血亏虚之外，还有四心如灼等阴虚内热症状，故简斋先生在清骨散合归脾汤的基础上，加用丹皮、桑叶、桑络、橘络等清热凉血和络的药物，去黄芪、党参是防其药性温燥伤阴助热。处方中银柴胡配鳖甲、秦当归配秦芁、桑叶配桑络、白芍配白薇、生枣仁配熟枣仁、首乌藤配茯神均为经典药对，以达到养阴清虚热、宁心安神除眩惕的目的。全方诸药配伍，虚实兼顾，扶正祛邪，共奏养阴清热、调气和血之功。

顾君，风湿入于脾络，突然两腿酸痛，头拘挛不和，脉弦劲。当以宣闭通络主治。

羌活　防风　会皮　生草　茅术　苡仁　川柏

赤苓芍　桃泥　怀膝　蒺藜

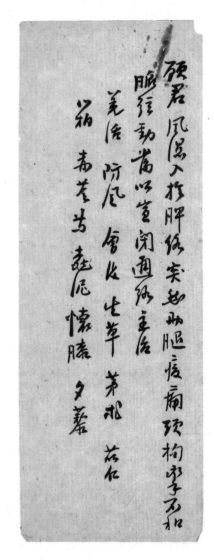

赏析：本案病名"痉证"。《内经》云："诸痉项强，皆属于湿。"患者受风湿之邪侵袭脾络，闭塞脉道，气血运行受阻，筋脉失养，故两腿酸痛；头为诸阳之会，是五脏六腑精华及清阳之气上升之地，风湿相搏，阻于经络，阻遏清阳上升，清窍失养，头部经脉拘急，则见头拘挛不和；脉弦劲为邪实壅滞，气机不畅之象。患者虽有头拘挛不和，但无恶寒发热、无汗等表证，所以病因病机为风湿伤于经络，入于脾络，"当以宣闭通络主治"，方选大羌活汤合四妙丸加减。大羌活汤出自《此事难知》卷上，具有发散风寒、祛湿清热之功。其中羌活辛散祛风，苦燥胜湿，宣痹止痛；防风辛甘微温，乃风中之润剂，走十二经，既能祛表湿，也能祛里湿，具有祛湿止痛、止痉之功。简斋先生治风湿，多羌活、防风同用，以通行诸经，表里同治。因无表证，病位在脾络，故去细辛、白芷、川芎；而两腿酸痛，风湿在下，则易黄芩为黄柏，以清下焦湿热。四妙丸出自《成方便读》，具有清热利湿、舒筋壮骨的功效。方中薏苡仁健脾渗湿，清热除痹，舒筋缓急之功；黄柏苦以燥湿，寒以清热，其性沉降，长于清下焦湿热，风湿伤络多有化热之弊，予以黄柏则兼清内热；苍术辛散苦燥，直达中州，长于燥湿健脾。怀牛膝逐瘀通经，通利关节，补肝肾；并能引苍术、黄柏入下焦而祛湿热，宣散降泄。另以赤茯苓健中和脾，渗利湿热；赤芍、桃仁活血化瘀，宣痹和络；白蒺藜祛风散邪，宣痹止痛；会皮理气健脾；生甘草益气健脾，且合芍药缓急止痛。全方共奏祛风胜湿，宣痹通络之效。

夫脾之有大络者，脾为胃行其津液，灌溉于五脏四旁。脾胃为后天之本，气血生化之源，脾胃气机升降是调节全身气机升降的关键，络脉内联脏腑，外络四肢，足太阴之络不能完全发挥脾脏功能，故需要脾之大络来补充脾之络脉的不足。脾之大络具有协助脾主统血、主肌肉、主四肢的生理功能，协助脾司运化转输水精，协助胃腐化水谷。因此，风湿侵袭，突发疼痛，可从脾络受邪论治。

伍

肾系病证

一

概 述

张简斋医案中涉及肾系病证 56 例，其中水肿 16 例、淋证 9 例、遗精 3 例、腰痛 3 例、痹证 21 例、尿浊 2 例、癃闭及痿证各 1 例。现根据这些医案，试将简斋先生诊治肾系病证的特点概述如下。

1. 风水合病发为水肿，"开鬼门"发汗利水须分寒热

　　水肿是肾系病证的主要病种，既可因外感"由咳而喘"致肺失宣肃致肿，也可由内伤致脾失运健而肿。此外，还有"风水合病，既肿且胀"，甚至可出现"喘变"。《素问·汤液醪醴论》提出了"平治于权衡，去菀陈莝……开鬼门，洁净府"的治疗原则。简斋先生对"脾肺肾三脏皆病，湿水上泛，由咳而喘而肿"者，治以"宣肃导化"，即宣肺平喘、利水消肿；对"风水并病，由咳而肿，咳而气逆似短，肿而自下上移"者，"治以疏化"，即采用解表散寒、蠲饮利水。如 285 胡童案，因"风水合病，既肿且胀，气促神迷，欲卧，脉小"，简斋先生提出"慎防喘变，先以小青龙汤以开鬼门"。从患者欲卧，脉小可知，其为阴寒之证；且从简斋先生所处方药测证，辨其风水偏寒之证。方中以麻黄、桂枝发汗散寒，开鬼门；干姜、细辛温肺化饮，兼助麻黄、桂枝解表祛邪。而在 288 叶左案中，患者"风水合病，面浮身肿，服越婢主治之剂，肿势稍消，脘闷较减，腹鸣便溏，溺短，今晨鼻衄涌见"。可见，患者为风水偏热之证。乃因风邪外袭，水湿泛溢，气化失司所致。从其小便短少、鼻衄涌见，可知有化热生火之势，故方选越婢汤合五皮饮加减。方中以麻黄、桂枝、杏仁宣降肺气，发汗解表，开泄腠理；配伍石膏清泄肺中之热，辛凉并制麻黄过汗。另以桑白皮、葶苈子清泻肺热，薏苡仁、茯苓、生姜皮、牡蛎、泽泻行水消肿。简斋先生以麻黄汤为主方加减以"开鬼门"，宣肺利水，并区分偏寒偏热的不同而分别施治。

　　风水合病偏寒者，常用小青龙汤、华盖散以宣肺散寒、利水消肿，常用药如麻黄、桂枝、细辛、干姜、五味子、葶苈子、杏仁、白芍、甘草等；风水合病偏热者，则选大青龙汤、越婢汤泻肺清热、利水消肿，常用药为麻黄、桂枝、杏仁、石膏、生姜、桑白皮、葶苈子、甘草等。

2. 重视中虚"溲便为之变"，补益之法建中为先

《素问·至真要大论》指出："诸湿肿满，皆属于脾。"296 葛右案，"气贫血弱"脾虚而致水肿，简斋先生治以"补益之法，建中为先"。这既是该案的治疗原则，也是告知在水肿病诊治中应注意健脾。《景岳全书·肿胀》曰："水惟畏土，故其制在脾。"脾健可绝其生湿之源。如296 葛右水肿病以小建中汤温中补虚，二陈汤燥湿健脾；294 丁左案，患者"脾肾阳虚，湿浊不化，晨起面浮"，治"拟鼓荡阳气，驱逐阴邪"，选用小温中丸合苓桂术甘汤温阳化气、健脾利水。而患者因"妊娠中虚气弱，面身浮肿"，恐其利水伤及胎儿，故"拟附子粳米汤加味建中平逆"，健脾化湿以消水肿。306 胡右淋证案，因"中虚气陷，肾不固摄，小溲频数二十年之久，日解数十次"，治疗则从东垣"升降浮沉"之道，宗《灵枢·口问》"中气不足，溲便为之变"原则，以补中益气汤为主方加减。

常用方为补中益气汤、二陈汤、小建中汤、附子粳米汤等。常用药有黄芪、党参、白术、茯苓、茯神、橘皮、橘白、法半夏、扁豆衣、砂仁、六曲、谷芽、红枣、甘草、炒黄粳米。脾阳不足，常酌加附片、桂枝、煨干姜等。

3. 水湿主因"水为阴邪"，温化通阳以利水

由于肺的宣发而使津液化为汗液，肾的蒸腾气化而使津液化为尿液，肺肾与脾共同调节着水液排泄，其中肾的蒸腾气化起着重要的作用。若津液输布和排泄障碍，则形成水、饮、痰、湿。水湿内停，泛溢肌肤则为水肿；水湿痰饮，壅滞肺气，宣降失职，可见咳喘气逆、不能平卧；水饮凌心，阻遏心气，则胸闷、心悸；水饮停滞中焦，脾胃气机不利，清气不升，浊气不降，则见脘腹胀满、纳呆、恶心呕吐。中医认为，水、饮、痰、湿乃四大阴邪，因其潜伏之处不同，见症亦千变万化。《温病条辨》就有"湿为阴邪，非温不解"的理念，简斋先生在治疗水肿、痰饮病时，常用温化通阳、健脾利水的苓桂术甘汤、五苓散，以及温肾利水的真武汤等方药。如294 丁左案以苓桂术甘汤加减；290 石左水湿浸渍案用五苓散，重在通阳利水、开通膀胱之腑，使水液循其常道；293 张左脾肾阳虚案以真武汤温运脾肾，鼓荡阳气，驱逐阴邪，利水消肿。

常用方为苓桂术甘汤、五苓散、真武汤等。常用药有附子、桂枝、肉桂、干姜、生姜皮等。

4. "洁净府"善用淡渗利水，防攻逐利水损伤正气

张仲景在《金匮要略·水气病脉证并治》中指出："诸有水者，腰以下肿，当利小便；腰以上肿，当发汗乃愈。"水肿病临证运用发汗、利小便的两大治法，对后世产生了深远的影响。简斋先生在治疗水肿时，常配合利小便以"洁净府"。淡渗利水是简斋先生治疗水肿的基础用药，其水肿医案中不用攻逐利水之药，免峻猛之剂伤及正气，而常用五皮饮加减治疗水肿伴小便不利之证，具有利湿消肿、理气健脾之功。如288叶左案，"风水合病，面浮身肿"，简斋先生选越婢汤合五皮饮加减。方中导化利水，用桑白皮、陈皮、带皮苓、白术、泽泻、生姜皮、薏苡仁，均为利水渗湿之品。另加冬瓜皮、赤豆衣、扁豆衣以走肌表、利水消肿，但虑其药物皮轻量大，不方便煎煮，故将后三味先煎取汁代水，再煎其他药物。在285胡童案中，简斋先生选用陈葫芦瓢煎水煨药。因葫芦瓢质轻体大，用其煎水煨药，既可加大用量以加强利尿消肿作用，又可减少整个处方的容积。利水消肿之药性平和，以及运用轻质皮类药物代水煨药，是简斋先生治疗水肿的特色方法。

常用方为五皮饮。常用药有茯苓、白术、泽泻、猪苓、车前子、冬瓜皮、葫芦瓢等。

5. 取"风可胜湿"之意，配合"风"药通阳达表

《素问·阴阳应象大论》云："湿伤肉，风胜湿。"风药辛散宣通、升清降浊，可祛重浊黏滞之湿邪。简斋先生提出的风胜托化之法，即用风药以鼓舞机体正气，托举外邪而出。如287沈君案，患者因"下虚受风"，出现水肿的风水相搏证。治以疏和导化，即疏风宣肺、化湿利水。简斋先生在处方中并没有使用风水相搏证常用的越婢汤，而是以张元素九味羌活汤中的疏风之品羌活、防风取代发汗解表、利水消肿的麻黄。一则因患者素体偏虚，非体健表实之人，不可大发其汗，以免伤其阳气；二则轻以疏化，开其玄府，因势利导，使邪有出路。294丁左脾肾阳虚水肿案、284方左风水合病水肿案，以及536张右"年龄甫逾四旬，经事已断年余""晨起眼胞微肿，

入暮足跗略浮"案中，简斋先生治法处方均取"风可胜湿"之意，以羌活、防风合用，通阳达表，使玄府开，肺窍通，清阳得升，浊阴可降，部分水湿之邪从表而出。

常用方为九味羌活汤、羌活胜湿汤等。常用药有羌活、独活、防风、藁本、蔓荆子、桂枝、川芎等。

6. 肾系病证肾虚各有特点，益肾托化之法各有差异

肾为先天之本，受五脏六腑之精而藏之，只宜固藏，不宜泄漏，所以肾病多虚证，且五脏之伤穷必及肾。肾者主水，肾的气化作用将水液清者上归于肺，通过肺的宣肃输布全身；浊者下输膀胱，化为尿液排出体外，其开阖调节着人体水液代谢的平衡。肾气不足，水液代谢失调，则见水肿、淋证、癃闭；肾气亏虚，封藏无权，固摄失司，常见遗精、遗尿；腰为肾之府，肾主骨，并藏精生髓，肾精不充可发为腰痛。

简斋先生临证常用的"益肾托化"法，即补益肾气以扶正固本。但在不同的病证中，其具体的补肾方法又各有特点。如水肿病属肾阴亏虚者，加用六味地黄丸成药，或用生地黄、白芍、山药、怀牛膝、牡蛎等；肾阳不足者，配合金匮肾气丸成药，药用附子、肉桂、巴戟天等。劳淋肾虚不固，小溲淋漓，则用六味地黄丸、五子衍宗丸加减，益肾固摄，常用菟丝子、枸杞子、覆盆子、沙苑子、生地黄、杜仲、桑寄生、怀牛膝等；遗精之人肾虚不固，补肾固精则用真人还少丹、六味地黄丸、三才封髓丹成方，或用地黄、山萸肉、山药、白芍、枸杞子、女贞子、肉苁蓉、巴戟天、杜仲、桑寄生、牡蛎等；腰痛，常以独活寄生汤加减补益肝肾，祛风湿，强筋骨，常用独活、桑寄生、熟地黄、狗脊、怀牛膝、巴戟天、鹿角霜；对"病在前任后督"的脊椎疼痛，则"另用鳖甲、龟板、鹿角霜、龙骨、牡蛎先煎"，以调补肾阴肾阳的血肉有情之品益肾填精，托化扶正。

常用方为六味地黄丸、金匮肾气丸、五子衍宗丸、真人还少丹、三才封髓丹、独活寄生汤加减。常用药有生地黄、白芍、山萸肉、山药、枸杞子、怀牛膝、附子、肉桂、巴戟天、肉苁蓉、补骨脂、菟丝子、覆盆子、沙苑子、杜仲、桑寄生、牡蛎、鳖甲、龟板、鹿角霜等。

7. 融汇名家众长，熟练运用经方及复法经方

简斋先生治疗肾系病证，抓住病机，观其脉症，随证治之，熟练运用经方，并合理地将各种治法、多张经方组合在一起，形成独特的"复法经方""大法复治"的用药经验。如092张左案，就运用了葶苈大枣泻肺汤、五苓散、金匮肾气丸合方加减；087郭君案，用麦门冬汤、金匮肾气丸、五苓散合方加减以辛润宣肺，温肾利水；296葛右案，用小建中汤加减以健脾温阳，化湿行水；290石左水湿浸渍案、285胡童风水合病案均以小青龙汤开鬼门，而对风水合病偏热者则选大青龙汤；288叶左风水夹热案用越婢汤泻肺清热，消肿利水；294丁左脾肾阳虚案，用苓桂术甘汤温阳化气，健脾利水；298何右"妊娠中虚气弱，面身浮肿"案，则用了附子粳米汤健脾化湿以消水肿。

常用经方为六味地黄丸、麦门冬汤、金匮肾气丸、五苓散、小建中汤、小青龙汤、大青龙汤、越婢汤、越婢加术汤、苓桂术甘、附子粳米汤等。

8. 成药丸散包煎入汤剂，灵活配用增强疗效

运用中成药丸散剂灵活配用包煎入汤药，也是张简斋医案中的一个重要特色。如336张左案，由于患者症状较多且复杂，治疗上需调摄肺脾肾三脏，降气平喘，利水消肿，止咳化痰。若全用汤药组方，必然庞杂，故在汤药中直接加入五苓散、益元散、金匮肾气丸等中成药入汤剂包煎，以标本同治。305徐翁案，在处方中加入水泛六味地黄丸、滋肾丸同煎；307张媪案，用五苓散、滋肾丸、金匮肾气丸成方加入汤剂煎煮。此类用法在简斋先生医案中比比皆是，不胜枚举。成方标本兼顾，既能更好发挥汤药之所长，亦能体现丸散药的特定功用。李东垣指出："大抵汤者，荡也，去大病用之；散者，散也，去急病用之；丸者，缓也，不能速去之，其用药之舒缓而治之意也。"（《汤液本草·东垣用药心法》）简斋先生将汤药与丸散成药合用，既增强疗效、标本兼顾，又简化煎煮程序、节省药材和药资。

常用入汤剂包煎成药有六味地黄丸、金匮肾气丸、五苓散、真人还少丹、滋肾丸、益元散、小温中丸等。

二

水肿

（计16案）

杜左，肺肾两虚，风水上泛，咳嗽，气急，面浮，心悸，夜寐不实，脉弦劲。延防漫肿，拟先宣肃淡化。

麻黄　杏仁　葶苈　苡仁　冬瓜子　桑皮　法夏

寸冬　会皮　甘草　赤苓神

赏析：本案病名"水肿"。《景岳全书·肿胀》指出："凡水肿等证，乃肺脾肾三脏相干之病。盖水为至阴，故其本在肾；水化于气，故其标在肺；水惟畏土，故其制在脾。今肺虚则气不化精而化水，脾虚则土不制水而反克，肾虚则水无所主而妄行。"患者素体肺肾两虚，现风邪外袭，内舍于肺，肺失通调，水道不通，以致风遏水阻，风水相搏，流溢肌肤，发为水肿；肺失宣肃，则咳嗽、气急；心神受扰，则心悸、夜寐不安。治拟宣肃肺气，淡渗化湿。方选越婢汤合五皮饮加减。

凡因风、湿、热、毒邪侵袭，起病急骤，病程短，浮肿以上半身为甚，伴有外感症状者，属阳水。在表之风邪与在里之水湿合而为病，病位主要在肺、脾、肾三脏，与心、肝、膀胱、三焦密切相关。肺行诸气，肾主藏水，该患者素体肺肾两虚，卫外失固，风邪外袭，肺气郁闭，失于宣肃，不能行水，则发咳嗽、气急、面浮等症，病程尚短，病势急，故简斋先生治"拟先宣肃淡化"，即恢复肺之宣发肃降的功能，助其通调水道，宣肺治上，令上闸开启，其流乃畅。方用越婢法疏风宣肺，并伍以肃肺泻水之品；又恐利水之力不足，而合五皮饮以理气健脾、行水消肿，既使脾运得健、风水无来复之源，又可防止病久脾肾俱虚、水湿泛滥而成漫肿。本案患者肺胃实热证不显，故去石膏；病初津液未伤，故去姜枣之滋腻，而以寸冬养肺阴。方中既有薏苡仁、茯苓等甘淡渗湿利水，又遣二陈理气健脾化湿，是谓"淡化"。本案特点：治法虽为宣肃肺气、淡渗利水，但简斋先生并未拘泥于古法宣肺利水，而重在调理肺脾，宣达三焦，扶正祛邪，促其气化；患者虽有肾气亏虚，然其脉仍弦劲，虚象不显，且急则治标，故未用滋肾之品。

方左，风水合病为肿，腹部时作鸣串，脉弦滑。

再以宣和导化主治。

羌活 防风 麻黄 桂枝 法夏 赤白苓 於术

会皮 牡蛎 白芍 巴戟 煨生姜

赏析：本案病名"水肿"，乃风邪外袭，内舍于肺，肺失宣降，水道不通，以致风遏水阻，风水相搏，流溢肌肤而致。肺受邪入肾，肾阳衰弱，肾失蒸化而水泛。肾阳衰微，不能温养脾土，脾肾俱虚，亦导致水肿加重。水停则气滞，气滞则水停，互为因果，相互影响，气过水则腹部鸣窜作响，痰饮内停则见脉弦滑。治拟疏风解表，宣肺行水，健脾温肾。方选九味羌活汤合越婢加术汤加减。

本案诊断为水肿之"风水"，证属风水相搏，涉及肺、脾、肾三脏，简斋先生以"宣和导化主治"。"宣"，即宣发，简斋先生在风寒表邪未祛的病证中，善用九味羌活汤中的羌活、防风二味药，取其辛温解散表寒、祛风除湿之功效。因患者无头痛项强、肢体酸痛等症，故去细辛、苍术、川芎、白芷等药；又因里热证不显，故去黄芩，体现了简斋先生不拘泥于古方，圆机活法，有是症用是药的思想。"导"为疏导，导化利水，即《内经》"洁净府"之法，结合宣发疏风，"开鬼门"以消肿；"和、化"即健脾和胃、温阳化湿，用于调治风水溢于肌表，肺脾肾三脏功能失调者，其代表方越婢汤出自《金匮要略》，功能发汗利水，主治风水恶风、一身悉肿、水在肌表，较麻杏石甘汤而言，加大了麻黄用量，且配伍生姜，意在发泄肌表之水。患者风寒偏盛，无大热，故去甘寒之石膏，加白术健脾化湿，有崇土治水之意。另用桂枝、白芍解表祛寒，调和营卫；法夏燥湿和胃；赤、白茯苓健脾利水消肿。陶弘景《本草经集注》云："茯苓，白色者补，赤色者利。"缪希雍《本草经疏》云："茯苓……白者入气分，赤者入血分。补心益脾，白优于赤；通利小肠，专除湿热，赤亦胜白。"此处赤茯苓、白茯苓同用，共奏健脾利水渗湿之功。陈皮化湿行水，牡蛎味咸入肾、可软坚行水，巴戟天温补肾阳。本案特点：宣和导化，祛邪扶正。全方兼顾肺、脾、肾三脏，上、中、下分消，邪祛而不伤正，水散而不伤阴。重在恢复肺、脾、肾三脏功能，宣散风寒，温阳化气，风散而水消，气动则水行。

胡童，7。风水合病，既肿且胀，气促神迷，欲卧，脉小。慎防喘变，先以小青龙汤以开鬼门。

麻黄　桂枝　甘草　细辛　干姜　五味　法夏

云苓　白芍　葶苈子

陈葫芦瓢煎水煨药。

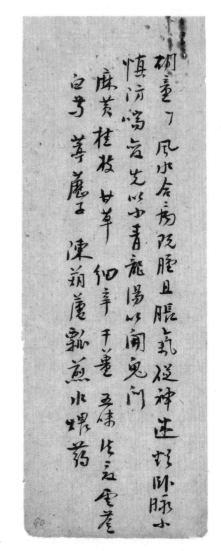

赏析：本案病名"风水"。患者素体脾肺气虚，水湿停聚，风邪袭表，风水相搏，肺失宣肃，水湿泛滥肌肤则肿；水气凌心射肺，则咳嗽气急，甚则喘息不得卧；蒙蔽神机，可见神迷、昏睡欲卧；脉小主阴盛。治拟解表化饮、肃肺利水，方选小青龙汤加减。小青龙汤出自《伤寒论》，功用解表化饮、止咳平喘，主治外寒里饮证。简斋先生在本案中用小青龙汤全方，以麻黄、桂枝相须为君，发汗散寒以解表邪，且麻黄又能宣发肺气而平喘咳，桂枝化气行水以利里饮之化。干姜、细辛为臣，温肺化饮，兼助麻、桂解表祛邪。患者素有痰饮，脾肺本虚，若纯用辛温发散，恐耗伤肺气，故佐以五味子敛肺止咳，芍药和养营血，半夏燥湿化痰、和胃降逆。另加茯苓健脾渗湿，养心安神；葶苈子泻肺降气，消肿平喘。此外，简斋先生选用陈葫芦瓢煎水煨药。因葫芦瓢质轻体大，用其煎水煨药，既可加大用量以加强利尿消肿作用，又可减少整个处方的容积。

《素问·汤液醪醴论》中的"开鬼门、洁净府"，为后世医家用发汗、利小便法治疗水肿提供了依据。《金匮要略》中的"病痰饮者，当以温药和之"，乃后世治疗痰饮之总则。小青龙汤则为治疗"伤寒表不解，心下有水气""咳逆倚息不得卧"之寒饮咳喘证的代表方，具有开宣肺气、通调上焦气机之功，正如《伤寒论》所云："上焦得通，津液得下，胃气因和，身濈然汗出而解。"明代元戴良《九灵山房集·丹溪翁传》记载："一人小便不通……积痰在肺，肺为上焦，而膀胱为下焦，上焦闭则下焦塞，如滴水之器，必上窍通而后下窍之水出焉。"后世将这种治法概之为"提壶揭盖"，取"以升为降"之义，用于肺气不宣之水肿、癃闭、便秘等病证，岳美中形容此类病证为"北牖不开，南风不畅"，治当"启北畅南"。简斋先生直言该案治法"先以小青龙汤开鬼门"，即宣上焦以通下焦。

黄幼，稚年因风为热为咳，服西药后热平而风未去，致令面浮足肿，口干渴饮。治以辛散外风。

羌活　防风　炒蚕　桑叶　蒺藜　橘皮　桔梗
甘草　赤苓芍　浙贝　豆卷　姜皮

赏析：本案病名"水肿"。患儿年幼体弱，感受风热之邪，肺失宣肃而咳，腠理闭合则热。服西药后，热退而风邪不去，肺失通调水道之功，水液内不能入脏腑，外不能越肌腠，而致面浮足肿；水液输布不利，则口干渴饮。治拟疏风清热，宣肺行水，方选九味羌活汤加减。九味羌活汤功用发汗祛湿，兼清里热。案中处方用羌活、防风辛温散寒，祛风除湿；炒僵蚕、桑叶疏散风热；蒺藜祛风清热；橘皮健脾化痰；赤苓渗湿行水；赤芍凉血养阴，以防辛散祛风之品伤阴；桔梗宣肺止咳，并可载药上行，携诸药"上归于肺，通调水道，下输膀胱"而消肿；浙贝清热化痰；豆卷透邪解表，利湿解热；姜皮行水消肿；甘草调和诸药。诸药并用，共奏疏风清热、宣肺利水之效。

本案水肿乃风邪夹湿为患，简斋先生"治以辛散外风"，主用辛温之羌活、防风以舒化导湿：一则宣散风邪以孤立水湿，即叶天士"轻可去实"之义，玄府开则肺窍通，水湿之邪可从表随汗而解，外气通则内郁自解，水道通调，即所谓上窍通则下窍泄矣；二则祛风之品气雄散血，可疏导血气，祛湿化浊。血非气不运，故善治血者，不求有形之血，而求无形之气，羌活、防风二药升散以助血行，配以行气之药则脉络通而水道自利，即"开鬼门，洁净府"之义。本案特点：风水相搏之水肿从风论治，重用祛风之剂，疏风宣肺而透邪于上，结合通利膀胱而渗湿于下。

沈君，下虚受风，面浮心悸，足部见肿，劳则气短似喘，治当疏和导化。

羌活　防风　桂枝　杏仁　法夏　茯苓　桔梗
会皮　牡蛎　炒地黄　建泻　生煨姜　二妙丸

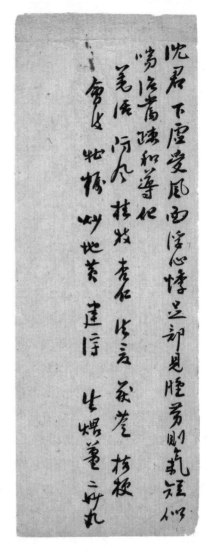

赏析：本案为水肿，属风水相搏证。患者素体"下虚"，肾气亏虚，气化失司，津液不化，可致水湿内生。而气虚卫外不固，风邪乘虚而入，与水气搏结，形成风水相搏之水肿，故面浮、足部见肿。风邪夹水，肺气郁闭而不得宣肃，水气上逆凌心，故而心悸。肾虚不能制水，水液妄行，上乘于肺，且肺呼吸之气无以摄纳于肾，故劳则气短似喘。病机为肾气不足，外感风邪，风水相搏，水湿内停，肺失宣肃。治当疏和导化，即疏风宣肺、化湿利水，兼以固肾。方选羌活胜湿汤合二陈汤、二妙丸、牡蛎泽泻散加减。处方中未用风水相搏证的常用方越婢汤，而是以疏风解表胜湿的羌活、防风取代发汗解表、利水消肿的麻黄。其目的有二：一则患者素体偏虚，不可大发其汗，以免伤其阳，拔其根本；二则轻以疏化，开其玄府，因势利导，使邪有出路。桂枝与羌防合用，既可解卫气之郁闭，又可透营达卫、开腠畅营、发汗利水；杏仁、桔梗降利肺气，与羌防相伍，一宣一降，恢复肺气之宣肃，而达平喘消肿之效，此为治在上焦。治在中焦者，用半夏、茯苓、陈皮、生姜健脾和胃，燥湿行水，此二陈汤之意也。治在下焦者，用牡蛎、地黄、泽泻三药相伍，既可引经入肾，又可补肾泄浊。牡蛎配地黄，补肾固其真元；牡蛎配泽泻，乃《伤寒论》牡蛎泽泻散之意，牡蛎软坚行水，泽泻渗湿利水；泽泻与地黄相伍，取仲景肾气丸之意，一补一泻，相得益彰。另配二妙丸。方中苍术辛苦而温，芳香而燥；黄柏苦寒下降，清下焦之湿热。本案重在风水盘踞于表，治疗首当开鬼门，因势利导，给邪以出路；次则素体肾气不化，故为杜绝水湿之源；辅以导化，以助中焦上通下行之轴；最后辅以助肾之气化，肺胃肾同调，主次分明。

本案特点："疏和导化""斡旋三焦"，上焦以"疏"，羌活胜湿汤为主；中焦以"和"，二陈汤为主；下焦以"导化"，牡蛎泽泻散合二妙丸，共奏疏和导化、斡旋三焦气化之功能。此为治疗下虚受风、本虚标实之风水水肿提供了一条很好的思路。

叶左，16。风水合病，面浮身肿，服越婢主治之
剂，肿势稍消，脘闷较减，腹鸣便溏，溺短，今
晨鼻衄涌见。拟仍原法，佐以肃导。

麻黄　葶苈子　杏苡仁　桑皮　陈皮　带皮苓
桂枝拌石膏　白术　牡蛎　建泻　生草　法夏
姜皮

另冬瓜皮、赤扁豆衣先煎。

赏析：本案病名"水肿"。《金匮要略》云："风水恶风，
一身悉肿，脉浮不渴，续自汗出，无大热，越婢汤主之。"
盖肺主通调水道，为水之上源，风邪袭表，肺失宣降通调，
上则不能宣发津液外达以营养肌肤，下则不能通调水道而
输注膀胱，以致风遏水阻，风水相搏，水液潴留体内，泛
滥肌肤而出现水肿。前服越婢汤后，患者水肿等症状改善，
但仍有饮留于肠，气机失调，故有腹鸣；湿困脾气，脾失
健运，则大便稀溏；湿碍气机升降，膀胱气化失运，则小
便短少；水湿郁而化热，上焦气机逆乱，迫血外溢，出现
鼻衄。其基本病机为风邪外袭，水湿泛溢，气化失司，化
热生火，故"拟仍原法，佐以肃导"，方选越婢汤合五皮饮加减。处方中麻黄宣降肺气，发汗解
表，开泄腠理，宣散水湿，与杏仁相配，一升一降，调节肺气；易生姜为姜皮，走腠理肌表，辛
散水湿以利水；石膏辛凉，清泄肺中之热，又可制麻黄过汗；葶苈子可清泻肺热，行水消肿；桑
白皮清肺泄肺，利水消肿，与葶苈子相须而用；法半夏降逆止呕，陈皮燥湿行气，二者相配，散
留饮，改善胃脘胀闷；茯苓、白术健脾燥湿，同时导水下行，饮从小便而出，有利水消肿之功；
薏苡仁健脾渗湿；泽泻利尿通淋，使水湿之邪有出路；水湿为阴邪，日久痹阻气机，水肿难消，
故加桂枝通阳化气，以益消肿；牡蛎咸寒，可软坚行水，并制各种温燥之品伤阴之弊；冬瓜皮、
赤豆衣、扁豆衣均走肌表，利水消肿；甘草和中养脾，调和诸药。诸药共奏宣肺泄热、利水消肿
之功。

本案处方细细分析，简斋先生选用了多个经方组合。越婢汤泻肺清热，消肿利水；加术则为
越婢加术汤而治其里，使风邪从皮毛而散，水湿从小便而利，表里双解；牡蛎泽泻散、五皮饮行
气化湿，利水消肿，上、中、下三焦并调，宣肺清热，健脾化湿，利水消肿，充分体现了简斋先
生审证求因，随证论治，熟练运用复法合方的宝贵经验。

苏左，癣愈后肺肾不足，湿热流连在里，先转浮肿，下肢尤甚，近日来寐醒咳逆，气急心悸，足部肿仍未净，脉弦小，舌红苔灰。治当两顾肺肾，导化湿热。

苏子梗　桔梗　沙参　仙夏　寸冬　桂枝　杏苡
怀膝　车前　稆豆　六味地黄丸

赏析：本案病名"水肿"，乃因湿热癣疾经皮毛肌腠内归于肺，下达于肾，至肺肾不足，湿热流连，肺失通调，肾失开合，湿聚于内，泛滥肌表而致浮肿；水气凌心射肺，故咳逆气急、心悸；脉弦主饮，脉小主虚。证属疮毒内归，肺肾不足。"治当两顾肺肾，导化湿热"，即宣肺降气、滋肾清利。方选苏子降气汤、杏仁薏仁汤、六味地黄丸加减。苏子降气汤出自《太平惠民和剂局方》，功用降气疏壅、引火归原、祛痰止咳。可治虚阳上攻，气不升降，上盛下虚，痰涎壅盛，喘嗽短气。杏仁薏苡汤出自《温病条辨》，主治风暑寒湿，气不宣。六味地黄丸出自《小儿药证直诀》，功效滋阴补肾。本案方中用苏子、半夏平喘化痰；桂枝易肉桂，通阳强心，化气利水；加桔梗、苏梗、杏仁以增强止咳平喘、宽胸理气之效；以沙参、麦冬滋阴润肺，六味地黄丸滋阴补肾，相伍两顾肺肾；用薏苡仁、怀牛膝、车前草、稆豆衣导化湿热。

简斋先生治疗肺肾疾病时，常用杏仁、薏苡仁药对。杏仁苦温，止咳平喘，润肠通便；薏苡仁甘淡微寒，利水渗湿，健脾除痹，清热排脓。肺为娇脏，喜润而恶燥，果仁多油质而润，杏仁、薏苡仁二者相伍，性平质润，可降肺、润肺、利肺。仲景用杏仁、薏苡仁配伍麻黄、甘草，即麻杏苡甘汤，治疗风湿"一身尽痛，日晡所剧者"；朱丹溪治疗肺痈，咳嗽脓血，咽干多咳，大小便赤涩的桔梗汤，即由杏仁、薏苡仁配伍贝母、当归、瓜蒌仁、枳壳、桑白皮、防己、甘草、百合、黄芪组成。叶天士也常用杏仁、薏苡仁润肺燥，利湿热，配伍麻黄、甘草、半夏治"伏邪久咳，胃虚呕食"；配伍白蔻仁、芦根、冬瓜子、枇杷叶治疗"寒热，右胁痛，咳嗽"；配伍石膏、天花粉、通草、紫菀、木防己治疗"渴饮咳甚，大便不爽"；配伍桑叶、玉竹、沙参、天花粉治"秋燥，痰嗽气促"；配伍桂枝、大枣、炙甘草治疗"脉沉细，形寒"之咳嗽。吴鞠通则在杏仁、薏苡仁配伍的基础上加白蔻仁、半夏、厚朴、通草、竹叶、滑石，创制出治疗湿热的经典名方"三仁汤"。

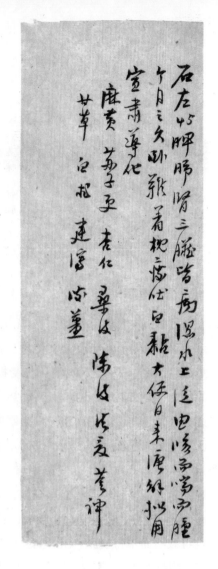

石左，45。脾肺肾三脏皆病，湿水上泛，由咳而喘而肿个月之久，卧难着枕，痰吐白黏，大便日来溏解。拟用宣肃导化。

麻黄　苏子梗　杏仁　桑皮　陈皮　法夏　苓神
甘草　白术　建泻　淡姜

赏析：本案病名"水肿"，乃因肺失通调，脾失转输，肾失开阖，"脾肺肾三脏皆病"，三焦气化不利，"湿水上泛"。由于水不自行，赖气以动，故水肿是全身气化功能障碍的一种表现。早在《内经》时代，就已经认识到水肿之发病与肺、脾、肾三脏有关。《景岳全书·肿胀》云："凡水肿等证，乃肺、脾、肾三脏相干之病。盖水为至阴，故其本在肾；水化于气，故其标在肺；水惟畏土，故其制在脾。今肺虚则气不化精而化水，脾虚则土不制水而反克，肾虚则水无所主而妄行。"患者脾、肺、肾三脏皆病，水湿运化不利，湿水上泛于肺，故而咳喘、难以平卧、吐咳白黏痰；脾虚，故见大便溏泄。

简斋先生治疗"拟用宣肃导化"，即宣肺平喘、利水消肿，上以宣肺，中以调脾，下以利水。方选用华盖散合四苓汤加减。华盖散出自《博济方》，由紫苏子、麻黄、甘草、杏仁、桑白皮、茯苓组成，功在宣肺祛痰止咳。处方中用麻黄宣肺化痰；苏子、苏梗合用以降气消痰，宣肺止咳；陈皮理气燥湿；桑白皮泻肺利水；淡姜辛而微温发散，入肺经化痰止咳，入脾经善温中。诸药合用，起到宣肺利水的作用。四苓散出自《丹溪心法》，由茯苓、猪苓、白术、泽泻组成，功在健脾利水渗湿，主治脾胃虚弱，水湿内停证。处方中用泽泻，以其甘淡直达肾与膀胱，利水渗湿；茯苓甘淡，增强其利水渗湿之力；白术具有很好的健脾益气、燥湿利水之效，合茯苓健脾以利水化湿，如《丹溪心法·水肿》云："水肿因脾虚不能制水，水渍妄行，当以参术补脾，使脾气得实则自健运；自能升降，运动其枢机则水自行。"

牟右，35。自川至京旅程，先患痢疾，继患恶性疟疾。刻则下肢浮肿，腰酸头痛，动则头昏，目合懒睁。咳嗽脘次作痛，夜间气喘不寐，脉小，苔白黏。是系外实下虚，风湿蕴于太少二阴。拟方：

麻黄　桂枝　附片　甘草　白芍　法夏　云苓　陈皮　细辛　淡姜拌五味　怀膝　车前　牡蛎　巴戟　寄生

赏析：本案病名"水肿"。患者在旅程中先外感风寒湿邪，客于脾胃，肠下受之，传导失司，则发下痢。继而又患恶性疟疾，暴泻之后脾肾阳气受损，复感外来风湿之邪，故称之"外实下虚，风湿蕴于太少二阴"。外感风寒湿邪侵袭，蕴结于内，上犯胸胁，发为喘咳不得卧；寒湿蕴结太阴、少阴，水湿运化不利，发为水肿；外湿损伤脾胃，则运化失职，痰湿内生，壅遏中焦，湿为阴邪，易困脾阳，脾不能升清，精气无法上承于脑，则发头昏；胸中气机阻滞，升降失常，则发喘促、咳嗽；且痰湿壅遏，肺气不利，也可致喘而不得安卧。《伤寒论》曰："少阴之为病，脉微细，但欲寐也。"患者风寒困于少阴，脾肾阳气虚损，故目合懒睁；脉小，苔白黏为寒湿内蕴之征。

证属外实下虚，脾肾阳虚，风湿蕴于太少二阴，治以麻黄附子细辛汤合桂枝加芍药汤加减。《伤寒论》麻黄附子细辛汤具有温经解表的作用，主治伤寒"少阴病，始得之，反发热，脉沉者"。又云："本太阳病，医反下之，因而腹满时痛者，属太阴也，桂枝加芍药汤主之。"处方中麻黄、桂枝相须为君，发汗散寒以解表邪，且麻黄又能宣发肺气而平喘咳、散寒而发汗，桂枝可化气行水以化水湿；附子温少阴之经，细辛为肾经表药，温肺化饮；然痰饮久留，蕴结伤中，脾肺本虚，若纯用辛温发散，恐耗伤肺气，故佐以五味子敛肺止咳，芍药和养营血。另加怀牛膝祛风除湿，补益肝肾；巴戟天祛风除湿，温补肾阳，强筋壮骨；桑寄生补肝肾，强筋骨，除风湿。三药共奏祛风除湿、补益肝肾之功。此外，用车前子渗湿利尿，引湿邪下行从小便而出；用法半夏、云苓、陈皮、甘草，实为二陈汤之意。半夏燥湿化痰，和胃降逆；陈皮理气化湿，气行则痰湿得化；茯苓健脾渗湿，甘草亦和中益脾。诸药合用，共达疏风散寒、温运脾肾、利湿消肿之效。

刘右，肝脾不和，营血大虚，脘腹串胀，服药稍减，纳食渐甘。第下肢浮肿，面黄，心悸，胸闷，带下，大便溏解，脉微弦濡滑。治再疏和。

柴胡　当归　桂枝　甘草拌白芍　法夏　橘皮白　吴萸拌枣仁　木香　枳壳拌於术　煨姜　小橘饼

赏析：本案中医辨证当属水肿之肝郁脾虚证。肝主疏泄，调畅气机，促进脾升胃降，如情志不畅，肝木不能条达，肝体失于柔和，失于疏泄，经气郁滞，则脾胃失和，气机不利，可出现脘腹窜胀、胸闷心悸；肝气横逆犯脾，水谷运化无常，气血乏源，不能上荣头面，故面黄；脾虚气滞湿阻，故出现下肢浮肿、带下、便溏等。病机为"肝脾不和，营血大虚"。治拟疏肝解郁，养血健脾。方选逍遥散合二陈汤加减。逍遥散为肝郁血虚，脾失健运之证而设。方中柴胡疏肝解郁，使肝郁得以条达；木香理气健脾，与柴胡合用，加强疏肝理气的作用，同时也具有健脾止泻之功。当归甘辛苦温，养血活血，且其味辛散，乃血中气药；白芍酸甘微寒，养血敛阴，柔肝缓急。归、芍与柴胡同用，补肝体而助肝用，使血和则肝和，血充则柔肝。二陈汤具有理气健脾的作用。方中法半夏、橘皮白畅中和胃，燥湿止带，《本草便读》云："橘白，（橘皮）去外一层红皮。其味带甘，其功固不如橘皮，而补脾胃药中用之，自无燥散之咎。"枳壳理气健脾；于白术、桂枝、煨姜、甘草调理脾胃，振奋脏腑功能，非但实土以御木乘，且使营血生化有源；吴萸拌枣仁扶助阳气，滋养气血；小橘饼为橘肉用蜜酿腌制后干燥而成，有健脾和胃、止咳化痰、理气宽中的功效。全方深合《素问·藏气法时论》"肝苦急，急食酸以缓之……脾欲缓，急食甘以缓之……肝欲散，急食辛以散之"意旨，可使肝郁得疏，血虚得养，脾弱得复。

肝性喜条达，恶抑郁，为藏血之脏，体阴而用阳。若情志不畅，则肝木不能条达，肝体失于柔和，以致肝郁血虚，肝木为病易于传脾，以致脾胃虚弱。妇人以血为本，若素性忧郁，或七情内伤，使肝郁气滞，影响冲任，导致各种妇科疾病，而肝脾不和的水肿，临床也多见于女性。本案特点：从疏和肝脾论治水肿，方用逍遥散合二陈汤。重在疏肝解郁，养血健脾，气血兼顾，肝脾调和，肿自消也。

张左，服黑锡丹及温和肃纳之剂，泻止，囊肿渐消，咳喘渐平，惟四肢仍浮，身躯以上有汗而不及腹，脉沉小。仍从温运脾肾主治。

云苓　肉桂　白术　生姜　五味　附子　怀膝

车前　宋夏　陈皮　牡蛎　建泻　功劳叶

赏析：本案病名水肿，证属脾肾阳虚、水饮内停。患者脾阳不足，清阳不升则泻，肾阳虚衰、气失摄纳则喘，故前治以黑锡丹及温和肃纳之剂止泻平喘，虽症状改善，但仍脾气虚衰，运化失司，肾气虚衰不能化气行水，膀胱气化失常，故见四肢仍浮；阳虚于下，浮阳于上，则上身有汗而不及腹；脉沉主里，脉小主虚，仍属阴水范畴。治拟温运脾肾，化气行水。方选茯苓桂枝五味甘草汤合真武汤、牡蛎泽泻散加减。茯苓桂枝五味甘草汤出自《金匮要略》，功用通阳降逆利水；真武汤出自《伤寒论》，功用温阳利水；牡蛎泽泻散出自《伤寒论》，功用利水消肿。案中处方以茯苓利水渗湿，肉桂助阳利水，白术健脾渗湿，生姜温中利水，五味子敛肺补肾降逆，附子温肾暖脾、化气助运，怀牛膝合车前子可补肾利水，宋半夏、陈皮燥湿健脾，牡蛎软坚行水，建泻渗湿利水，功劳叶益肝肾、清虚热。诸药并用，共奏温补脾肾、化气行水之效。

关于水肿，前贤论述颇多，而简斋先生此案中于细微之处又有妙章。仲景治水设有苓桂剂、五苓散、真武汤、猪苓汤等诸多方剂，且随证而加减化裁。其中茯苓桂枝五味甘草汤主治"青龙汤下已，多唾口燥，寸脉沉，尺脉微，手足厥逆，气从小腹上冲胸咽，手足痹，其面翕热如醉状，因复下流阴股，小便难，时复冒者""治其气冲"。而本案患者有肢肿而身上有汗不及腹，乃浮阳于上所致，故以五味子酸敛降逆、摄纳浮阳。牡蛎泽泻散，原文治"治大病差后，从腰以下有水气者"。本案患者前有脾肾阳虚之泻下及咳喘，经治后泻止喘平，当属大病差后肢肿，故以牡蛎、泽泻软坚渗湿；且兼以二陈健脾燥湿，桂附温肾暖脾，标本同治、补泻结合。可见，简斋先生熟读经典，更关键的是结合病证，巧妙地将3张经方化裁成自己独特的复法处方，成为后世可以效仿的治疗阳虚水肿的经验之方。

丁左，24。脾肾阳虚，湿浊不化，晨起面浮，脘闷，便溏色绿，苔白腻，脉濡小。再拟鼓荡阳气，驱逐阴邪。

羌活　煨防风　炙桂木　法夏　云苓　陈皮白

於术炭　扁豆衣　建曲　枳壳炭　巴戟天　荷蒂炭　小温中丸

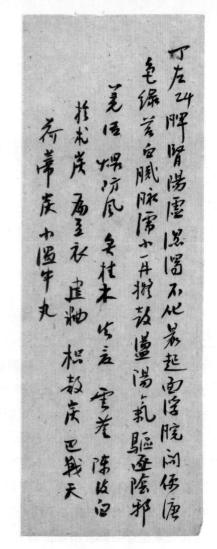

赏析：本案病名"水肿"。因脾肾阳虚，水湿运行失司，久聚为浊，水湿蕴于体内，而见晨起面浮；脾虚健运失司，故见脘闷；脾阳不振，清浊不分，完谷不化，故见便溏色绿；湿浊内蕴，故见苔白腻、脉濡小。证属脾肾阳虚，湿浊不化。治以温阳化气，利水消肿。方选苓桂术甘汤合小温中丸加减。处方中羌活、防风祛风胜湿；炙桂木温阳化气利水；法半夏、茯苓以健脾化痰，淡渗利湿，使水湿从下而出，里气通而表气自和。《药鉴》云陈皮"存白性温，能补胃和中。与白术、半夏同用，则渗湿而健胃"。於术炭温化寒湿，收敛止泻；扁豆衣健脾化湿，《本草便读》云其"达肌行水"；建曲消食和胃健脾；枳壳炭理气收湿；巴戟天补肾温阳，祛风除湿；荷蒂炭散瘀止血。《丹溪心法》小温中丸（苍术、川芎、香附、神曲、针砂）行气化湿，可使湿从肠中疏利。《临证指南医案》中亦用该方治疗气郁湿凝于肠的泄泻；肝木犯胃，浊阴弥漫之肿胀；酒客脾虚之湿盛等。诸药合用，共奏"鼓荡阳气，驱逐阴邪"、化湿利浊之效。

本案特点：简斋先生在处方中选用了於术炭、枳壳炭、荷蒂炭等"炭类药"以燥湿止泻，可能认为中药炭类药都要求"制炭存性"，如《金匮要略》就提出"枳实烧令黑勿太过""桑根皮以上三味烧灰存性，勿令灰过"等，即外部炭化而内部仍未炭化，保留原有药性气味。现代研究发现，炭类药物原有功效较生药降低，如研究发现枳壳炭中的柚皮苷和新橙皮苷的含量均有所下降，但炭制后产生碳素，具有吸附、止血之功效。本案处方用炭类药显然应是增其吸附燥湿之功。於术炭温化寒湿，收敛止泻；枳壳炭理气和胃，消胀化积；荷蒂健脾化湿，有升举阳气之功，可治清气下陷之久泻、脱肛，《痰火点雪》曰"荷蒂，生发元气，裨助脾胃，涩精，散瘀血，止吐血、咳血、衄血、血淋、下血、溺血、崩中"。而荷蒂炭后，更利于燥湿健脾，且可去恶血，血络畅行则水道自通，湿浊之邪自可排出体外。

俞先生，脾肾阳虚，湿水弥漫，少腹胀痛，四肢软乏。治当通阳化气。

羌活　防风　桂枝　法夏　茯苓　附片　於术

淡生姜　建泻　巴戟　甘草

赏析：本案为脾肾阳虚、湿水弥漫的水肿病。肾为水脏，水液之排泄，有赖阳气之化行。若肾阳不足，命门火衰，不能蒸腾气化，则可使水液积蓄，泛滥肌肤而成水肿。而脾主运化，为胃行其津液，脾阳不足，输转功能失司，也不能制水。脾肾阳虚，水液代谢失常，水湿弥漫，可见水肿；甚则凌心犯肺，出现心悸、咳喘。脾肾阳虚不能温煦濡养则少腹胀痛，水湿困遏则四肢软乏。治拟通阳化气，方选真武汤合五苓散加减。真武汤主治肾阳虚衰，水气内停。方中附子回阳救逆，上助心阳，中温脾阳，下补命门肾阳，是治疗心脾肾阳虚证的要药；白术功在健脾除湿，配以利水渗湿之茯苓，在附子温阳基础上，培土治水，阳气得以温补，奏利水之功；生姜辛温，"以辛能利肺气，气行则水利汗之"。另加入巴戟天温补肾精，合附子增强补肾助阳功效。五苓散具有温阳化气、利湿行水的功效，陈修园在《伤寒论浅注》中认为其乃针对"脾不转输而水津不能布散也"，具有"降而能升"的功效，既有转输布散之功，又有下行而渗泄之力。其中泽泻甘淡，合茯苓增强其利水渗湿之力，佐以白术健脾以运化水湿、桂枝通阳化气以助利水。肾为胃之关，予以半夏辛开胃气，以化水湿，使后天得运，先天得补；羌活、防风鼓舞阳气，开通玄府，使水从肌表和膀胱而解；甘草调和诸药。

本案特点：简斋先生结合具体病证，合理选用真武汤和五苓散，加上经验对药羌活、防风，在用附子温阳的同时加入了补阳的巴戟天。真武汤温心肾阳气而利水；五苓散温阳气助脾转输而布散津液，恢复水液正常代谢，使水湿自去。两方均有温阳利水之功，但因其组方用药不同，则有偏于温肾和偏于温脾的差异。本案处方简斋先生用真武汤而去芍药，是不是因为本案证属脾肾阳虚，而芍药酸苦涌泄为阴，减芍药是为避中寒？《临证指南医案·肿胀门》中就有两案用真武汤去芍药，皆为脾肾阳虚之证，脾阳受损是否为芍药应用相对禁忌？值得进一步思考推敲。

葛右，气贫血弱，带多，神疲，纳呆，面肢浮肿，大便干溏不一，脉细。补益之法，建中为先。

桂枝　甘草　白芍　当归　法夏　附片　於术
橘皮白　云苓　牡蛎　霞天曲　谷芽　煨姜　红枣

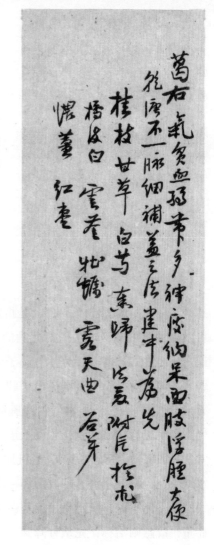

赏析：本案属水肿之脾阳虚衰证。脾主运化水液，脾气受损，运化失司，水液代谢失常，可引起水液潴留体内，泛滥肌肤而成水肿；脾为后天之本，仓廪之官，脾阳不足，食欲不振，则水谷精微物质温煦转化无能，气血生化无源，则气贫血弱，神疲乏力；脾主升清，脾阳虚弱，升清降浊失司，则带下量多、大便溏泻；脾归属于土，肝归属于木，肝木之条达以疏泄脾土之壅塞，肝郁脾虚则见大便干溏不一。由于水肿之病其制在脾，且脾为气血生化之源，故简斋先生拟其治则为"补益之法，建中为先"，即予以健脾温阳、化湿行水。方用小建中汤合二陈汤加减。小建中汤具有温中补虚、和里缓急之功效。该方由桂枝汤倍用芍药，重用饴糖化裁而来，故和桂枝汤相比，其既可调和脾胃，白芍、饴糖又具柔肝缓急之功。二陈汤出自《和剂局方》，因陈皮、半夏贵其陈久，则少燥散之性，故名二陈。方中半夏辛温性燥，善能燥湿化痰，且又降逆和胃；陈皮味辛，可燥湿化痰，行三焦之气，以助半夏化痰之功；佐以茯苓健脾祛湿；甘草调和药性。脾为后天之本，气血生化之源，如脾虚则化源不足，引起血虚，故处方中加用当归补血和血；桂枝温阳利水，於白术合茯苓健脾化湿，附子鼓舞脾肾阳气，诸药化气行水则水肿自消。牡蛎平肝安神；霞天曲为半夏等药和霞天膏制成的曲剂。《本草备要》曰："治沉疴痼疾，功效最烈。"与谷芽同用可健脾开胃开食。此案虽已气阳两虚，但腹痛不显，故简斋先生去饴糖，可避免滋腻太过，脾土运化受损。

本案特点：因患者脾虚"气贫血弱"，故简斋先生立其治则为"补益之法建中为先"，体现了其在水肿相关的病证中注重健脾的思想。《景岳全书·肿胀》曰"水惟畏土，故其制在脾"，脾健可绝其生湿之源。此外，由于患者"气贫血弱"，补益气血之药大多滋腻，故脾健尚可运化；且脾为后天之本，气血生化之源，故先建中运脾，待脾气健运，则可配合补益气血。简斋先生临证常用小建中汤合二陈汤加减化裁。简斋先生在本案处方中未用饴糖，分析应该是考虑到患者脾虚湿重，纳呆，大便干溏不一，防其滋腻助湿。

尹右，孕已八阅月，足肿个月未消，由下而上，复加郁勃，气从上逆，闷呛气喘，不能平卧，痰不易出，苔白黏，溺短少。既防见凑，且虑伤胎。

麻黄　旋覆花　蛤壳　白芍　杏仁　紫菀　沙

参　苓神　橘皮　苏桔梗　甘草　浙贝　炙淡姜

赏析：本案病名"子肿"，是指妊娠五六月后，肢体面目发生肿胀的病证。中医对此病的认识较早，《诸病源候论·妊娠诸病》谓："胎间水气，子满体肿者，此由脾胃虚弱。"《沈氏女科辑要》则提出子肿"不外有形之水病，与无形之气病而已"，如水气内注胞胎，儿未成实，必伤胎气。本案患者孕已八月，胎气阻于中焦，脾胃气机运化失常，复加郁勃（情志因素），气机逆乱，肺失宣降，则三焦水饮不化，湿气淫溢，外攻形体，故症见足肿、气逆闷呛气喘、不能平卧、痰不易出、苔白黏、溺短少。由于病急症重，故急则治标，先从宣降肺气、化痰平喘入手，选用旋覆花散加减。

方中旋覆花化痰行水，降气开结；麻黄长于升散，宣通肺气，止咳定喘；杏仁味苦性温，降气止咳；紫菀、桔梗、甘草、浙贝母化痰。此外，简斋先生主张胃以通和为贵，患者气阻于中焦，胃气不畅，故以陈皮、苏梗、茯苓、淡干姜理气和中；并予沙参、白芍等品滋阴；白芍收敛，可防止黄升散太过。海蛤壳清金除烦，利水泻湿。纵观整首处方，化湿不忘滋阴，祛邪不忘护胎，表面看似平淡且稳健，然细细分析之，实则用意颇深。子肿之病，本应利水消肿，但此患者并见喘证，乃因肺失宣降，水湿内盛，呈上盛下虚之象，如利水消肿则下虚更甚而不利于保胎，故方中没有利水消肿之品，而以宣肺发汗利水的麻黄、杏仁、紫菀、桔梗与健脾化湿利水的茯苓、橘皮、干姜相结合，即"开鬼门、洁净府"。水肿从肺论治，实为"提壶揭盖"法。文中提出"既防见凑，且虑伤胎"，即《黄帝内经》所言"邪之所凑，其气必虚"之义，防止因妊娠而下焦气血不足，使水湿之邪内犯下传；同时谨慎用药，中病即止，以防伤胎。如方中麻黄可用炙麻黄宣肺，若用生麻黄则需注意用量、时间，将治病与保胎相结合。

何右，25。妊娠中虚气弱，面身浮肿，得食辄吐，舌淡无华，神倦嗜卧，脉小不任按。妄拟附子粳米汤加味，建中平逆。

附子　党参　法夏　陈皮　甘草　苓神　砂仁

於术　炒黄粳米

赏析：本案病名"子肿"，乃妊娠期出现头面遍体浮肿者。《诸病源候论》云："胎间水气，子满体肿者，此由脾胃虚弱，脏腑之间有停水而夹以妊娠故也。"指出子肿与脾胃中焦气弱，气不布水有关。本案乃妊娠中虚，脾肾阳虚，鼓动无力，故脉小不任按；孕后阴聚于下，肾阳难以敷布，不能行气化水，水湿不循常道而泛溢肌肤，故面身浮肿；肾阳不足则温煦无力，脾阳亏虚则运化失健，故得食辄吐；阳虚气弱则神倦嗜卧；中虚气弱，则舌淡无华。正如《沈氏女科辑要笺正》曰："妊身发肿，良由真阴凝聚，以养胎元，肾家阳气不能敷布，则水道泛溢莫制。"

本案病机为中阳不振，寒湿内阻，故简斋先生选用附子粳米汤加味温中散寒，降逆止呕以"建中平抑"。处方中大胆使用了妊娠禁忌药附子、半夏，故简斋先生特意在选方前加了"妄拟"一词，并配以六君子汤和中缓和药性。处方中附子辛热，走而不守，散寒回阳之功甚过；半夏苦温，燥湿化痰，降逆止呕之功甚著。二药合用，则散寒化饮、温中降逆之力更强。白术味甘苦性温，苦温燥湿，甘温益脾，在血补血，在气补气；与附子相配则温阳散寒、健脾祛湿之力增强，并有脾肾兼治之功，常用于脾肾阳虚或脾虚寒盛，水湿内停之证。茯苓、茯神长于补脾，利水湿，且补而不腻，利而不猛，既能扶正，又可祛邪；与半夏相伍，一为温脾化湿、降逆止呕治其标，一为淡渗利湿、健脾和中治其本，共奏健脾利水、燥湿化痰、利水宁心之功。砂仁辛温香窜，行气调中，和胃醒脾，能引诸药至丹田，并可止痛安胎；与白术配伍，则和气益脾，补散得宜，安胎和中之功益著。党参、陈皮、粳米、甘草则用于扶助中气，健脾化湿。综观整个处方，未见使用利水消肿之品，一则防止其有伤胎元，但更主要的是紧扣病机，从本论治。然附子毕竟为有毒之品，并为妊娠禁忌，若非阳虚证，不宜轻用，现代中医妇科名家裘笑梅常用巴戟天、葫芦巴代附子，既能温肾祛寒，又能固胎，临床可作参考。

三

淋证

（计9案）

成左，辛劳饮酒，湿热下注，触发旧患淋症，溲淋而涩，色浑刺痛，脉弦劲。拟清导法。

生地　木通　丹皮　苓芍　怀膝　车前　建泻

忍冬藤　滋肾丸　琥珀末拌益元散　竹叶

赏析：本案诊断为淋证，证属湿热下注。巢元方《诸病源候论》谓："诸淋者，由肾虚而膀胱热故也。"辛劳之人，伤气耗血，久之则脾虚生湿，酒后更积湿生热，湿热下注膀胱，气化不利则小溲淋漓而涩；湿邪秽浊则色浑；湿热蕴久，灼伤窍道则刺痛；脉弦劲主邪实。治拟清热凉血，利水通淋。方选导赤清心汤合滋肾丸、琥珀散加减。导赤清心汤出自《重订通俗伤寒论》，功用导赤清热、养心安神。琥珀散出自明代吴球《活人心统》，由琥珀、飞滑石、甘草梢组成，主治血淋涩痛。滋肾丸又名通关丸，出自《兰室秘藏》，由黄柏、知母、肉桂组成，具有滋肾清热、化气通关的作用。三方加减以滋肾清热，渗湿通淋，凉血散瘀。

处方中怀牛膝、琥珀二味药值得推敲。怀牛膝，性平，味苦甘酸，入肝肾经，具有活血通经、补肝肾、强筋骨、利水通淋、引火下行等功效，《本草纲目》曰其可治"五淋尿血，茎中痛"。《医学衷中参西录》谓："牛膝善治淋痛，通利小便，此皆其力善下行之效也。"《仁斋直指方》也认为："小便淋痛，或尿血，或沙石胀痛，用川牛膝……或入麝香、乳香尤良。"李中梓《本草通玄》说："按五淋诸证，极难见效，惟牛膝一两，入乳香少许煎服，连进数剂即安，性主下行，且能滑窍。"琥珀，性平味甘，入心、肝、小肠经，具有镇静安神、散瘀止血、利水通淋之效，《别录》谓其"主安五脏，定魂魄，消瘀血，通五淋"。汪机《石山医案》说："膀胱经淋血，泻火以琥珀、滑石。"冯兆张《冯氏锦囊秘录》云："琥珀散治五淋涩痛，小便有脓出血。"张璐《本经逢原》记载琥珀："消磨渗利之性，非血结膀胱者不可误投。"综上可见，案中配伍怀牛膝、琥珀可明显提高淋证的治疗效果。

王左，40。辛劳湿热下迫，魄门坠胀，大便如常，而溲频解不畅，脉弦劲。昨日发热，得汗即解。书云下焦如渎，治当宣导。

羌活　防风　苍术　黄柏　赤白苓　炒子芩　猪苓　泽泻　茵陈　苦参　甘草

赏析：本案病名"淋证"。患者平素辛劳，阴液渐亏；加之外感湿邪，困于脾土，脾失健运，内湿渐生，湿邪从热化，湿热蕴内，湿性趋下，下焦湿热之症明显。魄门即肛门，辛劳湿热下迫，故肛门坠胀；湿热下结膀胱，膀胱气化不利，开阖失调，则小便频数难解。湿热郁蒸，少阳枢机不利，故见发热；得汗后热退，为湿热从汗而出，邪有出路；脉弦劲，主痛证、实证。证属湿热蕴结下焦，膀胱气化不利。简斋先生立其"治当宣导"，方选九味羌活汤合四苓汤加减。九味羌活汤主治太阳、少阴俱病，可发汗祛湿，兼清里热。处方中用羌活辛苦性温，能发汗搜风除湿，通痹止痛；苍术苦温燥烈，辛香发散，为治湿佳品，入里能燥脾湿以统治上中下三焦湿邪，走外可散风湿以除留滞经络肢体之风湿。苍术得羌活之引，可行太阳之表；羌活得苍术之助，则胜湿力大增。黄柏、黄芩苦寒燥湿，又清内热。白茯苓甘淡而性平，主健脾、淡渗利水；赤茯苓"泻心小肠膀胱湿热，利窍行水"。二者相须，共健脾清利。猪苓、泽泻性寒，清热淡渗利尿，且猪苓利尿而不伤阴液；茵陈、苦参辛苦，入肝经，可燥下焦湿邪，清下焦之湿热。

简斋先生云此案"治当宣导"。"宣"，即发汗宣散在表湿邪；"导"，即清热利尿，导化湿热于下。上宣下导，以除湿热，临证可鉴。简斋先生治湿用药常有苦温燥湿、淡渗利湿及辛散祛湿。湿为土气，苦、热皆能燥湿而淡能渗湿。湿热之湿，以苦燥之；湿濡之肿，以淡渗泄之，以辛宣散之。苦温燥湿常用苍术、厚朴、草果、蔻仁等，若为湿热，则选黄柏、黄芩、苦参之品；淡渗利湿则多用茯苓、泽泻、猪苓等；辛散祛湿则可选羌活、防风、藿香、佩兰、香薷等。

刘右，31。始因经闭四月，腹内生疱，送经诊治疱消，经痛且已两转，第量虽多而色不正（色黑），小腹胀疼拒按，大便间解，色黑而难，带多且黏，溲热作痛。治以和营化瘀，导利湿热。

当归　川芎　赤苓芍　香附拌泽兰　青陈皮　桃仁拌阿胶　生地　川楝　栀子　滋肾丸　建泻

赏析：本案病名"淋证"。"女子以肝为先"，多气少血之体，容易气滞血瘀，不通则痛。本案患者闭经4月，小腹内生包块。经过治疗，虽包块消退，但仍有痛经、月经量多色黑、小腹胀痛拒按、大便色黑难解，说明肝郁气滞，瘀血内阻，瘀血日久耗伤气血，同时蕴结化热。肝郁脾虚，运化失常，湿邪内生，湿热下注，导致膀胱气化不利，故小便热痛；白带多且黏，也为湿热内蕴下焦之象。治拟和营化瘀，导利湿热。方选五淋散、四物汤、滋肾丸合方加减。五淋散出自《和剂局方》，由赤茯苓、赤芍、当归、山栀、甘草组成，具有清热凉血、利水通淋之功。简斋先生在本案中用赤茯苓偏于利湿，清热利尿；赤芍清热凉血，祛瘀止痛。两者相须为用，以防利湿伤阴；当归养血和血，与赤芍相配，加强赤芍活血通经作用；山栀清热利湿，凉血解毒；甘草调和诸药，赤芍与甘草配伍，又可取其"酸甘化阴"、缓急止痛之功。滋肾丸由知母、黄柏、肉桂组成，具有清热利湿之功。用成丸入药，加强全方清热利湿功能。另加川芎为血中气药，与香附、青皮、川楝子同用，加强疏肝理气止痛；泽泻利水通淋；香附拌泽兰行气活血利水；生地清热凉血，防利尿伤阴之弊；桃仁拌阿胶，活血养血而无滋腻之弊；陈皮行气健脾燥湿。

四物汤为补血调血经典方，常用于妇人诸疾，其由当归、川芎、白芍、熟地组成，具有补血调血作用。基于患者"经闭四月，腹内生疱"，且有痛经、月经量多色黑、小腹胀痛拒按。此乃肝郁气滞，瘀血内阻，气血失和。故本案以四物汤加桃仁以活血补血，并用赤芍易白芍以加强活血祛瘀之力。另因患者血虚有热，用熟地易为生地，以清热凉血。

姚左，42。肾虚湿热，始患溺血半载方愈。愈后尾闾作痛，连及腰府，溲频且热，内夹沉淀，劳则更甚，病经三年，屡医未效。

独活　鹿角霜　鳖脊　秦归　地黄　白芍　丹皮
苓神　怀膝　菟丝子　车前　寄生　沙苑　杜仲

赏析：本案患者年过四十，肾之气阴本已不足，或饮食不节，或下阴不洁，湿热蕴结膀胱，若灼伤脉络，迫血妄行，血随尿出，则发为溺血。腰为肾之府，乃肾之精气所溉之域。《杂病源流犀烛·腰痛病源流》指出："腰痛，精气虚而邪客病也……肾虚其本也，风寒湿热痰饮，气滞血瘀闪挫其标也。"溺血迁延半载，肾气受损，故愈后尾闾作痛，连及腰府。湿热蕴结下焦，膀胱气化不利，溲频且热，肾气不固，精微下注，则溺中内夹沉淀。《圣济总录》云："人因劳伤肾经，肾虚膀胱有热，气不传化，小便淋沥，水道涩痛，劳倦即发，故谓之劳淋。"患者病经三年，劳则更甚，屡医未效，故为劳淋之证。"诸淋者，由肾虚而膀胱热故也。"（《诸病源候论》）淋证的病位主要在肾与膀胱，且与肝脾有关。其病机主要是肾虚，膀胱湿热，气化失司。肾与膀胱相表里，肾气的盛衰，直接影响膀胱的气化与开阖。淋证日久不愈，热伤阴，湿伤阳，易致肾虚；肾虚日久，湿热秽浊邪毒容易侵入膀胱，引起淋证的反复发作。治以补肾凉血，清热通淋。方用六味地黄汤合独活寄生汤加减。处方中地黄滋阴生津，清热凉血；白芍与牡丹皮合用，清热凉血，活血散瘀；独活、桑寄生、牛膝、杜仲益肝肾，祛风湿，强筋骨；当归、白芍养血和血。简斋先生治疗腰脊尾闾作痛者，常用补督脉、填精髓之法，故加入鹿角霜、鳖脊补肾助阳，填精补督。茯神宁心安神，兼以利水；车前清热利尿；菟丝子、沙苑子补益肝肾，固精缩尿。

简斋先生针对因肾虚湿热，疏导失司而导致病程反复延绵，症见溲频涩痛、色浑有沉淀，以及尿血、腰痛者，常以益肾清利疏导法治之；并权衡肾虚与湿热之缓急，而选择补益与清利之侧重。其常用的清利药如木通、车前草、建泽泻、忍冬藤、茅苍术、黄柏、竹叶，以及中成药滋肾丸、益元散等。

陈君，29。肾虚湿热，腰部作痛五六年之久，小溲频数，色浑作痛，询知曾患花柳。治以清阴导热。

地黄　丹皮　苓神　怀膝　车前　牡蛎　女贞

稽豆衣　忍冬藤　寄生　沙白蒺藜　滋肾丸

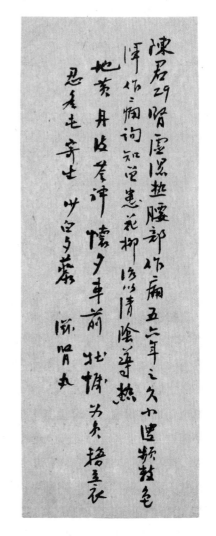

赏析：本案为肾虚湿热的淋证"劳淋"。询问病史，方知患者早年曾患花柳，下阴不洁，秽浊之邪从下侵入机体，上犯膀胱，湿热蕴结下焦，久则伤及肾气，而致肾虚湿热。肾府失养而见腰部作痛五六年之久；湿热未净，膀胱气化不利，故小溲频数作痛；而湿热蕴结，清浊相混，则小便色浑。因患者病机为"肾虚湿热"，简斋先生立其治则为"清阴导热"，即以滋阴益肾、清导湿热，标本虚实兼顾。方选六味地黄汤、滋肾丸加减。方中生地黄、稽豆衣滋阴清热，与丹皮合用，清阴散瘀；茯苓、茯神宁心安神，淡渗利湿；怀牛膝、桑寄生、女贞子、沙白蒺藜补益肝肾，固精缩尿；车前、牡蛎、忍冬藤、滋肾丸清导湿热，利尿通淋。诸药合用，共达"清阴导热"之效。

巢元方在《诸病源候论》中，对淋证的病机进行了高度概括，指出："诸淋者，由肾虚而膀胱热故也。"此后医家多将肾虚为本，湿热为标作为淋证的根本病机。初起多邪实，久病则由实转虚，或虚实夹杂，而成劳淋，运用通淋之法也当根据虚实轻重而选择不同的方药。简斋先生对淋证之实证多用"清导法"，选导赤清心汤、滋肾丸、二妙丸加减；而对久病肾虚湿热，气化失司，发为劳淋者，治以益肾清利，常用六味地黄汤、独活寄生汤加减，益肾扶正，结合清利。即"托化"扶助正气，"清导"利湿通淋。简斋先生"清导法"的常用药有生地、木通、忍冬藤、黄柏、栀子、竹叶、苦参、滑石、猪苓、车前子、泽泻、茯苓等。肾虚者，配合怀牛膝、菟丝子、沙苑子、女贞子、杜仲、独活、桑寄生、鹿角霜等。

闾左，48。早岁嗜饮，湿热偏盛。老年肝肾气阴不足，湿热下乘，溲频，溺将尽则尿管作疼，日前溺后下血，胃纳欠佳，脉形弦小数。拟益气升清，托化湿热主治。

升麻　葛根　秦归　沙参　黄芪　甘草　苓神

会皮　六味　滋肾丸

赏析：本案为"劳淋"。简斋先生概括其病因病机为早岁嗜饮，积湿生热，脾胃运化失常；加之老年久病，肝肾气阴不足，湿热下乘，膀胱气化失司而为淋。辨证当属虚实夹杂之"劳淋"，本虚乃脾胃肝肾气阴不足，标实为下焦湿热。湿热蕴结下焦，肾与膀胱气化不利，故溲频、溺将尽则尿管作疼；热伤血络，血从下溢，则溺后下血；脾胃气虚，运化失常，则胃纳欠佳；脉形弦小数乃虚实夹杂，脾胃肝肾皆虚，湿热内蕴之脉象。简斋先生"拟益气升清托化湿热主治"，即以补气健脾、滋养肝肾、托化扶正为主，结合清利湿热、通淋祛邪。方选补中益气汤为主方加减，并以六味地黄丸、滋肾丸成药入方。方中以生黄芪为主药补中益气，培补后天之本；以沙参易人参取其性润，防其温燥助热，配合茯苓、茯神、甘草健运脾气；当归协同黄芪补气养血；陈皮理气和胃，并防黄芪补气而壅滞气机；升麻、葛根升提下陷中气。以六味地黄丸成方滋补肝肾之阴；滋肾丸滋阴泻火，清利通淋。

《灵枢·口问》曰："中气不足，溲便为之变。"简斋先生在治疗多种慢性肾病时，对脏腑虚损、气贫血弱的患者注重"补益之法，建中为先"；调理虚证患者，在运用补益扶正之时，强调培补后天之本脾气，治肾不忘健脾。由于脾为后天之本，主运化升清，主统血；肾为先天之本，主水，主藏精纳气。脾不升清，则清浊不分；土不制水，肾蒸化失司，皆可发为淋。简斋先生辨治久病患者，因脾肾不足，尤以中虚下陷、肾虚不固为主因，见腹部坠胀、小便频数、淋漓不尽、纳差、脉小等症状的淋证。认为属脾气下陷，治当升托，制方用药常从东垣"升降浮沉"之道，以补中益气汤为主方加减。治肾不拘于肾，注重调补后天之本在简斋先生治疗劳淋医案中甚为多见，值得我们学习及借鉴。

徐翁，65。有年肺肾不足，肝木偏旺，湿热下迫，小溲滴沥，热而且频，间作咳逆，脉弦不和。

旋覆花　蛤壳　白芍　杏仁　紫菀　沙参　宋夏

寸冬　苓神　橘络　桔梗　甘草　水泛六味滋肾丸　牡蛎

　　赏析：本案病名"淋证"。患者高年肺肾亏虚，气不布津，通调失职，肾失滋源；而又肝火偏旺，疏泄不畅，湿热壅阻，下注膀胱，故发为淋证。症见小溲滴沥，热而且频，间作咳逆。治以宣肺益肾，清热利湿。方选金沸草汤合止嗽散加减。金沸草汤由金沸草、前胡、甘草、麻黄、芍药、荆芥穗、半夏组成，功在降气化痰。止嗽散由桔梗、甘草（炙）、白前、橘红、百部、紫菀组成。本案取旋覆花、半夏降逆化痰，去辛温之麻黄、前胡、荆芥，另加养肺阴、清肺热之品。方中金沸草即旋覆花，咸苦微辛，苦能泄热气，咸能化痰结，辛能行痰湿，凡痰饮之逆于肺者，此能降而泄之。《本草汇言》曰："旋覆花，消痰逐水，利气下行之药也。"桔梗辛、苦，功在开宣肺气，与旋覆花一升一降，更助理气降逆之功。白芍养血柔肝，平抑肝阳。蛤壳咸寒沉降，入肺胃经，化痰止咳；与质轻沉降之旋覆花相伍，取其降逆化痰。紫菀化痰降气，杏仁利肺止咳，牡蛎敛阴潜阳；宋夏为半夏浸渍甘草等药汁后的制成品，化痰开郁；沙参味甘微苦，入肺、胃经，养阴利气，润肺止咳，益胃生津；寸冬养阴生津，润肺止咳；茯苓、茯神健脾益气，宁心安神。桔梗宣肺利气，配伍沙参调畅气机以治气逆，同时开提肺气，通调水道；且桔梗为舟楫之剂，载药上行。橘络通络理气；甘草以厚脾土，以缓肝急。诸药合用，共奏补肺理气、清肝泻火、清热利水之功。另用水泛六味地黄丸、滋肾丸（黄柏、知母、肉桂）入煎剂，滋阴补肾清热，化气通关。诸药合用，共达宣肺益肾、清热利湿之效。

　　人体小便的通畅，有赖于三焦气化正常，而三焦气化主要依靠肺的宣肃、脾的转输、肾的气化来维持，又需要肝的疏泄来协调，故肺、脾、肾、肝功能失调，都可导致小便不利。肺主气，为水之上源，患者肺气亏虚，肃降失职，可影响其他脏器的气化，出现喘促咳逆、小便不利等症状。简斋先生在治疗中常用宣肺理气的药物，以期恢复肺的通调水道功能。所谓"提壶揭盖"之法，即是用宣肺或升提的方法以通利小便或大便的一种借喻。

胡右，中虚气陷，肾不固摄，小溲频数二十年之久，日解数十次，余无异状。拟补中益气合五子衍宗复方主治。

升麻　柴胡　党参　当归　黄芪　甘草　白芍

苓神　地黄炭　会皮　枸杞　菟丝　五味　车前

覆盆　桑寄生

赏析：本案为淋证的脾胃气虚证型。淋证辨治应审查证候的虚实，初起或急性发作属实；久病则多虚，病在脾肾，以脾虚、肾虚、气阴两虚为主。如《证治汇补》曰："淋有虚实，不可不辨……又有积久淋病，用前法不效者，以补中益气汤升提阳气。"本案患者"小溲频数二十年之久"，辨证当属劳淋。病机为"中虚气陷，肾不固摄"。简斋先生"拟补中益气汤合五子衍宗复方主治"。补中益气汤乃李东垣为治疗劳倦伤脾，谷气不盛，阳气下陷而发热所制之方，清代吴谦《删补名医方论》论此方曰："补中之剂，得发表之品而中自安；益气之剂，赖清气之品而气益倍，此用药有相须之妙也……惟不宜于肾，阴虚于下者不宜升，阳虚于下者更不宜升也。"本案处方简斋先生以补中益气汤为主，配合五子衍宗丸补肾固摄，从而弥补了补中益气汤"惟不宜于肾"之不足。两方合用，相得益彰，益气补肾而固摄，可谓师古而不泥于古。

处方中的车前子，有利水窍而固精窍的作用，在五子衍宗丸中并不属于反佐之配伍，《本经逢原》认为："男女阴中有二窍，一窍通精，一窍通水，二窍不兼开也，水窍得气化乃出，精窍得火动乃泄。车前专通气化，行水道，疏利膀胱，湿热不致扰动真火，而精气宁谧矣。"故《本草备要》对五子衍宗丸提出"惯遗泄者，车前易莲子"。而本案处方中用车前子治疗"小便溲频数"则具有反佐作用，即在大队补气固涩药中加一味车前子，使涩中兼通，补而不滞；并与升提药相配伍以调畅气机，相制为用。处方中用地黄炭并非凉血止血，而是虑生地过于滋腻伤脾，故炒炭用，既补阴又不碍脾滋腻，并增加收敛固涩作用。对于方中风药的使用，在临床应注意剂量配伍，用于祛除风湿，用量宜重；用于表散风邪用量宜轻；用于升阳升清者，用量宜小。临床上因中虚气陷，肾不固摄而致小溲频数患者很多，可借鉴简斋先生的经验，用"补中益气合五子衍宗复方主治"。

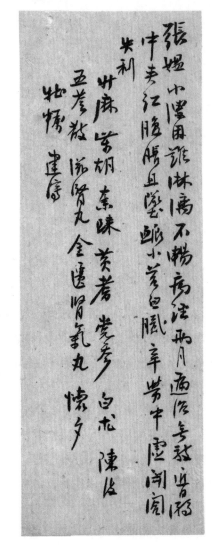

张媪，小溲困难，淋漓不畅，病经两月，遍治无效。近日溺中夹红，腹胀且坠，脉小，苔白腻。辛劳中虚，开合失利。

升麻　柴胡　秦归　黄芪　党参　白术　陈皮

五苓散　滋肾丸　金匮肾气丸　怀膝　牡蛎　建泻

赏析：本病属劳淋。妇人老年，肾气已虚，加之"辛劳中虚"，且"病经两月，遍治无效"，脾肾不足而成劳淋。因中气不足，升提无力，则腹胀且坠；脾胃虚弱，肾精失养，膀胱气化无力，湿热内蕴，则小溲困难、淋漓不畅；脾虚不统血，加之湿热伤络，则出现溺中夹红；脉小主气血两虚，苔白腻乃湿邪内蕴。证属脾肾气虚，湿热未尽，膀胱开合失利。治拟补益脾肾，清利湿热，通阳化气，升清降浊。方选补中益气汤合五苓散、金匮肾气丸、滋肾丸加减。处方中黄芪一味既可以气温补形，亦可以味甘补精，是一味十分难得的补气圣药。另配党参、白术甘温益气，补益脾胃；陈皮调理气机；当归补血和营。柴胡，脾虚之病用之，乃借其升发之气，振奋清阳，提其下陷，以助脾土之转输，所以必与补脾之参、芪、术并用。五苓散在本案中取其疏布津液，利湿之功效。陈修园认为五苓散"降而能升"，具有转输布散之功。《素问·灵台秘典论》曰："膀胱者，州都之官，津液藏焉，气化则能出矣。"下焦水液代谢正常，主要依赖于肾气的蒸腾以及膀胱的气化功能，故用金匮肾气丸加怀牛膝（寓有济生肾气丸之意）温肾化气利水。滋肾丸清热化气，通利小便。牡蛎、泽泻乃《伤寒论》牡蛎泽泻散之意，泽泻清泄少阴气分伏火，牡蛎入肾经血分，补肾清热，相须而用，且能增强清热利湿之功效。

本案简斋先生认为乃"辛劳中虚，开合失利"而"溲便为之变"，中虚气陷则当升托，故处方用药从东垣"升降浮沉"之道，以补中益气汤为主加减，补脾益肾以升清降浊；同时虑患者久病，年老体虚，下元不固，若单用补中益气汤升其中气，恐有余于上，下仍不足，故加金匮肾气丸补肾，五苓散化气行水，滋肾丸滋阴泻火，清热化气。为避免药多使处方过于繁杂，又能充分发挥这些方药的作用，故金匮肾气丸、五苓散和滋肾丸都以成药包煎入汤剂，可谓一举两得。这也是简斋先生临证处方用药的一个特色，值得临证效仿和借鉴。

四

遗精

（计3案）

陈左，心肾不足，素患遗泄，惊则心悸，烦则神疲，脉小数。酷暑之令，用轻剂和养法。

沙参　玉竹　寸冬　苓神　会皮　桔梗　甘草

白芍　牡蛎　女贞子　稽豆衣

赏析：本案病名为"遗精"。病机总属肾失封藏，精关不固。病位主要在肾。肾阳虚则精关不固，多由先天不足，自慰过频、早婚，或房事不节而致；肾阴虚，多因阴虚火旺，君相火盛，心肾不交，精室被扰而遗精。明代著名医家戴元礼在《证治备要·遗精》中说："遗精不离肾病，但亦当责之于心君。""有用心过度，心不摄肾，以致失精者；有因思色欲不遂，精色失位，精液而出者……"清代医家认为："有梦为心病，无梦为肾病。"（《医学妙谛》）可见，遗精多与心肾相关。本案患者乃肾阴不足，阴精不能上承，心火亢盛，心火不能下交于肾，心肾不交，虚火妄动，扰动精室，故素患遗泄；心阴不足，心失所养，虚热内扰而惊则心悸；心气不足，故烦则神疲；脉小主虚、数主内热。酷暑之令，更增阴虚火旺。治拟滋阴清热，和养心肾。方选沙参麦冬汤加减。沙参麦冬汤出自《温病条辨》，功用甘寒生津、清养肺胃。案中以沙参、玉竹、麦冬滋阴清热生津；会皮、桔梗、甘草开宣肺气，化湿健脾；茯神宁心安神；白芍滋阴养血；牡蛎敛阴潜阳，安神定悸；女贞子滋补肝肾；稽豆衣滋阴清热。

简斋先生一开始就点出本案病机为心肾不足。心肾不足，虚火妄动，热扰精室可致遗精；心肾不足，肾水不济心火，虚火妄动，扰动心神则心悸。整个辨证论治都抓住这一病机，治"用轻剂和养法"，即以滋养心肾之阴、清退虚火之剂为主药，兼顾脾胃。其治法平淡，处方精练，用药轻灵，以期水火相济，阴阳平和，而达治病之效。

濮左，肾阴不足，湿热扰攘，常患遗泄，头眩神疲，夜寐梦多，易起妄想，晨起尿道发现黏液，溲溺不利。拟方滋肾导热。

地黄　山萸　苓神　丹皮　建泻　怀膝　车前

稽豆　牡蛎　滋肾丸　寄生　炒白蒺藜

另三才封髓丹吞服。

赏析：本案病名"遗精"。因肾阴不足，水不济火，心肾不交，君火亢盛，神不守舍，故夜寐梦多、易起妄想；阴精不能上乘以养神奉脑，则头眩神疲；阴虚火旺，湿热扰动精室，则遗泄；湿热流注下焦，膀胱气化不利，则尿道黏液、溲溺不利。治拟滋肾导热，方选六味地黄丸合滋肾丸、三才封髓丹加减。处方用地黄滋补肾阴；山茱萸补肾固精止遗；稽豆衣滋补肝肾，固精止遗；泽泻、茯苓利水渗湿，并可防地黄之滋腻；丹皮清热泄火；怀牛膝、桑寄生、炒白蒺藜补益肝肾，固精止遗；车前子清热利湿；牡蛎收敛固涩，敛阴潜阳。另用滋肾丸（知母、黄柏、肉桂）滋肾清热，化气通关；三才封髓丹出自《医学发明》，由黄柏、砂仁、甘草、人参、熟地、天冬组成，功效降心火、益肾水，常用于阴虚火旺、相火妄动、扰动精室的梦遗滑精等证。

遗精多属肾失封藏，精关不固。朱丹溪除继承前人主虚之说外，认为滑精与湿热下注、扰动精室有关。如《丹溪心法·遗精》云："精滑专主湿热，黄柏、知母降火，牡蛎粉、蛤粉燥湿。"临床上滑精以肾虚不能摄精为多见，治疗滑精以温阳补肾、固精止遗为正治。《景岳全书》中说："梦遗、精滑，总皆失精之病，虽其证有不同，而所致之本则一。"说明二者在证候上虽有轻重区别，但发病的病因及诊治基本上是一致的。简斋先生在案首即点明本案病机乃"肾阴不足，湿热扰攘"，治拟"滋肾导热"。对于阴虚兼湿热者，滋阴有助湿之弊，清利又虑其伤阴，治当兼顾。除滋补肾阴之外，还应交通心肾，泄热分利，不可过用固涩。另在服用煎剂的同时，加成药三才封髓丹吞服，以增强降心火、益肾水功效，共奏滋肾导热、固摄精关之效。

陈左，24。肾虚不固，时常遗泄，头昏眼花，腰部酸楚，溲多便结，脘腹悠痛。胃肾相关，肾病及胃，治当兼顾，真人还少丹为丸代煎。

小茴拌当归　地黄　枸杞　山药　萸　苓神　蒲黄　远志　苁蓉　巴戟　破故纸　杜仲　五味　怀膝炭

枣泥为丸。

赏析：本案病名"遗精"。因肾虚不能固摄，精泄于下而时常遗泄；腰为肾之府，肾虚则腰部酸楚；肾之阴精不足，无以生髓上濡脑海，故头晕眼花；肾气既衰，蒸腾气化失司则溲多；温煦无权，阴寒内结，肠道传导无力，则便结。胃肾相关，肾病及胃，火不暖土，中焦失于温养，则脘腹悠痛。治拟补肾固精，和胃止痛。方选宋代《洪氏集验方》的真人还少丹加减。处方中用肉苁蓉补肾温阳，润肠通便；巴戟天、杜仲、补骨脂、怀牛膝炭温补肾阳，强壮腰膝；当归、枸杞子、熟地黄、山茱萸补血养阴，益肾涩精；山药、五味子补肾固精，益气健脾；远志、茯苓、茯神宁心安神；枣泥补中益气，养血安神；蒲黄活血理气止痛。小茴拌当归，源于"当归茴香散"。当归补血活血，并能润肠通便；茴香辛温暖肾，温中散寒。二药组合，暖肾和胃，活血理气，止痛通便。方中巴戟天主治肾脏久虚，心腹冷痛，梦多遗泄；破故纸（补骨脂）"能暖水脏，阴中求阳，壮水益土之要药也"（《本草经疏》）。二药合用，补肾壮阳。处方未用褚实子，《本草经疏》谓其"脾胃虚感寒者不宜"，且有利尿作用，恐简斋先生考虑到患者中虚溲多而去之。由于患者为慢性久病，简斋先生选用将药物煎后浓缩，以枣泥为丸，便于久服，代替汤剂以达温阳益阴、固精止遗之功。

《素问·水热穴论》云："肾者，胃之关也。关门不利，故聚水而从其类也。"张介宾注曰："关者，门户要会之处，所以司启闭出入也。肾主下焦，开窍于二阴，水谷入胃，清者由前阴而出，浊者由后阴而出，肾气化则二阴通，肾气不化则二阴闭；肾气壮则二阴调，肾气虚则二阴不禁，故曰肾者胃之关也。"肾开窍于二阴，肾之蒸腾气化失常，既可关门不利而成水肿、便秘，又可关门不禁而成多尿、腹泻。简斋先生概言本病"胃肾相关，肾病及胃，治当兼顾"，可谓深得经旨。

五

腰痛

（计3案）

周左，28°。服务海军，夜遗下虚，邪乃乘虚而受，腰背酸痛，下及足跟，上及后脑，病经两年，屡愈屡复，脉小。治以托化。

羌独活　防风己　生芪　秦归芄　桑枝　寄生
鹿角霜　陈皮　甘草　巴戟　法夏　川断　怀牛膝　桂枝拌白芍　干姜拌地黄

赏析：本案病名"腰痛"。患者长期海上作业，有夜里遗精病史，肾气亏虚，易感风寒湿邪。湿为阴邪，易伤阳气，其性趋下，致病缠绵；脾主运化水湿，脾阳不振，脾肾俱虚，邪实正虚，气血不足而发病。足太阳膀胱经布于后背，下及足跟，上及后脑，且足太阳膀胱经与足少阴肾经相为表里，表里同病，两经经脉不和，"不通则痛"，故见腰背酸痛、下及足跟、上及后脑；脉小主虚主里。肾主骨，脾主肌肉，肝主筋，邪客筋骨，日久必损伤肝脾肾，耗伤气血，使腰痛缠绵难愈。简斋先生立其治则为"治以托化"，即祛风散寒、温补肝肾、除湿通络。以独活寄生汤加减。处方中独活长于除久痹，治伏风，善祛下半身疼痛；羌活善入足太阳膀胱经，祛风散寒止痛，擅治上半身疼痛。简斋先生常将两者配伍使用，以加强止痛效果，去一身疼痛。防风祛风之力较强，为"风药之润剂""治风之通用药"；与防己相配，祛风除湿，止痹痛。秦芄质偏润而不燥，祛风通络止痛；桑枝祛湿通络。干姜温经散寒。桂枝拌白芍主温阳止痛，且白芍养血柔肝、缓急止痛；同时芍药、甘草"酸甘化阴"，防温燥伤阴之弊；半夏、陈皮健脾燥湿理气；桑寄生、牛膝、川断补肝肾而强筋骨，其中桑寄生兼能祛风湿，牛膝兼能活血利关节；鹿角霜、巴戟天温补肾阳，壮肾元。黄芪配防己，寓防己黄芪汤之意，补气祛风除湿；配当归，为当归补血汤，补气养血。芍药、地黄养血活血；干姜拌地黄则温而不燥，养阴而不滋腻。

张景岳说："腰为肾之府……凡病腰痛者，多由真阴之不足，最宜以培补肾气为主。其有实邪而为腰痛者，亦不过十中之二三耳。"（《景岳全书》）故治腰痛补肾元尤为重要。《金匮要略》治肾虚腰痛用肾气丸，治寒湿腰痛用干姜苓术汤，两方一直为后世所重用。本案处方特点：巧用经验药对，如羌活与独活、防风与防己、桑枝与桑寄生、生黄芪与当归、法半夏与陈皮、鹿角霜与巴戟天、桂枝拌白芍、干姜拌地黄等随证配伍，共奏祛风散寒、温补肝肾、除湿通络之功。

徐左，39。服独活寄生汤加味，腰痛锐减，俯仰
较利，腿髀微酸，步履仍嫌不适。治再原法。

羌独活　防风己　生芪　秦归芎　桑枝　寄生

赤苓芍　甘草　桂枝　陈皮　法夏　云苓　怀膝

首乌藤　桃仁　川断

　　赏析：本案病名"腰痛"。《素问·脉要精微论》云：
"腰者，肾之府，转摇不能，肾将惫矣。"腰为肾之府，肾
虚则风寒湿邪易乘袭，寒湿之邪痹阻经络，气机运行不畅，
不通则痛。患者服独活寄生汤之后，腰痛锐减，说明其腰
痛与肾虚湿阻相关，肾虚乃发病之本。用药后寒湿略去，
经络稍通，故腰痛锐减、俯仰较利。然湿邪黏滞，仍滞留
于肌肉筋骨之间，故仍见腿髀微酸、步履不适。"治再原
法"，仍用独活寄生汤，并合黄芪桂枝五物汤加减。《景岳
全书》有云："若湿而兼虚者，宜独活寄生汤主之。"独活寄
生汤祛湿止痛，补益肝肾；黄芪桂枝五物汤益气温经，和
血通痹。处方中羌活、独活、防风、防己、秦艽、桑枝祛风胜湿，舒筋和络；生黄芪、当归益气
补血；桑寄生、怀牛膝、续断补益肝肾，强健筋骨；陈皮、法半夏、云茯苓、甘草健脾益气，燥
湿化痰；赤芍、桃仁、首乌藤、桂枝活血祛瘀，温通经脉。诸药合用，共奏补肾活血、通痹止痛
之效。

　　腰痛在辨证中当根据病证，分清外感内伤、标本虚实。《景岳全书》论腰痛曰："旧有五辨：
一曰阳虚不足，少阴肾衰；二曰风痹、风寒、湿着腰痛；三曰劳役伤肾；四曰坠堕损伤；五曰
寝卧湿地。虽其大约如此，然而犹未悉也。盖此证有表里虚实寒热之异，知斯六者庶乎尽矣，而
治之亦无难也。"腰痛日久，常见虚实夹杂，此时当分清主次，急则治标，缓则治本，恰如《证
治汇补·腰痛》所指出的："惟补肾为先，而后随邪之所见者以施治，标急则治标，本急则治本。
初痛宜疏邪滞，理经隧；久痛宜补真元，养血气。"

沈右，47。腰俞连腿痛楚异常，昼夜不能合目，舌光绛，四肢冷（平素血中不净）。气阴大虚，湿热入络，治以兼顾。

秦归芄　桃仁泥　红花　细生地　土茯苓　独活

防风　寄生　桂枝　石膏　甘草节　白芍

赏析：内伤腰痛多由肾中精气亏虚，腰府失其濡养、温煦。本案患者肾之气阴亏虚，复感湿热二邪，痹阻经脉，故见腰俞连腿痛楚异常，昼夜不能合目；气血不能布达四肢，故出现四肢冷征象；舌苔无阴液滋润，故出现光绛苔。结合患者年近七七，肝肾不足，"平素血中不净"，即月经淋漓不尽。其病机当为肝肾亏虚，素体血行不畅，瘀滞兼作。治以补益肝肾，清热除湿，活血化瘀。方选独活寄生汤合身痛逐瘀汤加减。独活寄生汤出自《备急千金要方》，主治痹证日久，肝肾两虚，气血不足者。身痛逐瘀汤出自《医林改错》，具有活血化瘀、祛风除湿、通痹止痛功效。主治瘀血夹风湿，经络痹阻所致肩痛、臂痛、腰腿痛。处方中用秦艽既可祛风湿，通络止痛；又可退虚热，清湿热，可谓一药而多效。秦艽合当归，寓养血活血通络之效，使四肢血运顺畅，舒筋络而利关节。独活善治伏风，除久痹，祛下焦与筋骨间的风寒湿邪；防风可祛湿止痛；桃仁、红花活血化瘀止痛，与当归相须为用；桂枝可通络活血，以增强化瘀止痛之效；土茯苓可通利关节，清热胜湿。患者因肝肾两虚，气血不足，遂用桑寄生补益肝肾而强壮筋骨；地黄、白芍养血和血；白芍与甘草尚能柔肝缓急，舒筋止痛。石膏可清热泻火，除烦止渴；甘草调和诸药。诸药合用，补清兼顾，以补为主；兼以清除湿热外邪，且不忘活血化瘀、疏通经络，使气血充足，肝肾调和，经脉顺畅，而腰痛得愈。

腰痛一病，外感、内伤均可发生，但总以肾虚为本，风寒湿热、气滞血瘀为标。虚者补肾壮腰为治，实者祛邪活络为法。本案患者肝肾亏虚为本，因此方中选用了当归、白芍、桑寄生补益肝肾，同时选用秦艽、独活、防风、桂枝疏风除湿。"治风先治血，血行风自灭"，加之患者平素血中不净，有瘀血内蕴之基础，因此又配桃仁、红花活血化瘀通络。肝肾阴虚，兼有湿热，故又加入石膏、土茯苓等清热之品。全方补益祛邪兼顾，体现了简斋先生辨证用药之精当。

六

痹证

（计21案）

徐右，胃之痰浊过甚，关节不利。初时两臂酸痛，不能高举，延久未已，近复抖战。治拟疏化通络。

羌活　防风　秦归　甘草　白芍　薏仁　桑枝　寄生　桃仁泥　橘皮络　赤苓　蒺藜

赏析：本案病名"痹证"。病机为素体痰盛，复感外风，风邪痰瘀注于经络，留于关节。脉络失和，血气不行，气血痹阻，故见关节不利而臂痛抖战，属于虚实夹杂之证。治疗当虚实兼顾，攻补兼施。本案处方以防风汤加减疏散活络，并配伍和营活血、健脾化湿之品，从而标本同治。防风汤出自《宣明论方》，具有疏风活络、宣痹止痛之功。主治行痹，肢体关节疼痛，游走不定，关节屈伸不利；或见恶寒发热，苔薄白或胀，脉浮。本案用防风、羌活祛风胜湿，通络除痹；秦当归、桃仁、赤芍活血养血，通络止痛；薏苡仁、橘皮络、赤苓健脾化湿，祛痰通络；桑枝、桑寄生补肝肾，强筋骨，祛风湿，利关节；白芍养阴以防羌防之燥，并与甘草相配可缓急止痛；白蒺藜性升而散，入肝胃经，为祛风明目之要药，本案用之有祛风而引药上行之意。全方祛风化湿与活血养血相配合，正如《医宗必读》所言："治行痹者，散风为主，御寒利湿仍不可废，大抵参以补火之剂，盖治风先活血，血行风自灭也。"

处方中有数个简斋先生临床常用之有效药对：①羌活－防风：羌活辛苦温，王好古云："羌活气雄，治足太阳风湿相搏，头痛，肢节痛，一身尽痛，非此不能除，乃却乱反正之主君药也。"（《汤液本草》）羌活等风药之作用与其用量有关，即祛除风湿，用量宜重；疏散风寒，用量不大；若作为升阳升清者，则用量小。这是宋金时代处方用药的风格。羌活配防风则增强了羌活解表和祛风通络的作用。②薏苡仁－茯苓：二药甘淡利湿，健脾助运，既可祛湿除痹，又可治生痰之源。③桑枝－桑寄生：在金陵医派医家的医案中常可见到二药同用。桑寄生有祛风湿、益肝肾、强筋骨作用，桑枝有祛风湿、通经络、利关节功效。一般认为桑枝以通为主，桑寄生以补为要，两药参合，一补一通，相互为用，共达补肝肾、壮筋骨、祛风湿、通经络、止疼痛之功。

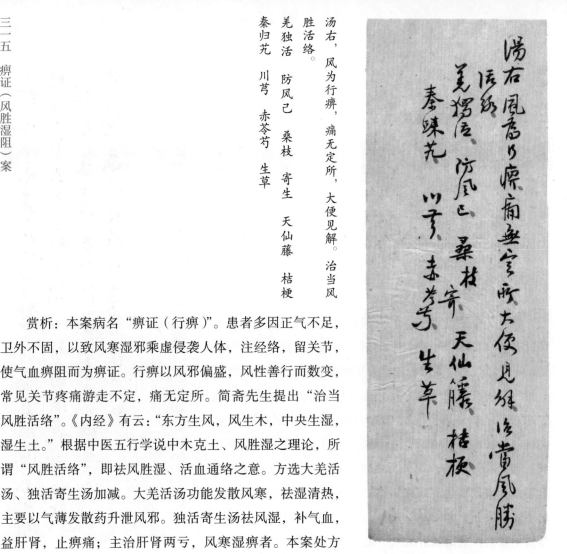

汤右，风为行痹，痛无定所，大便见解。治当风胜活络。

羌独活　防风己　桑枝　寄生　天仙藤　桔梗

秦归芃　川芎　赤苓芍　生草

赏析：本案病名"痹证（行痹）"。患者多因正气不足，卫外不固，以致风寒湿邪乘虚侵袭人体，注经络，留关节，使气血痹阻而为痹证。行痹以风邪偏盛，风性善行而数变，常见关节疼痛游走不定，痛无定所。简斋先生提出"治当风胜活络"。《内经》有云："东方生风，风生木，中央生湿，湿生土。"根据中医五行学说中木克土、风胜湿之理论，所谓"风胜活络"，即祛风胜湿、活血通络之意。方选大羌活汤、独活寄生汤加减。大羌活汤功能发散风寒，祛湿清热，主要以气薄发散药升泄风邪。独活寄生汤祛风湿，补气血，益肝肾，止痹痛；主治肝肾两亏，风寒湿痹者。本案处方中羌活配独活，祛风胜湿，除一身之疼痛；防风祛风除湿，防己祛风利水、通行经络；桑枝祛风通络，尤治上肢麻痹者；桑寄生祛风湿，补肝肾；天仙藤行气活血，利水消肿；桔梗宣通气血，载药上行；秦当归养血活血通络；秦芃祛风利湿；川芎行气活血，燥湿搜风；赤苓健脾利湿；赤芍养阴活血通络；生草调和诸药。因患者"大便见解"，则脾运尚健，故未用补气健脾之人参。诸药配伍，刚柔相济，攻补兼施。

简斋先生治疗行痹除祛风外，还常结合散寒除湿，选用防风、秦芃、葛根、麻黄、桂枝等，既疏散风邪，又散寒化湿。如风窜上肢关节，可加羌活、白芷、威灵仙；风走下肢关节，可配独活、牛膝、钻地风、片姜黄、寻骨风等；风邪久恋，耗伤阴血，可增当归、白芍、川芎、红花以养血祛风，所谓"治风先治血，血行风自灭"。因为痹证部位多以肌体筋骨关节为主，故应重视应用枝藤类药，如忍冬藤、络石藤、青风藤、海风藤、炒桑枝、鸡血藤、天仙藤等，可作为引经药直达病所，协助他药起到疏风祛邪、宣痹化湿的作用。此外，根据《类证治裁》针对痹证所提出的"治法总以补助真元，宣通脉络，使气血流畅，则痹自已"，还常加入寄生、巴戟天、附片、肉桂、桂枝等补助真元之品。

余右，风湿痰气在络，左臂酸痛且胀，畅异常。近日天气阴晦，拟暂用流气通络法，泄气则松

归尾　赤白芍　香附　法夏　青陈皮络　丝瓜络
桑枝尖　桃泥　桂枝　片姜黄　络石藤

赏析：本案病名"痹证"。简斋先生概括病机为"风湿痰气在络"，即风湿痰气闭阻络脉，导致气血瘀滞。痰瘀痹阻，不能濡养肌肉筋脉而出现左臂酸痛且胀。文中"泄气"为排气，气机阻滞缓解，故轻松异常。治拟祛湿化痰，疏气通络。方选双合汤加减。双合汤出自《万病回春》卷四，由桃红四物汤、二陈汤合方而来，故名。此方具有祛湿化痰行瘀、疏气通络作用，可用于痹证之风湿痰瘀痹阻证。本案患者痹证属风湿痰气阻络。病程日久，络脉瘀阻，气血不通，故处方中归尾、赤白芍、桃泥活血祛瘀，并兼有养血的功效；香附疏肝理气，取"气行则血行"之意；法半夏、青皮络、陈皮络化痰理气；丝瓜络通经活络，清热化痰；桑枝苦平，归肝经，善于祛风，通利关节，且善走上肢，尤以治疗上肢及肩背酸痛为常用；络石藤祛风而通经活络，《本草纲目》云其"气味平和，其功主筋骨关节风热痈肿"，故风湿痹痛偏热者较为适宜；片姜黄破血行气，通经止痛，祛风疗痹，与不同药物配伍可用于血滞经闭、胸胁刺痛、风湿臂痛等证。丝瓜络、桑枝、络石藤、片姜黄是简斋先生治疗痹证上半身疼痛的常用药物。

痹证以风、寒、湿、热、痰、瘀痹阻经络气血为基本病机，因邪有偏盛，故临床症状亦有不同。《三因极一病证方论》云："大抵痹之为病，寒多则疼，风多则行，湿多则着；在骨则重而不举，在脉则血凝而不通，在筋则曲而不伸，在肉则不仁，在皮则寒。"临床治疗痹证以祛邪通络为主，根据邪气的偏盛，分别予以祛风、散寒、除湿、清热、化痰、行瘀，兼以舒筋通络。病初以邪实为主，病久邪留伤正，可致虚实夹杂，且风、寒、湿、热、痰、瘀常夹杂为患。本案患者为风、湿、痰痹阻，气机不畅，病程日久兼有瘀血阻滞，络脉不通，简斋先生概括为"风湿痰气在络"，并针对此病机，采用"流气通络法"，以双合汤祛湿化痰行瘀、疏气通络，并配伍祛风通络之品。方中用归尾而不用全当归，因归尾活血之力更著，意在加强活血祛瘀之力。

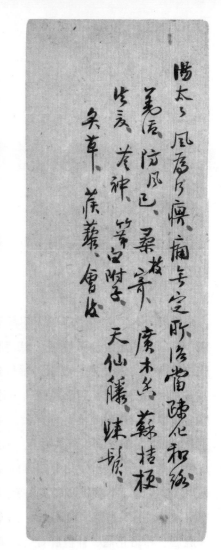

汤太太，风居为痹，痛无定所。治当疏化和络。

羌活 防风 防己 桑枝 寄生 广木香 苏桔梗

法夏 苓神 竹节白附子 天仙藤 归须 炙草

蒺藜 会皮

赏析：本案病名"痹证"。痹证的辨证，首先应分清风寒湿痹与热痹的不同。而对于病程长者，尚应辨识有无气血损伤及脏腑亏虚的证候。痹证的治疗，《医学心悟》中做了很好的概括："治行痹者，散风为主，而以除寒祛湿佐之，大抵参以补血之剂，所谓治风先治血，血行风自灭也。治痛痹者，散寒为主，而以疏风燥湿佐之，大抵参以补火之剂，所谓热则流通，寒则凝塞，通则不痛，痛则不通也。治着痹者，燥湿为主，而以祛风散寒佐之，大抵参以补脾之剂，盖土旺则能胜湿，而气足自无顽麻也。"本案简斋先生明确指出"风为行痹，痛无定所""治当疏化和络"，即疏风化湿、活血和络，方选羌活胜湿汤合二陈汤加减。羌活胜湿汤具有祛风除湿、解表止痛功能，主治风湿在表之证；二陈汤具有燥湿化痰、理气和中功能，主治湿痰之证。处方中防风辛温轻散，润泽不燥，为"风药中之润剂"，祛风胜湿，散寒止痛，通经活络；羌活祛风湿，通经络，利关节，止痹痛；防己祛风止痛，利水消肿；桑枝祛风通络，尤以上肢麻痹者多用；桑寄生补肝肾，祛风湿，尤以下肢痹痛者多用；广木香辛苦温，行气止痛；苏梗行气宽中；桔梗理气，并为舟楫之剂，使药上行而不下沉；法夏、茯苓、新会皮即二陈汤之意，燥湿化痰，理气健脾；茯神健脾安神；竹节白附子祛风止痛，化痰止痉；天仙藤行气化湿，活血止痛；归须养血活血；白蒺藜平肝祛风；甘草调和诸药。诸药配伍，共奏祛风化湿、活血和络之功。

处方中的"竹节白附子"，即《中国药典》所载白附子，系天南星科多年生草本植物独角莲的块茎，因主产于河南的禹州，故又称禹白附，江浙医生习称为鸡心白附、竹节白附。处方中的天仙藤，《仁斋直指方》记载其与白术、羌活、白芷、姜黄、半夏配伍，可治疗痰注臂痛，现代临床常用于风湿、类风湿等免疫疾病。天仙藤含马兜铃酸，可引起肾脏损害，虽古方中记载可治妊娠水肿，但孕妇、婴幼儿及肾功能不全者还需慎用。

梁左，40。寒湿在下，左腿膝下廉上正中作痛，痛经两月有余，皮色不变，步履困难，脉沉小。

拟风胜和络主治。

独活　桑枝　寄生　秦归艽　桂枝　防风己艽　皮

甘草　苡仁　陈皮　二苓　怀膝　红花　赤

芍

赏析：本案病名"痹证"。《素问·痹论》指出："风、寒、湿三气杂至，合而为痹。"患者因"寒湿在下"，即下肢感受寒湿之邪，寒主收引，湿性黏滞重着，湿性趋下，寒湿之邪易伤阳气，阻滞经络，不通则痛，故见左腿膝下廉上正中作痛；而痛已两月有余，病程较长，肝主筋，肾主骨，病久肝肾不足，气血亏虚，经脉失养，故步履困难；皮色不变乃无红、肿、热等热毒内蕴之象；脉沉小也为病在里，也主虚证。病机乃虚实夹杂，肝肾亏虚，气血不足，寒湿未尽，络脉痹阻。简斋先生"拟风胜和络主治"，即祛风胜湿、和络止痛、补益肝肾、调养气血、标本兼顾。方选独活寄生汤合黄芪桂枝五物汤加减。独活寄生汤具有祛风湿、止痹痛、益肝肾、补气血之功；黄芪桂枝五物汤出自《金匮要略》，具有益气通阳、和营行痹之功。处方中独活味苦、辛，微温，性味薄而升，苦能燥湿，为足少阴肾引经药也，具有祛风胜湿、散寒止痛作用；桑枝、秦艽、防风、防己祛风通络止痛；防风与防己相配，加强祛风胜湿之功；桂枝温通血脉，赤芍活血止痛，两者相配，调畅营卫；黄芪皮、茯苓、猪苓益气健脾，淡渗利湿；黄芪用皮以行表利湿，与当归相配，益气养血和络；怀牛膝、桑寄生滋补肝肾，强壮筋骨；《临证指南医案》云"初为气结在经，久则血伤入络"，故用红花、赤芍活血通络止痛。全方共奏祛风胜湿，和络止痛之功。

从简斋先生指出患者病机"寒湿在下"以及患者临床症状来看，似乎无明显风邪偏盛、关节游走性疼痛等表现，但简斋先生却"拟风胜和络主治"，并运用大量风药。细究其理：一则风为百病之长，常与寒湿兼夹合病；二则运用风药可更好地治疗湿邪为患的病证。从简斋先生医案中可以看出，其熟谙《内经》"风胜湿"理论，擅长运用风药治疗湿邪为患的水肿、痹证、泄泻、痢疾、湿疮、瘾疹等病证。

乔左，服柔养通督之剂三帖，暮夜内烧渐平，项强稍和，第仍不能低俯，周身上痛下木，自觉两足为悬。议再疏和潜导。

羌独活　防风　秦归艽　地黄　首乌　川斛　苓

神

橘络　生草　白芍薇　玉竹　桑枝　寄生

怀膝　女贞子　稽豆衣

赏析：本案病名"痹证"。患者外感风寒湿邪，痹阻关节筋骨及督脉，导致发热夜间明显、项强。服用柔养通督之剂后，热退，项强稍和，但病邪仍留滞关节经络，气血运行不畅。头为诸阳之会，主一身之阳之督脉直达颠顶，清阳之气循经脉上行于头部，风寒湿邪痹阻经脉，气血不能上荣，故头仍不能低俯。风寒湿邪痹阻肌肉筋脉，风寒阻滞上焦，肃杀阳气，经脉不通，则上身痛；风湿黏滞下焦，气血津液运行不畅，脉络不通，经脉失养，则下身麻木；足部失于濡养，则软弱如悬。证属风寒湿邪痹阻经脉，气血亏虚。治拟疏风通络，养血潜导。方选九味羌活汤合独活寄生汤加减。简斋先生常选用九味羌活汤中羌活、防风之药对组合，以疏风之品散上焦风寒湿邪。其中防风为"风药中之润剂"，善祛风除湿，散寒止痛；配生地防辛温燥烈药伤津。独活寄生汤多用于治疗痹证日久，肝肾两虚，气血不足证。方中独活善下行，治伏风，除久痹，祛下焦与筋骨间的风寒湿邪；防风祛一身之风而胜湿；秦艽祛风湿，舒筋络而利关节；当归、地黄养血和血；白芍养血舒筋，缓急止痛；茯苓健脾益气；桑寄生、牛膝补肝肾而强筋骨；且桑寄生兼能祛风湿，牛膝活血以通利关节筋脉。以上诸药合用，具有补肝肾、益气血之功。处方中另配伍首乌、川斛、女贞子、玉竹滋补肝肾之阴，肝肾之阴得补，则足得血而能步矣。前有暮夜发热，故用白薇清透虚热；橘络理气化痰通络，在诸药中通达气血脉络；桑枝可祛湿通络，祛风养血；稽豆衣入肝肾，有养血滋阴清热之效。

本案为复诊病例，前诊用柔养通督法以疏风通络，今诊在原诊基础上，"议再疏和潜导"。疏和，即用疏风之剂，散上焦风寒湿邪，取九味羌活汤法治疗上部症状"项强稍和，第仍不能低俯"；潜导，即调和气血、潜养阴液、疏导湿邪，用独活寄生汤。潜导特别体现在方中的一味牛膝，《医学衷中参西录》谓其"原为补益之品，而善引气血下注，是以用药欲下行者，恒以之为引经。故善治肾虚腰疼腿疼，或膝疼不能屈伸，或腿痿不能任地，此皆其力善下行之效也"。

余右，风湿乘虚侵于血络，络痹不通，左臂酸疼，筋络如束，牵及胸项，间及前胸后背，脉沉小。拟疏和通络。

羌活　防风己　生芪　秦归芃　桂枝　草节　白芍　法夏　云苓　橘皮络　桑枝　寄生　薏仁　桃仁

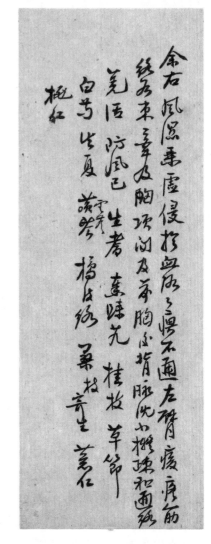

赏析：本案中医辨证属"痹证"之风寒湿痹。患者素体亏虚，腠理空疏，卫外不固，风湿之邪乘虚入侵，经络失和，气血运行失畅，发为痹证，出现疼痛、酸楚、重着、麻木或肢体活动不利。气血津液运行无力，日久可导致痰、瘀的形成，关节重着疼痛更甚，如此反复，而使病情加重。治拟疏风散寒，除湿通络，化痰行瘀。方选蠲痹汤、双合汤合方加减。《医学心悟》说："治行痹者，散风为主，而以除寒祛湿佐之，大抵参以补血之剂……治痛痹者，散寒为主，而以疏风燥湿佐之，大抵参以补火之剂，所谓热则流通，寒则凝塞，通则不痛，痛则不通也……通用蠲痹汤加减主之。"蠲痹汤具有祛风除湿、蠲痹止痛功效，主治风寒湿邪所致的痹证。方中羌活、防风味辛，辛能散寒，风能胜湿，二药合用，除湿而疏风；桂枝辛温，温散寒邪，通利血脉，秦艽、桑枝合用，具有祛风湿、通经络、止痹痛的作用，桑枝尤宜用于上肢关节痹痛。双合汤由桃红四物汤合二陈汤加减而来，主治气虚受风湿，遍身麻痹不仁，现主要用来治疗痰瘀痹阻之痹证。法半夏、云茯苓、橘络、橘皮伍用化痰除湿；合桃仁、当归、白芍可养血活血，祛痰化瘀，通络止痛。黄芪补气行血，气通则血活，血活则风散；合秦当归、白芍养血活血，寓"治风先治血，血行风自灭"之意。白芍与甘草合用，为芍药甘草汤，具有酸甘养阴、养血柔肝、缓急止痛的功效。因患者素体亏虚，故加用桑寄生补肝肾、祛风湿。另加防己、薏苡仁祛风除湿气。

《素问·痹论》曰："风寒湿三气杂至，合而为痹也。"说明外邪侵袭是痹证发生的外在因素，而其内因则是素体虚弱。气血不足，卫外不固，复感外邪，乘虚而入，正气无力驱邪外出，以致外邪深入，留于经络关节脏腑，使病情缠绵难愈。内外合邪乃本病发生之根本。《灵枢·五变》云："粗理而肉不坚者，善病痹。"即指出了痹证的发生与人体正气亏虚，外感风寒湿邪有关，正气虚弱易感受外邪而发病。

杨左，服益气托化之剂，左臂仍然酸痛，步履亦觉软强，偏左尤甚，脉沉濡。痰浊风湿合病，隧络阻塞，治以通和。

苍术　川柏　苡仁　防己　茵陈　蚕砂　丝瓜络
赤芍　海桐皮　草节　归尾

另指迷茯苓丸。

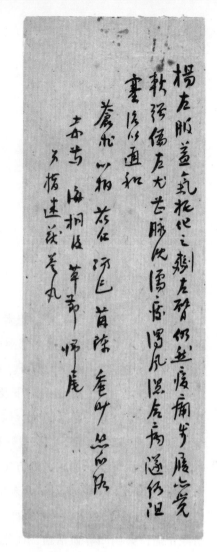

　　赏析：本案病名"痹证"。患者本为正气不足，风湿邪气痹阻经络，气血不通，导致左臂酸痛；服用益气托化之剂，湿聚有蕴热之势，而见步履软强；脉沉主里，濡主湿。治拟清热利湿，化痰通络。方选二妙散、宣痹汤、指迷茯苓丸加减。二妙散出自《丹溪心法》，功用清热燥湿；宣痹汤出自《温病条辨》，功用清热利湿、宣通经络。处方以苍术健脾利湿，黄柏清热利湿，薏苡仁利湿舒筋，防己清热利湿、通络止痛，茵陈清利湿热，蚕砂祛风燥湿、行痹通利，丝瓜络通经活络，当归、赤芍清热凉血、活血通经，海桐皮祛风行气、祛湿活血，草节健脾和中。另服指迷茯苓丸（出自王肯堂《证治准绳》），功用燥湿和中、化痰通络。诸药合用，共奏清热利湿、化痰通络、宣痹止痛之效。

　　湿为阴邪，易损阳气，湿性重浊黏滞，趋下而易袭阴位。吴鞠通认为："湿为阴邪，非温不解。"（《温病条辨》）此当为仲景"病痰饮者，当以温药和之"之发挥。故遇风湿邪阻经络者，宜以温药益气托化为治。但湿邪有燥化、寒化之变，此案以益气托化法治后，湿从燥化，湿热互结下注而变为湿热之证，故治以清热利湿，使湿热分消。吴鞠通创制宣痹汤以清热利湿，宣通经络。且认为："若泛用治湿之药，而不知循经入络，则罔效矣。故以防己急走经络之湿，杏仁开肺气之先，连翘清气分之湿热，赤豆清血分之湿热，滑石利窍而清热中之湿，山栀肃肺而泻湿中之热，薏苡淡渗而主挛痹，半夏辛平而主寒热，蚕沙化浊道中清气。"（《温病条辨》）本案处方简斋先生针对痰浊风湿合病，取二妙散清热利湿，宣痹汤清热利湿、宣通经络，指迷茯苓丸燥湿和中、化痰通络，三方分而治之，巧妙配伍，合理加减，共奏良效，不愧为临床高手。

黄右，血虚，络脉失和，骨节作痛，下及足肿，脉弦劲。治当益气和血，兼导湿热。

防风　生芪　羌活　秦归　桃泥　赤苓芍　会皮
草　薏仁　首乌藤　桑枝　寄生　怀牛膝　地黄
木瓜　蒺藜

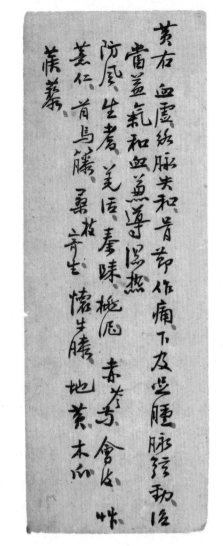

赏析：本案病名"痹证"。患者"血虚，络脉失和"则腠理不密，卫外不固，风湿之邪乘虚侵袭，注于经络，留于关节，气血痹阻，而发为痹证。不通则痛，故有"骨节作痛"；湿性重浊下趋，故见"下及足肿"；素体血虚，阴液不足，感受外邪则易从热化，风湿之邪转为湿热之邪，故见脉劲；脉弦为痛象。治拟益气和血，疏泄湿热。方选蠲痹汤、独活寄生汤加减。处方中防风辛散，祛风胜湿；生黄芪补气扶正，利水消肿。李东垣认为，防风能制黄芪，黄芪得防风，其功愈大，乃相畏而相使也。羌活疏风胜湿，温经止痛；秦当归养血活血，通络消肿；桃泥破血散瘀；赤苓健脾利水；赤芍活血散瘀，通络止痛；会皮健脾燥湿；炒苡仁健脾利湿，舒筋止痛；首乌藤祛风湿，行经络，除痹痛；桑枝祛风除湿，利关节；桑寄生祛风湿，补肝肾，强筋骨，通血脉；怀牛膝补肝肾，强筋骨，散瘀血，引药下行；地黄滋阴生血；木瓜利湿理脾，舒筋活络；蒺藜疏肝气，散肝风，行血散结；羌活治风湿身痛，王好古云："羌活气雄，治足太阳风湿相搏，头痛、肢节痛，一身尽痛，非此不能除，乃却乱反正之主君药也。"（《汤液本草》）综观全方，融补气生血、活血通络、疏风利湿于一剂，实为治疗虚实夹杂痹证的复合大方。

简斋先生虽言本案治法"兼导湿热"，但从处方用药看，还是以偏温药居多，重在益气和血、疏风利湿、活血通络为主。会皮为产自粤东新会的陈皮，《本草备要》言其"辛能散，苦能燥能泻，温能补能和，同补药则补，泻药则泻，升药则升，降药则降。为脾肺气分之药，凡补药涩药必佐陈皮以利气"。本案所用复方大法，敛散同用，攻补兼施，须要顾全中焦脾胃之气，故加入新会皮使气机升降之枢纽功能健全，方能补而不滞，散而无损，药达病所。

胡右，40。四旬年龄，生育过多，营血不足，复因早岁产后风从虚受，肢节痹痛，连及腰背，流窜无定，每值天气阴晦或月事前后辄发此恙。发时初觉肌肉作冷，继见红肿作痒，痒后痛止，脉弦小。拟益气布血，托化外风。

羌独活　防风己　生黄芪　秦归艽　白芷　川芎
赤苓神　桂枝　草节　白芍　橘皮络　桃仁拌酒
炒干生地　桑枝　寄生　白蒺藜

赏析：本案病名"痹证"。患者"四旬年龄，生育过多，营血不足"，说明其肝肾亏虚，气血不足，腠理空疏，卫外不固，"复因早岁产后风从虚受"，风邪趁虚作祟，故见肢节痹痛、流窜不定、红肿作痒等症。湿性重浊，易流注关节，且黏滞难祛，湿邪阻滞肢体脉络，故见酸楚疼痛；下雨天湿气甚重，故每值天气阴晦而发；月事前后经血不足，血海空虚则腠理更疏，故发为本病。简斋先生治"拟益气布血，托化外风"，亦即益气补血、滋养肝肾、祛风和络。方选黄芪四物汤合独活寄生汤加减。

独活寄生汤主要由补肝肾、益气血和祛风湿、止痹痛两类药物组成，以扶正祛邪。黄芪四物汤源于《济阴纲目》，功擅补气益血，用于产后气血虚弱。处方中羌活解表散寒，祛风胜湿止痛，善于治上半身之风湿痹痛；独活祛风除湿，散寒通痹，且性善下行，入足少阴肾经，长于祛下半身风寒湿邪，祛痹止痛，尤以腰膝、腿足关节痹痛为宜，且用量宜大；防风、防己、秦艽、桑枝、白芷祛风胜湿，通络止痛；桑寄生益气血而祛风湿，合白蒺藜补肝肾，强筋骨；当归、地黄、川芎养血和血，寓"治风先治血，血行风自灭"之意；黄芪、茯苓补气健脾，扶助正气。佐以橘皮、橘络理气通络，使得补而不滞；桂枝辛温，能温通经脉，散寒止痛；甘草节可强健筋骨，主治风湿痹痛，现代临床较少用。纵观全方，祛风除湿通痹，兼以补益气血、滋补肝肾，以使祛邪不伤正，扶正不留邪，实属扶正祛邪之良方。处方中主用了较多的辛散祛风之品以疏散湿邪，乃风木胜湿土之义也，正如吴崑在《医方考·湿门》中所言："以风药而治湿，如卑湿之地，风行其上，不终日而湿去矣。"风能胜湿，无窍不入，且能鼓舞机体正气以抗邪，从而托邪外出。此法还常用于脾肾两虚而夹风湿之眩晕、呕吐，下虚之足跟痛，以及下虚受风之小溲淋漓不畅、手足麻木者。

卢右，26。前次产后伏风，腰身作痛，经治已平，月汛已转。刻仍肘膝两部间作酸痛，脉沉弦。拟疏托法。

独活　防风己　黄芪　当归　桂枝　甘草　白芍　首乌　法夏　苓神　会皮络　寄生　酒炒地黄　姜　红枣

赏析：本案病名"痹证"。患者病起于产后，气血亏虚，营卫腠理空疏，卫外不固，风寒湿邪乘虚而入，产后伏风，久延未愈，当属本虚标实之证。风为百病之长，善行数变；寒为阴邪，最易伤人；湿性黏滞，不易祛除。风寒湿常兼夹为病，三气合而入里，稽留关节，经络，导致气血运行不畅，经脉失养，不通则痛，故腰身作痛、肘膝两部间酸痛。沉脉为里证，阴证；弦脉为痛证，故脉流弦为痹证之阴证。月汛正转，指患者刚过哺乳期。

《证治证补·痹证》论痹证治法曰："风宜疏散，寒宜温经，湿宜清燥，审虚实标本治之。有余则发散攻邪，不足则补养气血。"而《沈氏女科辑要笺正》更明确指出："此证多血虚，宜滋养，或有风寒湿三气杂至之痹，以养血为主，稍参宣络，不可峻投风药。"本案处方选用黄芪桂枝五物汤合独活寄生汤加减治疗，正是体现了这一理念。因患者既往痹痛经治已平，现仅为余邪未尽，故未用峻猛辛燥、耗散真气之细辛，以及峻补之人参，而是用平补平泻之品，补肝肾，益气血，通络止痛。处方中黄芪甘温益气，补在表之卫气。桂枝与黄芪相配，益气温阳，和血通经；桂枝得黄芪益气而振奋卫阳，黄芪得桂枝固表而不留邪。独活善祛伏骨节之风寒湿邪，兼止腰膝痹痛，入正少阴气分，以理伏风，升中有降，能通达全身而散风胜湿；防风其性上行，为风药中润剂、治风祛湿之良药。二药相伍，上下通行，则祛风胜湿之功更强。黄芪与当归相配，即当归补血汤之意。当归养血和营，得黄芪补气以资化源而生血之助，使气旺血生。桑寄生补肝肾，强筋骨，祛风湿，亦能止痛。此外，方中又加入二陈汤以燥湿健脾，和胃助运。一则以防补养阴血之品滋腻呆胃，二则也可助风药祛湿除痹。简斋先生在处方用药中，除痰湿证必用二陈汤外，在补阴养血的处方中，也常佐以二陈汤以防寒凉或滋腻之品损伤中焦脾胃之气。纵观全方，以补肝肾、益气血为主，祛风寒湿邪为辅，祛邪不伤正，扶正不留邪。

白蒺藜

川斛　橘络　苓神　甘草　白芍　桑枝　寄生

羌独活　防风己　黄芪　秦归芃　地黄　首乌

陆右，29。平素经事不准，则先腹胀，四心作热，大便常艰，近因下焦受风，遍身骨骱酸痛，夜寐不实，头眩，脉沉小而濡。治以疏和托化。

赏析：本案病名"痹证"。患者素体肝肾亏虚，气血不足，复感受风湿之邪而发病。"脉沉小而濡"，为气血不足夹有湿邪之征；"平素经事不准"乃因肝肾亏虚，冲任气血不足；气虚则运化乏力而腹胀；血虚则阴不敛阳而四心作热；气血不足，肠道失濡，故大便常艰；风从虚受，风湿之邪客于肌体关节，故遍身骨骱酸痛；血不养心，神不安舍，故夜寐不实；气血不足，清窍失荣，故头眩。正如《证治汇补》曰："有平昔元气虚弱，表疏腠松，略有不谨，即显风症者，此表里两因之虚症也。"

本案治法"疏和托化"。"疏和"，即疏风除湿以通络；"托化"，即补气养血以扶正。方选独活寄生汤加减。处方中羌活祛风胜湿，升太阳经和督脉经之阳气；独活祛风胜湿止痹痛。二药作为君药，相须为用。处方中还用了较多的滋补阴血之药，诚为"治风先治血，血行风自灭"之意。其中当归既可养血，又能活血通络。与首乌相配，则有润肠通便之功；与白芍相配，则一动一静，互纠其偏而互助养血之功；与白蒺藜相配，既可养血平肝以治清窍失养之头眩，又可疏肝解郁以调经事；与地黄相配，则当归入肝性动以生新血而补血，地黄入肾性静以滋阴精而养血，二药相合能互补长短。黄芪合防风，黄芪得防风则补气之力更著，防风得黄芪则祛风之功益彰；黄芪配当归则补气生血，气血双调。此外，方中还配橘络、茯苓、茯神，助化湿而健脾胃运化，使养阴补血之药不致滋腻呆胃，此为简斋先生用药的常规配伍法。纵观本方用药，通补相配，通便不用攻下，治痹痛不用虫蛾之品，平肝不用重镇之类，祛邪而不伤正，可谓深得"轻可去实"之旨。

何左，左腿自膝至胯作麻，似觉刺蠕，表皮轻抚微痛，稍寒则四末不温，昨日招感发热，服午时茶后已解，脉沉小。此风湿虚受，营络不利，拟黄芪五物加减。

当归　黄芪　桂枝　甘草节　白芍　独活　防己

苡仁　法夏　陈皮络　赤苓　怀膝炭　寄生　二

妙丸

赏析：本案病名"痹证"，属于"血痹"范畴。患者素体气血不足，阳气不足则卫外无力，腠理不固，感受风湿外邪，阳气闭阻，邪凝血脉，血行不畅，络脉不和，痹阻不通，"痹在于骨则重，在于肉则不仁"（《素问·痹论》），故觉左腿自膝至胯作麻刺痛；风湿胜于肌表则营络不和，而表皮轻抚微痛；感受风寒，阳气郁闭，失于温煦，故稍寒则四末不温；脉沉小主里虚，乃风湿久痹，入里呈热，伤及营阴，肝肾不足。外邪经表而解，故仅现里虚之证。治拟益气和营，祛风除湿。方选黄芪桂枝五物汤加减。方中以防己伍黄芪，走表祛湿，使水从外而解；桂枝配茯苓，通阳化气，令水从小便而下。另配法夏、陈皮，寓二陈汤之意以健脾祛湿；二妙丸合怀牛膝、薏苡仁，共成四妙以清热利湿。黄柏苦寒燥湿，善除下焦之湿热；苍术苦温健脾，燥湿除痹；薏苡仁淡渗利湿，健脾除痹；牛膝炭用以活血通经，引药下行；更合独活、寄生以补益肝肾，祛湿止痛。

《金匮要略》首先提出血痹为气血亏虚，因虚受邪所致。并拟制了益气温经活血的黄芪桂枝五物汤，奠定了血痹的辨治基础。本案患者乃虚人血痹，通过养血活血、益气通阳，使风邪随血行而祛；除湿之法，则从表里三焦分而消之。处方中防己、黄芪走表祛湿，使风湿水邪从外而解；法夏、陈皮络燥湿健脾，使湿邪从中焦而祛；桂枝、赤苓通行膀胱之气，水湿自下而利，二妙丸、薏苡仁、怀膝炭分化之湿邪自下焦清利。简斋先生治痹，善于根据病位之不同，引经用药，祛风除湿。如病在下肢膝胯，取独活、寄生、怀牛膝，引药下行，祛风除湿，补益肝肾；病在肌表皮里，则以通行表里十二经之防己以祛除表里之风湿。

杜右，40。气贫血弱，濡布不及，一身悉痛，连及头部，肌肤若有蚁行，腹内动气，不痛，肌肤消削，心悸失眠，便结而难，经停带多。治以益气补血。

天麻　防风拌芪　归身　川芎　酒炒地黄　草拌
白芍　茯神　枣仁　阿胶珠　火麻仁　桑枝　寄
生　稽豆衣

赏析：本案病名"痹证"。气血乃人体之本，《素问·调经论》中说："血气不和，百病乃变化而生。"气贫血弱，不能输布、濡养机体，肢体失养，则周身疼痛；血虚肌肤失养，络脉失和，则肌肤如有蚁行；气血虚弱，肝脾失养，气机失于条达，见腹内胀气；气血不足以荣养筋骨、皮肉，则机体消瘦；心血不足，心神失养，则见心动不安、心悸失眠；气血不足难以濡养胃肠，不能化生津液，则大便干结、便秘；"女子以肝为先天"（《临证指南医案》），肝藏血，脾统血，气贫血弱，冲任失养，则难以维持正常的月事运行；脾气虚弱，湿浊内生，则白带多。证属气血不足，肢体经络失养。治以益气补血，祛风通络，养心安神。方选黄芪四物汤合酸枣仁汤加减。黄芪四物汤具气血双补之效，酸枣仁汤有养血安神、清热除烦的作用。本案患者虚热不显，故去知母，改茯苓为茯神以增强安神功效，另加入天麻、防风、阿胶珠、火麻仁、桑枝、桑寄生、稽豆衣。处方中重用黄芪补气生血、行滞通痹为君，寓"有形之血不能速生，无形之气应当急固"之意。当归补血活血，助黄芪补气生血，以解痹痛；当归又可活血调经止痛，润燥滑肠，一药多用。血虚生风，风性善动，故以天麻、防风以除血中之风；阿胶珠补血滋阴，润燥又可通便；生地养阴生津。另配川芎行气活血，祛风止痛；白芍养血和营止痛；酸枣仁养血安神；茯神配枣仁加强安神之效；火麻仁、稽豆衣润肠通便；桑枝祛风湿通络；桑寄生养血强筋，补益肝肾；甘草调和药性，缓急止痛。

正虚卫外不固是痹证发生的内在基础，发病初期应积极治疗，防止病邪传变，并根据病因病机采取适当的治法。简斋先生治疗痹证，注重引经药的应用。如痹在上肢，选用羌活、片姜黄、桂枝尖；下肢疼痛者，用独活、牛膝、木瓜；痹在颈项，用葛根、伸筋草、桂枝；腰部疼痛僵硬，选用桑寄生、杜仲、淫羊藿。痹证之预后，常与邪气的轻重、患者体质的强弱、治疗是否及时，以及病后调养等多方面因素相关。

梁左，28。三年前下虚受风，少阴经脏两病。肾主开合，主骨，是以左腿右手麻木不仁，甚则牵及腰背，脉沉小，苔边淡中光，小溲淋漓不畅，解后窍痛。病久气阴二伤，勉拟托化。

独活　防风己　黄芪　桂枝　细辛拌地黄　怀膝

鹿霜　川断　女贞　稽豆　秦归　白芍　甘草

首乌藤　猪脊筋　陈皮　滋肾丸

赏析：本案病名"痹证"。患者因肾虚受风，肾气不固，风寒湿邪入乘虚地，经络闭阻，气血运行不畅，故肌肤麻木不仁；腰为肾之外府，肾失开合，则筋骨疼痛牵及腰背；湿热蕴聚膀胱，则见小溲淋漓不畅、解后窍痛；脉沉主里、小主虚；苔边淡主气虚、中光为阴损也。简斋先生认为，患者虽为"下虚受风"，虚实夹杂，但"病久气阴二伤"以虚为主。治则"勉拟托化"，即重在扶助托举正气。方选黄芪桂枝五物汤、三痹汤合滋肾丸加减。黄芪桂枝五物汤益气温经，和血通痹；三痹汤益气活血，补肾散寒，祛风除湿；滋肾丸功用滋肾清热，化气通关。处方以独活祛风除痹；黄芪甘温益气，补在表之卫气；桂枝散风寒而温经通痹；芍药养血和营而通血痹，与桂枝合用，调营卫而和表里；防风、防己祛风止痛，并祛上下之湿；怀牛膝活血强筋。地黄甘寒清热凉血，养阴生津；得细辛之辛散，透里寒外达。二者合用，可清热通络、利窍止痛。鹿霜、猪脊筋温肾助阳，填精强脊；川断补肝肾、强筋骨；女贞子补益肝肾；稽豆滋阴养血、平肝益肾；秦当归、生地、白芍补血活血；首乌藤养血安神，祛风通络；陈皮燥湿；滋肾丸清下焦湿热，引火归原。诸药并用，共奏补益肝肾、清热利湿之效。

本案特点：其一，简斋先生治痹证肾虚者，往往会加鹿霜、猪脊筋等血肉有情之品，以益肾填精、温肾助阳。其二，案中处方以黄芪桂枝五物汤益气温经活血，三痹汤补益肝肾、益气活血、祛风除湿，二方组合，标本兼顾。特别是方中生地黄、细辛伍用，《千金要方》谓之生地黄汤，主治崩中漏下，其中细辛气味香窜，升散之力颇强，有较好的通络止痛之功；干地黄性味甘寒，善于滋阴清热凉血止血。二药伍用，一寒一温，辛以散之，苦以降之，以寒制热，相使为用，以细辛之升散引干地黄之甘寒，直达上焦，共奏清热止痛之效而无燥烈升散之弊。其三，针对湿热下注，选用中成药滋肾丸包煎，既切合病证特点，又减少处方中药味。

梁左，左足右手麻强，历时两年之久，甚则牵至腰背。拟仍原意，改从丸剂缓图。

小活络丹、健步虎潜丸递服。

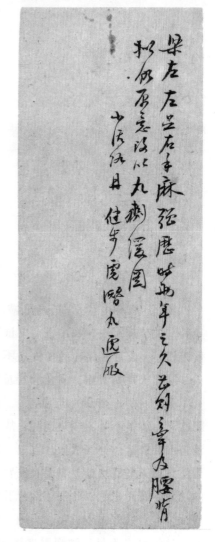

赏析：本案病名"痹证"。丹溪曰："麻是气虚，木是湿痰死血。"（《丹溪心法》）患者以手足麻木为主症，且病程日久，乃因气血亏虚，痰湿痹阻气血经络所致。日久不愈，气血不得宣通，营卫不畅，津凝成痰，血停为瘀，经络痹阻，故见肢体麻木拘挛；牵至腰背，是病程日久导致肝肾阴虚所致。治拟祛风除湿，养肝益肾。方选小活络丹、健步虎潜丸。小活络丹出自《太平惠民和剂局方》，主治风寒湿痹证、中风。成药组成：天南星、制川乌、制草乌、地龙、乳香、没药。方中制川乌、制草乌辛热峻烈，善祛风散寒、除湿通痹为君药。天南星辛温燥烈，祛风散寒，燥湿化痰，能祛除经络之风湿顽痰为臣药。乳香、没药行气活血止痛；地龙善行走窜，功专通经活络为佐药。全方祛风除湿，化痰通络，活血止痛。健步虎潜丸出自《丹溪心法》。主治肝肾不足，阴虚内热，腰膝酸软，筋骨酸弱，腿足消瘦，步履乏力。成药组成：黄柏、龟板、知母、熟地、陈皮、白芍、锁阳、虎骨（现用豹骨）、干姜。本方由大补阴丸加减而来，方用黄柏、龟板滋阴降火为君药。辅以知母助黄柏泻火清热；白芍、熟地助龟板滋阴补血，滋补肝肾。以虎骨强壮筋骨，锁阳温阳益精，干姜、陈皮温中行气为佐药。诸药配伍，泻火不伤阴，补阴而不滞，阳中求阴，共奏滋阴降火、补益肝肾、强壮筋骨之功。

本案应为复诊，用丸药间服，乃取"丸者，缓也"，亦即"治之以峻，行之以缓"之理。因风湿痰瘀阻于经络，非短时所为，虽需峻利之品搜剔，但亦不可过猛，且患者本有气血亏虚，如此非但有形之邪难除，反易耗伤正气。用小活络丹祛邪通络，健步虎潜丸扶正强筋，二丸配合间服，攻补兼施，则祛邪不伤正，宜于患者长期服用。临床应用时，小活络丹可以酒送服，取酒辛散温通之性，以助药势，引诸药直达病所。

刘右，脊椎痛减，转移肩井，时或阴吹，便溺之先腹部觉坠。今在前任后督，治再托化。

天麻　防风　生芪　池菊　当归　川芎　甘草
於术　白芍薇　橘络白　稽豆衣　地黄　寄生

另用鳖甲、龟板、鹿角霜、龙骨、牡蛎先煎。

赏析：患者主症为"脊椎痛减，转移肩井"，据此推断应为肩关节周围炎，属中医"痹证"范畴。多由风寒湿邪侵入机体，阻滞经络，致使气血不畅而引发疼痛。痹证日久，则邪气耗伤气血，损及肝肾及脾胃，中气不足，致清气不升，浊阴不降，气机逆乱，不循常道，逆走前阴而致阴吹；而清气不升，气机逆乱，故"便溺之先腹部觉坠"。治拟温补肝肾，补气活血。方选三痹汤加减。三痹汤本用于治疗妇人产后痹证，有温补肝肾、散寒除湿、通痹止痛的功效，简斋先生以此加减治疗肝肾不足、气血不畅所致痹证。本案处方中生黄芪、当归、白芍健脾益气，养血和血，补气血之不足，健脾胃之运化；地黄、寄生补肝肾，益精血；川芎活血行气，祛风止痛；於术、橘络白健脾利湿；防风祛风除湿，通络舒筋。患者肝肾不足，水不涵木，易致肝阳偏亢，故用天麻、池菊平肝息风；并加白薇清热凉血，稽豆衣养血祛风。鳖甲、龟板滋阴潜阳，益肾健骨。鹿角霜为鹿角熬膏后所剩残渣，功能益肾助阳，补力虽弱但不滋腻，且有收敛作用；可治肾阳不足，脾胃虚寒，妇女子宫虚冷、崩漏带下等证。对于其用法，《本草便读》指出："如精血不足，而可受腻补，则用胶；若仅阳虚而不受滋腻者，则用霜可也。"龙骨、牡蛎俱可平肝潜阳，与天麻、池菊相伍可加强其功。

本案特点：①从经络辨痹证，云"病在前任后督"。病在任脉，则中气下陷，气血亏虚，表现为阴吹、腹坠；病在督脉，则阳虚寒凝，表现脊椎、肩部疼痛。②从经络治疗痹证，处方中用黄芪合四物汤为代表，补中益气，养血活血，治任脉亏虚；用三痹汤温肾通络，治督脉阳虚寒凝，特别是用鳖甲、龟板、鹿角霜等血肉有情之品调补肾阴肾阳，以治疗痹证。观本案用药，亦有独活寄生汤之意。独活寄生汤去桑寄生，加黄芪、续断即为三痹汤。独活寄生汤也是治疗肝肾虚痹的常用方，可祛风湿、止痹痛、益肝肾、补气血，与三痹汤功效、主治相仿，临证可随证应用。

三三一 痹证（肝肾亏虚）案

王右，35。下虚受风，今夏始由眩晕呕吐，近日头昏，背腧腰脊作痛，尾闾尤甚，脉弦小。治以风胜托化。

羌独活各五分　防风一钱二分　黄芪二钱　秦归二钱　桂枝一钱　草四分拌白芍二钱　首乌藤三钱　桑枝寄各三钱　鹿角霜一钱半　狗脊四钱　茯苓神各二钱　法夏三钱　淡生姜各二分拌地黄三钱

赏析：本案为"痹证"。证属肝肾亏虚，复感风寒湿邪。患者由于肝肾亏于下，复感风寒湿邪，侵袭督脉，经络不通，故背俞腰脊作痛，尾闾尤甚；水不涵木，风寒湿邪外受，胃失和降故见眩晕呕吐。治以祛风胜湿，补益肝肾。方用羌活胜湿汤合黄芪桂枝五物汤加减。羌活胜湿汤出自《脾胃论》，由羌活、独活、藁本、防风、甘草、蔓荆子、川芎等药组成。本案处方取其祛风胜湿止痛之法，同时加入首乌藤、桑寄生、桑枝补益肝肾，祛风湿，通络止痛。黄芪桂枝五物汤出自《金匮要略》，由黄芪、当归、地黄、白芍、桂枝组成，具有温经益气、活血通痹之功效，主治肌肉麻木不仁之血痹。本案处方中五味药俱备，取其补气活血通痹之效。另外方中还加入鹿角霜、熟地，取其养血补血之意，与活血通痹之黄芪桂枝五物汤相合，共达"血行风自灭"的作用。诸药合用，共达补肝肾、祛风湿、温经通痹之效。

简斋先生在案中提出"治以风胜托化"。"风胜"，是指用风药疏风胜湿；"托化"，即扶助、鼓舞机体正气，托举外邪而出。风胜托化法主要用于中下二焦亏虚，外受风寒湿邪者。《素问·阴阳应象大论》云："湿伤肉，风胜湿。"风药辛散宣通，升清降浊，可祛重浊黏滞之湿邪。本案即是风胜托化法之应用范例。处方中以羌活、独活二辛苦温燥之品，祛风除湿，宣痹通络。其中羌活善祛上部风湿，独活善祛下部风湿，两药相合，能散一身上下之风湿，通利关节而止痹痛。防风祛风胜湿，加强羌活、独活祛风胜湿之效。另外加上温经益气、活血通痹之黄芪桂枝五物汤，使气血运行流利，经络通畅。患者素体肝肾亏虚，因而又加入桑寄生、桑枝、首乌藤、鹿角霜、狗脊、熟地黄补益肝肾。全方标本兼顾，补肝肾，益气血，通经络，祛风寒湿之邪，很好地诠释了简斋先生"风胜托化"之法。全书简斋先生625个医案中只有二张处方标了中药剂量，一方面让我们可以复习古代中药剂量单位书写方法；另一方面希望能从二方药量以窥简斋先生及孟河、金陵医派用药剂量之端倪。

欧阳君，30。初因下虚，风湿入于督脉，屡愈屡复，病经十年之久。近日举发，已为第四次，左右膝膜酸痛，上引项脊，旁牵尾闾、环跳，病发之先，左眼作痛，羞明畏光，脉沉弦小。治以托化。

羌独活　防风己　连皮芪　秦归艽　桂枝　草节
法夏　苓神　白芍　怀膝　首乌藤　鹿角霜煅
鳖脊　寄生　川断　细辛拌地黄

赏析：本案病名"痹证"。患者素体肾虚，外感风湿入于经络而发病，正如《证治汇补》中所言"由元精内虚，而三气所袭，不能随时祛散，流注经络，久而成痹"。患者病经十年之久，反复发作，正气愈加虚损。由于肝开窍于目，以阴血为养，如肝阴不足则可有目痛、畏光等症状。本案方选独活寄生汤加减。方中羌活、独活辛苦温，入太阳经，长于除久痹，治伏风，散寒止痛，上下之风并驱。秦艽祛风湿，清湿热，止痹痛，药性润而不燥；合风药润剂之防风，祛风解表，共奏祛内外风湿祛之功。黄芪连皮，益增补气卫外固表之用；与防风相配，可使药性偏于走经络，还可以促进黄芪的补气之功；与防己相配，利尿祛风除湿，使湿邪有出路。桂枝温经通脉，助阳化气，散寒止痛。半夏燥湿化痰，细辛祛风散寒、通窍止痛，二药相须而用，辛散痰湿。细辛拌地黄，细辛辛散之性可防地黄滋腻。白芍药养血柔肝；与甘草节酸甘化阴，滋养肝阴，则肝风可制，不致亢旺。茯神、首乌藤入心肝经，养血安神，祛风通络。风湿入督脉，太阳经亦病，肾阴阳两亏。鹿乃纯阳之物，鹿角为督脉所发，故善温壮肾督；鳖乃至阴之物，善于养元阴而清虚热，单用即有止痛作用。鹿角霜与鳖甲脊均为血肉有情之品，两者相配，阴阳并补。另加桑寄生、牛膝、川断补肝肾而强筋骨，其中桑寄生兼能祛风湿，牛膝兼能活血利肢节。当归、地黄相配，滋肾养阴，养血活血。全方祛风散寒除湿，加之补养肝肾、阴阳并调、邪正兼顾，能使风寒湿邪俱除，气血充足，肝肾强健而诸症自愈。

简斋先生治疗痹证之内因，遵"善补阳者，必阴中求阳，则阳得阴助而生化无穷；善补阴者，必于阳中求阴，则阴得阳升而泉源不竭"之旨，喜用鹿角霜、鳖甲等血肉有情之品，阴阳并调；同时注重命门之火，配桂枝温通阳气，取"少火生气"之意；白芍为柔肝要药，常与当归、生地相须，滋水涵木，肝气条达，肝风自息。简斋先生用药配伍之精妙，可资临床借鉴。

拌生芪　生煨姜

独活　桑枝　寄生　秦归芄　桂枝　法夏　茯神

酒炒地黄　草拌白芍　怀膝　杜仲　川断　防风

李右，右腰下环跳作痛，下牵膝胫，妨碍步履，上引脊椎俱作酸痛，久坐乍起或天时寒甚则痛尤剧。病由产后气虚，风袭督脉，托化无权，是以屡治而未能痊愈也。

赏析：本病属痹证之肝肾亏虚证。《内经》云："风雨寒热，不得虚，邪不能独伤人。""邪之所凑，其气必虚。"强调了正气不足是疾病发生的内在因素。督脉总摄一身之阳气，行于肌腠之间，布散元气，抗拒外邪。妇人产后气血不足，卫阳不固，脏腑、经络、肌肤、筋骨失于濡养，风袭督脉，气血痹阻，运行失畅，则久坐乍起或天时寒甚则痛尤剧；而肝主筋，肾主骨，肝血不足，血不养筋，肾精不足，髓不养骨，气血不通，痹阻经络及筋骨关节可出现肢体疼痛、肿胀、酸楚、麻木、重着、变形、僵直及活动受限等症状。本案病机为肝肾两虚，气血不足，风袭督脉，络脉失和。"托化无权，是以屡治而未能痊愈也"，其意可能为前医单用祛风化湿而未注重补益肝肾、调理气血，故屡治无效；同时也说明本病气血不足，肝肾亏虚，不易速效，易有反复。治以祛风湿，补肝肾，益气血，强筋骨，扶正祛邪，标本兼顾。方选独活寄生汤加减。处方中独活、桑寄生、防风、秦芄祛风湿，止痹痛，以祛邪治标；生黄芪、茯苓、甘草补益正气，熟地、当归、芍药补血活血，杜仲、川断、牛膝、桑寄生补肝肾，强筋骨，诸药补虚以扶正。另加桑枝祛风利湿，通利关节。《本草纲目》记载桑枝能利关节，除风寒湿痹诸痛，尤其治疗肩臂痛甚优。本方加用桑枝不但增强通络止痛疗效，同时可引诸药上行脊椎以达病所。桂枝温通经脉，振奋气血，解肌通阳，散寒止痛，为风湿痹痛要药。生姜、煨姜辛温散寒。

环跳是足太阳和胆经的交会穴，督脉与足太阳经相交，而足太阳经在背部循行路线上的背俞穴具有直接调节脏腑功能的作用。足太阳经为诸阳之属，而督脉统领五脏六腑经脉，为阳脉之海，具有全身整体调节作用。足太阳行阳经交于督脉，通行阳气，督脉总领诸阳的作用是通过足太阳经和足少阴经的作用实现的。本案患者风袭督脉，始由环跳作痛，督脉行身后，为诸阳经之会，《难经》曰："督之为病，脊强而厥。"今督脉受邪，故疼痛上引脊椎。

梁左，48。案列前方，兹不赘述，前经汤丸并进，痛势见减，第仍喜屈恶伸，艰于步趋。药既应手，毋庸更章。

羌独活　防风己　生芪　秦归芃　苡仁　桑枝
寄生　草节　赤苓芍　橘皮络　怀膝炭　桃仁
桂枝　木瓜　附片拌地黄
另健步虎潜丸三钱吞服。

赏析：本案为复诊病案，病名为"痹证"。从医案中可知，患者病程较久，前期以汤剂、丸剂并进，肢节疼痛虽有减轻，但仍喜屈恶伸，艰于步趋，简斋先生认为"药既应手，毋庸更章"。从其处方用疏风散寒、滋补肝肾、补气养血、通络止痛药物来分析，患者乃因肝肾亏虚，气血不足，风寒湿邪痹阻关节，经脉失于濡养。简斋先生治疗慢性疾病有方有守，强调中药取效后应守方，巩固疗效，不可朝秦暮楚，更方过频，故继以独活寄生汤、蠲痹汤合健步虎潜丸加减。

独活寄生汤出自《备急千金要方》，由独活、寄生、杜仲、牛膝、细辛、秦艽、茯苓、肉桂心、防风、川芎、人参、甘草、当归、芍药、干地黄组成，具有祛风湿、止痹痛、益肝肾、补气血之功。蠲痹汤出自《杨氏家藏方》，由羌活、姜黄、当归、黄芪、白芍、防风、生姜、甘草组成，具有益气和营、祛风胜湿作用。虎潜丸出自《丹溪心法》，由黄柏、龟板、知母、熟地、陈皮、白芍、锁阳、虎骨、干姜组成。具有滋阴降火、强壮筋骨作用。本案处方中用羌活、独活祛风胜湿，散寒止痛；防风、防己相配，祛风作用更强；秦艽、桑枝祛风通络止痛；生黄芪、秦当归为当归补血汤之意，以补气养血；桂枝、附片温经散寒，通络止痛；薏苡仁、木瓜、橘皮、赤苓祛湿健脾；赤芍与草节配伍缓急止痛；寄生、牛膝补肝肾，强筋骨；牛膝炒炭后，与桃仁相配，和血通络；当归、地黄、芍药乃四物汤之意，补血养血。方中将附子与地黄拌用，一助阳，一滋阴，乃"阴中求阳""阳中求阴"之意，且地黄可制约附子温燥之性防其伤及阴血，附子也可防地黄滋腻助湿，相得益彰。另服健步虎潜丸增其药效，且免除药物繁杂，方剂过大，以及某些特殊药物的欠缺，现虎潜丸方中的虎骨均以狗骨替代。

七

其他

（计4案）

邹左，37。服药后诸症渐愈，第小溲仍浑，口苦神疲，饥能食，食不多。湿热在脾，治以升清苦化。病家拟进丸剂以肃其根。早进当归拈痛，晚服四妙。

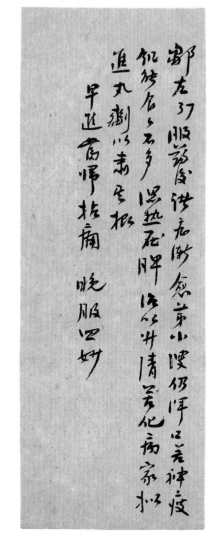

赏析：本案为复诊病案，但观《邹云翔手录张简斋医案》中无相同病案可作参考，疑与编号413湿温（湿热并重）复诊案相关联。413案患者因湿温病，湿热并重，治拟宣清导浊、分消湿热，方选甘露消毒丹合当归拈痛汤加减。而本案患者从病史描述而知，前经治疗，"服药后诸症渐愈，第小溲仍浑"，姑且本案病名暂从"尿浊"而论。从简斋先生"早进当归拈痛，晚服四妙"的用药分析，患者乃因中下二焦湿热内蕴，脾运失司。因脾主运化，胃主受纳，湿热在脾，失于升清降浊，清浊不分则小便浑浊、口苦；湿热困脾，气机不畅则神疲；胃强脾弱，脾运失健则饥能食、食不多。故简斋先生辨其证为"湿热在脾""治以升清苦化"，即升清降浊、苦化燥湿。患者原有下焦湿热，虽"诸症渐愈"，但为防死灰复燃，简斋先生选用兼清中、下二焦的当归拈痛丸、四妙丸中成药，"以肃其根"，巩固疗效。

当归拈痛丸源自元代张元素《医学启源》的当归拈痛汤。方中羌活辛散祛风，苦燥胜湿，通利关节；茵陈苦泄，善清湿热；猪苓、泽泻淡渗利水，泄导湿热；黄芩、苦参苦寒而燥，清热利湿；防风、升麻、葛根祛风散邪，升清降浊；白术、苍术健脾燥湿，标本兼顾；党参、当归益气养血；知母滋阴清热；甘草调和诸药。诸药合用，共奏清热利湿、升清导浊之功。四妙丸由苍术、牛膝、盐黄柏、薏苡仁组成。具有清热利湿的功效。《汤液本草·东垣用药心法》对中药汤剂和丸剂的作用强弱做了比较："大抵汤者，荡也，去大病用之……丸者，缓也，不能速去之，其用药之舒缓而治之意也。"简斋先生对该复诊病情稳定的患者，将汤药改为丸药，既方便服用，免除煎煮麻烦，同时病轻用轻药，继用丸剂以巩固疗效。而其"早进当归拈痛，晚服四妙"的医嘱，应该是考虑到二方均多苦寒之品，分时服用可减轻损伤脾胃。

张左，41。服药甚应，胃纳较振，小溲仍有沉淀。

脾肾不足，湿浊留恋，治仍原法。

升麻　葛根　于茅术　法半夏　陈皮　赤苓　荷梗

金匮肾气　五苓散　滋肾丸

赏析：本案病名"尿浊"。属脾肾不足，湿浊内停证。因脾主运化，胃主受纳，脾失升清则胃降不能，肾虚则气化失司，水液内停，清浊不分则小便混浊，属"脾肾不足，湿浊留恋"。治仍健脾燥湿，温阳行水。方选二术二陈汤、金匮肾气丸、五苓散、滋肾丸加减。二术二陈汤出自《古今医统》，功用健中燥湿。案中处方以於术（白术）、茅术（茅苍术）燥湿健脾，法半夏、陈皮燥湿化痰，赤茯苓健脾渗湿；金匮肾气丸出自《金匮要略》，功用温补肾阳、化气行水；五苓散出自《伤寒论》，功用利水渗湿、温阳化气；滋肾丸出自《兰室秘藏》，功用滋肾清热、化气通关。另加入升麻、葛根、荷梗轻宣升提，升清降浊。诸药并用，共成健脾燥湿、温阳行水之效。

《素问·六微旨大论》曰："出入废则神机化灭，升降息则气立孤危。"说明肝肺心肾之升降出入，需依赖于中焦脾升胃降的作用。李东垣《脾胃论》亦认为"内伤脾胃，百病由生"，提出"惟当以辛甘温之剂，补其中而生其阳，甘寒以泻其火"，并创升阳十七方。以风药助甘温药补气升阳，伍燥湿药升阳胜湿，用于饮停水聚，总属肾阳温煦无力，脾虚运化不及，膀胱气化不利，三焦气机升降失司之病证。湿为阴邪，"湿盛则阳微"，易伤阳气，阻遏气机；湿性趋下，易袭阴位。脾主运化水湿，喜燥而恶湿，脾虚湿困，脾阳不振，运化无权则水湿内生，湿阻中焦，脾胃气机升降失常则胃反；湿停下焦，肾与膀胱气化不利则尿浊。治疗上当以健脾助运、温肾化气、燥湿淡渗为宜。如清代李用粹《证治汇补》云："治湿不宜热，不宜寒，风胜湿，燥胜湿，淡渗湿，三者尽之。"故本案简斋先生巧用肾气丸温补肾阳，滋肾丸化气通关，五苓散温阳化气，并用升麻、葛根、荷梗等风药轻宣胜湿，升提脾之清阳，脾健则可升清降浊，脾气得复则湿邪易除。

翁右，病经四月，脘次膜胀，自觉如水荡漾，口干渴饮，小溲不利（服苏医肝胃并治之方，忽而呕血，忽而自利）头昏不纳，脉弦小，苔淡薄。

拟从猪苓汤加味，劫水而不伤阴。

猪苓　泽泻　白术　滑石　阿胶　鳖甲　牡蛎
甘草　白芍　青陈皮
川楝　戊己丸

另清水桂。

赏析：本案病名"癃闭"，乃因痰饮病误治而致。患者病经四月，脾胃运化功能失调，脾不升清，胃不降浊，水湿运化不利则内停而成痰饮。饮停胃中则脘次膜胀，自觉如水荡漾；误治后出现呕血、自利，则津液大伤，饮停中焦，津不上承，复阴津受损而不足，故口干渴饮；阴伤而湿阻，气化不行，故小便不利；痰饮中阻，清气不升，清窍失养，故头昏；脾胃运化失健，故不纳；脉弦小，苔黄薄为气阴不足兼痰湿之象。方选猪苓汤加减。处方中猪苓利水渗湿，兼能清热；泽泻利水益阴，助猪苓以加强利水之力；白术健脾燥湿，促进运化，既可化饮为津，又可输津四布；滑石清热而利水通淋；阿胶滋阴补血而润燥，兼防利水伤阴，并能止血；鳖甲滋阴清热；牡蛎益阴清热，与泽泻相配，可化痰利水；甘草健脾而调和诸药；白芍养阴柔肝；青皮疏肝理气消胀；陈皮理气燥湿，健脾化痰；川楝子疏肝理气；戊己丸疏肝和脾，针对患者"忽而自利"；清水桂通阳化气。诸药相伍，共成养阴利水、疏肝和脾之功。

从本案处方所用药物看，似乎是五苓散加减，但简斋先生在案中特意提到"拟从猪苓汤加味"。分析其原因，恐是患者经前医误治后，出现口干渴饮、呕血自利，应属于脾损阴伤，故虽有小便不利，但胃脘有痰饮停留，也不宜以五苓散方利水祛饮，以免伤阴，即简斋先生强调的"劫水而不伤阴"，故选用养阴利水之猪苓汤为主方，并且配伍了阿胶、鳖甲、白芍等养阴之品。针对痰饮停留胃脘，则配用白术、陈皮、清水桂温脾化饮。其中清水桂合白术、甘草，可视作苓桂术甘汤之组配。泽泻配牡蛎，则为牡蛎泽泻散之意，治疗水蓄于下、上焦之气不能为之化所致水肿、痰饮之痛证。纵观全方，所用药物也寓肝胃并治之意，但案中已指明前医肝胃并治为误治，两相对照，应是前医因见"脘次膜胀"而使用辛香消胀、通腑导滞之治法。而简斋先生则在猪苓汤养阴利水的基础上，配以平肝健脾，并无攻逐耗气伤阴之品，水平之高下立判。

朱君，本质素弱，始因下虚受风，督脉被病，病起腰部，气结如束；继又上及巅顶，昏眩且痛，牵及胸背。此愈彼复，循环无定，甚至昏仆而神智甚清，自觉病自足心而上，两足即觉软乏，不能站立。早岁曾患遗精，肾关不固。拟疏和托化主治。

羌活　独活　防风　当归　熟地黄　大角麻　白芍　鳖甲　牛膝　鹿霜　寄生　补骨脂　川柏皮　橘皮络　苓神　生草

赏析：本案为痿证之肾虚受风证。患者本质虚弱，早岁曾患遗精，肾精不足，感受风邪，督脉气血失和，筋脉失养，本虚标实，虚实夹杂。督脉沿脊上行，经络失养，感受风邪，络脉失和则气结如束，胸背疼痛；风性轻扬，循经而上，达于巅顶，不通则痛，故头痛；肾虚于下，风盛于上，清空受扰，则见头昏目眩；风善行而数变，故此愈彼复，循环无定；风中经络，未中脏腑，脉络瘀滞，可致昏仆而神志甚清；足心涌泉属少阴肾经，肾虚不能主骨生髓，筋脉失养，则自觉病自足心，两足虚软无力，无法站立。"拟疏和托化主治"，即治以疏风和络、补肾养血、托化外邪。方选独活寄生汤加减。处方中独活祛风除湿，通痹止痛；桑寄生祛风湿，益肝肾，强筋骨；防风与独活合用，去少阴伏风；牛膝补肝肾，强筋骨，逐瘀通经，引血下行，与桑寄生合用以增强补肾填精之功效；当归、熟地、白芍养血和血，寓"血行风自灭"之意；茯苓、茯神、甘草健脾和中；羌活与独活配伍，上下兼治，引清阳上升和祛风之力更强；黄柏作为足太阳经引经药，且苦寒可监制本方温燥；鹿角霜益肾填精、补督脉气血，鳖甲滋补肝肾、育阴潜阳，二者同为血肉为有情之品，大补肾中精血；大角麻（黑芝麻）入肾经，通任督而又补肾；补骨脂补肾壮阳，固精缩尿；橘皮化湿，橘络通经络滞气。

简斋先生临证处方擅长应用风药。所谓风药，是指味薄气轻，具有轻扬上升发散之性的药品，如羌活、独活、藁本、柴胡、防风等。简斋先生在本案中应用风药作用有三：一则为引经药，引药物归于少阴、太阳、督脉，使补益之品直达其所；二则祛风散邪，风邪伤及督脉，经气不利，变证丛出，而风药轻清辛散，可疏散外风；三则风药升阳，具有升发清阳的功效，清阳升腾，浊阴自除。简斋先生以羌防入督脉，升督阳以统阳经，实为对风药升阳适应证的扩充；四则风药擅行，应于肝木条达气机，鼓舞气血运行，调和阴阳。同时，简斋先生在处方中还稍佐苦寒之川柏皮，以防风药辛燥伤阴动血之弊，重视升降法度。

陆

气血津液病证

一

概述

气血津液病是中医临床的一大类病证，在张简斋医案中记载了 78 个气血津液病证医案，其中血证 31 例、内伤发热 13 例、痰饮 12 例、消渴 4 例、虚劳 9 例、其他病证 9 例。现根据这些医案，将简斋先生诊治气血津液病证的特色概述如下。

1. 血不离气火，治以清平和摄

《景岳全书·血证》曰："血本阴精，不宜动也，而动则为病。血主营气，不宜损也，而损则为病。盖动者多由于火，火盛则逼血妄行；损者多由于气，气伤则血无以存。"将血证的病机概括为"火盛"及"气虚"两方面。在简斋先生医案中，血证以咳血为最多，其次为便血、吐血、鼻衄等，病位涉及肝、肺、脾、肾等脏，病机亦不离"火"与"气"两端。气盛火旺，冲气上逆；或阴虚不足，气火上浮，血随气上，则咳血、吐血、鼻衄。气不摄血，或自上溢而呕血、咳血，或从下出而便血，色鲜量多。气阴两虚，气损及阳，络脉失养，血溢脉外，亦可见便血、咳血等。

常见证型有：①肝火犯肺证，如 346 杨右案，治以清肝泻火、肃肺化痰、凉血止血，方选黛蛤散、金沸草散、止嗽散等加减。②肝火犯胃证，如 362 杜左案，治以清肝泻火、降逆和胃，方选旋覆花汤加减。③燥火伤肺证，如 342 朱左案，治以清燥肃肺、宁络止血，方选桑杏汤、清燥救肺汤、黛蛤散加减。④阴虚火旺证，如 356 朱左案，治以滋肾泻火、养肺润燥、平逆止血，方选金沸草散、知柏地黄丸、百合固金汤等加减。⑤气不摄血证，如 367 杨右案，治以益气摄血，选用归脾汤。⑥气阴两虚证，如 359 施右案，治以益气养阴、增液柔养，方选自拟清养肃化方加减。⑦脾肾阳虚证，如 369 金左案，治以温补脾肾，养血止血，选用黄土汤。

简斋先生认为，血证不离火与气。治火需分肝火、燥火、相火，治气需辨气虚、气逆、气滞，临证常气火相随，虚实夹杂。实证以肝火上炎、血随气逆最为多见，肝火犯肺，横逆犯胃，致肺失清肃、胃失和降。治以清肃平逆为大法，常用黛蛤散、旋覆花汤、金沸草散等以清肝肃肺，降气化痰，平逆止呕。治火不用苦寒泻火，而以清肃平逆降气为要，并配伍养血活血柔肝之品，亦即《先醒斋医学广笔记》所述"宜降气不宜降火""宜补肝不宜伐肝"之意。虚证以气虚、气阴两虚较为多见。气贫血弱，气不摄血，或脾肾不足，统摄失司，治以益气摄血，归脾汤主之；阴虚者，治以和养摄化，百合固金汤治之；气阴两虚者，治以增液柔养，沙参麦冬汤主之，阴虚燥热者，加入柔养舒化之品；脾肾二阳不足者，又当温化和养以摄血。总之，虚证以和养摄化为要。治血证常用的止血药物，包括收敛止血、凉血止血、活血止血等。收敛止血多用炭类，如地黄炭、黄芩炭、黄柏炭、川连炭、丹皮炭、山栀炭、池菊炭、槐花炭、怀膝炭、姜炭、归炭、云苓炭、甘草炭等。诸药炭制或炒黑（如炒黑山栀），凉血和胃而收敛止血。丹皮、山栀、槐花、白茅根等凉血止血，火热证中最为常用。三七末、藕节等化瘀止血，或于止血药中配伍当归、牛膝等养血活血，止血而不留瘀。简斋先生临证喜用蛤粉拌地黄（炭），二药相合，增加其养阴清热、化痰止血之力；牡蛎粉拌地黄炭，养阴清热凉血止血，并增加宁心安神收敛止血之效；蛤粉拌阿胶，蛤壳粉清化痰热，用于拌制阿胶，可增加其滋阴润燥补血止血的功效，本类医案中蛤粉拌阿胶多用于阴虚肺燥、痰火伤肺的咳血。

2. 阴虚则内热，治以清养托化

《素问·调经论》云："阴虚则内热。"其病机乃"有所劳倦，形气衰少，谷气不盛，上焦不行，下脘不通，胃气热，热气熏胸中，故内热。"气血阴精亏虚，脏腑功能失调，可导致内伤发热。简斋先生13例内伤发热案中，与阴虚相关的有10例，可见阴精亏虚是导致内伤发热的最常见病因。本质素虚，真阴不足；或脏阴已亏，精虚营液亏耗；或因热病入营伤阴，致阴精亏虚，阴虚而阳胜，水不制火而引起发热。如381程右案，治以滋养阴液、托扶正气、清热退热，即清养托化法，方用清骨散，常用药有银胡、鳖甲、秦归、甘草、白芍、沙参、川藿斛、寸麦冬、山药等。邪入营阴、阴虚发热者，以青蒿鳖甲散养阴透热，引邪外出，常用青蒿、鳖甲、香豆豉拌生地、竹叶、竹茹、天花粉、甘草、白薇等。阴虚发热最常用的对药是银胡配鳖甲。银柴胡甘苦微寒，直入阴分，清热凉血，善退虚热；鳖甲咸寒，既能滋阴潜阳，又可引药直入阴分以清虚热。二药俱为清骨散之主药，相须相使，增强清退虚热之效。香豆豉拌鲜生地，一可宣发郁热，养阴生津；二可防养阴药过于滋腻壅滞，反生留邪之弊。真阴不足，湿热偏盛者，表现为手足心蒸热，脉弦细小，治以养阴退热，以清骨散为主方，桑络枝、橘络、茯苓、川贝母、浙贝母、蒺藜等祛风除湿、清热化痰，取风能胜湿之意。而气阴两虚证，则常用沙参麦冬汤、麦门冬汤、参芪地黄汤等加减，以两顾气阴，和养托化，常遣南沙参、北沙参、麦冬、半夏、茯苓、茯神、山药、甘草、生黄芪等。

3. 饮为阴邪，治以温和化气

《素问·经脉别论》云："饮入于胃，游溢精气，上输于脾，脾气散精，上归于肺，通调水道，下输膀胱，水精四布，五经并行。"痰饮的形成与肺脾肾三脏气化功能失调相关。因脾居中焦乃运化之枢纽，脾运失司在三脏之中首当其要。水饮之邪非阳不运，故中阳虚弱，脏气不足为其病理基础。《金匮要略》曰："病痰饮者，当以温药和之。"饮为阴邪，得寒则聚，得温则行，故以温阳化气为总治则。脾阳虚弱者最为多见，临床表现为食后历久脘腹不舒，神气疲乏，夜寐有汗，治以温运为法，即温阳运脾化饮，以苓桂术甘汤为主方。痰湿素盛之体，加二陈汤以健脾燥湿助运。肾阳不足，胃失宣和者，肾阳虚损导致胃腑虚寒，痰饮停积胃肠，胃失和降；治以健运中阳，化饮和胃，即"建中法"；方选大建中汤合苓桂术甘汤加减，少佐巴戟天等温肾之品，意在少火生气，补火煖土，温运中阳，以助脾胃腐熟运化水谷，增强水湿之制。脾肾阳虚，水饮上泛者，治以温和化气，以苓桂术甘汤合半夏干姜散加减。从治法用药可见，简斋先生治疗狭义痰饮立足于建中，注重温运中阳。水饮宿咳，寒饮伏肺者，饮邪留伏，肺失宣肃而宿有咳嗽，入冬遇寒引动，春暖而渐向愈；发时症见咳声不扬，咳甚似喘，痰多涎沫，口淡，苔白，脉沉弦；治以"温和肃化"，即温化寒饮、宣肃肺气，以小青龙汤为主方加减。淡姜拌北五味子是简斋先生治疗咳喘的常用药对，两药一开一阖，干姜温脾肺、化痰饮，配伍五味子敛肺止咳，一可制干姜之辛热，二以保肺家之津液，三以使肺气下归于肾而得金水相生之妙。此配伍在 404 许左肺脾肾气阴俱虚之虚劳案、393孙右寒饮伏肺之支饮案中均有体现。

4. 诸虚劳损，治以和养托化

虚劳是一类慢性虚弱性证候，以脏腑亏损、气血阴阳不足为主要病理机制，劳损所致虚象纷见。五脏相关，气血同源，阴阳互根，故在虚劳的病变过程中常一脏受病，累及他脏。或阴血亏虚，气血两虚；或气阴俱虚，阴阳俱损。简斋先生治以和养托化法，即和养补虚，托扶正气。阴血亏虚证，治以补气调营、育阴退热，方选黄芪建中汤加减；气血两虚证，治以托化、和化，当归补血汤或四物汤、桂枝汤加减；气阴两虚证，治拟气阴兼顾、和养托化，方选归芪建中汤合麦门冬汤、沙参麦冬汤、益胃汤等加减；阴阳两虚证，脾肾大虚，命火肾阴俱感不足，治以调和阴阳、潜摄止遗、温补脾肾、养心安神，方选金匮肾气丸、二陈汤、桂枝龙骨牡蛎汤加减，或真人还少丹，拟丸剂缓图。

5. 气血津液病证不同，丸散煎服方法各异

简斋先生临证用药颇具特色，除了常用的经验药对外，煎汁煨药、丸剂包煎、丹散另吞等特殊用药也都很有临床价值。兹摘选其中之精华介绍如下：

（1）荷叶盖煎：荷叶具有升发清阳、清暑化湿、凉血止血的功效，其气轻清，入脾、胃经。荷叶盖煎可作为脾胃引经药，升阳化湿止血助运。如366蒋妪肝脾不和、风湿内乘之便血案。

（2）白茅根、藕节先煎：二药清热凉血、收敛止血而不留瘀，合用先煎，可作为药引，更好地发挥其余药物清肺润燥、平肝降逆之效。见于治疗肝旺肺弱、因燥新发之咳血的清金平木剂中。

（3）牡蛎小麦先煎：牡蛎潜阳敛阴，并收涩止汗；小麦补中益气而止虚汗。二药先煎以作药引，有收敛止汗及补益中气的作用。见于阴血亏虚之虚劳案。

（4）龙骨、牡蛎先煎：牡蛎、龙骨常以对药出现，均能重镇安神、涩精止遗，属介类药物，

需先煎。见于脾肾大虚之遗泄、虚劳案。

（5）黍米、谷芽、煨姜、小橘饼先煎：见于402宁右案，脾胃气阴两虚之虚劳，议用甘寒养胃，兼养其气，方用益胃汤加减，处方中"另黍米、谷芽、煨姜、小橘饼先煎"。黍米、谷芽健脾开胃；煨姜和胃止呕；小橘饼为橘肉用蜜酿制后干燥而成，具有健脾和胃、消食化痰的作用，配合黍米、谷芽等药以增强健脾开胃之效。上药先煎为引，顾护胃气，健脾和胃消食，有助于方中其余甘寒养胃益气之品的运化。

（6）伏龙肝煎水煨药：伏龙肝又名灶心土，温中健脾，收敛止血。如369金左案，脾肾二阳不足之便血，拟黄土汤主治，"伏龙肝煎水煨药"，配合其余药物以温肾健脾、养血止血。

（7）清水桂冲泡不煎：382蒋左之内伤发热案中，清水桂配伍补气养阴的方药反佐使用，冲泡不煎则去肉桂辛热之性，而存其引火下行、退热之用。因清水桂含挥发油，药理研究表明其中桂皮醛及肉桂酸钠具有解热的作用，故冲泡不煎更能发挥其退热之效。

（8）细末白开水下：390杜左之痰饮案，肾阳不足，胃失宣和。处方：原皮西洋参、别直参、上上清水桂、蜀椒、淡姜、甘草、杭白芍、姜制夏、茯苓神、巴戟天。用法："共为细末，分作十包，每服一包，日二次，分早晚服之，用白开水下。"全方研末冲服，即为散剂，可取速效，易于吸收。方中诸药大建中气，温阳化饮。研细末以白开水送服后，可缓解胃不纳食、食不消化等症，符合温运建中的治疗大法。

（9）戊己丸包煎：戊己丸泻肝和胃，降逆止呕。用于肝火犯胃，肝胃失和之证。410马老太太案，方中"布包戊己丸"与他药同煎，治疗肝郁脾虚之郁证。

（10）滋肾丸加桂入煎：滋肾丸滋肾清热，化气通关。方中知母、黄柏滋阴泄热，肉桂既能补下焦之火以助气化，又可引药下行以入肾祛邪。395熊右之下消案，属气阴两虚，治拟益气养阴、补肾固涩，处方中"另滋肾丸加桂三分入煎"，加桂三分以加强引药下行，助肾气化之力。

综上所述，气血津液病是在外感或内伤等病因的影响下，气、血、津液等物质的生成不足、运行失常、输布失调、亏损过度而导致的一类病证。本章除血证、内伤发热、痰饮、虚劳外，还收录了消渴、郁证、汗证等医案。简斋先生的辨治遣方用药特点，值得在每一医案中细细品味。

二

血证

（计31案）

曾右，23。始因感冒，鼻塞且干，间及衄血，历久（两月）未愈，头部或时微痛，晨起痰吐稠黏，大便燥结带血。治以清气涤痰。

天麻　池菊　蛤壳　赤芍　桑叶　蒺藜　橘络
桔梗　生草　赤苓神　大贝　炒黑山栀

赏析：本案病名"鼻衄"，属热邪犯肺证。肺开窍于鼻，外感风邪，肺气不利，则鼻塞；上焦失宣，气不布津于鼻，鼻失濡润而干。《圣济总录·鼻衄门》云："治若人腑脏有热，热乘血气，血性得热，流溢妄行，夫肺开窍于鼻，故其发为鼻衄。鼻衄不止者，脏虚血盛故也。"风热犯肺，肺窍受损，血从上溢而见鼻衄间作；肺热津伤，金不制木，肝阳风热上扰，则头部或时微痛；肺中痰热未清，肺气不利，则痰吐黏稠；肺与大肠相表里，热伤液耗，则大便燥结；热盛动血，则见便血。本案病机为外感风邪，肺气肃降失职，肝木无制，热伤肺窍，血从上溢而成鼻衄。治拟"清气涤痰"，即疏风平肝、清热涤痰。方选桑菊饮加减。

方中桑叶甘寒质润，轻清疏散，散肺中风热以止咳；菊花辛甘性寒，疏散上焦风热，清头目以肃肺。二者相须为用。桔梗辛散，开宣肺气以复肺脏宣降而祛痰止咳；天麻平肝息风；白蒺藜泻肺气而散肝风，与菊花合用共达清肝经风热之效；蛤壳清热利湿，化痰止血；橘络"甘寒入络，或可清络中之余热耳"（《本草便读》）；贝母化痰热；茯苓、茯神健脾化痰，安神宁心；赤芍，"手足太阴引经药，入肝、脾血分，功能凉血、消肿，治衄血、肠风下血"（《本草便读》）；炒黑山栀清热泻火，凉血止血。诸药合用，共达"清气涤痰"之效。

鼻衄首见于《诸病源候论》，病变以肺肝为主，后世多以火热立法，重在调气。林珮琴根据"气和则血循经，气逆则血越络"之理，提出"凡久衄须加气药，所以引血归经耳"（《类证治裁》）的治则。《血证论》则说："盖不独衄血宜治肝肺，即一切吐咯，亦无不当治肝肺也。"简斋先生在本案中尤其重视凉血和络法，用橘络引药入络，又配伍苦寒炒黑之品引药入血，共达凉血和络之功效。方中并无养阴润燥之品，盖因痰热仍盛，恐甘润恋邪。山栀子清热凉血，泻火除烦，炒黑可入血分而止血，正本清源。十灰散、吹鼻散治血热之上部出血，均以栀子等烧灰炭，取其清热凉血止血之功。

王女，女子气盛肝旺，溽暑熏蒸，无故吐红不咳，甚则鼻衄，月事过期五十日。治以清气和络。

蛤壳 白芍 苓神 浙贝 桑叶络 杏薏仁 橘络 甘草 枇杷叶 藕节

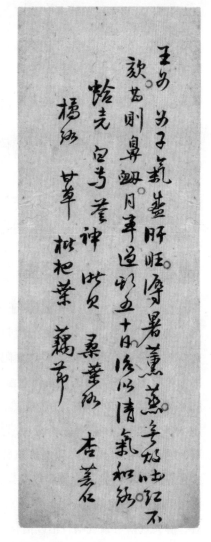

赏析：本案病名"鼻衄"，证属热邪犯肺。患者为"气盛肝旺"之体，火热炽盛，加之感受暑热熏蒸，肺津受灼，肺失宣降，迫血妄行而见"吐红不咳，甚则鼻衄"。因肺为娇脏，外邪侵袭首传于肺，而肺开窍于鼻，易发鼻衄。《景岳全书》云："血本阴精，不宜动也……盖动者多由于火，火盛则逼血妄行。"治以清气和络。方选桑杏汤加减。方中桑叶甘凉轻清，入肺经，泄肺热；杏仁、桑络宣肺降气；橘络苦平，《本草求原》云其可"通经络，舒气，化痰，燥胃去秽，和血脉"；浙贝母味苦性寒，宣降肺气，清化热痰；枇杷叶味苦微辛，归肺经，可清肺热、降肺气，配蛤壳以清肺化痰。因有出血之症，故加藕节凉血止血。患者"气盛肝旺"，故以白芍柔肝；因有暑邪熏蒸，故加茯苓渗湿。甘草调和诸药。暑必夹湿，湿为阴邪，最能阻碍阳气，加之原有肝旺，气火郁积，暑湿之不化，实由气机之不通，故方中多用甘凉、辛通之药，以达到清气和络的目的。

血证可按病机归结为火热熏蒸、迫血妄行和气虚不摄、血溢脉外两大类。《景岳全书》将血证治法归为"治火、治气、治血"三个原则。治火，即根据虚实的不同，虚火滋阴降火，实火清热泻火；"血随乎气，治血必先理气"（《医贯·血症论》），故在治疗血证时需配伍理气药；治血，则主要强调了应根据血证病因病机来进行辨证论治，适当地选用凉血止血法、收敛治血法或化瘀止血法。正如《景岳全书》所云："凡治血证，须知其要，而血动之由，惟火惟气耳。故察火者但察其有火无火，察气者但察其气虚气实，知此四者而得其所以，则治血之法无余义矣。"本案患者"吐红不咳，甚则鼻衄"，可见患者无咳嗽，不太符合咳血症状，而吐红是鼻衄下咽吐出所致，还是吐血与鼻衄并见，临证时则需加以鉴别。此外，患者"月事过期五十日"，提醒医者不排除有妊娠可能性，临证用药须关注，免用伤胎之药。

冯左，49。平居茗酒兼嗜，湿热交炽，始由满口咯红，近则痰中夹血，咳因引左胸作痛，肤黄亢热，目珠亦黄，右脉弦大，渴饮痰稠，舌红苔黄干燥。年将五旬，肝肺两病，热炎气膨，势恐昏喘。

杏苡　紫菀　淡天冬　桑皮　宋夏　苓神　黄芩

枳壳拌竹茹　川浙贝　橘络　桔梗　生草　枇杷叶

另芦根、茅根先煎。

赏析：本案病名"咳血"，证属"湿热交炽"。患者年将五旬，平素嗜好茗酒，酿湿生热，致体内湿热交炽。湿热炼津灼液为有形之痰，痰热壅阻，肺之肃降无权，气逆而上则咳嗽；热灼肺络，络伤血溢则痰中带血；肺气上逆，肺络不和则左胸作痛；湿热熏蒸，肝失疏泄，胆液外溢，则肤黄亢热、目珠发黄；脉弦大为肝经湿热之征；渴饮痰稠，舌红苔黄干燥，俱为痰热蕴肺、热灼津伤之象。本病病位在肺、肝两脏，总属湿热交炽，肺失清肃，肝失疏泄。因湿热胶着难解，若热性上炎，气随热膨，上蒙清窍可致神昏，肺失宣肃可致气喘。治以清化湿热，肃肺降逆。以清金化痰汤和温胆汤为主方加减。清金化痰汤出自《医学统旨》，治疗痰热壅肺之证。温胆汤出自《三因极一病证方论》，具有化痰利胆之功效。处方中桑白皮、黄芩清肃肺热，使热泄气降；杏仁宣利上焦肺气，气行则湿化；薏苡仁健脾渗湿利水，使湿热从下焦而去；半夏燥湿化痰；茯神健脾渗湿，宁心安神；杏仁、苡仁、茯苓、半夏相伍，宣上、和中、渗下，使湿邪从三焦分消而除，祛湿降气清热；紫菀、贝母、枇杷叶清热润肺，化痰降逆；桔梗宣肺化痰，与杏仁、半夏、紫菀、枇杷叶等相配伍，升降相因，恢复肺气宣肃之职；天冬养阴生津，清热润肺，其甘寒之性可制约黄芩、半夏等苦燥之弊；橘络理气化痰，通络止痛；竹茹味甘、微寒，清热化痰，与半夏相伍，一温一凉，化痰之力增。《医方集解》云："竹茹开胃土之郁，清肺金之燥，凉肺金即所以平肝木也……不寒不燥而胆常温也。"枳壳辛苦、微寒，宽胸理气导滞；枳壳拌竹茹，清化痰热之功备，顺气而无寒凝之弊；芦根、茅根先煎以增强清肺凉血止血之效；甘草和中，调和诸药。

本案虽属肝肺两病，但既非气机升降失调致络气不和，亦非肝火犯肺之肝旺肺弱，实乃湿热交炽，灼伤肺络，熏蒸肝胆为患，致咳血、黄疸等症。简斋先生拟清金化痰法合温胆汤之意，从肺肝湿热入手治疗咳血，而非见血止血，可见其遣方用药之精妙。

朱左，肺肾不足，素患咯血。近因秋燥，血又复见，咳而空呛，脉弦欠和。拟清燥肃肺以宁络。

旋覆花　黛拌蛤粉　白芍　杏仁　桑络皮　天冬

橘络　桔梗　甘草　浙贝　地黄炭　紫菀　枇杷

叶　藕节

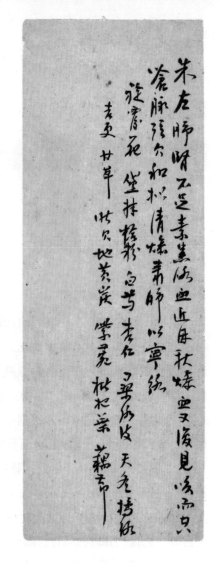

赏析：本案病名"咳血"。患者素体肺肾不足，肾虚不摄，肺气失肃则血随气逆而咯血；秋燥伤肺，肺气不利则咳；燥邪伤络则咳血；弦脉主邪实。治拟清燥肃肺，宁络止血。方选清燥救肺汤合黛蛤散加减。清燥救肺汤出自《医门法律》，功用清燥润肺、养阴益气，主治温燥伤肺、气阴两伤证。处方中以桑白皮易桑叶轻宣肺燥，透邪外出；天门冬甘寒养阴润肺；杏仁、枇杷叶宣降肺气；旋覆花苦辛咸，能降气化痰行水，苦能降气，辛散化痰，咸能入肾纳气下行；芍药、甘草酸甘化阴，滋养肺津，收敛肺气；桔梗、浙贝、紫菀化痰止咳；桑络、橘络通络止咳；黛蛤散清肝泻肺，化痰止咳；地黄炭、藕节凉血止血。

本案为肺肾不足、秋燥伤肺之咳血，如清代俞根初《通俗伤寒论》曰："秋燥一症，先伤肺津，次伤胃液，终伤肝血肾阴……"简斋先生用青黛伴蛤粉（黛蛤散之意）以清肝泻肺，化痰止血；辅以肃肺止血之藕节、滋肾凉血之生地炒炭，以加强补肺益肾止血作用。同时宗《素问·至真要大论》"燥者濡之"之理，选用喻昌清燥救肺汤为主方，清燥肃肺，宁络止血。其中以杏仁、枇杷叶之苦以清肺气，润肺金，正如《素问·脏气法时论》所云："肺苦气上逆，急食苦以泄之。"气降火亦降，而治节有权；以桑皮易桑叶，合杏仁、天冬清宣润燥，并配桔梗、浙贝、紫菀等清肺润燥化痰之品以止咳；桑络、橘络，以络通络而宁络。尤其是在一派甘凉润燥止咳药中配伍一味苦咸性温、降气消痰之旋覆花，以加强肃肺止咳功效，体现了简斋先生临证处方用药的精妙之处。

张左，27。肝旺肺弱，咳血夙恙，因燥新发，喉痒作呛，口干唇红，脉弦劲。议清金平木法。

旋覆花　黛拌蛤粉　杏仁　桑叶皮　沙参　宋夏拌寸冬　橘络　白芍　甘草　川浙贝　紫菀　桔梗　枇杷叶

另用白茅根、藕节先煎。

赏析：本案病名"咳血"，属肺燥肝旺证。咳血，是指血由肺或气道而来，经咳嗽而出。《杂病广要》云："咳血者，因咳嗽而见血，或干咳，或痰中见红丝血点一两口，气急喘促，此虽肺体自燥，亦为火逆咳伤血膜而血随痰出也。"患者平素肝旺化火，木火刑金，损伤肺络；加之外感燥邪，使肺络更伤，迫血上溢而致咳血。燥热相搏，灼伤津液，则喉痒作呛、口干唇红；脉弦劲为肝旺化火之外征。治当清热润肺，平潜肝火。方选金沸草散、桑杏汤、桑白皮汤加减。方中金沸草为旋覆花梗，古有"诸花皆升，旋覆独降"之说，其肃肺降胃、豁痰蠲饮之力颇著；其味辛，辛者能散能行，故能宣散肺气达于皮毛，一降一宣，助肺之治节。青黛拌蛤粉，泻肝清肺化痰；桑叶疏散风热，清润肺体，与沙参、麦冬相配，滋养肺阴，燥气得制；川贝母、浙贝母润肺养阴，化痰下气；桑白皮清热润肺降气。《医贯·血症论》说："血随乎气，治血必先理气。"故用杏仁、半夏降气化痰；橘络理气通络。白芍、甘草酸甘化阴，柔肝滋木，肝阳不亢，减少对肺金的灼伤；紫菀温润化痰；桔梗宣肺化痰，与杏仁配伍为条畅肺气的常用药对；枇杷叶清肺化痰；白茅根、藕节凉血清热止血。全方共奏清热润肺、平潜肝火之功。

简斋先生治血证，不是单纯用止血药堆砌加减，而是遵循血证的病因病机，制定相宜治则。张景岳认为："血动之由，惟火惟气耳。"对实证当清气降气，虚证当补气益气。同时，血证必当选用适合的止血药物，"存得一分血，便保得一分命"，最主要的是根据各种证候的病因病机进行辨证论治，其中包括适当选用凉血止血、收敛止血或活血止血的方药。简斋先生在本案中认为，动血的病机不离外有燥邪，内有肝旺，故清金以润燥，泻肝火以抑木，治病求本；同时注重调节气机宣降出入，使血随气降，并且随证选用清热凉血止血之品。

刘左，六脉滑大，肺气贲逆，咳痰见红，音嗄不扬，向患遗泄。肾气早虚，虚实并见，治以两顾（方未见）。

赏析：本案病名"咳血"，证属肺实肾虚。脉象往来流利，如珠走盘，应指圆滑为滑脉，《诊家正眼·滑脉（阳中之阴）》云"滑脉替替，往来流利，盘珠之形，荷露之义"，主痰饮、食滞、实热；大脉脉体宽大，但无脉来汹涌之势，《诊宗三昧·师传三十二则》云："大脉者，应指满溢，倍于寻常。"脉大而数实为邪实，脉大而无力则为正虚。痰热邪实，上实下虚，则见六脉滑大。肾主五液，为主水之脏，肺为水之上源，水源足则肾阴得滋而源源不断；肾阴足，上济于肺而肺阴亦足。水源不足，肺热壅盛，肺气上逆，则咳嗽咯痰；肺络受损则痰中带血；肺司呼吸，肺气动则有声，故肺为发声的动力，喉为发声的机关，声由喉出，咽喉失润，导致音嗄不扬，所谓"金破不鸣"；肺病及肾，肾气亏虚，下元固摄失职，则遗精。故本案病机为上实下虚，本虚标实。痰热蕴肺，木火刑金；肾元不足，封藏失职。

治应上下兼顾、肺肾同治、虚实两调。案中虽未列出处方药物，参照简斋先生治疗咳血的大法，该案治法应为泻肝抑木、清肺润燥、养阴益肾，佐以摄血。泻肝、清肝、抑木以治气，代表方黛蛤散；清金、柔养、肃肺、润燥以治火，代表方清肺饮、沙参麦冬汤、麦门冬汤、金沸草散、止嗽散、桑杏汤、清燥救肺汤、补肺阿胶汤；金水相生，滋阴降火，壮水制火以补肾，代表方百合固金汤、知柏地黄汤、三才封髓丹。摄血，简斋先生常为佐使剂，用蛤粉拌阿胶、地黄炭、山栀炭、藕节、丹皮炭。

贝右，34。形体羸瘦，肝旺肺弱，今夏因咳见红，经治血止，仍咳，作辍无常，胸背引痛，脉象弦劲。仍虑失红。近日较甚，喉燥异常。仍虑失红。

旋覆花　蛤壳　白芍　沙参　宋夏　寸冬　苓神
杏仁　紫菀　橘络　桔梗　甘草　川浙贝　枇杷
叶　合欢　藕节

赏析：本案病名"咳血"，属肝火犯肺证。患者虽属壮年，或因久病，或因禀赋不足，"形体羸瘦"，气血虚弱，不能充养肌肤，而"肝旺肺弱"。肝旺即为肝火偏旺，肺弱乃肺之气阴不足。今夏因感受外邪，肺络受损，故咳而见红；经治血止，邪气未尽，肺失宣肃，故仍咳、作辍无常；患者原有气阴不足，近日外感（应属秋燥当令之时），内外合邪，燥更伤阴，故病较甚，喉燥异常；胸背引痛，如《素问·气交变大论》所云"燥气流行，肝木受邪……肃杀而甚，则体重烦冤，胸痛引背"。脉象弦劲为肝旺之征。因肝旺肺弱，血络受损，故"仍虑失红"。本案病机为肝旺肺弱，肺之气阴不足，肝火犯肺；加之外感秋燥，内外合邪，肺失宣肃，络脉受损。治拟养阴润肺，清肝止血。方选沙参麦冬汤、金沸草散加减。

处方中用沙参滋阴清热，麦冬养阴生津。旋覆花（金沸草）咸苦微辛，清末著名医家陈莲舫认为其性沉降，味辛咸，辛则能散能横行，故可宣散肺气达于皮毛；咸能入肾，故可纳气下行以归根；胃中之痰涎或水饮下行而从浊道出，不覆上逆犯肺，肺自清虚。此是一药之功，三脏戴泽，三焦通利矣，为治咳之要药。芍药、甘草酸甘化阴，柔肝润肺；金沸草与芍药、甘草相须为用，养肝体，疏肝气，降中有散，散中有敛，温而不燥。另配蛤壳平肝潜阳，清肺化痰；杏仁、紫菀、桔梗宣降肺气，化痰止咳；贝母清化痰热；半夏燥湿化痰；茯苓神宁心安神；合欢皮解郁和血；枇杷叶清肺止咳；橘络引药入络，清肺络中伏热，兼以止血，《纲目拾遗》云"橘丝专能宣通经络滞气"；藕节凉血止血，《本草汇言》曰"藕节，消瘀血，止血妄行之药也"。藕节生用而未炒炭，乃是取其凉血润燥而非收敛止血。因在出血缓解期，故未重用凉血止血之品。

杨右，39。服和化之剂，便血已止，咳血未已，时发烦怒，脉弦劲而小。治以清肝肃肺。

旋覆花　海蛤粉　白芍　紫菀　桔梗　橘络　甘草　贝母　牡蛎　地黄炭　阿胶　合欢　二至丸

赏析：本案病名"咳血"，证属肝火犯肺。患者肝经火盛，故时发烦怒；木火刑金，肺失清肃，肺络受损，故咳血；肝旺克土，脾弱气虚，不能摄血，则有便血；火热之邪易伤阴耗液，肺失濡润，致咳血不已；血证日久则阴血受损，脉弦劲而小为肝火上炎，热盛兼有阴血不足之象。如《景岳全书》曰："故有以七情而动火者，有以七情而伤气者……是皆动血之因也。"治拟清肝肃肺。方选黛蛤散、止嗽散合二至丸加减。

《临证指南医案》曰："咳为气逆……有刚亢之威，木扣而金鸣者，当清金制木，佐以柔肝入络。""失血一症，名目不一……若嗔怒而动及肝阳，血随气逆者，用缪氏气为血帅法，如苏子、郁金、桑叶、丹皮、降香、川贝之类也。若郁勃日久而伤及肝阴，木火内燃阳络者，用柔肝育阴法，如阿胶、鸡黄、生地、麦冬、白芍、甘草之类也。"本案病机为肝火犯肺，故治法以清肝肃肺为主。方中旋覆花性向下，为肃降肺气之主药；紫菀苦辛温，归肺经，《本草证要》云其"苦能下达，辛可益金，故吐血保肺，收为上品"。二药相伍，则肃肺止咳作用益甚。桔梗性向上，与旋覆花、紫菀相配则肺之宣肃有节，气机条畅。海蛤粉清肺化痰利水，其性向下，且作为介类药，尚具平肝之性；与旋覆花相配，则平肝肃肺之功益显；与牡蛎相配，既可增化痰之功，又可益育阴潜阳以平肝之力。白芍、甘草缓急柔肝，有助清肝之力。本案脉弦劲而小并有烦怒之症，故以川贝母润肺化痰、开郁宁心；地黄滋养肝肾，与白芍相配以滋阴养血，与阿胶相伍以养血止血，地黄炒炭可增止血之效。《本经逢原》曰："合欢属土与水，补阴之功最捷，单用煎汤，治肺痈唾浊；合阿胶煎膏，治肺痿吐血皆验。"且与川贝同用，对解郁怒有协同作用。二至丸平补肝肾，养阴止血。因患者已有阴血不足正虚之象，故虽言清肝，实以养肝阴、平肝阳、柔肝用、补肝体为主，所用药物无山栀、龙胆、丹皮、黄芩等苦寒直折肝火之品。整个处方，气血双调，刚柔并济。

谢妪，本质肺弱肝强，冬令易咳，近因乍凉受感发热，咳嗽见红，胁痛，胸次苦闷，痰多，夜寐不适，脉弦芤。治以宣肃。

苏桔梗　杏仁　桑叶　蒺藜　覆花（包）蛤壳

赤苓芍神　槐炭　甘草　藕节

赏析：本案病名"咳血"，证属肝火犯肺。患者素体"肺弱肝强"，卫外不固，易感受外邪，故"冬令易咳"。而"近因乍凉受感发热"，乃内外合邪，既有木火刑金，肝火上逆犯肺，灼伤肺络，肺失宣降的"咳嗽见红，胁痛，胸次苦闷，痰多，夜寐不适，脉弦芤"，又有风邪袭表，卫表失和的"发热"。尽管患者依然存在"本质肺弱"，但治疗先以"宣肃"，即宣肺疏风、清肝泄火、凉血止血，以祛邪为先。方选桑菊饮加减。患者素体肺弱肝旺，又因感受外邪，肺失宣降，肺部症状进一步加重，故用桑菊饮加减。用桑叶疏风清热以泻肺热；桔梗、杏仁宣肺降气，化痰止咳；苏梗辛温，归肺脾经，可理气宽中。患者虽有本虚肺弱，但主要为木火刑金，肝火灼伤肺络，迫血妄行，故以海蛤壳清肺化痰、白蒺藜祛风平肝、旋覆花降气化痰止咳、槐花炭及藕节凉血止血，以止外溢之血。而出血后，因离经之血未排出体内，蓄结而成瘀血，则会妨碍新血生长和气血的正常运行，使出血反复，故以赤芍活血和络以达止血不留瘀之效。由于患者有夜寐不适之症，故加茯神养心安神。最后以甘草调和药性，同时也可清上焦之热。

在治疗咳血时，应注意辨别虚实。感受外邪、肝郁化火等多属于实证，而阴虚火旺及气虚不摄等多属于虚证。且气虚之中，又有单纯气虚、气损及阳和阳气亦虚的区别。在疾病发展的过程中，除了单纯的实证与虚证，又常发生虚实之间的转化。如火热灼伤血络，迫血妄行，但反复出血则会导致阴虚血少，甚至气血两虚，不能摄血。或者如本案患者一样，素体肺弱肝旺，复因感受外邪而至肺燥津伤，肝火更甚，故简斋先生治以宣肃祛邪为先。

王君，肝旺肺弱，向患咳嗽，日前音哑，经治少见好转，乃以溽暑灼金，复令见红，脉弦小。治以和养肃化。

沙参　法夏　寸冬　杏仁　百合　甘草　白芍

紫菀　蛤粉拌生地　阿胶珠　川浙贝　枇杷叶

藕节

赏析：本案病名"咳血"，证属肝旺肺弱。肺阴不足，肺金失于肃降，肝火失去制约，上亢为患，则金不制木、木火刑金，故咳嗽；虚火灼肺以致津枯肺损，声音难出，则"金破不鸣"而音哑；且夏月相火用事，暑属火热之邪，火灼肺金，损伤血络，燔灼营血，血从上溢，发为咯血；肝失疏泄，气机不利者见脉弦；气血亏虚者见小脉。治拟"和养肃化"，即和养肝肺、清肃止血。方选百合固金汤合补肺阿胶汤加减。百合味甘性微寒入肺，功专润肺止咳；麦冬为清润之品，清热润燥，滋养肺阴；生地黄清热凉血、养阴生津，治疗阴虚内热，阴津耗伤；白芍功能养血敛阴、柔肝；生甘草清利咽喉，化痰止咳，兼和诸药；沙参养阴清肺，益胃生津；枇杷叶苦、微寒，清肺止咳，用于肺热咳嗽，具有清降肺气之功；紫菀甘润苦泄，性温而不热，质润而不燥，长于润肺下气，开肺郁，化痰浊而止咳；藕节味涩收敛，既能收敛止血，又能化瘀，有止血而不留瘀的特点，《本草纲目》云其"能止咳血、唾血、血淋、溺血、下血、血痢、血崩"；法夏燥湿化痰，辛开散结，化痰消痞；蛤粉咸寒，功能清肺化痰、软坚散结，用于肺热、痰热咳喘。

肝木主疏泄升发，肺金主清肃下降，二者相反相成。肺气的清肃下降，可以防止和制约肝木之升发太过，使其不致过亢，而保持其协调与稳定，体现"亢害承制"的规律。本案患者肝旺肺弱，木火刑金，加之暑热燔灼，肺气宣降失常，肺络受损，故咳嗽、咯血、音哑，证以本虚为主，简斋先生拟和养肝肺、清肃止血为大法。补肺阿胶汤是一首养阴补肺、清热止血方，不仅为小儿肺阴不足而设，成人阴虚有热所致咳喘也可以使用。

胡左，24。肝旺肺弱，气逆为咳，三月未已，早起尤甚，昨曾满口咯红，色鲜盈碗，见先痛苦虽无，见后神气较差。

沙参　宋夏　寸冬　杏仁　紫菀　苓神　桔梗
甘草　白芍　枇杷叶　大贝　蛤粉拌阿胶　地黄
炭　藕节炭

赏析：本案病名"咳血"，证属"肝旺肺弱"。肝属木主升发，肺属金主肃降。若肝火旺盛，而肺体虚弱，肺阴不足，则肝木反侮肺金，肝火犯肺，肺失清肃则咳；火热上炎，炼液灼金为痰，久则更损肺阴。木火刑金，肺络受伤，血溢脉外，则满口咯血、色鲜盈碗。血溢脉外，阴血耗伤，无以荣养心神，则神气较差。治以养阴清肺，降逆泻火，宁络止血。主方选用沙参麦冬汤加减。方中沙参味甘味微苦，性微寒，具养阴清热、润肺化痰之功效。临床用药有北沙参、南沙参之别，二者来源于两种不同的植物。北沙参清养肺胃作用稍强，肺胃阴虚有热之证多用；南沙参兼益气及祛痰作用，宜于气阴两伤及燥痰咳嗽者，从养阴润肺的功效上来说，本案处方中的沙参以北沙参为宜。麦冬味甘、微苦，性微寒，长于清热养阴、润肺止咳。沙参与麦冬二药，性味功效相似，共同养阴润肺、化痰止咳。半夏味辛性温，降逆肺气，化痰止咳，与甘寒质润之沙参、麦冬相配伍，可制约其温燥之性，以防助热伤阴。杏仁与桔梗相配伍，一降一升，宣肃肺气，化痰止咳。紫菀味甘微苦，润肺下气，化痰止咳。枇杷叶、大贝，二药味苦、性寒，均能清肺化痰止咳。甘草味甘性平，清热润肺止咳，调和诸药；白芍味酸微苦，养血敛阴、柔肝平肝，与甘草相合，酸甘化阴，以柔克刚，平上逆之气火。苓神健脾养心安神。蛤粉拌阿胶，清肺化痰，滋阴补血，润燥止血。地黄炭养阴止血，藕节炭收敛止血，止血而不留瘀。诸药相合，共奏养阴清肺、降逆止血之功。

沙参麦冬汤出自《温病条辨·卷一》，是一首润燥方剂，具养阴清肺、甘寒生津之效。简斋先生在此方基础上加减，配以降气化痰止咳之品；更添炭类止血药物，以达降气宁络止血之效。方中未用苦寒直折之品清泻肝火，亦不用温燥戕伐肝木之属补养阴血，而以降逆清肃、甘润柔肝为法，乃循"宜降气不宜降火""宜补肝不宜伐肝"之意，清不过寒，润不呆滞。

罗左，31。心肾不足，交合失常，失眠由来已久，近更通宵不寐，因而肝旺肺弱，木扣金鸣，咳引胸痛，曩曾失红，现仍夹血，卧下心悸肢掣，更衣燥结。

沙参　寸冬拌法夏　白芍　茯神　甘草　枣仁

桔梗　远志　牡蛎粉拌地黄炭　合欢皮　橘络

贝母

赏析：本案病名"咳血"，证属"肝旺肺弱"。真阴不足，心肾不交，肾水不能上交于心，心火上炎，扰动神明，则失眠、通宵不寐，如《景岳全书·不寐》所说："真阴精血之不足，阴阳不交，而神有不安其室耳。"肺阴虚弱，肝火偏旺，《医学心悟》云："肺体属金，譬若钟然，钟非扣不鸣，风寒暑湿燥火六淫之邪，自外击之则鸣；劳欲情志，饮食炙煿之火，自内攻之则亦鸣。"肝火犯肺，则肺失清肃，故咳嗽，即"木扣金鸣"；络气不和则胸痛；火热灼肺，损伤肺络，故咳血或痰中夹血；阴血不足，水不济火，扰动心神，则卧下心悸；阴液不足，肠道失于濡润，则更衣燥结。总属肺肾阴虚，心肝火旺，肺络受损，心神被扰。

治拟养阴润肺，宁心安神之法。处方以沙参麦冬汤合酸枣仁汤加减。沙参麦冬汤，吴鞠通称之为"甘寒救其津液之法"（《温病条辨》），具有养阴生津润肺之功效。酸枣仁汤出自《金匮要略》，主治虚热内扰之"虚烦虚劳不得眠"。处方中沙参、麦冬，养阴生津润肺；半夏燥湿化痰降逆，以甘寒之麦冬拌之，可制约半夏之温燥之性，化痰而无伤津之弊；桔梗、贝母，润肺化痰止咳；橘络理气化痰，通络止痛；白芍养血敛阴，柔肝平肝，与甘草相伍，酸甘化阴，缓急止痛；酸枣仁甘酸质润，入心、肝经，养血宁心安神；远志功能交通心肾、安神定志，与养心安神之茯神相合，使心火下交于肾，肾阴上承于心，则寐安悸止；牡蛎粉拌地黄炭，牡蛎咸寒而涩，镇心安神、平肝潜阳，亦有收敛固涩之效，可助地黄炭收敛止血，滋阴养血。全方诸药配伍，性味平和，补中寓消，甘润而不滋腻，清凉而不凝滞。

本案与前案相比较，均属"肝旺肺弱"之咳血，处方也均以沙参麦冬汤为主化裁。但前案乃肝火犯肺，气火上炎，肺络损伤，血溢势涌；而本案病位除肝、肺以外，还涉及心、肾，心肾不交，失寐症状明显，咳血量相较不多。故前案配以降逆止咳化痰及炭类止血之品，使气火平降，血络安宁；本案则更遣酸枣仁汤以安神除烦，助眠定悸。可见简斋先生审证之准确，论治之精细。

杨右，39。向患咯红下血，近则呕止仍便，大解前后俱有。值此秋燥，气阴不及，喉痒且咳，晨昏较甚，胸膺引痛，痰中夹红，稍劳心悸。拟清燥润肺，平逆止血。

沙参　宋夏　寸冬　杏仁　桑叶皮　苓神　桔梗

甘草　白芍　蛤粉拌阿胶　川浙贝　枇杷叶　藕节

赏析：本案病名"咳血"，属阴虚肺燥证。患者素有咳血便血，则阴血受损；又感受秋燥，而致气阴耗伤。风燥伤肺，肺失清肃，故喉痒且咳，气逆则晨剧，阴伤则暮甚；肺失清润，肺络受损，则痰中夹红、胸膺引痛；气阴两虚，心神失养，故稍劳心悸；肺与大肠相表里，表里相因，燥邪伤肺则脏病及腑，肠络受损，故大便前后带血；腑气不利，浊气上逆，故有呕吐。《景岳全书》曰："吐血失血等证，凡见喘满、咳嗽及左右脘膈间有隐隐胀痛者，此病在肺也……其于治法，凡肺病者，宜清降不宜升浮。"本案患者即为肺病血证，故治法以清润平逆为主。

《临证指南医案》指出："大凡理肺卫者，用甘凉肃降……治心营者，以轻清滋养……以此两法为宗，随其时令而加减……秋令选纯甘以清燥，冬时益清补以助脏。"故本案治疗大法为清燥润肺，平逆止血。处方以桑杏汤、沙参麦冬汤加减。处方中沙参养阴润肺，寸东即麦冬，养阴生津，二药合用，共能养阴清热、润肺化痰。桑叶清宣燥热，透邪外出，其性向上；桑白皮泻肺中实火，降肺气而清肺止咳，其性向下。二药合用，一升一降，清肺之力益著，有助肺之宣肃功能而加强止咳之效。川贝母润肺化痰，浙贝母清热化痰，二药清润相配，则化痰之功更显，使养阴润肺而不助湿，化痰散结而不伤正。蛤粉清肺热，滋肾阴，降痰清火，止咳定喘；拌阿胶用之，以其味咸，既可减阿胶之滞性，又可入肺化痰止血，使阿胶养血而不腻，清化痰热而不伤肺。杏仁、桔梗、枇杷叶化痰止咳；苓神健脾养心，安神定悸；白芍、甘草酸甘化阴，养血敛阴；藕节收敛止血而不留瘀。综观全方组合，桑杏汤清宣润燥止咳，沙参麦冬汤养阴润肺生津，燥、热、痰、血并治，标本兼顾。虽见便血，但全方重在治肺治气，并无清肠固涩止血之品，盖因肺主气，朝百脉与大肠相表里，故肺气得清得降，肺燥得润，则便血也随之而愈，可谓治病求本。

施右，39。咯红始自十余年前，其间屡愈屡复。今夏见剧，并曾失音，迄又失红，不咳而出，先时脘闷有声，见后尚无所苦，惟胸膺刺痛，口干喉燥，舌上露沟，或时心悸，脉虚弦。拟柔养舒化。

沙参　法夏　寸冬　蛤粉拌阿胶　白芍　茯神
橘络　桔梗　甘草　地黄炭　川浙贝　合欢皮
藕节

赏析：本案病名"咳血"，属阴虚肺燥证。咯红十余年，其间屡愈屡发，肺脏本已伤。肺为娇脏，清虚之体，外合皮毛，开窍于鼻，"天气通于肺"（《素问·阴阳应象大论》），故六淫等外邪易侵袭肺脏。今夏见剧且失音，此乃肺体受伤加剧后肺津不布，无以濡养咽喉所致；迄后又见红，不咳而出，是因肺阴亏损，阴伤液耗，口干喉燥，虚火灼伤肺络，迫血妄行；火盛伤阴，虚火灼伤，则胸膺疼痛、脘闷不舒；阴液被伤，无以上承滋养舌体，故见舌上露沟。治以养阴润燥，柔养舒化法。方用沙参麦冬汤加减。方中重用沙参，意在养阴润肺，清热生津而化痰；麦冬，味甘微苦微寒，功效养阴润肺，益胃生津，清心除烦。两药相须为用，共奏清燥润肺、养阴生津之功。半夏取其降逆止咳之功；蛤粉拌阿胶，益肺润燥力胜，同时降低了滋腻之性，矫正了阿胶不良气味；茯苓补益脾胃，安神宁心，培土生金；白芍酸敛，敛肺气，防止肺气耗散太过；橘络通络化痰止咳；桔梗宣肺祛痰，利咽排脓，且为诸药舟楫，引各药入肺经；川浙贝母润肺化痰止咳，养肺体之阴，止咳而止血。酌加地黄炭、藕节用于止血；合欢皮清心解郁，使肝气条达，有助病愈；甘草调和诸药。诸药相伍，养肺阴而生津，止燥咳而宁血。

止血要旨，可归纳为治火、治气、治血三个原则，而要达治血之目的，须根据病因病机进行辨证，选用凉血止血、收敛止血、化瘀止血等法。本案咯血病久，脉虚弦，故处方用养阴以制虚火，清气以宁血络，法有所宗。

张左，27。秋季肺金当令，肺虚燥袭，乃致咳嗽失红，后发血在痰中，咳引胸痛，口干唇燥，脉弦数。延防入损，拟喻氏清燥救肺法。

沙参　杏仁　桑叶　寸冬　阿胶　甘草　白芍
白茅根　地黄炭　川浙贝　胡麻　藕节

赏析：本案病名"咳血"，证属"阴虚肺燥"。秋季乃肺金当令之时，燥邪五行属金，为秋令所主。肺本虚弱之体，秋季遇燥邪侵袭，喻昌在《医门法律·秋燥论》中说："燥金虽为秋令，虽属阴经，然异于寒湿，同于火热。火热胜则金衰……"燥热伤于上焦华盖，肺失清肃则咳嗽；肺络受损，络伤血溢则咳血失红、痰中带血；络气不和，则咳引胸痛；肺阴不足，燥热伤津，阴津失于濡润，故口干唇燥；脉弦数，亦为燥热上炎之象。总以阴虚肺燥，络伤血溢为病机之要。治以养阴清肺润燥之法，以喻昌《医门法律》清燥救肺汤为主方。方中沙参、麦冬味甘微苦，性微寒，均能养阴润肺、清热生津；桑叶性寒质轻，清宣肺燥，透邪外出；阿胶、胡麻仁助沙参、麦冬滋阴润燥；《素问·脏气法时论》曰"肺苦气上逆，急食苦以泄之"，用杏仁味苦，以降肺气；贝母润肺化痰；白茅根、藕节、地黄炭，清热凉血止血；白芍养血和营，与甘草相合，酸甘化阴，补养阴血之耗损；甘草调和诸药。全方清润宣降，清中有宣，润中寓降，养阴润肺与清宣燥热并进，气火得降，痰血自止，可防阴津进一步损耗。

清代医家喻昌在其所著《医门法律·秋燥论》中创"秋燥"之名，指出"秋月天气肃而燥胜"，并深入阐述内燥、外燥之别。《素问·至真要大论》云："燥者润之。"如缪仲醇喜用润剂，以润治燥，可治内伤之燥，然不可治外感之燥。喻昌创制清燥救肺汤以治秋燥为患，辛凉以清宣外感之燥邪，甘寒以润养内伤之燥热，透表达邪又养阴润燥。秋燥具有温燥的特点，首先伐肺，致邪热亢盛，气火上炎，津损液耗，甚者伤络动血，如本案出现咳嗽痰血之症。简斋先生拟喻氏清燥救肺汤之意，处方兼具辛凉甘润之性，而达清宣降润之用。喻氏原方中石膏质重沉寒，有碍肺气之轻宣，故去之；人参性温峻烈，有助燥伤阴动血之弊，故亦去之。可见简斋先生用古方而不泥古方，结合病体辨证，灵活加减化裁。

陆左，咳嗽痰红，因劳而复，左胸膺隐痛，脉弦劲不和。治以和养摄化。

沙参　法夏　寸冬　苓神　地黄炭　甘草　白芍

浙贝　会皮络　桔梗　蛤粉拌阿胶　枇杷叶

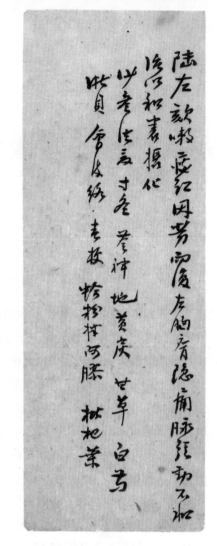

赏析：本案病名"咳血"，证属阴虚痰热。劳则耗气伤阴，肺气不宣而咳嗽；气不摄血则咳嗽痰中带血；痰热内蕴，肺阴虚损，脉络失养，气机不利则胸膺隐痛，脉弦劲不和。《济生方》言："夫血之妄行也，未有不因热之所发，盖血得热则淖溢，血气俱热，血随气上，乃吐衄也。"治拟养阴润肺，清热化痰，理气和络，摄血止血。方选百合固金汤加减。百合固金汤源自《慎斋遗书》，功能滋肾润肺、化痰止咳，主治肺肾阴虚、虚火上炎证。处方中沙参养阴清肺，益胃生津；麦冬为清润之品，清热润燥，滋养肺阴；法夏燥湿化痰，辛开散结，化痰消痞；生甘草配伍桔梗清利咽喉，化痰止咳，兼和诸药；茯苓、茯神健脾宁心；蛤粉拌阿胶养阴润肺，养血止血；生地黄清热凉血，养阴生津，炒炭以增其止血之功；白芍养血敛阴，柔肝止痛；浙贝清热化痰，降泄肺气；会皮络能行气通络，化痰止咳，适用于痰滞经络之胸痛、咳嗽；枇杷叶苦、微寒，清肺止咳，用于肺热咳嗽，具有清降肺气之功。

简斋先生治疗咳血的原则是和养摄化，兼顾肺、脾、肝、肾；处方擅用药对，如生甘草配桔梗，《药品化义》谓甘草"生用凉而泻火……利咽痛"，《本草崇原》说"桔梗为气分之药，上中下皆可治也"。两药同用，即为甘桔汤，能宣肺泄邪以利咽开音。生甘草配白芍，源自《伤寒论》芍药甘草汤，又名戊己汤，主治津液受损、阴血不足、筋脉失濡所致诸证。二药相伍，酸甘化阴，调和肝脾，有治疗胸膺隐痛之功效。《本草纲目》认为阿胶："疗吐血、衄血、血淋、尿血，肠风，下痢。女人血痛、血枯、经水不调，无子，崩中，带下，胎前产后诸疾……虚劳咳嗽喘急，肺痿唾脓血及痈疽肿毒……和血滋阴，除风润燥，化痰清肺，利小便，调大肠。"与蛤粉相拌则甘而不腻，无惧内有痰热之邪。

朱左，四一。案列前方，诸症均较少减，脉仍弦劲欠和。仍是上盛下虚，阴亏阳亢，治循原法。

池菊炭　地黄　山萸　丹皮　苓神　怀膝炭　枣仁　稽豆衣　二至丸　牡蛎

赏析：本案病名"咳血"，病因病机为"上盛下虚，阴亏阳亢"。患者素体肺肾不足，加之秋燥伤肺，肺气不利则咳；肺络受伤，血随气逆则为上盛；燥邪伤津，阴血亏损，肝肾阴虚则为下虚；阴不敛阳而阳亢于上，故脉弦劲欠和。治宜滋阴补肾，金水相生。方选六味地黄丸、二至丸加减。六味地黄丸出自宋代钱乙《小儿药证直诀》，功用滋阴补肾；二至丸出自明代王三才《医便》，功用补益肝肾、滋阴止血。案中处方以地黄滋阴补肾，填精益髓；山萸肉补养肝肾；丹皮清泄相火，制山萸肉之温涩；茯苓健脾和中；茯神、枣仁宁心安神；池菊疏风平肝，怀牛膝补益肝肾、引血下行，二药炭用有止血之效；女贞子、旱莲草滋补肝肾，凉血止血；稽豆衣滋阴养血，平肝益肾；牡蛎益阴潜阳。诸药合用，共成滋阴益肾、潜阳止血、宁心安神之效。

本案与前案342当属同一患者。前案中指出，患者肺肾不足，素患咯血，可知其病由来已久，素体不足，因秋燥所伤，肺失宣肃，络伤血溢，气逆而上，故症见咳血而呛、脉弦欠和，病位主要在肺，病性以邪实为主，治拟清燥肃肺宁络之法，以清燥救肺汤合黛蛤散为主方加减。处方中遣桑皮、杏仁、白芍、天冬、浙贝、紫菀等清肺润燥，投旋覆花、黛拌蛤粉、枇杷叶等肃肺降气，以桑络、橘络、桔梗等化痰止咳，并佐以地黄炭、藕节之属凉血止血，全方重在治肺。至本案，经清燥肃肺、宁络止血之治后诸症均较少减，肺经之证得以缓解，然肺燥络伤，阴血亏耗，肝肾阴虚，血随气逆，阳亢于上，形成"上盛下虚，阴亏阳亢"之候，病理性质转以虚为主，虚中夹实，症见咳血减轻、脉仍弦劲欠和，故以六味地黄丸合二至丸为主方，养阴滋肾，潜阳止血。处方遣地黄、山萸、怀膝炭、二至丸、稽豆衣养阴滋肾清热止血，池菊炭、丹皮、牡蛎平肝泄热潜阳止血，茯神、枣仁宁心安神以止血。全方补虚益肾，有金水相生之妙。由前案与本案前后两诊可见，简斋先生对肺肾不足者之咳血，根据不同的病程阶段，证候的病机变化而治有不同，值得借鉴学习。

朱左，22。客京经商，烦劳过度，相火有余，肺阴不足，春末失红盈口，治愈，秋燥复发，痰有血迹，左胸引痛不剧，前曾遗泄，脉弦尺洪。治以和导。

旋覆花　蛤壳　杏仁　紫菀　桑皮　苓神　生甘草　白芍　炒知母　炒川柏　干地黄　橘皮　枇杷叶　藕节

赏析：本案病名"咳血"。患者既往因烦劳过度，七情失调，肝火亢旺，木火刑金，肺受火煎而阴液不足，肺阴亏虚，致肺火旺盛迫血妄行，发为咳血，经治已愈。然值金秋，感燥邪再发，结合既往遗泄病史，当属金水互不相生，肺肾阴亏，不可制火，正如《景岳全书·血证》所说："血本阴精，不宜动也，而动则为病。血主荣气，不宜损也，而损则为病。盖动者多由于火，火盛则逼血妄行；损者多由于气，气伤则血无以存。"再有左胸轻度引痛，盖气机不畅，《三因极一病证方论·失血叙论》曰："血之周流于人身荣、经、府、俞，外不为四气所伤，内不为七情所郁，自然顺适。万一微爽节宣，必致壅闭，故血不得循经流注，荣养百脉，或泣或散，或下而亡反，或逆而上溢，乃有吐、衄、便、利、汗、痰诸证生焉。"故因肺肾阴亏，相火有余，气机上逆而发为本病。方选金沸草散（《千金翼方》）合知柏地黄汤（《医宗金鉴》）化裁。

金沸草咸苦微辛，上入于肺，降逆肺气，为逆气下行之要药，又咸作润下，不伤阴液；蛤壳咸平，入肺肾经，泄肺热，滋润肾水；杏仁下喘治气，疏利开通，破壅降逆，助旋覆花降气条畅气机；紫菀润肺下气，消痰止咳；桑皮甘寒，清肺润燥，凉血止血，合枇杷叶清肺降火，止咳血；橘皮、茯苓燥痰理气，健脾化湿；茯神交通心肾以安神；白芍、生甘草酸甘化阴；知母"泻肺火，滋肾水，治命门相火有余"（《本草纲目》）；黄柏入肾经，苦寒泻热坚阴；干地黄滋肾水，金水相生，肺肾阴液亏虚得以改善；藕节甘平，止血之品，"止吐、衄，淋、痢诸血证。甘能补中，咸能软坚去瘀，涩能敛散固精。又取其通而有节也"（《医林纂要》）。全方共奏滋养肺肾之阴、泻火降逆、凉血止血之效。

刘左，始因辛劳太过，气火上浮，血随气上，因之见红，稍劳又复。治以和摄。

沙参　地黄炭　寸冬　桔梗　紫菀　白芍　苓神

蛤壳　桑皮　阿胶珠

另川贝末分两次和服。

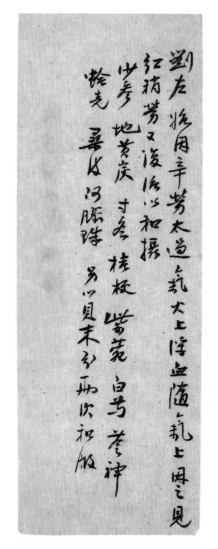

赏析：本案病名"咳血"，属阴虚火旺证。《济生续方》云："盖肺主于气，心主于血，肝藏于血，血之与气，营周一身，相随上下，无有休息者焉。倘乖调摄，营卫差经，血随气逆，遂有妄行之患。所致之由，因大虚损，或饮酒过度，或强食过饱，或饮啖辛热，或忧思恚怒，洞扰三经而然。"患者因辛劳太过则耗损真气，虚火上浮，肺失清肃，气逆于上，肺络受损，血随气上，溢于脉外，发为咳血。歇则阳气潜藏于阴，复劳则虚阳妄动，故咯血再发。金水相生，肺为肾之母。病久则母病及子，肺虚及肾，导致肺肾阴虚，水无以制火，虚火上炎，肺失肃降，则咳嗽；虚火煎灼津液，甚者灼伤肺络，以致痰中带血。治拟滋阴养肺，清火摄血。方选百合固金汤加减。处方中沙参、麦冬、地黄炭补肺滋肾，养阴止血；白芍、阿胶珠滋阴润燥，养血止血；桔梗、紫菀、蛤壳、桑白皮清肺热，泻肺气，化痰止咳；复加茯苓神，宁心安神而止血。全方养阴清火，泻肺降气。

《景岳全书·血证》云："凡治血证，须知其要，而血动之由，惟火惟气耳。故察火者但察其有火无火，察气者但察其气虚气实，知此四者而得其所以，则治血之法无余义矣。"血证之治不离"气""火"两端，气需分气虚、气实，火需辨虚火、实火。本案患者"始因辛劳太过而病"，且"稍劳又复"，劳则耗气伤阴，肺肾虚损，阴虚火旺，虚火上炎，肺失清肃，气逆而上，肺络受损，故此"火"乃虚火，"气"为气逆。气火上浮，肺失肃降，络伤血溢，则咳血见红。治则亦围绕此二者，养阴清火，肃降肺气，使阴液得补，则火气下潜，血随气降而止。百合固金汤为治疗肺肾阴虚之代表方，复加茯苓神健脾宁心安神，蛤壳、紫菀、桑白皮泻肺气而清肺热，阿胶珠养血止血。全方养阴降气而止血，用药阴柔宁静，不愧为临证高手。

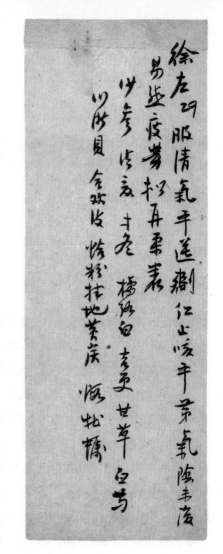

徐左，29。服清气平逆剂红止咳平，第气阴未复，易感疲劳。拟再柔养。

沙参　法夏　寸冬　橘络白　桔梗　甘草　白芍

川浙贝　合欢皮　蛤粉拌地黄炭　煅牡蛎

赏析：本案病名"咳血"，乃气阴两虚证。患者原为咳血，服清气平逆剂后红止咳平，《张氏医通》论咳血言："此虽肺体自燥，亦为火逆。"结合气阴未复之病机，推测患者咳血当有气火上逆之因；或因肝木旺盛，气机上逆，且气有余则为火，火盛上灼肺络；或因自体阴虚火旺，内灼肺络，而见咳血。服药后好转，但气阴未复，络脉仍伤，故见易感疲劳。证属气阴亏虚，治拟益气养阴润肺，方选沙参麦冬汤加减。该方出自《温病条辨》，方中沙参养阴清热，润肺化痰，此处当为北沙参，长于补阴生津；法半夏燥湿化痰；麦门冬养阴生津，润肺止咳。咳血多与肺中所伏火热之邪有关，而《珍珠囊》云："治肺中伏火，生脉保神。"《本草衍义》云："治心肺虚热。"故又配橘络白理气化痰通络；桔梗开宣肺气，祛痰利咽；甘草补脾益气，祛痰止咳，调和诸药；白芍养血柔肝敛阴，与甘草同用，酸甘化阴，养血柔肝；川贝母清热润肺，化痰止咳；浙贝母清热化痰；合欢皮解郁安神，和血宁心；地黄炭可养血止血，蛤粉拌地黄炭，增加其养阴清热止血化痰之力；牡蛎滋水涵木，育阴潜阳，防气火之上逆，如《医学衷中参西录》所云："牡蛎咸寒属水，以水滋木，则肝胆自得其养。"全方共奏益气养阴、润肺止咳之功。

从本案可看出，咳血后期的治疗当注意以下两点：①扶正固本，防止反复。患者虽症状已平，然其虚弊犹存，且肺为娇脏，不可见症状消失即停止治疗，而当继续予以调补，扶正固本，以防再犯。②不可过于滋腻补益，防助邪再生。简斋先生采用益气养阴法，并未大量应用滋腻药，以防滋腻留邪。如地黄改用地黄炭，可养血止血，黏滞之性也缓和；同时佐以适量理气通络之品，助诸药达病所，如配伍橘络、桔梗调理气机。案中提及"第气阴未复"，但处方中并无益气之药，因本病气虚乃随阴伤所致。如用甘温补气则易气逆助阳邪，而用养阴理气，和缓柔养，则可使气随阴复。

施右，37。咯血夙疾，经治已一候未见，唯气阴液未复，络脉失养，偏左背肋仍常作痛，心悸神疲，喉关干痛。治再增液柔养。

沙参　法夏　寸冬　橘络　桔梗　甘草　白芍　茯神　合欢　川贝　蛤粉拌阿胶　牡蛎粉拌地黄炭

赏析：本案病名"咳血"，属气阴两虚证。患者"咯血夙疾"，病情迁延，日久伤血失津，虽然"经治已一候未见，唯气阴液未复，络脉失养"，不荣则痛，故见偏左背肋作痛；阴虚肺热，耗伤阴津，津不上承则见喉关干痛；虚热内炽，耗伤气阴，心神失养，则见心悸神疲。简斋先生"治再增液柔养"，即用滋阴润肺、安神止血之法，方用自拟清养肃化方加减。处方中沙参养阴润肺，清热生津；法半夏燥湿化痰，和中健脾；麦冬滋阴润肺，生津利咽；橘络理气化痰，燥湿健脾；桔梗宣肺开郁，载药上行而利咽；甘草清热利咽而调和诸药；白芍养血益阴，缓急止痛；茯神健脾安神；合欢皮宁心安神；川贝养阴润肺化痰；蛤粉拌阿胶清热化痰，养血止血；牡蛎粉拌地黄炭平肝化痰，滋阴止血。

简斋先生清养肃化方源自《金匮要略》麦门冬汤，由沙参、茯神、生甘草、法半夏、橘络、紫菀、麦冬、桔梗、川贝、枇杷叶等药组成。本案为复诊，属"气阴未复"之证，治疗重点在于扶正而不是祛邪，故方中减去紫菀、枇杷叶，而加入白芍、生地、阿胶等滋阴补血之品。方中阿胶的炮制方法，最早记载于汉代张仲景的《金匮要略》，用"炙"；到了宋代，王衮《博济方》中有"炒过"入药，钱乙《小儿药证直诀》中为"麸炒"，许叔微《普济本草方》则载有碎之蛤粉炒成珠。蛤粉苦咸寒，归肺、肾、胃经，功能清热化痰、软坚散结、制酸止痛。阿胶经蛤粉炒制后，取其滋阴降火、化痰之功。通常阿胶和蛤粉炒阿胶的用法也有所不同，前者烊化后冲服（或炖烊），后者则可与药同煎。从二者质地来讲，阿胶带有较高黏性，蛤粉炒阿胶，胶体经炒后受热膨胀鼓起，以致体松，黏性较低，与药同煎易溶化。二者功效也有差异，前者滋阴润燥、补血止血，用于贫血、咯血；后者滋阴润肺化痰，用于肺阴不足，虚劳咳嗽。

朱左，22。肺主百脉之气，肾主五志之精，肺肾不足，血因气载而上咯，精因松藏而下遗，脉来弦劲。治以两顾。

沙参　天麦冬　地黄　蛤粉拌阿胶　苓神　甘草

白芍　五味子拌六味地黄丸　牡蛎　归炭　牛膝炭

另用三才封髓丹。

赏析：本案病名"咳血"，属肺肾阴虚证。患者虽年仅22岁，或因先天不足，或因失于调摄，致肺肾阴虚。肺为金，以肃降为顺；肾为水，以封藏为本。肺主宣降失司，气逆虚火上炎，迫血外行，不循经络而咯血，表现在上，为血随气逆外涌而出；表现在下，则肾精亏耗，相火妄动，固摄封藏失司，精微外泄不止而下遗。脉弦劲说明患者肝气偏旺，出血未止。治宜用滋补肾阴，壮水制火之法，兼顾柔肝、宁心安神。方选麦味地黄汤合三才封髓丹加减。麦味地黄丸出自《医部全录》引《体仁汇编》，原名八味地黄丸，由六味地黄丸加味而成，滋补阴精，肺肾两顾。五味子伴六味地黄丸，具都气丸之意，滋肾敛肺纳气；再加麦冬、天冬、沙参、地黄等滋阴补肾，润肺生津，共达滋补肺肾、收敛固涩。蛤粉拌阿胶，养阴止血，清肺化痰；苓神健脾宁心，安神定志；白芍、甘草酸甘化阴，柔肝缓急；牡蛎收敛固涩，潜降镇逆；归炭、牛膝炭收敛止血，引血下行。三才封髓丹出自《卫生宝鉴》，由人参、天冬、熟地、黄柏、砂仁、甘草等组成，固精封髓，泄火坚阴。全方合用，肺肾同治，上下两顾。

咳血总由肺络受损所致，治以清肺、泻火、降气、平肝、养阴、止血为大法。在用药上忌用升散、燥热之品，以免气火升腾，耗液灼津，加重咳血。《张氏医通·诸血门》："咳血者，因咳嗽而见血，或干咳，或痰中见红丝血点一两口，气急喘促。此虽肺体自燥，亦为火逆，咳伤血膜，而血随痰出也……治宜六味丸加门冬、五味、清金壮水为主，略兼阿胶、贝母、百合、款冬、紫菀，润肺止咳之剂。"本案处方中特色用五味子拌六味地黄丸、三才封髓丹，与其他药物同时煎煮，可以减少药味、药量，提高疗效，值得临证借鉴。

姜左，33。劳力负重，气滞血瘀，向患咯红，迩发尤甚，屡愈屡复三四阅月之久，咳呛不畅，胁季引痛，色泽紫暗成块或鲜，脉象弦劲不和。势恐涌见大吐。

旋覆花　猩绛　杏桃仁　蛤粉拌地黄炭　赤白芍

橘络　桔梗　甘草　川浙贝　合欢皮花　紫丹参

藕节

赏析：本案病名"咯血"。患者劳力负重，以致损伤肺络，故见咯红。恐未得到有效治疗，以致反复发作，肺气郁滞，肺气上逆，而见咳呛不畅。气为血之帅，气滞而血行不畅。此外，出血之后，已离经脉而未排出体外的血液，留积体内，蓄结而为瘀血，故可见咳血色紫暗成块。治拟祛瘀止血，行气降逆。方用旋覆花汤加减。旋覆花汤出自《金匮要略》，本案处方中选择了旋覆花、新（猩）绛二味主药。旋覆花具有降气散结、通利血脉的作用，可引血下行，将胸胁部位的瘀血引至人体的下末部分，并消散于无形。新绛（本案写的"猩绛"）是一味特殊的药物，因本方出自汉代，目前无新绛名称，有认为是古人帽子上经过茜草根染制的红缨，现在用茜草代替，专入肝经，活血止痛；有认为是目前的降真香，具有活血化瘀作用，药效成分高，应用少量即可起效。方中用地黄炭养血止血；杏仁、桃仁祛痰止咳；川贝、浙贝清热化痰止咳；赤芍清热凉血，活血散瘀；紫丹参祛瘀止痛，活血通经；芍药与甘草酸甘化阴，缓急止痛；合欢花、皮同用，解郁安神；桔梗辛、苦，功在开宣肺气、祛痰排脓，与旋覆花一升一降，更助行气消瘀之力。诸药合用，共起祛瘀止血、行气降逆的作用。

咯血与咳血，二者均是血由肺来，经气道而出，多伴随咳嗽，血色多为鲜红，常混有痰液，之前多有咳嗽、胸闷、喉痒等症状。但咳血一般为痰中带血，或痰中夹有血丝；而咯血的血量较大，多为纯血鲜红，或夹有血块，严重者血阻气道可致窒息。本案病机为气滞血瘀，治法理当理气活血、祛瘀止血，但脉象弦劲不和，势恐涌见大吐，简斋先生大胆地运用经方旋覆花汤原方去葱白辛温通阳之品，以祛瘀活血为主，辅佐养血止血不留瘀的蛤粉拌地黄炭、藕节，以及降气止咳化痰之品。因此，本案特点为降气化痰与止血、活血化瘀与止血、安神和络与止血相结合，并从脉象弦劲不和，预测有大吐血发生之虞，非常值得学习借鉴。

杜左，肝胃两病，冲气上逆，血随气上，常发见红，宿痰吐时涌甚。拟两和肝胃主治。

旋覆梗　秦归　地黄　桃仁　白芍　法夏　苓神

橘皮络　紫丹参　白檀香　三七末　藕节

赏析：本案病名"吐血"。病机为肝逆犯胃，血随气上。血行于脉道，气为血之帅，血为气之母，气行则血行，气冲而血动。《景岳全书·血证》将出血的病机概括为"血动之由，惟火惟气耳"。患者肝气不舒，气郁化火，横逆犯胃，损伤胃络，胃失和降，血随气火夹痰浊上逆发为吐血。治拟柔肝和胃，理气降逆，活血止血。方选旋覆花汤合桃红四物汤加减。《金匮要略》旋覆花汤治疗肝郁气滞血瘀之肝着或妇人半产漏下，简斋先生以旋覆梗易旋覆花，取其下气化痰之功；复以桃红四物汤养血柔肝，活血化瘀，祛瘀生新；又配三七末、藕节化瘀止血，止血而不留瘀。因患者留有"宿痰"，故更遣二陈、白檀香理气化痰，和胃降逆。

《先醒斋医学广笔记·吐血》提出了著名的治疗吐血三要法："宜行血不宜止血""宜补肝不宜伐肝""宜降气不宜降火"，强调了行血、补肝、降气在治疗吐血中的重要作用。简斋先生在本案处方中充分体现了此三法：行血，运用了桃红四物汤，即在四物汤基础上加桃仁、红花、丹参，以养血、活血、逐瘀，使瘀血祛，新血生，气机畅，行血止血即为本案处方的一个显著特点；补肝，则运用了四物汤，白芍易赤芍，增强养血柔肝的功效；降气，以旋覆梗为代表，降气、化痰，加二陈汤燥湿化痰、理气和中，并配白檀香理气，为降逆冲气，是治疗宿痰、两和肝胃之代表经验用药。处方中还加入三七末、藕节等止血不留瘀之品，以及茯神养心安神，冀神宁而血安，这也是简斋先生治疗血证的一个用药特点。全方未见一味炭类止血药，而是从气逆上冲、肝胃失和着手，体现了简斋先生治病必求于本的思想。

吴左，自幼至壮，常时吐红，近又举发，红由口咯，不咳亦或常见鼻衄，大便色黑，脘上微痛，脉弦实。肝旺胃浊，营络被扰，茹素怡情，胜似药饵。

蛤壳　白芍　苓神　丹皮炭　川浙贝　橘络　桔梗　甘草　山栀炭　藕节

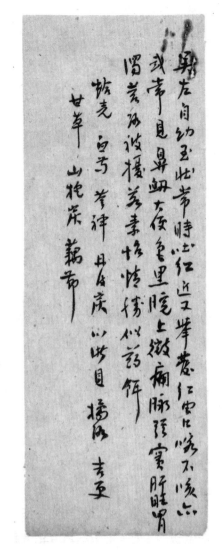

赏析：本案病名"吐血"，证属肝火上炎。《素问·厥论》曰："阳明厥逆，喘咳身热，善惊、衄、呕血。"患者肝火旺盛，横逆犯胃，致使血络受损，血随气逆，发为吐血。肝火犯肺，灼伤肺络，故见咯血、鼻衄；胃中残血下传至肠，故见大便色黑；胃络受损，则脘上微痛；肝火旺盛，见脉弦实。总属肝火上炎，营络被扰。治以清肝泻火，凉血止血。方选黛蛤散加减。蛤壳清肺和胃，降气止逆。白芍养血柔肝，平抑肝阳；与甘草同用，酸甘化阴以养肝血，抑肝阳。茯苓利水渗湿，健脾宁心；茯神宁心安神。川贝润肺化痰，止咳平喘；浙贝清热化痰止咳，解毒散结消痈；橘络理气通络，兼清络中之余热；桔梗宣肺化痰。丹皮炭、山栀炭炒炭存性，清肝泻火，凉血止血；同时加强止血和血消瘀之功。藕节清热凉血止血，使止血不留瘀。全方共奏清肝泻火、凉血止血之功。

患者平素肝旺胃浊，案末特别提及"茹素怡情，胜似药饵"，体现了简斋先生临证注重饮食情志的调摄，一则有助于疾病的治疗，二则防止病情加重。缪希雍在《先醒斋医学广笔记》中提出治吐血"宜行血不宜止血"，简斋先生在本案处方中也未采用一味收敛止血之品，而是用藕节、丹皮炭等止血化瘀之品以防止血留瘀之弊，另配伍白芍、甘草以柔肝和营，浙贝、蛤壳、橘络等和胃降气。张锡纯认为："吐衄证最忌黄芪、升、柴、桔梗诸药，恐其能助气上升，血亦随之上升也。若确知病系宗气下陷，可以放胆用之，然必佐以龙骨、牡蛎以固血之本源，始无血随气升之虞也。"（《医学衷中参西录》）本病虽未见宗气下陷之症，但仍旧使用桔梗，盖因患者肝旺，兼之血证日久，津血必亏。桔梗苦辛，辛可宣散，上行入肺，苦则清泄，降气泻火；用桔梗可载药上行入肺，一则滋养损伤之络，二则益肺以降上逆之气，并配蛤壳而无上升之虞。本案处方中没用赭石等重镇降逆之品，而仅以浙贝、蛤壳降气，恐与患者大便色黑，有便血之症有关，以免降泄太过。

吴右，56。望六年龄，前月无故见红，连服益气摄血之剂已瘥。近因稍劳，兼因饮酒，致令魄门辣痛，粪后下血（不更衣时亦有血液缓缓溢出），腰酸，酸如钳形，连及腹胀，脉弦小，舌本赤，口干。拟和化方。

升麻　当归　白芍　地黄炭　会皮　甘草　黄芪
苓柏炭　苓神　阿胶　寄生

赏析：本案病名"便血"。患者有便血病史，经益气摄血治后病愈。近因劳累，劳则气耗，又加之饮酒，助湿生热，二因相合，致脾虚而湿热内生，蕴结大肠，故见腹胀、魄门辣痛；热伤血络加之气不摄血，则见便血；湿热内蕴而伤阴，故口干、舌本赤；年已过半百，肾气已亏，又曾病失血，加之脾胃受损，则气血不足，腰失所养，故见腰酸；脉弦小为气血不足之证。证属本虚标实，气血亏虚为本，湿热内蕴为标。

便血，主要分为肠道湿热及脾胃虚寒两类，《证治汇补·便血》论其治法曰："大要初起当清解肠胃之湿热，久则调和中焦之气血，服凉药不愈者，必佐以辛味；服辛味不愈者，必治以温中。下陷既久，升提可用。益精气血气，皆生于谷，胃气一复，血自循轨。"本案即为本虚标实之证，简斋先生选用补中益气汤以益气摄血，清脏汤以清热燥湿，并佐以养血健脾和胃之品以标本兼顾。补中益气汤出自《脾胃论》，功效为补中益气、升阳举陷；清脏汤出自《万病回春》，主治大便下血并肠风下血。本案处方中升麻轻宣升阳，《本经逢原》曰："升麻属阳性升，力能扶助阳气，捍御阴邪，故于淋带泻痢脱肛方用之，取其升举清阳于上也。"黄芪甘温，大补脾肺之气。与升麻相配伍为补中升阳，既可治疗中气下陷之证；也可治疗脾虚气陷，中焦运化不及，水谷不化精微反生湿浊，流于下焦，郁而生热之证。黄芩苦寒燥湿，清热解毒，专主阳明胃肠湿热；黄柏苦寒，清热燥湿，坚肾益阴。二药合用，则苦寒清热燥湿之功益彰，炒炭用之则止血之功更著。纵观全方，甘温益气升阳与苦寒坚阴泻火相配伍，正是李东垣首创之升阳泻火法，其代表方为补脾胃泻阴火之升阳汤。简斋先生将其化裁后，用于脾虚湿热便血之证，并配以养血宁络之品，是为升阳泻火法之新用。

宋左，22。去岁被雨受湿即患便血，大便不燥，日两三行，行后见血，初时色紫，近则转淡，脉沉弦，腹部胀而微大。拟风胜托化。

羌独活　防风　柴胡　太子参　於术　归炭　甘草　白芍　法夏　苓神　陈皮　牡蛎　建泻　姜炭　红枣

赏析：本案病名"便血"，属脾虚湿胜证。患者外感寒湿之邪，寒湿损伤脉络而便血；寒湿困阻脾胃，分利失司，则大便不燥；寒湿困脾，时日愈久，脾虚木乘，气血不足，初期呈血紫暗，后血色见淡，腹胀；脉沉为气阳不足，弦则寒湿内阻。总属脾虚湿胜。治拟祛风胜湿，补气止血。方选补中益气汤加羌活、防风胜湿之品。补中益气汤出自《内外伤辨惑论》，主治脾胃气虚，清阳下陷证。方中白术、太子参，甘温补气健脾；半夏、陈皮理气行滞，使得补而不滞，行而不伤；柴胡、升麻升阳举陷，提升中气以止泻。全方补气与升提并用，使得气虚得补，气陷得升。本病患者本受寒湿，内伤脾胃，气虚不能摄血，取补中益气汤加减以健脾补气升阳。处方中又配当归制炭、姜炭加强温脾止血之力；羌独活祛风而胜湿，泽泻利湿而使邪有去路；牡蛎固涩而止血；茯苓神、红枣健脾化湿；白芍抑肝安脾而缓急，以防风药之燥。

本案记述非常简明扼要，病史"去岁"，约一年之前；病因"被雨受湿"，寒湿侵袭也；主症"便血"，大便不燥（无热），行后见血（后血）；"脉沉弦"，气阳不足，寒湿内阻之象也。治拟"风胜托化"，即祛风胜湿、补气摄血。祛风，以羌活、防风为代表；补气，用补中益气汤为主方；止血，用当归、干姜烧炭存性。思路清晰，环环相扣，不愧临床高手。

蒋姬，67。望七年龄，肝脾不和，风湿内乘。五六年来，便血屡发屡愈，据述每届节令辄发，发时先觉腹胀，粪后下血色鲜，血去则腹部较畅，肢软，心悸，脉弦不和。拟疏和托化。

羌活　防风　秦归　茅术炭　川柏连炭　姜炭
地黄炭　沙参　会皮　苓神　寄生
白蒺藜　甘草拌白芍　荷叶盖煎

赏析：本案病名"便血"，属肝脾不和证。患者为望七女性，气血精气逐渐衰弱，肝脾不和，风湿内乘，肝失疏泄，横逆犯脾，则脾失健运而腹胀；风邪与内湿结于阴络，脾失升清统血之功，胃肠脉络受损，故便血；每届时令节气转换，而人体不能应时而动，则气机升降失常而便血发作；肝木克脾，脾运失职，则水湿内蕴而肢软；便血屡发，病久则伤阴血，血虚而心失所养，故心悸；肝失条达，则脉弦不和。如《景岳全书》曰："有风邪结于阴分而为便血者。"治拟柔肝健脾，疏风化湿。方选痛泻要方合黄连汤、二妙散加减。本案处方中羌活苦辛温，祛风胜湿；防风辛能散肝，香能舒脾，风能胜湿；当归养血和营；茅术燥湿健脾，祛风除湿；黄柏清热燥湿，黄连清泻心胃火热、解毒燥湿，姜炭温脾止血，地黄炭滋阴清热、凉血止血，四药制炭用，有益于收涩止血；沙参养阴清热；陈皮理气燥湿，健脾和胃；茯苓、茯神健脾渗湿，安神；甘草和中缓急调和诸药；白芍养阴缓急，柔肝实脾；桑寄生补肝肾祛风湿；白蒺藜疏肝平肝，祛风活血；荷叶升阳散瘀。全方诸药同用，共成柔肝健脾、疏风化湿之功。

《普济方》曰："大便下血，血清而色鲜者，肠风也；浊而色黯者，脏毒也。"本案当属肠风，故本案治疗以痛泻要方抑肝理脾，以景岳黄连汤燥湿理血，以二妙散燥湿清热，诚所谓调肝脾而燥风湿，治病求本。但苦燥辛温之品，恐有耗血伤阴之弊，故佐以地黄、沙参以养阴血。其中沙参除养血安神、纠风药之燥性外，还有扶肺气以抑肝木之意，如《本经逢原》所言"盖沙参专开肺气，肺气清则木邪散"。桑寄生祛风湿补肝肾，养血安神；白蒺藜辛散苦泄，祛风活血，疏肝散郁。二药配伍，滋肾平肝，一收一散，补泻结合，使补而不敛邪，疏肝祛风而不伤正。

杨右，39。气为血帅，气不摄血，或自上溢（呕咳不一），或从下便，色鲜量多，心悸失眠，稍劳尤甚，胸背引痛，脉细小。拟益气摄血主治。

归炭　黄芪　甘草　白芍　茯神　枣仁　远志
桔梗　浙贝　橘络白　合欢皮　法夏　牡蛎　蛤
粉拌地黄炭

赏析：本案病名"便血"，病机乃"气不摄血"。脾主统血，乃气血生化之源，脾气充足，气血旺盛，则血循常道而不溢于脉外。若饮食失宜，思虑过度，或过劳久病，致脾气虚损，失于健运，化源不足，气血两虚，气不摄血，则血溢脉外而发为血证。血上溢则呕血、咳血，血下溢则便血、尿血。气虚者，溢出之血当色淡质稀，而本案却色鲜量多，应为营血不足、虚热内生、心肝火旺之象。心藏神而主血，气虚血溢，营血不足，心失所养，则心悸失眠；劳则愈损脾气，亦耗心血，故稍劳尤甚；胸背乃手少阴心经所循之处，心脾气血虚损，气血运行失畅，经络失养，不荣则痛，故胸背引痛；脉细小为营血不足之象。治拟益气摄血，方选归脾汤加减。

《临证指南医案》曰："失血一症，名目不一……若夫内因起见，不出乎嗔怒郁勃之激伤肝脏，劳形苦志而耗损心脾，及恣情纵欲以贼肾脏之真阴真阳也……若劳烦不息，而偏损心脾，气不摄血者，用甘温培固法。如保元汤、归脾汤之类也。"本案为气不摄血，故选用归脾汤加减治疗。《医贯》曰："凡治血证，须按三经用药。心生血，脾统血，肝藏血，归脾汤三经之方也。远志、枣仁补肝以生心火；茯神补心以生脾土；参、芪、甘草补脾以固肺气；木香者，香先入脾，总欲使血归于脾。"但本案患者，血色鲜量多，虑有心肝火旺之虞，故去参、术、木香、龙眼肉等温性易动血之品，而加白芍、生地养阴血，牡蛎、蛤粉平肝热，防止阴虚肝旺而血自上溢。处方中配橘络、桔梗理气通络，调畅气机，一则代木香以使补而不滞，二则使血气通畅而除胸背引痛；半夏、橘白、茯神为二陈汤之意，可除湿化痰，理气健脾；蛤粉拌地黄炭，既可养阴潜阳平肝热，又可养阴收涩以止血，并可去地黄之滋腻碍胃之性。纵观本方，于甘温之补气养血、炭类收涩及宁心安神诸药中，配伍理气通络、平肝散郁、养阴清热之品，使温中存清，敛中有散，对古方之化裁如珠走盘而无生硬之感，其中经验，当可效法。

宋左，22。脾肾不足，统摄失司，便血年余，大解不实，脘腹微膨，服黄土汤后诸候均减。治仍原法（方未见）。

宋左22 脾肾不足统摄失司 便血年余 大解不实脘腹微膨服黄土汤后诸候均减治仍原法（方未见）

赏析：本案病名"便血"。病机为便血日久，损耗正气，脾肾气虚，则脾虚不能统摄，肾虚不能摄纳，血溢脉外。气损及阳，脾失温煦，运化失职则脘腹膨胀，水谷不化则大便不实；如《素问·脏气法时论》曰："脾病者……虚则腹满肠鸣，飧泄食不化。"肾气不足，则关门不利，亦可导致泄泻。如《景岳全书·泄泻》曰："肾为胃关，开窍于二阴，所以二便之开闭，皆肾脏之所主。今肾中阳气不足，则命门火衰，而阴寒独甚盛，故于子丑五更之后，当阳气未复，阴气盛极之时，即令人洞泄不止也。"治拟温中健脾，益气摄血。方选黄土汤加减。黄土汤出自《金匮要略》，由灶心土、干地黄、白术、附子、阿胶、黄芩、甘草组成，《类聚方广义》言之治疗"吐血，下血久久不止"。方中灶心土温暖脾阳，恢复脾运，又能止血，为君药。地黄、阿胶养血止血；白术、甘草健脾益气；附子温补脾肾阳气，以恢复阳气统摄之权。五药均为臣药。在温阳摄血同时，加入黄芩苦以坚阴，清热止血为佐，有相反相成之妙。《金匮玉函经二注》曰："脾之阴不理者，非黄芩之苦，不能坚其阴以固其血之走也；黄芩又制黄土、附子之热，不令其过。"

本案虽未见具体方药，但案中明言"服黄土汤后诸疾均减，治仍原法"。黄土汤君药灶心土，是烧木柴或杂草的土灶内底部中心的焦黄土块，又称伏龙肝，味辛性温，入脾、胃经，能温暖中焦，收摄脾气而止血，《金匮玉函经二注》曰："欲崇土以求类，莫如黄土，黄者，土之正色，更以火烧之，火乃土之母，其得母燥而不湿，血就温化，则所积者消，所溢者止。"黄土汤中还有一味佐药黄芩，值得重视。为防附子、黄土辛温之品，耗血动血，反佐一味黄芩苦以坚阴，使诸药刚柔相济，温阳而不伤阴，滋阴而不损阳，正如尤在泾称本方为"有制之师"（《金匮要略心典》）。

金左，脾肾二阳不足以下血，大便溏解，间时带血，小溲色亦不清。拟黄土汤主治。

地黄炭　云苓炭　阿胶　附片　草炭　白芍　姜

炭　牡蛎　寄生

以伏龙肝煎水煨药。

赏析：本案病名"便血"，属脾肾阳虚证。《血证论》曰："经云，脾统血。血之运行上下，全赖乎脾，脾阳虚，则不能统血。"又云："其体阴而其用阳，不得命门之火以生土，则土寒而不化。"命门之火衰微，脾土无以温煦，则中阳不足，虚寒内生，失其统摄阴血之权，吐、衄、便、崩、漏等血证即可随之而起。脾肾阳虚，脾运失健，不能统血，血溢于下，则大便溏解、间时带血；肾阳不足，肾气虚冷，精微不固，则出现小溲色亦不清。本案病机为脾肾阳虚，脾不统血，血溢于下。治拟温补脾肾，养血止血。方选黄土汤加减。方中伏龙肝温中健脾，收敛止血；制附子温肾助阳，使肾阳旺盛，则脾阳自复，助灶心黄土复中焦之阳；久病下血，阴血必伤，又恐附子辛甘温热，动血伤津，故以地黄炭、阿胶滋阴养血，制其虚热；甘草，一为补气健脾，二为调和诸药，炒炭用可收摄止血。黄土汤的组成，体现了清代吴瑭所谓"甘苦合用，刚柔互济"之法。另配生姜增强附子的温化之性，姜炭温中散寒止血；茯苓健脾助运；白芍益真阴以防燥热；牡蛎收敛固涩；桑寄生补肾强腰。如此组方，具有助阳散寒、温补脾肾、养血止血之功。

《金匮要略》云："下血，先便后血，此远血也，黄土汤主之。"张秉承在《成方便读》中云："《金匮》治下血，先便后血，此远血也，黄土汤主之。专下血一证，其源各自不同，《金匮》虽有远血、近血之分，而总不出虚实两途与寒热之分而已。然热者多实，寒者多虚，尤为确切。凡人身之血，皆赖脾脏以为主持，方能统御一身，固行百脉。若脾土一虚，即失其统御之权，于是得热则妄行，得寒则凝涩，皆可离经而下，血为之不守也。"黄土汤温阳健脾，养血止血，即为脾脏虚寒，不能统血而致的便血（远血）所设。本案处方中所用牡蛎与桑寄生另有深意。桑寄生补益肝肾，可看作引经药而直入下焦；牡蛎属介类，收敛潜降，使所补之阳不上浮。整个方药选择丝丝入扣，看似信手拈来，实则匠心独具。

三

内伤发热

（计13案）

李右，29。本质不足，荣卫不协，午后先寒，寒亦不甚，寒后缠热不退，汗少，不烦不渴，或呕，头眩，腰酸，经至色黑，欲净不净，脉沉弦小。治以托解。

银胡　法夏　黄芩　枳壳　甘草　赤白芍　当归
首乌　川斛　橘皮络　桑络　寄生　白蒺藜　煨
姜　小红枣

赏析：本案病名"内伤发热"。患者"本质不足，荣卫不协"，外邪乘虚内侵，病至少阳，邪正相争于表里之间，故寒热往来，即"午后先寒""寒后缠热不退"；邪阻少阳，气机不畅，升降不利，故"或呕，头眩"；邪未入阳明，故"汗少，不烦不渴"；素体本虚，肝肾阴血亏损，腰府失荣，胞宫冲任受损，故"腰酸，经至色黑，欲净不净"；脉沉弦小为病在少阳之象。如《伤寒论》曰："血弱气尽，腠里开，邪气固入，与正气相搏，结于胁下，正邪分争，往来寒热，休作有时，嘿嘿不欲饮食，脏腑相连，其痛必下，邪高痛下，故使呕也。"治拟和解少阳，补益肝肾。方选柴胡双解散。

少阳经居人体半表半里之分，邪入少阳经，乃由表而传入，不可用汗、吐、下法治疗，治宜和解，勿令邪气传里。《伤寒明理论》曰："伤寒邪气在表者，必渍形以为汗；邪气在里者，必荡涤以为利；其于不外不内，半表半里，既非发汗之所宜，又非吐下之所对，是当和解则可矣，小柴胡为和解表里之剂也。"本案患者正气不足为肝肾阴血亏虚，故不用人参，而配伍滋补肝肾阴血之品以扶正祛邪。方中银胡，即银川产柴胡，和解表里，解肌清热，为清退虚热之代表药。柴胡清热由于"苦以发之"，是发散火热之标；黄芩清热乃"寒以胜之"，是苦寒直折火热之本。二药合用，是治少阳邪热的主剂，如程郊倩曰："柴胡以疏木，使半表之邪得从外宣；黄芩清火，使半里之邪得从内彻。"（《名医方论》）赤芍偏于行血散瘀，白芍偏于养血益阴；赤芍泻肝火，白芍养肝阴；赤芍散而不补，白芍补而不散。二药合用则补而不滞，散而不耗，虚实皆宜。白蒺藜辛散苦泄，疏肝解郁，祛风活血；当归辛散温通，可补可行，补血活血，为妇科调经要药。二药伍用，有活血行气调经之功。桑络清肝祛风通络；与白蒺藜皆专入肺、肝，宣肺之滞，疏肝之郁。二药相配，则疏肝气而平肝阳，有清利清窍之功。

李右，34。少阴感症，因劳而复，热高汗多，晨曾恶寒，口干渴饮，饮后呕泛，腰腿酸甚，刻值经行，色黑或淡，苔腻，口木，便结，脉弦数而小。拟疏和托化法。

银胡　鳖甲　法夏　黄芩　秦归芄　桂枝　甘草
白芍薇　橘皮络　桔梗　枳壳　苓神　寄生

赏析：本案病名"内伤发热"，属少阴发热。少阴感症，因劳而复，故见恶寒；因过劳且热高汗多，耗伤气血阴液，致邪入少阴，少阴阴液亏虚，不能濡润喉咙，则口燥咽干，甚则咽痛而致口干渴饮；刻值经行，色黑或淡，表明气血亏虚且血行不畅，故出现苔腻且口木；少阴亏虚，兼有外感，客于中焦，胃失和降，胃气上逆，而致饮后呕泛。肝肾亏虚，少阴热化而阴液亏虚，故出现大便干结；结合经期，故出现脉弦数而小。治以疏和托化法，方用秦艽鳖甲散合桂枝汤加减。秦艽鳖甲散出自《卫生宝鉴》，主治阴亏血虚，风邪传里化热之风劳病。银柴胡、秦艽、白薇可清透虚热，为退虚热、除骨蒸常用药；鳖甲清热同时尚可滋阴；当归补血和血，桑寄生补益肝肾，两药合用，共奏补益肝肾、益气和血之功。处方中半夏、黄芩二药，意在使半夏降逆止呕；黄芩苦降泄热，使脾胃之气升降正常。陈皮善疏理气机；桔梗性散上行，开宣肺气，祛痰利气；枳壳可行气开胸，宽中除胀。三药合用，共助半夏、黄芩理气降逆止呕之效。桂枝、芍药和甘草以祛除太阳表邪；茯苓、茯神安神定志，且茯苓有行气利水之功，可助太阳表邪从小便而出。全方主以托化，滋阴清热；辅以疏和，调和胃肠，理气行滞，使全身气血充足，脉络通畅而内热消退。

本案乃少阴虚热兼有外感的证候。少阴阴虚有热，用秦艽鳖甲散滋阴养血，清退虚热；兼有外感，简斋先生选用桂枝汤调和营卫，祛邪外出。全方养阴清热，祛邪和营卫，辛开苦降，调和胃肠，体现了简斋先生善于根据病情加减化裁，巧用疏和托化大法之特色。

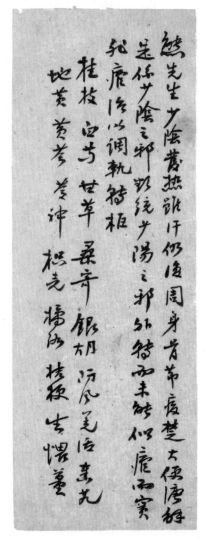

熊先生，少阴发热，虽汗仍复，周身骨节酸楚，大便溏解。是系少阴之邪，欲统少阳之邪外转而未能，似疟而实非疟，治以调轨转枢。

桂枝　白芍　甘草　桑寄　银胡　防风　羌活

地黄　黄芩　苓神　枳壳　橘络　桔梗

秦艽

生煨姜

赏析：本案病名"内伤发热"，系素体肾虚，少阴发热，发汗后，少阴邪气欲外转少阳，出现枢机不利，营卫失和的表现。营卫不和，风湿邪气痹阻，则见周身骨节酸楚；邪入少阳，正邪分争，正胜则热，邪胜则寒，互有胜负，故发热虽汗仍复，似疟非疟；少阴留有余邪，故可见大便溏解、泄利下重等表现。"系少阴之邪，欲统少阳之邪外转而未能"，乃因少阴为开阖之枢，少阳为表里之枢，枢机不利，少阴之邪不能外转少阳而出。治拟"调轨转枢"，即调转枢机，和解少阳，调和营卫。方选柴胡桂枝汤合四逆散加减。

柴胡桂枝汤由小柴胡汤合桂枝汤各半量而组成，主要用于太阳少阳合病引起的发热恶寒、肢体疼痛等症。方中银胡透泄少阳之邪从外而散（简斋先生在有发热情况下多用银柴胡），黄芩助银胡以清少阳邪热；桂枝可疏散外邪，芍药益阴敛营，桂、芍相配，营卫同治；生姜、煨姜和胃气以促其降浊。诸药合用，共奏和解少阳、调和营卫之功效。患者素体肾虚，故处方中配生地填精益髓，滋补阴精；桑寄生补肝肾，弥补少阴不足，以治其本。另加入风药羌活、防风、秦艽辛行散邪，不仅祛除表邪，又能鼓舞正气，祛除里邪。风药合桑寄生、生地，鼓舞肾气；合桂枝、银胡祛邪外出；合茯苓、茯神、橘络，风能胜湿，治疗下利，大便溏解。此外，风药善开通气机，借其"轻而扬之"之性开宣络道，调畅气机。四逆散为调和肝脾，透邪解郁，"开阖运枢"之方。银胡苦平，属阴中之阳，应少阳生发之性而升清阳；芍药苦寒，受纳阴气而从阖，通利阴分之滞塞以助阳气通达；炒枳壳归脾经，行气散结，助脾散精而从开，与银胡为伍，一升一降，增舒畅气机之功。甘草和中以调和上下，协阴阳之出入，而又能资助中土，以供阳气生发之所需。处方中桔梗合银胡主升，而枳壳主降，三者相伍，一升一降，调畅气机；橘络行气通络。如此诸药相配，共奏和解少阳、调和营卫之效，使开阖升降自如，气血水火调和，阴阳既济，枢机运转。

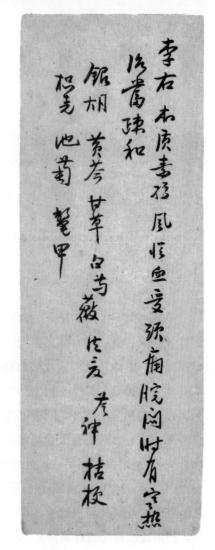

李右，本质素弱，风从血受，头痛脘闷，时有寒热。治当疏和。

银胡　黄芩　甘草　白芍薇　法夏　苓神　桔梗

枳壳　池菊　鳖甲

赏析：本案病名"内伤发热"。病机为"本质素弱，风从血受"。阴血不足，卫外不固，为风邪所侵，卫阳被郁，清阳不展，络脉失和，故见头痛；外感之邪，逆于胸膈，故见脘闷；风邪入于表里之间，故见寒热。正如《妇人大全良方》中曰："夫妇人血风，身体骨节疼痛者，由体虚、气血不调为风临所侵故也。"治拟养阴疏风，和解表里。方选柴胡枳桔汤。柴胡枳桔汤出自《伤寒全生集》，由小柴胡汤去人参、姜、枣，加枳壳、桔梗、瓜蒌仁而成，有和解少阳、消痞散满之功，治疗伤寒小结胸证。本案处方中，银胡疏风解表退热；黄芩清少阳邪热，与银胡相配清热而和解少阳；白芍养阴，"敛津液而护营血，收阴气而泻邪热"（《本经逢原》）；白薇主入阳明经兼入冲任二脉，凉血清热，益胃生津，清解血分之热；法夏和胃降逆，助柴胡、黄芩除往来寒热；苓神除湿气，散虚热，宁心安神，洁古云："风眩心虚，非苓神不能除。"（《本草纲目》）桔梗辛甘升发，苦淡降泄，表散寒邪，开提气血，清利胸膈滞气；枳壳性浮，兼通肺胃气分，与桔梗同为舟楫之剂、除寒热痞满之专药，二药一升一降，调畅气机，以除脘闷；池菊疏风散热，清利头目以治头痛；鳖甲滋阴清热，与银胡、白薇、黄芩治阴虚发热；甘草清热而调和诸药。全方共奏养阴疏风，和解表里之功。

观简斋先生医案，粗看似为自拟之经验方，细推敲则实为巧妙化裁古方，师古而不泥古，正如《临证指南医案·凡例》所说："看此案，须文理清通之士，具虚心活泼灵机，曾将《灵》《素》及前贤诸书参究过一番者，方能领会此中意趣。""风从血受"可以理解为阴血亏虚之体感受外邪，内伤虚弱之人患外感，属《内经》邪由虚而入之意。诊治之关键，一是辨内伤外感孰轻孰重，二是辨内伤之阴、阳、气、血孰轻孰重。

李左，夙昔左肺不健，此番体虚招感，发热旬日，不烦不渴，不瘰不闷，与普通温邪迥异，舌上中赤，脉弦数如战，汗多。拟清养托化法。

银胡　鳖甲　川霍斛　沙参　杏仁　甘草　白芍

西瓜翠衣　鲜荷叶络　丝瓜络

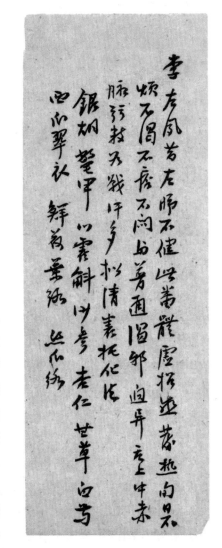

赏析：本案病名"内伤发热"。患者平素左肺不健，久病体虚，肺气阴不足，肺失濡润，金不生水，水无以制火而致阴虚，虚体外感而致发热旬日。患者不烦不躁，不瘰不闷，与普通温邪完全不同。肺气不足，肌表疏松，表虚不固，腠理开泄而自汗。阴虚邪留而见舌赤，脉弦数。治拟清养托化，方选清骨散合清络饮加减。清骨散出自《证治准绳》，主治虚火内扰证。处方中选用银柴胡甘苦微寒，直入阴分，清热凉血，善退虚热而无苦泄之弊；鳖甲咸寒，既能滋阴潜阳，又可引药直入阴分以清虚热；甘草调和诸药。清络饮源自《温病条辨》，原方祛暑清热，用于治疗暑热伤肺，邪在气分之轻证。简斋先生取时令之鲜品，轻清走上而清透芳凉，祛患者旬日之热。其中，西瓜翠衣养阴清热；丝瓜皮易以丝瓜络，鲜荷叶边易以鲜荷叶络，二药合用理气清热和络。另配沙参养阴清肺，补气生津；川霍斛甘淡微咸，性属清润，乃滋阴生津之上品，清中有补，补中有清；杏仁味苦降泄，清肺润燥；白芍养血敛阴，和营止汗。

内伤发热是与外感发热相对应的一类发热，称为"子火"，"子可养而不可害"；外感发热称为"贼火"，"贼可驱而不可留"。内伤发热多由于气、血、痰湿的郁滞壅遏，或气、血、阴、阳的亏损失调所致，以属虚者居多，治疗时应针对病情分别补益气血阴阳，以促进脏腑功能及阴阳平衡的恢复，不可一见发热，便用发散解表及苦寒泻火之剂，以致耗气伤阴或伤败脾胃。本案患者以肺阴虚为主证，虽感外邪，但仍以内伤发热为主，故简斋先生拟"清养托化"，而未用疏表发汗之法，虽病程弥久，但并无痰湿、燥实等兼夹证，且肺络未损，故治疗单以清养托化为大法。处方中简斋先生的经验药对：清退虚热选取清骨散中的主药银胡、鳖甲；滋阴生津用川霍斛、沙参；清养退热用清络饮中的西瓜翠衣、鲜荷叶络、丝瓜络，芳香通络，辛凉舒散，清肺络中余邪而生阴津。

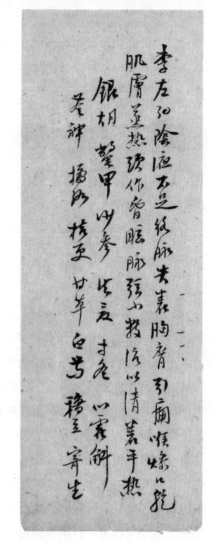

李左，30。阴液不足，络脉失养。胸膺引痛，喉燥口干，肌肤蒸热，头作昏眩，脉弦小数。治以清养平热。

银胡　鳖甲　沙参　法夏　寸冬　川霍斛　苓神

橘络　桔梗　甘草　白芍　稽豆　寄生

赏析：本案病名"内伤发热"，属阴虚发热。患者素体阴虚，阴虚则无以制阳，阳气偏亢、虚热蕴蒸则肌肤蒸热，阴虚则燥故见喉燥口干；络脉失于濡养则胸膺作痛，虚阳夹痰上扰则头作昏眩；阴虚阳亢则脉弦小，热则脉数。治拟滋阴清热，生津润燥。方选清骨散合沙参麦冬汤加减。处方中以银柴胡清虚热，退骨蒸；鳖甲滋阴清热；沙参、麦冬、川霍斛生津润燥，清养肺胃；白芍滋阴养血；橘络、桔梗通络理气；法夏燥湿化痰；寄生补益肝肾，通经络；稽豆衣滋阴清热。诸药并用，共奏滋阴清热、生津润燥之效。

简斋先生治疗内伤发热（阴虚发热）最常用的治疗大法为"清养平热"，即清退虚热、滋养阴血，以达平和退热之目的。代表方有青蒿鳖甲汤、清骨散、秦艽鳖甲散、黄芩鳖甲散。四方主药共性点都有鳖甲，不同点是青蒿、银柴胡、秦艽、黄芩。青蒿鳖甲汤以青蒿清热通络，引邪外生；鳖甲滋阴退热，入络搜邪为君药。治疗热病伤阴，邪伏阴分之证。清骨散以银柴胡和解表里，解肌退热加鳖甲为主药；治疗阴血亏虚，虚火内扰之骨蒸劳热。秦艽鳖甲散重用鳖甲、秦艽养阴清热与和解祛风并进，治疗风劳病之骨蒸盗汗。黄芩鳖甲散以黄芩、鳖甲为主药，重清阴分之邪热，治伤寒后变成劳疟、久不愈。

李右，34。服两剂后，自诉内热稍平，而喉关干苦异常，引起干呕，身热，脉数，有汗，夜间仍微烦，头眩，舌苔花黄根赤。

鳖甲　黄芩　沙参　石斛　苓神　橘络　桔梗
甘草　白芍　白薇　川浙贝　竹茹　枇杷叶

赏析：本案病名"内伤发热"。患者服药两剂后内热稍平，但邪热留恋，仍有身热症状；热邪伤阴，阴液亏损，无以上承滋润咽喉，邪热炼津为痰，痰热壅聚，故喉关干苦异常；阴伤液亏，胃失濡养，和降失常，气机上逆，发为干呕；热邪久稽，身热脉数，热迫津外出，故表现为有汗；阴虚内热，热扰心神，心神不安，故夜间仍微烦；内热留于体内，伤津耗液，故舌苔花黄、根赤。治以滋阴清热，祛痰安神。方用《圣济总录》黄芩鳖甲汤加减。处方中取黄芩、鳖甲清阴分邪热之功效，两药相伍，祛稽留之邪热。另加用沙参、石斛等养阴之品，增强滋阴之效。处方中还加入了茯苓、茯神、橘络、桔梗、甘草、白芍、白薇、川贝、浙贝、竹茹、枇杷叶等化痰清热之品，结合舌苔花黄，说明患者有痰热蕴肺之证。其中，茯神甘淡，宁心安神，兼有健脾渗湿化痰之功；橘络味苦，性平，功可祛痰利咽；甘草调和诸药，补益心神；白芍养血柔肝安脾，入肝能敛肝阳，阴血充则热自去；桔梗味苦辛、性平，宣肺祛痰利咽，为诸药舟楫，载药上行，以助药力到达咽喉。川贝偏于清肺润燥，润肺作用稍强；浙贝偏于祛痰利咽，清在肺之邪热。两药合用，有润有清，使肺热得清，驱邪热而不伤正。竹茹、枇杷叶清肺热化痰利咽。诸药合用，共达滋阴清热化痰之功。

简斋先生治疗阴虚发热的医案中常用清骨散，代表药对是银柴胡、鳖甲，重在清退虚热，兼顾滋养阴液。而本案内热稍平，热势不甚，唯觉喉关干苦异常，此乃阴液不足，痰热壅阻喉关。故遣黄芩与鳖甲相配，清上焦之肺热，滋下焦之肾水，并伍以养阴清化痰热之品。虽为阴虚发热，然病位病势不同，则遣方用药有别。

任右，38。连服两和营卫之剂，肌肤四心蒸热均减，第身仍窜痛，痛无定所，夜寐梦多。治仍原法。

银胡　鳖甲　沙参　石斛　苓神　橘络　甘草
白芍薇　归身　首乌藤　枣仁　稽豆衣　桑枝
寄生　生芪　白蒺藜

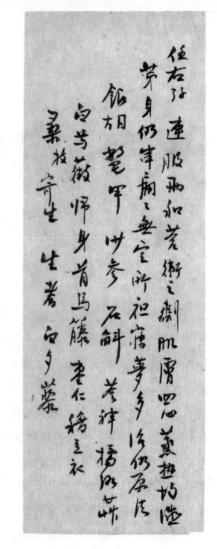

赏析：本案病名"内伤发热"，属阴虚发热。患者"连服两和营卫之剂"后，虽肌肤、四心蒸热均减，但营卫尚未完全通畅，阴虚仍然存在。《黄帝内经》有云："人受气于谷，谷入于胃，以传于肺，五脏六腑皆以受气，其清者为营，浊者为卫。"营气行于脉中，化生血液，营养周身；卫行于脉外，以温分肉，肥腠理，司开合。营卫和则身体健，营卫不和、不通则身痛。气之所到，窜无定所，故营气与卫气之为病时，其特点为窜痛、痛无定所；阴虚未复，而生虚火，虚火扰乱心神，则寐而多梦。治以滋阴清热法，方用清骨散加减。

清骨散主治阴虚内热，虚劳骨蒸证。方中银柴胡清热除蒸退虚热而无苦燥之性，鳖甲滋阴潜阳、退热除蒸，与银柴胡相须为用，增强清虚热的作用。沙参养阴润肺，清热生津；石斛甘寒，滋阴清热，益胃生津，合沙参共奏滋阴生津兼以清热之效。茯神宁心安神；首乌藤养血安神，祛风通络，既可治寐而多梦，又可通全身经络，消除疼痛，一药两用；枣仁，养心安神。橘络味苦，性平，其主要功效为通络，解周身之疼痛；甘草调和诸药；稽豆衣甘平，功可滋阴清热，滋阴养血，平肝益肾；白芍养血柔肝安脾；桑枝祛风湿，利关节，擅治上肢痹痛，与白芍相配亦有调和营卫之意；白薇清虚热。生芪补气安神，配伍当归养血滋阴，气血双补，正气得复则阴伤得复，热可自退。酌加桑寄生补肝肾，强壮筋骨，以复正气；白蒺藜平肝散郁，祛风活血，且与诸养阴药配伍，动静结合，使补而不滞，药效流动，避免纯阴无阳，不能输化药力之弊。诸药合用，共达滋阴清热通络的作用。

端木君，38。秋邪烧热一候，入营伤阴，汗不透泄，口干乏液，舌上干绛，苔黄便结，溲赤，脉弦小数。服清阴剂当应，拟仍原意，更进一筹。

青蒿　鳖甲　桑叶　连翘　香豉拌鲜生地　橘络
桔梗　石斛　竹叶茹　花粉　甘草　白薇
另芦根、白茅根煎汁煨药。

赏析：本案病名"内伤发热"，属阴虚发热。外感之热邪深入营阴，秋邪烧热一候，伤津耗液，无发汗之源，故见汗不透泄、口干无液、舌上绛干、苔黄；津枯肠道失于濡润，故见大便秘结；热邪蕴结下焦，故见溲赤。方选青蒿鳖甲汤合桑菊饮加减。青蒿鳖甲汤方出自《温病条辨》，具有养阴透热作用；桑菊饮疏风清热，《温病指南》云："温病初起，身不甚热，咳而微渴者，热伤肺络也，辛凉轻剂桑菊饮主之。"本案处方中用青蒿清热透络，引邪外出；鳖甲直入阴分，滋阴透热，透阴分之邪。二药相须而用，恰如吴鞠通自注："青蒿不能直入阴分，有鳖甲领之入也；鳖甲不能独出阳分，有青蒿领之出也。"桑叶凉血清热祛风；连翘清热疏风；香豆豉即淡豆豉，可宣发郁热；鲜生地甘寒，略带苦味，可清热生津，凉血止血以防热入血分。香豆豉拌鲜生地，一可宣发郁热，养阴生津；二可防养阴过于滋腻，导致气机壅滞，反生留邪之弊。橘络理气通络，桔梗开宣肺气，二者调畅气机，通调三焦，以助诸药透热外出；石斛益胃生津，清热养阴；竹叶辛凉透热外达，生津利尿；竹茹清热凉血；天花粉清热生津；甘草、白薇清热养阴。另芦根、白茅根煎汁煨药以清热养阴生津。全方共奏滋阴透热、生津止渴之效。

叶天士认为"入营犹可透热转气"。本案患者秋邪烧热一候（古代五日为一候），结合其症状及病程转归，若病邪是从卫分传至气分，逐渐伤及营分，应有十几日病程，而非一候。恐因秋季多见燥热之邪，而燥热之邪易伤津耗气，可直入气分，内传至营阴；又因患者已服清阴之剂，虽有热邪伏于营阴，且有津伤之症，但病情较轻，未见热陷心包之神志改变或见耗血动血之斑疹之状，故此时当在清阴基础上，予以透邪外出，以杜绝内伏之热邪进一步耗伤津液，加重病情。

顾右，本质真阴不足，湿热偏盛，病后四心常作蒸热，饮食二便如恒，脉弦细小。治以养阴退热。

银胡　鳖甲　秦归艽　桑络枝　蒺藜　橘络　甘草　苓神　白芍薇　川浙贝　川斛　荷筋

赏析：本案病名"内伤发热"，证属"真阴不足，湿热偏盛"。"所谓真阴之病者，凡阴气本无有余……阳胜于标者，原非阳盛，以命门之水衰也。水亏其原，则阴虚之病叠出。"（《医衡》）患者"本质真阴不足"，水不制火，阴虚阳亢，虚火内炽，则见四心蒸热；且病后余邪未尽，湿热偏盛，热郁于络，而加重蒸热；脾胃功能正常则饮食、二便正常；正虚气机不畅，则脉弦细小。"治以养阴退热"，方选清骨散加减。

清骨散出自《证治准绳》，由银柴胡、胡黄连、秦艽、鳖甲、地骨皮、青蒿、知母、甘草所组成。功效清虚热，退骨蒸。简斋先生结合患者湿热偏盛，处方用药做了加减。方中选银柴胡甘苦微寒，凉血清热，善退阴分之热；鳖甲咸寒属阴，滋阴潜阳，又能引诸药直入阴分而清热；白薇性苦、味寒，入肺、胃、心、脾、肾经，清虚热而不伤正，为治疗阴虚有热、自汗盗汗、久疟伤津、阴液未复而余热未清之治疗要药；秦艽入肝经而清虚热；石斛养阴清热，《本草纲目拾遗》谓其"清胃，除虚热，生津，已劳损"；白芍、当归益阴养血；桑络枝清络中浮热，兼以祛湿；川贝母、浙贝母润燥化痰；橘络、茯苓、茯神健脾化湿；蒺藜平肝解郁，活血祛风，取风能胜湿之意；荷筋可清热解暑，通气行水；甘草调和诸药。患者真阴不足，湿热偏盛，虽尚未影响脾胃运化功能，但由于脾胃是湿热最常累及的脏腑，也是运化水湿的关键脏腑，故治疗上仍注重调畅气机，兼顾护脾，有利于祛湿。整个处方全面兼顾，用药配伍丝丝入扣，值得细心揣摩，学习借鉴。

李右，经闭年余，蒸热两阅月未已，微寒，咳嗽气闷如窒，腹胀便溏，苔绛，脉小数。小为脏阴之亏，数为营液之耗，损象已深，拟方如后。

银胡　鳖甲　桂枝　甘草　白芍　沙参　川霍斛

宋夏　寸冬　五味　云苓神　山药　生扁豆

赏析：本案病名"内伤发热"。患者"经闭年余，蒸热两阅月未已"，肺肾阴精本亏，水不制火，阳亢乘阴，而致阴虚内热，正如《景岳全书》中所述"阴虚者能发热，此以真阴亏损，水不制火也"。故其病机为"脏阴已亏，精虚营液亏耗，损象已深"，即肺脾肾气阴两亏，水不制火，属内伤发热中的阴虚发热。其咳嗽，气闷如窒乃肺阴不足，肺失宣润，营卫失和；而微寒、腹胀便溏则为阴损及阳，脾气不足，健运失司之征象；苔绛、脉小数为肺脾肾气阴两亏，阴虚内热之表现。治以滋阴清热，调和营卫，健脾和中。方选清骨散合桂枝汤加减。清骨散用于阴虚内热之骨蒸潮热或低热日久不退之症。本案患者属"脏阴已亏，精虚营液亏耗，损象已深"，营卫不和，故又以桂枝汤调和营卫。方中桂枝辛温，助卫阳，通经络；芍药酸甘敛阴，可固外泄之营阴。两者相伍，营卫同治，相辅相成，散中有收，泄中寓补。甘草调和药性，合桂枝辛甘化阳以实卫，合芍药酸甘化阴以益营。清代柯琴在《伤寒来苏集》中盛赞桂枝汤为"仲景群方之冠，乃滋阴和阳，调和营卫，解肌发汗之总方也"。

内伤发热最早记载于《内经》，清代李中梓《证治汇补》中将其分为阴虚、阳虚、血虚、气虚、郁火、伤寒、痰证、瘀血、疮毒等11种类型，其中阴虚之证较为常见。因阴虚阳胜，阴不制阳，虚火内炽，故见发热。因其病在阴分，故其发热多于午后及夜间，并常为骨蒸潮热等。阴虚发热在治疗上应注意辨别所伤及之脏腑，随证施治。如合心阴虚者，可配合加减复脉汤；肝阴虚，可配一贯煎；肺阴虚者，配合百合固金汤；肾阴虚，可配六味地黄丸等。本案患者有脾虚失健之腹胀、便溏等症，故方中以茯苓、山药、白扁豆与川霍斛（川石斛合霍斛）同用，补营液耗损，治脏阴亏虚，不但可以在养阴的同时补气健脾，也可防止药物滋腻过甚，妨碍脾胃功能。

程右，劳倦中虚，二维交病，晡晚身热，自汗有时，热先嘈如空，便秘，脉弦细小数。治以和养托化。

银胡　鳖甲　秦归　草　白芍　苓神　首乌藤
橘络白　杏仁　桑络　寄生　紫菀

赏析：本案病名"内伤发热"。患者病起劳倦，阴精亏损，阳热偏盛，阴虚不能潜阳，阳气浮越，故见低热；加之人体阳气昼行于阳，而夜行于阴，由于夜间阳入于阴，因而每于夜间低热，即"晡晚身热"。《黄帝内经》云："阳加于阴谓之汗。"夜寐汗出是因入睡后人体阳入于阴，体内有余之阳气蒸动不足之阴液，汗乃自出；醒后阳出于阴，体内阳气行于表，"阳加于阴"之力减弱，汗乃止。阴精耗伤，虚火上炎，胃失和降，肠失濡养，故热先嘈如空、便秘；阴虚而血脉不充，则脉细小；虚热鼓动血行加速，故见脉数之象。证属内伤发热的阴虚发热，故治拟滋阴清热、和养托化。本案以虚火为重，虚火不降则阴愈亏，阴愈亏则火愈炽。治疗上以清虚热为主，佐以滋阴，故方选《证治准绳》的清骨散加减。方中银柴胡直入阴分而清热凉血，善退虚劳骨髓之热，且无苦燥之弊；鳖甲咸寒，既滋阴潜阳，又引诸药入阴分，补益肝肾，为治虚热的常用药。由于精血同源，故用秦归、白芍补血和血生津，当归兼能润肠通便，白芍兼能敛阴止汗；患者久病肝肾亏虚，故用桑寄生补益肝肾，强筋健骨。另配杏仁、紫菀肃降肺气，润肠通便；茯苓、茯神、首乌藤养心安神；桑络、橘络、橘白清热通络；甘草调和诸药，以免苦寒药物损伤脾胃。诸药合用，内清骨蒸之热，养阴滋肾以治本，补其不足，调整阴阳，恢复阴阳相对平衡，如《素问·至真要大论》所云："壮水之主，以制阳光。"阴平阳秘，阴阳平衡，则机体功能恢复正常。

对于本案中"二维交病"的探讨：其一，"二维"指人体阴阳，即本案阴阳俱病，阴虚阳盛，水不制火；其二，"二维"指人体阴维脉和阳维脉，其功能是"维络"阴阳经和"溢蓄"气血，使阴阳能"自相维"，异常时则"阴阳不能自相维""阳维为病苦寒热，阴维为病苦心痛"。

蒋左，23。蒸热较减，汗泄渐少，余如前状。治再两顾气阴。

二沙参 法夏 寸冬 云苓神 山药 甘草

芍 会白 生芪 牡蛎 白

另清水桂冲泡不煎。

赏析：本案病名"内伤发热"。患者蒸热汗出，主因气阴两虚，阴虚而阳气偏胜则发热，内热又迫汗外泄，《素问·评热病论》曰："阴虚者，阳必凑之，故少气时热而汗出也。"《脾胃论》认为，饮食不节、劳倦、七情等均可损伤脾胃，使脾胃的元气下陷，导致下焦肝肾的相火离位，反上乘谷精的升发之位，干扰心包，袭及心君，将君火取而代之，从而燔焰焦灼，使"上焦不行，下脘不通""热气熏胸中"，导致发热。同时肺脾之气不足，则卫气化生无源，气虚不固，而致汗出。方选麦门冬汤加减。麦门冬汤出自《金匮要略》，用于治疗肺虚有热之证。处方中用麦冬甘寒清润，既养肺胃之阴，又清肺胃虚热；与南北沙参相须为用，滋阴以清肺热，壮水以制阳光。用长于补气固表敛汗之黄芪易人参，加山药、茯苓健脾益气；以半夏、陈皮理气下气，化其痰涎，虽属温燥之品，但与麦门冬配伍，则其燥性减而降逆之用存，且能开胃行津以润肺，又使麦门冬滋而不腻，相反相成。另配白芍敛阴生津；茯苓、茯神入心、脾经，安神利水；牡蛎咸凉养阴，入肝、肾经，有益阴潜阳、敛汗止汗之功；甘草并能润肺利咽，调和诸药，兼作使药。全方共奏益气养阴，润肺清热之功。

本案应为病程后期，骨蒸内热已久，热势较前减退，阴伤气损，津液乏源，汗泄渐少。治以两顾，益气养阴。方中未用银胡等清退虚热之属，亦未遣鳖甲等咸寒滋阴之品，盖内伤发热后期，气阴两伤，需顾护胃气以善其后。处方选麦门冬汤清养肺胃，补气健脾，收敛精气，两顾气阴，而达热退汗止之效。案中处方末还有一特色之处："另清水桂冲泡不煎"，起到温脾胃、补元阳，并反佐将离位上承之相火下引归元的作用。

四

———

痰饮

（计12案）

柯左，50。肿势见消，咳喘未平，右肋引痛，卧下喘甚，脘次阻闷，口干欲饮，脉弦滑而大。拟大青龙为主。

麻黄　葶苈　桑皮　杏仁　桂枝　石膏　甘草
法夏　茯苓　陈皮　淡姜

赏析：本案病名为"痰饮"，基本病机为痰饮泛溢肌肤，内停脏腑，肺气宣降不利。患者咳喘未平，右肋引痛，卧下喘甚，脘次阻闷，当为痰饮病之重者。饮溢肌肤则肿；右肋引痛，卧下喘甚，脘次阻闷，乃痰饮内停之症；痰浊日盛，上干于肺，肺气壅阻，以致咳喘；湿痰为病，阻于胸膈，气机不畅，则感脘次阻闷不舒；痰饮郁热，则口干欲饮、脉弦滑而大。治以辛温化饮，祛痰平喘，兼清郁热。方用大青龙汤（《伤寒论》）合二陈汤（《太平惠民和剂局方》）加减。

大青龙汤发汗解表，清热除烦。方中用麻黄、桂枝、淡姜辛温发汗以散风寒，能使内热随汗而泄；甘草、淡姜甘温补脾胃、益阴血，以补热伤之津，无津不能作汗，又可以充汗源；石膏甘寒清解里热，与麻黄配伍能透达郁热；杏仁配麻黄，一收一散，宣降肺气利于达邪外出。二陈汤燥湿化痰，理气和中，为燥湿化痰的基础方。方中半夏辛温性燥，善能燥湿化痰，和胃降逆；陈皮理气行滞，燥湿化痰；茯苓健脾渗湿，渗湿以助化痰之力，健脾以杜生痰之源。《本草经疏》云："葶苈，为手太阴经正药，故仲景泻肺汤用之，亦入手阳明、足太阳经……辛能散，苦能泄，大寒沉阴能下行逐水，故能疗《本经》所主诸病。"简斋先生临证治疗咳喘有水饮证候时必用此品。《药品化义》云："桑皮，疏气渗热，主治喘满咳嗽，热痰唾血，皆由实邪郁遏，肺窍不得通畅，借此渗之散之，以利肺气，诸证自愈。"葶苈子、桑皮皆为泻肺行水之品，合用以加强其泻肺平喘之效，并能驱逐体内、肌表水饮。诸药配伍，一是寒热并用，表里同治，侧重于"在表者，汗而发之"；二是发中寓补，汗出有源，祛邪而不伤正。

徐左，22。夏伤于湿，饮停脘膈，秋令因感风水并病，由咳而肿，咳而气逆似短，肿而自下上移，脉弦小。治以疏化。

麻黄　桂枝　杏仁　陈皮　法夏　云苓　猪苓
车前　冬瓜皮子　甘草　干姜拌五味

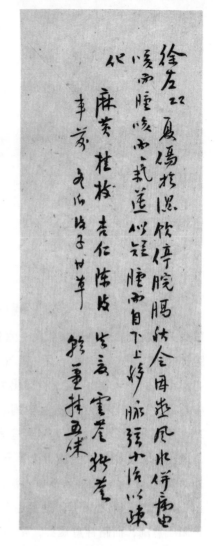

赏析：本案病名"痰饮"。患者由于夏季外感湿邪，湿邪多黏滞，易阻气机，水津失运聚而为饮，饮停中焦，聚于胃脘膈间，此为病根伏邪。至秋季风邪袭表，外风内饮合而发病。肺金受邪，肺气上逆则咳而气逆似短；肺为水之上源，肺失宣降通调，故见由咳而肿。本案病机为风寒外袭，水饮泛溢。"治以疏化"，方选小青龙汤合二陈汤加减。处方中麻黄发汗散寒，宣肺平喘，利水消肿，为发汗解表、止咳平喘的要药；桂枝通阳解肌散寒，与麻黄相须为伍，则发汗解表；杏仁苦降，麻黄宣散，二者一升一降，调畅气机，止咳平喘；干姜辛、热，中归脾胃，上走肺经，与麻黄相配则祛风散寒，与半夏配用则温中燥湿、辛散水饮。陈皮、法半夏为简斋先生常用药对，取二陈之意，燥湿化痰，理气和中，体现治饮先理气、气顺则饮消的思路；茯苓健脾渗湿，渗湿以助化饮之力，健脾以杜水饮之源；猪苓甘、淡，主利水渗湿，与车前子、冬瓜皮、冬瓜子共奏利水消肿之用，饮从小便而出，水肿自消。冬瓜子还有清肺化痰、润肠通便之功，以防麻黄、桂枝、干姜过于温燥。五味子敛肺止咳，并防诸药温散太过而耗散肺气；干姜伴五味子具有温肺化饮之功，也取"培土生金"之意。炙甘草缓和药性，益气和中。全方共奏解表散寒、蠲饮利水之功。

小青龙汤出自《伤寒论》，临床应用广泛，它是麻黄汤的变方，即麻黄汤去杏仁，加干姜、细辛、五味子、半夏、芍药而成。《医宗金鉴》认为："表实无汗，故合麻桂二方以解外，去大枣者，以其性滞也；去杏仁者，以其无喘也，有喘者仍加之；去生姜者，以有干姜也，若呕者仍用之；佐干姜、细辛，极温极散使寒与水俱得从汗而解；佐半夏逐痰饮，以清不尽之饮；佐五味收肺气，以敛耗伤之气……"本案处方麻桂并用，又配以干姜，发散之力较强。然虑其"肿而自下上移，脉弦小"，乃脾肾不足之征，故未投用细辛，以防孟浪，伤损正气。

周君，风水合病，脘腹胀闷，时作鸣串，患甚则作呕，脉弦小。拟疏和导化主治。

羌活　防风　茅术　川柏　法夏　建曲　陈皮

巴戟天　煨生姜

赏析：本案病名"痰饮"。病机为"风水合病"，饮停胃肠。气机不畅，则脘腹胀闷；水饮夹风邪走于肠间，则腹部时作鸣窜；水饮停于胃，胃气上逆，则发为呕；脉小为虚，弦则主水饮。"拟疏和导化主治"，即疏风导湿、和中益肾，方选升阳除湿汤合生姜泻心汤加减。

升阳除湿汤出自李东垣《兰室秘藏》，方中羌活、防风二风药祛风散寒除湿。《脾胃论》云："今客邪寒湿之淫，从外而入里，以暴加之。若从以上法度，用淡渗之剂以除之，病虽即已，是降之又降，是复益其阴，而重竭其阳气矣；是阳气愈削，而精神愈短矣，是阴重强而阳重衰矣，反助其邪之谓也。故必用升阳风药即差。"风药质轻味辛，升浮善行，开泄腠理，宣表透达，能使入侵之风湿热或风寒湿之邪从表而解，给邪气以出路，湿邪得以祛除；同时风药升阳，风能胜湿，使得风、水、湿邪得化，气机调畅。苍术善除太阴经寒湿，合羌活散寒除湿。神曲入脾胃二经，健运脾胃，化积消痰。简斋先生在处方中加巴戟天温肾助脾，《本草经疏》云："巴戟天，主大风邪气……安五脏，补中增志益气者，是脾、肾二经得所养，而诸虚自愈矣。"另用川柏监制温燥之品以防伤阴，李东垣就常以甘苦寒之品配伍风药，以制其温燥。腹中雷鸣、呕逆是本案辨证关键，《伤寒论》云："伤寒汗出，解之后，胃中不和，心下痞硬，干噫，食臭，胁下有水气，腹中雷鸣下利者，生姜泻心汤主之。"故处方合生姜泻心汤加减，用生姜降逆止呕，化痰止咳；法半夏燥湿化痰，降逆止呕；陈皮与半夏配伍，理气燥湿化痰。整个处方是时方与经方巧妙配合，恰中病机，体现了简斋先生临证善用古方化裁。

桂木　法夏　苓神　天生术　会皮白　炙草　巴
戟天　熟薏仁　怀膝炭　寄生　淡姜

金右，下元久虚，蒸化力弱，腿部酸痛，数月未愈，近来脘次不舒，常常呕噫，头眩，脉小。治以温化。

赏析：本案病名"痰饮"。病机为"下元久虚，蒸化力弱"，痰饮内停。患者素体下元久虚，肾阳不足，水液无以蒸腾气化，津液内停，则聚而成痰饮。足三阴经皆受气于下焦，素体下元亏虚，精气无以濡养经脉；加之气化无权，水湿下流入于骨中，如《石室秘录》云："两腿酸痛……此湿气入于骨中。"《金匮要略心典》曰："饮气逆于胃则呕吐，滞于气则心下痞，凌于心则悸，蔽于阳则眩。"痰饮浸渍肠胃，胃失和降，故有脘次不舒、呕噫频发；头眩，乃水饮上冲，蒙蔽清窍所致。

本案简斋先生"治以温化"，即温阳化饮、健脾利湿、兼以补肾，也就是《金匮要略》所言"病痰饮者，当以温药和之"。方选苓桂术甘汤合小半夏加茯苓汤加减。苓桂术甘汤出自《伤寒论》，具有温脾化饮之功。方中桂枝作用有三：一是助阳以制水，二是通阳以消阴，三是下气以降冲；茯苓、茯神合用，一是甘淡利水以消阴，二是宁心安神以定眩，三是行肺气治节之令而通利三焦，四是补益脾土以防水气上冲；茯苓、桂枝相使，化气以行津液，利水以伐阴邪；白术协茯苓，补脾崇土以制水。小半夏加茯苓汤出自《金匮要略》，方中半夏、淡姜皆味辛，其中淡姜温中散寒、温肺化饮。黄元御的《长沙药解》曰："半夏，下冲逆而除咳嗽，降浊阴而止呕吐……平头上之眩晕，泻心下之痞满，善调反胃，妙安惊悸。"二药相配，化痰散饮，和胃降逆。半夏配茯苓，平气逆以安神，神安则眩、呕愈也。另加会皮，合半夏消痰化饮；生白术、薏苡仁，开太阳而阖阳明，即所谓治水者必实土；巴戟天补肾阳，益精血；桑寄生补肝肾，强筋骨；牛膝壮筋骨，利腰膝，合巴戟天、桑寄生调补下元，益阴壮阳填髓，并引导其下行，除腰腿酸痛；炙甘草健胃和中，调和诸药。整个处方补虚祛邪同用，温脾利水化痰的同时调补下元，先天后天同调，使气化有根，化源充沛。

张女，15。女子平素爱啖果品，水饮留着，肺气不宣，时作太息，半年之久，面困，苔白，脉弦小。拟麻黄射干意主治。

麻黄　杏仁　射干　紫菀　姜夏　云苓

桔梗　甘草　细辛　淡姜　　　　橘皮

赏析：本案病名"痰饮"，属饮留胸肺证。《太平惠民和剂局方》言："痰饮为患……或因食生冷，脾胃不和。"本案少女"平素爱啖果品"，伤于饮食，致使脾胃不和，中阳被遏，脾失健运而水湿内停，而为痰饮。患者发病半年之久，脾阳既伤，不能上输精微以养肺，水谷不归正化，反为痰饮而干肺，痰气交结，肺气上逆，则时作太息，并见面困、苔白、脉弦小。病机为"水饮留着，肺气不宣"。治以温肺化饮，健脾理气。方选射干麻黄汤、二陈汤加减。射干麻黄汤出自《金匮要略》，主治"痰饮内停，外感风寒，肺失宣降，痰瘀互阻"之证。方中麻黄辛温散寒，宣肺平喘；射干味苦则善破结，入肺经则善清降，其功善于从上引下，使得冲逆之气通降下行；紫菀润肺益金，开泄肺郁，可散邪而不泄，润肺而不寒；细辛散寒宣肺，温化降逆。《医宗必读》有云："脾为生痰之源，治痰不理脾胃，非其治也。"故合用二陈汤（《太平惠民和剂局方》）燥湿化痰，理气和中，顾护脾胃。其中淡干姜助半夏、橘皮以降逆化痰；甘草调和诸药。另择杏仁苦辛而温，善于宣肺除痰，润燥下气，《本草求真》云："杏仁，既有发散风寒之能，复有下气除喘之力，缘辛则散邪，苦则下气，润则通秘，温则宣滞行痰。"桔梗苦辛而平，肺经气分要药，既升且降，善于开提肺气，可宣肺化痰。诸药散中有泄，升降相因，标本兼顾，共奏燥湿化痰、宣肺降逆之功。

本案简斋先生"拟麻黄射干意主治"，一取麻黄宣肺之效，二用射干清降，《神农本草经》言其"主咳逆上气"，既可消痰开结，又可肃降肺气，亦防用药温宣太过而化燥。简斋先生随证灵活选方用药，巧取方意，不拘成方，正如张锡纯谓："夫用药之道，贵因时、因地、因人，活泼斟酌以胜病为主，不可拘于成见也。"

张太太，本质痰湿素盛，流产后下虚未复，蒸化力弱，食后历久，脘腹仍觉不舒，神气疲乏，夜寐有汗。治以温运为法。

桂枝　茯苓　於术　甘草　法夏　淡姜　熟枣仁

巴戟天　吴萸　青陈皮　川楝皮　麦芽

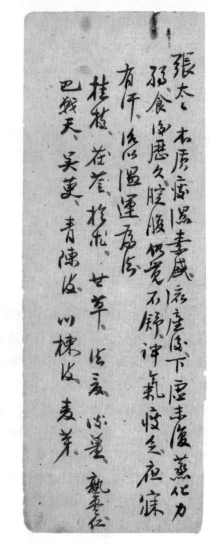

赏析：本案病名"痰饮"，属脾虚痰湿证。患者素体脾虚痰湿素盛，流产后肾精气血受损，肾气虚则气化无力，水失蒸化则水聚成痰而中阻，谷失蒸化则脾运失健而食后历久脘腹不舒；脾肾气虚则神气疲乏；肾精不足，则不能敛汗而夜寐有汗。病机总属痰湿素盛，下虚未复，蒸化力弱。治疗大法按《金匮要略》"病痰饮者，当以温药和之"，苓桂术甘汤即是主要代表方。《古今名医方论》曰："茯苓治痰饮，伐肾邪，渗水道，故用以为君；桂枝通阳气，和营卫，开经络，痰水得温则行，故以为臣；白术治风眩，燥痰水，除胀满，故以佐茯苓。然中满者勿食甘，此用甘草何也？盖桂枝之辛，得甘则佐其发散，复益土以制水，且得茯苓则不资满而反泄满。"《本草》曰："甘草能下气，除烦满。故用之也。"另合二陈汤运脾祛痰。方中以半夏为君，辛温性燥，善能利二便而燥湿化痰，且又降逆和胃；陈皮味辛为臣，可燥湿化痰，行三焦之气，以助半夏化痰之功；佐以茯苓健脾祛湿；甘草为使药，调和药性。本案处方中加淡姜温中化饮；吴萸温中通阳以降胃气；熟枣仁味甘而润，收敛津液，治夜寐有汗；巴戟天温补肾阳，甘辛微温，入肾经血分，强阴益精，治五劳七伤，为"流产后下虚未复"而设；青皮理气消胀；麦芽助消化水谷，以助脾运；川楝皮燥湿理气。全方辛甘温配以甘淡之品，共奏温阳化饮、运脾祛痰之功。

简斋先生这张处方有三个特点：①主方选苓桂术甘汤合二陈是治痰饮标本兼顾之举，如前人所言："二陈为治痰之妙剂，其于上下左右无所不宜，然只能治痰之标，不能治痰之本，痰本在脾在肾，治者详之。"（《名医方论》）②方中不用附片，而选巴戟天缓补肾阳而不生燥，与其他辛温药相配，取"少火生气"之意，以补火生土，助脾健运。③取白术之精品於术，为浙江於潜所产之道地白术，《本经逢原》曰："云术肥大气壅，台术条细力薄，宁国狗头术皮赤稍大，然皆栽灌而成，故其气浊，不若於潜野生者气清，无壅滞之患。"

万左，42。脾肺不足，痰饮上泛为咳，痰多易咯，上肢常凉，面目微浮，夜寐尚佳，脉弦小。治以温和托化。

苏子梗　杏仁　桔梗　紫菀　桂枝　法夏　云苓　於术　陈皮　甘草　牡蛎　淡姜　五味

赏析：本案病名"痰饮"，证属脾肺不足，痰饮停聚。肺居上焦，主宣发肃降，通调水道；脾居中州，主运化转输水谷精微。若脾肺阳气不足，肺失宣肃通调，脾失运化转输，则水谷津液不得温化，痰饮内生。痰与饮均为水液代谢异常的病理性产物，二者常并提，隋唐以后方有区分，宋代《仁斋直指方》中提出："稠浊者为痰，清稀者为饮。"痰饮上泛，肺失肃降则咳；痰涎壅盛，则痰多易咯；水饮内停，泛溢肌肤，则面目浮肿；脾肺阳虚，无以温煦，则上肢常凉；脉弦小亦为脾肺阳气不足，寒饮内聚之象。治以温和托化，即温阳化饮、降气祛痰。主方选用苏子降气汤合苓桂术甘汤加减。苏子降气汤出自《太平惠民和剂局方》，主治阳虚水寒于下、痰涎壅盛于上的上实下虚证，因本案主以脾肺不足，故去温补下元之肉桂、当归；又因无明显喘闷之状，故去宽胸降气之厚朴、前胡。方中用苏子、苏梗、杏仁肃肺降气，祛痰止咳；桔梗、紫菀宣肃肺气，止咳化痰；桂枝、云苓、於术、甘草温阳化饮，健脾利水；法夏、陈皮健脾燥湿化痰；牡蛎潜镇收敛化饮；淡干姜、五味子二药开阖相因，温脾敛肺化饮。诸药合用，温阳化饮、祛痰利水之功成。

简斋先生所用"温和托化"的治法，实则遵循仲景《金匮要略·痰饮咳嗽病脉证并治》中所提出的"病痰饮者，当以温药和之"的治则。本案运用了仲景治疗痰饮的代表方剂苓桂术甘汤，还选用了治疗寒饮停肺之常用药对——淡姜配五味，温中敛肺，温而不燥。"温"，可温助阳气，驱寒化饮，使阳气得助，水饮分消而除。"和"，一是中和之意，"寒者热之"，饮为阴邪，遇寒则聚，得温则行；二是调和之意，费伯雄在《医醇賸义》中说："不足者补之以复其正，有余者去之以归于平，即和法也，缓治也。"本案脾肺不足，痰饮壅盛，温运助阳以治本，祛痰化饮以治标，皆为"和之"；三是指和缓，《丁甘仁医案》曹序说："和则无峻猛之剂，缓则无急增之功。"故遣方用药当以和缓为原则，温而不燥，补而不滞，祛邪而不伤正，令阳气得振，痰饮得除。

杜左，胃肾相关，肾阳不足，胃失宣和，头眩，腰酸肢软，腹部鸣窜，胃不能纳，即纳饮食亦不能消化，脉弦濡。拟建中法主治。

原皮西洋参　别直参　上上清水桂　蜀椒　淡姜

甘草　杭白芍　姜制夏　茯苓神　巴戟天

共为细末，分作十包，每服一包，日二次，分早晚服之，用白开水下。

赏析：本案病名"痰饮"，属脾肾亏虚证。《素问·水热穴论》曰："肾者，胃之关也，关门不利，故聚水而从其类也。"患者素体阳虚，肾阳不足则胃阳失根而寒，胃寒则釜下无火，无以腐熟蒸化水谷，胃失和降，故胃不能纳、饮食不能消化；脾之枢机不运，饮食不化精微而不得四布，蓄积于内形成痰饮，《金匮·痰饮咳嗽病脉证并治》："其人素盛今瘦，水走肠间沥沥有声，谓之痰饮。"故腹部鸣窜，脉弦濡；又因胃寒无以运化水谷而致精气不足，无以充养肾阳，肾阳虚衰不能温养腰府，而见腰酸肢软；肾精亏虚，髓海失养，可见头眩。其病机为"肾阳不足，胃失宣和"，脾胃运化失司，痰饮内生。治拟建中和胃，温阳化饮。方选大建中汤合苓桂术甘汤加减。

大建中汤出自《金匮要略》，主治脾胃阳虚，阴寒内盛；苓桂术甘汤出自《伤寒论》，功效温阳化饮。处方中选别直参大补元气，滋补强壮，取其甘温之味以培其土；蜀椒辛热，温中止痛，散阴邪，暖中焦，助命火，与别直参配伍共振中土之阳。《医方集解》释大建中汤"盖人之一身，以中气为主，用辛辣甘热之药，温健其中脏，以大祛下焦之阴，而复其上焦之阳也"。另加姜半夏健脾渗湿化痰；原皮西洋参性凉，气香味浓，品质优良，为采挖后连皮日晒干或烘干者，其补而不燥，可补气养阴、养胃生津，助别直参共起大建中气之功，中气盛则邪不可干，并可监制辛热之品以防耗损阴液之弊；杭白芍酸甘化阴，入肝而清风木之燥，以解腹中鸣窜，与桂枝相配伍，调和营卫；巴戟天入肾经，温补肾阳，温煦脾阳，土旺则可制寒水上侮；茯苓、茯神气平味甘益心脾。简斋先生所谓"胃肾相关"，常指肾阳虚损导致胃腑虚寒等一系列症状，并以温运化气为法治之，用大建中汤与苓桂术甘汤相配伍，温阳化饮，建中益肾，标本同治。

王先生，脾肾阳虚，水饮上泛，夜晚咳甚，食后呕漫，舌苔白淡，脉濡滑。治当温和化气。

茯苓　桂枝　白术　甘草　苏子梗　桑皮　杏仁

淡姜　法夏

赏析：本案病名为"痰饮"。病机为脾肾阳虚，水饮上泛。患者素体脾肾阳虚，水液不得蒸腾气化，饮留胃肠，聚为痰饮，《金匮心典》曰："饮气逆于胃则呕吐，滞于气则心下痞，凌于心则悸，蔽于阳则眩。"夜间阳入于阴，阳气不足，饮为阴邪，顺势上迫于肺，故而夜间咳甚；胃肾相关，少火不足，脾阳不运，水饮浸渍肠胃，故食后呕漫；舌苔白淡，脉濡滑为阳虚水停之征。案中虽言"脾肾阳虚"，但从患者症状及所用方药看，本虚似以脾阳不振、水饮上泛、清阳不升为主。治拟温阳化饮，方选苓桂术甘汤合半夏干姜散加减。

苓桂术甘汤出自《伤寒论》，具有温中化饮之功。方中桂枝味辛微甘，性温，力善宣通，能升宗气，降逆气，散邪气。叶天士《临证指南医案》则提出桂枝善和脾胃，能使脾气之陷者上升，胃气之逆者下降，脾胃调和则留饮自除，积食自化；其宣通之力，又能导引三焦，下通膀胱以利小便。茯苓配合白术，补脾崇土以制水。患者食后呕漫，此为饮停中焦，阳气不得宣散，当以辛散之，故又合半夏干姜散（《金匮要略》）。方中半夏辛温，燥湿化痰，化饮散结，降逆止呕；干姜辛热，温脾暖胃，温阳散寒。两味相伍，温中化饮，降逆止呕。《长沙药解》曰："半夏，下冲逆而除咳嗽，降浊阴而止呕吐，排决水饮，清涤涎沫，开胸膈胀塞，消咽喉肿痛，平头上之眩晕，泻心下之痞满，善调反胃，妙安惊悸。"另配苏子、苏梗理气和中，降气止呕，消痰止咳；桑皮、杏仁肃肺化痰，下气利水，二药相配，既利肺中之水，又肃肺中之气；甘草健胃和中，调和诸药。全方诸药配伍，共奏"温和化气"之功。《四圣心源》云："盖痰饮伏留，腐败壅阻……总由脾阳之败。"故此案治以健脾利水、温胃化饮为主，实土以制水，振奋中焦之机能，使气化有权，化源充沛，水循常道。

张左，肝旺肺弱，左胸膺作痛，连及后背，筋酸，不咳，有痰，头昏神倦，脉右弦甚。势恐失血，治以柔养。

旋覆花　归须　地黄　赤白芍　杏苡仁　冬瓜仁

桃仁　枳壳　桔梗　合欢皮　橘络　甘草　贝母

蛤壳　藕节

赏析：本案病名"悬饮"。肝体阴而用阳，肝阴不足，肝失疏泄，肝气郁结，气郁化火，木火刑金，肺失宣肃，水液不化，聚而为饮，饮留胸胁，络气不和则左胸膺作痛，如《灵枢·五邪》曰"邪在肝，则两胁中痛"。痰蒙清窍则头昏神倦；肝气郁结则脉右弦甚；肝气犯肺，木火刑金，损伤肺络则易咳血。证属"肝旺肺弱"。"治以柔养"，即疏肝肃肺、理气和络。方选香附旋覆花汤、千金苇茎汤加减。香附旋覆花汤出自《温病条辨》，功用运脾除湿、疏肝活络；千金苇茎汤出自《千金要方》，功用清肺化痰、逐瘀排脓。案中处方以旋覆花降气散结，消痰逐水，通利血脉；地黄、归须、赤芍养血滋阴，白芍缓急止痛，合用则滋阴而养肝体；杏仁、薏苡仁润肺降气化饮；冬瓜仁清肺化痰；桃仁活血润肠，止咳平喘；枳壳、桔梗宣肺降气，化痰消积，合用可"通肺利膈下气"；合欢皮疏肝解郁；橘络通络降气；贝母润肺化痰；蛤壳清肺化痰；藕节清热止血，通窍祛瘀；甘草缓急调和诸药。诸药并用，共奏疏肝肃肺、理气和络之效。

叶天士在《临证指南医案·肝风》中认为"肝为风木之脏，因有相火内寄，体阴用阳"，治疗上宜"养肝体、助肝用"，并提出"络以通为用""络以辛为泄"，强调"肝为刚脏，必柔以济之"，以养血通络之品配合疏肝理气，常用旋覆花、归须、桃仁之药。简斋先生深得其意，针对本案肝旺肺弱，气机升降失司，以柔养肝血而助肝疏泄，以肃肺降气来调畅气机，用旋覆花、杏仁、桃仁、枳壳、桔梗等药调畅气机。在简斋先生医案中，凡属肝肺同病、疼痛痰饮之类病证，多见此类配伍。

孙右，卅。水饮宿咳，交冬辄发，春暖渐愈，咳声不扬，咳甚似喘，痰多涎沫，苔白口淡，脉沉弦。治以温和肃化。

麻黄　苏子梗　杏仁　桔梗　紫菀　桂枝　法夏

苓神　陈皮　甘草　淡姜拌北五味

赏析：本病病名为"支饮"，属寒饮伏肺证。患者素有饮邪留伏，阳虚不运，肺气不利而发为咳。饮为寒邪，春暖有助于阳通饮化，症情改善，遇寒则水饮不化，症情加重。咳声不扬乃寒湿所致，如《形色外诊简摩》所言："咳声紧闷者，寒湿也。"寒饮内停，肺失宣降则咳甚似喘；因系寒邪水饮，故痰涎清稀不稠，形如泡沫，咳而多痰；苔白口淡，脉沉弦，乃寒饮内停、阳气不运之征。其病机为寒饮留伏，遇感引动，肺失宣降。"治以温和肃化"，即温化寒痰、宣肃肺气。方拟小青龙汤加减。小青龙汤为《伤寒论》专治寒饮名方。麻黄、桂枝为君，发散风寒，温肺化饮，且麻黄能宣发肺气而止咳平喘，桂枝温阳以利化饮；干姜温肺化饮；纯用辛温发散，恐耗伤肺气，故佐用五味子敛肺止咳；半夏燥湿化痰，和胃降逆；炙甘草为佐使，既可益气和中，又能调和辛散酸收之品。诸药配伍，散中有收，宣中有降，使风寒解，宣降复，则诸症自平。另加杏仁降气平喘；苏子开郁降气，化痰定喘；苏梗，《本草从新》认为其功稍缓，夹虚者宜之；苏子、苏梗与麻黄、杏仁配伍可宣肺定喘；桔梗开提肺气，载药上行；紫菀主咳逆上气，安五脏；茯苓、茯神健脾化痰，通利膀胱；陈皮燥湿化痰，理气和中。

治疗支饮，仲景提供了两个治方：一为宣肺化气的小青龙汤，二为温阳利水的茯苓桂枝五味甘草汤。本案两方合用，起温肺化饮、通调水道之功效。本案处方中简斋先生以小青龙汤去细辛、白芍，《本草通玄》认为细辛辛散太过，虚证忌用，而白芍和营可制麻黄、细辛之辛燥。在《临证指南医案》中，叶天士就广泛运用小青龙汤，但也多去麻黄、细辛，以防燥化伤阴。

夏右，风水合病，服疏化之剂，肿势渐消，咳喘未已，卧不能平，口甜，哕呕涎多，脉沉小。拟用小青龙汤。

麻黄　桂枝　淡姜　细辛　五味　甘草　白芍

姜夏　茯苓　陈皮　白芥子

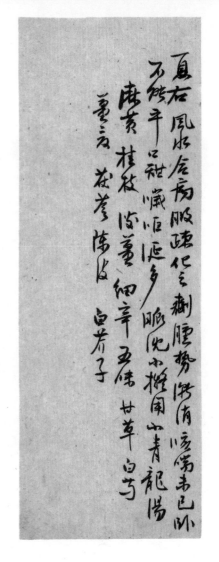

赏析：本案病名"支饮"，属外寒内饮证。风为六淫之首，风邪伤人，或由口鼻入侵，蕴结咽喉，内舍于肺，或由皮毛肌腠而犯肺，肺气失于宣肃，通调水道失职，风水相搏，导致水肿。《景岳全书·肿胀》云："凡外感毒风，邪留肌肤，则亦能忽然浮肿。"素有水饮之人，一旦感受外邪，每致风寒引动内饮，水寒相搏，内外相引，寒饮射肺，肺失宣降，则咳喘痰多而稀；饮停胸中，凌心射肺，则卧不能平；痰饮内停，胃气上逆，则出现口甜、哕呕、涎多等。前用疏风解表，化湿行水，虽表解肿消，但内饮未去，故此诊转从支饮之外寒内饮证辨治，用温肺化饮、化痰平喘之法，方选小青龙汤加减。

《金匮要略·痰饮咳嗽病脉证并治》提出："病痰饮者，当以温药和之。"此应为痰饮病的治则。因饮为阴邪，得寒则聚，得温则行，通过温阳化气，可杜绝水饮生成。在表者，温散发汗；在里者，应温化利水。《金匮要略·痰饮咳嗽病脉证并治》曰："咳逆倚息不得卧，小青龙汤主之。"《医宗金鉴》云："咳嗽呼吸气促不得卧，久病多属痰饮，新病每兼形寒，故宜以小青龙汤汗之，以散内饮外寒也。"《金匮要略·妇人杂病脉证并治》云："妇人吐涎沫，医反下之，心下即痞，当先治其吐涎沫，小青龙汤主之。"本案处方用麻黄、桂枝发汗解表，且麻黄兼能开宣肺气以解喘咳之症，桂枝化气行水以利内饮之化；用淡干姜、细辛温肺化饮，兼协麻黄、桂枝解表祛邪；陈皮理气健脾，长于行脾胃之气，又能燥湿化痰；白芥子辛散温通，化寒痰，逐饮邪，《本草经疏》云："白芥子味极辛，气温，能搜剔内外痰结，及胸膈寒痰，冷涎壅塞者殊效。"若纯用辛温，恐辛散耗气，温燥伤津，故伍酸甘之五味子敛肺止咳、芍药和营养血。二药与辛散之品相配，散中有收，以利肺气开阖，既有助于止咳平喘，又可防辛温伤津之弊；茯苓健脾利水消饮，合甘草培土制水以治其本；五味子合甘草酸甘化阴，又可防干姜、细辛温热太过而耗伤肺阴。

五

消渴

（计4案）

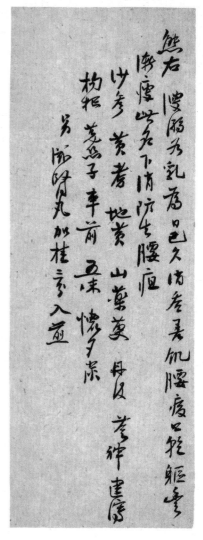

熊右，溲溺如乳，为日已久，消谷善饥，腰酸口干，躯体渐瘦。此名下消，防生腰疽。

沙参　黄芪　地黄　山药萸　丹皮　苓神　建泻
枸杞　菟丝子　车前　五味　怀膝炭

另滋肾丸加桂三分入煎。

赏析：本病病名"消渴（下消）"，属气阴两虚证。《临证指南医案》云："渴饮频饥，溲溺浑浊，此属肾消。"其病机主要为燥热内结，肾精亏虚，封藏失司，故见溲溺如乳；患者病久肾气愈虚，肾府不得濡养，则见腰酸不适；肾虚气化失常，津液无以升降，则口渴多饮而溲多；肾阴亏虚，虚火内生，上灼肺胃则烦渴多饮、消谷善饥；病久五脏失养，精气不实于内，不能濡养肌肉而见身体消瘦。《诸病源候论·消渴候》中提到消渴"其病变多发痈疽"，故简斋先生在案末也提到"防生腰疽"。腰疽病名出自《外科理例》，指有头疽生于腰部肾俞穴者。

本案以益气养阴、补肾固涩为治法，方选六味地黄丸合五子衍宗丸、滋肾丸加减。处方中生地黄滋阴壮水以制虚火，山药既补肾固精，又补脾以助后天生化之源，二药相配，滋阴益肾之功益著；茯苓、茯神益气健脾，培土生金，使全方补而不滞，滋而不腻；丹皮、泽泻降相火而制虚阳浮动，且茯苓、茯神、泽泻渗湿泄浊，通调水道。另加沙参、黄芪益气滋阴，补肺脾并固肾；牛膝炭引药下行，补益肝肾，通行气血，防生腰疽，且炒炭后无滑利之弊。五子衍宗丸出自《医学入门》："男服此药，添精补髓，疏利肾气，不问下焦虚实寒热，服之自能平秘。"处方中用菟丝子、枸杞子补肾益精，且菟丝子益阴兼能扶阳，温而不燥，补而不滞；五味子固肾涩精；车前子泻肾经虚火，使水窍常开，则小便利而湿热外泄。诸药合用，泻中寓补，补中有泻，以补肾固精。滋肾丸，具有滋肾清热、化气通关的作用。方中知母滋阴清热，黄柏虽无滋阴之功，确属"坚阴"之品，二者善清降阴虚之火；肉桂虽然量少，却能补下焦之火以助气化，又可引药下行以入肾中祛邪。若无肉桂则纯为补下焦寒水之药，不能解气化不利之困，故少佐肉桂，其性辛甘属阳，因阳能化气，可于知母、黄柏补肾水之中助其气化。本案处方中另加桂少量，乃为激发命门元阳，助肾气化而设，而并非单用于温补肾阳。

另加清水桂研细拌入合用，包煎。

熊右，下消症，连服六味滋肾加减，腰酸口干稍减，余仍如前，下肢略肿。治再托化。

覆盆子　滋肾丸

人参　黄芪　甘草　地黄　山药萸　苓神　丹皮
建泻　寸冬　附片　稽豆　霍斛　菟丝　枸杞

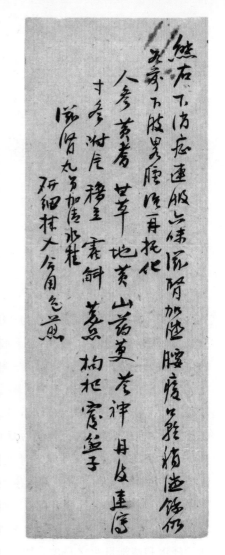

赏析：本案病名"消渴"，属气阴两虚证。本案为395案"消渴病"的第二次复诊。《内经》云："肾脆则善病消瘅易伤。"《外台秘要》认为："消渴者，原其发动，此则肾虚所致。"《丹溪心法》载："下消者，肾也，小便浊淋如膏之状，面黑而瘦。"故消渴病，特别是下消者，常与肾相关。患者连服六味滋肾加减，腰酸口干稍减，肾阴虚之证略缓，然消渴日久，阴损及阳，气化失责，无以化气行水，水液内聚，发为水肿。《圣济总录》曾说："消渴病久，肾气受伤……水液聚于体内而出现水肿。"而肾虚腰府失养，则腰酸不适。故本案病机为气阴两虚，肾虚不固。治拟益气养阴，补肾固涩。方选参芪地黄汤合滋肾丸、五子衍宗丸加减。参芪地黄汤益气养阴，培护肾气，以托化之法达到补脾益肾，先后天共调。方中人参补气生津；黄芪益卫固表，利水消肿；六味地黄丸滋养肾阴，兼以清血中伏热。本案虽以下消为主，但仍有口干、消谷善饥等肺胃火旺之征，故加麦冬滋阴润肺，益胃生津；稽豆衣养阴清热；石斛生津益胃，清热养阴。五子衍宗丸补肾益精，止其虚损。方中菟丝子、枸杞子补肾益精，益阴扶阳；覆盆子养真阴，固肾气；五味子补肾水，益肺气，止遗泄。滋肾丸化肾气，泄热坚阴。方中加用附片，一则方末"另加清水桂研细拌入合用，包煎"，配伍六味地黄合成桂附地黄丸，少火生气，阴阳并补；二则引火归原，虚火自降；三则助肾气化，蒸腾津液，上输肺胃，以复水道之利；四则附子通行十二经，以之为引导，行补药之滞。

本案治疗中，简斋先生始终以补肾为第一要义，尤其重视恢复肾之气化固涩功能。在患者表现为阴虚下消时，采用六味滋肾加减；当患者肾阴亏虚之证得以缓解，而他证未见改善，并见水肿，已非单纯阴虚燥热之证，兼有阳气亏虚之候，故用补益脾肾之气的参芪地黄汤加桂附，先后天之气同补，气、阴、阳并调，使气化有源，蒸化有力，水液上布，以缓口干之症，化气行水，以消水湿内蕴之肿。

熊右，服药两剂时，溲溺转正，今日又如牛乳，腰酸见松，口干而不欲饮，下肢浮肿，病人自述午前各种症状较平，脉小。确是下气不足，蒸化无力，不变精微而为糟粕，仍拟原意，侧重培下。

人参　黄芪　地黄　山药萸　云苓　菟丝　覆盆
枸杞　川斛　五味　附片
另桂冲泡不煎

赏析：本案病名"消渴"，为395案"消渴病"的第三次复诊。患者小便"如牛乳""下肢浮肿"，为下消之症，病位在肾。肾失濡养，开阖固摄失权，加之肾元亏虚，蒸化无力，则水谷精微直趋下泄，随小便而排出体外，则见溲溺"如牛乳"；肾主水，肾气不足，气化功能减退，开阖失职，则出现下肢浮肿；肾阴亏虚而见口干；水湿内停，则见口干而不欲饮；脉小亦是肾气不足，阴阳俱虚之象。治拟益气滋阴，温阳补肾。方选参芪地黄汤合右归丸加减。方中黄芪利水消肿，补气升阳；人参补中益气，合六味地黄汤（地黄、山药、山茱萸、云苓）滋阴补肾；去宣泄肾浊的泽泻和清泄肝火之丹皮，加入右归丸中的菟丝子、枸杞子，阴阳并补。其中菟丝子补益精血、平补阴阳，枸杞子可滋肾、润肺、补肝、明目，《本草经疏》谓："枸杞子，润而滋补，兼能退热，而专于补肾、润肺、生津、益气，为肝肾真阴不足、劳乏内热补益之要药。"处方中尤其配伍了附片、桂末温补肾阳，"益火之源"；覆盆子甘、酸、温，入肾和膀胱经，可益肾、固精、缩尿；川斛益胃生津，滋阴清热，《本草通玄》云："石斛，甘可悦脾，咸能益肾，故多功于水土二脏。"五味子性味酸、温，入肺、肾经，功能敛肺滋肾、生津收汗。诸药配伍，共奏益气养阴、温阳补肾之效。

本案系同一"下消"患者的第三诊医案。第一诊，连服六味滋肾加减；第二诊，治再托化；第三诊，仍拟原意，侧重培下，处方去掉了二诊方中的寸冬、甘草、稽豆衣、丹皮、茯神、泽泻、滋肾丸等清泄之品，加入了茯苓、山萸肉、五味子等健脾益肾固精之药。三诊医案处方特色：①主滋其肾，以补益肾元（肾之元阴元阳）为主，体现阴中求阳，阳中求阴，阴阳并补的原则，以右归丸为代表；②辅补其肺，子虚补母用人参、黄芪补肺益气，合六味地黄气阴双补；③佐填肾精，用五子衍宗丸中的菟丝子、枸杞子、覆盆子、五味子补肾填精。诸药配伍，很有创意地组成了一张治疗"下消"（糖尿病肾病）侧重培下的验方。

赵姑娘，下消症，口渴饮，小溲频数，解后作痛，底浑浊，夹有红白丝状，脉小数。先天肝肾不足，湿热下注，延恐发生腰疳。

六味地黄加怀膝　车前　稽豆衣　知母　川柏

另清水桂冲泡。

赏析：本案病名"消渴"。《证治准绳·消瘅》云："渴而多饮为上消，消谷善饥为中消，渴而便数有膏为下消。"患者先天肝肾不足，阴虚火旺，耗液伤津，故口渴饮；肾虚无以约束，故小溲频数；肾虚而湿热下注，膀胱气化失司，故解后作痛；湿热蕴结于下，气化不利，无以分清泌浊，故尿底浑浊；肾阴亏虚，虚火灼络，故小溲夹有红白血丝；脉小数为阴虚火旺之象；病久肾络为湿热所瘀阻，则易发生腰疳。如《景岳全书·三消干渴》所云："三消之病，三焦受病也……下消者，下焦病也，小便黄赤，为淋为浊，如膏如脂，面黑耳焦，日渐消瘦，其病在肾，故又名肾消也。此三消者，古人悉认为火证，然有实火者，以邪热有余也；有虚火者，以真阴不足也。使治消证而不辨虚实，则未有不误者矣。"并指出："凡治消之法，最当先辨虚实。若察其脉证，果为实火，致耗津液者，但去其火，则津液自生而消渴自止。若由真水不足，则悉属阴虚，无论上中下，急宜治肾，必使阴气渐充，精血渐复，则病必自愈。"《医学心悟·三消》提出："治上消者，宜润其肺，兼清其胃，二冬汤主之；治中消者，宜清其胃，兼滋其肾，生地八物汤主之；治下消者，宜滋其肾，兼补其肺，地黄汤、生脉散并主之。"本案属下消证，治拟滋补肝肾，清热利湿，处方以知柏地黄丸加减。

《临证指南医案》中有"肾消"一案，处方为熟地、萸肉、山药、茯神、牛膝、车前。邹氏按语曰："至于壮水以制阳光，则有六味之补三阴，而加车前、牛膝导引肝肾。"本案处方另加入了稽豆衣滋阴养血，平肝益肾。处方中知母滋肾降火，偏用于肾经虚热、骨蒸、消渴，泻下焦无根之火；黄柏坚肾清热，偏用于肾经湿热、淋浊、膝软，清下焦有形湿热。二药合用，可增强其滋肾、坚肾、清热、降火的作用。清代吴谦曰："加知柏补阴秘阳，使阳者有所贮，而自归藏矣。世人但知以桂附引火归原，不知以知柏平阴秘阳，举世皆蒙其误，故震亨特立补阴之论，以辟以火济火之非，而未达其旨者，从而诽之，良可叹也。"（《医宗金鉴》）

六

虚劳

（计9案）

陈右，去岁产后，无形之气有形之血两虚，迄今虽无苦痛，但人日见羸瘦，近且增咳，夜寐因咳易醒，食饮不香，时常怯寒，衣着多于常人方舒，脉小。治以托化，延防入损。

沙参　黄芪　当归　桂枝　甘草　白芍　法夏
苓神　会白　淡姜拌五味　煨姜　小橘饼

赏析：本案病名"虚劳"，属气血两虚证。女子以血为用，产时用力，劳则气耗，分娩时出汗、产伤或出血过多，亡血伤津，气随血脱，加之产后哺乳，乳汁乃水谷精微所化，加重产后气血亏虚的程度，故产后虚弱多以气血两虚为主。患者产后气血亏虚，身体虚羸，日渐消瘦，为水谷精微化生不足，血虚失养所致；肺气亏虚，无以卫外御邪，失于宣发肃降，故而出现咳嗽；血虚无以养心，心神失养，加之咳嗽故夜寐不安，因咳易醒；脾胃运化失司，故食饮不香；产后营卫亏虚，卫气不能固护肌表，失去温分肉之功，故"时常怯寒，衣着多于常人方舒"；血脉空虚，故脉小。治拟补血和血，调和营卫，"延防入损"。方选归芪地黄汤和二陈汤加减。

归芪建中汤为当归补血汤合小建中汤组成。当归补血汤取"有形之血，不能速生，无形之气，所当急固"之意，重在补气生血，使气旺血生。本方重用甘温之黄芪，一者取其大补元气以固表，且气旺血充，血旺则气有依附；二者取其益气补中，补养脾胃以资气血生化之源。少佐当归和营养血，使血能载气，不致阳气耗散，且当归为血中之气药，与黄芪配伍不仅补气生血不滞血，又无碍脾胃运化之虞。小建中汤具有调补阴阳之功效。方中桂枝温阳，通经络；芍药敛营阴，固腠理，缓中和里于内。两者一阳一阴，一动一静，一开一合，一散一敛，互相配合，达到协调统一。煨姜祛风散邪，暖脾胃，止呕吐；甘草甘温和中，化阴助营，合桂枝辛甘化阳。另加沙参滋阴润肺，清热生津；法半夏化痰除湿理气降逆；茯苓、茯神健脾安神；会白皮理气健脾，燥湿化痰；淡姜拌五味，取其甘温之性，益气生津，补肾宁心；小橘饼健脾。产后多虚，故治疗上需注意固护脾胃，如李东垣言："胃为卫之本，脾乃营之源。"（《临证指南医案》）本案简斋先生"治以托化"，采用建中和营法，使气血生化有源，调畅气机，补而不滞，并提醒"延防入损"。患者产后气血不足，肺失宣肃，以虚为主，扶正为先，如治疗失当或病情发展，进一步发展可入劳损之途，不可不防。

钟右，六脉沉小无力，气贫血弱，经事一月两至，先时头眩心悸，见后则四肢软乏，腰酸，色暗不鲜。治以和化。

当归　川芎　桂枝　甘草　白芍　法夏　苓神
枣仁　合欢　橘皮络　桑枝　寄生　白蒺藜　牡蛎　淡姜拌地黄

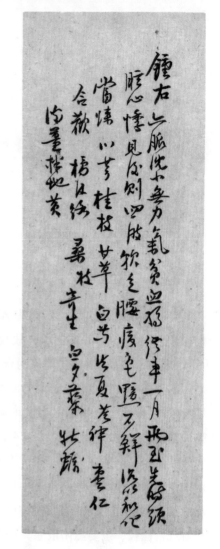

赏析：本案病名"虚劳"，属气血两虚证。患者病久迁延失治，气血阴阳耗伤，久病体虚成劳。五脏相关，气血同源，阴阳互根，一脏受病，累及他脏，气虚不能生血，血虚无以化气，病势日渐发展，气贫血弱，病情趋于复杂。脏腑耗伤，气血生化无源，不能上荣于头目，加之阴虚风动故头眩；血虚不能养心，心无所主，故发为心悸；"气为血之帅"气虚固摄失司，故经事一月两至；气血失和，则月事色暗不鲜；久病体虚，以致肾精亏损，腰为肾之府，无以濡养腰府筋脉，故腰酸、四肢软乏；气血不足，故二脉沉小无力。病属虚劳气血两虚之证，治以补血和血。方选四物汤合桂枝加龙骨牡蛎汤加减。四物汤是治疗营血虚滞的代表方。方中当归性温，养血活血而调养肝肾；川芎辛温而走窜，善于活血行血，开郁行气，有调肝气而遂其疏泄之功能；熟地黄大补肝肾，滋阴养血；白芍味酸性收，敛阴补血和营。桂枝加龙骨牡蛎汤功用调阴阳，和营卫，兼固涩安神。方中桂枝温通经脉，和营止痛；甘草和中缓急，调和诸药。二药配伍，辛甘化阳，温通心阳。牡蛎咸寒重镇，固涩潜阳，以达补益心阳、安神定悸之功；淡姜辛温，佐桂枝以通阳。另加酸枣仁养血补肝，宁心安神；茯苓、茯神、合欢皮宁心安神，助酸枣仁安神除烦；法半夏、橘皮、橘络燥湿祛痰，定悸平眩；桑枝祛风通络养血；桑寄生、白蒺藜补肝肾，祛风强筋。

补益脾肾为治疗虚劳的关键之处，本案患者情志因素影响较大，故也要注重补益心肝。即治疗虚劳时，不能只看到一脏，应多方面分析予以兼顾。简斋先生在本案处方中，用药配伍极为讲究。方中熟地黄与白芍相伍，和营生血，滋补肝肾；当归与川芎同用，达养血与活血之功；芍药的收敛，可以防止桂枝温燥太过以动血；川芎之辛散以调肝血而疏肝气，与酸枣仁相伍，辛散与酸收并用，补血与行血结合，具有养血调肝之妙。

陈左，卅。平素阴虚湿热，夜寐口干无津，被枫斗斛极适，本年酷暑伤气，始而咳呛，近已渐平，惟觉精神困倦，未暮欲寐，纳谷不甘，大便当属正常，脉弦苔灰。拟气阴兼顾。归芪建中汤、麦门冬汤合方。

赏析：本案病名"虚劳"。患者为平素阴虚湿热之体，夜属阴，阴津不足不能上承，故夜寐口干无津。服枫斗（石斛之加工干品）养阴生津极为合适，亦表明患者阴津亏损。本年外感暑热之邪后，暑热更耗气伤阴，肺阴不足可见呛咳；阴损及气，脾肾气虚，可见精神困倦、未暮欲寐；脾失健运则运化失常，可见纳谷不香。时日已久而成虚劳，病证性质以气阴两虚为主，病位主要在肺脾胃。治拟益气建中，养阴生津。方选归芪建中汤、麦门冬汤合方。归芪建中汤即黄芪建中汤加当归，方中以黄芪、大枣、甘草补脾益气，桂枝、生姜温阳散寒，白芍缓急止痛，加当归滋阴补血，诸药配伍有益气建中、补气养血之功效。麦门冬汤主治肺胃阴津枯损、虚火上炎证，方中人参、甘草、大枣、粳米补益中气，益胃生津，胃津充足，自能上归于肺，此正"培土生金"之法；麦冬甘寒清润，既养肺胃之阴，又清肺胃虚热；半夏降逆下气，《医方论》曰："半夏之性，用入温燥药中则燥，用入清润药中，则下气而化痰。胃气开通，逆火自降，与徒用清寒者，真有霄壤之别。"

建中汤类方出自张仲景的《伤寒论》及《金匮要略》，后世医家扩大了建中汤类方的使用范围。如叶天士在《临证指南医案》中用建中汤治疗虚劳、咳嗽、吐血、汗证、脾胃、喘证、伤风、温热、泄泻、便血、月经不调及产后诸多病证。《临证指南医案》记载："劳力伤阳。自春至夏病加。烦倦神羸不食，岂是嗽药可医。《内经》有劳者温之之训，东垣有甘温益气之方，堪为定法。归芪建中汤。"本案患者阴虚湿热，且感受暑气，最易耗气伤阴，胃中津液干枯，虚火上炎，故简斋先生以归芪建中汤益气建中，以麦门冬汤益胃阴，补肺气。

宁右，33。素体气血两亏，去夏产后经汛甚准，惟量少色淡短暂，刻则过时五旬，腹部毫无所苦，第肝胃不和，恶食，喜酸或呕，怯寒，神疲，便结。昨曾自用下剂，解后旋即昏厥，厥回而气未复，醒后喉燥口干。议用甘寒养胃，兼养其气。

沙参 川霍斛 苓神 甘草 白芍 橘络白 枣

仁寄生

另黍米、谷芽、煨姜、小橘饼先煎。

赏析：本案病名"虚劳"。患者素体气血亏虚，去夏产后经汛虽准，但量少、色淡、期短，气血更虚。土虚木旺，肝气犯胃，故见恶食喜酸或呕；气虚故见怯寒、神疲、便结；自服泻下通便剂，正气下陷而出现昏厥；气阴亏虚，阴液不能上乘，因而喉燥口干。治以甘寒养胃，养阴益气，兼以柔肝理气。方用益胃汤加减。方中用沙参、石斛养阴益胃生津；白芍养肝，橘络白理气，二药均为柔和之品，合用以柔肝理气，却又不会导致疏泄太过；茯苓合茯神健脾益气，茯神合枣仁宁心安神。脾肾为先后天之本，调养脾胃之气的同时，不忘固肾，故加桑寄生补益肝肾。另加黍米、谷芽健脾开胃，改善患者食欲不佳；煨姜和胃止呕；小橘饼为橘肉用蜜酿腌制后干燥而成，具有健脾和胃、消食化痰的作用，配合黍米、谷芽等药增强健脾开胃的作用。简斋先生在临证中特别注意顾护胃气，常配伍黍米、谷芽等健脾开胃之品。诸药合用，共达养阴益气、兼补肝肾的作用。

养胃阴的代表方子主要有益胃汤、沙参麦冬汤，均出自吴鞠通《温病条辨》。沙参麦冬汤偏于肺胃阴虚，是清养肺胃、生津润燥的代表方，主要由沙参、麦冬、玉竹、花粉、冬桑叶、生扁豆、生甘草组成。其中麦冬、玉竹、花粉养胃生津；沙参、冬桑叶滋阴清热；生扁豆、生甘草补中益气，兼以化湿。诸药合用，既养肺胃、清余热，亦可防止滋阴之品助湿碍胃气。益胃汤具滋养胃阴之功，用于温病下后汗出，胃阴受伤，主要由沙参、麦冬、生地、玉竹、冰糖等药组成。本案患者胃阴亏虚，故以沙参、石斛养胃阴。虽也存在土虚木旺，肝气犯胃，但方中并未用柴胡、川楝子之类疏肝泄气之品，恐苦寒泄气伤正，而以白芍养肝、橘络白理气，二药共同柔肝理气。茯苓、茯神、黍米、谷芽健脾益气。该患者气血两亏，肝胃不和，加之自用下剂，胃气胃阴受损，故治从养胃入手，滋胃阴、补胃气、助运化，使气血化源充沛，则血海方能充盛。患者月经量少，故以桑寄生补益肝肾。善用成方经验对药，随证灵活化裁，是简斋先生临证处方用药的一个显著特色。

徐右，经闭年余，肢体羸瘦，脘胁胸腹不时串疼，大便溏结不一，间时蒸热，夜卧自汗，脉细小有数意。损象已深，拟方两顾。

银胡　鳖甲　当归　黄芪　炙草　白芍　桂枝

首乌　橘络　合欢皮　寄生　姜　枣

另牡蛎、小麦先煎。

赏析：本案病名"虚劳"。脉细小有数意，损象已弥，为阴血不足，虚热内生之象；阴血不足，冲任不充，故经闭；血虚则肌肉及肢体失荣，故肢体羸瘦；久病血弱，气血鼓动乏力，则气机郁滞，故脘胁胸腹不时窜疼；阴虚及阳，血虚及气，脾气虚弱，运化失健，故大便溏结不一；阴虚则阳亢，虚热内生，故间时蒸热；阴不敛阳，阳不固卫，津液外泄，则夜寐自汗。治拟补气养血，调和营卫，育阴退热。方选黄芪建中加当归汤合清骨散加减。黄芪建中加当归汤出自《普济本事方》，功效益气补血、调和营卫、扶正解表。清骨散出自《政治准绳·类方》，功效清骨退蒸、滋阴潜阳；主治虚劳阴虚火旺，骨蒸劳热，身体羸瘦，脉细数。本案处方中银柴胡专退阴分虚热；鳖甲滋阴清热，与银柴胡相配，养阴退虚热以除蒸热；当归调理冲、任、带三脉，补血和血；黄芪补中益气，与当归相配则补气生血；炙甘草补中益气，调和药性；白芍养阴补血，柔肝缓急以止痛；桂枝温中扶阳以祛虚寒；首乌滋补肝肾，养血益精；橘络理气开胃，通络止痛；合欢皮解郁悦志，和血止痛；桑寄生补益肝肾；生姜和胃，助桂枝温中散寒；大枣益脾滋液，助白芍以养血；牡蛎潜阳敛阴、并收涩止汗，小麦补中益气而止虚汗，二药先煎乃简斋先生敛阴止汗的经验用法。诸药合用，共成益气调营、养阴退热之功。

本案患者阴阳两虚、气血不足，又夹有气滞与虚热，故简斋先生"拟方两顾"，即扶正与祛邪、补气与养血、补气与养阴、补气与调和营卫、养阴与退热、养阴与敛汗合理兼顾。本案治法以扶助脾胃中焦之气为核心，主用黄芪建中加当归汤，急建其中气，俾饮食增而津液旺，以充血生精；另取清骨散主药银胡与鳖甲，养阴退热。诸药合用，共成益气养血、调和营卫、养阴退热之功。

许左，37。脉来弦小，脾肺肾气阴俱虚，向患痔疾，不时举发，近常咳嗽，晨昏较甚，痰多，手足常凉，食物易呕，多进水果则大便不干。治以和养托化。

沙参　法夏　寸冬　桂枝　牡蛎　草拌白芍　苓　神　陈皮　桔梗　远志　川浙贝　谷芽　淡姜拌　北五味

赏析：本案病名"虚劳"。患者素体脾肺肾气阴俱虚，气虚托举无力，故患痔疾，不时举发，日久则气虚血亏愈重。肺气虚损，宣降失职而咳，肺脾肾气虚，津液失于输布、运化、蒸腾气化不利而聚湿成痰，故而咳嗽痰多；气阴俱虚，夹有痰湿，肺失宣肃，故咳嗽晨昏较甚；气虚血亏，肢体失于温煦，故手足不温。脾胃不和，失于升降，纳化迟滞，故食入后易呕；多进水果易伤脾阳，故大便不干。脉来弦小，为气阴不足兼有痰湿之象。治拟养阴益气，燥湿化痰。方拟沙参麦冬汤、桂枝加龙骨牡蛎汤加减。沙参麦冬汤清养肺胃，生津润燥。简斋先生常用沙参、麦冬这一药对治疗肺胃阴虚证，两药均能滋阴生津。沙参清轻，上浮入肺；麦冬甘寒多汁，能清补中焦。桂枝加龙骨牡蛎汤具有调阴阳、和营卫、潜镇摄纳之效，处方中又加入姜半夏、陈皮、茯苓、甘草，取二陈汤之意，燥湿化痰，理气和中，使湿去痰消，气机通畅，脾运得健，胃和呕止；桔梗宣肺止咳化痰；川贝、浙母润肺清肺，祛痰止咳；远志宁心安神；谷芽健脾助运；五味子酸甘化阴和营，淡姜辛散温通、燥脾消痰，两药敛肺化痰止咳。

简斋先生治咳常用干姜配五味子，此药对配伍可溯源于张仲景《伤寒论》的小青龙汤。邹润安《本经疏证》曰："《伤寒论》中，凡遇咳嗽者，总加五味子、干姜，岂不嫌其表里无别耶。曰义甚深奥，经云'脾气散精，上归于肺'，是故咳虽肺病，其源实主于脾，惟脾家所散上归之精不清，则肺家通调水道之令不肃……干姜温脾肺，是止咳之来路，来路清则咳之源绝矣；五味使肺气下归于肾，是开咳之去路，去路清则气肃降矣。合两物而言，则为一开一阖，当开而阖是为关门逐贼。"而五味子一药，本草言其入肾而有纳气之功，肾者肺之子，正肺气退藏之所也。用之一可制干姜之辛热，二以保肺家之津液，三以使肺气下归于肾，得金水相生之妙。

陶左，17。脾肺肾大虚，服疏和柔养之剂后，脑痛平，大便日溏两次，腹不痛而觳觫，喉痛虽减，内腮糜碎。病深药浅，勉再兼顾。

沙参　法夏　寸冬　怀药　云苓神　生草　桔梗
白芍　会白　牡蛎　干地黄（后下）

另清水桂冲泡。

赏析：本案病名"虚劳"。患者脾肺肾大虚，久虚不复成劳而发病。脾气亏乏，清阳不升，运化失常，则出现大便溏薄；腹不痛而觳觫（觳觫音胡素），指恐惧而哆嗦颤抖不安，语出《孟子·梁惠王上》。觫同悚，本案指惊悚不安，为肾气亏虚，肝失条达之象。手太阴肺经上连喉咙，开窍于鼻，肺阴不足则见喉痛；肾足少阴之脉其直者从肾上贯肝膈，入肺中，循喉咙，夹舌本，肾真阴亏耗，亦可见咽喉肿痛；肺肾阴津亏耗，虚火内盛，循经上炎，而见内腮糜碎。病机为脾肺肾气阴两虚，虚火内盛上炎。方选麦门冬汤加减。麦门冬汤主生津救燥。方中麦门冬滋养肺胃，清降虚火，因其性极清降，津液极多，故也易败中滋湿；半夏性燥利湿，降力甚大，麦冬得半夏，清润下行自无滋湿之过；沙参养阴清热，润肺化痰，益胃生津，与麦冬为养阴清肺之常用药对；怀药健脾补肺，固肾益精，补五劳七伤；茯苓甘淡性平，与茯神相须为用，共奏健脾宁心之功；桔梗宣发肺气；白芍滋阴柔肝。牡蛎味咸入肾经，与干地黄相配，滋阴养肾，"壮水之主，以制阳光"；且干地黄后下，取其养阴清虚热之功。另清水桂冲泡，取其引火归原之意；陈皮燥湿理气，避滋腻之碍；生甘草清热解毒，调和诸药。该案虽为气阴大虚之劳病，但内火炽盛，不宜滋腻大补、寒凉泻火，当清养肺胃，生津濡润，徐徐图之。全方共奏养肺肾、健脾胃、清虚火之功。

简斋先生在本案中的辨证用药特点：肺脾肾大虚，病情深重，服疏和柔养之剂后，诸症有所好转。但病深药浅，本案再做努力，予以兼顾，治以清补肺胃为主，疏和柔养，以冀存一分胃气保得一分生机。并且合理巧妙地运用牡蛎、干地黄、清水桂，将反佐法应用到重病中，导阳益肾，引火归原。邹云翔先生临证也常用此治法及经验药对治疗虚火上炎的内腮糜碎、口腔溃疡等重症，有非常好的疗效。

沈左，服药十帖，腰酸脑胀俱见轻减，无如梦遗频作，四肢常冷，少腹有块。命火肾阴俱感不足，拟丸剂缓图。

真人还少丹。

赏析：本案病名"虚劳"。《诸病源候论·虚劳诸候下》云："肾气亏虚，不能藏精，故精漏失。"又腰为肾府，肾气真阴不足，虚火扰肾，封藏失职，则见梦遗频作、腰酸明显；脑为髓府，髓靠肾精充养，若肾气不足则可有脑涨之象；肾阳不足，命火不旺，失于温煦，则四肢常冷不温；真阳虚衰，推动不足，气滞痰凝聚集，则见少腹有块。证属"命火肾阴俱感不足"，治"拟丸剂缓图"，方选真人还少丹。

真人还少丹出自《洪氏集验方》，主要药物有熟地、枸杞子、山萸肉、肉苁蓉、巴戟天、小茴香、杜仲、怀牛膝、楮实子、茯苓、山药、大枣、菖蒲、远志、五味子等。汪昂曰："此手足少阴、足太阴药也，两肾中间有命火，乃先天之真阳，人之日用云为，皆此火也，此火衰微，则无以熏蒸脾胃，饮食减少，而精气日衰矣。苁蓉、巴戟，能入肾经血分，茴香能入肾经气分，同补命门相火之不足，火旺则土强而脾能健运矣；熟地、枸杞，补水之药，水足则有以济火，而不亢不害矣；杜仲、牛膝，补腰膝以助肾；茯苓、山药，渗湿热以助脾；山茱、五味，生肺液而固精；远志、菖蒲，通心气以交肾；大枣补气益血，润肺强脾；楮实助阳补虚，充肌壮骨。此水火平调，脾肾交补之剂也。"（《医方集解》）此方是阴阳双补之剂，既滋补肾阴，又温助肾阳；不仅补肾，而且补肝养心。全方药性平和，不温不燥，不寒不腻，具有温补脾肾、养心安神之功，宜于长期服用。本方临床常用于治疗男子不育、性功能障碍、神经衰弱，也用于老年保健、冬令进补等，亦有医家用于治疗血管性痴呆、老年性痴呆等。研究显示，本方具有抗衰老、保护脑的作用。由于本案患者梦遗频作，命火、肾阴俱感不足，依据中医"阴阳互根互用"理论，治疗当阴阳俱补，熟地、枸杞子、山萸肉大补肾阴，肉苁蓉、巴戟天、杜仲、怀牛膝温补肾阳，以"阴中求阳，阳中求阴"，使机体达到低水平的"阴平阳秘"。肉苁蓉、巴戟天温而不燥，取其"少火生气"之功，虽命门火衰，未用大温大热的附子，恐其耗伤肾阴。

梁左，26。脾肾大虚，遗泄已久，常见眩悸，夜寐错牙，寐亦不实，四肢常冷，脐下或痛，脉小，苔淡。虚象纷见，拟方如下。

桂枝　甘草　白芍　地黄　山萸　苓神　法夏
会皮　九节菖蒲　远志肉　怀膝炭　巴戟　寄生
另龙骨齿、牡蛎先煎。

赏析：本案病名"虚劳"。患者素体脾肾不足，遗精经久未愈，肾中精气耗伤，命门火衰，不能温煦，则见四肢常冷；牙者，肾之所属，肾不藏精，神不内守，肾水不能上济心神则见夜寐错牙；脾肾阳虚，心失温养，则心悸不安；水气上泛，则头眩；阳虚内寒，失于温煦，则四肢常冷、脐下或痛；脉小、苔淡均为气虚阳虚之象。总属心脾肾阳虚，精关不固，心神失养。治拟调和阴阳，潜摄止遗。方选金匮肾气丸、二陈汤、桂枝龙骨牡蛎汤加减。方中地黄滋补肾阴，山萸肉补脾肾、养精血，两药可补肾填精，阴中求阳；半夏、陈皮、茯苓取二陈汤之意，健脾燥湿，以助后天之本；桂枝温肾中之阳，巴戟天补肾壮阳，以求少火生气；白芍，《本经》言其能"利小便"，以行水气，可治疗水气上泛之头眩心悸；桑寄生、牛膝滋补肝肾填精血；九节菖蒲、远志肉开窍祛痰，安神益智；牡蛎、龙骨、龙齿重镇安神，涩精止遗。

本案虽属脾肾两虚之证，但处方中并未直接重用温补脾阳之药，而从肾阳不足则不能温煦脾阳考虑，以温补肾阳为主，《名医方论》云："欲暖脾胃之阳，必先温命门之火，此肾气丸纳桂、附于滋阴剂中，是藏心于渊，美厥灵根也。命门有火，则肾有生气矣。故不曰温肾，而名肾气，斯知肾以气为主，肾得气而土自生也。"程钟龄在《医学心悟》中也提出："脾肾两脏，皆为根本，不可偏废，古人或谓补脾不如补肾者，以命门之火，可生脾土也；或谓补肾不如补脾者，以饮食之精自能下注于肾也。须知，脾弱而肾不虚者，以补脾为亟；肾弱而脾不虚者，则补肾为先；若脾肾两虚，则并补之。"本案患者主症为遗精，其他诸症也以肾阳虚为主，故治疗上必有侧重。简斋先生临证治疗肾虚遗泄、出血等病证，处方中常加牛膝炭、牡蛎。怀牛膝，性味苦酸，养肝益肾，逐瘀强骨，制炭用，存其补益肝肾之性，又达止血固涩不留瘀之效；牡蛎则取其潜阳固涩入奇经而止遗泄之用。

七

其他

（计 9 案）

臧女士，痰气交阻，喉关阻梗，形如梅核气状。

治以条畅疏化。

四七汤去朴加枳壳　橘皮　桔梗　柴胡　白芍

生草　淡生姜

赏析：本案病名"郁证"。病机为情志不遂，肝郁抑脾；或思虑不解，劳倦伤脾，使脾失健运，蕴湿生痰，导致气滞痰郁。痰气郁结于胸膈之上，故自觉"喉关阻梗，形如梅核气状"。郁证的治疗原则，《素问·六元正纪大论》归纳为："木郁达之，火郁发之，土郁夺之，金郁泄之，水郁折之。"即疏通气机为郁证总的治则。本案选用四七汤合四逆散加减。四七汤出自《太平惠民和剂局方》，治七情气郁，痰涎结聚，咯不出咽不下，胸满喘急或咳或喘，或攻冲作痛。方中半夏辛温，除痰开郁；厚朴苦温降气除满，为君臣之药。苏叶辛温，宽中畅肺；茯苓甘淡，渗湿益脾，为佐药。痰去气行则结散郁解。四逆散解郁泻热，缓急止痛，常用于肝气郁结证。柴胡轻清升散，疏肝解郁，使肝气条达为君；芍药敛阴养肝为臣。君臣相配，散敛互用，柔肝体和肝郁。枳实（壳）行气散结畅脾滞，合柴胡增强疏畅气机之力为佐；甘草和中，合芍药缓急柔肝，兼调和诸药为使。

本案处方中去厚朴，恐因患者体质偏弱，虑其有伤气之弊，如《本经逢原》云："厚朴苦温，小毒……然行气峻猛，虚者勿服，气温即止，不可久服。"同时，方中已用了理气开郁的四逆散，燥湿也用了陈皮等，故可以去厚朴。处方中还加桔梗能升能降，能散能泄，为舟楫之剂，载药上行而达病所。梅核气的治疗，既要化痰气以利咽喉，又要从病因论治。除解除精神紧张忧虑外，还要加以疏肝解郁，从而达到标本兼顾。本案选用四七汤合四逆散，即为二法之体现。这种小方组合是简斋先生、邹云翔先生治疗"郁证"等病证最常用的方法，值得临证借鉴。

旋覆花　归须　桃仁　苏桔梗　枳壳　橘皮络
赤苓神　白芍　蛤粉拌地黄　贝母　紫丹参　合
欢皮　丝瓜络

徐左，40。平素嗜饮，近因拂郁，肝肺两病，络气不和，偏右脘膈季胁作痛，呼吸行动牵动尤甚，脉弦劲左尤大，间时五内作躁，势恐见红增咳。

赏析：本案病名"郁证"。证属肝肺两病，络气不和。乃因平素嗜饮，痰饮内聚，肺失肃降；近因拂郁，情志不舒，肝失疏泄。肝属木，主升发疏泄，肝气行于人体之左；肺属金，主收敛肃降，行气于右，故有"肝升肺降""左升右降"之说。肝肺两病，当升者不得升，当降者不得降，气机升降失调；加之痰饮停聚，络气不和，由气及血，气血运行阻滞，不通则痛，故右脘膈季胁作痛、呼吸行动牵动尤甚；肝气郁滞，则脉弦劲左尤大；气郁日久，暗耗营血，心神不安，脏腑阴阳失调，则间时五内作躁；阴虚肺热，有动血之势，则恐见红增咳。治以理气通络，活血养营，清肺化痰之法。主方选用旋覆花汤合桃红四物汤加减。

旋覆花汤出自《金匮要略》，乃仲景治肝着及妇人半产漏下之方。旋覆花"咸温，下气散结，舒肝利肺"（《金匮要略诠解》）；因葱白辛温，易伤阴动血，故去之；桃红四物汤加减代替原方中之新绛，药如归须、桃仁、白芍、地黄、紫丹参等，活血化瘀，养营和络；苏梗、枳壳、合欢皮，疏肝解郁，理气止痛；桔梗、贝母，宣肃肺气，润肺化痰；橘皮理气化痰；蛤粉拌生地，养阴清肺化痰；赤苓神养心安神；橘络、丝瓜络，通络止痛。全方疏泄而不伤阴，柔润而不滋腻，兼顾肝肺，气血同治，共奏理气解郁、和络止痛之功。

《丹溪心法·六郁》云："气血冲和，万病不生，一有拂郁，诸病生焉。故人生诸病，多生于郁。"郁证总由情志不畅，气机郁滞所致，初起多实，久病多虚。本案病位以肝肺为主，气机升降失司，兼有痰饮，络气不和，郁久耗伤心气营血。如《临证指南医案·郁证》中所云："郁则气滞，气滞久则必化热，热郁则津液耗而不流，升降之机失度，初伤气分，久延血分，延及郁劳沉疴。"行气解郁之品大多香燥，易伤阴血，叶天士"每以苦辛凉润宣通，不投燥热敛涩呆补"（《临证指南医案·郁证》），简斋先生遣方用药亦以此为大旨，理气而性味平和不伤阴分，活血而柔养营血不伤营阴，以润配燥，苦辛凉润，升降相因，使气机宣通，络气和畅。

马老太太，内因郁闷，外因伏风，胸脘胀闷，连及腰腹，间作呛咳，脉弦而小。治以宣和疏化。

旋覆梗　苏桔梗　归须　木香　法夏　苓神　会皮络　楂曲　麦芽　布包戊己丸。

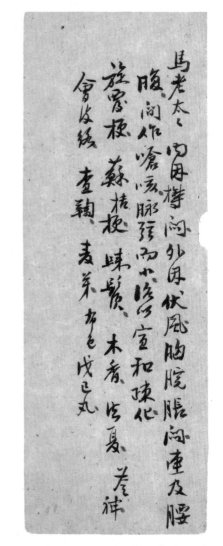

赏析：本案病名"郁证"。肝失疏泄，气机受阻，升降失司，致胃失和降，肺失宣肃，故胸脘胀闷，连及腰腹，间作呛咳。木郁乘土，脾失健运，则聚湿生痰；脾气不升，胃气不降，则食积不化；而湿、痰、食积又将进一步阻滞气机，阻碍血运，气郁又有化热之虞。《临证指南医案·郁证》曰："郁则气滞，气滞久则必化热，热郁则津液耗而不流，升降之机失度，初伤气分，久延血分，延及郁劳沉疴。"本病病位以肝肺为主，累及脾胃。主要病机为肝郁气滞，肺胃失和，升降失司，兼有湿、痰、食、瘀、热等。治拟宣肺和脾，疏肝化痰。方选肝着汤、二陈汤合戊己丸。肝着汤出自《金匮要略·五脏风寒积聚病脉证治》，具有行气活血、通阳散结作用，主治肝气郁滞、肝络失和所致的肝着证，"其人常欲蹈其胸上"。戊己丸泻肝和胃，降逆止呕，用于肝火犯胃、肝胃失和之证。本案处方中，旋覆梗降气除呕，利水活血；苏梗芳香理气，行气宽中；桔梗宣调肺气，与旋覆梗相配，一升一降，疏利气机，并消痰滞；归须养血活血通络；木香疏肝开郁，和胃健脾；法夏和胃降逆，燥湿化痰；苓神健脾化湿，安神；新会皮络理气和中，化痰通络；楂曲、麦芽消食导滞，行气活血；黄连苦寒泻火，降逆止呕，以消郁热；吴萸辛温，开郁散结，下气降逆，并可制黄连苦寒偏胜之弊；白芍养阴柔肝，与前述之辛香温燥之药相配，防其耗气伤阴，并可缓解消除腰腹胀闷。诸药合用，共奏宣肺和脾、疏肝化痰之功。

全方用药轻宣平和，刚柔相济，既消气、血、痰、湿、食、热等六郁，又注重后天脾胃之调理，以后天补先天之渐衰，无损老年之气血精津。简斋先生治病重视气机升降，善用宣和疏化治法，体现了"治上焦如羽，非轻不举；治中焦如衡，非平不安"之旨。用药以质轻之品宣调肺气，和中之品疏化痰湿，多用于下虚受风，湿阻上、中二焦气机之证，代表方如九味羌活汤、二陈汤，常用的经验药对有柴胡与枳壳、川芎与枳实、旋覆花与桔梗等。

马右，30。头部作昏，记忆力弱，多疑善虑，常有寒热。治以和养。

银胡　鳖甲　秦归　首乌　沙参　川斛　苓神

橘络　甘草　白芍　枣仁

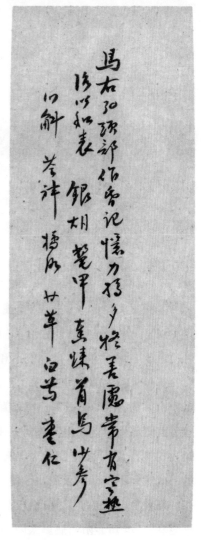

赏析：本案病名"郁证"，属肝肾阴虚证。郁证是由情志不舒，气机郁滞所致。以心情抑郁，情绪不宁，胸部满闷，胁肋胀痛，或易怒易哭，或咽中如有异物梗塞等症为主要临床表现的一类病证。多发于女性。《杂病源流犀烛·诸郁源流》说："诸郁，脏气病也，其原本于思虑过深，更兼脏气弱，故六郁之病生焉。"可见机体"脏气弱"是郁病发病的内在因素。本案患者为青年女性，盖因脏气虚弱，脏阴不足，加之情志不舒或所愿不遂，肝郁不解，营阴暗耗，肝肾阴虚，髓海失充，则头部作昏、记忆力弱、多疑善虑；阴虚则发热，气郁则阳气不得宣发而恶寒。治疗则应遵循《类证治裁·郁症》中所言"七情内起之郁，始而伤气，继必及血，终乃成劳，主治宜苦辛凉润宣通"。方选清骨散加减。清骨散出自《证治准绳》，具有清虚热、退骨蒸的作用。方中银柴胡、鳖甲养阴清虚热；制首乌、当归以养血补肾柔肝；沙参、川石斛养阴润燥；橘络解郁通络；茯神、枣仁养心安神；白芍、甘草柔肝缓急；甘草调和诸药。本方苦辛凉润与酸甘缓急相配伍，养阴而润燥，滋肾柔肝，安神宁心，未加理气解郁之药，实为治本求本之举。

郁证多属情志病，其症状表现复杂多样。《灵枢·本神》曰"心怵惕思虑则伤神""肝悲哀动中则伤魂"。《金匮要略·妇人杂病脉证并治》载："妇人脏躁，喜悲伤欲哭，象如神灵所作，数欠伸，甘麦大枣汤主之。"脏躁之脏，《医宗金鉴》指心脏，亦有指肺脏、肾脏或子脏者，然并非单指一脏。总因脏阴不足，虚热躁扰所致。脏阴不足之体，气郁不解而发为郁证，此案即为一例。"和养"是简斋先生治疗阴血不足、阴津不足、气阴两虚证最常用的缓补之法，常与"托化"合用，称和养托化，即以和润之药养阴补虚、托扶正气。本案"和养"以柔肝益肾为主，用清骨散养阴清退虚热，佐以补气安神；而对气阴两虚之证，则常用沙参麦冬汤、生脉饮、保真汤、参芪地黄汤等方，益气养阴，和养托化。

胡女，18。女子形瘦色苍，气贫血弱，营卫失和。逐晚寒热递作，热时不烦不渴，头眩能寐，但舌燥咽干，热退之际，汗泄极多，腰腿酸楚，脉弦小数。治以益气和营。

银胡　鳖甲　防风拌芪　沙参　秦归　桂枝　甘草　白芍　法夏　苓神　橘络　牡蛎　寄生

另小麦、煨姜、小红枣煎汁代汤煨药。

赏析：本案病名"自汗"，属气血亏虚、营卫不和证。《伤寒论·辨太阳病脉证并治》曰："病人脏无他病，时发热，自汗出而不愈者，此卫气不和也。"营气与卫气一居脉中一行脉外，一属阴一属阳，互根互用，其中卫气"所以温分肉、充皮毛、肥腠理、司开阖者"。如营血不足，运行迟滞，则郁而发热；卫气不足，不能温养腠理则恶寒，开阖失司则汗泄。患者18岁，形瘦色苍，当为先天禀赋不足，或饮食不节，或久病，致使气血亏虚，营卫失养而不和。患者晚时发热、口渴、汗出，但"热时不烦不渴，头眩能寐"，可知非阳明病。太阳经主一身之表，营卫不和，络气不通，则见腰时酸楚；脉弦小数，亦为气阴两伤之脉象。"治以益气和营"，即益气养阴、调和营卫。方选黄芪桂枝五物汤合清骨散加减。

黄芪桂枝五物汤出自《金匮要略》，方中黄芪甘温益气，补在表之卫气。桂枝辛温散寒，入营透卫；与黄芪配伍，益气温阳，和血通经。桂枝得黄芪，益气而振奋卫阳；黄芪得桂枝，固表而不留邪。芍药，养血和营，与桂枝合用，调营卫而和表里，一散一收，解肌发表的同时不致营阴外泄。生姜辛温，疏散风邪，以助桂枝之力；红枣甘温，益气养血，以资黄芪、芍药之功，与生姜为伍，又能和营卫，调诸药。处方中银柴胡、鳖甲，取清骨散之意。银柴胡味苦性微寒，直入阴分而清热凉血，善退虚劳；鳖甲咸寒，既滋阴潜阳，又可引药入阴分。再加当归，与黄芪合用，养血和营，使气旺血生，虚热自退；防风祛风解表；沙参养阴清热，益胃生津；牡蛎敛阴止汗；寄生滋补肝肾；法夏、橘络行气通络；小麦、煨姜、小红枣煎汁代汤调和营卫，顾护脾胃之气。本案组方原则以益气和营、养阴退热为主，佐以二陈汤斡旋中焦气机而输化药力，这是简斋先生临证常用的一种复方大法。

李左，39。喜啖果品，湿水留着，蒸腾为汗，逐夜外泄，两三阅月未已，汗后亦无所苦，不过神气较疲，因汗卫虚，致易招感，大便逐解，脉形濡滑。方拟益气导湿以治其本。

防风拌生芪连皮　法夏　赤苓神　於术　会皮白　熟苡仁　冬瓜子　牡蛎　建泻

另用小麦、谷芽先煎。

赏析：本案病名"自汗"。患者喜啖果品，果品性凉多湿，而脾喜燥恶湿，湿为阴邪，阻遏气机，水湿不化，易损阳气，脾阳虚损，内外相引，易招外湿，水湿蕴蒸，蒸腾为汗；水湿不祛，汗出不解，迁延日久，汗出不止，精气耗散，故神气较疲；汗出而腠理开泄，卫气虚弱，卫表不固，则致易招感；脉濡滑为气虚湿蕴之证。治拟益气固表，健脾祛湿。方选玉屏风散合牡蛎散、五苓散加减。玉屏风散，出自《世医得效方》，功用益气固表止汗。方中黄芪内补脾肺之气，外固卫气止汗；白术健脾益气，助黄芪增强益气固表；防风外散风邪，黄芪得防风则固表不留邪，防风得黄芪则祛邪不伤正。牡蛎散，出自《太平惠民和剂局方》，功用益气固表、敛阴止汗。方中黄芪性温以补气益损，牡蛎咸寒以敛阴止汗，二药一补一涩，阴阳兼顾；小麦益气除烦止汗，谷芽健脾养胃、除烦消食，止泻消肿，二药先煎可增强补气健脾作用。五苓散功用利水渗湿。处方中用白术、泽泻、茯苓利水渗湿，法夏、陈皮健脾燥湿，而去通阳化气之桂枝与淡渗利水之猪苓；另加冬瓜子，《本草经疏》谓之能"开胃醒脾"，薏苡仁炒用以健脾祛湿。诸药同用，益气固表敛汗，健脾渗湿利水。

自汗一证，多由营卫不和、热炽阳明、暑伤气阴、气虚阳虚等引起。本案则因湿水留着，蒸腾为汗，久则湿邪困脾，脾不升清，继而肺卫气虚无以固表敛汗而汗出，故以玉屏风散、牡蛎散益气固表敛汗。然气虚汗出为果，湿邪留着为因，故用五苓散利水渗湿，湿去则脾气得升、肺卫气固，乃"治病必求于本"。清代喻昌《尚论篇》谓："五苓利水者也，其能止渴而救津者，何也？盖胃中之邪热，既能随小水而渗下，则利其小水，而邪热自消矣。邪热消则津回而渴止。"简斋先生处方中以防风拌生芪连皮，取玉屏风散之意。生黄芪益气固表敛汗；生芪皮走表，补气而固护卫表阳气，又能行散在表之水气，适用于本病脾虚湿蕴、卫表气虚、水湿留着在表之证。

史童，16。风疹后心营不敛，气阴两虚，人日消瘦，夜寐汗出淋漓，溲溺亦多，脉弦不和。势恐增咳入损。

桂枝　龙骨　牡蛎　甘草　白芍　沙参　川斛

法夏　苓神　地黄　生芪　橘白

另黍米、小麦、谷芽、糯稻根须、小红枣煎汁煨药

赏析：本案病名"盗汗"。患者病风疹，属热病，伤津耗气，气阴两虚，营卫不和，阴阳失调。《丹溪心法·盗汗》说："盗汗属血虚、阴虚。"阴失去阳的固摄，阳失去阴的滋养，营气夜行于阳，则肌腠不密，汗随营气而外泄，故盗汗严重；气虚不固，膀胱开阖失司，故小便频多。方选桂枝加龙骨牡蛎汤加减。方中桂枝温阳气，助气化，通营血；芍药味酸性寒，调和营卫，养肝敛阴。桂芍合用，温阳和阴。大枣助桂芍以和营卫，调气血；甘草调药和中，助芍药化阴养营。加龙骨、牡蛎重镇固涩，又可潜阳入阴；配合糯稻根须收敛止汗，茯苓、茯神养心安神。如是则阴阳相济，心肾交通，诸症可解。患者气阴两虚，故又加生地、沙参、石斛养阴生津；生黄芪补气健脾，益气固表；半夏、橘白健脾化痰；小麦、谷芽、黍米煎汁，养胃益气。全方标本同治，调和营卫，益气养阴。

方中用"黍米、小麦、谷芽、糯米根须、小红枣"煎汁煨药，顾护脾胃，其中糯稻根须性味甘平，具有固表止汗、益胃生津作用，如《本草再新》云："补气化痰，滋阴壮胃，除风湿。"顾护脾胃是简斋先生临证处方用药的一大特色。《内经》云："五脏者，皆禀气于胃，胃者五脏之本也。"简斋先生秉承"以胃气为本""六腑者所以化水谷而行津液者也""胃为水谷之海""得谷者昌、失谷者亡"经旨，主张"腑以通为用"。在本案处方中，简斋先生一方面在养阴药中加入健脾助运之药，防滋阴药滋腻碍胃，使胃气得到通和，养阴药更能发挥作用；另一方面考虑风疹发汗后正气虚弱，气阴两虚，汗出淋漓、溲溺亦多，则愈损阴耗液伤气。而顾护脾胃，强壮后天，更利于扶正祛邪，一者有助于外散内补的方剂发挥药效；二者鼓舞正气驱邪外出，以防余邪内陷或风疹再发，邪犯入里、肺失宣肃而增咳嗽之变及耗气伤津以致劳损之虞。邹云翔先生临床也常用桂枝加龙骨牡蛎汤加减治疗气阴两虚盗汗证，屡用屡效。

陈君，38。刺战太过，心肾两虚，交合失常，寤不能寐，由来已久。神志惝恍，常抱悲观，肢尖不温，脉形弦小。拟甘麦大枣汤缓图。甘麦大枣汤（《金匮》全方）。

赏析：本案病名"脏躁"。病因病机为性交过度，肝肾两虚，心阴不足，虚火下注于肾，肾阴虚损，导致"心肾两虚，交合失常"，遂寝不能寐；又心气耗伤，营血渐亏，心失所养，神失所藏，则神志恍惚、常抱悲观；肝郁及脾，生化乏源，气血不足，肢末失于温养，故肢尖不温；肝郁而营血亏虚，则脉形弦小。治拟养心安神，甘缓和中。方选甘麦大枣汤。甘麦大枣汤出自《金匮要略》："妇人脏躁，喜悲伤欲哭，像如神灵所作，数欠伸，甘麦大枣汤主之。"欠伸为疲乏之貌，气乏则欠，体疲则伸。方中甘草健脾益气，和中缓急；小麦养心安神，健脾和胃；大枣，补中益气，养血安神。三药配伍，共奏"滋脏气而止其躁"之效，深合"肝苦急，急食甘以缓之"之意。

脏躁之病，在《内经》中就有类似描述，如《灵枢·本神》云："心藏脉，脉舍神，心气虚则悲，实则笑不休。"《金匮要略》中始提出脏躁病名及证治。然而脏躁之脏是指何脏，历代医家观点不一。①指心脏，如《医宗金鉴》云："脏，心脏也，心静则神藏。若为七情所伤，则心不得静，而神躁扰不宁也。"②指肺脏，如《女科经纶》云："无故悲伤属伤肺，脏躁者，肺之脏躁也。"③指心肾，如《金匮要略心典》云："所谓邪哭使魂魄不安者，血气少而属于心也。数欠伸者，经云：肾为欠，为嚏。又肾病者，善伸数欠，颜黑，盖五志生火，动必关心脏，阴即伤穷，必及肾也。"④泛指五脏。脏躁主要表现为情志方面的异常，如郁郁寡欢、思虑过度、喜悲伤欲哭、烦躁易怒等。由于五志为五脏所主，所以情志之病责之五脏。⑤单指妇人子脏。仲景在论述妇人病时，标有"妇人"二字以示专论妇人病。脏躁好发于妇女月经期、妊娠期、产褥期、更年期，有时出现明显的周期性，这与女子的生理特点有密切的关系。综上所言，脏躁之脏，非专指某一脏器。总因脏阴不足，虚热躁扰所致。简斋先生指出本案为"心肾两虚，交合失常"，病起性交过度，故也离不开肝，又涉及脾，治以甘麦大枣汤甘润缓图。

王右，31。病经数月，咽嗌窒塞，气自下而上，常泛冷痰，脉沉弦。治以疏利降气。

旋覆梗　苏桔梗　杏仁　橘皮　法夏　云苓　枳壳　大贝　枇杷叶　紫菀　刀豆壳

赏析：本案病名"梅核气"。该病虽发于咽喉，却与脏腑失调有关，肝脾为气机中枢，司气机升降，肝脾失调为发病之本，气滞痰凝咽喉为其病机关键。病因多见情志所伤或饮食劳倦，致肝气郁结，横逆于胃，胃失和降，脾失健运，聚湿生痰，肝胃之气失其疏泄和降而上逆，痰随气升，痰凝气滞于咽喉而发病。治疗当理气开郁，燥湿化痰为主。本案方选半夏厚朴汤合旋覆花汤加减。处方中旋覆梗易旋覆花消痰导饮，散结利气；另采桔梗之升、杏仁之降、枳壳之导而宣降肺气，利咽散结，行气导滞，宽胸除满，气行、痰消、结散则郁开。《金匮要略·妇人杂病脉证并治》言："妇人咽中如有炙脔，半夏厚朴汤主之。"处方中用半夏降逆和胃，化痰散结。枳壳辛开苦降，破气、化痰、化积；配陈皮理气健脾，燥湿化痰；助半夏化痰结，通气滞。茯苓能健脾渗湿，脾健湿去，以杜生痰之源，增强半夏化痰的功效。另加苏叶芳香开郁，可宣肺疏肝；助半夏、枳壳以宽胸理气，宣通郁结，且质轻而上行，引药直达病位。刀豆壳和中，交心肾，止呃逆，为理气和中之品；大贝母化痰清热散结；枇杷叶清降肺胃之气，降逆止呕化痰。诸药合用，共奏降逆化痰、行气开郁之功。

旋覆花乃花中降气者，《本草新编》曰："此物有旋转乾坤之象，凡气逆者，可使之重安。""凡逆气而不能旋转者，必须用之，下喉而气即转矣。"其非单纯降气，而为转气，使得气机条畅，"旋覆善转气，非走气也，故气逆者，得之而顺"（《本草新编》）。旋覆梗乃旋覆花的干燥地上茎叶部分，其性能、主治同旋覆花，但偏于疏利降气。气失顺逆，痰气互结为梅核气的基本病理，《医学衷中参西录》中提出："此证注疏家谓系痰气阻塞咽喉之中，然此证实兼有冲气之冲也。"故此处用旋覆梗可降上冲之气，有助于化痰散结。

柒

外感内科病证

一

概述

外感病是指六淫病邪和时行疫毒，或从皮毛，或从口鼻，由外而入，侵入机体引起的疾病，与一般内伤杂病相比，其发病较急，如治不及时或体质虚弱者，可由表入里，发生转化或传变，出现神志异常等危重证候，严重时会危及生命。在简斋先生医案中涉及外感内科病证约 80 例，其中风温、暑温、秋燥等温病病证 18 例、湿温病证 35 例、伤寒病证 7 例、时行感冒 20 例。此外，还包括误治、食复等内容。根据这些医案，试对简斋先生辨治此类病证的特点做一概述。

1. 辨分寒热，治以"疏""清""透""化"达邪于外

简斋先生辨治外感病证，区分风寒湿热，灵活运用"疏""清""透""化"达邪于外，尤其是当年南京地区瘟疫流行，简斋先生融合伤寒、温病诸家经验，采用清宣疏达、苦辛宣降、轻疏透化等方法救治患者众多，誉满医界。"疏"，在外感病证治法中，是指用祛风解表药以疏散风邪。由于外感病证风为先导，故解表必须疏风，并根据风寒、风热、风湿等不同病证，分别配以散寒、清热、化湿等。"清"，为中医八法之一，指清除邪热或虚热的一类治法。邪在卫表宜辛凉清热，热毒入里或夹湿宜苦寒清热，热盛津伤宜甘寒清热，热在营血则凉血清热。"透"，意为通达、渗透之意，温病运用透法，首见于清代叶天士《温热论》，认为温邪在卫，"若无汗恶寒，卫偏胜也，辛凉泄卫，透汗为要"。透即因势利导，透邪外出。"化"，意为变化、消除之意，即运用"疏""清""透"等单法或多法结合，消除化解病邪。

2. 外感风寒，治宜辛宣疏化，和解少阳，顾护正气，不过发散

风为百病之长，风寒为病多起于冬春季节，邪犯肌表，卫阳被遏，腠理闭塞，可见恶寒、无汗，表虚者可见少汗。简斋先生认为，表实之人可辛温发汗，而虚体感受风寒则需结合扶正，"和表托化"。所谓"托"，即提升正气，托散外邪。若虚体外感，邪犯少阳，则治以和解。

（1）辛宣疏化：即用辛温解表、疏散表邪之法，治疗风寒外感表证。

风寒表实者，以麻黄汤辛温发汗，散寒解表；表虚者，兼以疏和托化，用桂枝汤加减疏风解

表，调和营卫。例如，477案患者"风痰合病，为热为咳，热先形寒，咳时喉痒，无汗，头痛身楚，口干，胸闷，涕稠痰黏，脉小数，溲浑，治以辛宣疏化"。尽管患者有发热咳嗽、涕稠痰黏、脉小数，但简斋先生紧紧抓住形寒、无汗、头痛身楚等风寒外袭、腠理闭塞之症，以辛宣疏化之法，辛温解表，疏散表邪，方选麻黄汤加减。又如，478吴左案，"时病日久，阳衰阴盛"，表虚之人外感风寒，则用"助阳和协"。487曾左案"肺肾固虚，荣卫亦病"的虚体感冒，采用"疏和托化"法。两案均选择桂枝汤疏风解表，调和营卫，疏散外邪与托扶正气并举。

（2）和解少阳：简斋先生对虚体外感，风邪侵犯少阳者，治以和解，方选小柴胡汤加减。如471陈君案，因伤寒发热，邪犯少阳阳明，故"拟少阳阳明合治"。由于少阳为枢，位居太阳阳明之间，为半表半里，正盛则热，邪盛则寒，正邪交争则寒热往来，休作有时，少阳阳明合治，即采用小柴胡汤加减和解少阳之枢，以达邪于外。473董右案，患者"本质太弱，因感为病，四日来寒热无汗，热度夜晚稍高"，由于邪在少阳，病不在表，也不在里，故"治当和解"，并提出"辛散温燥俱非所宜"，只有采用小柴胡汤加减和解少阳。

（3）四诊合参，辨证精准：如少阴伤寒证，因邪由太阳直入少阴，虽有发热、体痛等类似于太阳表证的表现，但邪已深入，阳气本虚，故以脉沉或微细、但欲寐为鉴别要点。《伤寒论》云："少阴之为病，脉微细，但欲寐也。""少阴病，始得之，反发热，脉沉者，麻黄附子细辛汤主之。""少阴病，身体痛，手足寒，骨节痛，脉沉者，附子汤主之。"如470石左案，通过问诊得知发热两旬，汗少，辨为病在太阳；通过切诊得肢冷、脉小，结合曾有遗泄病史，望诊见但欲寐的特征，所以确认为太阳、少阴并病。475窦右案，简斋先生通过问诊，患者病程已经五日，形寒身热无汗，腰身酸楚。根据《素问·热论》所云："五日，少阴受之，少阴脉贯肾，络于肺，系舌本，故口燥舌干而渴。"明确为少阴伤寒，通过切诊见脉沉小数，辨其为邪入少阴已有化热之象，并得出治拟疏化、自里外托的大法。可以看出简斋先生熟谙经文，辨证精准。在此基础之上，再区分其表里浅深、邪之进退，从而立法施治。

（4）师仲景法，不泥仲景方：仲景在《伤寒论》中治少阴伤寒用麻黄附子细辛汤、麻黄附子甘草汤温脏散寒。在类似病证的 470 石左案、475 窦右案中，简斋先生遵仲景之法，"治以疏化，自里外托"。即温经助阳，托助其里，使真阳不至随汗而升，然后始能配合疏风散寒之品。因患者年纪较轻，阳虚不甚严重，兼阴虚表现，所以处方中均未使用麻黄、附子，而是以羌活、防风、桂枝解表，以桑寄生、巴戟天性味甘平之品补肾温阳，兼能祛风且无伤阴之虞。

（5）强调顾护正气，不过分发散：《灵枢·百病始生》云："风雨寒热不得虚，邪不能独伤人。"人体感受外邪，多因体质素虚或过劳正气受损之时，此时治疗既要驱散风寒外邪，更要顾护人体正气。麻、桂之属若使用不当，过汗极易伤阳。故简斋先生多次在案中言及"疏和托化""助阳和协"等治则，对于久病、体质素虚者，如 473 董右案，特别强调治用疏托，"辛散温燥俱非所宜"。

3. 外感温热，治宜宣清透化、清营透热

外感温病常指因感受温热之邪而引起的以热象偏重，易于化燥伤阴为特点的急性外感疾病。清代高秉钧在《温病指南》中指出："温病四时皆有……乃感温热秽浊之气……春初风木当令而病者为风温；春末夏初温热渐盛则为温热；夏令病暑，热盛于湿为暑温；长夏初秋湿盛于热者为湿温；冬令过暖，阳不潜藏则为冬温。"可谓提纲挈领。温热病有其自身发生、发展及转归特点，温病辨证常用叶天士之卫气营血辨证和吴鞠通的三焦辨证，但证之临床，常见卫气营血及三焦病变纵横交错，治疗当需综合权衡。简斋先生针对当时流行的温热病，将伤寒、温病治法融为一炉，卫气营血辨证及三焦辨证灵活应用，在江南临床医家中独树一帜。

（1）宣清透化：邪在肺卫，温邪由表入里，宜"宣清透化"，方选银翘散、栀子豉汤、葛根芩连汤、桑杏汤等加减。如 421 李右案，患者因"新感触动伏邪，发热四五日，内烧，口渴，无汗，头痛身楚，烦懊夜甚，脉数，苔色薄黄"；乃伏邪温病，风热犯表，郁热内阻，留扰胸膈；简斋先生"治以宣清透化"，即清宣郁热、透散风热，选用银翘散合栀子豉汤加减。420 李右案，"温病十余日，始而似疟，近则高热绵延不退""热高之时烦，少寝多渴，饮不多。苔花薄不黄不

燥，脉小"；简斋先生辨属风温"少阴阳明兼病"，将温病辨证与伤寒辨证融为一体，因虑其体虚"脉小"，不宜过于苦寒清宣，当"慎防厥脱"，故"治以托化"，选九味羌活汤合柴胡枳桔汤加减。428张右案，"秋邪，烧热一候，形寒无汗，头痛烦闷，苔黄渴饮，脉弦数不静，腑乃或溏，拟清宣疏达"；因温燥犯肺，协热入里，表之热邪有内传中焦态势；治拟疏达解表，清宣透热；方选葛根芩连汤合桑杏汤加减。

（2）清营透热：如温邪已入营阴，简斋先生则从温病"透热转气"之法。如417陶童案，"邪伏阴分，欲从营而出气，当以青蒿鳖甲煎以领邪外出"；460刘左案，"邪在气阴之间，治以清疏透化"，均是这种治法的具体体现。但其所用之药，则不同于叶天士所说的"如犀角、元参、羚羊等物是也"，而是多为青蒿、鳖甲、豆卷、桑络、橘络、丝瓜络等，这些药物大多味甘性寒，凉血搜邪，芳香透络之力较强，是对温病治法用药的有益扩充。

具体治法，若兼见痰热内蕴，心神受扰，当配合化痰开窍；邪陷心包，则结合清热泻火，芳香开窍。常用蒿芩清胆汤、涤痰汤、安宫牛黄丸加减。如431张右案，"秋邪八日，痰热交阻，蒙蔽灵窍，神志半明半昧，脉小数，舌强言謇，肤表无汗，肢或抽搐，风欲动矣"；方选蒿芩清胆汤合涤痰汤加减以清营透热，化痰开窍，"另安宫牛黄丸一粒"开窍醒神。419徐右案，患者"温邪十余日，阴液大伤，神志昏昧，舌强言謇，摇头摸胸，齿垢苔黑，舌本干红，喉有痰鸣，大便两日未解，脉小数"；温热邪毒内陷心包，"势将痉厥"，以"安宫牛黄丸2丸"开窍醒神，并以二甲复脉汤复脉育阴潜阳。

（3）养阴生津：热盛津伤宜"养阴生津"，方选《温病条辨》复脉汤化裁；暑温病阴虚仍伴有内热，选用清暑益气汤、清骨散加减；温病津伤，邪伏阴分则"以青蒿鳖甲煎以领邪外出"。如423李右案，"少阴温病，气液两伤，口干喉燥且痛，腰胁引痛，脉小数，舌前露底，腹胀，大便数解不出。治再养阴生津"，方选复脉汤加减；427刘姑娘案，暑温病，阴虚内热；"两投和养托化之剂，微热渐平，气阴未复，知饥思食，大便间解，脉小数，左微弦，治拟原法"；以清暑益气汤、清骨散加减"和养托化"，即益气养阴生津、托举化生正气。417陶童案，"温病十余日，邪少虚多，夜间热无，不烦，口干，昨日中午曾觉形寒，脉小数，舌上光薄，邪伏阴分，欲从营而出气，当以青蒿鳖甲煎以领邪外出"。

4. 外感湿温，治宜芳香宣化，苦辛芳香，苦辛宣降，宣清导浊

湿温是由湿热病邪引起的，初起以身热不扬、身重肢倦、胸闷脘痞等为主要表现的急性外感热病。由于湿热合邪为患，苦温去湿则易助热，苦寒清热则易伤阳，故湿温为病，病势缠绵，治颇棘手。其治法不外分清湿热轻重、病位上下，注重分解湿热，湿去热孤，则病易消解。简斋先生针对当年盛行的湿温病证，灵活采用芳香宣化、芳香淡化、清宣通化等法，可从其医案中管窥一斑。

（1）芳香宣化：简斋先生对邪遏卫气，表现为恶寒少汗、身热不扬、头重如裹、身重肢倦者，治以芳香清散、宣透湿热，主方藿朴夏苓汤加减；湿遏卫阳，日渐化热，无恶寒，但口渴，小便黄者，用葱豉汤、三仁汤芳香疏化；身重体倦，并见关节肌肉酸痛，则配羌活胜湿汤、柴葛解肌汤；邪遏卫表，兼见里热，则以葛根芩连汤解表清里，透热转气。如437吴左案，湿温病湿热遏表，见"寒热，头痛，身楚，汗时热退，汗止复热"，但"汗不及下，胸脘烦闷，渴饮不多，口秽味苦，舌苔灰黏，频作嗳噫，大便逐解，溲色不清，脉沉弦而数"。简斋先生认为其"有形食滞，无形湿热，纠结不化"。治拟芳香宣化，健脾和胃。方选葛根芩连汤合藿朴夏苓汤加减。

（2）苦辛芳香：苦辛芳香法是简斋先生治疗湿温病湿热在里，湿重热轻一类病证的基本方法，主方用三仁汤加减。方中杏仁宣利上焦肺气，气行则湿化；白蔻仁芳香化湿，行气宽中，畅中焦之脾气；薏苡仁甘淡性寒，渗湿利水而健脾，使湿热从下焦而去。并常配藿香、佩兰芳香行气，荷叶、荷梗清暑醒脾。如439严左案，"湿浊在里熏蒸，治以苦辛芳香法"，方选三仁汤加减；451李右案，"湿温症，温去湿留，绵热虽解，胸闷未舒，口甜气秽，便结溺短。议芳淡主治"，即芳香淡化，健脾和中。方选三仁汤加减，配合苏梗、法半夏、赤茯苓、桔梗、陈皮络、鲜佩兰宣畅气机，健脾化湿。特别是佩兰芳香化湿、醒脾开胃，用鲜品则芳香之气较浓，有芳香化湿祛浊之效，又无过于辛香燥烈之弊，故江南医家均重视花叶鲜品药材的应用，用其清香芬芳，"轻法取其气"。

（3）苦辛宣降：苦辛宣降即辛味药与苦味药合用，以调和寒热，开通气机，消痞除满。这种用药配伍法开创于张仲景，经后世医家发展而用于温病治疗。叶天士认为，此方法能解除"陈腐郁热"。简斋先生运用苦辛宣降之法，结合了叶天士加减栀子豉汤方与吴鞠通之三仁汤进行治疗。如446张右案，"温病似疟十六日，暮晚微寒，胸痞身楚，汗泄，较前已透，入晚烧热烦渴，脉弦数，苔水黄。以苦辛宣降主治"，方选栀子豉汤合三仁汤加减；441陈右案，外感湿温之邪，病程缠绵，邪正交争，正虚邪实，由于湿温结于中焦，交蒸日久，耗气伤津，"气阴固虚，湿热尤盛"，湿热互结，脾胃气机失常，治以辛开苦降，燥湿清热，方选连朴饮加减。

（4）宣清导浊：对于湿热并重，湿热困于中焦者，用苦辛通降、宣清导浊、分消湿热法，以甘露消毒丹加减。如456邹左案，乃湿温病湿热并重，"治以宣清导浊为法"，宣清导浊，分消湿热，方选甘露消毒丹加减。简斋先生应用宣清导浊之法的用药特点：①善用风药以宣散胜湿。其理论源自《内经》：风者，五行属木；湿者，五行属土，木能克土。羌活、防风、葛根等风药辛苦而温，气香味薄气轻，轻扬发散，辛温可升阳，苦温能燥湿，辛香可醒脾，而达胜湿之功。②苦温燥湿与淡渗利湿、清利湿热合用，用于湿温证中湿热并重者，方选当归拈痛汤合五苓散加减。方中以苍术、厚朴苦温燥湿，以豆卷、苡仁淡渗利湿，以茵陈、黄芩、赤茯苓、滑石清利湿热，三者合用，清热于湿中，渗湿于热下，使湿化热清，气机畅利。③巧妙加入猪苓、泽泻等利小便之品。唐代王焘云："治湿不利小便，非其治也。"这是祛除湿邪快捷而有效的方法之一。④加荷叶盖煎。简斋先生在清燥渗利湿热方中常加一味荷叶盖煎，取其升发清阳以增强升清导浊之功。

（5）清营泄热：此法用于气分湿热郁结，日久不解，化燥伤阴，深入营血而出现动风、动血等证候。如459于左案，湿温病热入营阴，"治以清营泄热"，方选青蒿鳖甲汤加减。青蒿鳖甲汤出自《温病条辨》，具有养阴透热之功。简斋先生常选其中青蒿、鳖甲、银柴胡以清退虚热，其中银柴胡兼以清热凉血。并配合桑叶、连翘清宣疏化，透热转气；赤芍配赤茯苓，加强清热利湿通淋，使湿热从小便而解，取"治湿不利小便，非其治也"之意。

从简斋先生辨治外感病的特点可以看出，他不仅精通《内经》《伤寒论》，善于运用经方，而且继承和发扬了叶天士、吴鞠通等温病大家的学术思想，临证灵活运用温病方药，随证变通，合理化裁而有所创新，体现了"治病求本"的原则。

二

外感温病病证

（计18案）

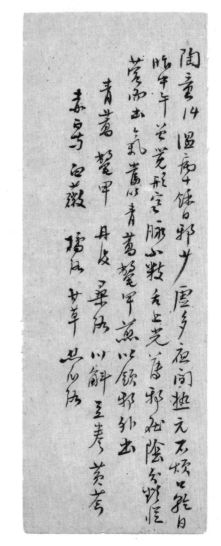

陶童，14。温病十余日，邪少虚多，夜间热亢不烦，口干，昨日中午曾觉形寒，脉小数，舌上光薄。邪伏阴分，欲从营而出气，当以青蒿鳖甲煎以领邪外出。

青蒿　鳖甲　丹皮　桑络　川斛　豆卷　黄芩

赤白芍　白薇　橘络　甘草　丝瓜络

赏析：本案病名"温病"，属病程后期，乃余邪未清，伏于阴分。邪不多，卫气虚，正邪相争不剧，可见发热、烦躁不显；卫气日行于阳，余邪未清，卫阳郁遏，日间可觉形寒；夜入于阴，正邪相争则热亢；温邪伤及阴液，则觉口干；舌上光薄、脉小数为余热耗伤阴液之表现。总属邪伏阴分，邪少虚多。治拟养阴透邪，方以青蒿鳖甲煎加减。处方中用丹皮辛苦性凉，清少阳血分，合赤芍泄血分郁热，桑络清少阳络中气分；因热邪不甚，故去知母、生地。另配伍白薇滋阴退虚热，石斛养阴生津而止渴，豆卷可解表透邪；白芍、甘草合而为芍药甘草汤，有酸甘化阴、柔养营阴之效；黄芩清泄里热；桑络、橘络、丝瓜络入络通络，领邪外出。全方清热、透邪、滋阴，滋中有清，清中寓透；既透伏热，又滋补阴液；养阴而不恋邪，清热而不伤阴。

本案处方中用了桑络、橘络、丝瓜络等络类药物，从疾病角度而论，络脉是卫气营血贯通的枢纽，也是营卫交会的场所。循行于体表之络为阳络，深藏于脏腑之络为阴络，无论邪气从体表侵犯阳络，还是病久入阴络，均会导致气血津液的病变。本案邪伏阴分，邪少虚多，在滋阴清热的同时加入一些络类药物，就是要为病邪从营而出引导一条出路。此类治法在小儿疹类疾病中常有运用，《医学存心录》记载孙谨臣治疗小儿麻疹曾强调"疹伏于内，解毒尤需通络""麻疹入营，清营通络并用，痧毒入肺，清肺通络同施"。此案为温病后期，邪伏阴分，简斋先生在青蒿鳖甲煎中加用一些络类药物，入络脉，通营卫，透邪外达，以领邪外出，体现了中医"异病同治"的特色。

吴左。

温病两候以外，营热炽盛，阴液耗伤，口干频饮，胸闷间咳，舌尖干绛不润，苔黄渐有黑意，大便逐行而溏。治当清阴托化。

葛根　子芩　沙洋参　川斛拌豆卷　桑叶　连翘　橘络　益元散　枳壳　大贝　赤苓神　竹茹　白芍　枇杷叶

赏析：本案病名"温病"，乃因外感温热之邪，蕴袭肺胃两经。肺主一身之气，肺病则气机窒塞，清肃之令不行，故胸闷咳嗽；热烁津液则口干频饮，舌干不润；温邪久伏两候，不能泄越于外，势有内陷之象，热入营血则舌绛；肺邪不解，反移大肠则便溏；胃病则输纳无权，浊气熏蒸，故苔黄；黑为水色，五行之极盛必兼胜己之形，火极而似水，故苔色渐有黑意。治以辛凉透邪，甘润生津为大法，以桑杏汤加减。方中桑叶轻清发散，配合葛根、豆卷、橘络透解郁热，黄芩苦寒清肺胃；沙参、西洋参、白芍、川斛酸甘化阴，益胃生津润肺；大贝、枇杷叶止咳，枳壳行气解滞，连翘、赤苓神、竹茹凉血清营，益元散清热除烦。

本案患者温邪久伏，渐入营血，一则邪郁气闭，一则阴液亏耗，津枯火炽，脉症参合，病情危重。若贸用汗法，则阴液更伤；若不用汗法，则邪无出路，顾此失彼，颇为棘手。用药如用兵，此时急宜采用辛凉清疏之法以养阴生津，透热达邪，去邪所以养正，除暴所以安良，即案中所言"清阴托化"之意。桑杏汤出自《温病条辨》，原为秋感燥气、伤手太阴气分之证而创立。因该方辛凉甘润，先生信手拈来，益以黄芩加强清火之力，佐以沙参、西洋参、白芍、川斛以滋化源，更配以葛根、豆卷、橘络以透热转气，深合叶天士"救阴不在补血而在养津与测汗"（《温热论》）的原则。纵观先生之治，综合辛凉解肌、甘寒退热、芳香透络、酸甘化阴诸法，时时轻扬，存阴退热，井井有条，方全法备，值得深研。

徐右，温邪十余日，阴液大伤，神志昏昧，舌强言謇，摇头摸胸，齿垢苔黑，舌本干红，喉有痰鸣，大便两日未解，脉小数。势将痉厥，勉拟后方。

鳖甲　牡蛎　干生地（后下）　麦冬　川斛　菖蒲（后下九节鲜）　远志　苓神　橘络　竹沥夏　竹茹　沙参

另清水桂冲服，又安宫牛黄丸2丸。

赏析：本案病名"温病"。患者感受温邪两候有余，热邪内灼阴液，炼液为痰，上扰清窍，故见神志昏昧、舌强言謇、摇头摸胸；阴液大伤，热邪深入下焦，则有齿垢苔黑、舌本干红；阴亏肠道失于濡润，故大便秘结不解。方选安宫牛黄丸合二甲复脉汤。二甲复脉汤出自《温病条辨》："热邪深入下焦，脉沉数，舌干齿黑，手指但觉蠕动，急防痉厥，二甲复脉汤主之。"患者已出现齿垢苔黑等热入下焦，势将痉厥之征象，故以二甲复脉汤复脉育阴潜阳。简斋先生治疗温病用干地黄多为后下，取其气味薄轻，可减少滋腻碍胃之性，保留清热养阴之功；川石斛益胃生津；菖蒲豁痰开窍醒神，《本草汇言》云"石菖蒲，利气通窍，如因痰火二邪为眚，致气不顺、窍不通，服之宜然"；远志、茯苓、茯神健脾宁心，安神定志；橘络理气化痰，竹沥、半夏、竹茹清热燥湿化痰，其中竹沥尤善利窍。《本草衍义》云："竹沥行痰，通达上下百骸毛窍诸处，如痰在巅顶可降，痰在胸膈可开，痰在四肢可散，痰在脏腑经络可利，痰在皮里膜外可行。又如癫痫狂乱，风热发痓者可定；痰厥失音，人事昏迷者可省，为痰家之圣剂也。"沙参养阴清热，润肺化痰。诸药合用，再加安宫牛黄丸开窍醒神，可达养阴清热、开窍醒神之功。

安宫牛黄丸，恰如《温病条辨》所言："此芳香化秽浊而利诸窍，咸寒保肾水而安心体，苦寒通火腑而泻心用之方也。"以清水桂冲服，乃因患者为温病所致阴虚热盛，而安宫牛黄丸是为清热解毒、镇惊开窍之品，恐患者服用后格拒不受，故以清水桂送服，取清水桂之温性反佐，令患者服用时不致格拒，且清水桂气味俱轻，可助安宫牛黄丸上行以开窍醒神。简斋先生在本案中的整体立法处方用药时，标本兼顾，安宫牛黄丸开窍是为治急治标，二甲复脉汤加减是以治本，而清水桂冲服安宫牛黄丸则寓有《内经》"用寒远寒"之深意。

李右，34。温病十余日，始而似疟，近则高热绵延不退。经行不畅，脘腹连腰胀痛，大便迫溏，热高之时烦，少寝多渴，饮不多，苔花薄，不黄不燥，脉小。少阴阳明兼病，慎防厥脱，治以托化。

羌活　防风　银胡　鳖甲　法夏　黄芩　枳壳　会皮　竹茹　桔梗　浙贝　白芍薇　寄生　地黄炭　苓神　干姜（泡淡）

赏析：本案病名"温病"。患者适值经期，感受温热之邪，热入血室，故始而似疟；病历十余日失治而内传阳明，故高热不退而烦；邪在阳明而未见腹满燥实，大便溏，脉未见大而小，则病及少阴，如《伤寒论》所曰："少阴之为病，脉微细……五六日自利而渴者，属少阴也。"热郁阳明，津液不能上承，故多渴而饮不多；阳热之邪内扰心志，阳不敛阴，故少寝；少阴、阳明兼病，肾府及脘腹气机不畅，故脘腹连腰胀痛；苔花薄，不黄不燥为内无实邪积滞之象。"治以托化"，即疏和透表、托化清热。方选九味羌活汤合柴胡枳桔汤加减。

本案因其高热、烦渴属阳明，而脉小、多渴便溏，经行不畅，病属少阴，故简斋先生概为"少阴阳明兼病"，并提出"慎防厥脱，"治以托化"。"托化"虽仅二字，实为在精准辨证的基础上综合使用了祛风透表、养阴清热、温脾阳、补肾元等治法，而非单纯见热清热。处方中羌活、防风作为行经风药，能解散外感风邪，称为"解利剂"；银胡、鳖甲养阴退热，简斋先生医案中常用于治疗发热时间较长而兼有阴伤者。半夏、黄芩、干姜为泻心汤之意，辛开苦降，以解"脘腹连腰似胀痛"，如程效倩曰："痞虽虚邪，然表气入里，怫郁于心阳之分，寒亦成热矣，寒已成热，则不能外出，而热非实，秽又不能下行，惟用苦寒从其部而泻之，仍虑下焦之阴邪上入，兼辛热以温之，阴阳两解，不攻痞而痞自散，所以寒热互用。"桔梗能开利胸膈滞气，与枳壳相伍，升降气机，治胸满；与半夏、陈皮、生姜配伍，则辛通气机，治伤寒腹满。竹茹味甘性微寒，清中焦烦热，配入方中又有温胆汤之意而治胁胀、惊悸不眠、中焦烦乱。白薇主入阳明经兼冲任二脉，可清血分之热；与白芍相配，则养阴之力益增，并可清冲任血热。桑寄生滋补肝肾而固下焦，地黄养阴生血而补冲任，二药相配，则刚柔相济，调补下焦气血，以扶正调经。本案治法似乎是以伤寒法治疗温病，实则是熔温病与伤寒于一炉，灵活辨治，体现了简斋先生深厚的临床功底。

李右，新感触动伏邪，发热四五日，内烧，口渴，无汗，头痛身楚，烦懊夜甚，脉数，苔色薄黄。治以宣清透化。

香豉　芥穗　连翘　栀子　郁金　桑络枝　鸡苏散　枳壳　橘络　桔梗　赤苓芍　大贝　荷叶络

赏析：本案病名"温病"。患者外感邪气，伏而未发，郁久化热，加之新感，引动伏邪故而发病。邪热内郁，耗伤津液，故内烧、口渴无汗；肌表经气不利，失于濡养，故头痛身楚；夜晚阳归于内，与邪交争，故烦懊夜甚。脉数，舌苔薄黄，是体内有热的征象。治当清宣郁热，方选栀子豉汤、银翘散加减。栀子豉汤中栀子苦寒，清透郁热，解郁除烦，香豉气味轻薄，既能解表宣热，载栀子于上，又能和降胃气于中，两药相伍，清中有宣，宣中有降，为清宣胸中郁热、泻心火，治虚烦懊侬的最佳配伍。银翘散为辛凉平剂，清肃上焦。方中连翘味苦性微寒，其质轻清上浮，清热解毒，疏散风热，谓之"领邪出卫"；芥穗轻扬疏散，性微温而味辛，然辛而不烈，温而不燥，性质平和，善散风邪，可疏肌腠之邪而解表；因"凡病温者，始于上焦，在手太阴"，故又用辛散苦泄的桔梗来宣肃肺气而止咳利咽；另配大贝、橘络清热化痰止咳。用桑络、桑枝、荷叶络清热生津，祛风通络，利关节；郁金、赤芍苦寒泻热，入血分，解郁清心。另加鸡苏散取其清泻郁热，方中滑石性寒而散，质重体滑，善于清解暑热郁热；薄荷长于透散，透邪外出；甘草生用，既能清热和中，又能协同滑石起到"甘寒生津"的作用，清热而不伤阴。以上诸药配伍，共奏内清郁热、外散风热之效。

本案选用栀子豉汤为主方，虚烦与懊侬是栀子豉汤证的两大主症。关于"虚烦"，成无己云："发汗吐下后，邪热乘虚客于胸中。谓之虚烦者，热也。胸中烦热，郁闷而不得发散者是也。"（《注解伤寒论》）本案处方，辛凉之药中加入了辛温的香豉、芥穗，辛而不烈，温而不燥，既透散邪热又避寒凉遏伏，还可加强辛凉轻清药物透热外出之功；清透卫分药中加入了郁金、赤芍入血分的药，既加强了清热之力，又防止了邪热入里。本案处方是《伤寒论》之栀子豉汤与《温病条辨》之银翘散的巧妙组合，配伍精当、自然，体现了简斋先生临证注重实效，而无门户之见。

端木君，38。热经三候渐微未净，自脘至腹捺之
谷竦似痛，大便秘结，舌本赤、中心苔黄，口干
夜甚，溲甚多。气液不足，脾胃又失和化，清浊
升降失司，虚中有实，治以两顾。

沙参　石斛　苓神　法夏　黄芩　枳壳　会皮
竹茹　甘草　白芍　贝母　枇杷叶　冬瓜子
另黍米、谷、麦芽先煎。

赏析：本案病名"温病"。患者温热久羁，邪势有所减
退，故热渐微，但余邪深入营阴，干扰三焦气机运行。《素
问·阴阳应象大论》云："浊气在上，则生䐜胀。"邪热伤及
脾胃运化，通降失司，则见脘腹不适，捺之似痛；肺失宣
肃，肠不主津则肠液干燥，而见大便秘结；邪热下迫膀胱，
气化失司，则见溲甚多；热入营阴，津液亏虚则口干夜甚，
舌本赤、中心苔黄。总属热入营血，耗伤气阴，以脾胃失
于和化、清浊升降失司为主。虚实夹杂，"治当两顾"，即
兼顾清养肺胃、理气化痰，以复分清泌浊之功。方选清燥
救肺汤合温胆汤加减。方中以沙参、石斛甘寒养阴，滋养
肺胃；法夏、陈皮燥湿健脾；黄芩清热燥湿，泻火解毒；枳壳降气导滞，消痰散结；竹茹清热化
痰，除烦止呕；茯苓、茯神健脾渗湿；白芍滋阴止痛；贝母清热化痰；枇杷叶泄肺气，清胃热，
降逆止呕；冬瓜子润肺化痰，消痈通便；黍米、谷芽、麦芽健脾开胃，先煎取其顾护胃气之义。
诸药并用，共奏清养肺胃、理气化痰之效。

本案病经三候，热减未净，而见津液耗伤、清浊升降失司之证，如热微、便秘、腹痛、口干
夜甚、舌赤苔黄等。脾胃同居中焦，脾主升清，胃主降浊，清升浊降，纳运如常，则胃气调畅。
若表邪内陷、饮食不节、痰湿阻滞、情志失调、脾胃虚弱等因可致脾胃升降失司，则见便秘、溲
多、腹痛等症。治宜调理脾胃，复其升降。简斋先生选用温胆汤以理气和胃，升清降浊，非为化
痰温胆而解，正如清代叶天士《临证指南医案》曰："气病有不传血分，而邪留三焦……此则分
消上下之势，如温胆汤之走泄。"认为温胆汤辛宣流动，舒展气机，又可降泄热邪。简斋先生即
遵循此意，以辛开苦降之义用药，理气和胃，升清降浊，用清燥救肺汤清养肺胃，待肺胃气机调
畅，中州得健，升降有司，运化如常，则气阴可复，诸症可消。

李右，34。少阴温病，气液两伤，口干喉燥且痛，腰胁引痛，脉小数，舌前露底，腹胀，大便欲解不出。治再养阴生津。

银胡　鳖甲　沙参　川斛　黄芩　苓神　桔梗
甘草　白芍　川浙贝　干地黄（后下）

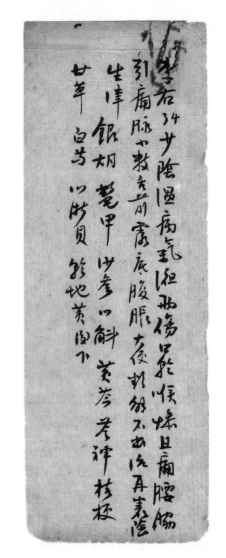

赏析：本案病名"温病"。少阴之脉，循喉咙，挟舌本，热邪传入少阴，消烁肾水，故见口干喉燥且痛、舌前露底；肠道失于濡润，故大便欲解不出；阴虚则经络失养，故见腰胁引痛。治当急救真阴，方选《温病条辨》复脉汤合《伤寒论》桔梗汤加减。处方中银柴胡甘苦凉，《医林纂要》言其"坚肾水，平相火"；鳖甲味咸平，入足厥阴、少阴经，既可养阴，又可入络搜邪。二药合用，以清退余热，此为简斋先生常用之药对。沙参养阴润肺，兼益脾肾，可补五脏之阴；石斛甘寒，入肺胃肾经，益胃养阴生津；黄芩清热泻火；茯苓、茯神健脾宁心；桔梗配甘草，即甘桔汤，治疗少阴咽痛，如《本草纲目》云"其治少阴证二三日咽痛，亦用桔梗、甘草，取其苦辛散寒，甘平除热，合而用之，能调寒热也。后人易名甘桔汤，通治咽喉口舌诸病"；白芍甘草酸甘化阴，濡养肝体，使经络得以濡养；川贝母、浙贝母润肺养阴下气；干地黄滋补肾阴。诸药配伍，共奏益气养阴生津之功。

《温病条辨》指出："壮火尚盛者，不得用定风珠、复脉；邪少虚多者，不得用黄连阿胶汤；阴虚欲痉者，不得用青蒿鳖甲汤。"此案患者经治后，热邪已退，气液亏虚，故不需黄连阿胶汤以滋阴泻火，也不需青蒿鳖甲汤透热养阴，而当治以养阴生津。《温病条辨》又指出："热邪深入，或在少阴，或在厥阴，均宜复脉。"故简斋先生选用复脉汤化裁以养阴生津。处方所用地黄为干地黄，《温病条辨》云："生地者，鲜地黄未晒干者也，可入药煮用，可取汁用，其性甘凉，上中焦用以退热存津；干地黄者，乃生地晒干，已为丙火炼过，去其寒凉之性，《本草》称其甘平；熟地制以酒与砂仁，九蒸九晒而成，是又以丙火、丁火合炼之也，故其性甘温。"在本案中用干地黄后下，即是取其清养，而偏于清，体现了简斋先生熟谙药性，随证施药，用药精当，不愧临证高手。

张左，29。病将旬日，初起烧热汗多且冷，近则寒热间作，烦闷渴饮，头痛肢困，嘈杂善饥，舌上尖红少苔，大便逐解不多，小溲清浑不定。

银胡　鳖甲　法夏　黄芩　沙参　川斛　苓神
橘络　甘草　白芍薇　竹茹　桑枝　寄生　白蒺
藜

赏析：本案病名"温病"，乃因外感温热之邪，故初起有烧热；患者素体精气不足，邪更伤正，阳随汗泄，卫阳不得温煦肌肤腠理，故汗多且冷；病程迁延旬日，表邪未解，余邪深入营分，邪正相争，故有寒热间作、头痛肢困；热扰心营则烦闷，伤津耗液则渴饮；胃阴不足，虚火内动，则嘈杂善饥；肠液不足，则便结量少；舌上尖红少苔为阴液耗伤之表现。《素问·病机十九条》曰："水液混浊，皆属于热……澄彻清冷，皆属于寒。"患者既有热邪下注膀胱，又存在阳气不足的情况，故小便时清时浑。病理性质属虚实夹杂，为温病日久，邪伏阴分，阴液耗伤且兼夹阳气不足。治拟养阴清热透邪，佐以补阳，以青蒿鳖甲煎加减。方中银胡、鳖甲养阴退热，透邪外出；黄芩、白薇苦寒，清营泄火坚阴；竹茹味甘性微寒，清中焦烦热，配合法夏和胃以除嘈杂；桑枝通络利关节，以消头痛、肢困；寄生味甘苦性平、白蒺藜辛苦微温，均活血祛风补肝肾。

本案患者临床表现见一派温病热入营血之象，但汗多且冷、小溲清浑不定二症尤其值得注意。患者病程初期即出现汗多且冷，应是素体精气不足；随着病程迁延旬日，又出现小溲清浑不定。究其原因有二，一方面热病多汗，阳从汗伤；另一方面《素问·阴阳应象大论》云"壮火之气衰""壮火散气"，《东垣十书》中亦言"火与元气不两立"。温邪最易耗阴，但人体禀赋各异，在某些特殊情况下，也会出现伤及阳气的情况，故本案证情实中夹虚。先生辨证可谓独具慧眼，此时治疗不可拘执温邪化热，只用辛凉清解，否则苦寒药物会进一步损伤阳气，而有阴阳两败之虞。在治疗温病的时候使用平补肾气之品并非常法，但临床证候错综复杂，先生此案是根据"因人治宜"的原则所采用的圆活变通之法，只有如此，危重之变证才有希望得以挽回。

卢右，风温夹痰，为热为咳且喘，渴饮汗多，痰黏不爽，肋疼右半为甚，舌干尖红，脉形弦滑数大。拟大青龙汤意主治。

赏析：本案病名"风温"。患者外感风温，肺失清肃而上逆，故见咳喘；热炼津液为痰，则痰黏不爽；痰阻气滞，故见右肋疼痛；内热迫津外泄则汗多；津伤则渴饮；脉弦滑数大主痰热实证。

大青龙汤出自《伤寒论·辨太阳病脉证并治》："太阳中风，脉浮紧，发热，恶寒，身疼痛，不汗出而烦躁者，大青龙汤主之。"本案方证为风寒俱中，荣卫皆伤，风为阳邪，为寒所闭，内扰胸中则烦躁。此时邪郁于外，阳扰于内，所以在解表基础上加石膏以清内扰阳邪。内清、外泄则阳气升腾，津液流布即化汗而解。方有执在《伤寒论条辨·卷三》中说："寒须发汗，风则解肌，欲并行而不悖。其为两难也何如哉？故能发两难发之汗者名曰青龙。"可见解表与清里并施，以疏散为主是该方的特点。方中麻黄还能宣肺平喘；石膏性寒，还可清热泻火，除烦止渴。此案简斋先生创造性地将大青龙汤用于温病的治疗，此时处方中麻黄的作用并不在发汗解表，而主要是宣肺，与石膏配伍则可泄肺中邪热，共奏清肺平喘之功。对肺热显著者，可重用石膏而酌减麻黄之量。杏仁、甘草化痰降气；桂枝、生姜、大枣相配调和营卫，又可益气滋液，顾护正气，用于温病时其量亦需酌减。叶天士在《温热论》中言风温之治疗："邪尚在肺，肺合皮毛而主气，故云在表，初用辛凉轻剂。"樟楠注曰："始初解表用辛，不宜太凉，恐遏其邪，反从内走也。"因此，风温之邪在肺卫者，需把握辛凉与解散二者之间的关系。简斋先生深谙《伤寒论》条文含义及经方构成配伍，临证善于将经方灵活用于温病治疗，大大扩展了经方的应用范围。

吴右，温病两候，初时表散过度，汗泄太多，热盛液伤，遂令便秘。昨服西药导下，更衣稠黏色酱，脘闷虽宽，热未低减，口渴频饮，舌上苔黄满布，边尖赤绛，脉弦数不宁。据述经停两阅月，用药更属棘手。

桑叶　连翘　银花　蒌皮实　枳壳　川浙贝

叶茹　花粉　栀子　竹

另七液丹二粒，药汁和服。

赏析：本案病名"风温"。患者初感风温表邪，本应辛凉透表，但发汗过度，热盛津伤，形成变证。此时津液耗伤，肠府失于濡润，只宜用辛凉清解，不可用下法，可患者"服西药导下"，反夺其津液，致水源枯竭。更衣黏稠，泻下色如败酱，表明温热邪毒已夹秽浊之气；体内津液大伤，故出现口渴频饮、舌红苔黄；舌边尖赤绛、脉弦数不宁为热入营血，疑有热扰胎气之象。治疗时需始终以存津液为务，防液涸动风而生痉厥之变，患者停经两阅月，疑有早孕，故简斋先生称"用药更属棘手"。治用甘凉滋润为大法，参以辟秽化浊，方选银翘散合七液丹加减。

银翘散具有辛凉解表、清热解毒、芳香辟秽的作用，常用于外感风热，邪在卫表之证。而患者因误治邪热入里，已非单纯表证，故此时用银翘散意不在解表，而在清热解毒，达邪外出。方中银花、连翘气味芳香，既能疏散风热、清热解毒，又可辟秽化浊；桑叶长于疏散肺经风热，又甘寒益阴、凉润肺燥；川贝母与浙贝母清热化痰，开郁下气，润肺止咳，《本草汇言》载"贝母，开郁，下气，化痰之药也，润肺消痰，止咳定喘，则虚劳火结之症，贝母专司首剂"；瓜蒌皮、瓜蒌仁清肺化痰，行气通便；竹茹甘寒清热，助贝母化痰之力；天花粉、栀子生津止渴，清热除烦；枳壳辛行苦降，行气消痞；竹叶清热生津，上清心火而解热，下通小便而利尿。由于温热病邪易兼夹秽浊，而从患者"更衣稠黏色酱，脘闷""舌上苔黄满布"等症看，已有温热兼夹秽浊之象，故另加七液丹辟秽化浊。七液丹出自《痧证汇要》，主要药物有滑石、生甘草、鲜萝卜汁、鲜佩兰叶、鲜紫苏叶、鲜藿香叶、鲜侧柏叶、生藕汁、荷叶、生大黄等，可辟秽化浊、清解热毒，专治瘟疫、疟痢、烂喉痧证、斑疹伤寒、时毒痈疽、一切疮毒、暑风卒仵、霍乱吐泻、诸般痧气等症。本案处方以辛凉平剂并加重养阴生津之品，用药轻灵平和，以冀不伤正气，不动胎气，乃"轻可去实"法应用之范例。

刘姑娘，两投和裹托化之剂，微热渐平，气阴未复，知饥思食，大便间解，脉小数，左微弦。治拟原法。

真银胡　鳖甲　沙参　二斛　苓神　橘络白　生

草　白芍薇　苡仁　丝瓜络　赤扁豆衣　谷芽

清暑益气散　荷叶盖煎

赏析：本案病名"暑温"。夏季暑热之邪易伤津耗气，致气阴两伤，病至后期，由气入营，阴液耗伤故身微热；投以调和气阴，托养中气之剂，胃气来复，故知饥思食；水谷入胃，脾运渐复，肠道传化之功尚弱，则大便间解；虚热伏营，故脉小数；左脉微弦为土虚木侮之象。本案为热病后期，暑热之邪未清，中气虚弱。治拟和养托化。方选清骨散合清暑益气汤加减。清骨散出自《证治准绳》，功用为泻火养阴，主治阴虚骨蒸劳热；清暑益气汤功用为清暑益气、除湿健脾。

暑温治疗，一则清暑，二则祛湿。暑为火热之邪，其性开泄，易伤津耗气；湿为阴邪，易伤脾气。暑温后期虽邪解热退，但津气受损未复。治疗应补气养阴，兼清暑热余邪。本案患者经治后微热渐平，而气阴未复，属热病后期，故治以"和养托化"，即为益气养阴、清化余邪。考清暑益气汤有二，一是李东垣《脾胃论》之清暑益气汤，二是王孟英《温热经纬》之清暑益气汤。两方相比较，李氏清暑益气汤以健脾益气、化湿清暑为主，王氏则以益气养阴、清暑生津为主。从本案处方药物组成看，应该为李氏清暑益气汤。吴鹤皋分析其方曰："炎暑则表气易泄，兼湿则中气不固，黄芪所以实表，白术、神曲、甘草所以调中；酷暑横流，肺金受病，人参、五味子、麦冬所以补肺、敛肺、清肺，《经》所谓扶其所不胜也；火盛则水衰，故以黄柏、泽泻滋其化源；津液亡则口渴，故以当归、干葛生其胃液；清气不升，升麻可升；浊气不降，二皮可理；苍术之用，为兼长夏湿也。"（《删补名医方论》）纵观本案处方用药，取李氏清暑益气汤以清暑健脾，另取清骨散之方意以养阴退虚热；复辅以沙参、石斛以助养阴复津液，丝瓜络、赤豆衣清利湿热余邪，茯神、谷芽、橘络、橘白助清暑益气散之健运脾胃，白芍、白薇助清骨散以养阴清热。全方用药中和，配伍恰当，正如金子久所论："而于暑湿邪退正虚之际，攻补最难措手，养阴则碍邪，清热则碍正，存津养液为第一要着。如湿中尚有余热，略佐清化其热，自亦不可偏废也。"（《金子久医案精华》）

张右，秋邪，烧热一候，形寒无汗，头痛烦闷，苔黄渴饮，脉弦数不静，腑行或溏。拟清宣疏达。

豆豉　葛根　黄芩　杏仁　桑叶　连翘　鸡苏散
橘络　桔梗　赤苓芍　竹茹　大贝　荷叶盖煎

赏析：本案病名"温燥"。邪在卫表，故见形寒、头痛、烧热无汗；温燥扰心，故有烦闷；耗气伤津，故苔黄渴饮、脉弦数不静；热邪有内传中焦态势，而成协热下利，故腑乃或溏。总属温燥犯肺，协热入里。治拟疏达解表，清宣透热。方选葛根芩连汤合桑杏汤、鸡苏散加减。葛根芩连汤为表里双解剂，具有解表清里之功效；主治协热下利，胸脘烦热，口干作渴。案中言"或溏"，说明表热有内传之势，但热未完全入里而成热利不止，黄芩偏清上焦肺热；黄连主清中焦胃热，故而去之。桑杏汤为治燥剂，具有清宣温燥、润肺除烦之功效。其中桑叶清宣燥热、透邪外出，杏仁宣肺润燥，共为君药。豆豉辛凉透散，助桑叶轻宣透热；贝母清化热痰，助杏仁润燥。鸡苏散出自《伤寒直格》，即六一散加薄荷，疏风散热，主治头痛、胸闷。《本草再新》曰"荷叶清凉解暑，止渴生津，治泻痢，解火热"；连翘、竹茹清心除烦解毒化痰；橘络、桔梗宣肺利气，疏解热邪；赤芍清热凉血；赤茯苓，"益心气，健中和脾，润肺，燥湿，治泻痢"（《本草再新》）。

初秋尚有夏末之余热，久晴无雨，秋阳以曝，燥与热合，侵犯人体，发为温燥；深秋近冬之寒气与燥相合，侵犯人体，则发为凉燥。本案从症状可知，为初秋温燥犯肺。肺为娇脏，喜清润而恶燥。肺主气司呼吸，直接与自然界大气相通，且外合皮毛，开窍于鼻，燥邪多从口鼻而入，故最易损伤肺津，从而影响肺气之宣降，肺气宣降不利，则外感热邪难解。《温病条辨》云："秋感燥气，右脉数大，伤手太阴气分者，桑杏汤主之。"桑杏汤是吴鞠通专为外感燥邪初期而设的清宣凉润代表方，属辛凉甘润之法，使燥热除而肺津复。简斋先生在此案中结合辨证，非常合理地以桑杏汤为主方，结合主症，配合葛根芩连汤解表清里治外热及溏泄，鸡苏散疏风热治头痛烦闷。三方加减，共奏清宣疏达之功，凸显了简斋先生临证善用复方大法、灵活化裁古方的深厚功底。

吴左，49。秋邪晚发，兼夹宿滞，热发两候未解，自始至终汗未透泄，既未克从气分而解，转而有入营之象，是以舌上尖前干绛，中后苔色黄滞，口干渴饮，间咳痰黏，腑行或溏。亦系热迫所致，议用清营透邪法。

青蒿　炒芩　杏仁　桑叶　连翘　豆卷拌川斛
茯神　枳壳　橘络　桔梗　益元散　赤芍　大贝
竹茹　白茅根

赏析：本案病名"秋燥"，证属邪入气营。患者在秋季感受燥热之邪，燥热之邪兼夹宿食，故致患者发热；燥热之邪日久不去，留恋于气分及营分而致热发两候未解（一候为5天）；燥邪最易耗液伤阴，故见口干渴饮；肺津不足，则炼液成痰，故见间咳痰黏；热邪内传中焦，而成协热下利，故腑行或溏；舌上尖前干绛为燥热传营、心肝郁火之象，热邪内蕴兼食滞，故见舌中后苔色黄滞。治则以清营透邪为大法，即透营泄热、转气分而解之意，正如叶天士所言"入营犹可透热转气"。方选蒿芩清胆汤和桑杏汤加减。蒿芩清胆汤源于《重订通俗伤寒论》，桑杏汤则是吴鞠通专为外感燥邪初期而设的清宣凉润代表方，属辛凉甘润之法，使燥热除而肺津复，处方中青蒿清虚热以透邪；炒黄芩化湿热以利胆，与桑叶同用清宣退热，从里达表；连翘辛凉清宣，透营分之邪外出，取"透营转气"之义；黄芩配伍连翘可清心肝之火；豆卷拌川斛透热解表，清利湿热，兼益胃生津；茯苓、茯神清热利湿，宁心安神；桔梗开肺气之结，宣心肺之郁，桔梗与枳壳相伍，一升一降，调畅气机，防湿邪阻滞气机；橘络、大贝理气清肺，化痰止咳；竹茹味甘性微寒，清热化痰；白茅根清肺益胃，凉血和营；益元散出自《黄帝素问宣明论方》，功用清利湿热利尿，使水道通畅，邪有出路。诸药配伍，共奏透营泄热、清宣疏达之功。

本案中简斋先生以"透热转气"之法治之。"透热转气"出自叶天士《外感温热论》："大凡看法，卫之后方言气，营之后方言血，在卫汗之可也，到气才可清气，入营犹可透热转气。"可见"透热转气"是温热病邪入营分时期的治疗原则。简斋先生在治疗营分证时，始终强调运用"透热转气"方法，而且透热转气之品多配伍清营热、养营阴之品。此外，简斋先生在使用清营透邪法处方中非常合理地将轻宣的桑叶、豆卷，清透的青蒿，苦降的黄芩、杏仁、竹茹，宣畅气机的桔梗、枳壳，清利湿热的益元散、茯苓等有机组合，使邪有去路，则入营之邪即可外透，转出气分而解，值得临床借鉴学习。

何左，21。秋邪，烦热汗少，口渴，大便迫溏，头昏，苔浅黄，前尖稍露赤底，似将化燥，脉弦数。治以清宣苦坚。

葛根　黄芩　川连炭　赤芍　苓神　鸡苏散　橘
红　竹茹　银花炭　桑络　翘炭　荷脐

赏析：本案病名"温燥"。秋令燥金主之，感受燥邪，燥邪伤表，肺为热灼，则见烦热；燥邪伤津则汗少口渴；热邪上扰清窍则头昏；肺与大肠相表里，燥热之邪下移大肠，则见大便溏泻；上焦有热则舌尖发赤，中焦有热则苔黄，燥热伤津则苔燥；脉弦主邪，数主热。证属肺燥肠热，治以"清宣苦坚"，即清热宣气、苦燥坚阴。方选葛根黄芩黄连汤加减。方中葛根辛甘而凉，既能解表退热，又能升举脾胃清阳之气而治下利；黄芩、黄连清热燥湿，厚肠止利，黄连炭用取其收敛之性；赤芍清热凉血；橘红理气宽中，燥湿化痰；竹茹清热和胃；银花、连翘轻宣透热，有"透营转气"之义，二者炭用尚可防止出血；桑络润肺理气；鸡苏散清暑利湿，清泄邪热，使邪从小便而解；茯苓淡渗利湿，茯神健脾安神；荷脐一则升发清阳而止泻，二则具有凉血止血之效，可防出血。诸药并用，奏清热宣气、苦燥坚阴之效。

秋邪多以燥邪为主，其致病以邪闭肺卫、津伤燥结等症为主，本案则见秋燥伤肺之烦热口渴、汗少；肺热移肠之泄泻如溏，此类便泄，为燥热之邪下移大肠所致，当见有腹部灼热、肛门热痛、水泄如注，或者腹痛泻艰难行、似痢非痢，如《素问·至真要大论》所云"暴注下迫，皆属于热"，需与脾肾阳虚之虚寒下利相鉴别。治疗当遵"通因通用"之义，以清热除邪为宜，不能见泻止泻，故处方以葛根黄芩黄连汤解表清里、外疏内清、表里同治。因燥热之邪易伤阴血，故尚加用轻宣之剂透热转气，健脾之药以助升清，淡渗利湿之品冀邪从小便而解，且多药炭用取其防下血之功。全方清上、建中、利下，各方兼顾，冀获良效。燥邪当令，且有津伤见症，但方中并无滋阴生津之品，非为遗忘，实乃邪去则正安，顾护中州脾胃，清阳得复，即是护阴生津之义，治病求本，药简而力专。

张右，秋邪八日，痰热交阻，蒙蔽灵窍，神志半明半昧，脉小数，舌强言謇，肤表无汗，肢或抽搐，风欲动矣。

青蒿　桑叶　黄芩　连翘　橘络　桔梗　竹沥夏　枳壳拌竹茹　鲜菖蒲根　大贝　老式天竺黄　海蛤壳

另安宫牛黄丸一粒。

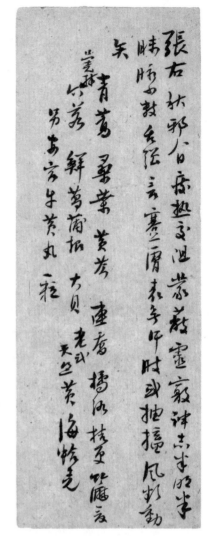

赏析：本案病名"温燥"。《医醇賸义》中言："燥者干也，对湿言之也。立秋以后，湿气去而燥气来。初秋尚热，则燥而热；深秋既凉，则燥而凉。"可见燥邪有温、凉两种不同的属性。根据该案患者临床表现和苔脉，当属温燥。燥邪最易耗伤阴血，肺津不足则炼液成痰，营血不充则无汗；肝主筋，血分枯槁，则筋缩劲强，肢或抽搐；心主神明，开窍于舌，受热邪所扰，则神志半明半昧、舌强言謇；脉数为热，小为津亏。病机为外感温燥，津血不足，痰热扰心，肝风内动。治则以辛凉散邪、甘润养阴为大法，方选蒿芩清胆汤合涤痰汤、安宫牛黄丸化裁。蒿芩清胆汤源于《重订通俗伤寒论》，涤痰汤出自《奇效良方》。处方中用桔梗、枳壳解气郁；青蒿、桑叶从里达表，尤佐黄芩、连翘等以解热郁，否则热不解而诸郁亦不开；半夏、竹沥、竹茹、大贝涤痰并能润燥，菖蒲根豁痰开窍；海蛤壳清热化痰，镇潜息风，《本草汇言》中言其"病因热邪痰结气闭者宜之"；天竺黄，古称竹黄，《本草纲目》云"生南海镛竹中，此竹极大，又名天竹，其内有黄，可以疗疾"，具有清热豁痰、凉心定惊功效，用于热病神昏、中风痰迷、痰热惊痫、抽搐、夜啼。

喻嘉言在《医门法律·秋燥论》治燥律五条中提出："凡治燥病，不深达治燥之旨，但用润剂润燥，虽不重伤，亦误时日。"本案患者外感温燥，痰热凝结，津血亏虚，伤及心、肺、肝诸脏，病情复杂。过用辛散则伤津耗气，一味滋阴则助痰留邪。简斋先生治从"燥为干涩不通之疾（《临证指南医案·燥》）"入手，采用轻苦辛通，以芳香透达、宣通气滞、开泄闭结，佐以甘润流动之品，滋燥以息风而无留邪之患。方后配用安宫牛黄丸以开窍醒神，乃特色用药之一。安宫牛黄丸组方精妙，清热泻火、凉血解毒与芳香开窍并用，意在祛邪外出，以收"使邪火随诸香一齐俱散"之功。全方辛、平、甘、苦以利升降而转气机，开透邪之门户。

桑左，时病尾期。午后仍有潮热，热时口鼻熏灼，汗泄极多，午夜始平，口甜，腹胀，舌苔水黄。气阴固属不力，秽浊尚未尽化，拟清养之中参以芳展。

青蒿　鳖甲　黄芩　石斛　寸冬　茵陈　枇杷叶

枳壳　苓神　佩兰

赏析：本案病名"时病"。乃因秽浊之邪从外而感，病至尾期，邪去大半而正气亦伤，为虚实夹杂之证。时病后期余热未清，肺胃阴液受损，虚火炎上，故见午后潮热、口鼻熏灼；肌表腠理疏松，气虚失于固摄，而大量汗泄；湿热秽浊之气熏蒸脾胃，故觉口甜；脾胃失于通降则腹胀；湿热内蕴，则苔水黄。治拟养阴清热，利湿化浊。方选青蒿鳖甲汤加减。

青蒿鳖甲汤出自《温病条辨》，功能内清血中伏热、外透伏阴之邪；主治温病后期，阴液耗伤，邪伏阴分。本案取方中青蒿、鳖甲二味主药。青蒿可芳香清热透络，引邪外出；鳖甲滋阴退热，入络搜邪。如吴鞠通自释为："此方有先入后出之妙，青蒿不能直入阴分，有鳖甲领之入也；鳖甲不能独出阳分，有青蒿领之出也。"加用黄芩清热燥湿，清上中焦肺胃之湿热；茵陈苦泄下降，性寒清热，使脾胃湿热从小便而去；佩兰气味芳香，功能化湿和中、祛秽泄浊；石斛能清疏虚热，补益脾胃，强壮筋骨；麦冬养阴润肺，益胃生津，清心除烦，与石斛同用，可清热保津；茯苓、茯神利水渗湿，健脾，宁心；枳壳功同枳实，作用较缓，长于行气开胸，宽中除胀；枇杷叶性味苦寒，入肺、胃经，常用于清肺止咳、降逆止呕。此案患者咳嗽及呕逆症状并不明显，简斋先生拓展而用之。一是与黄芩配伍，取其清降肺气之功；一是与麦冬同用，宣燥润肺。正如《重庆堂随笔》所言："凡风温、温热、暑、燥诸邪在肺者，皆可用以保柔金而肃治节，香而不燥。凡湿温、疫疠、秽毒之邪在胃者，皆可用以澄浊而廓中州。《本草》但云其下气治嗽、呃，则伟绩未彰，故发明之。"此外，处方中用佩兰也别有深意，以其芳香辟秽，醒脾化湿，舒展气机，参于养阴清热、利湿化浊诸药之中，即简斋先生所谓"清养之中，参以芳展"。

张左，时感二日。热退后恣啖生冷，湿水停蓄，得饮则呕，腹常疠痛，脉沉弦而小，舌苔水黄潮黏。拟通阳导化。

瓜蒌　薤白　法夏　云苓　陈皮　川朴　建曲
枳壳　苏桔梗　藿梗　五苓散　淡生姜

赏析：本案病名"时病"。患者感受时邪，邪正相争而发热，正胜邪祛而热退。此时邪气衰微，正气受损，而气血尚未恢复。因饮食不当、进食生冷，则阳气郁遏，气机阻滞，水湿内停。脾阳受损，脾失健运，无以运化水湿，则得饮则呕；升降失司，气行不畅，故致胃腹疼痛；阳气被郁，故脉沉小，弦主疼痛；水湿内停，余热为湿所伏，故舌苔水黄潮黏。治拟通阳散结，利水渗湿。方选瓜蒌薤白半夏汤合五苓散、厚朴温中汤加减。

瓜蒌薤白半夏汤源自《金匮要略》，功能通阳散结、行气解郁。方中瓜蒌涤痰散结；薤白辛温通阳，宽胸散结；半夏化痰散结，降逆和胃；此患者为时病后期，余热未清，为防白酒徒增湿热，故弃之不用。五苓散功能利水渗湿，通阳化气。厚朴温中汤源于《内外伤辨惑论》，功能行气除满、温中燥湿，用于中焦寒湿气滞之证。处方中用藿梗易草豆蔻以化湿止呕；枳壳、桔梗易木香，一升一降，行气开胸，宽中除胀；神曲甘温健脾开胃，和中消食。《素问·热论》言："热病少愈，食肉则复。"此时仍有余邪存在，加之脾胃多已受伤，受纳运化之力亦有减弱，若不慎口腹，恣食生冷，以致脾胃再伤，病情加重，传统上称之为"食复"。《温热经纬·内经伏气温热篇》引章虚谷曰："病初愈，余热留藏于经络血气中而未净，因食助气，则两热相合而复炽。"本案患者因食生冷而复，故简斋先生以通阳导化为治则，通阳以助脾胃腐熟生冷之物，并可化气将停蓄之湿水从小便而解，使邪有去路。该方须热服，且需合理膳食，时时注意顾护胃气，饮食清淡，不宜多食辛辣肥腻，不宜进食生冷，不宜饮酒，以防变生他病。

孙左，34。温病始而似疟，继经西医诊治，大便溏泻绵延二十日以外，溏止热仍不解，汗少头眩，口苦不欲饮，或呕，下肢酸楚，舌苔薄淡，昨日一度凛冷恶寒，后转热得汗。是系风寒下陷，枢机不转，治以疏和。

柴胡　葛根　法夏　黄芩　防风　橘皮　云苓
桑枝　寄生　淡生姜

赏析：本案病名"时疟"，是指感受时邪，出现寒热往来、似疟非疟的一系列症状。患者感受时邪，症见寒热似疟，经西医诊治，表邪未解，入里化热，症见大便溏泻绵延二十日以外。溏止而热不解，汗少，病属半表半里，邪郁少阳，枢机不利；胆热循经上扰则头眩，上炎官窍则口苦；津不上承则不欲饮；邪热上扰心神则夜烦；胆热犯胃，胃失和降则呕；表邪未解，经脉失荣则见下肢酸楚；舌苔薄淡，可证表证未解、里热不盛、津亏不显。病机当为风寒内陷半表半里，枢机不利。治当疏肝和胃，和解少阳。方选小柴胡汤加减。案中以柴胡疏肝解郁、升举阳气，黄芩清热燥湿，二者合用以和解少阳；葛根升阳止泻，桑枝通利关节，桑寄生补益肝肾，半夏、橘皮合二陈之义以燥湿健脾，茯苓淡渗利湿，防风祛风解表、胜湿止痛；生姜辛散走表，干姜温中化饮，二者合用以温胃止呕。诸药并用，共奏和解少阳、疏肝和胃之效。

疟之一词，常在医家论及寒热交替之候时来描述症状，如《伤寒论》中"太阳病……如疟状，发热恶寒"；清代王孟英《温热经纬》归纳"若感受风温、湿温、暑热之邪者，重则为时感，轻则为时疟"，提出"时疟"概念。在简斋先生医案中，亦有"似疟""类疟"等词来描述寒热交替，如"温病似疟十六日，暮晚微寒""类疟，每夜恶寒，之后有热，有汗即解"，病机则归于少阳枢机不利，常用疏和之剂，如柴胡类方从少阳枢机不利论治，提示在临证中遇到寒热交替、发作有时之证，用汗法、下法皆有顾虑之时，可从少阳枢机半表半里入手。另简斋先生处方中桑枝、桑寄生二药多相须为用，二者皆从桑而来，当具桑之轻清疏散之功。桑枝横行四肢，行津液，利关节，清热去风，除湿消肿，通络止痛；桑寄生补肝肾，强筋骨，祛风逐湿，补血通脉。桑枝以通为主，桑寄生以补为要。二药参合，一补一通，可相互为用，具有补肝肾、壮筋骨、祛风湿、通络道、止疼痛之功效。

三

外感湿温病证

（计35案）

王左，湿温月余，邪湿下陷，腹痛便溏，烧热口渴，舌上干绛，苔黄不腻。防下血。

葛根　黄芩　川连　草拌白芍　沙参　川斛　益元散（包）　茯神　橘络　银花（半生半炭）　翘炭　扁豆衣花　荷脐

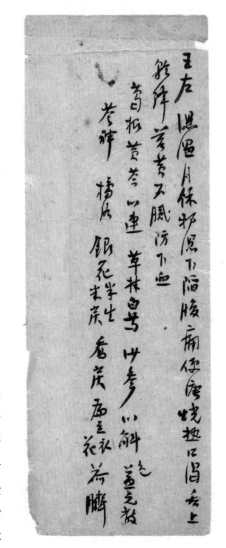

赏析：本案病名"湿温"。病因病机为外感湿温邪气，湿热留恋，月余不解，邪气下陷。脾失升清则大便稀溏；热盛伤阴，胃阴不足则烧热口渴；热入营分则舌上干绛，恐热入营血则需防下血。治拟解表清里，透热转气。方选葛根黄芩黄连汤合黄芩汤、益胃汤、益元散加减。葛根芩连汤出自《伤寒论》，功用解表清里，主治协热下利；黄芩汤出自《伤寒论》，功用清热止利；益胃汤出自《温病条辨·卷二》，功用益胃生津；益元散出自《黄帝素问宣明论方》，功用清利湿热。案中处方以葛根、黄连苦寒燥湿；黄芩苦寒清热，芍药酸甘止痛，二药合用酸苦相济，调中存阴以止利，为后世治利之祖；沙参、石斛滋阴益胃；茯神健脾渗湿；橘络开通湿热之邪走散通道；连翘、银花清宣透热。连翘采用连翘炭、银花用半生半炭，清热收敛止利的同时兼防止出血；根据"舌上干绛"，用于此处尚有透营泄热、转气分而解之意，正如叶天士所言"入营犹可透热转气"。再用益元散祛湿气，使邪从小便而解；加荷脐升清，扁豆衣、扁豆花健脾醒脾化湿止泻。

本案简斋先生据患者腹痛便溏、烧热口渴、舌上干绛、苔黄不腻等辨证为热在阳明，湿在太阴，而热重于湿。处方综合运用了《伤寒论》葛根芩连汤法和温病热传营血治法，取银花、连翘二药透热转气，使有形之滞得下，而无形之邪解散。同时佐以生津之品，以防温热伤阴劫津致使化源告竭而产生动血、生风、痉厥之变。本案辨治融合伤寒六经辨证与温病卫气营血辨证，灵活应用经方与时方，并且注重"已病防变"，可谓打破成规，独出心裁，值得临证借鉴学习。

黄左，时感形寒，发热头眩，大便欲解不出，口淡味苦，苔腻。治以疏化。

豆豉　葱白　栀皮　芥穗　法夏　陈皮　赤苓

枳壳　桔梗　杏薏仁　生草　建曲

赏析：本案病名"湿温"。湿邪袭表，肺卫失宣，邪犯清窍则寒热头痛；湿性黏滞，阻碍气机，胃气不降，则大便欲解不出；湿邪困脾则口淡，湿邪化热则味苦、苔腻。治拟解表散寒，宣气化湿。方选葱豉汤、栀子豉汤、三仁汤、枳桔二陈汤加减。葱豉汤出自《肘后备急方》，功用通阳发汗；主治伤寒初起，头痛身热，脉浮大。方中葱白辛温通阳，疏达肌表以散风寒；豆豉辛甘以宣散解表。二者合用，有通阳发汗、解表散寒之用。伍以芥穗，增强解表作用。栀子豉汤出自《伤寒论》，功用清热除烦、宣发郁热，本案用其清上焦之热；三仁汤出自《温病条辨》，功用宣畅气机、清利湿热；枳桔二陈汤出自《医宗金鉴》，以枳桔宣肺降气，即叶天士所谓的"辛以散邪，佐微苦降气"，半夏、陈皮、茯苓、建曲理气健脾、和中化湿。诸药合用，共奏宣上、畅中、渗下分消湿热之效。

栀子豉汤在《伤寒论》中治寒邪入里，郁而化热所致热郁胸膈之证。《临证指南医案》认为，栀子、豆豉气味俱薄，为"轻苦微辛之品""微苦以清降，微辛以宣通"，故以其治上焦气分之证。同时根据郁之轻重、热之多少及夹风夹湿之不同，确定辛散与清凉药物配伍之权重，即《外感温热篇》所言："在表初用辛凉轻剂，夹风则加入薄荷、牛蒡之属，夹湿加芦根、滑石之流，或透风于热外，或渗湿于热下，不与热相搏，势必孤也。"《温热逢源·论伏气发温与感风温病原不同治法各异》云："暴感风温，其邪专在于肺，以辛凉轻散为主，热重者兼用甘寒清化。"简斋先生在此案中针对湿温气分之证，遵循叶氏"宣郁"之法，以葱豉汤、栀子豉汤辛苦轻宣，辛能宣邪，凉可清热，轻清举上，清解肺卫热邪，热清卫疏则邪透汗泄，虽不发汗而达汗出的目的。

吴左，湿温一候，寒热，头痛，身楚，汗时热退，汗止复热，汗不及下，胸脘烦闷，渴饮不多，口秽味苦，舌苔灰黏，频作嗳噫，大便逐解，溲色不清，脉沉弦而数。有形食滞，无形湿热，纠结不化。

香豉　葛根　黄芩　杏仁　川朴　陈皮　枳壳
苏桔梗　赤苓芍　法夏　益元散　建曲泻　麦芽
荷梗　鲜藿　鲜佩梗

赏析：本案病名"湿温"。肺卫失宣，邪犯清窍则寒热头痛；湿阻气机不畅，见胸脘烦闷；脾胃虚弱，食滞化热，兼夹湿邪，上逆则口秽味苦、频作嗳噫，湿热下注则大便逐解、溲色不清；苔灰发黏，多为痰饮内停，湿热内阻；脉沉弦主里实，数为热证。证属内外合邪，卫气同病。治拟芳香宣化，健脾和胃。方选葛根芩连汤合藿朴夏苓汤加减。葛根芩连汤出自《伤寒论》，功用解表清里；藿朴夏苓汤出自《医原》，功用解表化湿，主治"湿温初起，身热恶寒，肢体困倦，胸闷口腻，舌苔薄白，脉濡缓"。方中香豉、藿香、佩兰芳化升散宣泄郁热以疏表湿，使阳不内郁；葛根升阳生津止渴，解肌清热；黄芩清热燥湿，酒炙以清上焦之热；陈皮、半夏燥湿运脾，使脾能运化水湿，不为湿邪所困；杏仁、桔梗开泄肺气于上，使肺气宣降；苏梗、枳壳、厚朴行气消胀；建曲、麦芽健脾消食，以去有形之积；益元散淡渗利湿利尿，使水道畅通，则湿有去路。诸药配伍，共奏宣肺开上、健脾和中、渗湿利下之效。

湿温一证，治疗需分清湿热轻重、病位上下；注重分解湿热，湿去热孤则病易消解。初起卫气同病，湿邪偏盛者，宜芳香温化透表里之湿；邪在中焦，湿浊偏盛，湿中蕴热者，宜苦温开泄为主，佐以清热；湿邪化热至湿热俱盛者，宜辛开苦降，化湿清热并进；若热重于湿，则清热为主，兼化湿邪；湿邪下注，泌别失司，则淡渗利湿为治，为湿邪寻求出路。脾喜润恶燥，胃喜燥恶湿，故脾胃不足，湿热蕴聚中焦，健脾渗湿、和胃消滞当为应对之治。简斋先生在本案中的遣方用药充分体现了重视脾胃，以陈皮、半夏、建曲、麦芽之类健脾和胃，葛根、荷叶升发脾阳，枳壳、厚朴行气和胃，兼以上宣、下利，总以中焦脾胃为枢，突出"治病必求于本"。

严左，25。温病五六日，胁下气撞，胸痞呕吐，口苦不渴，夜烦身楚，大便溏泄（自诉欲泻方畅），苔板白，脉弦数而小。治以宣达。

豆豉　葛根　藿香　郁金　朴苓　法夏　橘皮
赤白苓　杏仁　滑石　六曲　桑枝　寄生　生姜

赏析：本案病名"湿温"。湿邪客于肌表，则见身楚；湿阻胸膈，气失宣展，则见胸痞；湿蕴肝胆，肝失疏泄，则胁下气撞；湿热上蒸，则口苦；湿阻胃脘，胃失和降，则呕吐；湿为阴邪，湿阻于内，则口不渴；湿性趋下，肠道传化失常则大便溏泄，便泄湿去则欲泻方畅；热扰营阴，则夜烦；湿邪偏盛、上泛于舌，则苔板白；脉弦主湿，数主热，小主虚。证属湿温湿阻气机，治当宣畅舒达气机，方选藿朴夏苓汤加减。方中豆豉解表宣郁，藿香解暑化湿，二者合用可芳化宣透以疏表湿，使阳不内郁；郁金清热利胆，行气解郁；葛根升阳止泻；厚朴燥湿消痰，下气除满；黄芩清热燥湿；法夏、橘皮健脾燥湿于中，使脾能运化水湿，不为湿邪所困；杏仁开泄肺气于上，使肺气宣降，通调水道；赤白苓利水渗湿、健脾宁心，滑石清热利水，二者合用淡渗利湿于下，使水道通畅，湿有去路。如此宣肺开上、健脾畅中、渗湿利下，三者同用，使表里之湿内外消散。佐以桑枝祛风湿，利关节；寄生补肝肾，强筋骨；六曲健脾和胃，生姜温中止呕。诸药并用，共奏宣畅舒达气机之功。

湿为阴邪，易阻气机，脾居中州，为气机升降转圜枢纽，脾虚湿困，运化失常，气机失畅，枢机不利，升降失司，则见诸症。治宜宣畅气机，以复脾胃升降。简斋先生治脾虚湿阻、气机不畅之证，必先通利气机，俾气水两畅，湿从水化，热无所结，湿浊化则热易清。如湿在上焦则宣肺气，在中焦则运脾气，在下焦则化膀胱之气，使气机宣畅，热邪随湿而去，正如章虚谷《医门棒喝》所言："脾气弱则湿自内生，湿盛而脾不健运，浊壅不行，自觉闷极，虽有热邪，其内湿盛而舌苔不燥，当先开泄其湿，而后清热，不可投寒凉以闭其湿也。"故以藿朴夏苓汤苦辛宣降，以宣畅舒达气机。本方集芳香化湿、苦温燥湿、淡渗利湿三者为一炉，具有开上、畅中、渗下之功，能宣化表里湿邪而用于湿阻气机之证。

严左，25。热减寐安，口苦不甚，渴饮呕恶，湿浊在里熏蒸，便溏告停，腹部微胀，舌苔白黏。治以苦辛芳香法。

杏苡仁　白蔻仁　滑石　法夏　根朴　子芩　赤苓　方通　建曲　藿香　竹茹　荷梗

（雲注合香疑即藿香）

赏析：本案病名"湿温"。病因病机为外感湿热邪气，致湿热熏蒸。湿阻中焦，胃气不降则腹微胀、呕恶；湿遏热伏，熏蒸于内，则身热、口渴多饮、口苦、苔白黏；湿重于热，故热减而口苦不甚。治拟宣畅气机，清利湿热。方选三仁汤加减。三仁汤出自《温病条辨》，功用宣畅气机、清利湿热，主治"头痛恶寒，身重疼痛，胸闷不饥，午后身热"。处方中用杏仁宣利上焦肺气，气行则湿化；白蔻仁芳香化湿，行气宽中，畅中焦之脾气；薏苡仁甘淡性寒，渗湿利水而健脾，使湿热从下焦而去；滑石、方通（大通草方形药材的别称，即通草）甘寒淡渗，清利湿热；半夏、厚朴行气化湿，散结除满；茯苓、建曲健脾渗湿止泻；黄芩苦寒以清热燥湿；竹茹清热化痰，除烦止呕；荷梗清热解暑，通气行水。综观全方，体现了宣上、畅中、渗下，三焦分消的配伍特点，气畅水行，湿解热清，三焦通畅，则诸症自除。

本案处方是简斋先生治疗湿温初起，邪在气分，湿热熏蒸，湿重于热的常用方剂。湿温病因，一为外感时令湿热之邪；一为湿饮内停，再感外邪，内外合邪，酿成湿温。卫阳为湿邪遏阻，则见头痛恶寒；湿性重浊，故身重疼痛、肢体倦怠；湿热蕴于脾胃，运化失司，气机不畅，则见胸闷不饥；湿为阴邪，旺于申酉，邪正交争，故午后身热。其证颇多疑似，每易误治，故吴瑭于《温病条辨》中明示"三戒"：一者，不可见其头痛恶寒，以为伤寒而汗之，汗伤心阳，则神昏耳聋，甚则目瞑不欲言；二者，不可见其中满不饥，以为停滞而下之，下伤脾胃，湿邪乘势下注，则为洞泄；三者，不可见其午后身热，以为阴虚而用柔药润之，湿是胶滞阴邪，再加柔润阴药，两阴相合，则有锢结不解之势。故治疗之法，惟宜宣畅气机，清热利湿，主以三仁汤治疗。秦伯未在《谦斋医学讲稿》中指出："三仁汤为湿温证的通用方。它的配合，用杏仁辛宣肺气以开其上，蔻仁、厚朴、半夏苦辛温通以降其中，苡仁、通草、滑石淡渗湿热以利其下。虽然三焦兼顾，其实偏重中焦。"简斋先生将其归纳为"苦辛芳香法"。

吴右，湿温症热闭在里，脘闷内烧，作呕，大便秘结。治以苦辛通化。

瓜蒌　薤白　法夏　豆豉　黑栀　川朴　杏薏仁　白蔻拌滑石　子芩　茯神　枳壳　桔梗　淡生姜　竹茹

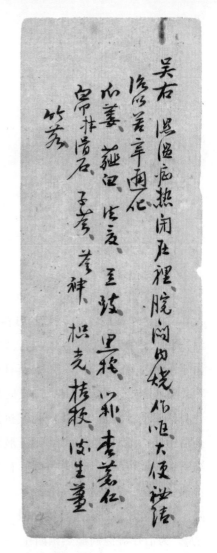

赏析：本案病名"湿温"。病因病机为外感湿热之邪，中焦脾胃运化失健，久蕴化热而致。热处湿中，湿遏热伏，不能发越于外，故脘闷内烧；湿郁内阻，气机不畅，肠腑传导不利，则大便秘结；胃气不降，可见作呕。治以辛开苦降，宣化通腑。方选瓜蒌薤白半夏汤、三仁汤、王氏连朴饮加减。瓜蒌薤白半夏汤来源于《金匮要略》，有行气解郁、通阳散结、祛痰宽胸的功效。三仁汤出自《温病条辨》，有宣畅气机、清利湿热之功效，主治湿温初起及暑温夹湿、湿重于热证。王氏连朴饮源自《霍乱论》，有清热燥湿、行气宽中之效，主治邪在气分、湿热并重、郁阻中焦之证。本案处方中用瓜蒌甘寒清上焦之火，使痰气下降，荡涤胸中郁热垢腻；薤白辛温，除寒热，温中去水，专泄气滞；半夏去湿豁痰，和胃降逆止呕；豆豉宣郁除烦，透邪外出；山栀苦寒，清热泻火燥湿；川朴苦辛温，温中下气，散结燥湿；杏仁宣利上焦肺气，气行则湿化；薏苡仁甘淡性寒，渗湿利水而健脾，使湿热从下焦而去；白蔻仁芳香化湿行气宽中，畅中焦之脾气；滑石甘寒淡渗，与三仁相配以加强清热利湿之功；黄芩苦寒，配山栀以治表里诸湿热，配三仁使湿热之邪从小肠而泄；茯苓、茯神淡渗利湿，与半夏配则降逆化痰止呕，与川朴花配则燥湿开胃除满，与三仁配则利水除湿，并有健脾作用；枳壳、桔梗同为舟楫之剂，宣畅气机，中焦和则上下气顺而呕止腑通；淡生姜、竹茹温中化痰和胃止呕。诸药合用，共奏辛开苦降、宣化湿热、止呕通腑之功。

本案处方用瓜蒌薤白半夏汤通阳化气，王氏连朴饮清热化湿、和胃降气，三仁汤淡渗分利湿热，总以苦辛通降为法，用药丝丝入扣，不逾治湿热规矩，充分表明简斋先生擅长用复方化裁治疗临床复杂证候。治疗湿温临床有四忌：一忌大汗；二忌大下；三忌滋补；四忌温养。而应以化湿、祛湿、渗湿为主治疗，使湿郁开则热随湿去，非热重湿轻者莫用苦寒。

陈右，湿温三候，气阴固虚，湿热尤盛，入夜烦躁欠安，身热仍亢，下肢欠温，脉沉小而数，舌上中心虽绛，苔色水黄滑腻，服药后呕吐。

豆豉　栀炭　法夏　郁金　菖蒲　川连　淡姜
枳壳　橘皮　竹茹　连翘

另荷叶露代水煎药。

赏析：本案病名"湿温"。患者外感湿温之邪，病程缠绵，邪正交争，正虚邪实，故言"气阴固虚，湿热尤盛"。由于湿温并重，结于中焦，交蒸日久，耗气伤津，气火熏蒸，蒙蔽清窍，扰乱心神，则夜间烦躁不安；因湿热留滞致身热不退；湿热互结，脾胃气机失常，胃气上逆，则服药后呕吐；湿邪闭阻阳气，则下肢欠温；脉沉小而数、舌绛苔黄滑腻皆为气分湿热并盛，初入营分之象。此属湿温湿热中阻证，病机为"气阴固虚，湿热尤盛"。治以辛开苦降，燥湿清热。方选连朴饮加减。王氏连朴饮出自《霍乱论》，为治疗湿温病湿热困阻中焦之代表方，具有清热化湿、理气和中之效。本案病机为湿热交蒸于中焦，徒清热则碍湿，徒化湿则易助热，故治疗必须清热祛湿并举。方中黄连苦寒，清热燥湿；半夏辛燥，降逆和胃止呕。二药苦辛并进，顺应脾胃升降，分解中焦湿热。栀子苦寒，清心泻热，导湿热从小便出；石菖蒲芳香化湿醒脾；淡豆豉宣郁止烦，合栀子以清宣郁热而除心烦。本案处方中又加郁金、枳壳行气解郁，合菖蒲、豆豉、栀子以化湿和中。连翘苦寒泄降，尤长于清泄心火，并可透热转气；配伍黄连，增强清心利尿、分解湿热之效。橘皮辛苦而温，行气和胃；竹茹甘寒，清热和胃。二药合用，降逆止呕。于诸寒凉药中加一味辛温之干姜，一方面温通阳气，一方面防止格拒，乃属反佐之法。另加荷叶露增强清热化湿之效。本方苦辛合法，寒温并用，寓升于降，共奏辛开苦降、燥湿清热之功。

《伤寒论》泻心汤为后世辛开苦降、寒温并用治疗湿温所师法。本案湿温三候，病已发展至中期气分阶段，为典型的湿温证，以脾胃湿热为主，虽气阴固虚，但湿热尤盛。治疗仍以辛开苦降，燥湿清热。本案患者服药呕吐，为寒热格拒之证，故方中配入干姜辛温反佐，并与黄连、半夏相伍，辛开苦降，既能和胃降逆止呕，又不失治法方意。全方用药平和，配伍简洁，为"轻可去实"、轻剂治重证的典型案例。

李右，31。湿温旬日，病在少太两阴。热势暮重，午后怯寒，寒时头痛身困，热时作速微烦，渴不多饮，间时欲呕，口苦，舌苔灰黄，小溲短少。今晨频频便泻，泻先腹鸣微痛，脉沉小。拟柴葛解肌主治，冀少阴之邪从少阳而出。

羌活　防风　银柴胡　葛根　法夏　黄芩　陈皮

苓神　甘草拌白芍　扁豆衣　巴戟天　寄生　蒺

藜　荷叶盖煎

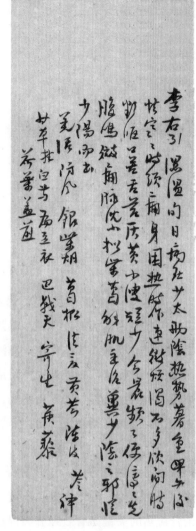

赏析：本案病名"湿温"。病因病机为素体不足，外感湿温之邪，日久深入脾肾，内外相引，则湿热之邪阻滞、弥漫三焦，"病在少太两阴"。湿为阴邪，阳虚不足以振奋，故寒时头痛身困、脉沉小而怯寒；阳气夜入于阴，与邪交争，故热势暮重；湿热之邪上蒙清窍，故热时微烦；湿热中阻，气不化津而上承，故渴不多饮；湿热困脾，脾阳不足，脾不升清，则腹痛腹泻；热犯中焦，灼胃伤津，胃失和降，故间时欲呕、口苦而小溲短少；舌苔灰黄为湿热内蕴之象。治拟疏解清热，补肾祛湿。方选柴葛解肌汤合二陈汤加减。

本案湿热之邪由卫入气，脾胃中焦失衡，湿热夹杂，加之素体脾肾阳虚，故诊为病在少太两阴。由于外感之邪由三阳转入三阴，故少太两阴之邪也可转从三阳而出，简斋先生曰"希少阴之邪从少阳而出"。柴葛解肌汤出自《伤寒六书》，用于外感风寒，郁而化热证，为表里双解之剂，原书主治"治足阳明胃经受邪，目疼、鼻干、不眠、头疼、眼眶痛，脉来微洪，宜解肌，属阳明经病"。简斋先生将其中的阳明经药白芷、石膏减去，一则本案无高热、脉洪而脉沉小，二则变柴葛解肌汤为清解少阳郁热之方，并配以二陈汤调理中焦脾胃。人体气机升降，其权衡在于中气，如章虚谷所言："三焦升降之气，由脾鼓动，中焦和，则上下顺。"（《医门棒喝》）中焦和即脾胃和，脾升则健，胃降是和，所以中焦气和，脾胃升降适度，则人体气机调畅，二陈汤即为此而投。另加入防风，一则助羌活以解外邪；二则与陈皮、白芍相配有痛泻要方之意，可治腹鸣微痛而便泻；三可与葛根相配而升清阳，以除渴不多饮。白蒺藜既助风药以祛邪，又可助白芍抑肝安脾，并治头痛；巴戟天与桑寄生为温补少阴肾经，扶正而驱邪外出，即"正气存内，邪不可干"之意；扁豆衣、荷叶健脾升清而止泻，为调补太阴而设，即脾以升以运为健之意。整首处方温清并用，扶正而祛邪，特别是化裁古方灵活而精到，值得细细品味，学习借鉴。

盛右，温邪旬余，昨进宣透之剂，热势略轻，烦渴不欲饮，汗泄不透，胸闷，舌苔淡黄中仍泛薄白。湿热混淆，气失宣展，治以芳香淡化。

杏仁　蔻仁拌滑石　陈皮　豆卷　栀炭
赤白苓　枳壳　桔梗　方通　佩兰
法夏

赏析：本案病名"湿温"。患者外感湿热之邪，阻滞气机，进宣透之剂而病证减轻。湿热余邪互蒸，病在上、中二焦。气机不利，气不化津，津液不能上润于口，故渴不欲饮；湿遏热伏，热处湿中，阻滞经络，胸膈气阻，故有烦热、胸闷；热蒸湿邪阻而不畅，故汗泄不透；苔淡黄而夹白，为湿热互结之象。治拟芳香宣畅，淡渗化湿。方选三仁汤合二陈汤、栀子豉汤加减。

湿温病热处湿中，湿热裹结，如油入面，难解难分。热以湿为依附，湿不去则热不清，湿去则热不能独存，故治疗湿热的关键是有效地分离湿热，而历代医家都认为必先通利气机，使气水两畅，湿浊化则热易清。临床湿温病的辨治，首应辨别湿与热之轻重程度。本案患者经治后，烦热已有减轻，故属湿重于热。其主要病机是湿重热轻，湿热内伏而气机不得宣畅，湿邪不能外透，热邪蕴郁不解。治以三仁汤宣畅气机，清利湿热。章虚谷曾指出"脾气弱则湿自内生，湿盛而脾不健运，浊壅不行，自觉闷极，虽有热邪，其内湿盛而舌苔不燥，当先开泄其湿，而后清热，不可投寒凉以闭其湿也"（《医门棒喝》），故又配以二陈汤运脾燥湿。豆卷为黑大豆发芽者，是用麻黄汤煮过的炮制品，既有宣阳化湿之能，又有微量麻黄以解表透汗，故在湿热为患，卫气不畅者用之；与栀子相配，则又含有栀子豉汤之意，用以清热除烦，苦宣折热，如《本经逢原》所言"栀子炒黑则专泻三焦之火，及痞块中火，最清胃脘之火"。赤茯苓、白茯苓同用，既可淡渗利湿，又可清热利湿，替代生苡仁，并可助安神除烦。枳壳与桔梗一降一升，二者配伍，则疏调升降，有助于宣展气机。佩兰为芳香之品，芳香逐秽、醒脾、祛湿，与枳壳、桔梗相配则宣阳，与茯苓、滑石、通草相配则利湿，与豆卷相配则疏卫。治湿必先化气，湿在上焦则化肺气，在中焦则运脾气，在下焦则化膀胱之气，但临床常见湿热蕴结三焦者，则须上下分消、中畅气机，本案治法，正此谓也。

马右，时病发热二十日，热在晚重且烦，渴饮汗多，苔水黄边赤。

杏苡仁　桑络　豆豉　黑栀　连翘　益元散　枳壳　橘皮　竹茹　苓神　川贝　石斛

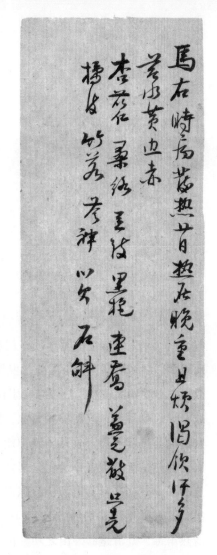

赏析：本案病名"湿温"。湿热之邪侵入气分，湿遏热伏，故发热二十日；热蕴气分，耗伤津液，迫津外泄，则见渴饮汗多；夜晚卫阳入于阴，与邪相争，故热在晚重；热扰心神，故见烦；舌边赤而苔黄，为湿热盛之象。治拟清宣郁热，养阴利湿。方选栀子豉汤合益元散加减。栀子豉汤出自《伤寒论》，功能清宣胸中郁热而除烦畅中；益元散出自《河间六书》，功能清热利湿、镇心安神。本案方中杏仁宣上焦以通利肺气；薏苡仁导下焦以渗泄湿热；桑络清宣肺热，以络通络；豆豉宣邪畅中；黑栀苦寒泻火，清热除烦；连翘清散上焦心肺热邪，兼除手足少阳、手阳明经气分湿热。益元散由滑石、生甘草、辰砂组成。其中滑石味淡性寒，质重而滑，淡能利湿，寒能清热，重能降下，滑能利窍；生甘草和其中气，并调和滑石之寒滑太过；辰砂清热镇惊安神。三药相合，用于感受湿热而兼见心烦不安者。枳壳理气消胀，开胸宽胸；橘皮理气燥湿健脾；竹茹和胃清中焦烦热；茯苓、茯神健脾渗湿，宁心安神；川贝润肺化痰，开郁宁心；石斛清热生津，滋阴养胃。诸药合用，共成清宣郁热、养阴利湿之功。

本案以湿温后期，余邪未净，湿邪未清，而阴津已受损为特点。所用之栀子豉汤，叶天士谓其能解"陈腐郁热"，并常以此方加减组成苦辛通降轻剂，治疗各种外感时病及气机不利之杂病。湿热蕴郁不化，常弥漫三焦，其邪留在脏腑之间。治法常用宣畅三焦，清热利湿，即疏畅三焦、宣畅气机、清解热邪、通利小便。纵观本案处方，其药物组成即可分解为清解湿热余邪之连翘、桑络、杏仁；清利水湿之邪的薏苡仁、益元散；调畅上中二焦气机之豆豉、黑栀、枳壳、橘皮；顾护肺胃气阴之竹茹、茯神、川贝、石斛。四组药物配合，精准全面，用药轻灵，举重若轻，可谓善用古方之典范。

吴左，34。平日嗜茗，湿重体质，蕴蒸为热，热势暮晚稍高，得汗则退，汗已仍热，热时体倦神疲，渴而不饮，苔薄，口苦，脉濡，便溏。脉症相参，是应伏邪晚发，当以升清达邪治之。

升麻　葛根　茅术　黄芩　茵陈　豆卷　会皮
苡仁　赤扁豆衣　赤苓　建曲泻　荷叶盖煎

赏析：本案病名"湿温"，证属湿热并重。患者外感邪气，伏而未发；加之湿重体质，湿邪郁久化热，引动伏邪而发病。湿为阴邪，伏于阴分，卫气夜入于阴，与邪相争，故发热暮晚稍高；湿与热胶结，阻郁气机，邪热不得透达，故汗出而热不解；湿性黏腻重浊，困阻中焦，津液输布不利，加上热邪蒸灼，故见体倦神疲、口苦；渴而不饮、脉濡便溏亦是湿阻脾胃，运化失司之象。治拟升清达邪，清热利湿。方选升麻葛根汤合茵陈五苓散加减。升麻葛根汤出自《太平惠民和剂局方》，功用解肌透疹，在本案中有清热解毒、升清达邪外出之功。茵陈五苓散出自《金匮要略》，主治湿热黄疸，湿重于热，小便不利。处方中升麻发表透疹，清热解毒；葛根解肌退热，生津止渴，升阳止泻，《本草经疏》云"葛根，解散阳明温病热邪主要药也"。两药相伍，轻扬升散，通行肌表内外，共奏发表散邪之功。茅术为茅山产苍术，辛烈，性温而燥，升清阳而达湿邪，芳香燥湿而健脾。黄芩苦寒泄热，可燥肠胃湿热而止泻；茵陈清热利湿，疏达阳气，二药相配，亦为简斋先生常用的清热利湿的经验药对。豆卷即黑大豆发芽者，透邪解表，清热利湿，为发表之轻剂，外可透发表邪，内可化除水湿，善于通达宣利，多用于湿温、暑湿等湿热病证；会皮、赤茯苓健脾燥湿；苡仁甘淡性寒，渗湿利水而健脾，使湿热从下焦而去；建曲、泽泻利湿分清，健脾消食，又能解表；荷叶盖煎取其轻清之气，解表透热，升清除湿。诸药合用，共奏清热利湿、升清达邪之功。

本案证属湿热蕴聚中焦，故简斋先生在遣方用药方面特别重视顾护中焦脾胃，以宣上、清中、渗下之法，三焦分消，使湿祛热除，三焦通畅；多用荷叶盖煎，取其轻清之气，升清达邪，健脾化湿。

张右，温病似疟十六日，暮晚微寒，胸痞身楚，汗泄，较前已透，入晚烧热烦渴，脉弦数，苔水黄。以苦辛宣降主治。

豆豉　栀子　郁金　葛根　黄芩　法夏　橘皮　枳壳　桔梗　竹茹　杏薏仁　白蔻拌鸡苏散　苓神

赏析：本案病名"湿温"。湿热之邪久留，与卫营二气交争，混处气血之中，故症状类疟。湿阻气机，肺卫气化不利，故暮晚微寒、胸痞身楚；湿热互结，热盛则入晚烧热而烦；湿盛则阻滞气机而津不上承，故见渴；脉弦数、苔水黄亦为湿热遏伏之征。治拟辛开苦降，调气化湿。方选栀子豉汤合三仁汤加减。本案方中豆豉体轻气寒，辛凉宣散，透邪畅中，宣中有降；栀子味苦性寒，泄热除烦，既能上入心胸清热除烦，又能导火下行以除热，降中有宣；郁金行气解郁，先升后降；葛根开腠理而散郁火，生津止渴；黄芩苦寒，清热除湿；法半夏燥湿消痰，开胃健脾，下气除痞；橘皮理气燥湿，健脾化痰；枳壳味苦微寒，"破至高之气，除咳逆停痰"（《本草害利》）而消胸痞；桔梗开宣肺气，畅通气机；竹茹甘而微寒，清热除烦；杏仁宣发上焦以通利肺气；薏苡仁导下焦以渗泄湿热；白蔻仁开中焦以化湿舒脾；鸡苏散清暑利湿，清泄邪热；茯苓淡渗利湿；茯神健脾安神。诸药合用，苦辛宣降，共奏清热除烦、利湿调畅之功。

本案湿温病简斋先生采用苦辛宣降之法，选用叶天士擅用之加减栀子豉汤方与吴鞠通之三仁汤化裁。苦辛宣降即辛味药与苦味药配合，常用于调和寒热，开通气机及消痞除满。这种配伍方法开创于张仲景，后世医家加以发展，用于温病治疗。叶天士认为，栀子豉汤能解除"陈腐郁热"，常于此方中加郁金、瓜蒌皮、杏仁，组成苦辛通降轻剂，用以治疗外感温病初起之肺失宣降证。三仁汤为吴鞠通所制，全方宣上焦、开中焦、导下焦相结合，疏理气机，宣畅三焦，使湿化热清。本案处方由此二方组合，上宣肺卫，下利湿热，中斡气机，用药轻清灵动，诚如《金子久医案》中所云："论其湿之重浊，原非一汗可解……兹当芳香以舒气，淡味以宣湿，然湿中尚有余热，略佐清化其热，庶免顾此失彼之虑。"

潘右，57。伏邪晚发一候有余，服药后小溲虽复常态，大便漏溏仍然，汗只头部，汗出热减，头部汗后热减，苔灰滑，不多饮，脉沉弦数。拟宣清导化主治。

羌活　防风　葛根　茅术　黄芩　茵陈　豆卷

法夏　陈皮　薏仁　赤苓芍　猪苓　建曲　泽泻　荷

叶盖煎

赏析：本案病名"湿温"。外感湿温之邪，"晚发一候有余"为已过卫分而入里伏于气分，经治疗后湿热已缓解，故小溲已复常态；湿邪伤中阳，脾胃运化失健，故大便漏溏；湿热交蒸，故有汗出；头部汗后热减是已有阳气通、三焦畅之迹象；湿邪阻碍气机，气不化津，津液不能上承，故热而不多饮；苔灰滑，脉沉弦数为湿阻气机之象。治拟轻宣清化，和中利湿。方选羌活葛根汤合茵陈五苓散加减。

羌活葛根汤出自《医级》，主治太阳、阳明合病；茵陈五苓散出自《金匮要略》，主治湿热黄疸、湿重于热、小便不利。处方中羌活苦辛温，发表胜湿；防风甘辛温，疏风散湿；葛根轻宣升阳，解肌退热而治脾虚便溏；茅术为茅苍术，味微甘、辛、苦，健脾燥湿，祛风散寒；黄芩苦寒，清热燥湿；茵陈有清热利湿，舒达阳气之效；豆卷甘平，透热解表，利湿清热；法夏辛温，燥湿和中；陈皮理气开胃，燥湿健脾；苡仁利湿祛湿，健脾止泻；赤茯苓清热利湿，益脾止泻；赤芍养阴泻热，柔肝安脾；猪苓甘淡，利水渗湿；建曲健脾开胃以助运化；泽泻甘咸沉降，利湿行水；荷叶苦平，轻宣升阳。诸药合用，共成轻宣清化、和中利湿之功。治湿温两感之病，必先通利气机，使气水两畅，热无所结，湿浊化则热易清。湿在上焦则宣肺气，在中焦则运脾气，在下焦则化膀胱之气，使气机宣畅，热邪随湿而去。如章虚谷所言："脾气弱则湿自内生，湿盛而脾不健运，浊壅不行，自觉闷极，虽有热邪，其内湿盛而舌苔不躁，当先开泄其湿，而后清热，不可投寒凉以闭其湿也。"（《医门棒喝》）简斋先生所谓"宣清导化"即是此意。

潘右，57。伏邪晚发，行将两候，湿浊深蕴，郁蒸为热，热亦不壮，头部汗多，四心如灼，早起呕恶冷痰，面色黄困，舌苔灰黏，口淡，脉形沉弦而数。昨服升达之剂，漏下暂停，治仍原法。

葛根　茅术　黄芩　茵陈　豆卷　法夏　川朴　陈皮　杏薏仁　赤猪苓　滑石（包）　建曲泻　荷叶盖煎

赏析：本案病名"湿温"，为上案之复诊。病情缠绵，病程较前又进一候，经治后肠道湿热得泄，大便漏下暂停，但湿浊深蕴，郁蒸为热，湿重于热。湿热郁蒸上焦，故头部汗多；热处湿中，湿遏热伏，不能发越于外，故四心如灼；湿邪阻中，脾气不升则胃气不降，痰饮内停，故呕吐冷痰、舌苔灰黏、口淡；脾胃虚弱，运化失常，清阳不升，气血生化乏源，故面色黄困。脉沉弦主痰饮、里证，数为兼有里热。治以解表利湿，升清达邪。方选三仁汤合王氏连朴饮加减。三仁汤有宣畅气机、清利湿热之功效，主治湿温初起及暑温夹湿之湿重于热证。王氏连朴饮源自《霍乱论》，有清热燥湿、行气宽中之效；主治邪在气分，湿热并重，郁阻中焦。本案处方中用杏仁宣利上焦肺气，肺主一身之气，气化湿也化；豆卷具有清热解毒除烦之功；薏苡仁甘淡性寒，渗利湿热而健脾。另配茅术加强健脾功能；滑石、泽泻、赤茯苓、黄芩、茵陈增强清热利湿之功；半夏、厚朴行气化湿，散结除痞，半夏又可燥湿降逆而和胃止呕；猪苓清热利湿而不伤阴；荷叶盖煎，取其健脾化湿之功。全方共奏清热利湿，升清达邪之功。

患者服升达之剂，漏下暂停，其升达之剂即前案所用之羌活葛根汤，其代表药羌活、防风。此案复诊出现呕恶冷痰、面色黄困、口黏，可见中焦湿阻更重；舌苔由灰滑转为灰黏，则是外感湿邪导致痰浊内生。所以简斋先生虽言"治仍原法"，但也随证变化。处方中去温燥之羌活、防风以及苦寒之赤芍，加入川厚朴、杏仁、滑石，变宣清导化而为健脾化湿导化，着眼于健脾化湿，通利水道，使湿化而热无所依。健脾有道不在补，且补脾之品多辛温甘热，易助湿生热，简斋先生临床中见有脾虚湿热内阻者，多用荷叶盖煎，取其清轻之气，作为引经药，健脾化湿，升清降浊。

谷左，湿温症，湿盛为热，昼轻暮重，汗不透泄，汗后热势不衰，头昏身重，四肢或麻，渴不多饮，口甜，胸闷，痦见稀疏，面色黄困，大便由秘而溏。拟宣清导湿意。

羌活　防风　葛根　茅术　炒芩　茵陈　豆卷　杏苡仁　法夏　橘皮　赤猪苓　建曲泻　益元散　荷叶盖煎

赏析：本案病名"湿温"。湿为阴邪，伏于阴分，卫气昼行于阳，夜入于阴，与邪相争，故发热昼轻暮重；湿性黏腻，故汗出不透泄；热入于湿，如油入面，故汗后热势不衰；面色黄困、头昏身重、四肢或麻、痦见稀疏为湿热外蒸肌表，经络气滞之象；口甜、渴不多饮、胸闷、大便溏为湿热内蕴之征。湿邪氤氲黏腻，非若寒邪可以一汗而解、热邪之一凉则退，而难速已，惟以轻开上焦、升降中焦、渗利下焦为大法，行无形之气并逐有形之湿，方能使湿消热解。方选羌活葛根汤合茵陈五苓散加减。羌活葛根汤为太阳、阳明双解剂。方中羌活、防风祛风除湿和络，入太阳、阳明经升清除湿；茅术燥湿健脾，炒黄芩清热燥湿；陈皮、半夏醒脾化痰除湿；豆卷透热解表，清热利湿。茵陈五苓散清热利湿，导利小便。另配薏苡仁健脾渗湿；建曲解表和中；益元散清热利湿；荷叶盖煎取其轻清之气，解表透热，升清除湿。诸药合用，共奏解表清热、渗利湿浊之功。

《温病条辨》云："湿温较诸温，病势虽缓而实重，上焦最少，病势不甚显张，中焦病最多……以湿为阴邪故也，当于中焦求之。"湿温的治疗，关键在于让湿与温热之邪相分离，不使有形之湿邪与无形之热邪胶结而缠绵，而健脾助运即可使气机调畅，湿化而热无所依。本案患者，中焦脾土受邪最重，而水湿运化不离脾胃，且脾胃乃气血生化之源，故简斋先生极为重视脾土的固护。处方中以陈皮、苡仁等健脾利湿，固护正气；并用荷叶盖煎作为脾胃引经药，升举阳气，健脾化湿，体现了孟河医派的用药特色。

朱左，52。温邪便溏已止，身热较轻，肢楚，渴饮渐稀，胸闷微痛，口淡且苦，脉数，舌上苔薄。湿热在里郁蒸，治再芳香淡化。

杏薏　蔻衣拌滑石　豆卷　桑络皮　蚕沙　桔梗　橘络　赤苓　鲜佩兰　丝瓜络　荷络

赏析：本案病名"湿温"。《医门棒喝·湿温》曰："湿温者，以夏令湿盛，或人禀体阳虚多湿，而感四时杂气，遂成湿温……如从下受则足肿体重；上受则头目昏闷，胸满腹膨，乍寒乍热，胃不思食，渴不欲饮，大便溏泄，频而不爽，小便黄赤，短而不利，或变黄疸，或化疟痢，皆湿热二气合病也。"患者罹湿温病，经治后，身热、口渴、便溏等症减轻，但湿热未尽，且湿浊较重。脾为湿土，为湿热邪气之首犯，湿邪阻滞中焦，升降失常，运化障碍，可见胸闷微痛；脾主四肢，脾气被困，不能濡养肌肉，可见四肢酸楚乏力；湿性黏腻重浊，阻气机输布津液，加上热邪蒸灼，故口淡且苦。总由"湿热在里郁蒸"，气机不得舒转所致。"治再芳香淡化"，即芳香辟浊、淡渗利湿。方选三仁汤加减。

处方中"三仁"能够宣上、畅中、渗下，畅发三焦而治湿热；桑白皮、桑络相须，泄肺清热，利水消肿；桔梗为肺经引经药，宣发肺气，以助呼吸与发汗，从上焦祛除水湿；滑石甘淡寒，性沉降，有清热、祛湿、利水之效，为治湿温之常用药。豆卷善于通达宣利，主清热除湿；与滑石相配，化除水湿，清热利尿。三焦湿热内盛，蒸郁化浊，蚕沙可祛风除湿、和胃化浊；与鲜佩兰相须为用，芳香化湿祛浊，醒脾开胃。橘络理气燥湿；赤茯苓利水健脾，使湿有出路；丝瓜络、荷络清热解毒，清暑利湿。全方用药精准，配伍巧妙，共奏清热利湿、调畅气机之功。

李右，湿温症，温去湿留，绵热虽解，胸闷未舒，口甜气秽，便结溺短。议芳淡主治。

杏仁　冬瓜仁　法夏　苏桔梗　赤苓　陈皮络　紫菀　大贝　竹茹　通草　鲜佩兰　建曲　枇杷叶　谷麦芽

赏析：本案病名"湿温"。患者"绵热虽解"，但"温去湿留"，湿浊之邪阻遏于中焦气分，郁蒸不去，导致三焦气机不利。叶天士曰："在阳旺之躯胃湿恒多，在阴盛之体脾湿亦不少，然其化热则一。"患者大便秘结，当是胃肠热结津伤；口有甜味，气味秽浊，当是湿邪困脾；溺短则为膀胱气化不利；胸闷不舒为上焦气滞表现。治拟芳香淡化，健脾和中。方选三仁汤合温胆汤加减。

三仁汤出自《温病条辨》，具有清热利湿、宣畅气机之功效，主治湿温初起及暑温夹湿，邪在气分。简斋先生仿三仁汤之意，以杏仁宣利上焦肺气；法半夏、陈皮络、谷麦芽健脾利湿，以畅中焦气机；通草、冬瓜仁甘寒淡渗，利水祛湿清热，正如《素问·至真要大论》所说："湿淫于内，治以苦热，佐以酸淡，以苦燥之，以淡渗之。"其中半夏、陈皮络，合竹茹、茯苓取温胆汤之意，理气化痰，宣畅气机，因湿温之病易夹痰、夹郁、夹食，开宣痰浊，正气方能展布。另配伍桔梗、紫菀、贝母、枇杷叶加强开降痰浊，畅达气机的作用；苏梗可理气宽中，《药品化义》谓其"能使郁滞上下宣行，凡顺气诸品惟此纯良。其性微温，比枳壳尤缓"；鲜佩兰芳香化湿，醒脾开胃，尤其是鲜品芳香之气较浓，有化湿祛浊之效，而无过于辛香燥烈之弊，为江南诸医家所喜用，是"轻可去实"法的代表药品。简斋先生临证诊治湿温病，非常推崇并擅长运用吴鞠通的三焦辨证，应用独特的芳香淡化法，选择气味芳香的花叶鲜品类以及苦辛淡化类药品，以达芳香辟浊、宣滞导化、淡渗利水、化湿醒脾之功效。

张左，湿温病得畅解后，大势见衰，外热已罢，但晚间四心微灼，湿水停留脘膈间未尽，胸次荡漾而胀，口淡，涎多，动则汗泄，余无他苦，脉濡，苔淡。

藿白　法夏　川朴　藿梗　蔻衣　陈皮　茅术

云苓　益元散　枳壳　桔梗　楂曲　丝瓜络　赤豆衣

赏析：本案病名"湿温"。患者感受湿温之邪为病，经治疗后，已明显缓解，热势已退，但余热未清，为湿所遏，故晚间四心微灼；水湿停留中焦，气机阻滞，故胸脘部胀而不适；脾失健运，水湿聚而为涎，故涎多；脾开窍于口，脾虚则口淡；水湿内停，则脉濡、苔淡。治拟宣畅气机，化湿清热。方选藿朴夏苓汤合益元散加减。藿朴夏苓汤出自《医原》，功能宣通气机、解表化湿、燥湿利水，主治湿热病邪在气分而湿偏重者。因本案处于湿温病后期，故处方去杏仁、生薏苡仁、猪苓、通草、泽泻，用藿香芳化宣透以疏表湿，使阳不内郁；白蔻衣芳香化湿；厚朴、半夏燥湿运脾；茯苓淡渗利湿于下。加白术、焦楂曲、陈皮健脾和胃气；丝瓜络理气和络；赤豆衣淡渗利水，补益气血。桔梗苦辛平，能开肺气之结；枳壳性辛苦微寒，破气消积，化痰除痞。二者相伍，升降气机，有"通肺利膈下气"之效。益元散清热利湿，兼有镇心安神之效。

华云岫总结叶天士治湿病的经验时说："若湿阻上焦者，用开肺气，佐渗湿、通膀胱，是即启上闸，开支河，导水势下行之理也；若脾阳不振，湿滞中焦者，用术朴姜半之属，以湿运之；以苓泽、腹皮、滑石等淡泄之。"（《临证指南医案·湿病门》）然三焦又为一整体，用药当互为策应。简斋先生治湿温病时时顾护胃气，针对脾胃虚弱者常选取药性和缓之品，防味重碍胃。如方中白蔻衣为姜科植物白豆蔻的果壳，得蔻仁之余气，作用与蔻仁相同而药性较缓，气味淡薄，温燥之性大减，比较适合那些脾胃气滞的患者；赤豆有利水消肿，解毒疗疮作用；赤豆衣，"衣"就是"皮"，取其质轻味薄之意。再如方中的二陈汤健脾和胃化湿，苍术、枳壳、楂曲健脾理气燥湿，脾胃气健更益湿去病愈也。

刘左，湿温症，湿重温轻，绵热，有汗则退，汗已复热，热亦不高，饮亦不多，面色黄困，胸闷口甜，苔灰不腻，腑则溏薄，小溲短少，既见漏底。治用升清，佐以苦坚。

葛根　羌活　防风　茅术炭　黄芩炭　法夏　陈皮　赤猪苓　滑石　薏仁　茵陈　建曲泻　荷叶盖煎

赏析：本案病名"湿温"。肺主气属卫，卫受湿郁，肺气失宣，腠理开合失司，故见汗热交替；湿阻中焦，故身热不扬、热亦不高、饮亦不多；气机失宣，则胸闷；脾失升清，湿邪下注，则面黄口甜、腹泻溏薄、小便短少；苔灰不干为痰饮内停之象。总属外感湿温，湿重热轻之证。治拟升清健脾，清热利湿，佐以苦寒坚阴。方选黄芩滑石汤、羌活胜湿汤加减。黄芩滑石汤出自《温病条辨》，功用清热利湿；主治脉缓身痛，舌淡黄而滑，渴不多饮，或竟不渴，汗出热解，继而复热。羌活胜湿汤出自《脾胃论》，功用祛风胜湿止痛；主治肩背痛不可回顾，头痛身重，或腰脊疼痛，难以转侧，苔白，脉浮。处方中用黄芩清泄湿热；茅术即苍术，燥湿健脾，炭用可增强止泻之效；羌活、防风祛风胜湿；陈皮、法夏、建曲取二陈之意，燥湿化痰，理气和中；猪苓、滑石、薏仁、茵陈、泽泻清热利湿；葛根有解肌退热，生津止渴，升发阳郁之功；荷叶盖煎，取其清暑利湿、升发清阳之义。

湿温初起，以邪遏卫气为主，因湿属阴邪，化热较慢，故初起热势不盛，随着气分湿热加重，卫分见症可有消失，气分湿热留恋，多见湿重热轻，中气的盛衰，决定着湿热的转化，"中气实则病在阳明，中气虚则病在太阴"。虽湿热郁蒸气分，以中焦脾胃见症居多，但湿性蒙上流下，又能弥漫三焦，波及其他脏腑。辨证方面，首辨湿热偏盛，其次辨别病位，治疗当分解湿热，据湿热多少合理应用祛湿和清热，"徒清热则湿不退，徒祛湿则热愈炽"。而本案中所言"佐以苦坚"，按叶桂《三时伏气外感篇》所曰："寒邪深伏，已经伏热，昔贤以黄芩汤为主方，苦寒直清里热，热伏于阴，苦味坚阴，乃正治也。"明确指出"苦能坚阴"，一则清泄邪热，即外感温热之邪；二则通过清热达到保护阴津的作用，热盛则伤阴，苦寒泻火直折邪热，从而减少阴液亏耗，减缓或阻断邪热传变。因恐"下之洞泄"，简斋先生在处方中配以二陈、建曲健脾和中，另用葛根、荷叶升阳止泻，亦有顾护阴津之义。

郑童，12。童年过伤生冷，湿水留着，郁蒸为热。间作形寒，热度甚轻（仅一二分），得汗即退。面色困黯，头部微痛，苔根浅黄而腻，小溲微黄，大便间解。治以升清导湿。

升麻　葛根　黄柏　茵陈　法夏　陈皮　苓芍
建曲泻　甘草　麦芽　荷叶盖煎

赏析：本案病名"湿温"，属湿重于热。患儿年幼时过食生冷，损伤脾胃阳气，脾失健运，水湿内生，日久水湿化热，湿热下注，故见小溲微黄；湿困脾胃，运化失司，清阳不升，精微物质不能上承头面，头面失于濡养，不荣则痛，故见头部微痛；苔根浅黄而腻，亦是湿热内蕴之象。"治以升清导湿"，方选升麻葛根汤合二陈汤加减。处方中升麻、葛根升举阳气，解表退热；伍以荷叶盖煎，以助升发清阳。黄柏、茵陈清利下焦湿热；茯苓、泽泻利水渗湿健脾；法半夏、陈皮取二陈之意，理气和中，燥湿化痰；建曲、麦芽顾护脾胃。诸药合用，以升为降，共奏燥湿健脾、清利湿热之效，使湿热之邪从小便而去。

清代温病大家叶天士对温病的成因和转化，做了深刻阐述，特别是在治法上提出了"渗湿于热下，不与热相搏"（《温热论》）及"救阴不在血，而在津与汗；通阳不在温，而在利小便"（《外感温热篇》）。认为湿停不化，大多小便不通畅，故利小便而湿去，则阳气亦通，提出分消湿热、保津护液和化气利湿等方法，对湿温的治疗具有重要指导意义。薛生白在《湿热条辨》中详尽论述了湿热病的因、证、脉、治，明确提出了湿热病的发病机理是"邪由上受，直趋中道，故病多归膜原"，病变部位"属阳明太阴经者居多，中气实则病在阳明，中气虚则病在太阴"，并以"始恶寒，后但热不寒，汗出，胸痞，舌白，口渴不引饮"作为湿热病辨证提纲，尤切合临床。治法上，薛生白根据病位之深浅，湿热之孰轻孰重，邪正之消长不同情况，制定了芳香宣透、辛开苦泄、清热利湿、益气养阴等治法。故简斋先生在本案中治以"升清导湿"之法，即升提清气、通利小便。正如《素问·六微旨大论》所云："出入废则神机灭，升降息则气立孤危。故非出入则无以生长壮老已，非升降则无以生长化收藏。是以升降出入，无器不有。"此法体现了简斋先生遣方用药娴熟运用《内经》升降之道，以升为降，灵活化裁的特色。

邹左，40。时病食复，胸痞嗳恶，矢气，烦热夜甚，口干不多饮，大便四五日未解，苔腻脉弦数。治以疏导法。

豆豉　山栀　枳壳　杏仁　青皮陈　桔梗　赤苓

法夏　姜皮　大贝　楂曲　麦芽

芍

赏析：本案病名"湿温食复"。患者曾感时病，初愈之时，胃气未醒，脾气尚虚，因饮食不当，又伤及脾胃之气而复发，脾失健运，胃失受纳，故而出现胸痞嗳恶矢气；食滞湿阻气机，气机不畅，则大便不解；余邪因食滞复燃，湿热纠结，故烦热夜甚；口干不多饮，苔腻辨属湿热。治拟疏泄郁热，理气消滞。方选枳实栀子豉汤、二陈汤加减。枳实栀子豉汤出自《伤寒论》，具有清热除烦、宽中行气之功效，主治大病愈后劳复或食复者。全方辛开苦降消痞满，苦辛相济泻郁热，苦甘相济而不伤正。二陈汤配伍楂曲、麦芽，可健脾化湿，消食化滞；配伍青皮行气导滞。桔梗辛散行气于上，宣通肺气；瓜蒌皮、杏仁宣肺祛痰、行气宽胸，润肠通便。两药可调理气机，开胸顺气，理气宽中。大贝清热散结泄降。

食复，是指大病愈后，因饮食失节而致复发者。《重订广温热论·温热复证疗法》云："食复，温热瘥后，胃气尚虚，余邪未尽，若纳谷太骤，则运化不及，余邪假食滞而复发，其症仍发热头痛，烦闷不纳，宜枳实栀子豉汤加山楂肉、麦芽、连翘、莱菔汁等凉疏之。"栀子豉汤类方以擅治"虚烦"证著称，"虚烦"被仲景称为"心中懊恼"，是因火郁气结所致，所以还会兼有胸中窒、心中结痛等气血郁滞不利的表现。火当清之，郁当发之，而栀子的苦寒清热与黄芩、黄连的苦降直折不同，其体轻上行，清中有宣，凡火郁而烦者，非栀子不能清也。湿温病出现心烦，是湿热之邪蕴郁于胸的一种见证，而病后饮食不当，食滞湿热，需用疏解郁热、导滞食积之法，简斋先生称之为"疏导"，实宗经典而立法。处方中大贝取自景岳化肝煎之意，化肝煎善清肝热，与左金丸配用，可治疗肝胃郁热之胃脘胀痛。贝母，《本草正》谓其"入足阳明、厥阴"，《本草正义》言其"清热泄降"，并转引《别录》谓："疗腹中结实，心下满……苦泄散结，皆能主之。"近代以其能制酸，肝胃郁热者可与黄芩、丹皮、白芍、川连配伍。

邹左，40。时病因食而复，热发一候未解。暮晚热度较高，虽曾得汗，不透，昨晚服疏导之剂，大便溏解而频，但坠不痛，胸脘痞闷，渴饮不多，口黏味甜，舌苔灰黄浊腻，小溲短赤，肢节酸麻，脉形沉小。治以宣清导浊为法。

羌活　防风　葛根　茅术　黄芩　茵陈　豆卷
苡仁　法夏　陈皮　川朴　赤猪苓　滑石　建曲
泻
荷叶盖煎

赏析：本案病名"湿温"，为上案之复诊。患者服疏导之剂后，食滞已解，腑气已通，故呕恶、矢气消失，大便溏解而频。但湿热纠结，难以速去，故仍见暮晚发热，热度较高；邪在气分，湿遏热伏，因湿郁气机，邪热不得透达，故得汗却不透；湿热阻于关节，可见肢节酸麻；下焦气化不利，可见小溲短赤；渴饮不多、口黏味甜为湿阻脾胃；苔灰黄浊腻为湿热之特征。治拟宣清导浊，分消湿热。方选甘露消毒丹合当归拈痛汤加减。甘露消毒丹出自《医效秘传》，原方治疗湿温时疫，邪在气分，湿热并重。方中用滑石、茵陈清利湿热，黄芩清热燥湿、泻火解毒，三药相合，正合湿热并重的病机。湿热留滞，阻滞气机，原方以石菖蒲、藿香、豆蔻行气醒脾化湿，而本案见胸脘痞闷，故改用厚朴燥湿下气消痞。当归拈痛汤出自《兰室秘藏》，主治湿热相搏，外感风邪证。方中羌活辛散祛风，苦燥胜湿，通利关节；防风辛甘，温散经络中留湿。两药共为君，合成祛湿疏风、清热止痛之功。猪苓、泽泻甘淡咸平，利水渗湿；黄芩清热燥湿，茵陈清热利湿；葛根解表疏风，味之薄者，引而上行，以苦发之也。诸药分别从利湿、疏风、清热等方面助君药之力。佐以苍术燥湿健脾，运化水湿。全方发散与清热利湿相配，表里同治，上下分消其湿，使壅滞得宣通也。另配伍神曲健脾消食助运，荷叶盖煎引诸药，起宣清导浊之效。

患者服前方后食滞已解，但湿热未除，且出现下焦气化不利之象，故转用宣清导浊之法。因患者大便溏解而频，故以辛温之川朴易苦寒之赤芍。简斋先生"宣清导浊"法的处方用药特点：①宣散胜湿善用风药，如羌活、防风、葛根类，味薄气轻，轻扬发散，辛苦而温气香，辛温可升阳，苦温能燥湿，辛香可醒脾，而达胜湿之功；②苦温燥湿与淡渗利湿、清利湿热共用，治疗湿温证中湿热并重，三者合用，清热于湿中，渗湿于热下，使湿化热清，气机畅利，则诸症自除；③在清燥渗利湿热方中加上一味荷叶盖煎，取其升发清阳，进一步增强升清导浊功效。

吕左，表热先退，昨又得解大便质干，今日溲色较清，渐知饥饿，惟苔未化，体未复，湿热未清，脉小。治在和淡，不滋不腻。

沙参　法夏　茯苓　橘白　草　枳壳　砂壳　六曲　熟苡仁　谷芽　米炒冬瓜子

赏析：本案病名"湿温"。薛雪《湿热病篇》曰："太阴内伤，湿饮停聚，客邪再至，内外相引，固病湿热，此皆先有内伤，再感客邪。"湿温为病，先以脾胃不能升清泌浊，水湿内蕴，复感外邪而成本病，湿温经治后，湿消热解，则表热先退，溲色较清；胃气得降，则得解大便；阴津不足则大便质干；脾气得复则渐知饥饿；脾胃功能虽有转机，但湿热未清，故苔未化、体未复；脉小主虚。证属湿温余邪未净，胃气不降，脾气未复。治当醒脾开胃，理气燥湿，消导和中。"和淡"者，平和清淡，不滋不腻。方选二陈汤加减。方中沙参养阴清热，益胃生津；法夏燥湿化痰，降逆消痞；橘白理气健脾，燥湿化痰；茯苓健脾渗湿，薏苡仁健脾除湿，熟用可增其健脾之效，二者合用可淡渗利湿，清化未净湿热；枳壳理气宽中，行滞消胀；砂壳化湿开胃，理气醒脾；六神曲、谷芽健脾和胃，消食和中；冬瓜子清热化痰，润肠通便，以粳米炒之，增其健脾和胃之力，《本草经疏》言其能"开胃醒脾"。诸药并用，共奏醒脾开胃、理气燥湿、消导和中之效。

李东垣《脾胃论》曰："内伤脾胃，百病由生。"认为脾胃生化乏源，湿浊内生是诸病由生之源头，治病当求其本，常以顾护脾胃为先。湿温为病，多以脾胃为病变中心，如章虚谷《医门棒喝》曰："湿土之气同类相召，故湿热之邪始虽外受，终归脾胃。"简斋先生深得其意，临证中时刻注意顾护中焦脾胃。遣方用药常用半夏、陈皮取其二陈汤之意以健脾燥湿化痰，顾护中州脾胃；或伍以神曲、谷芽、麦芽、黍米等药消食和中，或用荷叶盖煎取其升清之用。健脾与渗湿兼顾为用，常用茯苓、薏苡仁、冬瓜仁等药渗湿于下，正如费伯雄《医醇賸义》所言："内伤杂病最重脾肾，实则补脾重于补肾，治脾胃以实中州，脾气旺则积湿尽去而痰气不生，胃气和则津液上行而虚火自降。"本案湿温余邪未净，脾升胃降功能未复，更当以醒脾开胃、清利余邪为宜，恰如简斋先生所言"治在和淡，不滋不腻"，此方乃标范也。

李右，昨晚服银翘栀豉加减，热轻渴减寐安，但仍头昏脘闷，苔板黄色浅。治再苦辛淡化。

杏仁　薏仁　冬瓜仁　桑络　桑枝　橘皮　豆卷

山栀　郁金　枳壳　苦桔梗　滑石　翘衣　赤茯

苓　赤芍　大贝

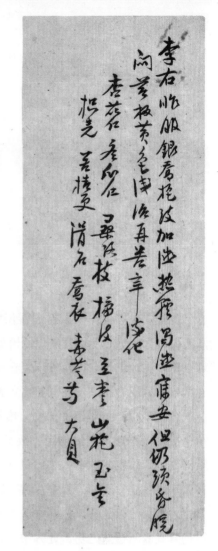

赏析：本病属"湿温"。患者温病初起，病邪在卫，服辛散开泄药物后，热轻、渴减、寐安，病情好转，但温邪未尽。苔黄色浅，显示邪热不甚；苔板黄，乃胃气不得宣通，以致水谷不化精微，津液不得疏布；湿阻中焦，浊阴不降，故仍头昏脘闷。"治再苦辛淡化"，方选三仁汤合三香汤加减。本案属湿热并重，故去三仁汤之白豆蔻以免辛温助热。三香汤出自《温病条辨》："湿热受自口鼻，由募原直走中道，不饥不食，机窍不灵，三香汤主之。"方中桔梗、枳壳微苦微辛开上，山栀轻浮微苦清热，郁金化滞开郁，诸药合用，旨在使湿热之邪从上焦宣散而解。用豆卷易豆豉，取其清热透表、除湿利气之功，《本草便读》谓其"亦能解表。至于宣风解毒，乃豆之本性，能舒筋者，亦因水湿所困耳"。另配连翘衣疏风清热解毒，以清温热之余邪。冬瓜子清肺化痰，利湿，孟诜在《食疗本草》中谓其能"除心胸气满，消痰止烦"；大贝母清热化痰，《本草从新》曰其可"去时感风痰"；橘皮健脾化湿，三药合用化湿除痰。赤茯苓行水，利湿热；赤芍入血分，凉血清热，活血行滞，能消血中浮热。二药配伍，一利一散，清散血热。桑枝苦平清热，祛风通络；桑络引药入络脉，除络脉中伏热。诸药合用，达苦辛淡化、清热利湿、行气和中之功。

湿气为患，《医原·湿气论》提出"治法总以轻开肺气为主，肺主一身之气，气化则湿自化，即有兼邪，亦与之俱化。湿气弥漫，本无形质，宜用体轻而味辛淡者治之，辛如杏仁、蔻仁、半夏、厚朴、藿梗，淡如苡仁、通草、茯苓、猪苓、泽泻之类。启上闸，开支河，导湿下行以为出路，湿去气通，布津于外，自然汗解。《经》曰：水郁折之。谓水上泛，折回而使之下也……治湿不利小便，非其治也"。本案简斋先生治用"苦辛淡化"，即苦以泄热、辛以开肺、淡渗以利湿。其处方用药，可谓深得古人妙旨，值得学习借鉴。

于左，前病湿温，大势甫衰，余烬未熄，得食复炽，已近两候，热象朝轻暮重，汗泄不解，口干渴饮，胸闷欲呕，脉弦数，溲短赤，舌上中心苔黄不腻，边尖色赤。治以清营泄热。

银胡　青蒿　鳖甲　法夏　黄芩　桑叶　连翘

枳壳　橘络　桔梗　益元散　大贝　竹茹　赤苓

芍　荷梗

赏析：本案病名"湿温"。湿温病后期，热邪未尽，伏藏于阴分，余热之邪得食复炽，恰如《温疫论》所云："疫邪已退，脉证俱平，但元气未复……若因饮食所伤者，或吞酸作嗳，或心腹满闷而加热者，此名食复。"湿伏阴分，卫气夜入于阴，与邪相争，故见热象朝轻暮重；湿与热胶结，则汗泄不解；久热伤阴，故见口干渴饮；湿邪内遏，阻滞气机，故胸闷欲呕；热邪炽盛，故见脉弦数；湿热下移入小肠，故溲短赤；舌中苔黄不腻，边尖色赤为热胜于湿之外征。治以清营泄热，方选青蒿鳖甲汤加减。青蒿鳖甲汤具有养阴透热之功，处方中用银柴胡清热凉血；青蒿清退虚热；鳖甲滋阴退热，引邪外出；法半夏辛温燥湿化痰；黄芩清热解毒燥湿；桑叶、连翘清宣疏化，透热转气；枳壳理气消滞；橘络通络除湿；一元散（即益元散）清热利湿，宣畅气机；大贝母化痰通络；赤茯苓利水渗湿；赤芍清热凉血；荷梗清热理气。诸药配伍，共奏清营泄热之功。

本案湿温病程已近两候（一候为5天），且为病后再次复发，此次发热亦有阴伤热炽之因，故需青蒿、鳖甲、银柴胡以清退虚热，再与桑叶、连翘之品同用以清宣透热。另用桔梗与枳壳相配，一升一降，调畅气机，防湿邪阻滞气机；赤芍配赤茯苓，加强清热利湿通淋，使湿热从小便而解，取"治湿不利小便，非其治也"之意。因见舌边尖色赤，乃心肝火旺热盛之象，故用黄芩配连翘，取其清心肝之火。患者因饮食而复发，故在饮食调摄上亦需注意，"非但杂食，梳头、洗浴诸劳事等，皆须慎之"（《诸病源候论·温病诸候》）。

刘左，温病二十余日，热发不退，夜烦，身见白㾦，浆稠晕赤，苔黄，舌尖露赤。邪在气阴之间，治以清疏透化。

豆豉 黑栀 杏仁 桑叶 连翘 忍冬 橘络
桔梗 益元散 赤苓神 赤芍 大贝 丝瓜络
赤豆衣 荷叶络

赏析：本案病名"湿温"。外感湿温，湿性黏滞，湿热互结，热为湿遏，热势缠绵，故身热不扬、二十余日未退；热盛则口渴内灼；湿郁肌表，不能透发而身见白㾦，湿盛则浆稠，有热则晕赤；病邪久羁，渐有入营分之势，故见夜间烦躁、舌尖露赤。证属湿温热重于湿，初入营血。治拟辛凉透邪，清疏化湿。方选栀子豉汤、银翘散加减。栀子豉汤清热除烦，宣发郁热；银翘散辛凉解表，清热解毒。案中处方以栀子泄热除烦，豆豉辛散透表，二者宣中有降，共奏清热除烦之效；忍冬、连翘辛凉轻宣，透热散邪；桑叶疏风清热；杏仁理气肃肺，桔梗宣肺利咽，二者合用以宣肃肺气，疏散风热；赤茯苓、茯神清热利湿、宁心安神，赤芍清热凉血，二者合用可清热利水、活血祛瘀；大贝润肺化痰；益元散清热利湿；赤豆衣清热利水；橘络化痰通络，丝瓜络清热通络，荷叶络轻清升散、透热解郁，诸络药合用，可清在络之热邪。全方共奏辛凉解表、清热化湿之效。

温病分辨卫气营血最为紧要。热入营血可见身热夜甚，口渴，心烦不寐，甚或神昏谵语，斑疹隐隐，舌红绛，脉细数。本案患者身见白㾦、浆稠晕赤、苔黄，为气分热盛之征；但夜烦、舌尖露赤已显营血被扰之端倪。简斋先生辨证精准，言其"邪在气阴之间"。治以清解透热为主，配合上下分消。方选栀子豉汤、银翘散疏散风热于上，益元散、茯苓之辈渗湿于下，并用橘络、丝瓜络、荷叶络清在络之湿热，赤茯苓、赤芍凉营血，总以透邪安内为宜。

吴左，时病热解以后，无形湿浊未清，脘次痞闷较减，但仍不饥不纳，脉濡滑，舌苔灰黏。治再通化。

瓜蒌　薤白　杏仁　蔻衣　滑石　川朴　法夏
枳壳　苏桔梗　橘皮　建曲　赤白苓　藿梗

赏析：本案病名"湿温"。病因病机为外感湿温，经清治后热退湿留。脾不升清，胃不降浊，升降失司，运化无力，故见脘次痞闷、不饥不纳；脉濡滑主湿，苔灰黏而不燥主痰湿内停。治拟理气消痞，通阳化湿。方选瓜蒌薤白半夏汤、藿朴夏苓汤、枳壳桔梗汤加减。瓜蒌薤白半夏汤出自《金匮要略》，功用通阳散结、行气祛痰；藿朴夏苓汤出自《医原》，功用宣通气机、燥湿利水；枳壳桔梗汤出自《仁斋直指方论》，功用理气宽胸、祛痰导滞。案中处方以瓜蒌、薤白宽胸散结，清热涤痰；藿香梗芳香化浊，解表和中；川朴燥湿除满，行气降逆；半夏燥湿化痰，消痞散结；杏仁开泄肺气于上；蔻衣芳香化湿于中，赤白苓健脾利湿于下，使水道通畅、湿有去路；滑石清热渗湿；桔梗能开肺气之结、宣心肺之郁，枳壳破气消积、化痰除痞，二者合用可升降气机，有"通肺利膈下气"之效；苏梗理气宽中；建曲健胃消食。诸药并用，共奏理气消痞、通阳化湿之效。

叶天士《临证指南医案》云："上焦不行则下脘不通，都属气分之郁也。""脘膈痞闷，不饥食减，大便不爽，乃气滞于上。""于上焦不舒者，既有枳、桔、杏、蒌开降，又有栀、豉除热化腐疏畅清阳之气。"简斋先生谨遵此法，随证灵活用药。用藿朴夏苓汤兼顾上中下三焦，以燥湿芳化为主，开宣肺气，淡渗利湿；瓜蒌薤白半夏汤通阳散结、行气祛痰。枳壳、桔梗治"诸气痞结满闷"，近代医家施今墨常在此基础上加用桃仁、杏仁、薤白治疗舌红、便干、胸闷之症。桔梗行上，枳壳下降，薤白行左，杏仁行右，四者相合，上、下、左、右，平调升降，燮理气机，开胸顺气、行气消胀、散结止痛之力增强，称其为"上下左右汤"。本案处方中这些药物均有所涉，所谓殊途同归。此外，处方中还隐含半夏厚朴汤之药，今人多用于痰气郁结、肝胃失和之梅核气治疗，气不行则郁不解，痰不化则结难散，故宜行气散结、化痰降逆，对于湿温后期脾胃升降失司之痞满当有一定作用。

杨童，15。发热已经三候，热不高，亦不烦渴，夜亦不剧，卧时有汗，头不眩，溲色或黄或清，大便先曾间解，近已秘结八日，脉濡小。童年脾弱湿盛，拟以疏导，佐以通阳。

杏薏　法夏　薤白　瓜蒌　陈皮　云苓　枳壳
桔梗　楂六曲　当归拈痛丸　五苓散

赏析：本案病名"湿温"。病因病机为素体脾虚，运化失司，水谷精微不能化生气血，外感湿温。温为阳邪则发热，湿为阴邪故热势不高、小溲或黄或清，湿阻则不烦渴，卫外不固则卧时有汗，湿阻清阳则头重不眩，湿阻气机则腑气不通而大便秘结，濡脉主湿，小脉主虚。治拟疏导气机，通阳利湿。方选杏仁薏苡汤、瓜蒌薤白半夏汤、当归拈痛丸、五苓散加减。杏仁薏苡汤出自《温病条辨》，主治"风暑寒湿，杂感混淆，气不主宣，咳嗽、头胀、不饥、苔白、肢体若废"，功用宣气化湿；瓜蒌薤白半夏汤出自《金匮要略》，功用通阳散结、行气祛痰；当归拈痛丸出自《医学启源》，功用清热利湿；五苓散出自《伤寒论》，功用温阳化气、利水渗湿。本案处方中以杏仁止咳平喘，润肠通便；薏苡仁利水渗湿，健脾除痹。二者相伍，性平质润，可降肺、润肺、利肺。瓜蒌理气宽胸，涤痰散结；薤白通阳散结，行气止痛。半夏、陈皮燥湿化痰，降逆散结；茯苓淡渗利湿。三药取二陈汤之意，以健脾和胃。枳壳、桔梗理气疏导；楂曲健脾和中。诸药并用，共奏疏导气机、通阳利湿之效。

杏仁薏苡汤证，以"气不主宣"为其病机，以调畅气机为要。瓜蒌薤白半夏汤本为胸阳不振，痰浊闭阻所致胸痹心痛而设，而此案处方取其宣闭开郁，亦为疏导上焦气机为主。枳壳配桔梗出自《苏沈良方》，主治"伤寒痞气，胸满欲死"，叶天士认为二药"辛以散邪，佐微苦降气"，常用于治疗风温咳嗽。简斋先生在本案处方中合理地运用了以上七味药（杏仁、薏苡仁、瓜蒌、薤白、法半夏、枳壳、桔梗），充分体现了疏导通阳之大法，可谓殊途同归。处方中还选择了当归拈痛丸、五苓散入药煎服，是简斋先生治疗湿温病湿重于热的常用基本方，以成方入煎避免了药味过于繁多之弊。本案治法上疏导、通阳、清热、化湿、健脾兼顾，清晰明了，处方用药饮片、丸剂、散剂协同配合，凸显了简斋先生深厚的临床功力。

陆左，湿温症，烧热两候，阴液被伤，两耳失聪，神志惝恍，渴饮便结，咳痰稠黏不爽，舌本干绛，脉弦小数，防其昏愦。

银胡　青蒿　鳖甲　沙参　川斛　苓神　桑叶
连翘　橘络　桔梗　甘草　白芍薇　川浙贝　竹
茹　枇杷叶

另白茅根代水煎。

赏析：本案病名"湿温"。病因病机为湿温后期，病邪深入下焦，真阴亏耗。肾开窍于耳，肾精不足则两耳失聪，神失所养则神志惝恍；阴虚则燥，故见渴欲饮水、大便秘结、咯痰稠黏不爽；舌本干绛为热已初入营血之象，如进一步蒙蔽心包则易昏愦；脉弦小主里虚，数则属热。据其脉证，总属湿温病久，阴虚燥结。治拟养阴透热，滋阴润燥。方选用青蒿鳖甲汤、清燥救肺汤加减。青蒿鳖甲汤养阴透热，清燥救肺汤清燥润肺、益气养阴。本案处方中以鳖甲咸寒直入阴分，滋阴退热；青蒿、银柴胡苦辛而寒，其气芳香，清热透络，引邪外出；沙参养阴清热，润肺化痰；川斛滋阴清热，益胃生津；桑叶清肺润燥；枇杷叶、竹茹清肺化痰；橘络、桔梗化痰通络；川贝、浙贝清热化痰，润肺止咳；茯苓、茯神健脾渗湿，宁心安神；白芍、白薇清热凉血；连翘、白茅根清热解毒，透营分之邪外达，取"透营转气"之义。诸药并用，共奏养阴透热、滋阴润燥并防动血之效。

方中以白茅根代水煎，取其质地较轻，可清热凉血，有透营转气之义。如《本草经疏》中认为，茅根性寒能除内热，味甘能益血。《医学衷中参西录》认为，其"味甘，性凉，中空有节，最善透发脏腑郁热，托痘疹之毒外出；又善利小便淋涩作疼、因热小便短少、腹胀身肿，又能入肺清热以宁嗽定喘。其味甘，且鲜者嚼之多液，故能入胃滋阴以生津止渴，并治肺胃有热、咳血、吐血、衄血、小便下血，然必用鲜者其效方著。春前秋后剖用之味甘，至生苗盛茂时，味即不甘，用之亦有效验，远胜干者"。本案为湿温后期，阴液重伤，肾精不足、肺胃阴伤而成诸症，而白茅根可清肺益胃、凉血和营，一药而多用。因其质轻量大，故用其代水煎药，简斋先生用药之精妙可见一斑。

陈左，湿温下血已止，烧热见平，气阴不足，胸次痞满欲呕，舌苔水黄。治以清养和中法。

沙参　川斛　法夏　苓神　会皮　竹茹　姜拌连
枳壳　黄芩　枇杷叶（包）

赏析：本案病名"湿温"。病因病机为湿温化燥化火，肠络损伤，经治热平血止，而气阴两伤。正虚邪陷，脾胃虚弱，升降失司，胃气壅塞，则见胸次痞满；脾不升清，郁则为满，胃气不降，逆则为呕；苔黄主热，水主有湿。治拟益气养阴，消痞散结。方选温胆汤、半夏泻心汤加减。温胆汤出自《三因极一病证方论》，功用化痰和胃；半夏泻心汤出自《伤寒论》，功用和胃降逆、消痞散结。案中处方以半夏辛温燥湿化痰、和胃止呕，竹茹甘寒清热化痰、除烦止呕，二者一温一凉，化痰和胃，除烦止呕；陈皮理气行滞，燥湿化痰；枳壳降气导滞，消痰除痞；茯苓、茯神健脾渗湿；黄芩、黄连苦寒泄热消痞，姜拌则减其寒性且可温胃和中；沙参、石斛甘寒养阴，益胃生津；枇杷叶清胃热，降胃气，降逆止呕，正如《本草纲目》所言："枇杷叶，治肺胃之病，大都取其下气之功耳。气下则火降痰顺，而逆者不逆，呕者不呕。"诸药并用，共成益气养阴、消痞散结之效。

痞满之证，《素问·六元正纪大论》曰："太阴所至，为积饮痞膈。"《伤寒论》用诸泻心汤治之，开后世以寒热并用、辛开苦降法治痞之先河。脾胃同居中焦，脾主升清，胃主降浊，清升浊降，纳运如常则胃气调畅。若因表邪内陷、饮食不节、痰湿阻滞、情志失调、脾胃虚弱等因致脾胃升降失司，气机郁滞则成痞证。本案湿温痞满之证，简斋先生亦宗辛开苦降之法，以半夏泻心汤和胃降逆、消痞散结；脾胃共主水谷，热病伤阴，虚则水谷不化，聚而为痰为饮，故以温胆汤化痰和胃；又以沙参、石斛之类养阴益胃。如此配伍，可使脾胃气机调畅，气阴得复，则痞证自消。

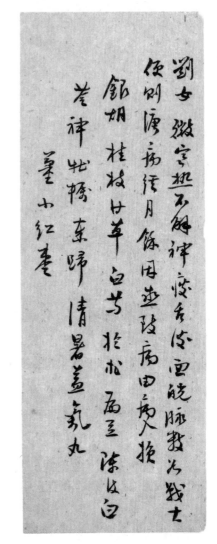

刘女，微寒热不解，神疲舌淡面㿠，脉数如战，大便则溏。病经月余，因感致病，由病入损。

银胡 桂枝 甘草 白芍 於术 扁豆 陈皮白

苓神 牡蛎 秦归 清暑益气丸 姜 小红枣

赏析：本案病名"暑湿"。暑性炎热升散，致病多高热多汗，易耗气伤津，导致气津两伤，气阴亏虚，出现脉数如战；暑湿常相兼致病，湿易伤脾，脾受湿困而中焦运化乏力，中阳不振，故见神疲、大便溏泻等症。治拟清暑益气，健脾化湿，调补阴阳。方选小建中汤、参苓白术散合清暑益气丸加减。因患者有大便溏泻，故处方中未用饴糖，以免加重腹泻症状，而用白芍酸甘益阴、养血和营，治疗中虚不足；桂枝辛甘，温阳解表，与银柴胡配伍，治疗患者"微寒热不解"之症；白术、茯苓、茯神健脾益气，且白术可燥湿，茯苓渗湿，使湿有去路；扁豆补脾止泻，陈皮燥湿化痰、醒脾和胃。牡蛎有生、煅之分，生牡蛎偏于软坚散结、平肝潜阳，煅牡蛎偏于收敛止汗、制酸止痛、安神。结合方中用秦归养阴血、止脉数如战而防入损，加之患者有大便溏的症状，故此处应为煅牡蛎，取其收敛固涩之功。姜、枣调营卫，补中虚。清暑益气丸取自王孟英之清暑益气汤，有清暑益气、养阴生津的功效，主治暑热气津两伤证。

本案患者为暑湿发热证后期阶段，出现外邪未尽、阴阳两虚之候，故简斋先生以清余邪、补中焦、益气阴立法处方。其处方巧妙之处，在于将清暑益气汤制成丸剂加入中药煎剂中，既充分发挥药效，又避免了药物繁多之弊。清暑益气汤有两首，分别为李东垣和王孟英所创制，两方均为治疗夏季伤暑的有效方剂，只是用药和主治有所不同。东垣方治长夏湿热蒸人之四肢困倦，胸满气促，或气高而喘，身热而烦，心下膨闷，小便黄而数，大便溏而频；其用黄芪、升麻、白术、黄柏、葛根、苍术、陈皮、神曲、泽泻、青皮等清暑利湿。王氏方则以西洋参、石斛、麦冬、竹叶、荷梗、知母、西瓜翠衣等为主甘凉清火兼以养阴。本案患者因暑湿发热日久，"由病入损"。证属暑热夹湿，中焦不足，伤津耗气，阴阳两伤。其治不但宜清其暑，还要益气生津，更需健脾化湿。故所用之方应为王氏清暑益气汤，并配合小建中汤、参苓白术散。

陈君，秋时晚发三日，得汗未透，头眩身楚，口苦多涎，苔白，脉弦数。治以辛芳宣化。

芥穗　豆豉　藿香　桑叶　连翘　杏仁　枳壳
会皮　桔梗　苓神　白芍　浙贝　法夏　建曲

赏析：本案病名"伏暑"。《时病论·卷五》云："伏天所受之暑者，其邪盛，患于当时；其邪微，发于秋后。时贤谓秋时晚发，即伏暑之病也。"暑多夹湿，易阻遏气机，湿遏热伏，故得汗未透；外有表邪，故见头眩身楚；暑热内郁，则见口苦；湿郁在内，脾失运化则见多涎，外有表邪则见苔白；脉弦主邪实，数主热。证属伏暑之卫气同病。治当芳香辛散，宣化暑湿。方选藿朴夏苓汤加减。方中藿香解暑化湿，豆豉解表宣郁，二者合用可芳化宣透以疏表湿，使阳不内郁；桑叶辛凉轻散风热，连翘辛凉清热解毒，杏仁苦温轻宣肺气，荆芥辛温解表散风；枳壳降气行滞，桔梗升提宣肺，二者合用可调畅气机以开上；会皮、半夏健脾燥湿，配以建曲健脾和胃以畅中；茯苓淡渗利湿以渗下；浙贝清热化痰；白芍酸甘敛阴，防止发散过度。诸药并用，共奏宣表、化湿、清暑之效。

吴鞠通《温病条辨》曰："长夏受暑，气壮者不受也……其不即病而内舍于骨髓，外舍于分肉之间者，气虚者也。盖气虚不能传送暑邪外出，必待秋凉金气相搏而后出也。"吴坤安《伤寒指掌》曰："晚发者，夏受暑湿之邪，留伏于里，之秋新邪引动而发也……此暑湿之邪留着于里，最难骤愈，治法不外三焦主治。"认为暑湿在内，当宣畅三焦为湿邪寻求出路。吴鞠通《温病条辨》亦曰："伏暑、暑温、湿温，证本一源，前后互参，不可偏执。"故此，简斋先生选用治疗湿温邪遏卫气之藿朴夏苓汤以宣化表里暑湿。本方兼顾上中下三焦，有芳香化湿、健脾燥湿、淡渗利湿之效，以本方加减治疗伏暑晚发，甚为恰切。暑热郁结，以三焦之治除湿于内，佐辛温发散之品以助热邪外散，亦有反佐之义在内，故未用诸多清热解毒之品，恐有冰遏热伏之虞。另简斋先生善用枳壳、桔梗二药以调畅气机。桔梗开宣肺气，能开肺气之结，宣心肺之郁；枳壳破气消积，化痰除痞。二者合用，可升降气机。《临证指南医案》认为："于上焦不舒者，既有枳、桔、杏、蒌开降，又有栀、豉除热化腐疏畅清阳之气。"简斋先生可谓深得其要。

朱童，13。中秋郊游遇雨，初仅体倦神疲，继之寒热起落发无定时，汗泄颇多，迄则逐晚蒸热，热亦不高，不烦不痛，亦不多饮，面色困暗，舌上少苔，腹内鸣窜，大解溏而逐行，小溲黄而量多。气阴既虚，湿邪深蕴，补虚碍湿，导湿伤阴，求其两者兼顾并行不悖，厥惟东垣清暑益气。

清暑益气拆用　五苓散　赤扁豆衣　荷叶盖煎

赏析：本案病名"伏暑"，乃因伏天外感暑湿之邪，当时未即发病，于秋后遇雨新感凉邪，引动伏暑，发为本病。新邪欲入，伏气欲出，以致寒热起落，发无定时；暑湿熏蒸于外，则多汗；卫阳夜于入阴分，与邪相争，则晚夜热甚；湿性黏腻，扰于肠胃，则腹内鸣窜，大解溏；湿热下注膀胱，则小溲黄而量多；暑伤气，热伤阴，气阴两虚，则面色困暗、舌上少苔。治拟轻宣清化，和中利湿。方选李东垣清暑益气汤加减。方中以黄芪、人参、甘草补中益气；橘皮、当归甘辛微温，养胃气，和血脉；苍术、白术、泽泻渗利除湿；升麻、葛根苦甘平，善解肌热；炒曲甘辛，青皮甘温，健脾行气；黄柏苦辛寒，泻热补水；虚者滋其化源，以五味子、麦门冬酸甘微寒以养阴。原方中并无专清暑气之品，故佐以赤扁豆衣、荷叶清暑。

伏暑之病，《温热暑疫全书》中言："人受暑热之毒，栖伏三焦肠胃之间，久久而发者，为伏暑。"《六因条辨》中记载其症状："微恶寒发热，呕恶泄泻，脘闷舌白……其见症如疟非疟，或有微寒，或单发热，但无六经之可辨，无表里之可分。"本案中秋遇雨，发为寒热之病，其临床表现有几点值得注意的地方：①初期虽有恶寒发热，但很快转为晚间蒸热；②同时具有腹内鸣窜，便溏的里证；③病程早期就有神疲、面色困暗、少苔等气阴两伤的表现。因此，简斋先生认为遇雨受凉只是诱发因素，从而导致腠理闭塞，进而引动伏邪。案中言"不痛"即是此意，以区别于头身疼痛的伤寒表证。而不烦、不多饮、溲黄量多则是与温病所导致的明显津液受损相鉴别。其真正的病因为伏暑之邪内发，耗伤气阴。该案伏暑发于里，简斋先生在用东垣清暑益气汤时，恐参、芪、五味子等药对祛湿不利，故去之。而方中原有之白术、泽泻则寓有五苓散之意，故言"拆用五苓散"。加用赤扁豆衣、荷叶则是为了加强利湿之效。

万左。始因内伤生冷，继因沐后受风，初起寒热得汗热透，汗已后热，热亦不壮，头痛身楚，渴喜沸饮，舌苔淡黄，腑行溏薄。病名伏邪晚发，症因寒湿深蕴，治当风胜渗利，上宣下导为法。

羌活　防风　葛根　茅术　黄芩　杏薏仁　茵陈
豆卷　法夏　陈皮　赤猪苓　建曲泻　荷叶盖煎

赏析：本案病名"伏邪湿温"。患者初始内伤生冷，脾胃受损，中焦酿生寒湿，因湿性濡滞，当时并未发病，潜伏于内，日久逐渐化热。次因沐后受风，卫阳被遏，故发热、恶寒、头痛身楚；新感引动伏湿，与外风搏结于表，故汗出后热不解；总体寒多热少，故无壮热；湿阻气滞，津不上承，则有口渴，阳气得热则舒，故喜沸饮；湿胜则濡泄，故大便溏薄；舌苔淡黄为湿有热化之征。治以疏风渗湿为大法，方用羌活葛根汤合茵陈五苓散加减。方中羌活、防风疏风散湿；葛根、豆卷、荷叶透热解表；杏仁宣肺；茅术、薏苡仁、建曲健脾止泻；黄芩清热燥湿；茵陈、猪苓、泽泻、赤茯苓清热渗湿；陈皮、法夏辛温，燥湿和中。

"晚发"，在《伤寒补例》中云："是伤寒正病晚发，缓发也，与即病相对待。"患者初因伤食酿生寒湿，日久化热；后因外风触发，表有风湿，中蕴湿热。总体而言，属寒湿内蕴有化热之势。此时治疗，宜用寒凉之品于太阳表药中，微似汗以和之，不可用辛温之剂大发其汗，否则内蕴之热，得辛温而益盛。简斋先生遵循《素问》"其高者，因而越之；其下者，引而竭之；其有邪者，渍形以为汗"的原则，制定出"风胜渗利，上宣下导"的治法。以羌活葛根汤解表发散，配合茵陈五苓散渗利内湿，使风邪从外而出，内湿从下而解。湿邪既解，下焦分清泌浊的功能恢复，则便溏亦可除，这也是张景岳"治泄不利小水，非其治也"（《景岳全书》）、叶天士"通阳不在温，而在利小便"（《温热论》）观点的具体体现。

刘右，哺乳妇人，时感十余日，寒湿偏重，头昏脘闷热重重，神困面淡，苔薄口苦，不渴，脉濡数，大便溏解。治以苦辛温化。

葛根　茅术　桂枝　赤猪苓　陈皮　苏桔梗　焦楂曲　泽泻　薏仁　法夏　滑石　荷脐

赏析：本案病名"寒湿"。《温病条辨》言："寒湿者，湿与寒水之气相搏也。盖湿水同类，其在天之阳时为雨露，阴时为霜雪，在江河为水，在土中为湿，体本一源，易于相合，最损人阳气。"临床以形寒、身重肢倦、胸闷脘痞、苔腻脉濡为主要特征，以发病慢、病程长、缠绵难愈为特点。本案患者外感寒湿之邪，因脾气亏虚，中阳不足，故见神困面淡、头昏脘闷、大便溏解、脉濡数等症；湿阻津不上承，故口苦、不渴。治拟温阳化气，利水渗湿。方选五苓散合三仁汤加减。

吴鞠通指出："治湿者必须审在何经何脏，兼寒兼热，气分血分，而出辛凉、辛温、甘温、苦温、淡渗、苦渗之治，庶所投必效。若脾病治胃，胃病治脾，兼下焦者，单治中焦，或笼统混治，脾胃不分，阴阳寒热不辨，将见肿胀、黄疸、洞泄、衄血、便血，诸证蜂起矣。"（《温病条辨》）叶天士则提出"通阳不在温，而在利小便"的治则。利小便是治疗湿邪之大法，使湿邪从小便去之，湿邪一除，阳气不被阻遏而布达全身，故本案以五苓散加减，通阳化气，利水渗湿。方中泽泻甘淡性寒，直达膀胱，利水渗湿；茯苓、猪苓均淡渗利湿，增强泽泻利水渗湿之功，以使小便通利；茅术健脾利湿，脾健运则可运化水湿；桂枝既外解表邪，又内助膀胱气化。三仁汤内多为芳香苦辛、轻宣淡渗、流畅气机之品，使三焦宣畅，湿热分清。本案处方仿三仁汤之意，用了滑石、薏苡仁、半夏。另配葛根轻清升阳；陈皮合半夏苦温燥湿，焦楂曲健脾消食，脾运健则湿邪易祛；简斋先生常合用苏梗行气宽中、桔梗宣肺利痰，以调畅气机；荷脐即荷蒂，主要起升举清阳、降减湿浊之效。诸药配伍，充分体现了简斋先生治疗寒湿的"苦辛温化"之法，不在于直接温补阳气，而是宣化气机，渗利小便。

四

外感伤寒病证

（计7案）

石左，病前两日曾经遗泄，继之发热，两旬未解，热亦不重，口干而不思饮，肢冷，脉小，但欲寐，汗少。病属少阴感病。

羌活　当归　玉竹　沙参　石斛　桂枝　法夏
陈皮　甘草　寄生　细辛拌地黄　生姜

赏析：本案病名"伤寒"。患者遗泄后导致少阴正气受损，卫外不固，加之感受风邪，因而成病。风袭肌表，营卫失和，故发热、汗出。《医宗金鉴》云："少阴受邪则阳气微，故脉微细也。卫气行阳则寤，行阴则寐，少阴受邪则阴盛而行阴者多，故但欲寐也，此少阴病之提纲"，故患者但欲寐、肢冷、脉小。而患者兼有阴津不足则口干，寒邪在内则不思饮。其病机为少阴肾气不足，感受表邪，因此，简斋先生所言"病属少阴感病"。但少阴为病多阳虚，而温阳散邪则易伤阴，且患者已有阴津不足；养阴生津则易助寒伤阳，故简斋先生方选桂枝汤加减调和营卫，燮理阴阳。方中桂枝解肌调和营卫，另配羌活、生姜通阳解肌散寒；桑寄生补肾祛风，《本草再新》言其能"补气温中，治阴虚，壮阳道"；复佐以辛温香窜之细辛，既能助桑寄生以解里寒，更能助桂枝温通阳气。因虑其阴津不足，发汗则阴液更伤，故加玉竹、沙参、石斛、生地养阴生津助汗，尚有金水相生，滋肺补肾之意；当归和养营血；细辛拌地黄，一方面防细辛辛温发散之性伤阴耗气，另一方面防地黄滋腻恋邪；陈皮、半夏健运脾胃；炙甘草为佐使之药，既可益气和中，又能调和辛散酸收之品。

《伤寒论》曰："少阴病，始得之，反发热，脉沉者，麻黄细辛附子汤主之""吐利、汗出，发热、恶寒、四肢拘急，手足厥冷者，四逆汤主之。"可见少阴病亦可有发热、汗出之见症，但应该注意的是少阴病之发热是因寒邪入内，阳气被遏，郁积所致；汗出则是因阳气欲脱，不能固摄所致，必兼吐利等内症。而本案之热亦不重，汗少则是表邪未尽，营卫不和的表现。方中以桂枝汤替代麻黄、附子，乃虑其汗少为营阴亏损所致，不可助阳发汗。故以桂枝、羌活、生姜解表祛邪，细辛辛温发散，专走少阴而祛少阴之寒。此案患者因有遗泄之诱因，且病程达两旬之久，此为病机之本，从本之治则补肾温阳，佐以养阴生津养血。而本案解表和里并进，师古法而不泥于古方，法随证立，灵活运用。

陈君，秋时半月，渐渐类疟，每夜恶寒，之后有热，有汗即解，胸次痞闷，大便溏稀，脉弦数而濡。拟少阳阳明合治。

柴胡　法夏　黄芩　葛根　陈皮　枳壳　桔梗
茯苓　甘草　六曲炭　淡生姜　荷叶盖煎

赏析：本案病名"伤寒"。少阳为枢，为半表半里，正盛则热，邪盛则寒，正邪交争，则寒热往来、休作有时；邪郁少阳之经，肝失疏泄则胸次痞闷；横逆犯脾，脾失升清，协热下利，则见大便溏稀；少阳郁热则脉弦数，濡脉主湿。因病涉少阳、阳明，故"拟少阳阳明合治"，即和解少阳、解表清里。方选小柴胡汤合葛根芩连汤加减。案中处方以柴胡配黄芩辛开苦降，和解少阳，葛根配黄芩解肌清热，升阳止泻；陈皮合法夏燥湿化痰，理气和中；黄芩合芍药清热止利，和中止痛；茯苓渗湿健脾；枳壳合桔梗升降气机，宽中理气；六曲炭健脾和胃止泻；淡姜、生姜合用以温中止呕；荷叶盖煎，取其升发阳气之效。诸药同用，共成和解少阳、解表清里之效。

《伤寒论》云："阳明少阳合病，必下利。""阳明病，发潮热，大便溏，小便自可，胸胁满不去者，小柴胡汤主之。"从条文看，阳明病也有"发潮热"，而"大便溏"则尚未成实；"胸胁满"是少阳之症，说明少阳之邪还没有完全进入阳明，阳明热邪还未成实，虽有阳明之热，但比燥实之热要轻，故用小柴胡汤和解少阳之枢。《伤寒说意》分析曰："阳明病，外发潮热，而大便稀溏，小便自可，胸胁满硬不消者，是胃气上逆，胆经不降，少阳甲木之贼戊土也，宜小柴胡汤，泻少阳之经邪，补阳明之腑气……经腑松畅，则上焦通而津液降，胃气调和，汗出表解矣。"可见简斋先生熟谙经典，善用经方，灵活化裁，可谓得心应手。

宋右，26。食后下虚受风，少阴阳明兼病，甫经两日，见症头昏微痛，身重腰楚肢麻，坐起眩晕欲呕，呕皆涎水，味苦，寒热无汗，渴饮不多，胸脘阻闷，舌苔水灰，脉沉弦小，小腹隐痛。拟宣和疏化法。

羌活　防风　柴胡　池菊炭　法夏　苓　枳壳
橘皮　甘草　白芍　苓神　巴戟　细辛　淡生姜
桑枝　寄生

煎乙句钟，只煎一次，匀分二三次温服。

赏析：本案病名"伤寒"。《伤寒论》言："阳明病，反无汗而小便利，二三日呕而咳，手足厥者，必苦头痛。"患者因食后下虚受风，寒邪闭于少阴、阳明，开始二日，故身重、肢麻、恶寒、发热而无汗；内侵胃胆，寒遏阳气，故胸脘阻闷、呕吐涎水。渐有化热之势，故味苦、口渴，但内有寒邪，故不多饮；经气因之上逆，则头昏、眩晕。《伤寒论》言："小腹满，按之痛者，此冷结在膀胱、关元也。"因素体肾阳不足，寒邪得以深入少阴，故有腰楚、小腹隐痛；舌苔水灰、脉沉弦小为肾虚寒邪内侵之外征。病因病机为外感风寒，中于阳明之经，由于本质肾阳亏虚，不能御邪而由表入里，深入少阴。治以疏风解表，益肾扶正，佐以清里和解。方用九味羌活汤加减宣散风邪，一柴胡饮加减和解少阳，二陈汤加减舒畅气机、化痰和胃。九味羌活汤出自《此事难知》，为四时发散之通剂，以发散风寒湿邪为主，兼清里热为辅；一柴胡饮出自《景岳全书》，功能和解少阳、养阴清热；二陈汤出自《和剂局方》，功能燥湿化痰、健脾和胃。再配以巴戟天、桑寄生以温补下焦虚寒。

处方中细辛味辛性温，有小毒，芳香气浓，性善走窜，气盛味烈，达表入里，入肺经除里之寒邪，有较好的祛风、散寒、止痛作用；柴胡味辛苦微寒，疏肝理气而解郁结，升清，调畅气血。二药合用，辛散疏通，轻浮上达，相须为用，祛风止痛且通窍，并能祛风止头痛。半夏辛散苦燥温通，性沉降，长于燥脾湿而化痰浊，降胃气而止呕吐，又能辛散消痞结；黄芩苦寒，入肺经，苦燥肺中之痰，寒清肺中之热，有清热燥湿泻火之功。二药配伍，肺脾同治，既杜生痰之源，又清贮痰之器，共奏清热燥湿化痰、和胃降逆止呕之功。全方配伍严谨，用药周到。处方中因宣散之品较多，质轻而味辛，不宜久煎，故简斋先生在处方未嘱"煎乙句钟（旧称一刻钟），只煎一次"，以保留药性。

董右，28。本质太弱，因感为病，四日来寒热无汗，热度夜晚稍高，渴饮不多，口苦，苔黄，头部太阳微痛，肢酸。治当和解，辛散温燥俱非所宜。

银胡　法夏　黄芩　枳壳　橘络　桔梗　甘草
苓神　沙参　白芍薇　川斛　桑枝　桑寄生　白
蒺藜

赏析：本案病名"伤寒"。患者"本质太弱"，卫表不固，因外感而发病。由于邪在少阳，正邪相争，故见往来寒热；肺气失宣，毛孔腠理闭塞不通，故见无汗出；邪渐入里，化热耗伤阴津，故见热度夜晚稍高；而渴饮不多提示津液已然耗伤，但程度不重。《伤寒论》有云："伤寒，脉弦细，头痛，发热者，属少阳。少阳不可发汗，发汗则谵语，此属胃，胃和则愈，胃不和则烦而悸。"因为本案病在少阳，而少阳病证，邪不在表，也不在里，汗、吐、下三法均不适宜，只有采用和解之法。故"治以和解"，即和解少阳、养阴清热。方选小柴胡汤加减。小柴胡汤有疏利少阳、和里解表、扶正祛邪之效，为和法代表方。本案处方中银柴胡苦平，入肝胆经，透解邪热，疏达经气；黄芩清泄邪热；法夏和胃降逆；炙甘草扶助正气，抵抗病邪；桔梗、橘络和胃理气；白芍养阴柔肝缓急；白薇、石斛、沙参益胃生津；桑枝通络止痛；桑寄生、白蒺藜补益肝肾，增强体质。诸药配伍，可使邪气得解，少阳得和，上焦得通，津液得下，胃气得和而汗出热解。

银柴胡是石竹科繁缕属植物银柴胡的干燥根，其名始见于《本草纲目》，而此之前，都依附于柴胡条下，通称为柴胡或银州柴胡。由于其名称与伞形科植物柴胡相近，故被历代医家当作柴胡用。但相比之下，银柴胡长于退虚热，疗骨蒸，而柴胡长于解表退热。如《本经逢原》载："银柴胡，其性味与石斛不甚相远，不独清热，兼能凉血。凡入虚劳方中，惟银州者为宜。"《纲目拾遗》谓："热在骨髓，非银柴胡莫疗，用以治劳肌热骨蒸，劳疟热从骨髓出，及小儿五疳羸热。盖退热而不苦泄，理阴而不升腾，固虚热之良药。"《本草经疏》《本草纲目》《本草汇》《本草从新》等均有应用本品治劳热骨蒸、劳乏消瘦、小儿虚热的记载。本案患者久病阴虚，津液耗伤，故简斋先生选用清虚热之银柴胡，而未用柴胡，可谓考虑周全，用药精妙，值得学习借鉴。

徐右，36。三旬以外之年，经事断已数载，气贫血弱可知。今秋染小恙，月余方愈，愈后不久又发寒热。初起热度甚高，继则稽留不退，头痛肢酸，渴不多饮，清晨汗泄极多，心悸气促，脉形弦细小数。治当两和阴阳，以解寒热。

银胡　鳖甲　沙参　黄芪　秦归　桂枝　甘草
白芍　川斛　首乌藤　法夏　苓神　枣仁　橘络
白　桑寄生
另小麦、红枣先煎。

赏析：本案病名"伤寒"。患者36岁，经事已断数载，可知其气贫血弱，加之久病，则正气愈损而营卫皆虚。此次复感外寒，初起正邪交争，故热度甚高。然患者体弱，难以驱邪外出，《伤寒论》言："血弱气尽，腠理开，邪气因入。"外邪由表入于少阳，正虚邪恋，故热势稽留不退；寒邪在表，则见头痛肢酸；阴液不足，则口渴；营卫失司，则汗泄极多；气贫血弱，心失所养，故见心悸气短。治当益气补血，和解少阳。气为阳，血为阴；卫属阳，营属阴。故简斋言"两和阴阳"，方选小柴胡汤合黄芪桂枝五物汤加减。处方中以银胡和解少阳，鳖甲清退虚热，此为简斋先生治疗内伤发热的常用经验药对；沙参、石斛养阴清热；首乌藤养心神，补肝肾，止虚汗；法半夏燥湿化痰；茯苓、茯神健脾宁心安神；橘络、橘白和胃化浊；桑寄生补益肝肾；小麦、红枣先煎以调养脾胃，令机体气血生化有源。全方共奏补益气血，调和营卫之功。

《医宗金鉴》解析黄芪桂枝五物汤云："以黄芪固卫，芍药养阴，桂枝调和营卫，托实表里，驱邪外出；佐以生姜宣胃，大枣益脾，为至当不易之治也。"配以清退虚热之银胡、鳖甲，必可调和阴阳以解寒热；且黄芪桂枝五物汤又可益气温阳，和血通痹，针对患者气贫血弱，心失所养，血脉不和所致的心悸气短、头痛肢酸等症。小麦、红枣与甘草共成甘麦大枣汤，《女科要旨》中言："麦者，肝之谷也。其色赤，得火色而入心；其气寒，乘水气而入肾；其味甘，具土味而归脾胃。又合之甘草、大枣之甘，妙能联上、下、水、火之气，而交会于中土也。"全方养阴和解与温阳补血同用，并佐以二陈汤调畅气机。诸法并进，药味多而不乱，配伍严谨，体现了简斋先生深厚的临床功底。

窦右，32。少阴伤寒五日，形寒身热无汗，腰身酸楚异常，不能转侧，两胁连脘俱痛，夜烦口干，饮则呕，喜热，脉沉小数。治以疏化，自里外托。

羌活　防风　银胡　法夏　黄芩　陈皮　茯苓

秦归芄　桑枝　寄生　巴戟　淡生姜

细辛拌地黄另煎冲服。

赏析：本案病名"伤寒"。患者外感风寒之邪，故见形寒身热无汗、腰身酸楚不能转侧；外邪由太阳经阳明、少阳而入少阴，故两胁连脘俱痛；《素问·热论》云"伤寒五日，少阴受之，少阴之脉贯肾络于肺，系舌本，故口燥舌干而渴"，肾津不能上达，则口燥舌干；《伤寒活人新书》言"少阴经脉，其支者，从肺出络心，注胸中，故邪客少阴，则有欲吐不吐、心烦等证"，故患者有夜烦、饮则呕之症；邪入阴经，已有化热之象，故烘热、脉沉小数。治拟疏散风寒，养阴托化。方选九味羌活汤合蠲痹汤加减。蠲痹汤出自《杨氏家藏方》，功能益气和营、祛风胜湿。处方中羌活发散风寒之邪，祛风湿，利关节，止痹痛；防风为风中润剂，祛风除湿，散寒止痛；黄芩清泄里热，防辛温燥烈之品伤阴；细辛、地黄均入少阴经，细辛祛风散寒，地黄养阴清热，两者相拌一温一清，一散一补，太阳少阴并治，表里兼顾，标本兼治；当归养血和血，淡生姜温中散寒；配合银柴胡性质寒凉，能清热凉血，退热而不苦泄，理阴而不升腾；秦芄退虚热，祛风湿；桑枝善于疏通经络、祛风除湿、通利关节，桑寄生补肝肾、强筋骨、通经络、益血和安胎，两者相配，补中寓通；法夏、陈皮、茯苓燥湿和胃健脾；巴戟天补肾温阳，强健筋骨。

少阴伤寒在治疗上不可专事疏解，发汗之时需注重固表实里，补益气血。正如《证治汇补·伤风》所说："如虚人伤风，屡感屡发，形气病气俱虚者，又当补中，而佐以和解。倘专泥发散，恐脾气益虚，腠理益疏，邪乘虚入，病反增剧也。"简斋先生深得虚体感冒治法之要，本案"治以疏化，自里外托"，即疏风解表以祛邪、养阴温肾兼清热，使邪去而正不伤。其代表对药，即细辛拌地黄，二者均入少阴经，细辛祛风散寒，地黄养阴清热，两者相拌，一温一清，一散一补，表里兼顾，自里托外。

李右，48。体丰痰重，食滞夹感，气失宣通，寒热有汗不及下肢，头痛身楚，脘次阻闷，渴饮不多，烦懊不宁，苔灰不宣，腑行不实、量亦不多，脉沉小。邪痹不宣，势恐内闭。

香豉　薤白　柴胡　法夏　川朴　黄芩　川连
曲　枳壳　橘皮　苏梗　桔梗　赤苓神　赤芍　焦楂
栀炭　淡竹茹　淡生姜

赏析：本案病名"伤寒"。《伤寒全生集·审证问因察形正名》："若身热恶寒，隐隐头痛，喘咳烦闷，胸胁体痛，左脉紧盛，右脉洪滑，或示脉沉伏者，则知是夹痰伤寒也。"患者素有痰证，又复食滞夹感，故见寒热有汗不及下肢、头痛身楚、脘次阻闷、渴饮不多、烦懊。治以宣痹散邪，化痰行滞。方选柴胡栀子豉汤、黄连温胆汤加减。柴胡栀子豉汤出自《扶寿精方》，即小柴胡汤去大枣合栀子豉汤以清心除烦；善治伤寒热退身凉，因过食复发热，烦躁口干，胸胁满闷，夜卧不宁。黄连温胆汤出自《六因条辨》，由温胆汤加黄连而成，主治心虚烦热。本案处方在此二方基础上加入薤白、苏梗、桔梗、茯神、焦楂曲。方中豆豉辛散苦泄性寒，具有疏散宣透之性，既能透散表邪，又能宣散郁热；薤白辛温，理气，宽胸，通阳，散结。二者合用，共达宣痹疏邪的作用。苏梗行气宽中，桔梗宣肺、利咽、祛痰，苏梗降气，桔梗主升，二者一宣一降，共达调畅气机之效。茯神养心安神利水，焦楂曲即炒山楂和炒神曲，具有消食化积的作用。诸药合用，共达宣痹散邪、化痰行滞的作用。

伤寒邪在表者，当从汗解；邪在里者，则当攻下。今邪既不在表，又不在里，而在表里之间，则非汗下之所宜，故用和解一法。小柴胡汤为和解少阳之基础方。中医认为，痰可以停留在机体内外各个部位，提出痰为诸病之源，有"百病多由痰作祟""怪病多痰"之说。治痰当理气，气顺则痰消。温胆汤是一个治疗痰湿的基本方，可理气化痰、和胃利胆。《丹溪心法》云"痰之为物，随气升降，无处不到"，并指出"治痰者，实脾土，燥脾湿是治其本""善治痰者，不治痰而治气，气顺则一身之津液随气而顺矣"。脾健则痰湿自化，气顺则痰饮亦蠲。本案患者体丰痰重，食滞夹感，气失宣通，故简斋先生在柴胡栀子豉汤、黄连温胆汤基础上加入薤白以配合豆豉宣痹散邪于外，选方用药可为精当，值得学习借鉴。

五

时行感冒

（计 20 案）

李左，24。风痰合病，为热为咳，热先形寒，咳时喉痒，无汗，头痛身楚，口干，胸闷，涕稠痰黏，脉小数，溲浑。治以辛宣疏化。

麻黄　荆芥穗　牛子　杏仁　桑叶　翘衣　橘络

桔梗　甘草　赤苓芍　贝母　豆卷　鲜姜皮

赏析：本案病名"感冒"。患者形寒、无汗、头痛身楚是由风寒外袭，腠理闭塞，卫阳被郁所致。肺气主卫，风寒外束，肺气失宣，故咽痒、咳嗽；肺气失宣，痰浊内生，进一步阻滞气机升降，则致咳嗽、胸闷；风寒痰浊蕴久渐有化热之象，故现口干、鼻涕稠痰黏、小便混浊、脉小数等象。病机为风寒外袭，肺气失宣，渐有化热之象。"治以辛宣疏化"，即辛温解表以疏散表邪，方选麻黄汤合荆防达表汤加减。处方中麻黄辛温微苦，能发汗解表，去营中寒邪、卫中风热；杏仁与麻黄配伍，泄肺而和气，肺气宣降顺调，咳逆自消。麻黄汤虽为太阳病发汗重剂，亦为散肺经火郁之良方。杏仁与桔梗相配，为止咳常用药对，二药一降一升，调畅气机。荆芥气清香，质轻上浮，长于发表散风，且微温不烈，药性和缓，对于外感表证，无论风寒、风热或寒热不明显者，均可广泛使用；其质轻透散，祛风止痒透表，善升发，散发肺经邪气而解表。牛蒡子味辛散郁，清郁热，散风邪，气味降多于升，故可降肺气，与桑叶相须，疏风散热，同时桑叶还可清肺润燥化痰止咳。连翘衣、豆卷清热解毒，疏散风热；贝母润肺化痰止咳；橘络理气温燥化痰；鲜姜皮解表散寒；赤茯苓擅治痰饮咳嗽，既能利水渗湿，又具健脾作用；赤芍清热凉血，防温药太燥。全方诸药配伍，既发汗解表，又散邪热，同时化痰止咳，共奏解表宣肺、散热化痰之功。

麻黄为"太阳解表第一药""治肺咳喘要药"。《神农本草经百种录》谓其可"轻阳上达，无气无味，乃气味中又最轻者，故能透出皮肤毛孔之外，又能深入凝痰停血之中，凡药力所不能到之处，此能无微不至，较之气雄力厚者其力更大"。麻黄性温辛散，轻扬上达，善于宣肺气，开腠理，透毛窍，散风寒，常用于外感风寒，表实无汗者。同时有利水之功，使在腑之邪亦可由小便而解。此案患者溲浑，可见热已入膀胱之腑，故治以辛宣疏化，选用麻黄为君药。

吴左，42。昨晚十一时突又畏寒，寒后并无大热，咳痰白黏，觉有冷感，不思饮，不欲食，脉形微弦濡滑。时病日久，阳衰阴盛，拟助阳和协。

杏仁　桂枝　法夏　茯苓　甘草　生姜　大枣

赏析：本案病名"感冒"。患者病久体虚，阳气不足，又感外寒，发为本病。风寒束肺则咯吐白痰；寒性凝滞，阻遏气机，津液不运，则不思饮水；脾气失调，脾气该升者不升，胃气该降者不降，则见纳谷不香；正气亏虚，故脉者形微；内有湿浊，见脉弦濡滑。病机为体虚阳弱，外感风寒，为虚实夹杂、本虚标实之证。治以温阳解表，方选桂枝汤加减。

桂枝汤具有温阳养阴、调和营卫、解肌散邪之功，为治太阳病中风、营卫不和之方，以体虚易感、汗出、恶风、脉弱为辨证提纲。本案处方中用桂枝味甘、辛，气大热上浮，为阳中之阳药，可调荣血，和肌表，止烦出汗，疏邪散风，既散风寒表邪，又通阳调气，驱邪助阳，阳气输注于表，畏寒自消；杏仁味甘、苦，气温，可升可降，阴中阳药，专入太阴肺经，乃利下之剂，除胸中气逆喘促，止咳嗽，坠痰；法半夏燥湿化痰、消痞散结，配茯苓健脾化痰，杜生痰之源，二者为健脾燥湿化痰的常用药对；生姜辛散，散水气，温脾胃，脾胃升降之气得以顺调；大枣味甘厚，健脾益气补血；甘草调和诸药，补虚益气。诸药配伍，共奏解表散寒、益阳化湿之功。本案患者气血虚弱而阴阳二气不和，加上外感表邪，表现为虚实夹杂之证。用桂枝汤可使营卫和谐，神机应动，扶正气而邪气自消。简斋先生治"拟助阳和协"，乃针对其阳衰阴盛之病机而设，故于桂枝汤中去阴柔和营之白芍，而取辛甘助阳之效，其选方用药之精妙可见一斑。

孙左，34。时感挟滞，寒热无汗，头痛腿楚，脘闷，渴饮不多，饮后干呕，口苦便结，三日未解。治以疏化。

芥穗　柴胡　防风　法夏　川朴　黄芩　枳壳　橘络　苏桔梗　赤苓芍　豆卷拌山栀　楂曲　麦芽　蒺藜　淡生姜

赏析：本案病名"感冒"。患者外感风寒，束于肌表，故发热、恶寒、无汗，兼有头痛腿楚；病经三日，外邪未解且内传少阳，渐有化热趋势，胆胃郁热，则口苦、渴饮、脘闷；内有食滞，胃肠受纳传导功能失司，则饮不多、饮后干呕、大便秘结。治拟疏风透表，和解化滞。方选小柴胡汤加减。方中芥穗、柴胡、防风、豆卷轻宣发表，芳香散寒；黄芩、山栀清半里之热；法夏、生姜、枳壳、橘络、川朴顺气降逆而止呕，里气平正则邪气不得深入；赤茯苓、赤芍健脾清热除烦；楂曲、麦芽、苏梗消食化滞；肺与大肠相表里，桔梗降肺气利于通便；蒺藜有潼蒺藜、白蒺藜之异，前者偏于补肾，后者可以治大便风秘（《本草纲目》），方中所用当为白蒺藜。

本例辨证为表邪尚未尽解，中焦兼夹食滞，因此不是单纯的少阳经证。简斋先生在和解少阳的基础上加用了疏风解表、消食化滞之品，且选药颇具特色。祛风散寒没有采用麻黄、桂枝，而是选取了荆芥、防风，分析原因主要有二：其一，因邪已入少阳，而少阳忌汗。《伤寒论》言："太阳与少阳并病，头项强痛，或眩冒，时如结胸，心下痞硬者不可发汗。"其二，《本草备要》记载荆芥"其气温散，能助脾消食（气香入脾）"，芥穗因其药用部位在植物顶端，升发之力更强。《本草纲目》中谓防风"治一身尽痛，乃风药中润剂也。若补脾胃，非此引用不能行"。可见二药的选用既针对了恶寒发热、头痛腿楚的表证，又兼顾了食滞便结的里证，与诸药为伍，将单纯和解少阳的小柴胡汤转化为兼具表里双解功效之剂，堪称灵活化裁经方的又一例证。

芽　白蒺藜

苏桔梗　赤茯苓　豆卷　栀子　查曲　大贝　麦

芥穗　防风　柴胡　法夏　黄芩　枳壳　橘络

孙左，24。时感夹滞两日未解，寒热头痛腿酸，汗泄不透，口苦不饥，苔腻，便结溺黄，脉沉弦而数。治以辛宣疏化。

赏析：本案病名"感冒"。患者外感风寒，束于肌表，故发热、恶寒、无汗，兼有头痛腿楚；病经三日，外邪未解且内传少阳，渐有化热趋势，胆胃郁热，则故口苦、渴饮、脘闷；内有食滞，胃肠受纳传导功能失司，则饮不多、饮后干呕、大便秘结。治拟疏风透表，和解化滞。方选小柴胡汤加减。方中芥穗、柴胡、防风、豆卷轻宣发表，芳香散寒；黄芩、山栀清半里之热；法夏、生姜、枳壳、橘络、川朴顺气降逆而止呕，里气平正则邪气不得深入；赤茯苓、赤芍健脾清热除烦；楂曲、麦芽、苏梗消食化滞；肺与大肠相表里，桔梗降肺气利于通便；大贝母苦寒，清肺解毒、通便；白蒺藜《本草纲目》载可以治大便风秘。

本案为"时感夹滞"，"治以辛宣疏化"。其处方用药特点：芥穗、防风辛宣解表散寒，小柴胡汤疏化，桔梗、大贝母、枳壳、白蒺藜理气导滞。简斋先生医案中常用贝母，且各具特点。川贝母苦、甘、寒，养阴润肺，化痰止咳，常用于阴虚燥咳及肺痨咳嗽，为内伤久咳必用之药；浙贝母苦、寒，清热化痰，开郁散结，常用于风热、痰热咳嗽；大贝母苦、寒，散结毒，消痈肿，常用于痈肿疮毒、瘰瘤瘰疬。简斋先生对于严重的咳嗽，常以川贝母、浙贝母合用；对于痰热蕴结之疮毒、瘿、瘰，常用大贝母。本案中则用大贝母与桔梗相配，以宣清肺气，达到清肠解毒、导滞通便功效。

陈左，38。暮晚肌热，渴不多饮，头部痛在太阳，四肢酸楚难步，舌苔灰黏，溲溺不清，脉形沉弦而数。脉证相参，显系湿热内蕴，风邪外袭。治当风胜疏导。

羌独活　防风己　葛根　茅术　黄芩　茵陈　豆卷　栀子　秦归　橘皮　赤猪苓　赤芍　甘草　建曲泻

赏析：本案病名"感冒"，证属湿热内蕴、外受风邪。患者湿热内蕴，故暮晚肌热；湿困中焦，津液输布受阻，津不上承，故渴不多饮；风邪外袭，太阳经受邪，故见头痛；湿邪重浊，风邪与湿热邪气互结，痹阻筋脉、肌肉、关节，致营卫行涩，经络不通而见四肢酸楚难步；湿热下注，故溲溺不清；舌苔灰黏、脉沉弦而数，亦为湿热内郁之象。治以"风胜疏导"，方选当归拈痛汤加减。当归拈痛汤出自《兰室秘藏》，具有清热利湿、疏风止痛之功效；主治湿热相搏，外感风邪证。处方中羌活苦辛性温，散表寒，祛风湿，为治疗太阳风寒湿邪在表之要药；防风辛甘性温，为风药中之润剂，可祛风除湿、散寒止痛，助羌活祛风胜湿解表；葛根入阳明经，既能解肌表之邪，又能清阳明之热，还能升发脾胃清阳之气而止泻；独活、防己辛散祛风、苦燥胜湿，苍术、橘皮燥湿健脾，猪苓、茯苓、豆卷、泽泻淡渗疏导，可分消上、中、下三焦湿热；黄芩清热燥湿，清泻里热，并防诸辛温燥热之品伤及气血津液，使祛邪而不伤正；茵陈、栀子清热利湿，《本草拾遗》谓茵陈"通关节，祛滞热"；赤芍清热凉血，当归养血活血，寓"治风先治血，血行风自灭"之意；建曲消食健脾；甘草调和诸药。诸药合用，风胜疏导，共奏疏风清利、分消湿热之功。

本案乃湿热内蕴，外受风邪为患，治拟"风胜疏导"之法。风胜者，是以辛散之品疏散湿邪，乃风木胜湿土之义也。风胜疏导即以升散药配伍清利药，从而使湿邪由表里上下分消，适用于湿热内蕴，复感风邪为病者。"风胜湿"最早见于《素问·阴阳应象大论》："湿伤肉，风胜湿。"明代李中梓云："湿为土病，风为木药，木可胜土，风亦胜湿。"（《医宗必读》）风药辛散宣通，升清降浊，可祛重浊黏腻之湿邪。简斋先生发展了"风胜湿"理论，临证善用羌活、防风、防己等风药祛湿，取其辛疏化邪之功。具体运用时，结合患者体质的强弱、疾病之在表在里及寒热虚实的不同，灵活采用"风胜疏化""风胜托化""风胜疏导""风胜和络""疏风清血"等治法，并以此遣方用药，每获良效。

宋小姐，去岁割盲肠后，肝脾之气未和，脘腹常痛。近因新感，午后发热（39℃）头不痛，亦不渴饮，脘次阵痛之后，或解溏糊，痛时亦或自汗，脉弦小，面身似有红色疹块，或隐或现。风湿合病，治用疏和。

羌活　防风　柴胡　葛根　茅术　黄芩　赤白芍橘皮络　法夏　甘草　建曲　泽泻　煨姜　荷叶盖煎

赏析：本案病名为"感冒"。《金匮要略》云："病者一身尽痛，发热，日晡所剧者，此名风湿。"外感风邪夹湿，郁而化热，入于阳明，故发热日晡所剧，为阳明在经之证。本证既不同于头痛、发热、恶寒、无汗之太阳经证，也不同于潮热、腹满、便秘之阳明腑证，故见自汗、头不痛、亦不渴饮；因旧有肝郁脾虚，气滞不畅，故见脘次阵痛、脉弦小；而"面身似有红色疹块，或隐或现"乃风邪郁于皮毛肌腠之间。"治用疏和"，即疏风解表、疏肝健脾、化湿清热。方以柴葛解肌汤合二陈汤加减。

柴葛解肌汤出自《伤寒六书》，由柴胡、葛根、甘草、黄芩、羌活、白芷、芍药、桔梗、石膏组成，具有辛凉解肌、清泻里热功效，治阳明经病郁而化热证。本案方中用柴胡、葛根解肌清热，柴胡兼能疏肝；羌活、防风疏风解表；黄芩清泻里热；白芍、甘草酸甘敛营，以防疏散太过；防风配赤芍可清风热，消风热皮疹；甘草又能和诸药。二陈汤方中半夏辛温性燥，善能燥湿化痰，且又和胃降逆；橘皮、橘络可理气行滞，相辅相成，增强燥湿理气之功，气顺则湿消。另加煨姜，既能制半夏之毒，又能协助半夏化湿降逆、和胃止呕；茅苍术以增燥湿之力；泽泻渗湿，利水，泄热。荷叶清香升散，具有消暑利湿、健脾升阳、散瘀止血的功效，特别是其新鲜者善清夏季之暑湿之邪，以新鲜荷叶盖煎可保留其清香之气，有助于健脾化湿，升发脾阳，并可避免新鲜荷叶体积较大，不便煎煮，其用法甚妙。本案属肝脾不和而夹有外感，因有便溏而口不渴饮，故简斋先生诊为"风湿合病""治用疏和"，即疏风和中化湿。尤其重视运脾化湿，以辛甘发散，苦寒泄热，再配以淡渗利湿，使湿与热相分离，辨证精准，选方用药讲究，切中病情。

蒋右，素患胃疾，近招新感，肌热八日，夜重不渴，汗少，咳逆痰多，白薄，脉弦数，舌上前光剥，后浅黄。先拟疏化治标。

银胡　芥穗　牛子　杏仁　桑络　苏桔梗　甘草

橘络　赤苓芍　贝母　姜枣衣

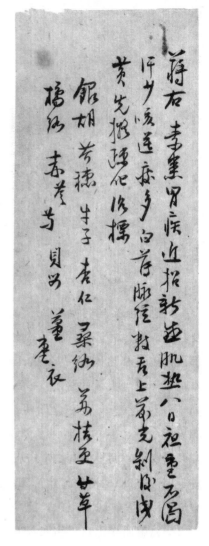

赏析：本案病名"感冒"。患者素患胃疾，久延不愈，日久则胃气损伤，胃阴亏耗，舌上前光剥即为胃阴不足的指征；风热袭肺，肺失清肃，肺气上逆则咳嗽；热邪郁肺，热邪炼液灼津则为痰；卫气抗邪则见发热；卫气阻郁，汗不得发，则见汗少；患者发热已八日，故恶寒等表证不明显；舌后浅黄是热邪内蕴的表现。总属胃阴亏虚兼有风热犯肺，为本虚标实、虚实夹杂之证。简斋先生"先拟疏化治标"，即疏化邪热、清肺止咳。方选荆防牛蒡汤合杏苏散化裁。荆防牛蒡汤出自《医宗金鉴》，原治女子外吹乳初起、乳房结肿疼痛，简斋先生常以此方加减治疗外感疾病。处方中选用了荆芥、牛蒡二味主药，疏风清热。杏苏散录自《温病条辨》，其组方乃苦温与辛甘合用，适用于外感凉燥之证。处方选用了其中的苏梗、桔梗、橘络、赤茯苓、杏仁、生草疏风清肺止咳；并加入银胡解肌退热，贝母润肺化痰止咳，桑络疏风通络，赤茯苓、赤芍活血通络。诸药配伍，共奏疏化邪热、清肺止咳之功。

简斋先生治疗感冒常用"疏化"大法，即宣透疏解外邪之义，常选《温病条辨》的杏苏散作为基本方，并随证加减。如本案有肌热8天，汗少，咳逆痰多，故加入了疏风清热的银胡、荆芥穗、牛子，清肺止咳的贝母。简斋先生治疗阴虚发热及体虚发热常用银胡，《本草纲目拾遗》谓："热在骨髓者，非银柴胡莫疗，用以治疗虚劳肌热骨蒸。盖退热而不苦泄，理阴而不升腾，固虚热之良药。"本案先治标，但也不忘顾本，其用药辛而不燥，祛风宣肺而不伤阴，以免虚虚实实之误，可谓心思缜密。

武左，38。肺胃燥热上干，外为风伏。喉关上腭赤肿而痛，痰多，夜间身热，汗少，口干。病经四日，今日稍平，脉弦数。治以辛宣疏化。

豆豉　芥穗　薄荷　牛子　杏仁　桑叶　连翘

射干　桔梗　大贝　赤苓芍　碧玉散　灯芯

外吹锡类散、冰硼散。

赏析：本案病名"感冒"。患者素体肺胃燥热，外感风热，内外合邪，壅阻咽喉，故见喉关上腭赤肿疼痛；热邪郁肺，炼液灼津成痰，故见痰多；肺胃燥热日久，耗液伤阴，胃阴不足，津不上承，故见口干；患者阴液不足，夜间卫气转而入里，此时阴精亏虚，阳气偏盛，故夜间发热；卫气阻郁，汗不得发，故见汗少；患者发病已四日，故恶寒等表证不明显；脉弦数为热邪内蕴之象。"治以辛宣疏化"，即疏风清热以解表邪，兼以清宣燥热、润肺化痰。方选荆防牛蒡汤合桑杏汤、碧玉散化裁，外用锡类散、冰硼散。简斋先生常以荆防牛蒡汤加减，治疗外感风热疾病。处方中豆豉性寒苦泄辛散，具有疏散宣透之性，既可透邪达表，又可宣散郁热；芥穗性味平和，轻扬疏散，辛而不烈，温而不燥，可疏肌腠之邪而解表；牛蒡子味辛，清郁热，散风邪，与桑叶相伍可疏风清热；连翘味苦、性微寒，其质轻清上浮，疏散风热，清热解毒。桔梗辛散，行气于上，宣通肺气；杏仁宣肺化痰。两药相伍，可调理气机，理气宽中。大贝润肺止咳化痰；射干专入肺经，长于清泄肺火，有清热解毒、祛痰利咽得功效；赤苓利水渗湿健脾；赤芍入血分，苦寒泄热，解郁清心；灯芯即灯心草，可清泻心火、利尿通淋；碧玉散即六一散加青黛，原治夏伤暑热，简斋先生常用于目赤咽痛者。锡类散、冰硼散清热解毒，外用治疗咽喉肿痛。

本案患者原有肺胃燥热，加上外感风热之邪侵犯肺系，致肺失清肃，形成风热犯肺证，正如张景岳所说："夫外感之咳，必由皮毛而入，盖皮毛为肺之合。而凡外邪袭之，则必先入于肺……"简斋先生治疗外感疾病多以辛宣疏化为基本治法，选用荆芥穗、豆豉、薄荷等轻清、宣散之品，以期轻可去实，并根据具体病情辨证论治，随症加减。本案处方中还显示出简斋先生治疗咽喉肿痛的另一用药特色，即以牛蒡子、杏仁、射干、桔梗、大贝、赤茯苓、赤芍、灯心草、碧玉散配伍煎汤内服，配合锡类散、冰硼散外吹，内外兼治，值得借鉴。

施左，时感表里两病，发热面赤，口苦，汗泄不透，胸痞干呕，脉弦数，苔边白，中水黄。治先疏化。

豆豉　葱白　芥穗　防风　陈皮　藿香　杏仁
枳壳　桔梗　法夏　黄芩　赤苓　查曲　鲜姜

赏析：本案病名"感冒"。外邪袭表，侵袭肺卫，卫阳被遏，邪正相争，则见发热汗出；夹热则面赤；郁热内结，汗出热不解，则汗泄不透；热扰胸膈，则见胸痞；胃热失降，则口苦、干呕；舌苔边白示表邪未解；中水黄则为湿热内盛；脉弦主饮，数主热。总属表邪未解，湿热内郁肺胃胸膈，上有郁热扰胸膈，中有湿热碍脾胃。当需清利湿热，分而化之。治拟疏解郁热，理气化痞。方选葱豉汤、枳桔二陈汤加减。方中豆豉和胃除烦解热；葱白发汗解表散寒；芥穗、防风相须为用以疏风宣肺，发表散邪；枳壳降气消痞，桔梗宣肺行气，杏仁降气祛痰，三者升降并用，调畅气机；藿香解表和中，芳香醒脾；鲜姜解表温中，和胃止呕；法夏、陈皮健脾燥湿；黄芩苦寒清热燥湿，擅清上焦之热；赤苓行水利湿；山楂、神曲健脾和胃、消痞除积，配合法夏、陈皮以健脾和胃。诸药并用，共奏疏解郁热、理气化痞之效。

《素问·六元正纪大论》云："火郁发之。"王冰注之曰："发，谓汗之，令其疏散也。"即叶天士所谓"宣郁"之法。叶天士在《临证指南医案》中认为栀子、豆豉气味俱薄，为"轻苦微辛之品""微苦以清降，微辛以宣通"，故以其治上焦气分之证，即《外感温热篇》所言："在表初用辛凉轻剂，夹风则加入薄荷、牛蒡之属，夹湿加芦根、滑石之流，或透风于热外，或渗湿于热下，不与热相搏，势必孤也。"此乃湿热分消之理。简斋先生在本案中遵循叶氏"宣郁"之法，以葱豉汤辛苦轻宣，辛能宣邪，凉可清热，轻清举上，清解肺卫热邪，热清卫疏则邪透汗泄。葱豉汤，可通阳发汗清解郁热，枳桔二陈汤，可降气化痰、健脾祛湿，简斋先生常用此二方理气消滞、健脾祛湿。方中诸味理气之药升降有司，以调节气机升降出入，且多以药对形式加减配伍使用，用寥寥常见之药，施升降引领之功，足资我辈体悟、效仿。

张左，高热猝起，热时微寒，头不痛，口不渴，仅觉神倦身困。日来热减未尽，左胯结核触之微痛，脉弦小。体虚受寒，治用疏托，不用辛散。

银胡　秦归芁　桂枝　枳壳　甘草　白芍　法夏
炒芩　陈皮　桔梗　赤苓神　桑枝　寄生　白蒺藜

赏析：本案病名"感冒"。患者"体虚受寒"，即正气虚弱，卫表不固，受寒邪侵袭，故见高热、热时微寒；素体有虚，故有神倦身困之症；病久缠绵难愈，寒凝痰聚，故见左胯结核触之微痛；脉弦小为脏腑气血不足兼受寒邪之象。治以疏风解表，清热和营。方用桂枝汤、二陈汤加减。桂枝汤解肌发表，调和营卫，主治外感风寒表虚证。二陈汤健脾燥湿，理气和中。方中法半夏燥湿化痰，降逆和胃；陈皮辛苦温燥，理气行滞燥湿；茯苓、茯神健脾宁心，以绝生湿之源；半夏与茯苓相配伍，燥湿化痰与利水渗湿相结合，则湿化痰消；甘草调和诸药。本案处方中另加银柴胡，味甘苦性微寒，直入阴分而清热凉血，退虚热又无苦燥之弊；秦艽为辛散透热之品，清虚热且透伏热以外解；枳壳、桔梗理气化痰；桑寄生补益肝肾；当归、桑枝、白蒺藜行气通络活血；黄芩清热，炒用以减轻其苦寒之性。诸药合用，共奏疏风解表、清热和营之功。

《医学心悟》言："论病之原，以内伤、外感四字括之。论病之情，则以寒、热、虚、实、表、里、阴、阳八字统之。而论治病之方，则又以汗、和、下、消、吐、清、温、补八法尽之。"简斋先生临证活用中医治病八法，其用方、用药之法度皆与医理相合。其中所用通阳疏化法乃针对阳虚之人所设，常用药有法半夏三钱，薤白头一钱五分，瓜蒌二钱，桂枝一钱二分，杏仁二钱，枳壳一钱二分，苏桔梗一钱二分，川朴一钱，会皮一钱五分，赤茯苓三钱，建曲二钱；清养托化法则针对气阴不足之证，常用药有秦艽一钱五分，真银胡一钱五分，细川斛三钱，煅鳖甲三钱，青蒿一钱五分，炒子芩一钱二分，地骨皮一钱五分，南沙参一钱五分，赤茯苓，茯神各二钱，荷梗三寸（藕茎），益元散三钱（包）。本案患者体虚受寒，热势缠绵，故治当"疏托"，即通阳疏化、清热益气以外托病邪。"不用辛散"，以免更伤其正。简斋先生之临床功力可见一斑。

曾左，42。咳未减，夜尤剧，痰少。昨日午后先寒后热，继之汗解，口干不渴，适诊脉来弦小，手肢不温。肺肾固虚，荣卫亦病，治以疏和托化。

银胡　鳖甲　防风拌芪皮　桂枝　甘草　白芍

法夏　苓神　桔梗　橘络白　远志　煨姜　小红枣

赏析：本案病名"感冒"。风寒袭表，卫阳被遏，阳气不舒，不得温煦，故感恶寒、四肢不温；卫阳郁久而出现发热，邪随汗出，故热势暂解；肺主肌表，为华盖之脏，首当受邪，肺气宣降失调，气机上逆而咳；津液输布失调，聚而生痰；但汗出后仍遗咳嗽、发热，盖由正气已伤，邪气留恋；汗后易损伤肺肾气阴，气阴两亏，津不上承则口干；热势不甚，故不渴饮。证属风邪袭表，营卫不和，兼有肺肾气阴两亏。此为正虚邪实，虚实夹杂之证。治以益气养阴，清虚热；兼疏风解表，调和营卫。方选桂枝汤合清骨散加减。桂枝汤具有温阳养阴、调和营卫、解肌散邪之功，为治太阳病中风、营卫不和之方。方中桂枝辛温，辛能散邪，温阳从而扶卫；芍药酸寒，酸能敛汗，寒走阴而益营。桂枝配芍药，调和营卫，发散中寓敛汗之意；芍药配桂枝，固表中有微汗之道焉。煨姜辛温，辛解表散水湿，同时温中；大枣之甘，佐芍药以和营阴；甘草甘平，有安内攘外之能，用以调和中气，既调和表里，又调和诸药。以桂、芍之相须，姜、枣之相得，借甘草之调和阳表阴里、气卫血营，并行而不悖，是刚柔相济以为和也。另合清骨散加减。处方中用银柴胡、胡黄连皆为退虚热要药，善治肾虚湿热；鳖甲滋阴潜阳，退热除蒸；防风伴黄芪，取玉屏风之意，祛风益气固表，甘温除热；法半夏燥湿化痰，与陈皮相配，理气祛湿，桔梗宣肺调气，三者痰气共调，则咳嗽自止；茯苓健脾益气，祛湿利水；茯神、远志养心安神。全方解肌散寒、养阴益气退热。

本案发热为肺肾两虚，营卫不和所致。故用药以桂枝汤调和营卫，黄芪益气，鳖甲、银柴胡养阴退热，再配以二陈汤斡旋气机，使补而不滞，祛邪而不伤正。简斋先生所谓"疏和托化"，即扶正而疏风祛邪，常用于体虚而感邪者。案中虽曰"肺肾固虚"，然治疗用药并无益肾之品，应是考虑到此案乃虚实夹杂之证，仍当以祛邪为先，过早益肾易恋邪或引邪入里，不如以健运脾胃中气或补益肺气为先，以后天补先天，生金以补水而达邪去正安之功。

谈左，37。体弱卫虚，易于感冒，怯寒无热，鼻塞流涕，痰多，脉濡小，乏力少神。拟疏和托化主之。

沙参　苏梗　杏仁　桔梗　防风拌芪皮　法夏
云苓　会皮　甘草　姜皮　红枣皮

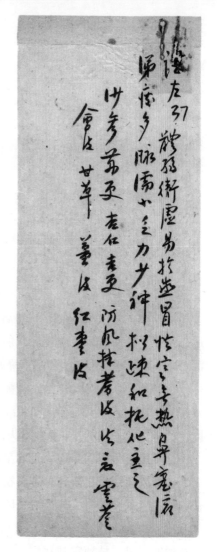

赏析：本案病名"感冒"。患者体弱卫虚，易于冒受外感之邪，发为本病。《证治汇补·伤风》云："如虚人伤风，屡感屡发，形气病气俱虚者，又当补中，佐以和解，倘专泥发散，恐脾气益虚，腠理益疏，邪乘虚入，病反增剧也。"体虚感冒必当注意在祛邪之时要兼顾正气，以防祛邪外出之时产生虚虚之弊。本患者并非外感初期，而是疾病后期，外邪大部分已清，故现只为怯寒而非恶寒，伴见鼻塞流涕；痰多、脉濡小、乏力少神等症均提示患者阳气亏虚，痰湿内蕴。故简斋先生以参苏饮为主方，在疏解表邪基础上，加益气化痰之品以固表托邪外出并温化痰湿。处方中用沙参代人参，可能考虑患者虽体弱，却非年迈老人或稚龄小儿，元气未有大亏，故以沙参养肺益胃，调治体虚；用紫苏梗代替紫苏叶，恐也是考虑患者体弱，《本草备要》云："苏梗下气稍缓，虚者宜之。"方中还用芪皮、姜皮、红枣皮，意在以皮达皮，驱散表邪，固护卫气；防风拌芪皮，取玉屏风散之意，秦伯未谓："玉屏风散治虚人受邪，邪恋不解，目的在于益气以祛邪。黄芪和防风相畏相使，黄芪得防风，不虑其固邪；防风得黄芪，不虑其散表。实际是散中寓补，补中寓散，不等于扶正固表。"（《谦斋医学讲稿》）并以法半夏、云茯苓、会皮等以化痰除湿。

本案患者外感后期，余邪将清，内虚仍存，兼见体内痰湿。简斋先生在治疗上抓住患者现阶段病证之特点，重点调治体虚之外感，兼以清除体内痰湿，并防外感之邪的再次入侵。正如《证治汇补·伤风》云："如虚人伤风，屡感屡发，形气病气俱虚者，又当补中，佐以和解。倘专泥发散，恐脾气益虚，腠理益疏，邪乘虚人，病反增剧也。"

孙左，37。脾虚湿盛，因风为病，头眩，腹胀，腰酸。连服疏和之剂，诸候均减，神疲未复，间作咳嗽。拟仍原法。

天麻　防风　杏苡仁　桂枝　法夏　云苓　会皮

苏桔梗　甘草　枳壳拌於术　寄生　白蒺藜

另秦米、谷芽先煎。

赏析：本案病名"感冒"。患者素体脾虚湿盛，脾虚失运，水谷不化而蕴生水湿痰浊，加之外受风邪，夹痰上扰清窍则头眩；痰阻中焦，浊阴不降则腹胀；风湿困于肌表，络气不畅则腰酸；脾气不足则神疲；肺失宣肃则咳嗽。证属脾虚痰湿内蕴，外感风邪。治宜化痰散风，调气除湿，即"疏和"之法。方选半夏白术天麻汤合杏仁薏苡汤加减。方中法夏燥湿化痰以降逆，天麻平肝息风以止眩，二者合用，为治风痰眩晕之要药。防风祛风胜湿，与天麻合用可祛内风；半夏、陈皮、茯苓为二陈汤之意以燥湿化痰，理气和中；白术健脾燥湿，杏仁宣肺降气，薏仁健脾渗湿，桂枝散寒祛风，桔梗宣肺祛痰、苏梗降气宽中，二者合用可升降气机；枳壳理气行滞，与白术合用可健脾和胃、行气化湿；白蒺藜平肝祛风，寄生补益肝肾以制肝风。诸药并用，共奏化痰息风、宣气除湿之效。

本案患者素体脾阳虚，痰湿内阻，中脘不运，气机升降失常，胸中宗气不得四达，卫气不能固外，故感风为病。可见卫外之太阳经气运行，与脾胃中气运转、肺气宣降密切相关。阳明不降，肺无下行之路，则太阳经气不能舒畅，此时调畅气机为治疗之枢机。先生所言"疏和"，即是以泻肺而开皮毛，理中而祛湿郁，湿消而郁解，气通而风散为主的治疗方法。治风古人用药皆是发散表邪、通行经络之剂，以其邪自表而入，亦当自表而出也。简斋先生治风则综合了通表、理中二法，用半夏白术天麻汤化痰散风以治头眩，然痰湿为患是标，其本在脾虚失运，故治当健脾燥湿以复运化，调畅气机以祛湿邪，选方《温病条辨》杏仁薏苡汤以宣气化湿。"风暑寒湿，杂感混淆，气不主宣，咳嗽头胀，不饥舌白，肢体若废，杏仁薏苡汤主之。"其病机为上中二焦气机失于宣畅，正与本案相合，故简斋先生用此方以宣气化湿，而且方中暗含苓桂术甘汤、二陈汤、枳术丸等健脾利水方剂，并有诸多药对，如杏仁－薏仁、苏梗－橘梗、枳壳－白术、枳壳－桔梗等相须为用，总以调畅气机、健脾祛湿为要。此种经方药对合用技巧，值得吾辈继承发扬。

葛右，风从下受，血络不和，经事不调，头眩，脘闷，腹痛且胀时作，形寒，脉沉弦而小。治当温和化气。

羌活　防风　柴胡　秦归　川芎　白芍　枳壳
法夏　桂枝　甘草　桔梗　寄生　生煨姜

赏析：本案病名"感冒"。患者素体肝肾不足，冲任血虚，感受风邪，故曰"风从下受"。风邪乘虚入络，血行不利，故见"血络不和，经事不调"；血虚夹风，清窍失荣而被扰，故见头眩；血虚则肝体失养，风邪入经则血络不和，致肝气郁滞，气血不调，络阻气滞而见"脘闷，腹痛且胀时作"；风邪外侵，荣卫不和，故见"形寒"；脉沉为里及下焦病症，脉弦为肝郁，脉小为阴血亏虚之象。治拟温经祛风，调和营卫，疏肝理气。方选九味羌活汤合柴胡枳桔加桂枝汤化裁。九味羌活汤出自张元素《此事难知》，主治外感风寒湿邪，兼内有蕴热之证。柴胡枳桔汤出自《张氏医通》，功能和解少阳、消痞散满。处方中羌活辛苦性温，散表寒，祛风湿，为治太阳风寒湿邪在表之要药；防风辛甘性温，为风药中之润剂，祛风除湿，散寒止痛；柴胡舒达少阳之表邪，疏解气机之壅滞；秦归养阴补血，活血通络；川芎祛风散寒，宣痹止痛，长于止少阳厥阴头痛；白芍敛阴和营，柔肝缓急；枳壳宽胸行气；半夏和胃降逆；桂枝温经解表，与白芍相配，一散一收，和营卫而解表邪；桔梗宣肺理气，与枳壳相配，一升一降，调畅气机，以消脘闷腹胀痛；桑寄生补肝肾，充血脉而固下元；生煨姜温中祛寒，助桂枝以行血气；甘草调和诸药。全方共奏温经祛风，调和营卫，疏肝理气之功。

本案病机特点为"风从下受"，且尚有气机不畅，营卫失和，故治疗除祛风解表外，还加以调畅气机与调和营卫。方中羌活、防风作为解利药，常用于祛风解表；柴胡枳桔汤除和解少阳之邪外，可调畅气机，以消气滞之脘闷。另加秦归、川芎养血和络，与羌防相配可祛风止头眩，与柴胡枳桔汤相配可调和气血、消腹胀痛，与桂枝汤相配可温经活血以调经事。更有桑寄生补肝肾，充血脉，固冲任；与秦归相配，则冲任二脉血气充沛，杜绝"风从下受"之根源。整个处方以疏和温通为主，辅以养阴血、固下焦冲任，配伍恰当，祛邪而不伤正，可适用于经期外感或由外感所致月经失调者。

黄右，34。风从虚受，形寒肢冷，腰背酸疼，腹痛当脐，大便如恒，脉弦。带下多，经事过期两阅月，先曾呕吐，刻已小愈。

羌活　防风　柴胡　桂枝　归身　白芍　法夏
云苓　陈皮　甘草　巴戟　川楝皮　桑枝　寄生
煨姜

赏析：本案病名"感冒"。分析脉案"经事过期两阅月"为肝肾阴血亏虚，冲任失养；"风从虚受"当为血虚外感，卫阳受阻，不能荣于肌体，故"形寒肢冷"；肝肾血虚，腰府筋骨失养，加之经脉不利故"腰背酸疼"；血虚气失所养，气机阻滞，故"腹痛当脐，先曾呕吐"；肝肾不足，冲任失固，不能约束带脉，故"带下多"；脉弦者为主肝病、主痛证。治拟疏风解表，调气养血。方选景岳三柴胡饮加二陈汤加减。景岳三柴胡饮出自《景岳全书》，方中柴胡透达少阳半表半里之邪从外而散，舒畅经气之郁滞，故重用为君。当归甘温质润，补血养肝；芍药酸甘质柔，养血敛阴，和当归相协则滋阴养血之功益著，二药共为臣药。陈皮理气燥湿，煨姜温胃和中，合甘草一起调和诸药，共为佐使药。本案处方另加羌活、防风疏风解表而祛邪，升阳胜湿而止带下；桂枝解肌和营，温经助阳而祛寒；法半夏燥湿化痰，和中止呕；云茯苓健脾渗湿；巴戟天温肾祛风，入肾经血分，强阴益精；川楝皮苦寒，清热燥湿；桑枝祛风除湿，通利关节；桑寄生补肝肾，祛风湿，养血通脉。诸药合用，共成疏风解表、调气养血之功。全方配伍严谨，主次分明，治法全面而不杂乱。

虚体外感，缠绵难愈，治疗不可过于辛散，单纯祛邪，强发其汗，恐重伤正气。治当扶正达邪，在疏散药中根据气血阴阳不足的偏向而加扶正之品。简斋先生所谓"风从虚受"，当是《内经》"邪之所凑，其气必虚"之发挥。对于姜的选用，干姜温中祛寒，温肺化饮；炮姜温经止血；生姜发散风寒，并能止呕；生姜汁偏于化痰止呕；生姜皮有行水气作用；煨姜治胃寒腹痛，和中止呕，比干姜而不燥，比生姜而不散。其医案中多处可见。另患者经事过期两月，并曾有呕吐之证，当考虑有早孕之可能。

炭　牡蛎

法夏　苓神　桔梗　陈皮　桑寄生　姜炭　地黄

防风拌生芪　秦归　桂枝　甘草　白芍　首乌藤

赵右，26。血不足，下亦虚，风从虚受。寐中咳嗽，醒后身困腰酸，神疲乏力，畏寒，经事数期而见，淋漓不断，脉弦小。略有表热，热较前昨大减。治再益气摄化。

赏析：本案病名"感冒"。患者素体血虚，脾肾不足，统摄无权，冲任失固，血不受制而致月事淋漓、经期延长，病为崩漏。风邪外袭，肺失宣降，可见寐中咳嗽；气血不足，加之卫气被阻，则见略有表热、身困腰酸、神疲乏力、畏寒等症；脉弦小为里虚气滞之征。病机为气血两虚，风邪侵袭，营卫不和。治以"益气摄化"，即益气摄血、解肌固表。方选当归补血汤、二陈汤加减。当归补血汤出自《内外伤辨惑论·暑伤胃气论》，用以"治肌热，燥热，困渴引饮，目赤面红，昼夜不息。其脉洪大而虚，重按全无"。此方配伍精简，以大量黄芪配少量当归补气生血。黄芪补气固肌表，补脾肺之气，以资化源，使气旺血生；当归补气摄血，养血和营。当归味厚，为阴中之阴，故能养血；黄芪则味甘，补气者也。桂枝汤出自《伤寒论》，善解表和营，调畅气血，适用于虚体感冒。处方中用防风拌制黄芪，既能疏散外风，又能加强黄芪固摄益气之力；桂枝汤解表和营，调畅气血；二陈汤调畅气机以助气血生源。另配合炭类及固涩药，加强止血作用，姜炭固冲止血；地黄炭去其滋腻，更增补益止血之效；首乌藤养血安神；桔梗宣肺止咳；桑寄生补冲任而调经；牡蛎收涩。全方表里同治，补气摄血；兼以固卫解表，安神止咳。

清代吴谦在《医宗金鉴》中说："但知仲景桂枝汤治伤寒，而不知仲景用桂枝汤治虚劳。若知桂枝汤治虚劳之义，则得仲景心法矣。"可见桂枝汤既治伤寒，亦可治虚劳，可调和营卫气血，以温通人体卫阳，鼓邪外出。《伤寒贯珠集》曰："桂枝汤助正以逐邪，抑攘外以安内。"简斋先生所谓"益气摄化"法，合诸方补已虚之气，摄外溢之血，祛在卫之邪，表里同治，灵活用药。然桂枝温燥，易伤津动血，此患者月事淋漓，冲任失固，即使配伍，也不可久用，并需注意用量。

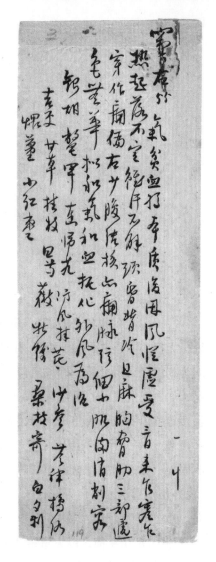

寅右，55。气贫血弱本质，复因风从虚受，三日来乍寒乍热，起落不定，虽汗不解，头昏背冷且麻，胸胁肋三部递穿作痛，偏右少腹结核亦痛，脉弦细小，肌肉消削，容色无华。拟和气和血，托化外风为治。

银胡　鳖甲　秦归芄　防风拌芪　沙参　苓神
橘络　桔梗　甘草　桂枝　白芍薇　牡蛎　桑枝
寄生　白蒺藜　煨姜　小红枣

赏析：本案病名"感冒"。患者既往有"右少腹结核"，素体气贫血弱，阴亏津伤，营卫不荣，复感风寒之邪。如《盘珠集胎产症治》曾云"血闭于阳经，荣卫行之不通则寒；血闭于阴经，荣卫行之不通则热。阳气不足，阴气上入于阳中则恶寒；阴气不足，阳气下陷于阴中则发热"，故见寒热起伏不定；气虚不能托邪而出，邪在表不得解，得汗而热不退；《素问·痹论》云"营气虚，则不仁"，故头昏背寒而麻；风善行而数变，故胸胁肋三部递穿作痛；气血亏虚，不能荣养，则见肌肉消削，容色无华；脉弦细小为营血不足之象。病机为气血亏虚，外感风邪。治以益气和血，托化外风。方选秦艽鳖甲汤、黄芪桂枝五物汤加减。

秦艽鳖甲汤出自《卫生宝鉴》，由柴胡、鳖甲、地骨皮、秦艽、当归、知母组成，具有滋阴养血、退热除蒸之功效。该患者有结核病史，属虚劳阴亏血虚。故本案处方选用秦艽鳖甲汤之主药鳖甲咸寒，直入阴分，既可滋补阴液，又善入络搜邪，清深入阴分之热；当归滋阴养血；秦艽、柴胡清虚热。黄芪桂枝五物汤出自《金匮要略》，具有益气温经、和血通痹之功效，治疗气虚血滞、外感风邪之证。方用黄芪为君，甘温益气，补在表之卫气。《医方考》云"黄芪所以益气，然甘者性缓，不能速达于表，故佐之以防风。东垣有言，黄芪得防风则功愈大，乃相畏相使者也"，故配以防风。桂枝散风寒而温经，桂枝得黄芪益气而振奋阳气，黄芪得桂枝则固表而不留邪。白芍养血和营，与桂枝合用可调营卫；煨姜辛温，疏散风邪；大枣养血益气。如尤在泾所言："黄芪桂枝五物汤和营之滞，助卫之行。"（《金匮要略心典》）风邪从虚而受，血络不和，"治风先治血，血行风自灭"。另加白薇解表散寒；桑枝、桔梗、白蒺藜祛风养血通络；沙参滋阴生津，制诸辛散药温燥；桑寄生祛风湿补肝肾，可治疗颈强；橘络入肝经，可行气活血散结；牡蛎软坚散结，以消结核。

郭左，26。阴虚体质，湿热偏盛，风从虚受，头昏不痛，腰酸肢软，蒸热两候不解，四心尤甚，间作形寒，口干胸闷，舌上中空苔花，脉弦小数，大便未解。方议和养托化。

浙贝　桑枝　寄生　蒺藜　银胡　鳖甲　黄芩
云苓神　橘络　桔梗　甘草　玉竹　白芍薇

赏析：本案病名"感冒"。患者素体阴虚湿热，今外感风邪，风为阳邪，其性开泄，易袭阳位，上扰清阳，故见头昏不痛；肾阴亏虚，可见腰酸肢软；阴虚内热，津液不能作汗外出，故蒸热不解、间作形寒、四心尤甚；湿热困阻，则见肢软、口干；湿热烦扰心神，则心烦；阴虚湿热，炼液为痰，痰热痹阻肺络，则胸闷；舌苔中空、苔花剥为阴虚湿热之表现。总属阴虚湿热，外感风邪。治拟养阴清热，和养托化。方拟清骨散合加减葳蕤汤加减。清骨散出自《证治准绳》，处方取该方中主药银柴胡清虚热，退骨蒸；鳖甲滋阴清热，退骨蒸。另配伍浙贝母、黄芩、桔梗清热化痰宣肺；桑枝、白蒺藜祛风养血通络，以治"风从虚受"；茯苓、茯神健脾渗湿，养心安神；橘络理气化痰通络；白芍、甘草酸甘化阴，柔养和营。诸药配伍，可清透伏热、滋养阴液。加减葳蕤汤出自《重订通俗伤寒论》，其主药葳蕤即玉竹，味甘性寒，入肺胃经，可润肺养胃，清热生津；白薇味苦性寒，其性降泄，善于清热而不伤阴，阴虚有热者为宜。另配伍桑寄生补肾强腰，祛风除湿。

本案辨证为阴虚湿热之体，外感风邪感冒，属邪实正虚、虚实夹杂之证。简斋先生治以"和养托化"，即以补益之法扶助正气，外托病邪从表而解，乃扶正祛邪之法。加减葳蕤汤是阴虚感冒的代表方，本案选用可谓方证相应。而同时又选用了清骨散，患者素体阴虚湿热，按理阴虚者应滋阴生津，湿热者应清热化湿，但滋阴容易滋生湿邪，而清利湿热又常常伤阴。患者舌苔不腻，中空苔花剥，可见以阴虚为主，湿邪尚轻，故简斋先生治以清虚热、养阴托化为主，兼以化湿。选用清骨散清虚热，配合加减葳蕤汤滋阴，另加入祛风通络之桑枝、蒺藜等药物，取"风能胜湿"之意，共奏和表托化之功。

杜左，34。阳虚外感，寒热流涕，服发汗消炎之品（西药），汗泄极多，表症虽罢，阳气益虚，汗后畏寒肢冷，口淡漫水，夜曾遗泄，腰遂酸痛，舌苔淡白，脉濡小。拟玉屏风合桂枝汤复方主治（一以益气）。

防风拌连皮芪　　桂枝　　甘草
夏苓神　桔梗　　　　白芍
会皮白
牡蛎　煨姜　　仙
寄生　　小红枣

赏析：本案病名"感冒"。患者素体阳虚，复感外邪，肺主皮毛，开窍于鼻，肺卫不固，则见寒热流涕；经服发汗消炎之品，汗泄极多则阴液不足，阳随阴脱，阳气更虚，故言"表症虽罢，阳气益虚"。肺气虚则见畏寒肢冷，脾阳虚则见口淡漫水；肾阳虚腰府失养，气不固精，则遗泄腰酸；阳虚则舌淡苔白脉濡小。病理性质为气阳俱虚而见表证，治当益气固表、调补气阳。方选玉屏风散合桂枝汤加减。方中黄芪内补脾肺之气，外固卫气止汗；白术健脾益气，助黄芪增强益气固表；防风外散风邪，黄芪得防风，固表不留邪，防风得黄芪，祛邪不伤正；桂枝、白芍、甘草、煨姜、红枣是为桂枝汤，调和营卫；半夏、陈皮健脾和胃，燥湿化痰；茯苓健脾渗湿；寄生补肾强筋，通调血脉；牡蛎益阴潜阳，敛汗固涩；桔梗宣肺，为舟楫之剂，可载诸药上行。诸药配伍，共奏益气固表、调和气阳之效。

《素问·刺法论》曰："正气存内，邪不可干。"因"风雨寒热，不得虚，邪不能独伤人"（《灵枢·百病始生》），"邪之所凑，其气必虚"（《素问·评热论》），故感冒治法，当以扶正祛邪为主，邪实正不虚者，以祛邪为主；正虚者，则需扶正祛邪兼顾，不可专事发散，以免过汗伤正。本案即发汗太过，表解而正愈虚，故见"汗后畏寒肢冷、口淡漫水、夜曾遗泄、腰遂酸痛、舌苔淡白、脉濡小"等气阳虚症状，治当温阳益气、敛汗固涩为宜。虽里寒为主，但因仍有表证在外，故不能过早投入补益之品，以免留邪于内而致病势缠绵。因此简斋先生以玉屏风散益气固表、桂枝汤调和营卫为用，正如尤怡《金匮心典》所言："外证得之，解肌和营卫；内证得之，化气调阴阳。"故此处尚有调和阴阳之效。此外，还加用半夏、陈皮、茯苓、甘草，合二陈汤方义以顾护脾胃，复中州气血生化之源，生化有源则诸脏得补；寄生、牡蛎温补肾阳，敛汗固涩，简斋先生此方用之尚有补益奇经之效，以增强补益肝肾之功。如此肺、脾、肾三者兼顾，希冀正气得复而外邪可祛，诸症可消。

邹云翔手录张简斋孤本医案赏析

罗右，56。伏邪晚发，九日于兹。初起寒热头痛，汗泄不透，表证未罢，遂服西药泻下，引邪乘势下陷，遂令逐日漏溏，头昏肢酸，面色黄困，舌苔淡黄，渴不多饮，脉沉弦而小。议以宣清达邪，冀其漏止为应。

羌活　防风　葛根　茅术　黄芩　茵陈　豆卷
法夏　陈皮　赤猪苓　赤芍　建曲　泽泻　荷叶
盖煎

赏析：本案病名"感冒"。外感风寒，营卫不和，故有寒热头痛，治应发汗从表而解，然汗泄不透，表证未罢而用西药误下伤脾，导致外感之邪乘虚入里。脾虚则健运失司，故逐日漏溏；脾虚湿邪内生，肢体失荣，故头昏肢酸、面色黄困；误下伤津则口渴，脾弱湿困，故渴不多饮；脉沉弦而小为正虚外邪入里化湿之象。治拟疏风清里，升阳达邪。方选东垣升阳除湿汤合一加减正气散。升阳除湿汤来自《脾胃论》，主治脾虚泻痢；一加减正气散为吴鞠通《温病条辨》之方，功能芳香化湿、理气和胃。本案处方中，羌活善祛上部风湿，善入太阳经；防风祛风胜湿解表，以助羌活；葛根甘辛而凉，主入阳明经，既外解肌表之邪，又内清阳明之热，还能升发脾胃清阳之气而止泻生津；茅术为茅山产苍术，辛烈性温而燥，升清阳而开诸郁，芳香燥湿而健脾；黄芩苦寒泻热，燥肠胃湿热而止下痢；茵陈清热利湿，舒达阳气，并可退黄；豆卷透邪解表，清利湿热；法半夏燥湿健脾，和胃助运；陈皮理气燥湿，健脾和胃；赤猪苓利水渗湿，健脾止泻；赤芍清热敛阴，缓急止泻；建曲运脾消食，和胃止泻；泽泻清利湿热，利小便而实大便；荷叶升清阳而清里热，助脾健运；豆卷应为大豆黄卷，透邪解表，清利湿热，《本经逢原》曰："黑大豆发芽是也，《本经》治湿痹筋挛膝痛，除胃气结积，益气解毒。《金匮》薯蓣丸用之，取其入脾胃散湿热也。"而《本经验证》认为："既治筋挛又欲其湿升者，舍大豆黄卷无别物矣。"其可使内陷之湿从小便或汗而解，本处方中豆卷的作用当为此意。

本案治法紧扣宣清达邪，处方中含有多个简斋先生的经验药对：羌活、防风疏风解外；葛根、荷叶升阳透邪化湿（减肥药对）；黄芩、茵陈清热利湿；茅术、豆卷健脾燥湿利水化湿；半夏、陈皮理气和胃化痰；赤茯苓、猪苓健脾渗湿止泻。全方配伍合理，环环相扣，相辅相成，共奏宣清达邪之功。

捌

———

妇科病证

一

———————

概述

简斋先生留下的临床医案，既蕴集了他丰富的临床用药经验，又反映了他的基本学术思想。妇科病证的案例 88 例，其中月经病 55 例、产后病 17 例、妊娠病 13 例、妇科杂病 3 例。现通过认真学习、分析这 88 例妇科病证医案，试对简斋先生诊治妇科病证的经验归纳概述如下。

1. 师经典而不泥古

妇科疾病是指妇女特有之疾病，即所谓之经、带、胎、产病。早在《黄帝内经》中已有涉及，如《素问·阴阳别论》中指出："二阳之病发心脾，有不得隐曲，女子不月。"并在仅列的十三首方剂中，有首张治疗妇科疾病的方剂。《素问·腹中论》曰："若醉入房中，气竭肝伤，故月事衰少不来也。帝曰：治之奈何？复以何术？岐伯曰：以四乌鲗骨一藘茹，二物并合之，丸以雀卵，大如小豆，以五丸为后饭，饮以鲍鱼汁，利肠中及伤肝也。"在简斋先生医案中，对此皆有直接的继承。如治疗 513 李右案："病久冲任无权，气枯血竭……治再柔养舒化，用《内经》四乌鲗一藘茹法。"574 戴右案："产后肝伤血竭气滞，腹痛已久……拟《内经》四乌鲗一藘茹丸主治。"529 李右案："书云：二阳之病发心脾，有不得隐曲，则女子不月，今遵此旨，用调和心脾之剂，不可妄加攻伐。"530 胡女案："女子经闭三阅月……书云：二阳之病发心脾，则女子不月，当再从中主治。"

《金匮要略》对妇科疾病有专篇论述，其所列方剂如温经汤、芎归胶艾汤、当归芍药散等皆为后世医家所推崇。简斋先生医案中也大量应用了《金匮要略》中之经方，并常根据病情，知常达变，灵活化裁，特别在治疗痛经案中，擅用温经汤加减。如 506 "寒邪束闭"的陶右案，治用温经汤加艾叶，配桂枝而助温通冲任胞宫，配吴萸而助温散肝经寒湿，配淡姜而温运中焦助祛寒湿；546 "下虚寒湿"的朱右案，治用温经汤加巴戟天、桑寄生以温补冲任奇经，加川楝子、柴胡以助理气止痛之力；542 "经前腹痛"的张右案，治用温经汤加五灵脂、延胡索以助活血化瘀而止痛；505 "心脾二阳不足，蒸化力弱"的月经后期腹痛的杨右案，治以温经汤加二陈汤以调理中焦，健脾助运而温通冲任；541 "寒气客于胞门"的徐女案，治以温经汤加桃仁拌地黄，养阴活血而刚柔并济，加青皮、香附以助理气止痛之功。可见简斋先生治疗妇科疾病深受《内经》及《金匮要略》的影响，实为学有渊源，治法有宗，且在实际临床应用时，又师古而不泥古，随证灵活化裁而提高临床疗效。

2. 辨虚实以调气血

气血是月经、养胎、哺乳之物质基础，而脾胃为气血生化之源，脾胃健康旺盛，则精血充沛，血海充盈，经候如期，胎孕正常。然女子以肝为先天，肝气舒畅则血脉流通，经血按期来潮，反之可引起经、孕、胎、产方面的多种病变。简斋先生医案中调理气血除了建中气以助运补气生血充盈冲任外，常与舒畅肝气相配伍，并在具体的病证中以虚实为纲，理法方药常从调理气血虚实入手，并采用复方组合，以气血并调而虚实兼顾。如同为月经愆期的501谢女案，"寒邪束痹，蒸化力弱，经乃过时"，治当"温经化气"，以胶艾四物汤加二陈汤而温经补血、理气助运；而498叶右案，"是系寒邪凝痹在下"，治以"苦辛宣化，不伤下气"，以柴胡疏肝散合二陈汤加减，疏肝理气配合养血柔肝，补肝体而助肝用，气血兼顾。而月经量少的509江右案，"六脉濡小，气贫血弱"，治以"建中益气，以助生化之源"，以当归补血汤合小建中汤加减，而无滋养阴血及活血通经之品；499童右案，"血虚寒凝，治以温通和营"，以胶艾汤合柴胡疏肝散，温补冲任阴血，疏通肝经气滞；另508童右案，"风湿在营，治再疏化和营调经"，以逍遥散合越鞠丸加减，刚柔相济，气血双调，疏风化湿与养血运脾相配，和营调经与调畅气机相配。在闭经案的治疗中，528王右案，"六脉沉弦而小，里气不宣可知""服疏和之剂尚平"，以柴胡疏肝散合桃红四物汤加减，理气解郁，养血活血；534胡女案"是系气贫血弱，蒸化不及，与实证闭经迥异，当以益气生血为法"，以归芪建中汤益气生血，调中助运，配以二陈汤燥湿健脾，和胃助纳，辅以巴戟天、桑寄生温补冲任，以使血海充盈；529李右案，"二阳之病发心脾，有不得隐曲者，则女子不月，今遵此旨，用调和心脾之剂，不可妄加攻伐"，以益经汤合归脾汤加减，全方无攻伐之品，疏肝调气解郁，养血宁心相结合，药似平淡无奇，实为药中病所。

对于妊娠病的治疗，简斋先生尤重中焦脾胃之气的运化，临床诊治辨证精准，用药细致。如在治疗妊娠恶阻中的 556 申右案，"中虚肝旺"，治拟"建中抑木，不伤下气"，以大建中汤合左金丸加减，温补中焦脾胃之气，疏肝和胃以降逆止呕；555 夏右案，"中下两虚，气失摄化，治以建中固下"，以大建中汤合寿胎丸，健脾补肾，温中固下；552 宁右案，"妊娠恶阻……治以和化"，以谷神汤合左金丸加减，清肝和胃，降逆止呕；553 沈右案，"似系妊娠恶阻，兼因胃中湿浊过多使然"，以戊己丸合温胆汤加减，疏肝理脾，清热和胃，降逆止呕。治疗妊娠腹痛，简斋先生仍以虚实为纲。如 557 吴右案，"气血不和而为痛，痛在少腹偏左，痛如气鼓动，用金匮当归芍药散主治"，处方以当归芍药散合逍遥散加减，疏肝养血、理气止痛，方中当归、川芎之用，一如《素问·六元正纪大论》所言"有故无殒，亦无殒也"；558 许右案，"腹痛下坠，头昏，脉沉小"，为气血不足之证，治以胶艾四物汤加黄芪、桑寄生，补气养血，益肾安胎。

对于产后疾病的治疗，简斋先生首先秉承其一贯的学术思想，以调畅气机为主，注重中焦脾胃之气。如 565 刘右产后感冒案，"当以益气和营主治"，方中有二陈汤加减；573 俞右产后乳痛案，处方合有四逆散加减；575 张右产后腹痛案，"拟温和舒化法"，方以柴胡疏肝散合温经汤加减；581 戴右产后积聚案，"治以和化"，处方以柴胡疏肝散合健固汤加减。对于产后虚损性疾病，简斋先生亦常从调补奇经入手，师从叶天士之意，采用温润通补或清润固摄之法，处方用药掺入补益肝肾及血肉有情之品，对于奇经阳虚，气血失调者，常用辛甘温润的血肉有情之品，并配以调补肝肾或温通之剂，以达到"血肉充养""通补奇经"的目的；对于下焦阴亏，奇经不固之证，常用龟板、鳖甲、阿胶等填髓充液，并配以甘凉之品而柔润清补，固实奇经。

3. 重配伍以轻去实

纵观简斋先生妇科病证医案的处方用药，鲜见苦寒攻下或者破瘀攻伐之品。简斋先生推崇"轻可去实"，即使是异位妊娠的血瘀证，也是从调理气机入手，并且时时注意顾护中焦脾胃之气。方中常常配用红枣、黍米、谷芽、金橘饼之类煎汤代水，一则可以改善药物的口味，二则可以扶助中焦胃气，并具有一定的食疗营养作用。在具体用药时，往往根据药物的性味及气机的升降浮沉进行配伍组合，尤其擅长用经验药对，以冀提高临床疗效。如气血并调的木香拌丹参，香附拌泽兰，白檀香拌丹参，砂仁拌熟地；攻补兼施的桃仁拌阿胶，桃仁拌地黄，砂仁拌於术，蒲黄拌阿胶；化裁古方的甘草拌芍药，枳壳拌於术，防风拌黄芪；引经入药的吴萸拌杏仁，小茴香拌巴戟天；寒温相制的吴萸拌川楝，淡姜拌山栀；升降反佐的升麻拌当归。看似信手拈来，平淡无奇，实则熟谙药性，巧妙配伍。

综上所述，简斋先生治疗妇科病证以调理气血虚实为原则，师经典而不泥古，化裁经方，提高疗效，用药重配伍以轻去实，尤其擅长使用药对，非常值得后学者师法。

二

月经病

（计55案）

张右，心脾二阳不足，气失蒸化之能。经行向来缩期，先时腰酸背痛，心悸既见腹痛，神疲，面色淡㿠；量多，色褐夹块，一周始净，经后带多，七年未育。脉象弦小，舌边色黑，居常畏冷。刻值经后下带，拟用温和托化。

秦归　川芎　桂枝　甘草　白芍　法夏　苓神
会皮白　牡蛎　於术　巴戟　寄生　炮姜

赏析：本病为"月经先期"。《素问·阴阳别论》指出："二阳之病发心脾，有不得隐曲，女子不月。"心脾不足，气血不和，冲任失养，固摄无权，则见经行向来缩期、量多，一周始净；血虚有瘀，则月经色褐有块；血虚愈甚，气随血伤，经后不能温煦固摄，故带下量多；脾虚及肾，腰者肾之府，肾虚不能濡润，则发为腰背疼痛；血虚心失所养，则见心悸；血运不利，可见腹痛；气血不足，不能养荣，故见神疲、面色淡㿠；心脾二阳不足，精微生化不利，精血失充，血海失养，无以养孕，加之久病肾亏，任带二脉不固，故无子；阳虚血虚则见脉弦小；血瘀血行不利，则舌边色黑。平素阳虚，畏寒肢冷，刻值经后下带，为机体阳虚血虚最重之时。治法"拟用温和托化"，即温经散寒，养血祛瘀。方选《金匮》温经汤加减。

处方中以桂枝辛甘发散，温通血脉；当归养血和血；川芎活血祛瘀，调经止痛；芍药养血敛阴，柔肝止痛，合桂枝调和营卫气血。因病在心脾，非外寒郁于肝经，且以阳虚血虚为主，故去吴茱萸、丹皮。加半夏燥湿化痰；茯苓健脾渗湿；陈皮白既可理气行滞，又可健胃醒脾；巴戟天、桑寄生可补肾温经散寒，兼以行血祛瘀；炮姜温经止痛；於白术补脾益胃，燥湿止带；牡蛎入肾经，固涩带下；甘草调和诸药。《景岳全书·妇人规》中述："故调经之要，贵在于补脾胃以资血之源，养肾气以安血之室。"经水出于肾，故应补肾气、填精血；而脾为气血生化之源，脾气健运，生化有源，统摄有权，则血海充盈。心脾二阳亏虚，阳虚则寒，血行瘀滞，脾虚固摄无权，经行先期。本案血瘀为标，阳虚失于温煦，血行不畅为本，故虽经色褐夹有血块，但治疗上不应只顾血瘀之标，而应重其阳虚之本。案中温经汤可温经散寒，养血祛瘀，既可调虚实、和阴阳，亦可通寒养血。陈修园云："温经汤一方，无论阴阳、虚实、闭塞、崩漏、老少，善用之无不应手取效。"可见简斋先生化裁经方，可谓炉火纯青。

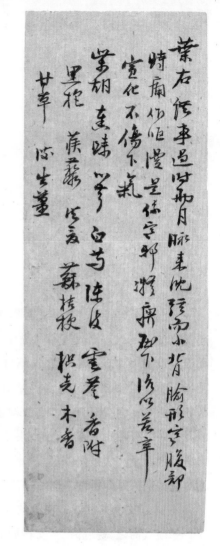

叶右，经事过时两月，脉来沉弦而小，背腧形寒，腹部时痛，作呕漫。是系寒邪凝痹胁下，治以苦辛宣化，不伤下气。

柴胡　秦归　川芎　白芍　陈皮　云苓　香附
黑栀　蒺藜　法夏　苏桔梗　枳壳　木香　甘草
淡生姜

赏析：本案病名"月经后期"。病机为气血不足，肝郁气滞，寒痰内阻。"寒邪凝痹胁下"，是指气滞湿阻而致痰湿痹阻下焦，冲任失调，胞宫血凝，故"经来过时两月"；痰湿内聚，阳气不能外达，故见"背腧形寒"；痰阻中焦，气机不利，不通则痛，故见"腹部时痛"；痰饮上逆，故有"作呕漫"；脉沉主里主寒，弦主肝胆及痰湿，小则气血不足。"治以苦辛宣化"，即辛开苦降、宣畅气机、化痰通络。方选柴胡疏肝散合二陈汤加减。处方中柴胡疏肝解郁，旋转枢机；秦当归活血通络，补血调经；川芎辛散解郁，行气活血；白芍补血柔肝，养阴缓急；陈皮健脾理气，燥湿化痰；茯苓健脾渗湿；香附疏肝解郁，理气调经；黑山栀清泄郁热；蒺藜疏散肝郁；法半夏燥湿化痰，健脾和中；苏梗行气宽中止痛；桔梗，《本经逢原》言其"辛甘升发，苦淡降泄，则邪解而气和矣"；枳壳理气化痰，宽中消胀；木香疏肝开郁，和胃健脾，行肠胃滞气；甘草健脾调和诸药。淡生姜与半夏相配，温中化痰，和胃止呕；与白芍相配，可制白芍之寒而温经止痛。诸药合用，共奏宣畅气机、通络化痰之功。

观本方组成，以养血柔肝合疏肝理气，以期刚柔相济，补肝体而助肝用，气血兼顾，虽苦辛宣化而无伤阴耗津之弊。所谓"不伤下气"，即虽"寒邪凝痹胁下"，也不宜使用攻下通腑或活血破瘀，强行通经，以防其损伤气血。苦辛宣化法，调畅气机，使气行而津行痰化，气行而血行经通，方药配伍周到而全面。以苦辛宣化法治疗气机不利之郁证，《临证指南医案·郁》中华氏按曰："郁则气滞，气滞久则必化热，热郁则津液耗而不流，升降之机失度。初伤气分，久延血分，延及郁劳沉疴，故先生用药大旨，每以苦辛凉润宣通，不投燥热敛涩呆补，此其治疗之大法也……盖郁症全在病者能移情易性，医者构思灵巧，不重在攻补，而在乎用苦泄热而不损胃，用辛理气而不破气，用滑润濡燥涩而不滋腻气机，用宣通而不揠苗助长，庶几或有幸哉。"

童右，32。经事过时而至，行先乳房作胀，腰腿酸楚，既见量少色黑，腹胀不痛，脉弦小。血虚寒凝，治以温通和营。

柴胡　归身　川芎　桂枝　赤白芍　桃仁拌阿胶
香附　泽兰　合欢皮　紫丹参　艾叶　巴戟　地黄

赏析：本案病名"月经后期"。病机为血虚寒凝。肝血不足则冲任不盈，寒凝气滞则经血运行不畅，故经事过时而至；肝血不足，气滞而肝气不舒，故经行先乳房作胀；乙癸同源，精血互化，肝血亏虚则肾精不足，脏腑失养，故腰腿酸楚；血虚则经量少，寒凝血脉则月经色黑，气滞未及血瘀故腹胀而不痛。正如《景岳全书》曰："凡血寒者，经必后期而至。然血何以寒，亦惟阳气不足，则寒从中生，而生化失期，是即所谓寒也……凡阳气不足，血寒经迟者，色多不鲜，或色见沉黑，或涩滞而少。"脉弦小为肝血不足，寒凝气滞之象。薛己《女科撮要》曰："苟或七情，内伤六淫，外侵饮食失节，起居失宜，脾胃虚损，则月经不调矣……其过期而至者，有因脾经血虚，有因肝经血少，有因气虚血弱。"本案患者血虚与血寒凝滞并见，故"治以温通和营"，选用胶艾汤为主方。

胶艾汤为《金匮要略》治疗胎漏胞阻，产后下血不绝，但实为治疗妇人冲任虚损、血虚有寒之证，具有养血温经祛寒之功，与本案病机相符。因有气滞乳房作胀及腹胀之症状，故配以柴胡疏肝散以疏肝行气，所谓"温通和营"，即是温补冲任阴血，疏通肝经气滞，并辅以桂枝、白芍调和营血。处方中艾叶温阳祛寒，香附理气解郁，其性宣畅，能通行十二经及奇经八脉的气分，解诸郁，调月经，二药相配可温运下焦血气，温暖胞宫而逐寒湿。桃仁味甘苦而入心肝血分，善泄血滞，且味甘和畅气血以生新，故有活血祛瘀生新之功，其活血之力既没有三棱、莪术之峻猛，也不似鸡血藤、泽兰之平缓；与阿胶相拌，一行一补，使阿胶之补血而不留滞，桃仁之活血而不伤阴，通经而不破血；与当归相配，则散中有补，补中能行，祛瘀生新之功益增，可治各种瘀血之证；与香附相配，则一气一血，气血双调，有行气活血、调经止痛之功。

殷女，16。女子宫湿凝闭，经居三四月不至，腹常膜胀，得食尤甚，二便不畅，面黄，脉沉软。治以温和疏化。

柴胡　当归　川芎　赤苓芍　香附　泽兰泻　青

陈皮　楂曲　吴萸　乌药　戊己丸　枳壳拌於术

炮姜

赏析：本案病名"月经后期"。《素问·离合真邪论》有云："天地温和，则经水安静；天寒地冻，则经水凝泣；天暑地热，则经水沸溢；卒风暴起，则经水波涌而陇起……寒则血凝泣，暑则气淖泽，虚邪因而入客，亦如经水之得风也。"可见当妇人受到寒、热、暑、风等不同病邪侵袭时，月经会发生相应变化。本案病机为寒湿凝闭，寒性收引，湿邪黏腻，两者相互胶结，导致气血凝滞，搏于冲任，胞脉不畅，血行迟滞，血海不能按时满溢，遂致经行错后；寒湿困脾，中焦枢机不利，无力运化水谷，气血生化乏源，故见腹胀、食后尤甚、二便不畅、面黄；脉沉为寒湿凝闭，脉软属阳气不足。"治以温和疏化"，即温经散寒、疏肝健脾、和络化湿。方选温经汤合逍遥散加减。

温经汤能温经散寒，养血祛瘀；主治妇人少腹寒，月经不调，或久不受孕，为妇科调经之"祖方"。方中吴茱萸、炮姜温经散寒暖血，兼通血脉；当归、川芎养血活血调经；丹皮化瘀行血；芍药、甘草缓急止痛。逍遥散专为肝郁血虚、脾失健运之证而设。肝为藏血之脏，性喜条达而主疏泄，体阴用阳。若肝失条达，肝体失养，冲任失和，则当疏肝解郁，养血柔肝，调和冲任。处方中加用青皮、陈皮、乌药理气消胀止痛；泽兰、泽泻活血利湿，使湿有去路；香附理气调经；枳壳拌於术，源于张元素之枳术丸，清代名医徐大椿《医略六书·杂病证治》赞曰："此健中消滞之剂，为脾虚食滞痞结之专方。"另配伍消食开胃之楂曲，泄肝和胃之戊己丸。全方既补肝体，又散寒湿，气血兼顾，肝脾并治，立法全面，用药周到。本案患者因寒湿凝闭，月经已3～4个月不至，属月经后期，如若持续不至，则可转为闭经，治之则难，故当出现月经后期等月经不调时应及时治疗，避免病情转重。

谢女。寒邪束痹，蒸化力弱，经乃过时，色黑量少，行时腰腹胀痛、食饮不香，脉濡滑。治当温经化气。

秦归　川芎　炒白芍　吴萸　蕲艾叶　淡姜

夏　苓神　会皮　甘草

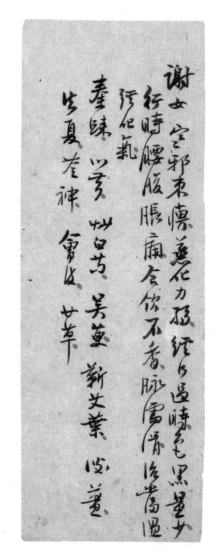

赏析：本案病名"月经后期"。《妇人大全良方》云："夫妇人月水不调者，由劳伤气血致体虚，风冷之气乘也。若风冷之气客于胞内，伤于冲任之脉，损手太阳、少阴之经……然则月水是经络之余，若冷热调和，则冲脉、任脉气盛，太阳、少阴所生之血宜流依时而下。若寒湿乖适，经脉则虚。若有风冷，虚则乘之，邪搏于血，或寒或温，寒则血结，温则血消。故月水乍多乍少，故为不调也。"简斋先生明确指出本案为"寒邪束痹"。所谓"束痹"，非痹症之痹，而是寒邪凝滞、痹阻血络之意。故本案病机为寒凝胞宫，冲任血虚，痰湿中阻。"治当温经化气"，所谓温经，即温冲任二经，并祛胞宫之寒凝；化气，即调畅气机，并祛邪扶正，健脾助运，化痰补血，从而使冲任二脉充盈，月事按时而至。

中医调治月经失调在分清病因病机的基础上还须结合月经不同的时间确立治法方药，月经周期一般分为经前期、月经期、经后期、经间期。经前宜通，经后宜补。综合本案病机，则经前宜温通，经后宜温补。温经汤与胶艾四物汤的区别在于：前方以吴萸配桂枝为主，故温通力强；后方以艾叶配阿胶为主，故温补力强。如患者在经前期就诊，应以温经汤为主方，而本案患者是经后期就诊，故应以胶艾四物汤为主方。患者有纳差、脉濡滑之症，应是痰湿中阻体质，故去阿胶、熟地以防滋腻助邪；结合脉案，不难理解为何方中没用人参、桂枝。处方中吴萸辛苦温，能散肝经之寒邪，又能疏肝气之郁滞，为治肝寒气滞诸痛之要药。吴萸配当归：吴萸温散以当归行血助之，当归温补以吴萸温经行之；吴萸得当归使温散而不伤阴血，当归得吴萸使补血而不碍血行。二药相辅相助，刚柔相济，与川芎、白芍养血行气相配伍，温经活血、调经止痛之功尤著。此外，吴萸与干姜配可暖肝脾，与二陈汤相配可化痰湿，与艾叶相配可温冲任，暖胞宫。

李右，平素虚弱，经汛一向准确，前月适值癸期，乃因口角郁闷，迄今未见（约四十日），脘宇常胀，勉食尤觉不舒，小坐头昏，间或怯寒，脉沉弦小。拟条畅气血，疏和肝胃。

柴胡　当归　木香　苏梗　法夏　赤苓芍　枳壳

青陈皮　川朴　六曲　麦芽　戊己丸　淡姜

赏析：月经后期，病因有虚实之别。虚者多因肾虚、肝虚、血虚导致精血不足，冲任不充，血海不能按时溢满而经迟；实者多因血寒、气滞等导致血行不畅，冲任受阻，血海不能如期溢满，致使月经后期。本案患者"平素虚弱"，又因适值癸期口角而至肝郁气滞，肝气横逆，血行不畅，致月经后期。肝气犯胃，胃失和降，则出现腹胀、食后不舒、脉弦等症；而"平素虚弱""小坐头昏，间或怯寒，脉沉小"则反映了患者存在血虚之症。总属本虚标实，治当调理气血、疏和肝气，气血足则血海充盈有度，肝气疏则冲任通调有道。方选柴胡疏肝散、戊己丸加减。处方中柴胡入肝胆经，升发阳气，疏肝解郁；当归养血和血；白芍敛阴养血柔肝，与柴胡合用，以补养肝血，条达肝气，可使柴胡升散而无耗伤阴血之弊。佐以枳壳、青皮、陈皮理气解郁，泄热破结；与当归、芍药相配，又能理气和血，使气血调和。芍药、甘草养血柔肝，缓急止痛；半夏降逆散结，和胃止呕；厚朴下气除满；茯苓健脾渗湿；桔梗、苏梗芳香疏散，宽中解郁，升降并用，有利于气机条畅；生姜可助半夏降逆和胃，辛散化结；另加六曲、麦芽以开胃健脾，甘草调和诸药，戊己丸泄肝和胃。诸药相合，相得益彰。

月经的产生主要是由于肾气盛，天癸至，任通冲盛，督带调约，协调作用于胞宫。肾为天癸之源，肾气盛，则天癸至；肾气衰，则天癸竭。冲为血海，任主胞胎，任通冲盛，月经才能应时而下。肝藏血，主疏泄，女子以血为本，肝所藏之血充足，下注冲脉，是女子月经按时来潮的物质保证。情志调畅则气血调和，月经周期及经量也得以正常，本案治则"条畅气血，疏和肝胃"即为例证。处方中所用药物，理气药明显强于行血药，盖气为血帅，气行则血行，并且患者是因癸期口角郁闷所致，故治当以疏肝理气为主，通经而不用活血祛瘀之剂，也即所谓"女子以肝为先天"。

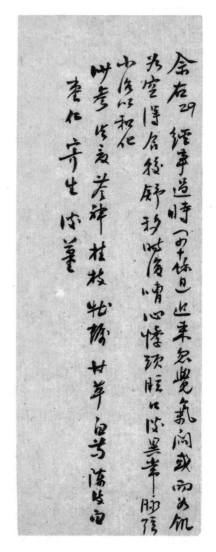

余右，29。经事过时（四十余日），近来忽觉气闷，或而如饥如空，得食较舒，移时后嘈，心悸头眩，口淡异常，脉弦小。治以和化。

沙参　法夏　茯神　桂枝　牡蛎　甘草　白芍

陈皮白　枣仁　寄生　淡姜

赏析：本案病名"月经后期"。患者月经过时 40 余日，近来忽觉气闷或而如饥如空，得食较舒，移时后嘈，口淡，说明其脾胃虚弱，气血生化乏源，冲任血虚；血不养心，心神失养，故见心悸；血虚不能上荣于头，故头眩；脉弦小肝血虚之象。方选茯苓甘草汤合二陈汤加减。本案处方中沙参生津养胃；法半夏、茯苓燥湿健脾，合陈皮取二陈之义以健脾祛痰；茯神、枣仁宁心安神；桂枝通阳化饮，温通心阳；牡蛎重镇安神；甘草配白芍柔肝缓急；陈皮、橘白、淡姜健脾化湿和胃；桑寄生补肾调经。全方共奏健脾和胃、益气养血之功。

患者月经经事过时 40 余日，并出现忽觉气闷或而如饥如空，得食较舒，移时后嘈，心悸头眩，口淡异常等类似妊娠反应的症状，但其脉弦小而非滑脉，故未诊断为妊娠病。患者虽表现为脾胃虚弱，然女子以肝为先天，且有气闷、脉弦等肝郁不疏之症，故简斋先生治用和化之法，疏肝和胃。患者虽喜食，但水谷不能化生气血，反内停为饮而见口淡无味，故处方用桂枝、茯苓、淡姜、甘草四药，即茯苓甘草汤，以温阳化饮、化湿渗水，取"病痰饮者，当以温药和之"之意。脾胃为后天之本，气血生化之源，健脾和胃化湿，病邪除，气血旺，则月经条畅，水谷之气能化生气血而不留为饮，治病求本而非见症添药、杂药乱投。本案处方用药，既无养血滋补之品，又无活血通经之剂，而以温运脾阳为主，即健脾以助运化，水湿除，气血旺，则月经正常。

严右，39。气虚血少，冲任作用失司，灌输不及，经越两月方见，色淡量少，腹痛，脉小。治以益气生血，佐以调化。

当归　生芪　甘草　白芍　桂枝　法夏　苓神

枣仁　会皮　寄生　姜炭

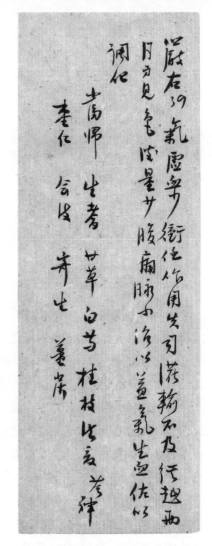

赏析：本案患者中年女性，天癸渐亏，或因失于调养，气虚血少，冲任不足，胞宫失养，则无血可下，经水不能如期化生，故延期而至、月经色淡量少、脉小；血不养经，肝脉失和而见腹痛，此腹痛非气滞血瘀的胀痛或剧痛，而是绵绵作痛。治当补气生血，调经止痛。方选归芪建中汤、二陈汤加减。《罗氏会约医镜》指出："凡血寒血虚者，俱后期……宜用温养血气之药。"故选益气养血之归芪建中汤，配以二陈汤，使气血充足，血海按时满溢，而经候如期。处方中黄芪补中益气，温分肉，实营卫；桂枝温经活血；当归、芍药、大枣养血和营，与黄芪、桂枝组成归芪建中汤，可外疏肌肤之风寒，内养营血而治血虚之本。炮姜炭，《本草崇原》有云："姜味本辛，炮过则辛味稍减；若炮制太过，本质不存，谓之姜炭，其味微苦不辛，其质轻浮不实，又不及炮姜之功能。"本案患者气虚血少为主，里寒证不明显，故用炭制炮姜以减其辛辣之性。佐以二陈汤以调理中焦气机，促进脾胃运化，使得气血运化有源。此外，还能调和营血的闭滞以助卫气的运行，气行则血行，血海充盈则月经调畅。另配茯神、枣仁养血安神；桑寄生补益肝肾而入冲任奇经。全方共奏补气生血、调理冲任之功。

脾为后天之本，营卫气血生化之源。《灵枢·决气》曰："中焦受气取汁，变化而赤是为血。"由于气血虚少，冲任不足，胞宫失养而致月经后期，临床较为多见，治疗忌用攻伐活血通经之法，宜采用调补后天之本，补脾生血，使血生化有源，冲任充盈而月经得调。简斋治疗此类病证常以健中温运、助气生血为法，而非用大队滋腻补血之药组方，这与"兵来将敌，水来土壝"的治疗思路相比，实有霄壤之别。

杨右，心脾二阳不足，蒸化力弱，影响冲任分泌，年来经候过期，时至五十日方见，见时腹痛，神倦纳少，脉小。治以温和助气，以资生化，徒云补血无益。

桂枝　法夏　云苓　砂仁拌於术　会皮白　甘草

土炒当归　白芍　巴戟　寄生　淡姜

赏析：本案病名"月经后期"。病机为心脾二阳不足，蒸化力弱。心主血，为五脏六腑之大主；脾主运化，乃后天之本，气血生化之源。心脾阳虚，蒸化无力，生化乏源，鼓动乏力，冲任不能按时通盛，血海满溢延迟，故月经推迟而至；胞中虚寒，胞脉失于温养，故经行腹痛；脾阳亏虚，运化乏力，故见神倦纳少、便溏；脉小亦是气血不足之象。治拟温和助气，养血调经。方选温经汤合二陈汤加减。温经汤见于《金匮要略》，能温经散寒、养血祛瘀、扶正祛邪；二陈汤出自《和剂局方》，能健脾化湿、温化痰饮。本案处方中桂枝、淡姜温补心脾，通经和营；当归养血活血调经，土炒减其润肠通便之功能；白芍缓急止痛；茯苓渗湿健脾；甘草益气健脾，以资生化之源；砂仁拌於术，一则理气化湿而不耗气，二则补气健脾而不呆滞；半夏、会皮、会白健脾和胃，燥湿止泻。新会皮亦称广陈皮，广东江门新会区道地药材，新会皮如保留内层白衣为新会白，《本草纲目》指出："入补药则留白，入下气消痰者则去白。"巴戟天、寄生补火暖土，助脾阳之健运，并可填精养血，补益冲任；寄生还有通经络、益血的功效。诸药相配，共奏温阳益气、养血补肾之效，达调经之用。

简斋先生首先点出病机为心脾二阳不足，蒸化力弱。《素问·阴阳别论》曰："二阳之病发心脾，有不得隐曲，女子不月。"关于二阳，《素问·阴阳类论》云："所谓二阳者，阳明也。"王冰《补注黄帝内经素问》认为："二阳谓阳明大肠及胃之脉也。夫肠胃发病心脾受之，心受之则血不流，脾受之则味不化，血不流故女子不月，胃不化则男子少精，传之于脾故为风热以消削。"说明本案的月经后期伴神倦纳少、大便常溏，始病在阳明，延及心脾阳虚，致精血匮乏，月经至五十日方见。简斋先生提出"治以温和助气，以资生化，徒云补血无益"，恰中病机，非血虚补血，而是温阳补气，健运脾胃，资气血生化之源。通过温心气，运脾阳，补肾阳，则气血得充，血脉得温，而经水自来。

陶右，女子本质素弱，寒邪束闭，经居三月，腹部时痛。治当温通。

秦归　川芎　赤芍　桂枝　甘草　吴萸　靳艾

陈皮　淡姜

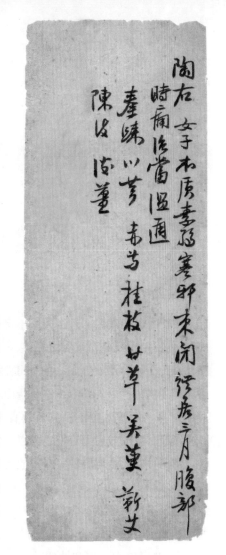

赏析：女子月经来潮后，又再出现连续3个月以上停经者，称为闭经；未到三个月者，称为月经后期。本案患者介于二者之间，仍诊断为月经后期。患者"女子本质素弱"，或为素体阳虚，或肝肾不足，冲任失养，胞宫虚寒，或复感寒邪，血失温运，经行不畅，而见经居三月；寒凝胞宫或肝肾亏损，冲任血虚，气血运行不畅，故腹部时痛。正如《妇人大全良方》所云："夫妇人月水不通者，由劳伤血气致令体虚，受风冷邪气客于胞内，伤损冲任之脉，关乎太阳、少阴之经，致胞络内血绝不通故也……风冷伤其经血，血性得温则宣流，得寒则涩闭。既为风冷所搏，血结于内，故令月水不通也。"陈莲舫《女科秘诀大全》中引用清代名医吴本立《女科切要》中曰："月事过期而来，其说有二：有血虚者，有血寒者。血虚腹不痛，身微热，然亦有痛者，乃空痛也，宜服生气补血之药，八物汤加香附；血寒者，归附丸。以脉辨之，若浮大而无力，微濡芤细，皆虚也；沉迟弦紧，皆寒也。"

本案虚实夹杂，既有"本质素弱"，又有"寒邪束闭"，故选用温经汤加减以温经散寒，养血活血，标本兼顾，以冀寒祛血温而月经畅通。《金匮》温经汤原为治血分虚寒而不调者，今已成温经散寒、养血调经之祖方。方中吴萸入肝经血脉，长于散寒止痛；桂枝通行十二经脉，长于温经散寒。二药配伍，温经散寒、通利血脉之功甚佳。当归配川芎皆具温性，为血中之气药，既可助吴萸、桂枝温经散寒之力，又可增强活血祛瘀之功，且为调经常用药对。本案处方中所加靳艾味苦辛温，宋时重汤阴艾，自明成化年，则以靳州艾为胜。《本经逢原》曰："艾性纯阳，故可以取太阳真火，可以回垂绝元阳，服之则走肝、脾、肾三阴，而逐一切寒湿，转肃杀之气为融和。生用则性温，炒熟则大热。"现临床所用之艾叶有温中祛寒、温暖子宫、调经安胎等作用，将艾叶炒炭后则主用于止血。本案处方中用艾叶配桂枝，可助温通冲任胞宫，配吴萸可助温散肝经寒湿，配淡姜、陈皮则可温运中焦而助祛寒湿。

寄生

柴胡　当归　川芎　桂枝　甘草　赤白芍　法夏
云苓　陈皮　枳壳　苏桔梗　楂肉　木香拌丹参

王右，25。冲任不和，月事不调，过缩不一，行时以及先后腹俱作痛，腰肢酸楚，色黑夹块，量少。治以调冲任，和气血。

赏析：本案病名"月经先后不定期"。《景岳全书·妇人规》中论述："经血为水谷之精气……其源源而来，生化于脾，总统于心，藏受于肝，宣布于肺，施泄于肾。"月经先后无定期的发生，与肝、肾关系最为密切。妇人肝肾失常，冲任失调，血海蓄溢则无常。《傅青主女科》有云："妇人有经来续断，或前或后无定期，人以为气血之虚也，谁知是肝气之郁结乎？"患者肝郁气滞，故月事不调；气滞则血脉运行不畅，瘀结小腹，气血不调，不通则痛，则经行前后腹痛；血瘀不行，经血不化，则经量少而色黑夹块。总属肝郁气滞，肾虚血瘀，冲任不和，月经不调。"治以调冲任，和气血"，疏肝养血，调和冲任。方选和畅行经方加减。此方为简斋先生的经验方，其组成：炒柴胡一钱五分，制香附一钱五分，炙苏梗一钱五分，秦归二钱，香泽兰一钱五分，川根朴八分，川芎一钱，炒山栀一钱五分，炒法半夏三钱，赤芍二钱，白蒺藜二钱四分，赤白苓各二钱，新会皮一钱五分，生甘草八分。

该方由二陈汤合四七汤化裁而来，用于调治肝疏失和所致的乳房胀痛、妇人月经愆期而至等。方中柴胡疏肝解郁，以顺肝性；当归、白芍养血柔肝，补血调经，助柴胡恢复肝条达之性，兼制柴胡疏泄太过；川芎活血化瘀，行气止痛，中开郁结，下调经水；赤芍活血散瘀止痛；枳壳行气止痛，疏理肝脾；陈皮、苏梗、桔梗宽胸顺气；半夏散结开郁和胃；茯苓健脾补气；山楂肉与木香同用行气散瘀，兼健脾胃；木香拌丹参增强活血行气之力；桂枝温通经脉，散寒止痛，以消经行腹痛。另加桑寄生补肝肾而固冲任；甘草调和诸药，并可益气健脾、缓急止痛。诸药共用，疏肝之气以调冲任气血，健脾和胃以生后天之源，滋补肾气以充先天之本，调和诸脏以固冲任奇经，则血海蓄溢如常，经行固守其时。方中简斋先生运用了多组常用经验药对，如赤芍配白芍、苏梗配桔梗、陈皮配半夏等。另外，简斋先生对中药炮制的运用也精巧细致。如木香拌炒丹参，既加强两药行气止痛、活血化瘀之效，又借丹参之寒制木香之燥，避其辛散太过。

童右，30。经行已三日，色黑量少，腰酸腹胀，头眩。风湿在营，治再疏化和营调经。

柴胡　秦归　川芎　赤苓芍　香附拌泽兰　栀子　蒺藜　枳壳　橘皮　桔梗　甘草　建曲泻　寄生

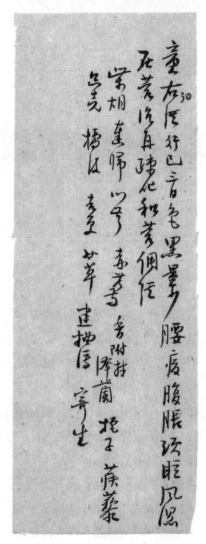

赏析：本案病名"月经过少"。女子以肝为先天，肝主疏泄，性喜条达，其经脉布胁肋循少腹而连冲脉，肝郁气滞，则血行不畅，瘀阻胞宫，加之营血不足，冲任血海不能充盈，故见月经色黑量少；气郁则气机不利，故见腹胀；血虚则腰府失养，故见腰酸；营血亏虚则风从内生，肝风上扰，故头眩。气滞则木郁土壅，脾失健运而水湿内阻，营血不足，易正虚而邪客，故曰风湿在营。如《妇人大全良方》引许叔微云："妇人患头风者，十居其半，每发必掉眩，如在车船上。盖因血虚，肝有风邪袭之尔。"治拟疏化解郁，和营调经。方选逍遥散合越鞠丸加减。

《济阴纲目》曰：《经》有所谓七气，有所谓九气。喜怒忧思悲恐惊者，七气也；七情之外，益之以寒热二证，而为九气也。气之为病，男子妇人皆有之，惟妇人血气为患尤甚。盖人身血随气行，气一壅滞，则血与气并，或月事不调，心腹作痛……"《景岳全书·郁证》中指出："凡妇人思郁不解，致伤冲任之源而血气日亏，渐至经脉不调，或短少渐闭者，宜逍遥饮或大营煎。"本案为营血不足，肝郁气滞而致的月经量少，故选用逍遥散配合越鞠丸加减治疗。方中香附其性宣畅，能通行十二经及奇经八脉，《本草纲目》曰："香附之气，平而不寒，香而能窜，其味多辛能升，微苦能降，微甘能和。""乃气病之总司，女科之主帅也。"泽兰苦辛微温，《医林纂要》言其"补肝泻脾，和气血，利筋脉。主治妇人血分，调经去瘀"。二药相拌，气血双调，使气血流畅而经行如常。桔梗配白蒺藜上行头目而止头眩，配枳壳、陈皮而行气消胀，配甘草而缓急。诸药配伍，刚柔相济，气血双调，疏风化湿与养血运脾相配，和营调经与调畅气机相配，祛风不用辛燥，祛湿不用温燥，时时顾护亏损之营血。即使解郁用逍遥与越鞠二方相合，亦减去苍术与白术而防温燥伤阴，用药和缓，实为治郁证之高手。

江右，37。六脉濡小，气贫血弱。经候过时而见，点滴即尽，腹无所苦，眠食二便如恒，第脘闷作嗳。治以建中益气，以助生化之源。寐中无故寒战。

沙参　黄芪　秦归　桂枝　甘草　白芍　法夏

苓神　枣仁　橘皮白　寄生

另黍米　谷芽　金橘饼　煨姜　小红枣

赏析：本案病名"月经过少"，属气贫血弱，即气血不足之证。气血亏损，生血之源不足，导致血海空虚，冲任不充，故月经量少；气血虚弱，血循脉络缓弱，故经候过时而见；气虚则中焦脾胃运化乏力，气滞而上逆，故脘闷作嗳；寐则阴血藏于肝，阴血不足则心失所养，阴不敛阳，故寐中无故寒战；六脉濡小，乃气血亏虚之象。正如《万氏妇人科》所云："故脾胃虚弱，饮食减少，气日渐耗，血日渐少，斯有血枯、血闭及血色少色淡，过期始行，数月一行之病。"《临证指南医案》曰："冲为五脏六腑之海，脏腑之血，皆归冲脉。可见冲脉为月经之本也。而阳明胃气，又为冲脉之本也。故月经之本，所重在冲脉，所重在胃气，所重在心脾生化之源耳。"本案气贫血弱之月经不调，经量减少。治以建中益气，以助生化之源正与此论相符。

黄芪建中加当归汤，即为当归补血汤与小建中汤合方。《证治准绳》曰："脾居四脏之中，生育营卫，通行津液，有不调，则失所育所行矣。必以此汤温建中脏，故名建中。"营出中焦，卫出上焦，卫为阳，益之必以辛，营为阴，补之必以甘，方中辛甘合化生阳，酸甘合化生阴，使脾胃健，营卫通，津液行，精血生，补中土以灌四旁，全身健壮，虚劳诸症自愈，加桑寄生以温补下焦，充冲任之脉；枣仁以安神定寐中寒战；复用二陈汤以调畅气机，健脾以助运，和胃以助化。然《伤寒论》亦明示："呕家不可用建中，以甜故也。"即饴糖甘甜太过，令人中满气滞，案中有"脘闷作嗳"，故去甘甜之饴糖，而加入黍米、谷芽、金橘饼、小红枣等"稼穑作甘之味"，既避免饴糖中满之弊，又可和中气、养胃气而不失建中之意。可见简斋先生处方师古而不泥古，创新而不违规章。本案虽月经量少、过期而至，但处方中并无地黄、阿胶、鸡血藤等滋养阴血类药，也无红花、桃仁等通经活血之品，而是以建中气、助生化，从根本入手，不愧临床大家。

李右，21。下虚寒湿，服药后脘次较舒，而经事淋漓不断，色黯，小腹悠痛，腰酸身楚，头眩面黄，脉濡小。治以温和疏摄。

柴胡　秦归　川芎　地黄　桂枝　甘草　白芍
法夏　苓神　橘皮　巴戟天　艾叶炭　姜炭　阿
胶珠　寄生

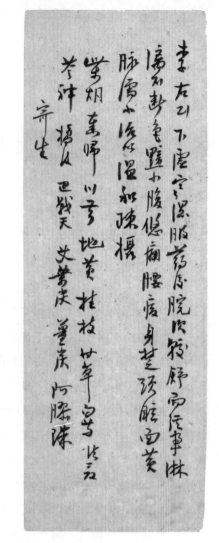

赏析：本案病名"经期延长"，证属下虚寒湿。冲为血海，任主胞胎，二者皆起于下焦胞宫，循行于少腹。下焦冲任亏虚，寒湿阻滞，寒凝血瘀则经脉不畅，寒邪伤阳则血失统摄，故见经事淋漓不断、色黯；寒凝湿阻，下虚失荣，气机不利，故小腹悠痛；寒湿困阻肌肤经络，冲任亏虚，腰府失养，故见腰酸身楚；冲任血虚，营血不足，清窍失荣，故头眩面黄；脉濡小为精血亏虚，湿邪阻滞之象。如《傅青主女科》所言："夫寒湿乃邪气也。妇人有冲任之脉，居于下焦。冲为血海，任主胞胎，为血室，均喜正气相通，最恶邪气相犯。经水由二经而外出，而寒湿满二经而内乱，两相争而作疼痛，邪愈盛而正气日衰。""治以温和疏摄"，即温经散寒、调和气机、疏肝止痛、养血摄血。方选柴胡疏肝散、胶艾四物汤、二陈汤、当归建中汤加减，

以当归建中汤温经散寒，以二陈汤调和气机，以柴胡疏肝散疏肝止痛，以胶艾四物汤养血摄血。处方中以柴胡调畅气血，解郁止痛，调和女子先天之脏；当归、川芎、生地、白芍与巴戟天、艾叶相配伍，既可温下焦胞宫，又祛冲任之寒湿；巴戟天、桑寄生温补肝肾，即为调补奇经冲任之源，与艾叶炭、阿胶珠相配又有养血而固摄冲任以止经漏的作用；桂枝与白芍、甘草、姜、秦当归配伍，即为当归建中汤，温中补血，以滋生血之源。本案寒湿邪实为标，用了养阴补血之药恐有助湿滞腻之弊，故加二陈汤燥湿健脾，一则可助温药而祛寒湿，二则可健脾助运、理气和胃而防养阴补血药之碍胃，即所谓以调补后天而充养先天之意，使气血生化有源而生生不息。综观整首处方，巧用古方，灵活化裁，疏补结合，标本兼顾，足资借鉴。

赵右，气贫血弱，经事每来须廿余日方净，面色黄困，脉虚弦，苔无华色，间时心悸腹胀。治以托化。

归身　黄芪　甘草　白芍　法夏　苓神　枣仁

远志　橘皮白　於术炭　寄生　龙圆肉

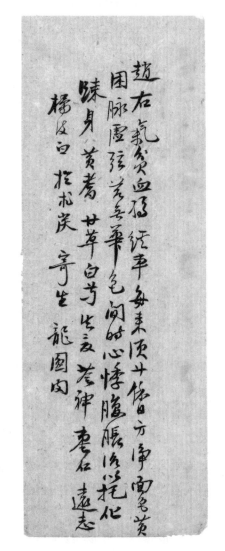

赏析：本案病名"经期延长"，病因病机为"气贫血弱"。气虚冲任不固，经血失于制约，故经行时间延长；气血亏虚不能上荣于面及舌，故见面色黄困、苔无华色；血不养心而见心悸；气血不足，脾失运化而出现腹胀。治拟补气摄血，固冲调经。方选归脾汤合二陈汤加减。归脾汤出自《济生方》，从心脾两脏治疗，心脾两虚、气血不足及脾不统血均为本方主证。《沈氏女科辑要笺正》云："归脾汤方，确为补益血液专剂。其不曰补血而曰归脾者，原以脾胃受五味之精，中焦赤化，即是生血之源。但得精气归脾，斯血之得益，所不待言，制方之旨，所见诚高。"本案处方中用黄芪补脾益气，使气旺生血，固摄有权；归身、白芍补血养心；远志、茯神宁心安神；枣仁味酸入肝经，龙眼肉甘温入心经，与当归配合，则能补血以滋心肝之阴；於术炭加强止血之功，亦有健脾益气的作用；法半夏、橘皮白、茯苓为二陈汤之组配，健脾燥湿理气，脾运得健则气血生化有源；甘草补气健脾，调和诸药。诸药相合，共奏益气补血、健脾养心之功。

简斋先生在本案处方中几乎用了归脾汤的全方（仅未用人参、木香）。归脾汤虽是心脾同治，但重点在治脾，因为脾是气血生化之源，补脾即可以养心，且脾气得补，则血行得到统摄，方能引血归脾。另外，本方虽是气血并补之剂，但重点在益气生血。方中黄芪配当归，即有当归补血汤之意，使气旺血自生，血足心自养。本案妇人因气贫血弱，不能统血而见经期延长，运用归脾汤主治虽异，但机理则同，亦属异病同治之义。简斋先生使用当归有"归身""归尾"和"当归"之别。当归即为全当归，补血活血，调经止痛；归身功似全当归，但养血之力更胜；归尾重在活血祛瘀，治疗瘀血积滞肿痛等病证。

唐女。平素郁闷太过，气失疏和，脘次常闷，乳房见肿，经事漏下日久。治当温和化气。

柴胡　秦归　白芍　川芎　香附　炒黑栀子　蒺藜　枳壳　桔梗　会皮络　苓神　生草　浙贝

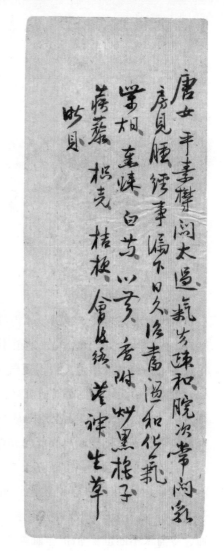

赏析：本案病名"经漏"。患者平素肝郁太过，肝气郁结，横逆犯胃，则脘次常闷；气滞则痰郁，冲脉失调，则乳房见肿；肝气郁结，气血失和，则经事漏下。如《景岳全书》所言："此等证候，未有不由忧思郁怒，先损脾胃，次及冲任而然者。"治拟疏肝清热，理气解郁。方选清肝解郁汤。清肝解郁汤出自《外科正宗》，有清肝解郁、活血散结之功，可主治肝胆气滞血瘀，肝经血虚风热，现常用于治疗乳腺小叶增生。方中柴胡疏肝解郁，宣畅气血，能转枢机，畅郁阳而化滞阴；秦归补血和血，调理冲任；白芍养阴补血，柔肝调经；川芎行气活血，开郁调肝；香附疏肝解郁，理气调经；炒黑栀子清热止血；白蒺藜通散肝郁，行血散结；枳壳理气消胀，桔梗宣散肺郁，二药相合，可宽胸消胀，调畅气机；会皮络燥湿化痰，理气通络；茯苓神健脾化湿，宁心安神；生甘草清热，调和诸药；浙贝母散郁清热，消痰散结。诸药共用，具有疏肝清热、理气解郁功能。处方中用炒黑栀子清热止血，一者可止经事漏下，二者可制上述当归、川芎、香附、合皮、枳壳等药之温，三者郁闷太过、气失疏和则易郁久生火，佐以山栀可解其郁热。全方配伍严谨，用药平和。方中君药柴胡，张景岳谓其"味苦微辛，气平微寒，气味俱轻，升也，阳中之阴"，其常用炮制品有四：春柴胡以和降退热为主；炒柴胡则减其凉性，而增升举清阳之效；醋柴胡则独入肝经，增强疏肝和血止痛之功；鳖血柴胡则能养阴制疟，消痞块，对肝郁而阴亏者尤宜应用。临床使用则根据治法来选择，从本案的治法而言，显然用醋柴胡为佳。

案中简斋先生指出"当温和化气"。其义：一则非辛温可散可化也；二则亦不可温之过甚，除温药用量有所节制，还有当归、白芍可柔养也；三则清温并用，柴胡与炒黑栀子相配，可预防肝郁化火，这也是简斋先生、邹云翔先生的常用之法。

李右，48。病久冲任无权，气枯血竭，见红虽少，未止，腹痛时作时辍，转侧不利，震触尤甚，近日胃纳稍差，脉弦小且劲。治再柔养舒化（用《内经》四乌鲗一蘆茹法）。

茜草　海螵蛸　秦归　白芍　地黄　阿胶珠　鳖甲　牡蛎　合欢皮　二仙胶

另用甘草、小麦、黍米、谷芽合煎

赏析：本案病名"经漏"。《内经》云："女子七七，任脉虚，太冲脉衰少，天癸竭，地道不通而月事不来。"患者年近七七，但久病不复，折损正气，致肝肾亏虚，冲任无权，肝血肾精无以化生而气枯血竭。冲任失养，血海空虚，则月经量少；冲任固摄无权，则月经淋漓未止；气枯血竭，经脉失养，不荣则痛，故腹痛时作时辍；阴血不足则肝阳易动，故脉弦小且劲；木旺克土，气机不利，故腹痛转侧不利，震触尤甚；脾虚则运化无力，故胃纳稍差。正如《妇人大全良方》曰："若劳伤经脉，冲任空虚，故不能制经血，令月水不断也。"治拟养血柔肝，调补冲任。方选四乌鲗骨一蘆茹丸、三甲复脉汤合龟鹿二仙胶加减。

本案处方中茜草行血活血，消瘀通经，兼治崩漏；海螵蛸（乌贼骨）收敛止血，固精止带；当归养血活血，调理冲任；白芍补血养阴，柔肝调经；地黄补血生精，滋肾养肝；阿胶珠补血滋阴，止血；鳖甲滋阴平肝；牡蛎益阴潜阳，收敛固涩；合欢皮安神解郁，活血；龟鹿二仙胶滋阴益肾填精；鳖甲、牡蛎均为咸腥之品，具有秽浊之味，本寓浊者下降、同气相求之义，可调补阴阳精血。如吴鞠通《温病条辨》所言："下焦丧失，皆腥臭脂膏，即以腥臭脂膏补之。"甘草健中调和诸药；小麦养心除烦，补虚养气；黍米益气和中，宣脾利胃；谷芽开胃快脾，下气和中，一则消食和胃，二则调和诸药，健中助运，以免养阴滋腻之品呆胃，并防止血肉有情、腥臊秽浊之味损伤胃气；合欢皮与小麦、甘草相配，还可调畅心神，利于病情康复。三甲复脉汤本为《温病条辨》中用于治疗热病后期，肝肾阴液亏耗、阴不敛阳之证，本案用之以补益肝肾之阴，而三甲之用非为息风实是遵叶天士调补奇经之意。用血肉有情之品填髓充液，并配以介类重镇、柔润清补之品而固实奇脉。综观全方，柔养舒化之配伍严谨而周密，化裁古方治有定法又有活法，可资借鉴。

谢右，51。有年下虚，气失固摄，经漏月余之久，色鲜，腹部虽无所苦，头脑却觉眩痛，心悸亢进，脉象虚弦。治当补固，佐以镇摄。

党参炭　黄芪　归身　地黄炭　甘草　白芍　茯神　枣仁　会白　蒲黄炭拌阿胶珠　寄生　震灵丹

另用牡蛎、龙骨、龙齿先煎。

赏析：本案为经漏，属肾虚失固证。患者年过七七，肾气不足，冲任失养，天癸将竭，不能固摄，故发为经漏。经漏月余，色鲜乃血分有热，而瘀血气滞不甚，则腹部无所苦；血虚肝旺，虚风上扰，可见头脑却觉眩痛；肝血不足，血不养心，心神失养，加之血热扰心，心神不宁，见心悸亢进；脉象虚弦为血虚肝旺之脉。治拟补脾益肾，安神固摄，养血止血。方选归脾汤合震灵丹加减。处方中党参补中益气，炒炭则取其入血分补气固涩之意；黄芪补气生血，合党参则中土充养，气血得生，脾气归经，疏布精气，升清而不下陷于肾，脾气充盈，统摄血液而循常道；当归补血和血，调经，合黄芪，即当归补血汤之意；茯神健脾安神，酸枣仁养心安神；地黄清热凉血，炒炭入血分，增强养血凉血止血之功效；蒲黄生用能活血祛瘀，凉血止血，炒用则重在收敛止血；阿胶滋阴补血又能止血，但其性滋腻碍胃，入汤剂须单独烊化后兑服，使用不便，临床多制成阿胶珠使用。简斋先生用蒲黄炭拌阿胶珠，不仅矫正了不良气味，并降低其腻滞之性，有利于胃肠吸收，共奏凉血泄热、补血止血之效而无留瘀之弊。白芍养血柔肝，缓急止痛；新会皮白理气健脾，助脾运化，以防滋腻重镇之品碍胃之弊；桑寄生补肝肾，益血；震灵丹补脾肾，固冲任，镇心神。牡蛎既善于平肝潜阳，更长于收敛固涩；龙骨镇惊安神，固精止血，偏于敛火固脱；龙齿镇惊安神，除烦热，侧重镇静降逆安神。三药合用，达重镇安神、收敛止血之功效。另用甘草调和诸药。

　　本案处方中运用了多味金石及介类药物，金石之类，质重下坠，性多偏寒；介类之物，亦属阴性，尤能潜阳收敛。本案用之，取其重镇固摄之功。因金石重镇之品性烈，宜耗伤正气，故临证应用时需适当配伍，并注意用量及炮制之法，以减少副作用。本案简斋先生以归脾汤补气养血统摄阴血为主，配伍金石及介类重镇固摄，共达止漏之功效。

忻右，24。血虚冲任不足，固摄无权，经事淋漓个月不净，色紫质浓，腰酸头眩，脉小。治以益气摄血。

芥穗炭　羌活　生芪　归身　川芎　白芍　苓神
枣仁　艾炭　菟丝饼　姜炭　蒲黄炭炒阿胶　於
术炭　寄生

赏析：本案病名"经漏"。冲任之脉共系于肾，冲脉为"十二经之血海"，任脉主胞胎，为"阴脉之海"，血虚冲任不足，固摄无权，则月经淋漏不净；血为气之母，血虚则气失所养，气虚则运化无力，血行瘀滞，故月经色紫质浓；肾藏精，精血同源，腰为肾之府，血虚则精失所化，腰府失养，故腰酸；气血亏虚，清窍失养，故头眩；脉小为气血不足之象。如《证治准绳》云："妇人月水不断，淋沥无时，或因劳损气血而伤冲任，或因经行而合阴阳，皆令气虚不能摄血。"治宜补气摄血，益肝肾养精血而固冲任，方选芎归胶艾汤合归脾汤加减。

《女科秘诀大全》中提出："调治之法，凡崩漏初期，治宜先止血以塞其流……崩漏初止，又宜清热以清其源……崩漏既止，里热已除，更宜补气血以端其本。"芎归胶艾汤补肾养血而调经，归脾汤补气摄血与生血，再配以炭类药以增固涩止血之功，数法并进，以冀标本同治而取效。处方中荆芥味辛性微温，祛风解表，炭用能清血分伏热，有理血止血作用，可治疗产后失血过多和血晕证；於术，其野生者气清无壅滞之患，其炮制法在《本经逢原》中总结为："入诸补气药，饭上蒸数次用；入肺胃久嗽药，蜜水拌蒸；入脾胃痰湿药，姜汁拌晒；入健脾药，土炒；入泻痢虚脱药，炒存性用；入风痹痰湿、利水破血药，俱生用。"本方炒炭使用，当为增加收敛止血之功。用羌活者，为升清阳而使所生之气上输清窍而止头眩。蒲黄甘平，厥阴血分药，生用性滑，有活血祛瘀、凉血、利小便的作用；炒用性涩，有止血作用，有止血不留瘀的特点，对出血证无论属热、有无瘀滞，均可使用。蒲黄炭炒阿胶，一则可加强阿胶的止血功能，又可防止阿胶补血过度滋腻而有滞血之弊，可使补而不滞，行血而不伤正，止血而不留瘀。经漏治疗，虚则补之，热则清之，郁则疏之，瘀则行之，不能见血止血，或拘于血证宜凉之说，一概投以清热凉血、收敛固涩之品。本案处方气血双调，通涩兼施，可谓补中有行，以补为主，摄血止漏而标本兼顾。

李右，高年正虚，气结血滞，腹痛缓急不一，红止，脉弦。治再疏和，佐以濡肝柔营。

茜草 乌贼骨 炒柴胡 归尾 白芍 桂枝 地黄 小茴 巴戟 川楝子 青陈皮 合欢 柏子仁

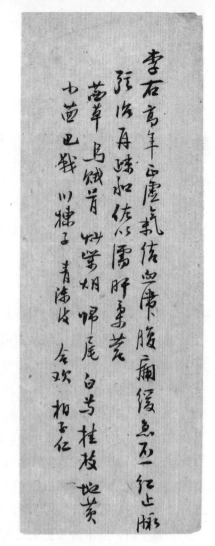

赏析：本案病名"崩漏"。病机为肝肾亏虚，瘀血内阻。患者年事已高，肝肾虚衰，精血亏虚，冲任不固，则崩漏不止；离经之血即为瘀血，血行瘀滞，瘀阻胞宫，气机郁结，肝气不疏，"不通则痛"，故见腹痛，且腹痛程度与情绪等因素导致的肝郁气滞的程度相关而见缓急不一；脉弦亦为肝失疏泄，气郁不畅之征。患者经疏和治疗后"红止"，即崩漏出血停止。治宜疏肝和营，补血益精。方选四乌鲗骨一蘆茹丸合黑逍遥散加减。方中以茜草（蘆茹）行血活血，消瘀通经，兼治崩漏；乌贼骨收敛止血，固精止带；当归养血活血，调理冲任；白芍补血养阴，柔肝调经；柴胡醋炒入肝经，可疏肝解郁，去其升清而耗肝阴之弊，与归芍相伍可补肝体养肝血、助肝用行气郁；地黄补血生精，滋肾养肝。另配伍川楝子、青陈皮、合欢加强疏肝行气止痛之功，与白芍相配具有调和营气作用；桂枝温通经脉，助阳化气，有加强调经止痛之功；小茴香、巴戟天温肾散寒止痛；《济阴纲目》曰："胞脉者，属于心而络于胞中。"柏子仁养心安神，与合欢同用宁心而安胞络。诸药配伍，共奏疏和濡肝柔营之功。

四乌鲗骨一蘆茹丸为《内经》十三方之一，出于《素问·腹中论》，又名乌贼鱼骨丸、血枯方、女科乌贼丸，是中医妇科学史上现存最早的一首方剂，有益精补血、止血化瘀的功效，后世医家在此基础上多有化裁。如张锡纯为治"妇女血崩"而设的固冲汤即源于四乌鲗骨一蘆茹丸，有益气化瘀止崩之功效。现代临床将四乌鲗骨一蘆茹丸广泛用于治疗肝肾精血亏损所致的妇科疾病。本案处方中包含简斋先生两个经验药对：乌贼骨配茜草一涩一行，有补有泄，止血而不留瘀；小茴香配巴戟天，入奇经而温阳止痛，常用于宫寒痛经、小腹阴囊相引痛等病证中。

李右，服疏肝润肝之剂，痛平八九，药既应手，毋庸更章。

柴胡　当归　赤白芍　桂枝　海螵蛸　茜草　桃
仁拌地黄　青陈皮　合欢皮　柏子仁　白檀香拌
紫丹参　淡姜拌山栀
另凌霄花、紫丹参研末早晚服。

赏析：本案病名"崩漏"，乃上案之复诊。患者原为肝肾亏虚、瘀血内阻所致之崩漏腹痛，经疏肝和营治疗后，痛平八九，气结缓解，尚余血滞，"药既应手，毋庸更章"，故治疗仍拟疏肝和营、理气活血为主，方选四乌鲗骨一蘆茹丸合逍遥散加减。简斋先生在原方基础上去川楝子，易破血之归尾而为补血和血之当归，另加赤芍、桃仁、白檀香拌炒丹参以加强理气活血的功效。淡干姜辛热，可温中散寒；炒山栀苦寒，可泻火除烦，凉血解毒。两药相配，既可加强温阳通脉之功，又可预防患者肝郁化火，一寒一热，一温一清，温阳而无化火之弊，清热而无损阳之虞。凌霄花味酸，微寒，归肝经，清热凉血，化瘀散结；丹参味苦，微寒，活血祛瘀，调经止痛，并能凉血除烦。二药研末服用，可增强清肝经郁热、活血化瘀散结之效。诸药并用，共奏疏肝和营、理气活血之功。

本案患者崩漏、腹痛，初诊治法为疏和濡肝和营，经治痛平八九；复诊在前方基础上加了理气活血的檀香、赤芍、桃仁、丹参、凌霄花，重点加强了活血化瘀，即桃红四物汤之意。此外，为防化火，而又在一众疏肝活血、温经止痛药中，加入了山栀，即丹栀黑逍遥散之意，配伍丝丝入扣。处方中包含了简斋先生的经验药对：桃仁拌生地，桃仁活血化瘀是血中之气药，生地养阴补血是血中之血药，二药配伍补血而不滞，活血而不燥，营血调和。白檀香拌丹参，白檀香味辛性温，气味芳香，理气宽胸，散寒止痛；与丹参合用，可制约丹参苦、微寒之性，并可增加丹参活血化瘀之效。凌霄花配丹参，凌霄花清热凉血，化瘀散结；丹参活血祛瘀，调经止痛，并能凉血除烦。二味共研末，可进一步加强清肝经郁热、活血化瘀散结之效。

忻右，24。气从火化，迫血妄行，经事淋漓，四旬未净，色浓量多，腹或微痛，腰酸，脉弦小数。当以清补兼施。

当归　川芎　生地　白芍　阿胶珠　赤茯神　丹皮炭　甘草　会皮　栀炭　寄生　白蒺藜　藕节炭

赏析：本案病名为"崩漏"。因气从火化，迫血妄行所致。肝郁化火，火热内盛，迫血妄行，经血非时而下，而致经事淋漓、色浓量多、四旬未净；肝郁阴伤，故症见腹或微痛、腰酸；脉弦小数，弦为肝郁，小为阴伤，数为内热。治"当以清补兼施"，即清热凉血，平肝益肾，标本兼治。方选丹栀逍遥散化裁。处方中用栀子清热泻火，炒炭以增止血之功；生地配阿胶珠以滋阴液，补精血；丹皮炭、藕节炭清热凉血，固冲止血；当归、赤茯神配川芎、会皮以养血和血，理气止痛；白芍、白蒺藜以平肝潜阳，柔肝缓急，配以寄生肝肾双补；茯苓健脾；甘草调和诸药。全方共奏清热凉血、平肝益肾之功。

简斋先生治疗血证时喜用炭类药物，并要求"炒炭存性"，其目的大致有三：①去其燥烈之性，使药性缓和；②增强或产生止血作用；③破坏部分非止血成分，避免对止血作用的不利影响。"炒炭"是药物在炒制后使其止血作用得以增强；"存性"是药物在炒炭后的治疗作用得以保留。"炒炭存性"可以说是较早对炭药提出的质量要求。目前对中药炒炭止血机制的认识主要有以下三个方面：①炒炭后鞣质含量增加。鞣质是一类多元酚类及其衍生物，具有收敛、固涩、止血的功能，其机理是鞣质与蛋白质形成鞣酸蛋白沉淀，堵塞出血部位而达到止血目的。②中药炒炭后，一些不溶性的草酸钙转化为可溶性钙盐，从而增加可溶性钙离子的浓度，而钙离子的促凝血作用已被现代科学所证实。③炒炭后炭素含量增加，其具较强的吸附性，从而增强了收敛止血的作用。然而，现代药理学研究仍然大多局限于体外试验，体内试验较少。此外，炒制可能会改变药物作用效果，而如果完全炭化则可能会失去药性。

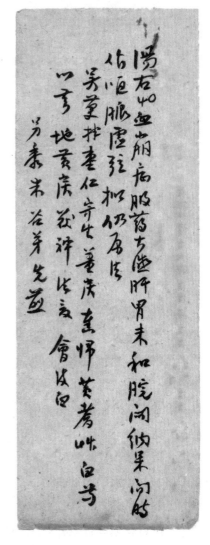

汤右，40。血崩病服药大减，肝胃未和，脘闷纳呆，间时作呕，脉虚弦。拟仍原法。

吴萸拌枣仁 寄生 姜炭 秦归 黄芪 草白

芍 川芎 地黄炭 茯神 法夏 会皮白

另黍米、谷芽先煎。

赏析：本案病名"崩漏"，病机为肝胃不和。脉见虚弦，既有肝郁之标实，亦有脾胃亏虚之本虚证。肝气郁滞，横逆犯胃，肝胃不和，胃气上逆，故见间时作呕；患者经治后虽崩漏之势已大减，然血崩之时，气随血脱，致使机体气血亏虚，脾胃失养，故见脘闷、纳呆。治宜养血柔肝，和胃降逆。方选吴茱萸汤合四物汤、二陈汤加减。处方中吴茱萸既有温胃散寒、开郁化滞之功，又有和胃降逆、下气降浊之用，《本草纲目》云："茱萸，辛热能散能温，苦热能燥能坚，故所治之证，皆取其散寒温中，燥湿解郁之功而已。"酸枣仁酸甘以养肝，《本草经疏》谓："酸枣仁，实酸平，仁则兼甘，专补肝胆，亦复醒脾。"二者相拌，便可达养肝和胃降逆之效。生姜温胃降逆，合地黄均炒炭存性，可增强其止血之效，一则减生姜之辛味，一则减生地之滋腻；桑寄生以补益肝肾，滋阴养血，《本草求真》称其为"补肾补血要剂"；秦当归、白芍养肝和血，既能补肝体，又能制吴茱萸之燥；白芍配甘草"酸甘化阴"，柔肝缓急止痛；川芎理气活血解郁，地黄炭滋阴养血止血，黄芪健脾益气，以助血生；法夏、会皮燥湿化痰，且防养血之品久用后会有滋腻碍胃之弊，并加黍米、谷芽先煎以固护脾胃之气。全方共奏养血柔肝、和胃降逆之功。

《女科撮要》云："因肝经有火，血得热而下行，血热崩漏，或因怒动肝火，血热而沸腾。"本案属肝旺崩漏复诊，经治后血崩症大减，现患者为肝胃不和，仍以原法进服，说明患者之血崩与肝气郁滞有密切联系。《妇人大全良方》中指出："凡血崩之疾，亦有阴阳冷热之不同，不可一概用药。"《临证指南医案》指出："暴崩暴漏，宜温宜补；久漏久崩，宜清宜通。"从本案处方用药可以看出，患者血崩经治疗已经明显好转，故简斋先生未急于单纯温补以求气血恢复，亦未重用收涩止血之品以求血崩速止。仍是根据辨证，以和胃助运、养血扶正为主，使补虚而不滞，祛邪而不伤正，中焦化源足而气血生化无穷。

章右，漏止痛平，病久气阴不易骤复，濡润不及，大便常难，晨起舌麻，脉小乏力。治再气阴兼顾。

秦归 黄芪 甘草 白芍 法夏 茯神 枣仁

远志 地黄 生首乌 陈皮白 淡苁蓉 柏子仁

桑寄生

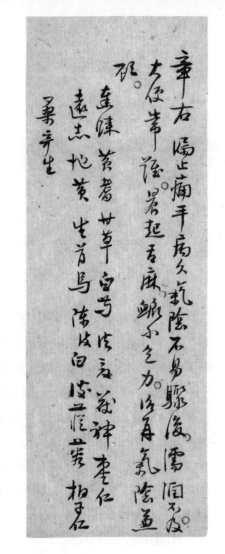

赏析：患者崩漏日久，经治虽止，但病久气随血耗，导致中焦虚损，健运失司，固摄无权，进一步加重气血亏虚。脾为后天之本，气血生化之源，主运化水谷，脾气主升，主统血，脾气对血液具有统摄作用，使血液循脉运行而不溢出脉外成经漏。阴虚濡润不及，故见大便常难、脉小；晨起舌麻亦为脾虚失运，气血津液亏虚的表现。治以健脾益气，养血调经。方选归脾汤合四物汤加减。处方中用黄芪入脾经，能补脾益气摄血；当归走肝肾，可补血养肝兼活血，补而不滞。二者同用，为当归补血汤意，共奏气血双补以达生血之效。地黄甘温滋腻，滋补营血；白芍养血柔肝和营。另配伍法半夏、陈皮理气，使补中寓行，补而不滞；酸枣仁、茯神、远志及柏子仁敛阴生津，补养心脾。久漏患者，失血伤阴，更需重视滋阴补肾之法，故配以何首乌、桑寄生、肉苁蓉补肾填精，养血调经；生首乌、肉苁蓉、柏子仁又具润肠通便之功；甘草补益脾气，并可调和诸药。诸药合用，共奏健脾益气、养血调经之功。

关于崩漏的治疗，《丹溪心法附余》中提出："初用止血以塞其流，中用清热凉血以澄其源，末用补血以复其旧。若止塞其流，不澄其源，则滔天之势不能遏；若止澄其源，而不复其旧，则孤阳之浮无以止，不可不审也。"此即治崩三法。但实际临证治疗时，三者不可截然分开，往往塞流与澄源同用，澄源与复旧并举。崩漏重症耗伤气血，导致气血双亏，故在复旧治疗时，要健脾以资气血生化之源，补益气血，脾气健运，则可使气血充盛，而脾主统血，脾气健运又使血液循行于脉中。简斋先生治疗崩漏常以扶正为主，益气血，补肝肾，固冲任，并配以二陈汤意调畅气机而健运中焦脾胃，用药平和，配伍恰当，其善后之治，足堪师法。

叶右，先因喉痛服消炎片，清气下陷，经事淋漓，十一日未净，腹无胀痛之苦，色淡，间有小块状，有时心悸，脉沉小无力。治以益气摄血。

升麻　归身　生芪　芥穗炭　於术　艾炭　阿胶

白芍　苓神　甘草　陈皮　姜炭　寄生

赏析：本案病名"崩漏"。患者"先因喉痛，服消炎片"，清热解毒之剂，苦寒伤及脾胃，脾气虚弱，清气下陷，统血失司，冲任不固，以致经行淋漓未净，过期不止，十一日未净；气虚血弱，则经血色淡；血行不畅则为血瘀，故见有小血块；气血不足，心神失养致心悸；脉沉小无力皆为气血不足之象。病机总属气血不足，清气下陷，固摄无权。"治以益气摄血"，即益气健脾、升提中气、补血摄血。方选补中益气汤加减。方中黄芪为君，其性甘温，入脾肺经，补中气，固表气，升阳举陷；臣以甘草，补脾和中，君臣相伍，大补一身之气；佐以白术补气健脾，助脾运化，以资气血生化之源；升麻升阳举陷以升提清气；其气既虚，营血易亏，故佐以当归补养营血，"气为血之宅"，可使所补之气有所依附；陈皮理气和胃，使诸药补而不滞。另加芥穗炭、艾炭、姜炭温经收敛止血；阿胶养血止血，为补血之要药，配以白芍养血调经；桑寄生入肝、肾经，补肝肾固冲任；茯神宁心安神。诸药合用，可达到益气健脾、升提中气、补血摄血功效。

本案为药源性病也。临床咽喉疼痛大多以火热论治，概施苦寒清热解毒之剂。然苦寒泻火之剂对于实火热毒之咽痛有药到病解之效，若辨证不对，则非但不解，且会加重病情，并发他病。陈尧道《伤寒辨证·咽痛》中云："凡咽痛有多般，有阳毒咽痛，有阴毒咽痛，要在审察之，不可一例以为热也。"纵观本案，当属足太阴经咽痛，中虚脾气不升，津液不能上潮，咽部失于濡养而痛，治宜补中益气、升津利咽，当用补中益气汤加减。患者中气本虚，误服消炎片之后清气下陷，脾虚统摄无权，气血生化不足，冲任不固，致经事淋漓不尽。简斋先生治以益气升提、补冲任而配炭类固涩止血，可谓上下同治。全方塞流以涩之固之，澄源以升之补之，标本兼顾，用药甘温益气，辛而不燥，配伍精当。

咸右，34。血崩因劳而复，色鲜且涌，腹无所苦，眩悸，嘈杂，面色淡㿠。心脾血虚，气失统摄，当以益气摄血。

归身　黄芪　地黄炭　甘草　白芍　茯神　枣仁
寸冬　法夏　橘络白　阿胶（烊化）寄生　龙
圆肉

赏析：崩漏是指经血非时暴下不止或淋漓不尽，前者谓之崩中，后者谓之漏下。唐容川在《血证论》中指出："崩漏古名崩中。谓血乃中州脾土所统摄，脾不摄血，是以崩溃，名曰崩中，示人治崩必治中州也。"患者因劳而复，劳伤心脾，脾失健运，血失统摄，则血液不循常道而走，故发为本病。气血不足，清阳失荣，心神失养，故眩悸、面色淡㿠。治当补脾益气，固崩止血。以归脾汤加减。方中黄芪、甘草甘温补脾，气壮则能摄血，血自归经；茯神、枣仁、龙眼之甘温酸苦以养心，心者，脾之母也；当归、白芍、地黄滋阴而养血；橘络、橘白行气而舒脾，既以行血中之滞，又以助黄芪补气而不滞气。另加阿胶等血肉有情之品，使精血生化有源；桑寄生补肝肾而固冲任。患者素体脾虚，营血不足，胃失濡润，心失所养致嘈杂，故用麦冬配半夏滋养胃阴。

崩漏辨证时，应结合出血的量、色、质变化和全身证候辨明寒、热、虚、实；治疗应根据病情的缓急轻重、出血的久暂，采用"急则治其标，缓则治其本"的原则，灵活运用塞流、澄源、复旧三法。塞流即是止血，崩漏以失血为主，止血乃是治疗本病的当务之急。治崩宜固摄升提，不宜辛温行血，以免失血过多导致阴竭阳脱；治漏宜养血行气，不可偏于固涩，以免血止成瘀。此外，需注意阿胶的临床应用，在古代诸多补血方剂中并不常用阿胶组方，其原因是阿胶适用于因失血而导致的血虚，如妇人崩漏、月经过多、衄血、外伤出血或长期慢性出血、肺结核咯血等因出血所致之血虚证多用之，既能较快地促进营血的生成，又有止血作用；而对于非出血性病证所致之血虚，如心肝功能失调之心悸、失眠、健忘、视力减弱等血虚证，则很少用之。阿胶第一功效是止血，常用于出血证，用于机体各个部位的出血。阿胶因性味平和，可与各类止血药配伍使用，但仍以出血所致之血虚者为最宜。本案抓住因劳而复、气失统摄的发病特点，以益气统血为主，可谓辨治精准，处方中还加入了理气之品，体现了简斋先生重视调畅气机的诊疗特色。

汤右，40。冲任奇脉不足，气失固摄之能，平素经行不一，日前涌见如崩，经治较减，心悸，腰痛，脉弦小。当以益气摄血。

秦归　黄芪　甘草　白芍　川芎　地黄炭　抱木
神　枣仁　橘皮白　蒲黄炭拌阿胶　寄生　黑姜
炭

赏析：本案病名"崩漏"。女子以血为本，月经以血为用，冲脉盛，月事以时下。素有冲任奇经不足之证，则影响月经的来潮和胎儿的孕育。气失固摄，气不摄血，则经行涌见如崩；阴血丢失太过，气随血脱，心失所养则心悸，腰府失养则腰痛；气血不足，血虚脉管不充，则脉小。治以益气摄血。方用《景岳全书》圣愈汤加减。方中黄芪甘温，补气升阳，为补益脾气之要药；秦归既可补血又可活血，为补血要药。两药相伍，补气摄血，气补血自充。川芎辛温，活血行气，温通血脉，《本草汇言》称其为"血中气药"，可"下调经水，中开郁结"，善通达气血，使血滞得通、补而不滞；白芍酸、微寒，归肝、脾经，养血调经；抱木神又名抱木茯神，宁心安神，配伍枣仁，共奏补气补血安神之功；地黄烧炭，一药两用，既可补血，又可止血摄血，配伍黑姜炭温经固涩止血，使崩漏之血止；蒲黄为止血圣药，止血化瘀，使血可止而不留瘀；蒲黄拌阿胶，补血止血而化瘀。酌加桑寄生补肝肾，固冲任，使得肝血足，则胞宫得养，肾精充而崩漏止；橘皮留白辛散，健脾助运，理气行气，使诸药补而不滞，气行血通；甘草调和诸药。

崩漏的发病机理不外乎冲任损伤，不能约制经血，故经血从胞宫非时妄行，具体可概括为血热、肾虚、脾虚、血瘀四个方面。血热者，系热伤冲任，迫血妄行，可分为实火和虚火。实火者为实热伏于冲任，扰动血海，迫血妄行；虚火者为阴虚失守，相火内扰，虚火动血。肾虚者，为肾阴或肾阳被伤，则月事紊乱而致崩漏。脾胃后天之本，气血生化之源，若脾虚则气血化源不足，气虚不摄血，血自胞宫而下，发为崩漏。血瘀不除，瘀阻冲任，血不归经，发为崩漏。本案辨证为气虚冲任失固所致，故治以益气血、固冲任，因"涌见如崩"而参入炭类药物以温经固涩止血之功，简斋先生治疗急性出血时常用此法。

吴右，59。气阴大虚，奇经不固。昨日午后先寒后热，初见赤白带，继之红下如崩，腹不痛而腰酸，口干，脉细小。治以益气固摄。

归身　川芎　地黄炭　白芍　蒲黄炭拌阿胶珠　煅牡蛎　苓神　艾炭　法夏　寸冬　姜炭　桑寄生

赏析：本案病名"崩漏"。《素问·上古天真论》云："女子……七七任脉虚，太冲脉衰少，天癸竭，地道不通，故形坏而无子也。"患者年近六旬，肾中阴精亏虚，冲任阴虚，肾水不足，阴不涵阳，不能镇守胞络相火，故血走而崩；气血不足，气随血脱，肌体失于温煦则寒；阴血不足，失于制阳则热；肾精不足，则气虚失于统摄，阴虚失于敛涩，则"初见赤白带下，继见红下如崩"，发为"气阴大虚，奇经不固"之崩漏。治以补肾调经，益气固摄。方用胶艾四物汤加减。胶艾四物汤出自《古今医鉴》，方中四物汤补血养血；艾叶调经暖宫，炒炭后更能增强其止血作用；阿胶珠用蒲黄炒制，取调经止血之效。处方中干姜炭、艾炭、地黄炭、蒲黄炭四炭合用，增强了固涩止血之功。复用煅牡蛎、桑寄生补肾固涩而入奇经；苓神、法夏行气健脾，补而不滞；麦冬养阴而制半夏之燥。

奇经八脉首见于《黄帝内经》，至隋代巢元方的《诸病源候论》为冲任学说在妇科中应用奠定了基础。到清代叶天士将对奇经八脉的认识，发展应用于临床实践，首创奇经辨证论治方法，并总结了奇络用药。叶天士称"女科之病，冲任最要"，认为奇经不和是引起崩漏的根本原因，治疗倡"益奇脉"即"通和奇脉"以治奇经之病。所谓"益"，不同于"补"，非纯用补益药补八脉之虚，而是强调补中有通，行中有补，以平为期，通补是也。奇经八脉隶于肝肾，肝肾内伤则真阴衰，五液涸，致八脉亏损而运用乏力，即"下元之损，必累及八脉"。故调理奇经之药往往能补益肝肾，多用血肉有情兼能通达奇经八脉之品。治疗督任带脉气陷不固，药用人参、鹿茸、补骨脂等以升阳；冲任督带虚损，阴阳跷维失用，药用鹿茸、桂枝、生姜等以温养；精血亏损，八脉无力，药用鹿角、阿胶、紫河车以及龟板等血肉有情之品以填补；冲任逆乱，带脉失约，药用紫石英、龟板、补骨脂、覆盆子等以镇摄。简斋先生内外妇儿自成一家，对诸多名家论述经验兼收并蓄，医案中常引经据典，值得我辈学习借鉴。

丁右，38。五月间经行涌甚，继则淋漓甚久，肝血亏耗，心悸肢痛，带下甚多，脉虚弦而小。治以柔养。

天麻　防风拌生芪　池菊炭　秦归　首乌藤　川
苓神　甘草　白芍薇　枣仁　怀膝炭　地黄
斛　寄生　白蒺藜
炭

赏析：本案病名"崩漏"。《诸病源候论》曰："非时而下，淋漓不断，为之漏下；忽然暴下，谓之崩中。"崩中漏下，即张景岳《妇人规》中所说："经乱之甚者也。"患者中年女性，肝肾亏虚，气血不足，气不摄血，导致五月间月经量多，继则出现月经淋漓不尽，气血亏虚，血不养心，心神失养，故出现心悸；四肢失去气血濡养而出现疼痛；带脉失固，出现带下量多；脉虚弦而小，也为肝血虚之象。治宜养血柔肝，方选天麻汤合四物汤加减。方中天麻质润，性味甘平，归肝经，滋养肝阴，清肝经虚火；白蒺藜、防风柔肝祛风，防血虚生风；池菊炭清肝火；另用苓神、夜交藤、枣仁以宁心安神；黄芪益气摄血固带；秦归、白芍、地黄养血；石斛、白薇、桑寄生、怀牛膝等药滋补肝肾，清虚热，防阴虚生热而更伤阴，体现了柔养之意；用池菊炭、怀牛膝炭、地黄炭以炒炭存性，加强温经固涩止血之功。诸药合用，共奏养血柔肝之功。

与月经有关的出血，其病理机制以血热、气虚居多，正如《妇科经论》引李太素曰："崩为急证，漏为缓病。崩必是大怒伤肝，冲为血海，或火盛之极，血热沸腾而然。漏则房劳过度，伤损冲任二脉，气虚不能制约经血，或其人平素多火，血不能安，故不时漏泄。"本案患者月经先表现为量多，后淋漓不尽，气血更加亏虚，属崩漏虚证。气血相互化生，气能生血、行血、摄血，血能生气，气血调和，则月经正常。故治疗中气血双补，养血柔肝而益气摄血。方中用黄芪补气生血，配当归为当归补血汤，补气生血，补气摄血。防风拌黄芪，宋朝以前二药一补一攻，集合散邪解毒，益气扶正，以免正气不支，邪毒内陷；宋朝以后，二药相伍具有益气升阳固表之效。本案处方用之，既可防黄芪温补呆滞，又可提高黄芪补气之功，如李东垣《用药法篆》曰："黄芪得防风，其功益大，乃相畏而更以相使也。"

彭右，奇经八脉不足，固摄无权，经事当净之年，去岁突然涌崩，继则缓漏不止。昨服药后红见较多，腹部胀坠且痛，牵及后阴，更衣坠迫，脉虚弦。拟以叶氏温调奇经法。

当归　白芍　地黄　茜草　乌贼　牡蛎　小茴

菟丝子　艾炭　阿胶珠

另震灵丹吞服。

赏析：本案属崩漏之冲任不固证。患者已属七七更年之期，经事本应当净，因冲任亏虚，气血不足，固摄无权，故见突然涌崩、缓漏不止。"昨服药后红见较多"，推测患者所服药中可能有因腹痛加用的行气活血药，本就冲任气血不足，固摄无权，略有活血则可病情加重。阴血亏虚，失于濡养，不荣则痛，出血过多，瘀血阻滞，不通则痛，故出现腹部坠胀且痛、牵及后阴、更衣坠迫。病程日久，加之疼痛，故脉虚弦。病机为奇经八脉不足，冲任气血亏虚，固摄无权。治拟补血止血，温调奇经。方选四物汤和四乌鲗骨一藘茹丸加减。方中当归主入血分，可补血行血；地黄补血滋阴；白芍味酸，入肝以生肝血，取其滋阴养血之力；阿胶珠滋阴补血，是补血上品。乌贼补益肾脏之精血；茜草性寒，既清热凉血，又生血通经。两药相配，既能行血通经，又能止血固经。小茴香温肾散寒止痛，菟丝子补益肝肾，两者共助乌贼补益肝肾以治本；牡蛎、艾叶炭固涩收敛止血以治标；震灵丹有补脾肾、固冲任、镇心神的功效。诸药合用动静相宜，补中寓行，使补而不滞，行而不伤，滋阴不腻，温而不燥，阴阳调和。

简斋先生在案中提出"拟以叶氏温调奇经法"，即采用叶天士奇经辨治的思路。叶天士在《临证指南医案》中说："十二经属通渠旋转，循环无端，惟奇经如沟，满溢流入深河，不与十二经并行者也。"并概括为"奇经八脉是不拘于十二经""督脉行于身后，带脉横束于腰，维跷一身之纲领"，提出辨治奇经"务在气血调和"。"奇脉之结实者，古人必用苦辛和芳香以通脉络，其虚者必辛苦温补佐以流行脉络，务在气血调和，病必痊愈"。对于奇经虚证，采用辛甘温润、柔养通补法，常用辛甘温润的血肉有情之品，并配以调补肝肾及辛温通络，意在"温养"，而非"温热"，反对在奇经不足证中使用桂附之辛燥和知柏之沉降。本案即是简斋先生应用叶氏温调奇经法治疗冲任不固之崩漏的范例，值得我们认真学习揣摩。

殷女，16。女子寒湿凝痹，始而停经五月，继之脘腹胀痛，得食尤甚，前晋疏和之方四帖，天癸已见，诸病较减，但两日即净，腹仍膜胀，面黄，大便常难，舌淡薄。治仍温化，因势利导。

柴胡　桂枝　归尾　桃仁　香附　泽兰　川芎
紫丹参　茺蔚子　赤白芍　合欢皮　枳壳　淡姜

赏析：本案病名"闭经"。患者寒湿之体，寒湿结于冲任，血为寒凝，胞脉不畅，血行迟滞，故见停经；寒湿阻于中焦，气机不利，故脘腹胀痛；得食尤甚，为实证疼痛，故用疏和之法得效；寒损阳气，湿伤脾运，故脾阳亏损，湿化无力，血之化源不足，而血虚经量减少；阴血不足则肌肤失荣而面黄；脾运失健则腹胀而大便常难。本案属寒湿凝痹，气滞血瘀，故治以温化。处方以柴胡疏肝散行气解郁，理气活血；桂枝桃仁汤温经活血，化瘀止痛。《妇人大全良方》中指出："若经道不通，绕脐寒疝痛彻，其脉沉紧……宜温经汤及桂枝桃仁汤。"方中香附辛微苦甘平，平而不寒，香而能窜，乃气病之总司，女科之主帅，与柴胡相配可升降诸气，与川芎同用可解诸郁，与当归同用可助其补血，与枳壳同用可疏滞和中；桃仁味苦性泄，入血分，有活血破瘀之功，与香附相配则行气活血、调经止痛，与当归相配则散中有补、补中能行；茺蔚子为益母草子，可调经益精明目，活血顺气逐风，行中有补，与丹参、泽兰、赤芍相配，通行瘀血而生新血。全方共奏调血化瘀之功。

临床治疗月经不调之瘀血证，虽以活血化瘀为主，但也应重视气机之调畅。《直指方》曰："气为血帅，气行则血行，气止则血止，气温则血滑，气寒则血凝，气有一息之不运，则血有一息之不行。"故活血化瘀法常与疏肝行气法配合应用。本案处方用柴胡疏肝散合桂枝桃仁汤配伍化裁，即体现了这一治疗思路。全方气血双调，寓补于通，温而不燥，散中有补。

王右，32。六脉沉弦而小，里气不宣可知，经居不至十月于兹，服疏和之剂尚平。唯病久根深，不易速效。拟丸剂缓图。

柴胡　秦归　川芎　赤芍　香附　泽兰　枳壳
青陈皮　苏桔梗　甘草　桂枝　木香拌丹参　月
月红　白蒺藜　桃仁拌地黄　生蒲黄　阿胶珠

赏析：本案病名"闭经"。六脉沉弦而小，当属肝血不足、肝郁气滞之证。肝气郁滞，气机不畅，即为"里气不宣"，气滞则血行不畅，血虚则冲任不盈，故"经居不至十月于兹"，如《傅青主女科》所曰："然则经水早断，似乎肾水衰涸，吾以为心肝脾气之郁者……则其气不能入于肾中，肾之气即郁而不宣矣。"治用疏肝理气之药，则药证尚相符而症状稍有缓解，无明显不适，故谓"服疏和之剂尚平"。方选柴胡疏肝散以疏肝理气解郁，合桃红四物汤以养血活血通经。

方中木香疏肝开郁，行气消胀。《本经逢原》云："木香气香味厚，不独沉而下降，盖能理胃以下气滞，乃三焦气分之药，兼入肺、脾、肝三经，能升降诸气。"丹参专走血分，祛瘀生新，《本草备要》谓其"功兼四物，为女科要药"。木香拌丹参，则一气一血，气血双调，并可引木香入血以行血中之滞而助丹参祛瘀生新之功。桃仁味苦甘而入心肝血分，苦则善泄血滞，甘则和畅气血以生新，故有活血祛瘀生新之功，为妇科常用调经药；地黄滋阴养血，与桃仁相配则一行一补，散中有补，补中能行，活血而不伤正，滋补而不滞血，共成养血活血调经之功；月月红又名月季花，有活血调经、消肿解毒之功，可治妇人肝气不舒，气血失调，经脉瘀阻不畅所致月经不调；蒲黄味甘性平，生用性滑有活血祛瘀、凉血利小便的作用，炒用性涩，有止血作用，《本经逢原》曰："蒲黄手足厥阴血分药也，故能治血治痛……又言止血消瘀血者，以生则能行，熟则能止。"阿胶甘平，生用烊化则滋阴补血，炒珠则常用于止血，其单列生蒲黄而不用蒲黄炒阿胶珠，则是偏于活血通经之作用，如同桃仁拌地黄一样，使散中有补，祛瘀而不伤正。综观全方，虽有活血祛瘀之品，但用药平和而不峻猛，并在理气活血药中配伍养阴补血之品，实为攻补兼施，虚实兼顾。因病已经十月，瘀血恐一时不能速除，而如果使用破血逐瘀之品又恐耗气伤阴，与六脉皆小不相合，故拟丸剂缓图，对应"病久根深"之虚实夹杂，亦为轻可去实之例证。

李右，34。经停八月，偏左腹部间有不规则之疼痛，眠食、二便尚正常。书云："二阳之病发心脾，有不得隐曲者，则女子不月。今遵此旨，用调和心脾之剂，不可妄加攻伐。

柴胡　秦归　川芎　甘草　白芍　於术　木香
枣仁　茯神　远志　龙眼　合欢皮　萱草　淡姜

赏析：本案病名"闭经"，《内经》称为"月事不来"，亦称"不月"，认为其机理是"胞脉闭也"。闭经属慢性疾患，病虽有虚实，但以虚证为多，因主证是经血闭而不通，故易误为实证而妄加攻伐。本案病机引《内经》所云"二阳之病发心脾，有不得隐曲，女子不月"之论而明确为心脾不和，肝郁血滞。《傅青主女科》曰"有年未至七七而经水先断者，人以为血枯闭也，谁知是心肝脾之气郁乎"，故"经停八月"；气郁血滞则经络不利，不通则痛，故"左腹部有不规则之疼痛"；肝郁血滞未及脾胃、心志，故"眠食、二便尚正常"。治宜疏肝解郁，调和心脾。方选益经汤合归脾汤加减。

益经汤出自《傅青主女科》，功能为"散心肝之郁，而大补其肾水"；归脾汤出自《严氏济生方》，患者"眠食、二便尚正常"，故不用参芪健脾补气，而只用於术甘补脾，温和中，补气生血，《本草纲目拾遗》曰："凡下焦阴气不脱，上焦阳气骤脱者，无力用参，重用野术，大能起死回生。"可见於术价廉可代替人参之用，并且参芪补气，偏于补脾肺元气，适用于补虚救急。白术补气，偏于健脾，补中焦之气，适用于生气血以治虚。处方中枣仁、茯神、远志、龙眼非为安神，实为宁心，分别为养肝宁心、健脾宁心、交通心肾以宁心和养血宁心。辅以合欢皮、萱草蠲忿解忧，从而使心志愉悦而畅达。萱草甘凉无毒，可"通经，治女子月经不调"，古有"合欢蠲忿，萱草忘忧"之说，故用以解郁、通女子血气；淡姜调和脾胃；柴胡、木香与当归、川芎、白芍相配伍，则调和气血，使气行则血行；甘草与淡姜相配，则调理心脾。全方无攻伐之品，疏肝调气与养血宁心相结合，补散相配，如傅青主所言："倘徒补则郁不开而生火，徒散则气益衰而耗精。设或用攻坚之剂，辛热之品，则非徒无益，而又害之矣。"药似平淡无奇，实为药中病所，允称至当。其重用宁心药者，概源自《济阴纲目》所言"胞脉者属于心，而络于胞中，今气上迫肺，心气不得下通，故月事不来，宜安心补血泻火，经血行矣"。

胡女，18。女子经闭三阅月，连服条畅之剂十帖，食纳大增，精神渐振，喉关作阻亦松八九，脉小。书云：二阳之病发心脾，则女子不月。当再从中主治。

秦归　桂枝　甘草　白芍　法夏　苓神　陈皮白　枳壳拌於术　合欢皮　逍遥丸　煨姜　小红枣

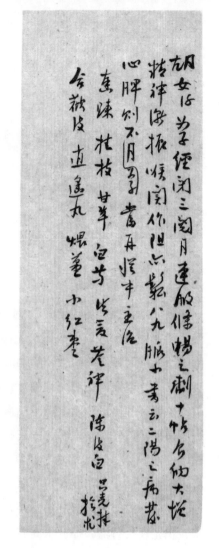

赏析：本案病名"闭经"。患者因忧愁思虑，肝气郁结，气机不畅，损伤心脾，心气被抑，脾气结而不运，故胃纳因而减少、精神萎靡；冲任失养，血海空虚，则月经停闭；痰气郁结，气郁痰凝，阻滞胸咽，则出现喉关作阻。《景岳全书·妇人规》云："欲其不枯，无如养营，欲以通之，无如充之。"治以益气养血、化痰开郁之法，方用当归建中汤合二陈汤、逍遥丸加减。方中秦当归甘温，养血和血，长于补血，为补血之圣药。当归，气温味甘，能和血补血，尾破血，身和血；桂枝辛温助阳，温通血脉；白芍养血和营，助当归补益营血；甘草益气健脾，调和诸药；半夏燥湿化痰，和胃降逆；陈皮理气行滞，燥湿化痰；茯神健脾渗湿，又有安神作用，渗湿以助化痰之力，健脾以杜生痰之源；煨姜，既能制半夏之毒，又能助半夏化痰降逆、和胃止呕；枳壳行气降逆，缓解喉关作阻；白术助半夏化痰，助茯神健脾化痰；合欢皮安神解郁；小红枣益气健脾养血，既合归、芍以补营血，又防桂枝燥烈大过，伤及阴血；逍遥丸可疏肝解郁，养血健脾，为妇科调经的常用方。诸药合用，共达益气养血、化痰开郁的作用。

《内经》云："二阳之病发心脾，有不得隐曲，女子不月。"《类经》注曰："二阳，阳明也，胃与大肠二经。然大肠、小肠皆属于胃，故此节所言，则独重在胃耳。"《女科经论》引薛立斋云："东垣所谓脾为生化之源，心统诸经之血，心脾平和，则经候如常。""妇人经血属心脾所统。"张介宾提出月经有三本："本于冲脉，本于胃气，本于心脾。"可见闭经与冲脉、胃气、心脾关系密切。简斋先生法宗经典，治闭经不用活血逐瘀通经，而是从心脾入手，治病求本，处方以当归建中汤健脾养血，二陈汤理气和胃，逍遥散疏肝养血，标本兼顾，不受时方经方约束，不愧为临床实战大家。

李右，34。经停八阅月，服疏和解郁之剂，腹痛已平，眠食均佳，但操作无力，胸膺或闷。治仍原法，不攻不破。

柴胡　秦归　川芎　白芍　苓神　枳壳拌於术

木香拌丹参　会皮　合欢皮　法夏　凌霄花　萱草（金针菜）　越鞠丸

另黍米、谷芽、路路通先煎。

赏析：本病病名"闭经"。女子以肝为先天，肝主疏泄，又主冲任，肝气郁遏不疏，遂致冲任二脉运行失常，胞脉不能按时蓄溢而致"经停八阅月"；服疏和解郁之剂，腹痛已平，说明前期辨证准确。目前仍操作无力，胸膺或闷，是因瘀邪停滞胸膺，阻碍气血运行，血不养筋。治以疏肝解郁，行气和络之法。方用柴胡疏肝散、四七汤、越鞠丸加减。处方中柴胡功善疏肝解郁；当归可补血调经，又可活血止痛；川芎活血行气以止痛；木香拌丹参，合当归、川芎，助柴胡以解肝郁，并增行气活血止痛之效；陈皮、枳壳理气行滞，拌於术尚有健脾之功，联合黍米、谷芽更增健脾之效；白芍养血柔肝，缓急止痛；半夏燥湿化痰，合陈皮、枳壳、木香以增强理气之功；易茯苓为茯神，以健脾宁心。方中所用的枳壳拌白术、木香拌炒丹参，是简斋先生临证常用的对药组合。前者健脾行气消胀；后者活血化瘀，理气止痛。处方中还选用了凌霄花、萱草、合欢皮、路路通以行气活血、祛瘀通络；越鞠丸理气解郁，宽中除满，与方中诸药合用，共达理气解郁、活血通经之效。

闭经分虚实，虚责之血、精、气，实责之痰、瘀、郁。虚者主要与肾精亏虚、肝血不足、脾气虚弱、肝气推动无力有关，治疗应从填补肾精、滋养肝血、益气健脾、温补肝气、补益肾气入手。明代张景岳在《景岳全书》中曾云："欲以通之，无如充之。"补虚是补经血之源，是治疗闭经的主要方法。临床上闭经大都属虚证，治疗不可一味专用疏利、攻伐之品，否则只会造成利愈甚则经愈竭的局面。简斋先生在本案中所提"不攻不破"，即不用攻逐之品以破血通经，而以"疏和解郁"法，即气血同调，用药平和，去实而不伤正。

汪小姐。女子已过成年，经事未通，肌肤消削，脘闷腹胀，间时咳嗽痰多。治以疏和，久延非宜。

柴胡　枳壳　甘草　白芍　法夏　苓神　会皮

寄生　秦归　川芎　贝母　苏桔梗

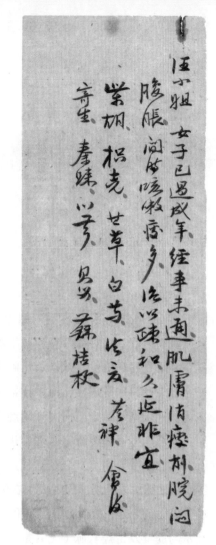

赏析：本案病名"闭经"。因"已过成年，经事未通"，故当属原发性闭经。素体脾虚，气血生化乏源，不能营养肌肤则见肌肤消瘦如削；脾虚则肝乘，肝郁乘脾，则见脘闷腹胀；土不生金，则肺气不足，气不化水，水聚为痰，肺失宣肃，则见咳嗽痰多。正如《内经》云："二阳之病发心脾，有不得隐曲，女子不月。"《妇人大全良方》亦云："夫妇人月水不通者，由劳伤血气，致令体虚，受风冷邪气客于胞内，伤损冲任之脉，并手太阳、少阴之经，致胞络内血绝不通故也。"本案患者以虚致损，继而经闭不来，当遵《内经》"木郁达之"之义。治宜开郁行滞，活血通经。方选逍遥散加减。处方中以柴胡疏肝解郁；川芎活血行气，助柴胡以解肝经之郁滞；陈皮、枳壳理气行滞；芍药、甘草养血缓肝。今去香附而不用，则以防其芳香辛燥，易耗气伤阴也。虽有"咳嗽痰多"，但其肌肤瘦削，当不可辨为痰湿阻胞而闭经，加用半夏、陈皮，取二陈汤之义，茯苓、陈皮亦为理气化痰、健脾渗湿的常用药对，针对痰因气滞和生痰之源而设；苏梗、桔梗以理气和胃，止咳祛痰，助柴胡疏肝散郁调畅气机之用；秦当归养血柔肝为主，与柴胡、白芍、川芎相配，可气血并调。桑寄生补肝肾，通调血脉；与秦归、白芍、川芎相配，可生血而充冲任。诸药合用，则攻补兼施，调畅气机，化痰活血。

《万氏妇人科》云："夫二阳者，阳之海，血气之母也。惟忧怨思虑则伤心，心气受伤，脾气失养，郁结不通，腐化不行，胃虽能受，而所谓长养灌溉流行者，皆失其气矣。"故治疗当以疏肝解郁为先，使脾运得健，气机条畅，气血生化有源而经水自通。案中未见性特征描述及外观异常，而以"肌肤瘦削，脘闷腹胀，咳嗽痰多"列症，故可排除先天性性腺功能异常。案末"久延非宜"，据整体来分析，肌肤消瘦、经闭不月，再伴有咳嗽者，在当时的卫生环境下，恐有"痨瘵"之虞，即俗称为"干血痨"者，属现代"子宫内膜结核"，故有此虑，更提示本案实属以病入损而致虚证之经闭。

王右，39。去岁患子宫癌，用镭锭疗愈，经水不至。近日偏右腰部作痛，前连右连右半少腹，后及环跳，食不甘味，作呕，二便空坠，脉沉弦而小。

八脉肝胃俱病，治以兼顾。

柴胡　鳖甲　牡蛎　螵蛸　秦归　草拌白芍　法

夏　青陈皮　吴萸拌川楝　苓神　巴戟　寄生

蒺藜

另用黍米、谷芽先煎。

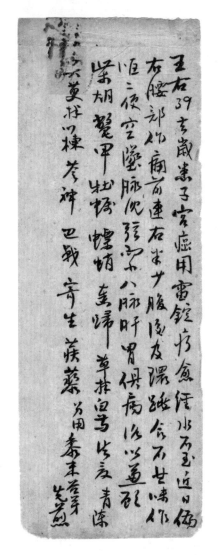

赏析：本案病名"闭经"。患者中年女性，患子宫癌而采用镭锭治疗。镭锭治疗癌症源于居里夫人发现放射性元素镭，研究发现该射线可以杀死癌细胞。1931 年，中国第一家肿瘤专科医院成立，即中比镭锭治疗院，患者应是就在该院接受镭锭治疗，而出现闭经、腰腹疼痛及胃肠道反应。简斋先生依据传统中医理论进行辨证论治。八脉即为奇经八脉，主要调节十二经脉气血运行及蓄溢，与女子胞等奇恒之腑关系密切。患者表现右侧腰部及少腹环跳疼痛，属肝经循行之处，故诊为肝胃不和之证。女子以肝为先天，经水与肝肾及奇经八脉（尤其是冲任）密切相关，肝肾及八脉亏虚导致经水不至。治宜疏肝理气、和中止痛，方选柴胡疏肝散加减。方中以柴胡疏肝理气，鳖甲、牡蛎软坚散结，桑螵蛸益肾固精，三药相伍可入奇经潜阳敛阴；当归养血和血；甘草拌白芍酸甘化阴，滋养肝阴；法半夏、青皮、陈皮理气化痰通络；吴茱萸性温，川楝性寒，二者均入肝胃经，拌制后反佐用药，可引药入肝胃经，更好地达到治疗效果；巴戟天、桑寄生补肝肾，益冲任奇经；苓神健脾安神；白蒺藜抑肝止痛。诸药并用，共奏疏肝理气、和中止痛之效。

本案特点：①辨证论治：癌症疾病多责之气、痰、湿、瘀、毒等多种病理因素，镭锭治疗虽可杀死肿瘤细胞，但对人体正气损伤亦大。治疗后，气血瘀滞成为重要的病理因素，简斋先生根据辨证，治疗未用峻猛攻逐之品，而是缓除实邪，兼以固护正气。②重视脾胃：癌症本为慢性消耗性疾病，加之患者经镭锭治疗后脾胃损伤，脾胃之运化失司，胃气上逆而见食不甘味、作呕，故调理脾胃尤为重要。所谓"得谷者昌""有胃气则生，无胃气则死"。简斋先生除在处方中用二陈汤组配健脾和胃外，还特别先煎黍米与谷芽，以固护脾胃、补益中气。

胡女，18。二九年华，癸水始通，过缩无定，近则闭歇三月，腹无胀痛之苦，肌瘦脘闷，苔白，脉小。是系气贫血弱，蒸化不及，与实证闭经迥异。当以益气生血为法。

秦归　黄芪　甘草　白芍　桂枝　法夏　云苓
於术炭　会皮白　巴戟　寄生　煨姜　小橘饼

赏析：本案病名"闭经"。《素问·上古天真论》曰："女子……二七而天癸至，任脉通，太冲脉盛，月事以时下，故有子。"患者二九年华，癸水始通，故先天肾气不足；苔白、脉小为气血不足之征；肾虚气血不足，则冲任失调，血海空虚，故见月经过缩无定、近则闭歇三月；病为虚证而无实邪积滞，故腹无胀痛之苦；气虚则脾主运化之力减弱，故见脘闷；血虚则肌肤失荣，故见肌瘦。证属"气贫血弱，蒸化不及，与实证闭经迥异"，治"当以益气生血为法"。即如《济阴纲目》引王节斋曰："妇人女子经脉不行，多有脾胃损伤而致者，不可便认作经闭死血，轻用通经破血之药。遇有此证，便须审其脾胃如何……只宜补养脾胃。"方选归芪建中汤合二陈汤加减。

方中以归芪建中汤益气生血，调中助运，使气血生化有源；配以二陈汤燥湿健脾，和胃助纳；更辅以巴戟天、桑寄生温补冲任奇经，以使血海充盈。巴戟天，《本草备要》中谓其"入肾经血分，强阴益精，治五劳七伤"，《本经逢原》则云"巴戟天……肾经血分及冲脉药也"。桑寄生，《神农本草经百草录》中曰："寄生乃桑之精气所结，复生小树枝间，有子之象焉，故能安胎……其生不着土，资天气而不资地气，故能滋养血脉于空虚之地，而取效更神也。"本案中二药合用，温补冲脉之血脉，滋养下焦肝肾之血脉，乃仿叶天士调补奇经之意，简斋先生常用于下焦不足证。处方中於术炭具焦香之气，能缓其燥性，而长于温脾止泻；小橘饼之使用，既可代饴糖、大枣之稼穑作甘之本味，又可避其甘甜中满气滞之弊，更增消食开胃以助纳运之功，使建中之意更著。综观本案，简斋先生审证求因，对因治疗，处方用药平和，配伍恰当，正如《万氏妇人科》中所云："经闭不行乃脾胃损伤，饮食减少，气耗血枯而不行者，法当补其脾胃，养其血气，以待气充血生，经自行矣。不可妄用通经之剂，则中气益损，阴血益干，致成痨瘵之疾而不可救。"

茅右，32。早岁产后，气血大虚（无乳哺儿），嗣后每年行经一次，近又年余未至，腹部常痛，口多酸水，较常人畏冷，大便难解，脉虚弦而小。治以疏和托化。

柴胡　当归　川芎　白芍　砂仁拌熟地　桂枝
甘草　法夏　苓神　陈皮　艾叶　淡姜　巴戟
寄生

赏析：本案病名"闭经"。证属产后气血不足，冲任失养，经水蓄溢失常。患者早年生产后气血损伤，正气未复，故无乳哺养，而脾胃素虚，生化不足，血海空虚，无血以下，初见避年，近来经闭不行；女子以肝为先天，肝体赖以肝血濡养而正常发挥功用，肝血不足则肝络失养，见腹部隐痛常作；脾胃虚弱亦可致中焦虚寒，腹痛常作；脾胃虚弱，土虚木乘，胃之和降受扰，可见吐酸；脾胃虚弱，气贫血弱，气之温煦功能不及，可见形寒畏冷；血虚则阴虚，大肠濡润不及，则大便干涩难解；脉虚弦为肝血不足之征，脉小亦为气血不足之象。"治以疏和托化"，疏和有疏通气机之意，托化则指扶助正气、益气养血。所谓"疏和托化"，即疏肝和络、益气养血温经。方用柴胡疏肝散、《妇人大全良方》温经汤加减。柴胡疏肝散出自《景岳全书》，具有疏肝理气、活血止痛的功效；《妇人大全良方》温经汤具有温经散寒，活血化瘀的作用。方中柴胡疏肝理气，调畅气机；当归补血活血，为调经之良药；白芍养血敛阴，柔肝缓急止痛；川芎调畅气血，与当归相伍，则行气活血力彰；熟地味厚滋腻，长于滋养阴血，补肾填精。以上四药为四物汤之组合，滋补阴血。陈皮理气健脾；半夏、淡姜温中和胃止呕，调畅中焦气机，缓解吐酸；茯苓、茯神健脾宁心，四药合为二陈汤之意。艾叶温经散寒；甘草调和诸药；砂仁拌炒熟地，既可防其滋腻碍胃，又取砂仁行气开胃之效；桂枝辛温，助阳化气，鼓舞体内阳气温煦脏腑肢体。巴戟、桑寄生益肾填精，温补冲任；与桂枝、艾叶相配以少火生气，使气旺寒化。诸药相伍，使补血而不凝滞，行气而不伤血，心神宁则诸脏得安，肾精充则精血充足。

纵观全方，宗"疏和"之意，以补血活血为主，辅以温中、健脾、行气、补肾。"疏和托化"法是简斋先生临证常用的一种治疗方法，属复方大法，用于既有标实需要疏导祛除，又有本虚需要托化扶助的病证。

张右，41。年龄甫逾四旬，经事已断年余，脘腹常胀不痛，食后尤甚。晨起眼泡微肿，入暮足跗略浮，头作昏痛，寐中口干，大便逐解，干而不溏。治以疏和托化。

羌活　防风　天麻　秦归　川芎　白芍　法夏
苓神　会皮白　枳壳拌於术　甘草　巴戟　牡蛎
建泻
另黍米、谷芽先煎。

赏析：本案病名"闭经"。患者年逾四旬，经事已断年余，可知其素体肝肾精血亏虚，冲任失于充养，无以化为经血，乃致经闭；肝血亏虚，无以上滋清窍，加之阴血亏虚，则易生内风，虚阳上浮，故见头昏痛；女子多气少血，肝旺乘脾，肝脾不调，故见脘腹常胀不痛、食后尤甚；素体亏虚，则邪易内生，脾虚则水湿难以运化，久蕴成邪，晨起阳气旺盛，体内水湿之邪亦随虚阳上浮，故见晨起眼泡微肿；至午后阳渐虚衰，水湿乃为阴邪，有趋下之性，故入暮足跗浮肿；阴血亏虚，加之水湿内胜，津液无以上下输布，故见口干、大便干。治宜疏和托化，方选天麻汤合四物汤、二陈汤加减。方中天麻滋补肝肾，平肝息风；羌活、防风疏风祛湿止痛，是简斋先生治疗妇人头痛的常用药对；秦归养血和血；川芎行气开郁，祛风燥湿，活血止痛，《医学启源》谓其"补血，治血虚头痛"；白芍、甘草酸甘养阴，以复阴血；法半夏辛温燥湿健脾；茯苓、茯神健脾渗湿，宁心安神；会皮白即为橘白，功以和胃健脾；枳壳拌於术，枳壳宽中理气、行滞消胀，白术健脾益气，二者补泻结合，既可补益脾胃以助化湿，又避免因补气而致气滞壅塞；巴戟天虽为温补肾阳之品，但是其性和缓，既可温补先天以助后天，亦可祛风除湿；牡蛎益阴潜阳；建泽泻利水渗湿，引水湿之邪自小便而出；黍米、谷芽以固护脾胃。全方共奏疏肝和血、温肾利水之功。

本案既有阴血亏虚之本虚，亦有水湿阴邪内蕴之标邪。若一味补阴，则有滋腻助湿之弊；若单纯利水化湿，恐更伤阴液。故治疗时，简斋先生既没有使用过于滋腻助邪之补益之品，亦未选用戕伐正气之攻伐之物，而是采用疏和托化之法（疏肝和血，温肾利水）及和缓之品，标本兼顾，使邪去则正安。既可以防止其耗伤阳气，阻碍气机之运行；还可阻止其化热成湿热或蕴酿成痰饮血瘀之邪，导致病情加重。

张右，29。寒湿痛经，经行固痛，经前尤甚。上月服药数帖，据云十月二日所疗之方最奏效力，今番又值汛期，当从原意出入。

柴胡　桂枝　赤白芍　秦归　川芎　木香拌丹参
元胡　五灵脂　法夏　青陈皮　焦楂曲　炮姜
月季花

赏析：本案病名"痛经"。寒湿之邪侵犯下焦，凝于冲任二脉，与血搏结于胞宫，寒凝湿阻，经血运行不畅，不通则痛，故经行固痛、经前尤甚。正如《女科经纶》所言："有经行前后脐腹绞痛如刺，寒热交作，下如黑豆汁，两尺沉涩，余皆弦急。此由下焦寒湿之邪搏于冲任。冲为血海，任主胞胎，为妇人之血室。经事来，邪与血争，故作疼痛；寒湿生浊，下如豆汁。宜治下焦，以辛散苦温血药治之。"治拟温经散寒，理气活血。方选《金匮》温经汤加减。

《景岳全书》曰："经行腹痛，证有虚实……实痛者，多痛于未行之前，经通而痛自减。"本案腹痛经前尤甚，当属实证为主，故处方中裁减了补气扶正之药。《济阴纲目·论经病疼痛》曰："经事来而腹痛者，经事不来而腹亦痛者，皆血之不调故也。欲调其血，先调其气。"故处方中主用柴胡疏肝解郁，理气调血；配当归、白芍可和血调经；配玄胡、川芎可理气止痛；配桂枝、炮姜可制柴胡之寒而助阳气升发以生少火，温通经脉而止痛。木香，《本草汇言》云："广木香，《本草》言治气之总药，统管一身上下内外诸气，独推其功。"丹参，《本草便读》曰："丹参虽有参名，但补血之力不足，活血之功有余，为调理血分之首药。"木香拌丹参则气血双调，理气活血而使气行血畅。延胡索主入血分，善理一身内外上下诸痛，能行血中气滞，气中血滞，《本经逢原》云："得五灵脂，同入肝经，散血破滞……治一身上下诸痛及经癸不调，产后血痛，往往独行多功，杂他药中便缓。"延胡索与五灵脂相配伍，活血止痛之功尤显。半夏、陈皮为二陈汤方义，燥湿行气；月季花活血调经；青皮、山楂，合当归乃《景岳全书》调经饮之组配，主治妇人经脉阻滞、气逆不调之痛经。综观本方，当为温经散寒与疏肝理气相组合，而以通畅气血为主。

朱右，31。连服温和疏化之剂，经行将净，痛亦大瘥，腰腿酸楚亦平，呕止能食，但午后间觉肢冷畏寒。乃是本质寒湿过重，气失运布。

柴胡　桂枝　甘草　白芍　秦归　川芎　法夏
陈皮　苓神　巴戟天　川楝　牡蛎　煨姜　金橘饼

赏析：本案病名"痛经"（治疗后期）。患者本质寒湿内阻，阳气不足，气滞血虚，寒客胞宫，而致经行腹痛，连服温和疏化之剂，气血生化有源，故经净痛止、腰腿酸楚亦平、呕止能食。但由于寒湿过重，气滞血虚未复，阳气失于温煦运布，故午后间觉肢冷畏寒。治宗上法，疏化行气，温阳健脾，散寒祛湿。方选四逆散合二陈汤、四物汤加减。

四逆散源于《伤寒论》，主治阳郁四逆证，《医宗金鉴·订正仲景全书》言："此证虽云四逆，必不甚冷，或指头微温，或脉不沉微，乃阴中涵阳之证，惟气不宣通，是为逆冷。"柴胡轻清升散，可疏肝解郁，透邪升阳；芍药补血养肝，配伍柴胡散敛互用，气血兼调；枳实性凉，故弃去不用；甘草健脾和中；法夏、陈皮降逆和胃；去生姜，改煨姜温胃和中，正气旺盛则邪无内向之机，可从外解；金橘饼性甘温，可祛寒行气解郁，消食化痰；茯苓、茯神健脾安神；生牡蛎补肾益精；巴戟天补肾助阳，祛风除湿；川楝行气止痛。四物汤去熟地黄以防其滋腻滞湿。当归补血养肝，和血调经，行脉道之滞；白芍酸甘质柔，养血敛阴，配甘草可缓急止痛；川芎辛散温通，下行血海，与当归相伍则畅达血脉。桂枝辛温通阳，与白芍相配调和营卫；复加秦归、金橘饼，又具当归建中汤之意，温中健脾生血。简斋先生素来重视患者体质，《灵枢·寿夭刚柔》说："人之生也，有刚有柔，有弱有强，有短有长，有阴有阳。"并称此为各人先天"禀赋"不同。患者素体寒湿过重，气血亏虚，脏腑虚寒，阴寒偏盛，复又感受寒邪。简斋先生治疗此类病证常用"温和疏化"之法，即温法、和法兼以疏泄。患者连服数剂后，外寒已解，但仍有寒湿在里，故治疗由疏表转为温里，以疏肝健脾、行气散寒、养血温肾之法，重在健脾温肾，养血行气，血得气则行，寒得温则散，湿得阳则化，此前后二法之异也。

翟右，痛经症，经先腹痛，既来痛轻，经色暗紫。肝气寒湿，深蕴冲任，拟以温通。

柴胡　秦归　川芎　赤芍　香附　泽兰　吴萸

青陈　枳壳　甘草　木香拌丹参　姜拌山栀　白

蒺藜　月月红

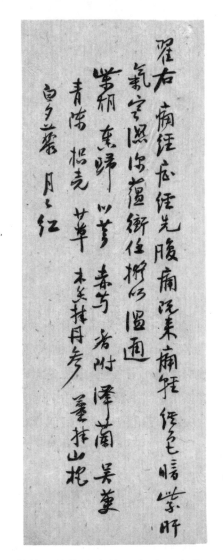

赏析：本案为痛经，证属寒湿凝滞。肝主疏泄，调畅人体气机，且肝脉绕阴部过少腹两侧经胃口而属肝络胆。寒湿困阻肝气，气行不畅，故少腹疼痛。肝经与冲任二经循行相交，肝经寒湿则冲任气血运行不畅，"不通则痛"，发为痛经；寒湿之邪客于胞中，深蕴冲任，血被寒凝，行而不畅，因而经先腹痛，经水溢出则瘀滞随之而减，故经后痛减。治疗"拟以温通"为法，即散寒祛湿、温经止痛。方选温经汤加减。处方中吴茱萸温经散寒，通利血脉，且入肝经，为开通冲脉的首选药；当归补血活血，补血不留瘀，活血不伤正。两者合用，温经散寒，养血祛瘀。川芎活血祛瘀，养血调经；赤芍活血通络，祛瘀止痛，其温凉之性可制吴茱萸温热伤津之弊；"气为血之帅，血为气之母"，血瘀必兼气滞，故用香附疏肝解郁，专主血中气病，行血中气滞。泽兰芳香悦脾，疏利悦肝，可以行血，流行营卫，畅达肤窍，为女科上剂；配伍香附活血通经，理气调中。青皮、陈皮理气健脾；枳壳行气止痛，与香附同用，共达理气活血之功。山栀泻火除烦，凉血活血；姜拌山栀以生姜温通之性制山栀寒凉收敛，取山栀入血分活血之功。木香拌丹参，木香偏于行气，丹参重在活血，两者相伍，加强行气活血之功。月月红，性温，入肝经，活血行气，调经止痛；肝气寒湿弥蕴冲任，故用柴胡、白蒺藜疏肝解郁，与吴茱萸一起引药入肝经；甘草益气健脾，调和诸药。诸药合用，共奏温经散寒、活血止痛之功。

李时珍在《奇经药考》中总结出入奇经之药物，其中入冲任二脉者大多可归肝经，如巴戟天、香附、当归、吴茱萸、泽兰、丹参等。简斋先生治疗妇科病证，尤其重视肝与冲任的相关性。肝藏血主疏泄，二者相互协调，血海按时满溢，冲盛任通，胞宫才能藏泄有期，从而维持女子经、带、孕、产、乳功能正常。肝经寒湿循经而弥蕴冲任，影响气血条达，出现痛经，治以温通。处方中多选取同入肝经和冲任奇经之品，温而不燥。

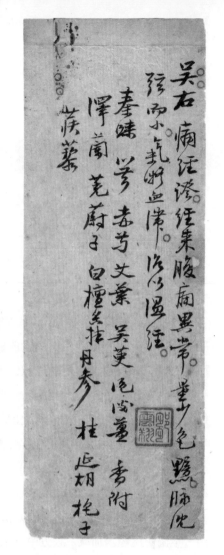

吴右，痛经证，经来腹痛异常，量少色黯，脉沉弦而小。气凝血滞，治以温经。

秦归　川芎　赤芍　艾叶　吴萸　泡淡姜　香附
泽兰　茺蔚子　白檀香拌丹参　桂　延胡　栀子
蒺藜

赏析：本案病名"痛经"。患者经期感受寒邪，或过食生冷寒凉，寒客冲任，与血搏结，致气血凝滞不畅，经前经时气血下注冲任，胞脉气血更加壅滞，不通则痛，故见痛经。黄元御在《四圣心源·妇人解》中指出："经行腹痛，肝气郁塞而刑脾也。""其痛在经后者，血虚肝燥，风木克土也。"血为寒凝，故经血量少色黯；沉弦主寒，脉小主血虚。治拟温经散寒，活血化瘀。方选艾附暖宫丸、丹参饮加减。艾附暖宫丸由《金匮要略》温经汤演化而成。方中吴茱萸、肉桂温经散寒，通利血脉。其中吴茱萸功擅散寒止痛，肉桂长于温补下焦。温阳调经之本在于调气血为本，故配伍四物汤中秦归、川芎、赤芍加强行血之功。处方中去熟地黄之壅滞，配伍艾叶、香附，一气一血，气血并调，温经散寒，调经止痛功效显著；干姜辛温通阳；丹参活血调经止痛，《本草纲目》云"盖丹参能破宿血，补新血，安生胎，落死胎，止崩中带下，调经脉"；白檀香理气止痛，合丹参增强行气止痛之效；泽兰配茺蔚子，即《医学心悟》泽兰汤之主配，二者相须为用，活血调经；延胡辛温行气，活血止痛，与香附协同调经止痛；栀子苦寒，清伏火；蒺藜平肝解郁。诸药合用，共达温阳祛寒、行气和血、通经止痛。

简斋先生治疗本案痛经证，应用了叶氏辛温宣通和辛开苦降之法，着重气机的疏通，处方中理气药物明显多于活血药物；因有血虚，故理气药物也未用温燥破气之品，以防伤阴耗血；虽未见阳明之证，但亦用了栀子，乃反佐之意，防辛热化火动血之弊。整首处方温清补消并用，而以温经补养为主，大队温补药与少量寒凉药配伍，使全方温而不燥，刚柔相济，以成温养化瘀之剂。

徐女，22。经以时下，左腹作痛，久久不已，经前尤甚，经后稍减，甚则牵及右腹，痛处胀而且硬，脉沉弦，形似肠覃。是以寒气客于胞门，治以温通。

柴胡　秦归　川芎　桂枝　甘草　白芍　桃仁拌
地黄　香附　青陈皮　吴萸拌川楝　巴戟天　淡
姜

赏析：本病病名"痛经"。寒气客于胞门，指寒邪内乘凝滞胞宫，此为实邪内阻，故经前痛甚，经行之后邪气去而痛稍减；寒主收引，凝滞经脉，气血循行不利，故痛处胀且硬；寒邪阻滞，血脉不通而成瘀，故形似肠覃。《万氏妇人科》云："肠覃者，因经行之时，寒气自肛门而入，客于大肠，以致经血凝涩，月信虽行而血却少，其腹渐大如孕子状，为胎漏状。"脉沉弦，正应寒凝血瘀之象。《济阴纲目》曰："妇人经来腹痛，由风冷客于胞络冲任，或伤手太阳、少阴经，用温经汤。"治以温经散寒，行气止痛。方用《金匮》温经汤加减。处方中吴茱萸、桂枝温经散寒，通利血脉。其中吴茱萸功擅散寒止痛，桂枝长于温通血脉。当归、川芎活血祛瘀，养血调经。白芍酸苦微寒，养血敛阴，柔肝止痛；生地黄甘苦微寒，养阴清热。两药合用，养血调肝，滋阴润燥，且清虚热，并制吴茱萸、桂枝之温燥。陈皮、甘草益气健脾，以滋生化之源，阳生阴长，气旺血充。淡姜辛开散结，通降胃气。既温胃气以助生化，又助吴茱萸、桂枝以温经散寒，祛瘀调经。柴胡疏肝解郁；香附兼能理气宽中，调经止痛；桃仁活血化瘀，桃仁泥拌地黄，有守有走，活血而不伤阴，补血而不滋腻。青皮疏肝破气。巴戟天温肾阳，强筋骨；合川楝子疏肝，行气止痛。吴萸拌川楝，则成温肝经而止痛之功，甘草尚能调和诸药。

本病以伴随月经来潮而周期性小腹疼痛作为辨证要点，根据其疼痛发生的时间、部位、性质、喜按或拒按等不同情况，明辨其虚实寒热，在气在血。一般痛在经前、经期，多属实；痛在经后、经期，多属虚；痛胀俱甚、拒按，多属实；隐隐作痛、喜揉喜按，多属虚；得热痛减多为寒，得热痛甚多为热；痛甚于胀多为血瘀，胀甚于痛多为气滞；痛在两侧少腹病多在肝，痛连腰际病多在肾。其治疗大法以通调气血为主。本案处方用药配伍特点有二：一是温清补消并用，但以温经补养为主；二是大队温补药与少量寒凉药配伍，使全方温而不燥，刚柔并济，以成温养化瘀之剂。

张右，宫寒气滞，经前腹痛，既见色暗，腿酸，脉沉小。拟温化和营。

柴胡　秦归　川芎　桂枝　甘草　白芍　香附
陈皮　延胡　茺蔚子　木香拌丹参　五灵脂　焦
楂曲　炮姜

赏析：本案病名"痛经"。患者气机郁滞，加之宫寒体质因素的影响，导致瘀血壅阻胞脉。月经的宣泄，以畅利为顺，血运不畅，壅阻不通而成瘀，不通则痛，故血见色暗、经前腹痛；腿酸、脉沉小，乃本质体虚之症。证属宫寒气滞，血运不畅。治以行气化瘀，温经止痛。方选膈下逐瘀汤合柴胡疏肝散加减。方中柴胡疏肝行气；当归活血调经，与逐瘀药同用，可祛瘀而不伤阴血；五灵脂破血逐瘀，配香附、延胡索可疏肝理气，调经止痛；丹参活血化瘀止痛；川芎不仅可养血活血，更能行血中之气，增强逐瘀之力；肝者体阴而用阳，当归、白芍补肝血，养肝体以达疏肝理气之功；甘草合白芍为仲景之芍药甘草汤，用以缓急止痛。另配伍茺蔚子，既可理气开郁，又能祛瘀调经止痛；焦山楂、焦六曲加强活血化瘀之功，并助脾运，能消除体内气机郁滞；桂枝、炮姜温经通脉，散寒暖宫以止痛。全方以活血化瘀和理气药物居多，稍佐温阳之品，使气血运行得畅，寒邪得以温散，最终达到"通则不痛"。

血府逐瘀汤、膈下逐瘀汤、少腹逐瘀汤都可治疗痛经，其病机也都有血瘀存在，但三者的侧重点有所不同。从瘀血的部位来看，三首逐瘀汤证所对应的部位分别是胸中、膈下和少腹。血府逐瘀汤用柴胡、枳壳、桔梗等药以疏肝肺之气，并用牛膝引血下行，升降兼顾，既升清阳又能泄下，故对痛经伴有月经后期、胸闷胀痛、月经量少疗效较好；膈下逐瘀汤用桃仁、红花破血逐瘀，并配伍香附、枳壳等疏行肝脾之气，气顺血行则痛止，膈下瘀块亦消失，对于痛经伴烦躁易怒、乳房胀痛疗效较好；少腹逐瘀汤配温经散寒药物，如小茴香、干姜等以散腹中寒湿，少腹经脉挛急得舒缓，少腹之痛则解，故对寒湿痛经效果较好。本案脉沉小，有虚象存在，简斋先生治疗重在和缓，温化和营，不用吴萸、肉桂等辛温之品，而用桂枝、白芍、甘草、姜，寓有桂枝汤和营温经之意，以冀少火生气。

曹右，服疏和之剂头痛较平，适值经行，色黑有块，脘闷腹胀且痛。拟理气和营主治。

柴胡　枳壳　甘草　赤芍　秦归　川芎　苏桔梗　青陈皮　香附　泽兰　木香拌丹参　淡姜拌山栀　白蒺藜　生楂　六曲　焦谷麦芽　月月红

赏析：本案病名"痛经"。《景岳全书》云："经行腹痛，证有虚实。实者或因寒滞，或因血滞，或因热滞；虚者有因血虚，有因气虚。然实痛者多痛于未行之前，经通而痛自减；虚痛者，于既行之后，血去而痛未止，或血去而痛益甚。大都可按可揉者为虚，拒按拒揉者为实。"本案患者因经前头痛已服疏和之剂治疗，可见平日素有肝气郁滞之象；又值经期，血海气机不利，化为瘀血阻滞脉道，不通则痛，故发为痛经。肝经郁滞，气滞血瘀，故经色黑有块；肝气不疏，气机不利，故脘闷腹胀且痛。治以疏肝理气，调和营血。方选柴胡疏肝散加减。方中柴胡功善疏肝解郁。香附理气疏肝而止痛，为女科主药；川芎活血行气以止痛。二药相合，助柴胡以解肝经之气机郁滞，并增行气活血止痛之效。青皮、陈皮疏肝破气；木香、枳壳行滞；苏梗、桔梗调畅中焦之气机；当归养血活血；泽兰活血通经；木香拌丹参，一则行气助运，二则活血养血，二药相拌可行气活血并有生新血之功；淡姜拌山栀寒温并用，属反佐配伍，以防气郁化热；芍药、甘草养血柔肝，缓急止痛；月月红活血化瘀、调经止痛；白蒺藜疏肝行气，平肝潜阳；楂曲、谷芽、麦芽消食开胃以和营气；甘草调和诸药。诸药相合，共奏疏肝行气、活血止痛之功。

气滞血瘀证患者，平素性情多见抑郁忿怒，肝郁气滞，而气为血帅，血随气行，经行前及经时气血下注冲任，气血运行不畅，血脉失和，发为痛经，故治疗以疏肝理气、调畅气血、平抑肝郁为主。处方中当归、赤芍、川芎、香附、泽兰、月月红活血行气而调经，药性平和，是简斋先生治疗妇科气滞血瘀痛经的常用药。

陈右，血虚肝旺胃弱，月信甫至，腰酸腹痛，心悸欲呕，头眩，脉沉弦小。治以温调。

柴胡　秦归　川芎　白芍　青陈皮　法夏　苓神

香附　泽兰　淡姜　吴萸　黑栀　蒺藜　山楂

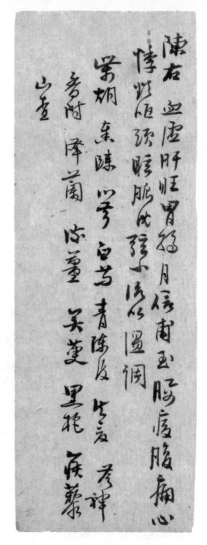

赏析：本案病名"痛经"。《景岳全书·妇人规》曰："经行腹痛，证有虚实。实者或因寒滞，或因血滞，或因气滞，或因热滞；虚者，有因血虚，有因气虚。"患者脾胃素弱，化源不足，以致气血两虚，经后血海空虚，冲任失养，胞脉失荣，故见腰酸腹痛；血虚则心失所养而心悸；血虚肝旺，肝气横逆犯胃，胃失和降，故见欲呕；血虚而清窍失养则头眩；脉沉弦小为精气亏弱，肝气郁结之象。治拟疏肝养血，调经止痛。方用调经饮合柴胡疏肝散、二陈汤加减。方中柴胡疏肝解郁；秦归补血活血，调经止痛；川芎行气活血，开郁调肝；白芍养阴柔肝，和营止痛；青皮破气平肝，舒郁止痛；陈皮理气消胀，和胃止呕；生半夏和胃降逆止呕；茯苓、茯神健脾宁神；香附理气解郁，调经止痛；泽兰行血调经，活血止痛；淡姜温中祛寒，和中止呕；吴萸温肝暖脾，温经止痛，降逆止呕；黑栀宣郁清肝热，虽治法温调，仍反佐吴萸防其温燥而有碍肝旺；白蒺藜疏肝解郁，祛风止眩；山楂活血散瘀，化滞行气。诸药合用，共奏疏肝养血、调经止痛之功。

痛经是妇科的常见病，临床以行经前后或经期少腹及腰部疼痛为主症。痛经的辨证，原则上分虚实两端，但具体临床往往虚实并见，《景岳全书·妇人规》云："但实中有虚，虚中亦有实，此当于形气禀质兼而辨之。"本案患者病机为血虚肝旺胃弱，即虚实兼夹之证，治以疏肝养血，解郁调经，健脾和胃。虽言温调，实质与温经汤所治之冲任虚寒证候不同，而是以调和气血为主，故方中没用辛温之桂枝温经止痛。正如明代戴元礼所言："经事来而腹痛，不来腹亦痛，皆血之不调也。欲调其血，先调其气，四物汤加吴茱萸、香附。"本案所选方药与其立论相仿。调经饮为理气活血之剂，柴胡疏肝散为疏肝解郁之剂，二陈汤为理气和胃之剂，可见简斋先生治痛经非常重视理气调经。

唐女，18。痛经症，刻在经先，腹部隐痛，腿酸，近日微咳形寒，不纳，本质不足，脉不迟软，反见弦数。不育事小，入损事大。

芥穗炭　羌活　黄芪　秦归　川芎　地黄　白芍

法夏　苓神　陈皮　甘草　艾叶　菟丝　炮姜

寄生

赏析：本案病名"痛经"。患者素有痛经，痛在经事之前，症见腹部隐隐作痛；乃为虚证，乃因素体血虚，胞宫失于濡养，不荣则痛。近日外感，寒邪外袭，肺卫不固则形寒，肺失宣降则咳嗽，《妇人大全良方》曰："夫妇人咳嗽者，由肌体虚，外受于寒热风湿所得也……邪气自皮毛而入于肺，内外皆伤，故令咳也。"血虚外感寒邪，脾胃不得温煦，脾胃虚弱，运化水谷失职，故不纳水谷；血虚筋脉失养，故腿酸；血虚宫寒，以里虚为主，脉应迟软，而反见弦数实脉，示正虚邪盛，易生变证。证属血虚寒凝，风寒束肺。方用艾附暖宫丸合二陈汤加减。方中艾叶理气活血，温经通脉，为妇科治疗脘腹冷痛、经寒不调之药；配伍炮姜使得温散之力更为显著，以助药力。川芎活血行气，祛风止痛，可温通血脉，《本草汇言》谓之"血中气药"，可"下调经水，中开郁结"，善通达气血，为妇科活血调经之要药。黄芪补气；当归补血；地黄补血滋阴，益精填髓；白芍酸甘化阴，柔肝止痛；菟丝子、桑寄生可补肝肾，固冲任，使得肝血足，则胞宫得养，肾精充则腰膝健。法夏、陈皮为理气之药，使得诸补益之药补而不滞，以助药力的运行。茯苓、茯神补益脾胃，使脾气得充，纳谷生血。患者近日微咳形寒，乃外感风寒，故酌加荆芥炭、羌活祛除在表之风寒。甘草调和诸药。

患者"本质不足"，久病虚体新感而见脉不迟软，反见弦数，预后较差，故简斋先生云："不育事小，入损事大。"正如《景岳全书·脉神章》所云："凡暴病脉来浮洪数实者为顺，久病脉来微缓软弱者为顺。若新病而沉微细弱，久病而浮洪数实者，皆为逆也。凡脉证贵乎相合，设若证有余而脉不足，脉有余而证不足，轻者亦必延绵，重者即危亡之兆。"简斋以脉论证，见微知著。整首处方标本兼治，补大于消。治法不用温通，而以益气养血、调补冲任治本虚为主，佐以祛风兼顾标实，防其入损，可谓深得治虚劳之旨。

朱右，31。下虚寒湿，经事值期而至，色淡或黯。腹痛，痛甚欲呕，牵及两旁连腰。右腿酸楚，头眩，脉沉弦。治以温和疏化。

柴胡　桂枝　法夏　云苓　秦归　川芎　白芍

巴戟天　陈皮　吴萸拌川楝　淡姜　桑枝　寄生

赏析：本案病名"痛经"。患者下焦肾气亏虚，感受寒湿之气，时值经期而冲任血脉空虚，寒湿之邪乘虚而入，寒凝血滞，故经色淡或黯；寒湿之邪内犯，寒凝气机，湿阻经络，气机不利，故腹痛、牵及两旁连腰；经气不利而右腿酸楚；寒湿困脾，气机升降失司，故见腹痛欲呕；寒湿中阻，清阳不升，故见头眩；脉沉弦为寒湿痛证之象。证属下虚寒湿，治宜温经散寒、理气化湿，方选《金匮》温经汤合二陈汤加减。方中吴茱萸辛苦温，疏肝行气，温中散寒，性善下行而温肝肾，暖胞宫，有良好的止痛作用；川楝子苦寒，入肝经，疏肝郁，行气止痛。二药相配，寒热互制，相反相成，共奏疏肝理气、散寒止痛之功。当归辛甘而温，味重质润，既补血又行气，为血中气药，妇科养血调经之专药，能调理冲、任、带三脉；与吴萸相配伍，则补血而不碍血行，温散而不伤阴血，相辅相成，刚柔相济，温经活血、调经止痛之功尤著。柴胡疏肝理气止痛；巴戟天、桑寄生温补肝肾，充养冲任以益下焦。患者虽下焦亏虚，但从脉沉弦分析并无气血大损之象，而为下焦肾气不足，故减去《金匮》温经汤中大补气血之人参、阿胶，而易以巴戟天补益冲任；患者寒证明显，故去丹皮、麦冬，加桑寄生补益肾气为主。方中法夏、茯苓、陈皮乃二陈汤组配，以理气燥湿为主，配合桂枝、淡姜以祛寒湿；川芎、白芍养血祛风，柔肝止痛；桑枝祛风通络。全方配伍切合病机而面面俱到，师古方而不泥于古方。

对于痛经的辨证：如胀甚于痛，时痛时止者，气滞为主；痛甚于胀，持续作痛者，血瘀为主。实证多经前或经行作痛并拒按，虚证多经后作痛并喜按。得热痛减，绞痛为主则是寒；得热痛重，刺痛为主则是热。痛经治疗当以通畅气血为原则，所谓"通则不痛"。本案治法方药诚如《女科经纶》所言："有经行前后脐腹绞痛如刺，寒热交作，下如黑豆汁，两尺沉涩，余皆弦急，此由下焦寒湿之邪，搏于冲任……宜治下焦，以辛散苦温血药治之。"

赵右，26。面色萎黄，下虚血弱，平素经事数行，近因新感，荣卫不和，微寒，晚间发热，不烦不渴，头眩心悸，腰酸。今值癸水甫至，治先和化。

银胡　鳖甲　桂枝　甘草　白芍　当归　川芎

法夏　苓神　枣仁　橘络白　寄生　蒺藜

赏析：本案病名"经期感冒"。患者"平素经事数行"，阴血亏损，肝肾不足，而致下虚血弱。血虚则肌肤失荣，故"面色萎黄"；血虚正弱卫外不固，则易外感，风邪客于肌表则"荣卫不和"，卫气被郁不能达于肌表，则见微寒；血虚则风邪入与阴争而见晚间发热；邪未入阳明，故无烦渴；血虚外感又复经期，则血虚更甚，清窍失养，血不养心，故头眩心悸。正如《妙一斋医学正印种子编·女科》曰："妇人遇行经时，身骨疼痛，手足麻痹，或生寒热，头痛目眩，此乃触经感冒。"治拟调和营卫，养阴补血。方选桂枝汤合鳖甲散、四物汤加减。

桂枝汤出自《伤寒论》，功能解肌发表，调和营卫；鳖甲散出自《嵩崖尊生》，功能养阴清退虚热，主治骨蒸热；四物汤出自《太平惠民和剂局方》，功能补血活血调经，主治一切营血虚滞之病证。方中银柴胡甘微寒，清热凉血以退阴分虚热；鳖甲味咸性凉，滋阴清热，平肝潜阳。二药相配，养阴清热而治阴虚火旺之午后潮热，在方中既可助白蒺藜之平肝制头眩，又可助白芍之内和营阴。桂枝与白芍相须为用，阳表阴里，刚柔相济；甘草合桂枝则辛甘化阳以扶卫，合白芍则酸甘化阴以助营。川芎为血中气药，辛散温通，上行头目，下行血海，中开郁结，旁通络脉；与当归相伍则畅达血脉之力益彰；与白蒺藜相伍则疏肝解郁，平肝息风以治头眩之效更著。四物汤中本有熟地以养血，但《神农本草经百种录》云："又仲景《伤寒》一百十三方，惟复脉用地黄。盖伤寒之病，邪从外入，最忌滋滞。即使用补，必兼疏拓之性者方可入剂，否则邪气向里，必有遗害。"用熟地治寒湿，恒为医家所訾，故方中去熟地而不用。法夏、苓神、橘络有二陈汤之意，理气调和而防鳖甲滋阴恋邪；苓神与酸枣仁合用，安神养心而治心悸；桑寄生平补肝肾，徐大椿《神农本草经百种录》云："其性与桑相近，故亦能驱风养血，其生不着土，资天气而不资地气，故能滋养血脉于空虚之地，而取效更神也。"简斋先生治疗下虚之证常用其与他药相伍使用。

赵右，35。血虚肝旺，疏泄过急，数年来经事缩期，近值癸水甫至，量少有块，头右作痛，牵及胁肋，时或心悸，腰酸。治以疏化。

天麻 防风 池菊 秦归 川芎 白芍 法夏

苓神 生熟枣仁 桑寄生 白蒺藜

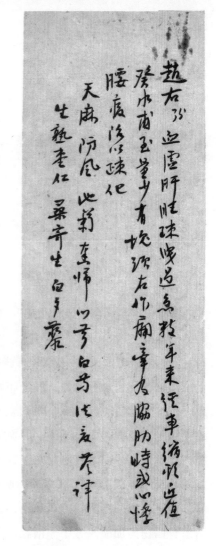

赏析：本案病名"经行头痛"。患者血虚肝旺，胞宫血虚则出现经行时间缩短；肝气不疏，冲任气血下行不畅，则见月经量少而有血块；血虚肝失濡养，肝阳上亢，而见头痛；肝经分布于胁肋部，肝气为周身气机之枢，肝气不畅，郁结于中，气机不畅则胁肋胀痛；气血亏虚，脏腑失养，心神不宁则心悸；周身失养，则腰酸乏力。治以养血平肝。方用天麻钩藤饮合酸枣仁汤加减。方中天麻甘平，主入肝经，长于平肝息风，祛风止痛。既可舒畅肝气，使冲任气血得以畅通；又可行气而止痛，缓解头痛及胁肋之痛。川芎辛温香燥，走而不守。既能行散，上行可达颠顶以止头痛；又入血分，下行可达血海，使胞宫癸水得下。防风辛甘微温，与天麻、川芎相伍，重在调肝，使肝气条达，气机舒畅；又有健脾升清之功，且为脾经引经药；亦可健脾行气，脾气健运则气血生化有源。菊花清肝，疏泄肝气；白蒺藜平肝解郁，以缓肝阳头痛，肝郁胁痛；当归养血和血，可养肝血行气机；白芍敛阴柔肝，缓急止痛而无辛燥之弊；茯苓、茯神健脾宁心；枣仁养肝宁心安神，生熟枣仁共用兼顾多端；桑寄生补益肝肾而调冲任；法夏健脾燥湿，少量配伍可防诸药滋腻碍胃，酿生痰湿。诸药相伍，疏肝行气，养血活血，柔肝而不伤肝，养血而不滋腻。冲任失调从肝脾论治，治本也。

月经不调辨证无外虚实两端。实者可因肝郁、血瘀、血寒、湿热等引起，虚者可由脾虚、肾虚、血虚、虚热发展而来。治疗以补肾健脾、疏肝理气、调理气血为原则，且应根据月经周期各阶段阴阳气血的变化规律而灵活用药。临床常见虚实夹杂、标本同病之证，本案即为肝郁血虚之证。故立法养血与疏风并治，并佐以养心安神、调畅气机，可谓全面兼顾，用药准确。

赵右，35。风在营络，经事数行，行先偏右头痛，连及胁腹，夜寐口干多梦，脉弦不和。服疏和之剂尚应，治守原法。

羌活　防风　天麻　池菊　秦归　川芎　苓神

甘草　白芍薇　橘络　枣仁　牡蛎　蒺藜

赏析：本案病名"经行头痛"。患者风在营络，扰乱营血，故经事数行；日久营血亏虚，经行之时，气血下聚而为月经，阴血更虚，内外合邪，致阴不能制阳，肝阳上亢，上扰清窍，故致经行头痛；肝经布胁肋，循喉咙之后，上入颃颡，连目系，上出额，与督脉会于颠，故见偏右头痛、痛连胁腹；经行时阴血下注，肝血偏虚，厥阴督脉失去濡养，血虚日久，因虚致瘀化热，故见口干；血脉空虚，不能养心，心神失养则夜寐多梦；脉弦不和亦为风伤血络、肝郁血虚之象。治法拟疏风和络，调经止痛。方选九味羌活汤合四物汤加减。方中羌活祛风、散寒、除湿，既能散肌表八风之邪，又可疗周身百节之痛；防风从属各引经之药，则全身上下无所不达。二者轻灵透散，寓升发之象，能疏风郁，以防木火劫烁精华，肝郁疏则肾郁开，肾郁开而气化司。川芎既可"上行头目"，祛风止痛，为治头痛要药；且善"下调经水，中开郁结"，为妇科要药。当归味辛性温，主入血分，补血行血，《本草纲目》谓其"和血"；白芍味酸性寒，养血敛阴，缓急止痛。二者补肝体而助肝用。女子贵平心定意，茯苓、茯神、酸枣仁疏肝宁心以安神，郁开神宁，则胁腹痛除、夜寐得安；白蒺藜平肝解郁，缓胁腹之胀；天麻、池菊平抑肝阳，息风止痛；牡蛎味涩质重，亦为平肝潜阳之意；橘络疏肝理气，缓胁腹之痛；白薇"寒能胜热，芳香走血分"，清血分虚热；甘草调和诸药为使，又能缓急止痛。诸药相合，共成疏风和络、调经止痛之剂，经络通畅，气血充盈，脑得濡养，则经行头痛自愈。

经行头痛的病因病机，历代医家见解有异。如《证治准绳》责之于肝，《陈素庵妇科补解》责之于脾，《张氏医通》则认为"痰湿为患"，然总由清窍不荣而痛或不通而痛，虽有虚证与实证之分，但临床常见有虚实夹杂之证。本案即以血虚为本，兼受风邪为标，故以四物汤养血固本而以九味羌活汤祛风治标，辨证用药简洁明了。

傅右，经期已过，头眩略平，腹仍阵痛，纳少，脉弦。治再条肝和营。

柴胡　当归　川芎　白芍　香附　青陈皮　川楝

戊己　桂枝　苓神　法夏　六曲

另用黍米、谷麦芽先煎。

赏析：经行眩晕是指妇女经期或行经前后出现头目眩晕、视物昏花的症状，其特点为随月经周期性反复发作。女子以肝为先天，以血为本，肝藏血，月经以血为用，肝血充足，则下行注于冲任，经血以行。肝主疏泄，调畅气机，调节冲任气血，经来有时。经行时冲气偏旺，肝气疏泄失司，则随冲气上逆，厥阴肝经上行与督脉交于颠顶，则头眩；经期已过，冲气已虚，肝郁未减，则头眩稍平未愈；肝气郁滞，横逆乘于脾土，则腹部疼痛时作；或气机郁滞，血行不畅，气血失和，亦可见腹痛；肝郁气滞，胃纳失运，则见纳少；脉弦乃肝气郁结征象。"治再调肝和营"，即疏肝理气、养血和营。方选柴胡疏肝散合桂枝汤加减。方中柴胡，"少阳、厥阴引经药也，妇人产前产后必用之药也"；白芍养血柔肝，缓中止痛；当归补血和血，调经止痛，与白芍合用，可增养血止痛之功效；川芎行气开郁，活血止痛；香附理气止痛，兼入血分调经；青皮、陈皮理气行滞；肝郁气滞易从火化，以川楝子泄肝止痛；桂枝辛温宣通，又能降冲气及肝气之逆，与芍药配伍以和营卫；戊己丸中黄连泻其心火，吴茱萸降肝气之逆，兼制黄连之苦寒，配芍药以达泻肝和胃之功；法半夏散结化痰，与陈皮配伍合二陈汤达健脾化痰。

本案虽因肝气疏泄失常而致经行眩晕，但治疗却未用重镇平肝潜阳之品，而是采用调肝和营法。女子以肝为先天，肝为刚脏，体阴而用阳，经后血虚，肝失所养，营络不足，髓海失养，故头眩仍作，此乃简斋先生提出和营之法治疗头眩的本质。且先生善用茯苓、茯神以顾护脾胃后天之气；神曲、黍米、二芽消食和胃，以复饮食之常；当归、白芍、桂枝、黍米又具当归建中汤之法，以建中生血和营，实则遵循《金匮要略》"见肝之病，知肝传脾，当先实脾，四季脾旺不受邪"之意，以顾护脾胃，防肝旺伤脾，亦即抑木扶土之法。全方治在调肝气，和营血。血和肝调，则头眩、腹痛自止。

胡女，18。服归芪建中方三帖，尚属见应。唯咽关若有所阻，自下而上，大便溏解，经事甫通又停。脉弦细小，虑延入损。

当归　黄芪　甘草　白芍　桂枝　法夏　苓神
苏桔梗　橘皮络　於术炭　巴戟天　寄生　牡蛎
白蒺藜
另黍米、谷芽、路路通先煎。

赏析：本案病名"经行泄泻"。脾主运化，能统血，为后天之本，气血生化之源，气机升降之枢。脾虚则运化失职，气血生化乏源，血海无以充盈，冲任失于充养，故月事不能以时而下；肝主疏泄，调畅气机，脾失健运，土壅木郁，加之情志易怫郁，致肝失疏泄。咽喉乃肝经所过之处，肝气不舒，失于调畅，津聚成痰，痰气郁传于咽关，气逆而上，故觉若有所阻、自下而上；肝郁脾虚，运化失健，则大便溏泄；肝失疏泄，冲任气血失于调畅，则经事甫通又停；脉弦细小属气血虚弱，肝郁脾虚之象。中焦脾胃运化日衰，则气血生化乏源，日久不复，终致气血阴阳俱损而延致虚劳。正如《女科撮要》言："饮食失节，起居失宜，脾胃虚损，则月经不调矣。"治拟建中补虚，理气通络。方选归芪建中汤合二陈汤加减。

因患者有便溏及咽关若有所阻等脾弱痰湿之症，虑甘药太过有碍，故处方中减饴糖、大枣，但又恐失仲景黄芪建中汤之方义而加黍米、麦芽同煎，以存稼穑作甘之本味。另加用苏桔二陈汤，亦为简斋先生调理脾胃的常用方药，重在理气健脾、化湿助运，一则可除咽关气滞及便溏，二则可调中焦气机，使脾升胃降，水谷受纳运化如常。《临证指南医案》言："欲调八脉，须养肝肾。"金子久亦曰："奇经八脉隶属于下，下焦者，肝肾也。肝为藏血，肾为藏精，精与血皆滋生于水谷，肾与胃有相生之攸关，脾胃亏则肝肾亦亏，肝肾虚则八脉无主，诸证由此纷至……"故方中又加巴戟天、桑寄生滋补肝肾。牡蛎介类重镇，以除自下而上之气阻；与白蒺藜相配伍平肝降逆，疏肝解郁，可抑肝平木而助实脾；与巴戟天、桑寄生相配，介类下潜，则直达奇经。路路通行气宽中，活血通络；与黍米、谷芽合用先煎，引药直达中焦，健运脾胃，通调经水。综观本方，用药处处顾护中焦脾胃之气，以资经水生化之源，并配以疏肝解郁、滋补肝肾以充盈奇经血海，俾饮食增而气血旺，无延入虚劳之虞。

三

妊娠病

（计13案）

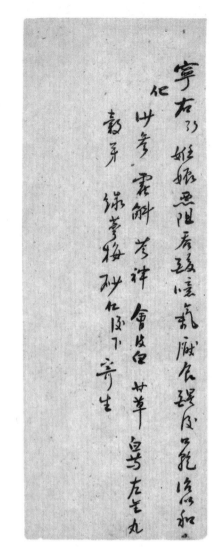

宁右，33。妊娠恶阻，吞酸噫气，厌食，醒后口干。治以和化。

沙参 霍斛 苓神 会皮白 甘草 白芍 左金丸 谷芽 绿萼梅 砂仁（后下）寄生

赏析：本案病名"妊娠恶阻"。孕后阴血下聚养胎，肝失血养，肝火偏亢，肝火上逆犯胃，胃失和降，则见恶心呕吐、噫气厌食；肝胆互为表里，肝气上逆则胆火随之上升，胆热液泄，故呕吐酸水或苦水；呕吐伤津，故口干。治以清肝和胃，降逆止呕。方用谷神汤合左金丸加减。方中沙参、霍斛养阴清热，益胃生津。霍斛指安徽霍山县所产石斛，甘平无毒，补五脏虚劳羸瘦，强阴益精；与白芍配伍，养阴补血柔肝。砂仁行气和中，止呕安胎；茯苓、茯神健脾渗湿宁心；谷芽健脾消食；甘草补脾益气，缓急止痛，调和诸药；绿萼梅平肝和胃，止脘痛、头晕，进饮食；桑寄生益肝肾，强筋骨，安胎；会白皮理气降逆，调中开胃，燥湿化痰，其功不如橘皮，然"无燥散之咎"（《本草便读》）。左金丸中黄连清泻肝火，使之不得横逆犯胃，胃火降则其气自和；吴茱萸疏肝解郁，降逆止呕。两药一清一温，辛开苦降，寒温互制，相反相成，肝胃同调，但因二药味苦，有伤阴之弊，故配伍沙参、白芍、霍斛等养阴之剂，以防苦寒太过。

自妊娠开始，冲脉偏盛，上逆犯胃，胃气逆上则致恶心呕吐。因此妊娠恶阻的主要病机为冲气上逆，胃失和降。治疗宜以和胃降逆为原则，以调和肝胃、健运中焦为根本。本案之和化法，即理气以和胃、养阴以配阳、缓肝急、降胃逆，并佐以砂仁、寄生以安胎。整首处方用药平和，理气不伤阴，滋阴不滞气，配伍精当，用药简洁。

沈右，结褵半载，经事向来正常。此番两月不至，知饥不纳，易作干呕，午后微热，面部生颗作痒，脉弦滑。似系妊娠恶阻，兼因胃中湿浊过多使然。

苏桔梗　桑络　蒺藜　橘皮络　枳壳　茯苓　二妙丸　戊己　谷芽　建曲

赏析：本案病名"妊娠恶阻"。患者结婚半载，经事向来正常，此番停经且伴恶心纳少，疑似"妊娠恶阻"。由于妊娠后，血聚胞宫，经停血闭，故"两月不至"；冲脉气盛，肝失疏泄，肝气夹冲脉之气犯于胃，胃失和降，故知饥不纳；胃气上逆，则易作干呕；孕后血气不足，风邪湿热乘虚而入，与气血相搏结，不得疏泄外达，故午后微热、面部生颗作痒；脉弦滑为肝胃不和兼有湿浊之象，又为妊娠之脉。治以疏肝理脾，清热和胃，降逆止呕。方选温胆汤合二妙丸、戊己丸加减。方中以黄连泻肝火，清胃热；吴茱萸辛开肝郁，苦降胃逆；芍药和中缓急。三味药组成戊己丸，有泄肝和胃、降逆止呕之功。橘皮、橘络理气健脾，燥湿化痰；茯苓利水渗湿，兼以健脾；枳壳理气宽中；苏梗、桔梗宣降气机，和中降逆；桑络疏散风热，平抑肝阳；白蒺藜平肝解郁，祛风止痒；谷芽、建曲消食和胃。另用二妙丸入煎剂。其中黄柏寒凉苦燥，擅清湿热；苍术辛苦而温，助脾健运以治生湿之本，又芳化苦燥以除湿阻之标。二药相伍，清热燥湿。诸药同用，共达疏肝理脾、清热和胃、降逆止呕、消食和胃之功。

隋代巢元方《诸病源候论·恶阻候》首提"恶阻"病名，并指出："此由妇人元本虚羸，血气不足，肾气又弱，兼当风饮冷太过，心下有痰水夹之，而有娠也。"认为素体不足，或感受风冷兼之有孕是本病的常见病因。妇人有孕后，月经停闭，血海之血藏而不泻，阴血下聚以养胎元，导致冲脉之血相对不足，冲脉之气相对有余，不得下泻，遂循经上行，故而上逆犯胃，胃失和降而致呕吐。临床治疗一般先以调气和中、降逆止呕为主，胃气和降之后并可酌情补益肝肾，调理气血，养胎固胎。本案为妊娠恶阻轻症，故用药以和胃为主，并配以丸药入煎剂，以泄肝和胃祛湿浊。丸者缓也，入汤剂，药性不如饮片猛烈，故全方用药轻灵平和，无损胃气与胎孕，仍作和法治之。

夏右，23。经停两阅月，口吐黄水，个月未已，脉小、寸关微滑。有似体弱怀孕、肝胃不和之象。

沙参 蜀椒 乌梅 淡姜 甘草 白芍 苓神

会皮白 枳壳炭拌於术炭 寄生 淡吴萸

另黍米、谷芽先煎。

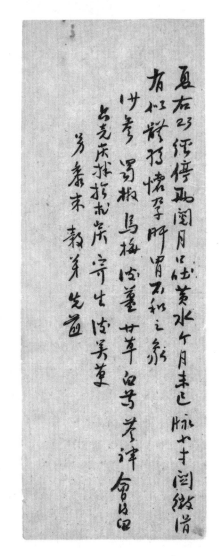

赏析：本案病名"妊娠恶阻"。妊后经停血闭，血聚冲任养胎，冲脉气盛，肝气升发太过，胃失和降，发为呕吐；肝胆气滞，郁而化火，胆汁上逆故呕吐黄水；滑脉主妊，孕后阴血聚于下以养胎，阴血不足，见脉小主虚，为气虚血弱之象，故称"体弱怀孕"。病属肝胃不和之妊娠恶阻。治以清肝和胃，降逆止呕。方用乌梅丸合芍药甘草汤加减。方中以酸收之乌梅、辛温之蜀椒、甘温之淡姜、养阴之沙参四药合用，配合吴萸之辛苦以辛开苦降，使肝气得散，胃气得复。芍药酸寒，养血敛阴，柔肝缓急；甘草甘温，健脾益气。二药相伍，酸甘化阴，调和肝脾。枳壳理气宽中，一可疏肝气以制其亢盛，二可缓解胃满呕吐之感；茯苓、茯神健脾宁心；橘皮白健脾行气和胃，脾气健运则胃气得生；白术健脾益气，燥湿利水，安胎，炒炭后入血分更增安胎之用；桑寄生补肝肾，养血安胎；吴茱萸散寒止痛，降逆止呕，王好古言"冲脉为病，逆气里急，宜以（吴茱萸）主之"。另黍米、谷芽先煎，健脾开胃，使脾胃健运得复，气血化生有源。诸药配伍，攻补兼施，共奏清肝和胃、降逆止呕之功。

妊娠恶阻，多因脾胃虚弱或肝胃不和导致冲气上逆，胃失和降。若呕吐日久，浆水不入，伤及气阴，可发展为气阴两虚的恶阻重症。临床辨证时，应着重了解呕吐物的性状（色、质、气味），结合全身证候、舌脉进行综合分析，以辨寒、热、虚、实。治则以调气和中、降逆止呕为主，并应注意饮食和情志的调节，用药忌升散之品。本案处方，简斋先生根据肝胃不和病机，巧妙化裁乌梅丸，并配用黍米、谷芽先煎以助胃气。乌梅丸出自《伤寒论》，原为治疗厥阴病及蛔厥证，其组方特点正如吴鞠通《温病条辨》所言"寒热刚柔同用，为治厥阴、防少阳、护阳明之全剂"。本案用乌梅丸合吴茱萸辛开苦降，抑肝温中；芍药甘草汤和中缓急；加陈皮、茯苓健脾和胃，共成抑肝和胃之治。

夏右，23。妊娠三月，中下两虚，气失摄化，服和化之剂，胀减仍呕，见红下带。治以建中固下。

党参　蜀椒　乌梅　砂仁　於术　陈皮　川斛
草拌白芍　苓神　寄生　菟丝饼
另黍米、谷芽先煎。

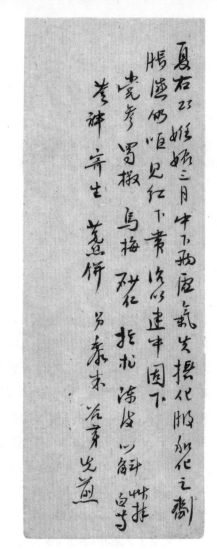

赏析：本案病名"妊娠恶阻"。《景岳全书》有曰："凡恶阻多由胃虚气滞，然亦有素本不虚，而忽受胎妊，则冲任上壅，气不下行，故为呕逆等证。"脾胃虚弱者，孕后经血不足，冲脉气盛，冲脉隶于阳明，冲气上逆犯胃，胃失和降而呕吐；或因脾虚致痰湿内生，冲气夹痰饮上逆，以致呕吐；素性肝旺，或由恚怒伤肝者，孕后阴血下聚以养胞胎，冲脉充盛，冲气夹肝火上逆犯胃，胃失和降而致恶心呕吐；或以上症状治疗无效，伤阴耗气，出现呕吐剧烈之恶阻重症。本案患者妊娠已三月余，中下两虚，脾肾不足，前因妊娠恶阻、肝胃不和而服和化之剂，胀减，然仍作呕、见红、下带，似有气不摄血之先兆流产之征，原法理气和胃有余而补益保胎之力不足，故"治以建中固下"，即健脾补肾、温中固下。方选大建中汤合寿胎丸加减。

方中蜀椒温脾胃，助命火，散寒止痛；乌梅酸涩以收涩固脱，以制蜀椒之温燥；党参补脾益气养血，重建中脏之气；砂仁、陈皮、白术、茯神等健脾理气，使得补而不滞。因呕吐易耗伤胃阴，故用石斛益胃生津；白芍养血敛阴；菟丝子补肾，肾旺自能荫胎也；桑寄生能养血，强筋骨，使胎气强壮。全方以大建中汤抑木建中，寿胎丸补肾固下，共奏补肾健脾、温中固下之功。妊娠恶阻患者常有恶心呕吐，甚则食入即吐的症状，故煎药服药方法显得尤为重要。煎药时应煎熬浓汤，服药时应在患者未呕吐之时，少量频服。本案为前案之复诊患者，与前案相比，现有先兆流产征兆，故去前方中淡姜、沙参、枳壳、吴萸等温（苦）燥之品以防动胎，而加党参、砂仁、川斛、菟丝子以增益气养阴保胎之力，临证治疗，法随证易。简斋先生凡遇久病或素体虚弱之人，多以药食两用的平淡之品煎汤代水，因其性质平和而不滋腻，可和中固本，促进脾胃吸收，增强药物疗效。简斋先生认为："不论何种疾病，皆不能使患者因服药而引起胃纳呆滞，特别是对内伤杂病的调补，更应注意及此。"如本案用黍米、谷芽煎汤代水以顾护胃气，值得后人学习、借鉴。

申右，30。经停三月，恶阻异乎往昔，呕吐特甚，水谷不容，头眩神疲，寸关脉滑。中虚肝旺，治拟建中抑木，不伤下气。

太子参　蜀椒　乌梅　淡生姜　川连　苓神　陈
皮白　甘草　吴萸　砂仁　寄生　另黍米

赏析：本案病名"妊娠恶阻"。患者素体中虚肝旺，即脾胃虚寒，肝气上逆，孕后经血停闭，冲脉气盛，则肝气犯胃，胃失和降，故恶心呕吐；脾胃虚寒，健运失司，则呕吐特甚、水谷不容；湿聚成痰而中阻，清阳不升，清窍失养，故头眩神疲；寸关脉滑为妊娠之象。如《备急千金要方》云："凡妇人虚羸，血气不足，肾气又弱，或当风饮冷太过，心下有痰水者，欲有胎而喜病阻。"治宜"建中抑木，不伤下气"，即温补中焦脾胃之气、疏肝和胃以降逆止呕，并辅以安胎。方选大建中汤合左金丸、二陈汤加减。

《金匮》大建中汤由人参、蜀椒、干姜及饴糖组成，有温中补虚降逆之功。本案处方中用乌梅酸敛生津，益胃止呕，其酸敛之性既可防椒、姜性温散之偏，又可入肝助左金丸之抑肝和胃以止呕吐；去饴糖之滋腻助湿，代之以平和护胃的黍米。左金丸中吴茱萸辛苦且热，辛散温通，苦降入中焦，长于温脾胃之阳以散寒止痛，又能降胃气而止呕，且可入肝经而温肝暖肾；黄连味苦性寒，清热燥湿，清心除烦。二药寒热反佐配伍，共奏清泻肝火、降逆和胃、开郁散结之功。如《删补名医方论》曰："黄连为主，以实则泻子之法，以直折其上炎之势；吴茱萸从类相求，引热下行，并以辛燥，开其肝郁。"蜀椒味辛气烈，气温以热，为纯阳之品，温中散寒，除湿止痛有小毒；黄连大苦大寒，善清中焦湿热，并有解毒作用。二药相配，以蜀椒之热制黄连之寒，以黄连解毒制蜀椒之毒，共奏清湿热、散积滞、止吐泻之功。另加砂仁辛温涩无毒，《本经逢原》谓其"能引诸药归宿丹田，治脾虚泄泻……噎膈呕吐，和中行气，止痛安胎，用之悉效"，现常作安胎和中之用；桑寄生补肝肾，固冲任而保胎；苓神、陈皮白、甘草为二陈汤组配，健脾和中，化痰祛湿；半夏虽可燥湿降逆止呕，但终属妊娠禁忌之药，故弃而不用。患者头眩神疲之症，乃因湿痰中阻，清阳不升所致。治以补中健脾、化痰祛湿为主，痰湿祛，中焦气机升降如常，则清阳可上达清窍，是为治病求本。

吴右，妊娠四阅月，气血不和而为痛，痛在少腹偏左，痛如气鼓动。用金匮当归芍药散主治。

川芎　会皮）
归身　白芍　於术
茯苓　建泻　甘草（加柴胡

赏析：本案病名"妊娠腹痛"。妊娠四月，血虚气滞，气血不和，血虚则冲任失养，胞宫失荣，不荣则痛，气滞则肝气郁结，气血运行失畅，致气滞而血瘀，经脉不通则痛；肝居右胁，气行于左，肝失疏泄条达而气滞，则痛在少腹偏左；气滞而痛，故"痛如气鼓动"。《傅青主女科》云："夫养胎半系于肾水，然非肝血相助，则肾水实有独力难支之势。故保胎必滋肾水而肝血断不可不顾，使肝气不郁，则肝之气不闭，而肝之血必旺，自然灌溉胞胎，合肾水而并协养胎之力。"治拟养血疏肝，理气止痛。方选当归芍药散加减。方中白芍养血敛阴，缓急止痛；白术甘苦而燥，健脾燥湿。二药相配，养肝扶脾。川芎条达肝气，活血行滞；当归养血活血，一助白芍养肝血，二助川芎活血调肝，归身偏于养血；茯苓渗湿健脾，泽泻淡渗利湿，共佐白术健脾祛湿；柴胡疏肝理气以消胀痛；会皮理气健脾，可使当归、白芍养血而不滋腻；甘草与白芍相配，酸甘化阴，缓急止痛，并调和诸药。诸药合用，共奏养血疏肝、理气止痛之功效。

《金匮要略·妇人妊娠病脉证并治》云："妇人怀娠，腹中疼痛，当归芍药散主之。"当归芍药散，即成为临床治疗妊娠腹痛的常用方。本案处方简斋先生又加了柴胡、陈皮，与当归芍药散相配伍，则含有逍遥散之方意。两方相合，疏肝解郁，健脾养血，相得益彰。简斋先生临床拆方合方而化裁古方的手法纯熟而灵巧，毫无斧凿之痕，不愧临床高手。当归芍药散方中，泽泻的作用有人认为是作为肾经引经药，有谓其与补药合用则邪去而补药得力，不致有偏胜之患；还有谓脾喜燥，肾恶燥，脾肾兼补，可用泽泻去膀胱中伏水。但这些解释似乎与本方治疗妊娠腹痛都于理不合，有点费解，如《陈素庵妇科补解》所言："微嫌泽泻一味为不可解也。"查《本草原始》在泽泻条中有"主产难，补女人血海，令人有子"的记载，故仲景保胎方当归芍药散中的泽泻当与此功能有关。

許右，经停三月，闪动见红，腹痛下坠，头昏，脉沉小。

羌活　芥穗炭　归身　白芍　黄芪　甘草　地黄炭　茯神　橘皮白　艾炭　阿胶　寄生

赏析：本案病名"妊娠腹痛"。妊娠以后，冲任之血聚而充养胎儿，故经血停止；如气血不足，冲任不固，不能充养胎儿，则致腹痛下坠；气血不足，清窍失荣，故头昏；气虚而肾失闭藏，故"闪动见红"，如《妇人大全良方》所云"此由冲任脉虚，不能约制手太阳、少阴之经血故也……冲任气虚则胞内泄，不能制其经血，故月水时下，亦名胞漏"。脉沉小为气血不足之象。治拟补气养血，益肾安胎。方选胶艾汤加减。

方中羌活祛风，升太阳经和督脉经的阳气，载药上行，以治头昏腹坠；芥穗炭清血分伏热，理血止血；归身补血和血，调理冲任；白芍补血养阴，柔肝缓急止痛；黄芪补气升清，补气生血；甘草补益中气，调和诸药；地黄炭滋阴养血止血；茯神健脾益气，宁心安神；橘皮、橘白理气而补脾胃；艾炭温补下元，温经止血；阿胶滋阴补血，止血安胎；桑寄生通调血脉，补肾安胎。诸药同用，共成补气养血、益肾安胎之功。《妇科证治》曰："妊娠心腹痛而下血者为胎动，不动而下血者为胎漏。"皆属于现代医学先兆流产范畴。患者气血不足，腹痛见红，故治疗以《金匮》胶艾汤加黄芪补养气血为主。原方中归芎虽都可补血，但辛温助阳，走而不守，用之往往增加出血，如《本草正》云"芎归俱血药，而芎之散动，尤甚于归……散则有余，补则不足"，故处方中去川芎，当归改用归身，《本草纲目》引王好古言当归"头能破血，身能养血，尾能行血"，故用当归身取其养血之用而避其活血动血之弊。本案患者亦有头昏、腹痛下坠等清气不升之症，故处方中除以滋肾补肾为主外，还辅以健脾而调理气血，使肾与脾、先天与后天相互支持，以固胎元；另加辛散之羌活以升提清阳之气，并可引药上行以养清窍。此外，处方中荆芥穗、艾叶、地黄烧炭存性，以增加止血收敛功能。纵观全方补益气血，升清固肾，用药静而偏温润，正如《叶氏女科证治》所言"胎前静养乃第一妙法。不较是非，则气不动矣；不争得失，则神不劳矣；心无嫉妒，则血自充矣；情无淫荡，则精自足矣"。

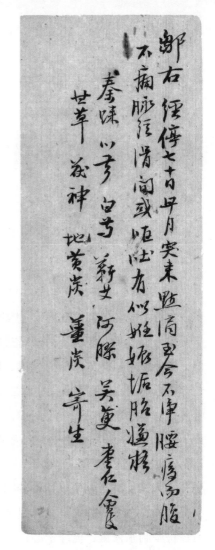

邹右，经停七十日，早月突来点滴，至今不净，腰酸而腹不痛，脉弦滑，间或呕吐，有似妊娠垢胎嫌疑。

秦归　川芎　白芍　蕲艾　阿胶　吴萸　枣仁
会皮　甘草　茯神　地黄炭　姜炭　寄生

赏析：本案病名"胎漏"。妊娠后冲任之血聚而以养胞宫胎元，故月经停止；肾失固摄，则见胎漏；肝郁犯胃，胃失和降，故间或呕吐；胃纳受损，气血生化乏源，阴血受耗，血虚则腰府失养，故腰酸而腹不痛；脉弦滑为肝郁夹痰或妊娠之脉。所谓妊娠垢胎，《本草纲目·妇人月水》中云："有受胎之后，月月行经而产子者，是谓盛胎，俗名垢胎。"《景岳全书·妇人规》谓其"因胎小血盛有余而然"。本案患者月经点滴而出，日久不止，与月经定期来潮不同，故案中云"有似妊娠垢胎"而实际并非垢胎。《济阴纲目》曰："胎动胎漏皆下血，而胎动有腹痛，胎漏无腹痛为异尔。"患者"腰酸而腹不痛"，故诊断为胎漏。治拟益肾养血，和胃安胎。方选胶艾汤加减。方中当归性温，补血和血，调理冲任；川芎活血行气，与补血药相配可行血滞，使补而不滞；白芍补血养阴，清热安胎；蕲艾温中祛寒，调经安胎；阿胶滋阴补血，止血安胎；吴萸温胃散寒，降逆止呕；枣仁养心安神；甘草清热缓急，调和药性；茯神健脾化湿，宁心安神；地黄炭滋阴生血，清热止血；姜炭和胃散寒，温经止血；桑寄生补肾安胎。《万氏妇人科》曰："恶阻者……轻者不服药无妨，乃常病也，重者须药调之，恐伤胎气，专主行痰，以二陈汤为主，但半夏有动胎之性，不可轻用。"故方中用二陈汤去半夏。诸药合用，共成益肾养血、和胃安胎之功。

《傅青主女科》中有"胞脉者上系于心"，故宁心安神亦不可忘；肝藏血，妊娠后血聚集养胎，常见肝失濡养而横逆犯胃，调和肝胃亦为常用之法。简斋先生喜用胶艾四物汤以益气养血，补肾安胎。如《金匮要略直解》曰："胶艾主乎安胎，四物主乎养血，和以甘草，行以酒势，血能循经养胎则无漏下之患。"同时结合不同的证候，灵活化裁，用药精当，并避免使用对胎儿有影响的药物。总之，妊娠安胎的治疗，应遵从补肾以固冲任、健脾以调气血的原则，并注意顾护胎儿。

徐右，31。中下两虚，气失摄化，经候过时，脘次不适，呕吐恶油。昨忽见红少许，旋即自止，脉弦滑。拟调中固下。

沙参　姜夏　苓神　陈皮白　甘草　白芍　砂仁

於术炭　枳壳炭　寄生

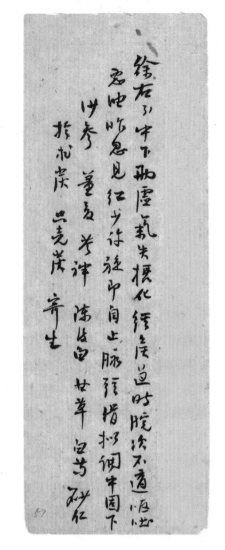

赏析：本案病名"胎漏"。患者系育龄期女性，由于孕后阴血聚而养胎不下泄，故经行过时；阴血聚于冲任以养胎，致使患者机体处于阴血偏虚、阳气偏亢状态，胎体渐长，脾胃虚弱，肝胃不和，冲脉之气上逆，故见脘次不适、呕吐、恶食油腻之物；中下两虚，气失摄化，故忽见红少许（阴道出血）；脉弦滑是妊娠胎脉之象。治"拟调中固下"。调中，即健脾和胃；固下，乃益肾摄血。方选六君子汤合枳术汤加减。方中以沙参养阴清热、益胃生津，以制半夏之燥；白术健脾益气，燥湿利水，可加强益气助运之力；茯苓利水渗湿，健脾宁心，与白术相配可增强健脾祛湿之功；陈皮白、法夏燥湿健脾，和胃止呕；四君子合二陈汤而成六君子汤，以益气健脾之品配伍燥湿止呕之药，补泻兼施，标本兼治；砂仁化湿开胃，理气安胎；枳壳理气宽中、行滞消胀，伍白术补泻兼施，可健脾消食、行气化湿，二者炭用减其温燥而增摄血之效以治胎漏；白芍养血柔肝，兼清胎热；桑寄生补益肝肾，固冲任胞胎。

本案处方用药充分体现了简斋先生顾护中焦特点。对于妊娠呕吐，脾胃虚弱，肝胃不和，选六君子汤，用沙参易党参，养阴清胎热，同时防姜半夏、砂仁、枳壳等药温燥。用姜制半夏，生姜与半夏相须为用，即《金匮要略》小半夏汤，堪称"止呕方之祖"。白术有和中安胎之功用，临床可用于"恶阻"治疗，对于气失摄化之下身见红，用白术炒炭、枳壳炒炭，即《金匮要略》枳术汤，补气调气摄血；与桑寄生合用起到健脾补肾，固下摄血之功用。《张氏医通》加用半夏、陈皮合为橘半枳实丸，功能理气消痞、和胃化痰。本案配陈皮白、茯苓以健脾化湿，和中止呕而安胎。有胎热者，则加白芍；兼有胎漏，则加桑寄生。砂仁行气安胎，白术健脾安胎，二者合用则和中安胎之力彰显。胎漏一病，如治疗不及时易导致胎停或流产，简斋先生在当时仅凭临床症状、苔脉诊断胎漏，足见其医术之高明。

胡右，哺乳乳少，受孕本年五月见红，从安胎主治，红止。常发热恶寒，寒不战，热不渴，偏左少腹隆大，按之有形，脉弦小滑不涩。势成僵胎，渐渐入损。

当归 川芎 白芍 黄芪 会皮 甘草 枳壳

川朴 贝母

赏析：本案病名"异位妊娠"。乃因肾气亏虚，气血不足，冲任不畅，少腹气血瘀滞所致。患者"哺乳乳少，受孕本年五月见红"，可见其有肾气亏虚，气血不足。受孕后冲任不固，气不摄血，胞宫失于充养，而有见红之症；虽"从安胎主治，红止"，但冲任气血瘀滞，血瘀生热，而无外感，故发热恶寒、寒不战；内有瘀血，故热不渴；冲任不畅，少腹气血瘀滞，则偏左少腹隆大、按之有形；脉小主虚，滑主妊娠，弦主瘀血痛证。治拟益气养血，理气和络。方选保产无忧散加减。保产无忧散出自《傅青主女科》，为益气养血、理气催生之剂。本案方中用黄芪益气补血；当归、白芍养血活血；陈皮行气健脾；川芎、厚朴、枳壳行气，活血催生；贝母清热散结催生；甘草配白芍柔肝缓急，并可调和诸药。诸药配伍，益气养血，理气和络。

本案患者胎未孕于胞宫之内，而在"偏左少腹""势成僵胎"，并已有瘀热内生，治疗当以催生排出僵胎为主。如持续在里，则瘀血不除，寒热日甚，阴血耗损，恐有"渐渐入损"之虞。然简斋先生处方中并无攻逐破瘀之品，而是以益气养血、理气和络为主，应是虑其体虚之质。中医文献中没有"异位妊娠"和"宫外孕"的病名，但在"停经腹痛""少腹瘀血""经漏""经闭"及"癥瘕"等病证中有类似症状的描述。由于孕卵未能移行胞宫，如在输卵管内发育，以致胀破脉络，阴血内溢于少腹，则可发生血瘀、血虚、厥脱等一系列危重证候。临床上遇患者停经并有早孕反应，下腹一侧有隐痛，触及腹部一侧有软性包块及压痛，就需考虑该病。再结合尿妊娠试验阳性及B超扫描即可确诊。此病属于急腹症，临床上须积极配合现代医疗手段进行诊断治疗，以免贻误病情。

沈右，子宫外孕，服保胎无忧散后，腹不痛，红不多。仍以益气活胎为法，不保不下。

朴 艾 归 芎 芪 荆 贝 菟 羌 草 枳
芍 虚加人参

保胎无忧散，另玉液金丹2粒（每丸方拟重二钱五分，辰砂为衣，蜡丸），分两次药汁和服。

赏析：本案为异位妊娠之气滞血瘀证。患者子宫外孕，前服保胎无忧散益气养血保胎后，腹不痛，红不多，症状有所缓解。推测其原有腹痛下血，乃因冲任气血瘀滞，气滞不畅，不通则痛；血不养胎，溢于宫外而见出血。经治见效，治法不变，仍以"益气活胎为法，不保不下"。方选保胎无忧散合玉液金丹加减。

保胎无忧散出自《达生编》，由大熟地、山萸肉、益母草、黄芩、麦冬、生地、阿胶、北五味组成，用于小产诸症。而保产无忧散出自《傅青主女科》，由当归、川芎、荆芥穗、艾叶、枳壳、黄芪、菟丝子、川贝母、白芍、甘草、生姜组成，为治疗胎动不安、胎位不正及难产等的有效方剂，具有安胎养血的功效。从本案处方所用药物看，实为《傅青主女科》保产无忧散，有"未产能安，临产能催……甚至见红不止，势欲小产，危急之际，一服即愈，再服全安"之效，其方义以清代陈莲舫《女科秘诀大全》解之甚详，曰："凡孕妇胎气完固，腹皮紧窄，气血裹其胞胎，最难转动，此方用撑法焉。当归、川芎、白芍养血活血者也；厚朴去瘀血者也，用之撑开血脉，俾恶露不致填塞；羌活、荆芥疏通太阳，将背后一撑，太阳经脉最长，太阳治而诸经皆治；枳壳疏理结气，将面前一撑，俾胎气敛抑，而无阻滞之虞；艾叶温暖子宫，撑动子宫，则胞胎灵动；川贝、菟丝最能运动顺胎，将胎气全体一撑，太具天然活泼之趣矣；加黄芪者，所以撑扶元气，元气旺，则转动之有力也；生姜通神去秽恶，散寒止呕，所以撑扶元气，而安胃气；甘草协和诸药，俾其左宣右有，而全其撑法之神者也。"玉液金丹出自《良方集腋》，其功效调经活血、益气养荣。多用于月经不调，如胎前、临产、产后以及室女停经不至、潮热等症。保产无忧散着重于养血安胎，而玉液金丹侧重于益气活血。本案治疗以补气活血为法，"不保不下"是既不强行固温保胎也不祛瘀打胎，为顺其自然。所用药物并无大剂活血化瘀或攻下逐瘀之品，当仍有继续保胎的思路，所谓"子宫外孕"的诊断尚应存疑。

陈右，血虚肝旺，燥气侵袭，头眩额痛，粪燥溺赤，晨起舌根阴窍干燥，咳嗽痰灰，胸次紧束，间时气冲脘痛嗳噫，脉弦。刻值妊娠，治以和养。

天麻　池菊　川斛　沙参　寸冬　蛤粉拌地黄

草拌白芍　橘络　枳壳　桔梗　川浙贝　苓神

枇杷叶

赏析：本案病名"妊娠眩晕"。证属血虚肝旺，燥气侵袭。阴血亏虚，水不涵木，肝阳亢逆无所制，气火上扰，则见眩晕及头目疼痛；且血气不足，清气不升，髓海失养，亦可见眩晕。阴虚火旺，灼伤脉络，而见溺赤；患者阴血不足，兼外感燥邪，燥邪耗气伤津，故见粪燥、晨起舌根阴窍干燥；燥易伤肺，耗津炼痰，而见咳嗽痰灰；肝失疏泄，肝气郁滞，故见胸次紧束；木旺克土，肝气犯胃，见气冲脘腹及嗳气；脉弦亦是肝阳偏亢，肝气不舒之脉象。治拟养阴和血，平肝润燥，化痰止咳。方选天麻汤合沙参麦冬汤加减。

方中天麻、池菊平肝潜阳，息风清热，为简斋先生治疗眩晕的常用对药。芍药酸寒，养血敛阴，柔肝止痛；甘草健脾益气缓急止痛。二药相伍，酸甘化阴，调和肝脾，为治腹痛主药，可缓解胸次紧束、脘痛。因本案兼有燥气侵袭，故去掉了天麻汤中辛燥之羌活、川芎，而伍以甘润之沙参、麦冬清养肺胃，石斛养阴生津；"肺苦气上逆，急食苦以泄之"（《素问·藏气法时论》），故又佐以苦味之枇杷叶以泄肺气。另配生地，加强养阴清热；蛤粉化痰，拌地黄，防地黄滋腻助痰；川贝、浙贝、橘络、桔梗清肺化痰止咳；茯苓、枳壳健脾理气，茯神健脾宁心安神，简斋先生治失眠、烦躁、风眩症时常用。诸药配伍，共奏平肝润燥、养阴和血、化痰止咳之功。患者"刻值妊娠"，故整首处方用药平淡和缓，体现了孟河医派和缓醇正的学术特色，即如费伯雄《医醇賸义》所言："醇者，在义理得当，而不在药味之新奇……天下无神奇之法，只有平淡之法，平淡之极，乃为神奇。"妊娠眩晕，又名子眩，刘完素言病因为"肾水衰而心火旺，肝无所养"，故治疗应以滋阴养血、平肝潜阳、健脾化痰为主。因其病理因素有虚、瘀、湿、痰、火等，常正虚邪实混杂，故临床治疗需辨病与辨证相结合，方能取效。

张右，38。妊娠四阅月，起居不适，中运不强，大便不干而结，舌上中空，脉象虚弦而滑。治以和健。

升麻拌归　黄芪　甘草　白芍　苓神　会皮　枳
壳　桔梗　胡麻　穇衣　苁蓉

赏析：本案为"妊娠便秘"，证属气血不足。《医学启源·六气方治》曰："脏腑之秘，不可一概论治……老人津液干结，妇人分产亡血，及发汗利小便，病后气血未复，皆能作秘。"患者"妊娠四阅月"，因起居不适而损伤中焦之气，运化机能不足，气机不利，大肠传导失常，加之妊娠血聚胞胎而不能滋润大肠，故见大便不干而结；舌上中空为内无湿热积滞之征；脉象虚弦而滑是为妊娠气虚、气机阻滞之象。病属虚证阴结，既有脾虚不能健行传导，又有肾虚不能温润肠道。治宜健脾温肾，润肠通便。方选补中益气汤合济川煎加减。

处方中升麻入肺、脾、胃、大肠经，可升举阳气，《本草备要》谓其能"升发火郁，能升阳气于至阴之下，引甘温之药上行，以补卫气之散而实其表，柴胡引少阳清气上行，升麻引阳明清气上行，故补中汤用为佐……气滞于中，必上行而后能下降，有病大小便秘者，用通利药而罔效，重加升麻而反通。丹溪曰：气升则水自降"，故在济川煎与通幽汤中俱用升麻以升清气而助降浊。当归补血活血，润肠通便；与黄芪相配，则补气生血；与白芍相配，则养阴生血；与胡麻、苁蓉相配，则润肠通便；与升麻相拌而用，则一阴一阳，刚柔相济，其补血作用可补升麻下元虚者慎用之缺，而升麻的升提作用又可防止当归活血润下不利妊娠胎元之弊，还可免黄芪随升麻上升专补卫气而失补中气之功能。桔梗宣散肺郁，升提气血；与枳壳、陈皮同用，行气消胀而调畅气机，使黄芪甘温补而不滞。当归、胡麻、苁蓉、白芍养血润肠而不滋腻。因患者正值妊娠中期，故方中未用牛膝、大黄、桃仁等泄浊通腑之品以防损伤胎元。综观全方，健中温润以通阴结为主，辅以理气运脾，协调升降，用药平和而动静结合，刚柔相济，一以运脾，一以温肾，而和缓健中，即简斋先生案中所谓"治以和健"。

四

产后病

（计17案）

刘右，32。暮春产后气虚血贫，濡布不及。始由胸背似麻，感冒。曾咳痰夹红。经治血止，仍咳。肢冷怯寒。刻值癸水甫行，腹部微胀。脉濡小。当以益气和营主治。

防风拌芪皮　会皮　苏桔梗　法夏　苓神　秦归
川芎　白芍　甘草　寄生

赏析：本案病名"产后感冒"。患者产后，冲任损伤，气耗血亏，百脉空虚，肺卫不固，腠理疏松，风邪侵袭肺卫，故感冒；风邪上受，肺失宣肃，则咳嗽有痰；气虚不能摄血，故痰中夹红；气虚则卫阳不足，经气不利，血虚则肌肤肢体失于温养，故胸背似麻、肢冷怯寒；刻值经期，气血耗损，气血运行乏力，故见腹部微胀；脉濡小主诸虚证。病机总属"气虚血贫"，正如《景岳全书》所言："产后虚证，无非随人元气，必素弱之人多有之，或可产后血气俱去而更弱者亦有之，此当因人察脉，因脉察证。若脉气形气病气俱不足，此当以全虚治之。"治拟益气和营。方选防风黄芪汤合二陈汤、四物汤加减。方中防风拌芪皮益气固表，祛风散邪，如《医方发挥》所曰："防风配黄芪，一散表，一固表，两药合用，黄芪得防风则固表而不留邪，防风得黄芪则祛邪而不伤正。"白芍补血偏于养阴，其性静而主守；当归补血偏于温阳，其性动而主走。二药合用，可互纠其偏，互助其用。川芎为血中气药，上行头目，下行血海，加入补血剂中，能行血滞，并能行血中湿气，防止补血滋阴而黏腻滞碍；桑寄生养血不滋腻，气血双补而盈冲任。二陈汤原为治痰之祖方，但简斋先生医案中常与苏桔梗或枳桔汤相配伍，用以调畅气机，既可行气解郁，又可理气健脾，并可祛湿化痰，多法兼顾。

妇人产后，气耗血亏，百脉空虚，腠理疏松，外邪极易入侵，当属本虚标实之候。选方用药当时时照顾气血，理气不宜过于耗散，清热不宜过于苦寒，解表不宜过于发汗，祛风散寒不宜过于辛热，攻邪而不伤正。诚如《济阴纲目》所言："产后外感风寒，发热头痛身疼，虽如伤寒时气，当用麻黄，亦不可轻易。"本案已是产后感冒之恢复期，故治疗以益气和营扶正为主。综观全方，用药平和，清轻灵动，寓散于补，遣方用药，治法有宗，加减化裁则师古而不泥。

马右，产后弥月，风寒下受，初起恶露淋漓，历久方净。近则寒热有汗，寒时战栗，渴饮不多，作呕头痛，骨楚腹疼，便泻夹有白冻，里急后重，苔滑白，脉沉弦。治以表里兼顾。

羌活　防风　柴胡　法夏　黄芩　桂枝　甘草

白芍　陈皮　枳壳　四苓散　戊己丸　巴戟天

桑枝　寄生　淡煨姜

煎一次，匀分三次。

赏析：本案病名"产后中风"。产后气虚血瘀，冲任不足，肾虚不固，感受风寒，邪从虚受，胞宫气血不利，故见恶露淋漓、历久方净。正虚邪侵，邪入少阳，入与阴争则寒，寒甚则战栗、头痛骨楚；出与阳争则热，热泄则汗出，津不上承则渴，内有湿邪则渴饮不多。少阳枢机不利，伤及脾胃则作呕腹痛；脾虚不能化湿，湿浊蕴积肠腑，气血壅滞，气机不畅则里急后重；传导失司则便泻夹有白冻，发为痢疾；苔白为阳虚、滑为湿盛，脉弦主痛主气滞、沉为病在里。总属本虚表里合邪，治以表里兼顾，即和解表里、温阳化湿。方选柴胡桂枝汤合黄芩汤加减。方中柴胡轻清升散以疏肝木，使半表之邪得从外宣；黄芩清火，使半里之邪得从内彻。桂枝解肌发表，散外感风寒；芍药益阴敛营。二药相配，调和营卫。另配羌活、防风祛风解表，一则合桂枝增强疏散风寒之力，二则合温阳化湿之药取风能胜湿之义；半夏和胃降逆；煨姜和中止呕，以化痰饮；陈皮、枳壳运脾理气，理气则后重自除；四苓散配桂枝，五药相合，化气行水，以除水湿；戊己丸辛开苦降，清热燥湿，以复脾胃升降之功。因患者产后肾虚，冲任受损，故加巴戟天补肾温阳、强筋骨、祛风湿，桑寄生补肝肾，二药相合，温固冲任；桑枝祛风除湿；甘草调和诸药。煎一次匀分三次温服：一是为保持药性，免久煎而失表散之力；二是为病势较急，宜增加服药次数。

《金匮要略》载新产妇人三病"一者病痉，二者病郁冒，三者大便难"，多以小柴胡汤和解少阳为治；孙思邈《备急千金要方》记载："妇人草蓐中伤风，四肢苦烦热，头疼与小柴胡汤，头不疼，但烦，宜三物黄芩汤。""产后虚羸，发寒热，饮食少，腹胀等疾，宜增损柴胡汤。"小柴胡汤具有和解枢机，和胃益气，令汗出邪散，和解中寓发散，不伤正气，故成为治疗妇人产后疾病的基本常用方。本案产后冲任不固，风寒外袭，与湿相合，表里合病。治以疏风解表，淡渗利湿；配合补肝肾固冲任，调补奇经之药托化和解，以达表里双解、扶正祛邪之功效。

吴右，产前泻痢六七日，产后痢止而增寒热，汗多而热不解，头痛腰楚，口干渴饮，腹部或痛，大便逐解，舌上中空，干而不润，脉形弦数不靖，瘀露淋漓。

银胡　鳖甲　沙参　川霍斛　苓神　炙桂枝　甘草

橘络　白芍薇　子芩炭　扁豆　寄生　煅牡蛎

花粉　荷叶盖煎

赏析：本案病名"产后发热"。患者产前泻痢，产后痢止，但疫毒未清，新产血室正开，百脉俱虚，邪毒内侵，损及胞宫、胞脉，正邪交争而致恶寒发热、头痛腰楚；热为阳邪，灼津耗液，故见口干渴饮；气血亏虚，正气不足，邪毒缠绵难去，热非表证而邪在阴分，则汗出而热不解；邪毒与血相搏，结而成瘀，胞脉阻痹，血行不畅，则腹部疼痛、恶露淋漓不尽；新产气血亏虚，阳明内无积滞，故见大便逐解；气血不足，津液耗伤，故见舌上中空、干而不润；血虚而内有瘀热，故脉形弦数不靖。治拟养阴清热，和血通脉。方选清骨散合桂枝茯苓丸加减。处方中银柴胡甘微寒，善退虚热而无苦泄之弊；佐鳖甲滋阴潜阳，并引诸药入阴分。沙参、花粉滋阴清热；川斛养阴生津，治胃中虚热；霍斛益肾养精而补虚羸；子芩炭清热止血；炙桂枝温阳通脉；茯苓、茯神益气养心；白芍养血和营；白薇苦咸寒，可清热凉血，解毒疗疮；扁豆健脾和中；荷叶健脾利湿，散瘀止血，合茯苓健脾化湿，脾健则气血生化有源，以补新产之气血不足；桑寄生补肝肾而益冲任；橘络化痰；煅牡蛎可软坚散结，以防血瘀胞宫而成结块。全方养阴清热并重，辅之以和血通脉、健脾化湿之品，共奏补阴液、解热毒、调气血、化瘀生新之功。

《明医杂著》指出："凡妇人产后阴血虚，阳无所依，而浮散于外，故多发热。"或产时不洁感染邪毒，或产妇元气亏虚，卫外不固，感受风寒、风热之邪，或产后恶露不下，瘀血停滞，瘀久化热等引起。本案产后发热的治疗，简斋先生以养阴清热、和血通脉为主。处方中白芍、白薇相伍，一则养血敛阴，一则凉血清热，二药合用，可养阴血而清血中之热；桑寄生与煅牡蛎相配，是简斋医案中常见的补益冲任之法，即温补肝肾与介类咸寒入肾相合用；炙桂枝与白芍相配，含有建中之义，扶中气而助健运。产后多虚证，既不宜过于发表攻里，又不能过于强调补虚而忽视外感及里实之证，宜随机应变，辨证施治，勿犯虚虚实实之戒。

萧右，23。产后四月，维虚冲弱，为热为咳，经治小愈。未久稍感寒热，又复腰酸，昨晚自汗，脉小数。刻值深秋，入损可虑，治拟调和营卫法。

防风拌生芪　银胡　鳖甲　沙参　秦归　桂枝
甘草　白芍　首乌藤　会皮络　苏桔梗　桑寄生
煨姜　小红枣

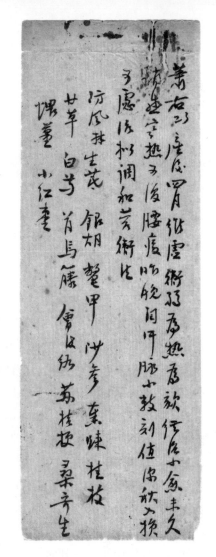

赏析：本案病名"产后发热"。"妇人以血为本"，患者产后阴维冲脉不足，营血亏虚，冲任失调，卫外不固而感外邪，以致为热为咳。虽经治小愈，但正气仍虚，复感寒热，营卫失和，腠理疏松，毛孔洞开不收，而见自汗；产后胞脉失养，肝肾不足，故又复腰酸。刻值深秋，秋属肺金，肺卫本虚，故虑其邪已入损肺络而成劳损。治宜调和营卫，养阴清热。方选桂枝汤加减。处方中防风拌生黄芪益卫固表；桂枝辛温，助卫阳，通经络，解肌发表；芍药酸甘而凉，益阴敛营，与桂枝同用营卫同治，邪正兼顾，相辅相成；甘草调和药性，合桂枝辛甘化阳以实卫，合芍药酸甘化阴以益营，功兼佐使之用；煨干姜相比生姜，解表散寒之力减弱，重在辛温和中；小红枣补脾和胃，化气生津，益营助卫。另配银柴胡、鳖甲滋阴清虚热；秦当归、首乌藤补血活血，通络止痛；桑寄生补冲任，强筋骨；沙参养阴清肺，益胃生津；会皮络甘苦性平，归肝肺经，行气通络，化痰止咳；苏梗理气宽中，疏运胃阳；桔梗宣肺化痰。诸药共奏养阴调营、宣肺止咳、补益冲任之功。

桂枝汤为调和营卫之方，柯琴《伤寒附翼》誉其为"仲景群方之首，乃滋阴和阳，调和营卫，解肌发汗之总方也"。此案为营卫不和之内证，桂枝汤擅能调补脾胃气化之源，脾胃之气旺盛则营卫生化之源充足，营卫和调则气血阴阳随之也和。但是，就内伤病机而言，营卫不和只是全身气血阴阳失调的局部反映，桂枝汤只使体表营卫和谐。所谓"治病必求于本"，肾为阳气之根，阴血之本，简斋先生不拘于产后病，亦不忘产后病，本案患者"维虚冲弱"，为营阴亏损、气阴两虚之体，故在和调营卫的同时，复加补益冲任、滋阴温阳之药，两相兼顾。此外，考虑到正值深秋季节，秋性燥易伤肺金，有入损可能，故治疗除清虚热、调和营卫外，兼以养阴润肺，选用沙参、会皮络、苏桔梗以顾护肺卫。全方凉润与甘温合用，并佐以行气助运之品，配伍严谨，照顾全面。

华右，产后百脉空虚，风从虚受，蒸热咳逆，腰酸带多，偏右少腹近骨盆处按之则痛，日前更衣时引及尤甚，口干，脉弦欠和，舌心光薄。

银胡　鳖甲　沙参　秦归　白芍　地黄　桔梗
草　苓神　合欢皮　橘络　牡蛎　寄生　炒枳壳

赏析：本案病名"产后发热"。患者产后阴血耗伤，血室正开，腠理不密，百脉空虚，不足御邪，风从虚受，肺卫失和，而致发热。阴津耗伤，肾阴不足，相火偏旺，阴虚则生内热，故见蒸热、口干；风从虚受，肺卫不固，宣肃失司，肺气上逆则咳；产后多虚多瘀，体虚脏弱，余血未净，任脉不固，带脉失约，故带下过多；产后复感外邪，风邪与余血相搏，气血受阻，血行不畅，停于冲任胞宫，脉络不和，不通则痛，故见偏右少腹近骨盆处按之则痛；肾主骨，腰为肾之外府，肾阴虚则腰酸；脉弦欠和、舌心光薄为阴虚之征。治以滋阴清热，方选柴胡鳖甲汤合八珍汤加减。处方中银柴胡甘寒，善清虚热，为治疗阴虚发热之要药；鳖甲咸寒，入肝肾经，滋补肝肾之阴而退虚热。另以八珍汤益气补血，调理产后气血两虚。其中地黄、当归、白芍养血益阴；茯苓、甘草健脾助运；因有阴虚，故不用温燥之人参或党参，而选沙参益气养阴生津。患者带下过多，故加牡蛎，既可滋阴，又能收敛固涩、重镇安神；产后百脉空虚，故再加桑寄生苦燥甘补，祛风湿，补肝肾，与牡蛎相配，养血而固冲任；外感风邪，发为咳逆，加辛散苦泄之桔梗以开宣肺气，橘络、枳壳以行气、止咳。另佐以安神之茯神、合欢皮。诸药合用，共奏滋阴养血、清热宣肺之功。

本案为产后风从虚受，蒸热咳逆，当属于产后褥劳，如《妇人大全良方》云："夫产后褥劳者，此由生产日浅，血气虚弱，饮食未平复；不满日月，气血虚赢，将养失所，而风冷客之。"治疗当以养阴血、祛风邪、清虚热为法。但因本案患者口干、舌心光薄，阴血不足证显著，而祛风之品皆味辛容易伤阴，故处方以养阴血、清虚热为主，重在扶正。此即简斋先生常用之"托化"法，寓祛风邪于清补阴血之中，亦合中医治风先治血、补虚以祛邪之法，体现了其临床治疗和缓而稳妥，取王道而弃霸道的风格。

陈右，29。产前肺气已弱，产后营血亦虚，稍感即咳。前曾屡屡见红，近虽无血，咳嗽痰多，天明形寒，胃纳欠佳。治守原意。

苏子梗　秦归　生芪　桂枝　甘草　白芍　沙参

宋夏　寸冬　苓神　橘络白　牡蛎

另粳米、谷芽、煨姜、小红枣煎汤代水。

赏析：本案病名"产后咳嗽"。患者产前肺气已弱，产后气随血脱，营血愈亏，气血不足。肺气亏虚，卫外不固，稍感外邪，肺失宣降即发为咳；气不摄血，血溢脉外，故前曾屡屡咳血；近虽无出血，然气虚卫外不固，失于温煦推动，水液代谢失常，痰湿内生，故见咳嗽痰多、天明形寒；痰湿内蕴，脾失健运，则胃纳不振。"治守原意"，即补肺健脾、降逆止咳。方选黄芪建中汤合苏子降气汤加减。处方中以黄芪补气升阳，益卫固表；桂枝和而不伤，善走，可解肌祛风，温通血脉，重建中阳；白芍和营敛阴，滋阴益血，合桂枝入脾经，可调节中焦之气机，助脾之运化，胃之和降；甘草补中益气，润肺止咳，缓和诸药。另配苏子、苏梗、半夏降逆宽中，化湿祛痰；当归养血润燥，与黄芪相配，补气生血；沙参、麦冬养阴生津，润肺止咳；茯神宁心安神，健脾和胃；橘络皮燥湿化痰和胃；牡蛎化痰而固涩冲任。又以粳米、谷芽、煨姜、小红枣煎汤代水健脾和胃，温阳补血。诸药合用，共奏补气养血、健脾化痰、润肺止咳之功。

本案为复诊病例，病程不短，经治邪已大去，然自身正气不足，无以抗邪，故治疗应以扶正为主，兼以祛邪。久咳则脾肺气损，中气日益不足，总以补后天脾胃为要，补脾土以生肺金。如《临证指南医案·咳嗽》针对脾气虚（中气不足）所致咳嗽，见久嗽、食少，甚至不食、背寒汗出、形瘦、吸短、或是遇风则咳，常用黄芪建中汤加减以培土生金，建中气，补脾胃，中气立则营卫流行而不失其和，脾胃之气得以复建，中焦阳气得以布运。脾既得复，则肺气得生，营血有源。《傅青主女科》治疗产后咳嗽有三方，前二方为生化汤加减治疗外感风寒证，第三方为四物汤加减治疗产后干咳少痰者。简斋先生治疗产后咳嗽，亦注重顾护脾胃之气，常用培土生金之法，子之病，补其母，从根本入手。

陆右，子嗽。产后三阅月，仍作小咳，痰液稀薄，午餐后面部常觉灼热，易于头眩，下肢软乏。营血固虚，肺卫亦弱，治当兼顾。

苏子梗　秦归　生芪　沙参　法夏　寸冬　甘草
白芍　牡蛎　橘络白　寄生

另用粳米、小红枣先煎。

赏析：本案病名"产后咳嗽"。患者孕后，血聚冲任养胎，阴血不足，虚火内生，灼伤肺阴，肺失濡养，发为"子嗽"。产后血去精伤，气阴两虚，肺失宣肃，气机上逆，则咳嗽迁延不愈、小咳不断；咳久伤肾，肾失摄纳，肺失宣肃，津停成痰，随气上逆，而见咯痰稀薄；肺失濡润，金不制木，以至肝阳妄动，故易于头眩；气阴两虚则午后面部灼热；精亏血少、肢体失于濡润，则下肢软乏。病机为产后气阴不足，肺失宣肃。治以益气养阴，润肺止咳。方选当归补血汤合麦门冬汤加减。方中黄芪、当归益气补血；麦冬既养肺胃之阴，又清肺胃虚热；沙参清热生津；半夏、橘络白健脾化痰；苏子、苏梗降气化痰；白芍养血敛阴；牡蛎化痰固冲任，桑寄生补肝肾而益冲任，两药相配为"风以下受"常用固下之药对；甘草健脾，调和诸药。全方诸药相配，可使肺胃阴复，逆气得降，中土健运，则津液自能上归于肺以润燥。

此案治法乃培土生金。《校注妇人良方》有云："嗽久不愈者，多因脾土虚而不能生肺气而腠理不密，以致外邪复感。或因肺气虚不能生水，以致阴火上炎所致，治法当壮土金、生肾水为善。"当土病不能生金，即肺病而脾虚无以资肺，肺金不能复元时，选用补脾土之药，以调补中州，充实后天，使中气足，气血旺，从而充益肺金。简斋先生临证一向重视顾护脾胃，治疗产后病更加注重补益脾胃之气，以培固气血生化之源，滋养脾胃之阴液，上润于肺，助肺生津，复其阴液。本案患者痰液稀薄，故予苏子、半夏温燥化痰；因虑其易伤阴之弊，故又配伍白芍、沙参、麦冬养阴以制其温燥，并与当归补血汤相配，则养阴血而固肺卫，标本兼顾。案中"另用粳米、小红枣先煎"，也是取二药性质平和而不滋腻，可健脾益气，促进脾胃吸收，以助生化之源，从而增加诸药功效。

严右，产后血行四十日方净，旋又复见，迄今未止，色淡量少，有极轻微之寒热，感觉头微痛，身有红颗作痒，如痱如疹。脉虚弦而小，苔薄无华。此风邪趁虚入于血络也。

芥穗炭　羌活　连皮芪　当归　川芎　生草拌白
芍　苓神　橘络　桔梗　桑枝络　桑寄生　黑姜
炭地黄炭拌

赏析：本案病名"产后恶露不绝"。患者产后气血耗伤，气不摄血，以致"血行四十日方净，旋又复见，迄今未止，色淡量少"；产后胞脉空虚，卫表不固，感受风邪，营卫不和，故觉寒热、头痛；血虚日久，外风稽留于表，趁虚侵入血络，风邪动血伤络，而见红颗作痒；脉虚弦而小、苔薄无华，皆为血虚兼有风邪之象。病机总属"风邪趁虚入于血络也"，治以益气养血、祛风止痒。方用当归饮子合生化汤加减。当归饮子出自《严氏济生方》，为养血祛风之代表方。本案处方中用当归、地黄炭、白芍三药养血活血，补中有通，补而不滞；连皮黄芪补脾益气，达表益卫；荆芥炭祛风散邪，又可止血；甘草益气和中，调和诸药；茯苓、茯神健脾安神；川芎活血化瘀，为血中风药；黑姜炭温经止血；羌活祛风止痒；橘络配伍桔梗，宣肺行气；桑枝络疏风通络；桑寄生既祛风湿，补肝肾，养血以固冲任。诸药合用，达益气养血、祛风止痒、清除恶露之功。方中多药用炭制，以增强温经固涩止血之效，也为本案用药特点之一。

《医宗金鉴》云："产后恶露乃裹儿污血，产时当随胎而下。若日久不断，时时淋漓者，或因冲任虚损，血不收摄；或因瘀行不尽，停留腹内，随化随行者。"产后气血亏虚，无力推动津血运行，或无力摄血而致瘀血内阻或血溢脉外，从而形成多虚多瘀的病理特点，尤以气虚血瘀为多见。因此，治疗中使用止血之剂时需防留瘀。生化汤出自《傅青主女科》，为治产后恶露不绝的代表方，以温经祛瘀、活血止血为主。本案为产后血虚感受风邪，故简斋先生以当归饮子养血祛风，配合生化汤温经活血，标本同治。因患者恶露色淡量少，且无血块及大便干结，故未用桃仁。本案为风邪趁虚入于血络，故治疗时需内外兼顾，祛卫之风邪宜温散，祛血之风邪宜凉润。因系产后，恶露色淡量少，故用药不宜寒凉。方中用生草拌白芍以缓白芍凉血之力，黑姜炭拌地黄以减地黄凉血之性。全方虽寒温并用，但仍以温和为主，体现了简斋先生和缓醇正的用药风格。

俞右，产后兼旬以外，恶露断绝不净，色鲜，半月前曾三发寒热，经治虽愈，络气未和。偏左乳房结核，触之则痛，皮色微红。

醋炒柴胡　秦归　川芎　赤白芍　童便炙香附
地黄炭　桃仁泥　青皮陈皮络　苏桔梗　枳壳
草节　大贝　楂核　白蒺藜　金橘叶

赏析：本案病名"产后恶露不绝"。妇人以气血为本，产后气血亏虚，气虚不摄，冲任不固，则恶露不绝；色鲜为有血热之象；络脉空虚，正气虚弱，卫外不固，则三发寒热；乳属厥阴肝经，血虚肝气郁结，络气不和，血瘀则乳房结核，气滞则触之则痛，郁而化热则皮色微红。治拟养血祛瘀，疏肝和络。方选生化汤合柴胡疏肝散加减。方中以柴胡疏肝解郁，醋炒则增强疏肝止痛之效；当归补血活血，化瘀生新，行滞止痛；赤芍凉血活血；白芍养阴柔肝；川芎活血行气；地黄炭滋阴清热，补血止血；桃仁活血祛瘀；香附疏肝理气止痛，以童便炙用，可增强凉血散瘀之效；青陈皮行气健脾，取其络用，以行气通络；苏梗、桔梗理气开郁，宣畅气机；枳壳理气行滞；甘草节清热解毒；大贝开郁散结；白蒺藜平肝解郁；楂核消积散结；金橘叶疏肝郁，理肝气。诸药同用，共奏养血祛瘀、疏肝和络之效。

《灵枢·五音五味》曰："妇人之生，有余于气，不足于血，以其数脱血也。"《景岳全书·妇人规》指出："妇人所重者在血，血能构精，胎孕乃成……欲治其病，惟以阴分调之。"简斋先生治疗产后病就时时注意顾护阴血。生化汤为治疗产后恶露不行、瘀血内阻的常用方，具有养血祛瘀、温经止痛之效，主治血虚寒凝、瘀血阻滞之证。因本案以血虚肝郁为主，而寒象不显，并有恶露色鲜之热象，以及兼夹乳核郁热，故去温阳之干姜，并配合柴胡疏肝散等诸多理气行滞之品，养血与调气相结合，以气血双调。此外，在养血疏肝的同时，又配伍凉血活血、化瘀散结药，意在活血祛瘀止露，而非单纯止血；治乳核用疏肝通络，凉血祛瘀。二者都体现了中医"通因通用""通则不痛"的治则。

戴右，36。产后肝伤血竭气滞，腹痛已久，经治痛平仍胀，面色萎黄，大便燥结。诊脉左小动，右细弱。拟《内经》四乌鲗一蘆茹主治。

柴胡　秦归　酒炒地黄　桂枝　甘草　白芍　乌贼　茜草　淡苁蓉　吴萸拌川楝　桃仁拌阿胶
巴戟　寄生

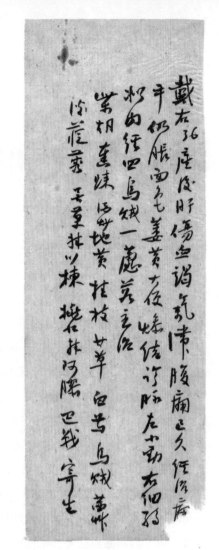

赏析：本病病名"产后腹痛"。乃因产后血虚，肝气郁结，血随气结凝滞腹中。患者产时失血过多，气血大亏，且"女子以肝为先天"，肝藏血，主疏泄，血亏则肝阴无以濡润，肝气疏泄失职，郁结于内则发腹痛、腹胀；产后血虚，不能濡养脏腑官窍，则面色萎黄不荣；产后亡血伤津，肠道失润，则大便燥结；脉左小动、右细弱皆为肝血不足，脾弱失运之象。治以疏肝和营、建中补血之法，方用四乌鲗骨一蘆茹丸合当归建中汤加减。处方中乌贼骨，咸温入肝肾，通血益精；蘆茹（茜草）行血活血，《名医别录》曰"主止血、内崩下血"，与乌贼骨相伍补血兼行血，调畅经水；桂枝温通经脉，助阳化气；桃仁补血活血润肠，拌阿胶可补血养阴，补而不滞，治产后血虚便难；白芍柔肝止痛，滋阴养血，与桂枝相伍温补脾运，健中而助气血生化；地黄性温，滋阴养血，酒制又增行血之力；甘草调和脾胃。另加柴胡疏肝行气解郁，川楝子疏肝行气止痛，二者共用以除胀痛。因川楝子性味苦寒，恐其伤阳碍胃，故以辛温之吴茱萸拌炒，一可制约其寒凉之性，二可取吴茱萸温肝理气之功。当归补血活血，兼有润肠通便之效；与桂芍建中相伍，则气血双生。产后冲任受损，肝血虚亏，精血同源，肾精定受其累，故加淡苁蓉温肾补精并能润肠通便，巴戟天补肾阳，桑寄生益肾填精，三药合用，共成温固冲任之力。纵观全方，多性温之品，以行气、补血、活血为主，兼顾益肾填精、润肠通便。

产后腹痛辨治以虚实为要，虚则补而调之，实则通而调之，注重调和气血。大便难也是产后常见病，《金匮要略·妇人产后病脉证治第二十一》云："新产血虚，多汗出，喜中风，故令病痉；亡血复汗，寒多，故令郁冒；亡津液，胃燥，故令大便难。"将痉、郁冒、大便难列为"产后三难"，治亦当以补血生津而润肠为要，不可通腑攻逐。本案治法以调肝补冲任为主，并佐当归建中以充根源，用药配伍严谨而周到。

张右，28。四月前流产，产后下虚，风寒虚受，小腹疼痛，迄今未愈，暮夜尤甚，且作鸣响翻腾之状，经以时下，大便干燥，脉沉弦。拟温和舒化法。

柴胡 小茴拌秦归 桂枝 川芎 甘草 白芍 吴萸拌川楝 法夏 青陈皮 巴戟天 枳壳拌於术 苁蓉 鹿角霜 淡生姜

赏析：本病病名"产后腹痛"。《医宗金鉴》说："产后腹痛，不烦不满，里虚也。今腹痛烦满，不得卧，里实也。"患者半产后气血亏虚，冲任不固，风寒乘虚入里，下焦经脉失于温煦濡养，寒则收引，血虚寒凝，寒凝则气滞，故腹中拘急、小腹作痛；寒邪伤阳，阳虚运化无力，故暮夜痛甚、鸣响翻腾；气虚推动无力，血虚津枯，肠道失润，则见大便干燥；脉沉弦为里寒证。病属虚实夹杂，治以"温和舒化法"，即温经散寒、祛瘀通滞。方选温经汤合柴胡疏肝散加减。方中吴萸温散冲任之寒；桂枝温经化气，散寒止痛；当归活血祛瘀，使血中之滞通，并可润肠通便；川芎活血行气止痛，《本草汇言》称其为"血中气药，尝为当归所使要药"；白芍补肝之阴液，以补肝体；法半夏和胃降气，通冲任以调经，燥湿散水以防津液之壅。淡生姜主利气，使气中之滞通；与半夏相伍，可制半夏之小毒。同时半夏主降，生姜主升，升降相投，调理冲脉之气机。甘草益气缓急；柴胡条达肝气疏郁结，与川芎相配，可助解肝经之郁滞，并增行气活血止痛之效；枳壳理气宽中，行滞消胀；陈皮疏肝理气，健脾燥湿。另择小茴香散寒理气止痛；白术健脾益气；青皮疏肝破气化滞；川楝子疏肝行气止痛，吴萸拌炒后可降其寒性；巴戟天、鹿角霜温补肾阳，调补奇经；苁蓉温肾润燥。全方意在"温补"，温通血脉以散寒凝，补血养气以固其本；同时又不忘"疏通"，疏肝理气以通滞止痛。

《金匮要略》中记载了6个产后腹痛的方证，涵盖了产后腹痛虚实寒热的不同证型，提示后人临床应该本着勿拘于产后，勿忘于产后的原则，但亦不可拘泥，当下不下，当补不补，以免犯虚虚实实之戒。简斋先生所用温和疏化法正是通过温养脏腑阳气，疏畅脏腑气血，达到平衡阴阳的目的。因虑其血虚受寒，阳气不足，而舍丹皮、麦冬，用苁蓉、鹿角霜、巴戟天温补奇经；阴津已损，气血瘀滞，而不用破血下瘀之品，合以柴胡疏肝散疏补肝体，养血行气，阳气畅行则血自行。

张右，28。流产后下虚寒湿，服温调奇经之剂，腹痛大减，不似以往之鸣串翻腾，大便解甚费力，脉沉小。

柴胡一钱二分　鳖甲三钱　小茴五分拌秦归二钱　桂枝一钱二分　甘草四分　白芍二钱　苓神各二钱　砂仁四分拌地黄二钱　巴戟天二钱　苁蓉二钱　鹿角霜一钱半　枳壳拌於术一钱五分　吴萸四分伴川楝二钱　淡姜四分　生姜八分　法夏二钱

赏析：本案病名"产后腹痛"。患者流产后耗气伤血，下焦肝肾亏虚，百脉空虚，寒湿乘虚而入，血为寒凝，滞而成瘀，瘀阻冲任，血行不畅，故见腹痛；血遇热则行畅，故温调奇经之剂可缓解患者腹痛；血虚则肠道濡润不及，气虚则肠道传导无力，见大便解甚费力；脉沉小为气血两亏之征。继以温经散寒、养血祛瘀之法，方用温经汤加减。方中吴茱萸功善散寒止痛；桂枝长于温通血脉；当归、芍药养血调肝，配桂枝可活血祛瘀，使瘀去络通。小茴香、巴戟天、肉苁蓉、鹿角霜温补肾阳温调奇经。其中巴戟天兼祛风除湿；肉苁蓉能补益精血，润燥通便；鹿角霜温肾助阳，补而不腻；熟地黄补血滋阴，补精填髓，与化湿行气之砂仁配伍，可防止助湿碍胃。鳖甲滋补肾阴，软坚散结，能活血化癥；肝失条达，气机郁滞，冲任失调，故配伍柴胡、枳壳、川楝子疏肝行气止痛。白术燥湿利水，益气健脾；半夏燥湿化痰，茯神健脾利水宁心安神，生姜、淡姜能温中散寒。诸药合用，共达温经散寒化瘀之效。

本案特点有三：一是使用了多组对药。如小茴伴秦归，小茴香散寒止痛，当归行血补血，二者合用可增强温经散寒活血作用。砂仁伴地黄，砂仁醒脾开胃，主动；熟地黄补血滋阴，主静。二药合用，动静相补，取砂仁行气开胃，除熟地黄滋腻碍胃之弊。枳壳伴於术，枳壳理气宽中，白术补气健脾，二药合用，共达健脾和胃、理气宽中的作用。吴萸伴川楝子，可增强温肝散寒止痛之效。二是调理奇经，主要在于调理冲任督带，从调肝肾、暖胞宫、填精髓、通血脉这几方面着手。选用鹿角霜、鳖甲填精养血；小茴香、肉苁蓉、巴戟天补肾温阳，阴阳气血并补，填精养血；同时配伍辛香之品，使补而不滞，恢复奇经之功。三是顾护脾胃之气，重视脾胃枢机的正常运转，在运用补阳、补血、补气药时，选择平补之品，同时配伍疏肝理气、健脾益气之药，携众法融一方。本案为上案之复诊，因腹鸣痛减，而去原方中川芎、青陈皮，复加鳖甲、砂仁拌地黄以增补养阴血之功。

蒋右，产后七月，迄今常时肢背酸楚，不能多纳，纳则脘腹不舒，或吐清水，易于自汗，凛冷天寒尤甚，头眩目花。气血大虚，虚处风袭。拟方托化。

桂枝　法夏　云苓　秦归　白术　白芍　巴戟天

鹿角霜　会皮白　淡姜　桑枝　寄生

赏析：本病病名"产后身痛"。本案属产后身痛之营卫不和证。产后身痛，俗称"产后风"。《经效产宝》曰："产伤动血气，风邪乘之。"《诸病源候论》中提出："肾主腰脚，而妇人以肾系胞，产则劳伤肾气，损伤胞络，虚未平复，而风冷客之。"患者产后气血大虚，肾气不足，百节空虚，腠理不实，卫表不固，风寒湿邪易乘入虚之地，客于肌肤血脉，气血运行不畅，凝涩不通，兼之肾虚腰府肢节失养，则见肢背酸楚；肾阳不足，胃失温煦则不能多纳，失于通降则脘腹不舒；水谷不化，聚而为饮，寒饮上逆，则吐清水；卫阳不固，则见自汗；凛冷天寒，阳气内损，风邪袭表，营卫不和则自汗；产后气血不足，清窍失养则头眩目花。病机为产后气血亏虚，肾阳不足，风邪外袭，营卫不和。治以"托化"，即补益气血、调和营卫、温阳化饮。方选桂枝汤合苓姜术甘汤、二陈汤加减。处方中桂枝解肌发表，散外感风寒；芍药益阴敛营。二药相合，调和营卫。当归主血虚诸证，配伍白芍，养血和营止痛；白术健运脾胃；云茯苓健脾宁心；干姜温中化饮，温脾助运而使气血生化有源。产后亡血伤精，肝肾虚损。故以巴戟天补肾阳，壮筋骨，祛风湿；桑寄生补肝肾，强筋骨，除风湿；鹿角霜咸温，血肉有情之品，能温补督脉，添精益血。另用桑枝祛风湿，利关节；法半夏、陈皮取二陈汤意，燥湿健脾，降逆止呕。诸药并用，共成调和营卫、建中化饮之剂。

治疗产后病勿拘于产后，勿忘于产后，辨证需分清虚实和气血阴阳，如《景岳全书·妇人规》所云："当随证随人，辨其虚实，以常法治疗，不得执有诚心，概行大补，以致助邪。"叶天士认为，产后病的治疗关键在于温补镇摄奇经八脉。本案产后身痛，简斋先生亦从奇经论治，所用鹿角霜血肉有情之品直入督脉，温补督阳，补阳摄阴，通调奇经气血，并用桂枝汤解肌和营，从而温补督带与调和营卫相结合，即所谓"托化"治法。再配以苓姜术甘汤、二陈汤调和脾胃，温阳化饮。此辨治思路可供我们临床诊治虚实夹杂病证借鉴参考。

邵右，夏初产后失调，阴营久虚未复，濡布不及，肢节常痛，稍劳头痛，舌干便艰。

沙参　秦归　首乌　天麻　桑叶络　川斛　池菊
蒺藜　茯神　生草　白芍　穞豆　女贞

赏析：本病病名"产后身痛"。本案属产后身痛营血亏虚证。患者产后真元大损，营阴未复，筋络肢节失养，则肢节疼痛；血虚不荣清窍，脑失所养，故劳则头痛；血亏津虚，阴伤气耗，肠道失于濡润，故便干难解；阴津亏虚，故舌干。治以滋阴养血，祛风通络，补益肝肾。方选当归饮子合身痛逐瘀汤加减。处方中当归滋阴养血，补肝和络；芍药养血和营，缓急止痛。二者合用补而不滞，行不伤正，共奏补血养血之效。沙参滋阴润肺，清热生津；首乌养血益肝，固精益肾，润肠通便；川石斛养阴生津，补益脾胃，强筋壮骨，《本草汇言》称其为"培养五脏阴分不足之药"；穞豆滋阴养血，平肝益肾；女贞子味苦平，补肝肾，强腰膝，《神农本草经》云其"主补中，安五脏，养精神，除百疾"；茯苓渗湿健脾；茯神味甘性平，宁心安神，健脾补中；天麻化痰息风；桑叶疏风润燥，而取其络行肢节，故用桑络通络；白蒺藜柔肝息风，池菊花散风清热，平肝明目，二药与天麻相配，平肝风止头痛；生甘草益气固表，健脾扶正。

傅青主云："产后因虚致瘀，经络多阻滞，则筋牵脉引，骨节不利。"指出产后身痛因产后体虚，气血虚弱；加之调摄不慎，外邪入于肌腠、筋脉、经络及骨节，气血运行不畅，不荣加之不通故而疼痛。此病多为气血不足、感受外邪所致的虚实夹杂证，治疗上"勿拘于产后，亦勿忘于产后"，以补虚为本，祛邪为标。养血不忘理气通络，祛邪不忘补虚扶正。正如《沈氏女科辑要笺正》中所云："此证多血虚，宜滋养，或有风寒湿杂至之痹，以养血为主，稍参宣络，不可峻投风药。"产后身痛，虽症状类似"痹证"，但产后身痛多与虚与瘀相关，而痹证则多与外邪侵袭最为密切，简斋先生在治疗时标本兼治。在补血和营的基础上，加入一些疏风通络之品，选用养血祛风之当归饮子为基础方。因本案以阴血不足而生内风为主，故未用辛燥祛风之品，而以阴柔之药滋补营阴。其思路缜密，用药恰当，值得后人借鉴。

陈右，产后气不摄血，哺乳经事仍行，淋久始净，眠食如恒，神气疲乏，易于咳嗽，声带不扬，月余未复。拟益气托化法。

防风拌芪　沙参　苏桔梗　秦归　桂枝　甘草

白芍　法夏　寸冬　苓神　远志　橘络　寄生

赏析：本病病名"产后出血"。患者产时用力耗气，损伤冲任、胞脉；或产伤出血，耗损元气，以致气不摄血。气不摄血，冲任不固，哺乳经事仍行而淋漓；气虚则神疲，倦怠乏力；肺气亏虚，气失宣肃，声道失于宣畅，则见易于咳嗽、声带不扬。治以益气养血，宣肺清音。方用当归建中汤合清金益气汤加减。方中黄芪益气固表，防风祛风解表，二者合用，具有益气固表之效，并增黄芪补气之功；沙参清热养阴，润肺止咳，与麦冬配伍清养肺胃，防半夏之温燥；苏梗、橘络行气宽中；桔梗宣通肺气，清利咽喉；当归补血活血，调经止痛；桂枝益气温阳，和血通经；芍药养血和营而通血痹，与桂枝合用，调营卫而和表里，健脾胃而助运化；寸冬、法半夏养阴润肺，降逆下气，补而不滞，二药相反相成；茯苓、茯神、远志宁心安神；桑寄生补肝肾而固冲任；甘草滋阴益气和中，调和诸药。

妇人产后哺乳，阴血随气上行而化乳汁故停经。今气虚不能摄血，阴血下行而成淋漓，治疗当以补气摄血为主。当归建中汤出自《千金翼方》，主治"产后虚羸，腹痛疼痛不止，吸吸少气，或小腹拘急，痛引腹背，不能饮食"。以小建中汤温中补虚，和里缓急；加当归补血活血。黄芪与沙参相配使用，见于清代张锡纯《医学衷中参西录》清金益气汤。全方补肺气养肺阴清肺热，用于治疗尪羸少气、劳热咳嗽、肺痿失音诸证。二方并用，可达益气养血、气血并补之效，对于里虚夹有外感之证，合以祛风解表、宣肺理气之剂，有补虚泻实作用。简斋先生常在此合方基础上加减化裁：对于气阴两虚的咳嗽、失音、喑哑等症，以黄芪、沙参配伍，补肺气养肺阴；咳嗽痰湿者，理气化痰，用二陈汤、桔梗、贝母之类；产后血虚者，以当归、白芍、桑寄生之类养血；兼有外感风邪者，加入祛风之防风、桂枝。所谓"益气托化"，即扶助正气以托邪外出。

王右，33。产后两阅月，血贫气弱，布化不及，胸背周围胀闷如束，唇麻及腿腹皮作木，面色无华，脉小，舌淡，服调化之剂未效，拟从气不布血论治。

羌防风　生芪连皮　柴胡　秦归　川芎　白芍
法夏　苓神　会皮络　苏桔梗　甘草　枳壳
桑枝　寄生　白蒺藜

赏析：本病病名"产后虚羸"。患者生产，耗血伤气，血贫气弱，布化不及，无以濡养四肢百骸、五脏六腑。气血不布，血滞不行，血滞气郁，气不得畅，则胸背周围胀闷如束；气血亏虚，不得滋养，口唇失于濡养，则唇部发麻；下肢腿部气血不得行，则腿麻；肌肤皮毛不得气血濡润，则腹部皮肤作木；气血亏虚，头面舌体不荣，则面色无华、舌体淡；脉道气血亏虚，则脉小。治以益气补血通络，方用增损柴胡汤合防风根汤加减。方中生芪连皮为补脾益气之良药，主补气而生血。秦归补血和血，调经止痛，为补血良药，又为妇科调经之常用药；与黄芪配伍，益气补血，气血双补。川芎为血中气药，活血行气，祛风止痛，温通血脉；柴胡辛散理气，以助药力到达四肢关节，与川芎相伍使用，加强行气活血之功效；白芍养血调经；羌活、防风祛风解表，胜湿止痛，止痉，可祛除表里之风邪；会皮络通络，加强防风祛除在肢体经络之风邪；半夏燥湿行气，枳壳理气行滞，与会皮络共奏通行气血之功效，使诸药补而不滞；桑枝祛风湿，利关节，祛除在体之风邪，合防风加强祛风胜湿、通络止痛作用；苓神补脾益气，安神益脑；苏桔梗行气宽中；寄生补肝肾，强筋骨；白蒺藜疏肝行气，使肝血得行，肝气得畅；甘草调和诸药全方益气养血药与风药相配，故曰"拟从气不布血论治"。

产后病的病机可归纳为三个方面：一是亡血失津，由于分娩用力，出汗和产伤或失血过多，使阴血骤亏；二是瘀血内阻，产后余血浊液易生瘀滞，或胞衣残留，或感染邪毒，均可导致瘀血内阻；三是外感六淫或房事所伤，产后气血俱伤，元气受损，所谓"产后百节空虚"，稍有感触或生活失慎，则致产后诸病。本案病机为血贫气弱，气不布血。故治疗以补气血、益肝肾、调畅脾胃气机为主，并佐入风药通络以助气布血、营行肌肤。用药轻清灵动，补而不滞。

戴右，36。产后二月有余，子宫气失收摄，腹部隆大，消又渐起，两旁少腹窜痛，痛时喜按，连及腰酸，舌苔淡白。兼见寒热，势虽轻微，汗泄甚多。治以和化。

柴胡　当归　川芎　桂枝　牡蛎　甘草　白芍

法夏　苓神　於术　巴戟　吴萸拌川楝皮　会皮

白　寄生

赏析：本病病名"产后积聚"。患者因产后血损气伤，"子宫气失收摄"，气血搏结而成积聚之证。《证治准绳女科·产后门·积聚》云："产后血气伤于脏腑，脏腑虚弱，为风冷所乘，搏于脏腑，与血气相结，故成积聚块也。"肝胆之气不舒，故可见两旁少腹窜痛；气滞于腹则腹部隆大，气通则隆大自消；气血亏虚，瘀滞不通，故痛时喜按；肾精失充，则连及腰酸；气血不足，营卫不和，故兼见寒热；气虚不摄，津液外泄，故虽寒热轻微而汗泄甚多。总由气血失和所致，"治以和化"，即疏肝理气、调和营卫、化聚止痛。方选柴胡疏肝散合桂枝汤、健固汤加减。方中柴胡疏肝理气，与川楝皮共用，加强疏肝理气之效，以消聚止痛；川芎活血行气，善通达气血，为妇科活血调经之要药；当归为补血要药，既可补血又可活血；白芍养血补血，柔肝止痛，与当归配伍以加强补血作用；桂枝辛散温通，与辛散之法夏、吴茱萸合用，可助行气活血、温通经脉之功；合白芍，又可调和营卫，以治恶寒发热之证；牡蛎味咸而涩，收敛固涩，配桂枝、白芍调营卫而收敛止汗；会皮白、白术燥湿健脾；茯苓、茯神补脾渗湿，宁心安神，补后天之脾土以助气血化生之源；桑寄生补益肝肾，巴戟天温肾益精，二药共成温补冲任之功；甘草调和诸药。诸药合用，共达疏肝理气、调和营卫、化聚止痛之效。

《景岳全书》云："产后气血俱虚……但当随证随人，辨其虚实，以常法治疗，不得执有诚心，概行大补，以致助邪。"治疗产后病，选方用药，必当兼顾气血，行气勿过于耗散，补血勿过于滋腻，寒证不宜过用温燥，热证不宜过用寒凉，需因人制宜，灵活掌握，随证治之。本案用药以疏和气化为主，使脾运正常而气血生化有源，从而避免补益之品助滞而不利积聚之消除、消聚之剂通利而不利于产后气血不足之证。

五

其他妇科杂病

（计3案）

杨右，35。婚后久不受孕，期尚准，量甚少，色亦紫黯。时觉形寒，肩髀尤甚且酸，劳则心惕，脉小。气贫血弱，治以益气布血。

羌活　防风拌芪　秦归　桂枝　牡蛎　甘草　白芍　川芎　法夏　苓神　枣仁　会皮络　寄生　小红枣

赏析：本病病名"不孕"。病机总属肾气不足，冲任气血失调。《医宗金鉴》云："女子不孕之故，由伤其任冲也。"肾气不足，冲任虚衰不能摄精成孕，故婚久不孕；气贫阳虚则内寒，气血运行受阻，天癸不充，冲任血海空虚，故月经量少且经色紫黯；气血亏虚，正气不足，风寒湿之邪趁虚侵袭肌表，则时觉形寒且酸；气血不足，则无以充养心气，劳则耗气，故而心惕；脉小主虚。治以温补养血，祛风散寒。方用羌活胜湿汤合归芪建中汤、二陈汤加减。方中用羌活辛散祛风，味苦燥湿，性温散寒，善祛上部风湿；伍防风增强祛风胜湿之效；佐以川芎活血行气，祛风止痛。三药合用，共奏祛风胜湿之效，使客于肌表之风寒湿邪随汗而解。当归养血和血；桂枝温经散寒，温通经脉；白芍养血和营，助当归补益营血；小红枣、甘草益气健脾养，既合归芍以补营血，又合桂枝辛甘化阳而助补气之力；半夏、陈皮、茯苓乃二陈汤意，健脾和胃，理气渗湿；女子不孕，气血不足，脾为后天之本，故用黄芪补气健脾，与二陈汤共奏健脾助运以利气血生化之源。《景岳全书》云："女人以血为主，血旺则经调而子嗣，身体之盛衰，无不肇端于此，故治妇人之病，当以经血为先。"黄芪配当归，可补气生血；牡蛎合茯神、枣仁，皆可安神定志，神定则心气充盈，血脉充足；与桂枝、当归相配，治其心惕、脉小。桑寄生补益肝肾，以滋先天之本；甘草调和诸药。全方先天后天兼顾，风药与滋补药相伍，外清内补，使肾气得充，脾气充盈。

本案病机为气贫血弱，适感风邪，故治疗以益气养血为主，兼以祛风，标本同治。处方用归芪建中汤补养气血健中，使气血生化有源；用二陈汤调畅气机，并防补益之品助湿而恋邪。另配羌活、防风祛风，牡蛎、枣仁安神，桑寄生补下焦冲任。这种组合，体现了简斋先生一贯的临证处方原则，即在补益方中或在复方大法中佐以二陈汤意，使脾健气机调畅而药中病所。本案处方未用大剂补肾之药，而是以健中为中心思路，实乃孟河医派"以后天补先天"的手法。

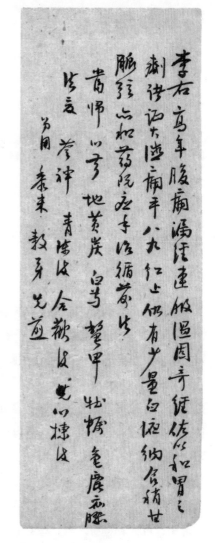

李右，高年腹痛漏经，连服温固奇经、佐以和胃之剂，诸症大减，痛平八九，红止，仍有少量白液，纳食稍甘，脉弦亦和。药既应手，治循前法。

当归　川芎　地黄炭　白芍　鳖甲　牡蛎　龟鹿二仙胶　法夏　苓神　青陈皮　合欢皮　川楝皮

另用黍米、谷芽先煎。

赏析：本病病名"经断前后诸证"。患者高龄，肾气不足，精血渐亏，冲任失养，"不荣而痛"，故为腹痛；肾阴不足，天癸渐竭，封藏失司，冲任失调，经血失制而致漏经；脾为后天之本，肾中之精、肝藏之血全赖于水谷精微化生，脾胃失调不仅致使纳食不甘，亦致气血不充，奇经失养，而出现崩漏。前服"温固奇经、佐以和胃之剂，诸症大减""药既应手，治循前法"，即继用温固奇经、佐以和胃之法。方选四物汤合龟鹿二仙胶加减。方中当归益气养血；川芎理气活血通经；地黄炭养血止血；白芍既养血调经，柔肝止痛，又平抑肝阳；川楝皮疏肝行气止痛；青皮疏肝破气；合欢皮宁心安神；茯神健脾安神。《临证指南医案》曰"滋填阴药，必佐介属重镇"，即以血肉有情之品以填精，介类以潜阳，重镇以下达，既使肝肾得以补益，又助补之精因介类的固摄作用而不至于重泄。故方中用介类鳖甲滋阴，牡蛎潜阳；鹿角胶温补肝肾、益精养血，龟板胶滋阴养血止血，二药均为血肉有情之品，补肾益髓以生阴阳精血；枸杞子，可助二胶滋补肝肾精血；人参大补元气，与鹿龟二胶相伍，既可补气生精以助滋阴壮阳之功，又能借补后天脾胃以资气血生化之源；法半夏、陈皮、茯神为二陈汤意，理气和胃，健脾助运。另加黍米、谷芽煎汤代水，以助健脾之效。诸药成方，阴阳并补，脾肾兼顾，共成填精补髓、温固奇经、健脾和胃之功。

此例为复诊案，患者前服温固奇经剂，诸症大减，故仍循前法，以滋肾填髓为主，重镇潜阳为辅，兼以健脾和胃。《妇人规·经不调》云"调经之要贵在补脾肾以资血之源，养肾气以安血之室"，故以脾肾同治之法。简斋先生临证喜用二陈汤加减，以顾护脾胃。此外，该案处方还用龟鹿二仙胶成药入煎剂，既取成方之效，温固奇经，阴阳并补；又用单药配伍以健脾和胃，补益气血。既避免胶类药炮制煎煮之烦琐，又药简力宏，使用方便。这也是简斋先生临证处方常用的特色方法。

王右，28。产后气弱，阴挺下坠如菌，不痛。前用益气托化之剂，红止带少，余无进退。治再原法。

升麻　柴胡　别直参　天生术　黄芪　甘草　白芍　陈皮　寄生　牡蛎

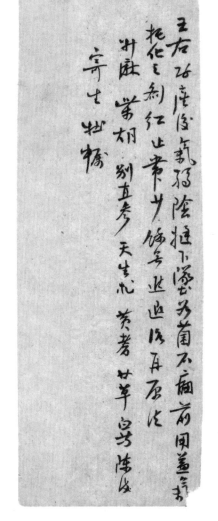

赏析：本病病名"阴挺"。本案属阴挺之中气下陷证。《诸病源候论》云："胞络伤损，子脏虚冷，气下冲则令阴挺出，谓之下脱。亦有因产而用力偃气而阴下脱者。"患者产后脾气虚弱，脾虚则清阳不升，中气下陷，冲任不固，提摄无力，导致子宫脱垂，阴道壁膨出。前用益气托化之剂，补气固脱化湿，红止带少。"治再原法"，即补中益气、升阳举陷。方用补中益气汤加减。方中黄芪补中气，固表气，且升阳举陷；别直参大补元气，甘草补脾和中。如《医宗金鉴》所云："黄芪补表气，人参补里气，炙草补中气。"三药合用，可大补一身之气。佐以白术补气健脾，助脾运化，以资气血生化之源；白芍养血调经，使气有所依，补而不散；陈皮理气和胃，使诸药补而不滞。更加升麻、柴胡升阳举陷；与人参、黄芪配伍，可升提下陷之中气。《本草纲目》云："升麻引阳明清气上行，柴胡引少阳清气上行。此乃禀赋虚弱，元气虚馁，及劳役饥饱，生冷内伤，脾胃引经最要药也。"桑寄生补益肝肾，牡蛎潜阳固涩，二药补涩并用，入冲任奇经，固涩下焦。诸药并用，共成补中益气、升阳举陷之效。

妇女子宫下脱，甚则挺出阴户之外，或阴道壁膨出，前者为子宫脱垂，后者为阴道壁膨出，统称阴挺，因多发生在产后，故又称"产肠不收"。《景岳全书·妇人规》中云："此或因胞络伤损，或因分娩过劳，或因郁热下坠，或因气虚下脱，大都此证。"阴挺以虚证为主，治以"陷者举之""脱者固之"为原则，益气升提，补肾固脱，或补脾或固肾或者脾肾同治。合并湿热者，辅以清热利湿。本案处方中所列方药，参、芪、术、草为补益中气之用，选别直参则表明治疗此类中气下陷证需要较强的补气之力；加阴柔之白芍于大队阳药中，使补气不过于燥散，并与甘草相配而有缓急之功，使阴挺下坠敛收先引，利于升提；桑寄生与牡蛎固下焦而引药力入奇经，使所补之气下沉于小腹胞宫而不上浮，配以升麻、柴胡之升清而上提阴挺。全方配伍构思精巧，药简而力宏。

玖

外科、皮科病证

一

概述

本章节收录了张简斋治疗外科和皮科医案 25 例，其中外科病证包括瘰疬 6 例、胯核 1 例、乳癖 2 例、丹毒 2 例、疝气 2 例、其他疾病 3 例，皮科病证包括湿疮 6 例、瘾疹 2 例、风疹 1 例。简斋先生虽然擅长诊治内科及妇科疑难病症，但对一些外科病证及皮科病证的诊治也有独特见解，现概述如下。

1. 痰气交阻聚而成块，疏肝化痰以气畅结散

瘰疬、乳癖、疝气是外科常见的以局部结块为特点的病证。瘰疬常因情志不畅，肝气郁结，气滞伤脾，以致脾失健运，痰湿内生，结于颈项而成。足厥阴肝经，入于期门穴，穴在乳下，故乳房疾病多从肝经辨治。肝气郁结，久郁化热，灼津为痰，气滞、痰凝、血瘀结于乳房，形成乳癖。肝之经脉络阴器，前人有"七疝主于肝经"，所以谓诸疝不离乎肝。疝气、偏坠多因肝之气机受阻，郁而不发，气胀流窜，不通则痛。简斋先生治疗该类病证常从疏肝着手，选用柴胡疏肝散、顺气逍遥散、旋覆花汤等加减以调畅气机，并根据病证特点，配伍理气散结、化痰散结、软坚散结、活血散结。理气散结，选用柴胡、香附、旋覆花、橘络、苏梗等；治疗瘰疬则常结合化痰散结，选用昆布、海藻、桔梗、川贝、浙贝、瓜蒌等；软坚散结，选用消瘰丸、牡蛎、蛤壳等；活血散结，配合赤茯苓、赤芍、当归尾、桃仁、丹参、路路通等。

2. 热毒壅盛则红肿热痛，清热解毒和络消肿

红肿热痛是外科病证常见的临床表现，无论热毒壅盛的胯核，湿热夹风的丹毒，或是湿热下注的痔，均离不开热毒壅盛。简斋先生常用仙方活命饮、栀子豉汤加减以清热解毒，并配合软坚散结治疗胯核。《妇人大全良方》谓仙方活命饮能治"一切疮疡，未成者即散，已成者即溃，又止痛消毒之良剂也"。外科治痈，有消、托、补三法，仙方活命饮则为消法之首选。简斋先生在本章医案中以二妙丸治疗湿热内盛的丹毒；而对"平素嗜酒，湿热交炽"，下注大肠"致生痔疾"

者，则拟当归拈痛汤之意，主治以清热利湿、消肿止痛，常用药有忍冬藤、连翘、山栀、黄芩、黄柏、苦参、生甘草节等。

3. 湿疮瘾疹多由风邪湿热浸淫，清热化湿尤擅用"风"药

对外受风湿热邪，浸淫肌肤，发为水疱、肌肤瘙痒的湿疮患者，简斋先生总结其病机及治则是"风胜为肿，郁久为热，治以凉血清络法"。对"风湿合病"致"周身肿痒溃破流水"者，"治以托化风湿"，即疏风泄热、凉血和络；对"湿热素盛"而致"头面身背发见红颗"者，则"治以清疏"，即疏风清热。善用风药是简斋先生治疗湿疮瘾疹的重要特点，如羌活、防风、荆芥、蔓荆子、白蒺藜、地肤子、白鲜皮，以及血中风药川芎之类，并根据具体病证提出了"风胜托化""风胜疏化""风胜疏导""风胜和络"等治法。

"风胜湿"最早见于《素问·阴阳应象大论》："湿伤肉，风胜湿。"据五行理论，风者五行属木，湿者五行属土，木能克土，故风能胜湿。风药是一类辛香发散或走窜开泄，具有祛风除湿行气等作用的药物，如防风、羌活、葛根、藿香、紫苏、荆芥等。由于湿疹多由感受风湿热邪而发，常表现为瘙痒难耐，具有风邪善行数变的特征，用风药不仅可以祛风止痒，还能燥湿胜湿、凉血止痒；并且风药善行，能引药上行，散头面之邪；引药走表，祛邪于外。

4. 脏腑气血失调乃病变之本，调理内在正气巩固其根

"有诸于内，必形诸外"，外科疾病仍当遵循脏腑气血辨证施治。《金匮要略·血痹虚劳病脉证并治》说："马刀侠瘿者，皆为劳得之。"劳伤正气，脏腑气血不足，常为瘰疬的发病基础。如588刘左案，"咳已见愈，颈项瘰疬无显著进退"，是为肺失宣肃，脾失健运，痰湿内生，瘰疬结于颈项，久之则耗伤气血，气血瘀滞；故治拟养血活络，化痰散结；方选四物汤调养气血，并结合消瘰丸加减消瘰散结。592陈妪案，"有年血虚肝旺，偏右乳房结核"，"治当和养疏化"，选用

旋覆花汤合桃红四物汤祛邪扶正。593 范小姐案，"女子本质太弱，血虚气结，脉络失和，偏左乳房结核"，治拟养血柔肝，通络止痛，方选柴胡疏肝散合四物汤加减，常用补气养血扶正药物有生黄芪、茯苓、茯神、地黄、当归、白芍、川芎等。此外，对瘰疬久病见阴虚内热者，常用养阴清热药物，如生地、白芍、白薇、川石斛、首乌、鳖甲、蛤粉等。

二

外科病证

（计16案）

叶君，先天湿热重，兼之所欲不遂，两耳后项间肿大如茄，不痛，皮色不变，已延两阅月。此即《金鉴》所载之马刀侠瘿症也。

柴胡　瓜蒌　归尾　香芷　川贝　陈皮　香附

草节　元参　牡蛎

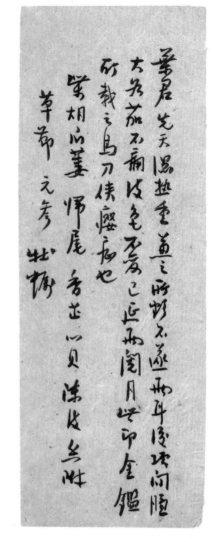

赏析：本病病名"瘰疬"。《金匮要略·血痹虚劳病脉证并治》云："人年五六十，其病脉大者，痹夹背行，苦肠鸣，马刀侠瘿者，皆为劳得之。"结核生于腋下为马刀，生于颈旁为侠瘿。病因为先天湿热重，兼之所欲不遂。患者湿热偏盛，蕴而伤脾，脾失健运，加之气机不畅，痰湿内生，随经络循至颈部，痰凝气结而成结块，故经过2个月后，项间肿大如茄；病在初期，尚未化热，故皮色不变、不痛。治拟疏肝理气，化痰散结。方选消瘰丸、顺气逍遥散加减。消瘰丸出自《医学心悟》，功能清热滋阴、化痰散结，主治肝肾阴虚所致瘰疬。顺气逍遥散出自《外科集腋·卷四》，功用调和肝脾。案中处方以当归、香附养血柔肝；柴胡疏肝解郁；瓜蒌化痰散结；陈皮、白芷行气；玄参滋阴降火；川贝解郁散结，化痰消肿；牡蛎益阴潜阳开郁；甘草节清热解毒，调和诸药。全方共奏疏肝理气，化痰软坚之效。

《外科正宗》根据外科病证初起、成脓、溃后三个发展阶段，提出消、托、补三个治则。本案虽已延两月，但局部仍不痛，皮色不变，当属瘰疬初期，立法以内消为主，即使不能消散，也可移深居浅，转重为轻。气血凝滞是外科病理变化中的一个重要环节，本案处方简斋先生除选用了消瘰丸中的玄参、牡蛎、贝母清热化痰，软坚散结，消减瘰疬；还配合顺气逍遥散中的主药柴胡、瓜蒌、归尾、陈皮等，从气血痰瘀论治瘰疬，为我们现在诊治临床常见的甲状腺结节、肺结节、乳房结节等病证开启了思路。

陈小姐，稚年真阴不足，肝脾不和，头项腿胯核如樱桃，移动无定，日来脘腹常作轻微串痛，舌尖芒刺，中呈裂痕。

桑络　蒺藜　蛤壳　白芍

赏析：本病病名"瘰疬"，属痰气交阻证。瘰疬是好发于颈部淋巴结的慢性感染性疾病，因其结核累累如贯珠之状，故名瘰疬。常见于体弱儿童或青年，好发于颈部及耳后，起病缓慢。初起时结核如豆，皮色不变，不觉疼痛；以后逐渐增大，并可串生，溃后脓液清稀，夹有败絮样物质，往往此愈彼溃，形成窦道。

中医认为，女子以肝为先天。若先天真阴不足，或加之长期忿郁恼怒或忧愁思虑，肝气失于条达，气机郁滞，则津液不得正常输布，易于凝聚成痰，气滞痰凝；或脾胃亏虚，脾失健运，不能运化水湿，聚而生痰，壅结颈项、腿胯部而成痰核。由于气滞痰阻，肝脾不和，故痰核累累、移动无定、日来脘腹常作轻微窜痛；患者本就真阴不足，阴虚内热，故舌尖芒刺、中呈裂痕。治拟行气化痰散结，兼以养阴清热固本。简斋先生在本案处方中仅用四味药。白芍苦酸，微寒，归肝脾经，可养阴柔肝止痛，破坚散结，《神农本草经》谓其："主邪气腹痛，除血痹，破坚积，寒热疝瘕，止痛，利小便，益气。"白蒺藜，《神农本草经》谓其"主恶血，破癥结积聚"，《本草便读》云："白蒺藜，善行善破，专入肺、肝，宣肺之滞，疏肝之瘀。"《本草新编》云："白蒺藜善破癥结。"可见白蒺藜在本方中起疏肝理气止痛，破结消积的作用。海蛤壳味咸，平，可清热化痰，软坚散结，为治痰核、瘰疬、瘿瘤之常品。《药性论》谓其可"治水气浮肿，下利小便，治嗽逆上气，项下瘿瘤"。桑络疏风清热，和络散结。四药合用，行气化痰散结，兼以养阴清热固本，药简力专。

谷右，素体血亏，肝木侮胃，气失下降，颈项结核年余之久。迩后胸闷脘嘈，呕吐方快，咽嗓阻窒，脉弦劲，心悸，口干。议以抑木和胃。

旋覆花　蛤壳　白芍　沙参　法夏　苓神　枳壳
橘络白　苏桔梗　竹茹　戊己丸　大贝

赏析：本案病名"瘰疬"。患者素体血亏，肝失所养，肝气郁结，气滞伤脾，以致脾失健运，痰湿内生，结于颈项而成颈项结核；阻于咽喉，则觉咽嗓阻窒。肝木侮胃，肝胃失和，故胸闷脘嘈、呕吐方快；中土运化失常，水谷精微无以上承，则口干；饮食水谷无法化赤为血，加之素体血亏，血不养心，故心悸；肝木失于条达，则脉弦劲。总属气郁血亏。治拟抑木和胃，疏肝养血，健脾化痰。方选枳桔二陈汤、戊己丸加减。

枳桔二陈汤出自《喉科紫珍集》，主治"七情之气，结成痰气，形如梅核；或如破布棉絮，在咽喉之间，咽不下，咯不出；或中脘痞满，气不舒畅，痰涎壅盛，上气喘息；或因痰饮恶心"，于本案脾虚肝郁、痰气交阻之瘰疬甚合。因脾喜燥恶湿，法夏合茯苓健脾下气，化痰祛湿；苏梗、桔梗合枳壳具有理胸膺、祛积滞的功效；旋覆花，《本经逢原》谓其"升而能降，肺与大肠药也。其功在于开结下气，行水消痰，治惊悸，祛痞坚，除寒热，散风湿，开胃气，止呕逆，除噫气"；蛤壳清热利水，化痰软坚；白芍柔肝养血；胃喜润恶燥，故加沙参、大贝滋养胃阴；橘络是橘子外面白色的网状筋络，长于通络化痰，顺气活血；橘白是橘皮里层白色者，长于健脾开胃，调畅气机；竹茹清热化痰；茯神健脾宁心；戊己丸具有泻肝和胃之功效。

瘰疬常因情志不畅，肝气郁结，气滞伤脾，以致脾失健运，痰湿内生，结于颈项而成。日久痰湿化热，或肝旺侮胃；或肝郁化火，下烁肾阴，热胜肉腐成脓；或脓水淋漓，耗伤气血，渐成虚损。本案之瘰疬尚属初期阶段，以气滞痰凝为主。故简斋先生以枳桔二陈汤加减疏肝行气，通络散结，健脾化痰；戊己丸泻肝和胃，清热与开郁并重，辛开苦降，肝胃同治。共奏抑木和胃、疏肝养血、健脾化痰之效。

刘左，22。咳已见愈，颈项瘰疬无显著进退，近经医院检查，肺部良好。治当养血软坚，散结活络。

当归　川芎　地黄　白芍　草节　白芷　川浙贝
牡蛎　元参　桔梗　淡海藻　淡昆布

赏析：本案病名"瘰疬"。乃因肺失宣肃，经治咳愈，但肝气郁结，气滞伤脾，脾失健运，痰湿内生，结于颈项，瘰疬无显著进退，久之则耗伤气血，气血瘀滞。治拟养血活络，化痰散结。方选四物汤合消瘰丸加减。四物汤功用养血活血。药用当归补血活血，川芎活血行气，生地滋阴养血，白芍补血和营，四物相伍，补中有通，滋阴不腻，温而不燥，阴阳调和。消瘰丸功用清润化痰，软坚散结。方中玄参滋阴降火，苦咸消瘰；贝母化痰消肿，解郁散结；牡蛎育阴潜阳，软坚消瘰。另合海藻、昆布软坚散结，化痰消瘰；白芷辛温入阳明经，祛风燥湿，消肿止痛；桔梗辛平入肺，行气散结。诸药并用，共成养血活络、软坚散结之功。

宋代陈自明《外科精要》认为："若瘰疬寒热焮痛肿赤，乃肝经气病，当清肝火以养肝血。若寒热既止而核不消，乃肝经之血亦病也，当养肝血以清肝火。若初如豆粒着于筋肉，色不变，内热口干，精神倦怠，久不消溃，乃肝脾亏损，当健脾土，培肝木。"明代陈实功《外科正宗》则强调辨证论治，认为："所得此者，精血俱伤，先养正气，次治标病。"并明确指出："散肿溃坚，服药不效，当外治引流吸脓以泄毒外出为第一要。"本案治瘰，简斋先生将调整内在脏腑功能与消散痰凝血瘀相结合：①养血活血，以四物汤养肝血，和肝木，活血化瘀，调和气机升降；②软坚散结，以消瘰丸全方，清润化痰，软坚散结；③化痰散结，选用昆布、海藻、桔梗、川浙贝等化痰散结。整首处方从瘀、从结、从痰入手，消补兼施，实为消瘰之良方也。

谷右，38。颈项结核，两旁如卵，为日已久，近经诊治，结核稍见活动，但仍连及头部，掣痛，大便秘结旬余，不咳而脘次嘈杂，嘈甚呕吐，吐痰如胶，食饮不佳，脉虚弦。治再和养舒化。

天麻　池菊炭　当归　白芍薇　法夏　苓神　会
皮络　桔梗　川斛　首乌　桑络　芝麻　浙贝
怀膝　稽豆

另黍米、谷芽先煎。

赏析：本案病名"瘰疬"。患者颈部结核日久，肝郁化火，灼伤肝阴，致阴虚火旺，炼液成痰，而致瘰疬内生；肝阴不足，筋失所养，故见颈部掣痛；阴虚而内热，伤津，故大便秘结；肝火犯胃，脾胃失运，故食饮不佳，脘次嘈杂；胃失和降，胃气上逆故呕吐；脉虚弦为正虚而夹痰之征。如《景岳全书》所言："瘰疬之病，属三焦肝胆等经风热血燥，或肝肾二经精血亏损，虚火内动，或忿怒忧思，气逆于肝胆二经。"本案治疗大法为清肝养阴以去其因，化痰散结以解瘰结，方选天麻汤合二陈汤加减。《审视瑶函》之天麻汤由天麻、菊花、当归、川芎、白芍、甘草、羌活组成，主治郁邪蒸逼之白珠俱青症。处方中天麻、菊花、白薇、桑络以清肝火；当归、白芍、川斛、首乌、芝麻、怀牛膝、稽豆以补益肝肾，滋阴养血；半夏、茯苓、陈皮、浙贝母以健脾化痰软坚；黍米、谷芽调和肾气；桔梗载药上行而达病所。诸药配伍，攻补兼施，用药平和，刚柔相济。另配二陈汤燥湿化痰，健脾理气。既有助于消除有形之痰聚瘰疬；又可调畅气机，健脾助运而防滋补阴血之品碍胃恋邪。另煎黍米、谷芽消食开胃，振奋脾胃之气，有助药力运行。

《素问病机气宜保命集·瘰疬论》曰："夫瘰疬者，经所谓结核是也。或在耳前后，连及颐颌，下连缺盆，皆为瘰疬。"本病初期一般无全身不适，中期可有轻微发热、胃纳不佳等，后期日久不愈，可有潮热骨蒸、咳嗽盗汗等肺肾阴亏之证，或面少华色、精神倦怠等气血两亏之证，或腹胀、纳呆、便溏等脾虚失运之证。若先由肺肾阴亏所致者，则此等全身症状初期即可显现。本案简斋先生治以"和养舒化"。所谓"和养"，即补益肝肾、滋阴养血、扶助正气；"舒化"，即清泻肝火、化痰散结以解瘰结，祛除病邪。如此标本并治，通过调理内在脏腑气血运行，而治疗外在之病变。

刘左，22。咳痰已久，渐至淋巴结核，项之两旁有核如球而不痛，脉弦数，舌本淡红。治以柔养和络，久延非宜。

沙参 天麦冬 紫菀 苓神 橘络 川浙贝 白芷 红花 牡蛎 桔梗拌甘草 白芍 蛤壳

赏析：本案病名"瘰疬"。因久咳肺之气阴亏耗，肝木偏旺，痰气阻络，瘰疬而生。《金匮要略·血痹虚劳病脉证并治》曰："马刀侠瘿者，皆为劳得之。"肺为娇脏，咳痰日久，肺气受损，宣降失司，气机不畅，木气偏盛，痰气凝结于肝经循行部位，渐至淋巴结核，项之两旁有核如球，而火热不盛则不痛；脉弦数，舌本淡红，乃气阴亏虚、痰气交阻之征。患者久病入络，病属难治，延误治疗则预后不良，简斋先生"治以柔养和络"，即以益气养阴、化痰行气、软坚和络为法。不可过用滋腻以免化湿生痰，也不可过于温补防其伤阴及壅滞气机，故以扶正固本柔养为主。方选《温病条辨》沙参麦冬汤加减。方中沙参补肺养阴，《神农本草经百种录》言："沙参为肺家气分中理血之药，色白体轻，疏通而不燥，润泽而不滞，血阻于肺者，非此不能清也。"天冬、麦冬养阴润燥，清肺化痰，《本草求真》云："麦冬专入心肺，有类天冬，然麦冬甘味甚多，寒性差少；天冬所主在肺，而麦冬所主，则更在肺而在心。"紫菀润肺下气，化痰止咳；茯苓健脾渗湿，茯神安神定志；橘络理气化痰通络，《纲目拾遗》曰其"通经络滞气、脉胀，驱皮里膜外积痰，活血"，配桔梗、甘草以化痰利气；川浙贝清热化痰，川贝偏于甘润，浙贝有辛散之气，开郁散结，治痰气郁结；红花、白芷活血和络，行气散结；牡蛎、蛤壳软坚散结；白芍养血柔肝。

《疡医大全》曰："凡颈项眉颊，结核久凝，皆为气血太虚，切勿攻克。"又曰："治宜养阴和肝，理脾舒郁，化痰清利，切勿徒事克伐，以损真元。"简斋先生遵叶天士"心肝为刚脏，可受柔药"（《临证指南医案》）之意，而肺为娇脏，偏喜柔和，故用沙参、天冬、麦冬、川贝母以柔金宁肺；红花配伍养阴药辛柔通络。诸药合用，以达柔养和络之功。

草节　豆卷　山栀　大贝　荷筋

忍冬藤　连翘　赤苓芍　归尾　白芷　花粉　生

结。

朱左，胯核渐消，热平未净，唇燥口干，舌上薄赤，头眩，脉弦数。治以疏和营络，佐以软坚散

赏析：本案病名"胯核"。此为腹股沟部位出现的淋巴结肿大，多因热毒雍聚，营气郁滞，痰凝血瘀，聚而成核，见局部红肿热痛。本案患者经治后，胯核渐消，但热邪未净；热毒雍盛，则唇燥口干；热扰清窍，则头眩；正邪俱盛，相搏于经，则舌红苔薄、脉数有力。治拟清热通络，软坚散结。方选仙方活命饮、栀子豉汤加减。胯核属于外科痈之范畴，外科治痈，有消、托、补三法，而仙方活命饮为消法之首选方，清代王子接《绛雪园古方选注》云："痈科之方最繁，初无深义，难以类选，兹取其通用者绎之。如活命饮行卫消肿，和营止痛，是其纲领也……治肿毒之法毕备矣，故痈科推为首方。"唐宗海《血证论》认为："此方纯用行血之药，加防风、白芷，使达于肤表；加山甲、皂刺，使透乎经脉。然血无气不行，故以陈皮、贝母散利其气，血因火而结，故以银花、花粉清解其火，为疮证散肿之第一方。"但该方又不仅限于疮疡阳证初起，使之内消而愈。尚可用于疮疡阳证中期，消托兼用，排脓消肿，托消于外；疮疡阳证后期，溃脓阶段，脓腐未清，余毒未尽时，也可托腐排脓，使腐祛肌生，疮口愈合。

本案处方基本用了仙方活命饮全方。方中忍冬藤清热解毒作用强，兼能清经络中风湿热邪；连翘加强清热解毒，散结消肿之功效；当归、赤芍活血通络；白芷祛风除湿，排脓生肌，活血止痛；大贝母、花粉清热化痰散结，消未成之脓；天花粉，《日华子本草》云其可"排脓，消肿毒，生肌长肉，消扑损瘀血"。胯核多兼湿热、湿火，故方中加赤苓利湿行水；栀子、豆卷清热化湿除烦，宣发郁热；栀子合忍冬藤、连翘，加强清热泻火解毒之效；荷筋为荷叶之筋，具有清心去热、通络利水的功效，《本草纲目》谓其可"生发元气，裨助脾胃，涩精浊，散瘀血"；甘草清热解毒，调和诸药。诸药并用，共奏清热解毒、软坚散结之功。

陈妪，有年血虚肝旺，偏右乳房结核近十年之久。渐次筋惕作痛，引及肩髀，脉弦劲。治当和养疏化，先求治痛。

旋覆花　秦归　白芍　橘络　茯苓神　桔梗　浙贝　蛤粉拌地黄　生草　桃仁　丹参　合欢皮　藕节

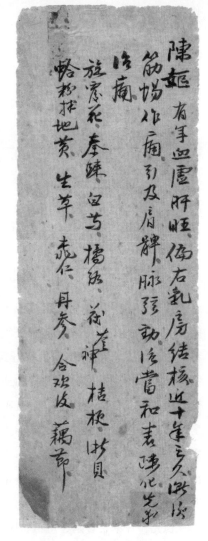

赏析：本案中的"偏右乳房结核"非现代之结核病，而是乳腺肿块的临床表现，属于中医"乳癖"范畴。《冯氏锦囊秘录·乳症》有云："足厥阴肝经，入于期门穴，穴在乳下。"故中医治乳房疾病，多从肝论治。本案病机属"血虚肝旺"，痰瘀交阻，络脉不和，故渐次筋惕作痛。脉弦动者属实证。因患者年龄较高，病程已久，且为血虚体质，故属本虚标实，虚实夹杂。简斋先生"治当和养疏化，先求治痛"。欲养其筋，必滋其阴；欲柔其肝，必养其血；欲止其痛，必理其气。方选《金匮要略》旋覆花汤合桃红四物汤。旋覆花汤通阳理气，活血散瘀；主治肝着，胸闷不舒，或胀痛。桃红四物汤始见于《医宗金鉴》，为养血活血之剂。本案处方中，用旋覆花降气软坚，温通血脉以治痛为主药；配以桃红四物中之当归、生地、白芍、桃仁；并加丹参以养肝活血，缓急止痛；又以橘络、茯苓、桔梗、浙贝、蛤粉化痰通络，软坚散结以止痛；佐以合欢皮、茯神平肝安神，并增加止痛作用。藕节止血散瘀，以防动血出血；生甘草调和诸药。全方诸药配伍，共奏降气化痰、柔肝养血、散结通络之功。

简斋先生在处方中用了生地配藕节，《本草求真》中就有这种配伍方法，具有解热毒、消瘀血之效。此外，还用了"蛤粉拌地黄"，蛤粉应为蛤壳粉，而非蛤蚧粉，《本草汇言》云："文蛤粉，止咳逆、消胸痹、化痰软坚之药也。"而《本经逢原》则谓："炒阿胶鳔胶用之，以其味咸，能发滞性也。"处方中蛤粉拌地黄当为后者之意，并有肺肾并补之效。

范小姐，21。女子本质太弱，血虚气结，脉络失和，偏左乳房结核大如蚕豆，触之微痛，年余未消，胸肋或痛，脉形弦小。虑延增咳入损。

醋炒柴胡　全归　川芎　白芍　香附　白芷　陈皮　甘草节　蛤粉拌地黄　牡蛎　桃仁泥　象贝　金橘叶

赏析：本案属中医"乳癖"范畴。女子以肝为先天，多气少血，肝主藏血，肝郁血虚气结、痰瘀交阻、络脉不和而发为乳癖。乳房疾病多从肝经辨治。肝脉布于两胁，肝气郁结，不通则痛，故见胸肋或痛；肝气久郁化热，热灼津液为痰，气滞、痰凝、血瘀则形成乳房肿块，而见乳房结节如蚕豆、触之微痛；脉小为肝血虚之象，弦脉主肝之病。肝气郁结，气结化火，木火刑金，肺气失宣，故虑出现咳嗽。治拟养血柔肝，通络止痛。方选柴胡疏肝散合四物汤加减。柴胡疏肝散出自《景岳全书》，由柴胡、白芍、枳壳、甘草、香附、川芎、陈皮组成，具有疏肝理气、行气止痛之功；四物汤是补血名方。处方中用醋炒柴胡、香附疏肝解郁；全当归、地黄、白芍、川芎养血柔肝。另加桃仁活血缓急止痛；陈皮、金橘叶、象贝、蛤粉养肺健脾，化痰散结止痛；白芷止痛；蛤蚧拌地黄肺肾同补；鳖甲咸寒入肾，色青入肝，得天地至阴之气，补至阴之水，滋水涵木，且与牡蛎同用，加强软坚散结止痛之功。

本案处方以柴胡疏肝散疏肝理气止痛；以四物汤并加桃仁养肝活血，缓急止痛；白芍配甘草，取其酸甘化阴，缓急止痛之功；陈皮、象贝母、蛤粉养肺健脾，化痰散结止痛。充分体现了简斋先生通过辨证使用柔肝健脾、软坚散结、养血和络止痛，以达到止痛和养疏化的诊治思路。

王右，风与湿热入于血络，头部湿癣痒而流水，右腿腘部游丹赤痛，腹部常痛，脘闷。治以风胜疏化。

羌独活　防风己　归须　薏仁　赤苓芍　二妙丸
枳壳　橘皮　甘草　建曲泻　豆卷拌栀子　桑枝
蒺藜

赏析：本案病名"丹毒"，乃因湿热之邪随风入于血络所致。风为阳邪，其性开泄，易袭阳位，上攻头目，由于风盛则燥，风动则痒，又有热邪作祟，所谓"热甚则疮痛，热微则疮痒"（《类经·疾病论》），故表现为头部湿癣瘙痒；湿为阴邪，易阻滞气机，使水湿不化，而出现头癣流水、脘闷；湿浊阻碍气机，不通则痛，故腹部常痛；湿性趋下，故湿热毒邪流于下肢，表现为腿部赤痛。简斋先生"治以风胜疏化"，方选羌活胜湿汤合二妙丸加减。羌活胜湿汤由羌活、独活、藁本、防风、炙甘草、川芎、蔓荆子等药组成。本案方中用羌活、独活祛风除湿，通利关节，羌活善祛上部，独活善祛下部，两者合用，可散一身之湿；防风散风除湿止痒，又解表，可解风邪所致瘙痒。另加防己苦辛寒，长于除湿，兼能清热，走下行而泄下焦湿热；赤芍苦寒，可治风热之头目疮疡；赤茯苓泄热行水；栀子清热利湿，性味苦寒，以豆卷拌，可缓其寒性，以防苦寒伤胃；当归可活血止痛，治疗疮疡疼痛；薏仁甘淡渗湿；二妙丸清热燥湿，配合枳壳、橘皮理气之品可疏通气机；建曲苦温，可健脾消食；建泽泻清热利湿；桑枝入络，通达四肢经络；白蒺藜可活血祛风止痒。

"风胜疏化"是简斋先生临证常用治法，是对"风胜湿"理论的发展应用。本案患者头部湿癣瘙痒，属"风与湿热入于血络"。故以羌活、独活、防风、防己祛风胜湿之剂，散风除湿以止痒；同时配伍清热之栀子，淡渗利湿之茯苓、薏苡仁，活血止痛之当归、赤芍，共奏疏风胜湿、清利和络、健脾化湿之功。

王右，55。服药后得汗，次日又得大便，流火渐退，稍渐下移，头部癣块甚痒，腹部縠觫不舒，苔腻，纳钝。治仍疏导。

羌活　防风己　当尾　薏仁　二妙　葛根　怀膝

赤苓　猪苓　赤芍　甘草节　青陈皮　建曲泻

赏析：本案病名"丹毒"，为上案的复诊。前"治以风胜疏化""服药后得汗，次日又得大便，流火渐退"，但仍有头部癣块甚痒，腹部縠觫（hú sù 颤抖的样子。此为南京方言，难受、不舒服之意）不舒。其病机乃外风渐解，湿热未尽，胃失和降。"治仍疏导"。简斋先生前用"疏化"，后用"疏导"，"导"包括行气和中和导湿下行。仍在前方羌活胜湿汤合二妙丸基础上进行加减。处方中选用羌活、防风、防己疏风利湿；归须、牛膝活血祛风；因患者胃失和降，"腹部縠觫不舒，苔腻，纳钝"，故去前方苦寒清热之豆卷拌栀子；服药后得汗，故去辛散疏风之独活、白蒺藜。另在前方薏苡仁、泽泻、二妙丸清利湿热基础上，加入茯苓、猪苓利水渗湿，导水下行；青皮消积化滞；陈皮理气健脾，燥湿化痰，配合建曲消食和胃以消解腹部不适。诸药合用，共达疏风清热、淡渗利湿、行气健脾之效。

处方之葛根，有多种作用。其一，疏风解肌，退热透疹，开阖腠理，常用于风湿阻于肌表，皮疹未透；其二，其性升散，多用于头背部疾患，《本草纲目》认为葛根乃阳明经药，兼入脾经，而脾主肌肉，其药性轻扬发散。《本草经疏》说："葛根，解散阳明温病热邪……发散而升，风药之性也。"患者头部癣块甚痒，用葛根升发风邪，并引药上行于头面，且葛根升阳发散既不伤中，又不耗伤营血。《本草汇言》曰："葛根之发散，亦入太阳，亦散风寒，又不同矣。非若麻、桂、苏、防辛香温燥，发散而又有损中气之误也；非若藁本、羌活发散而又有耗营血之虞也。"

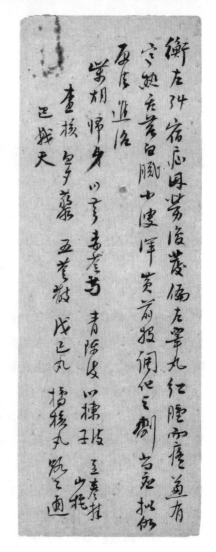

戊己丸　橘核丸　路路通　巴戟天

川楝子　豆卷拌山栀　楂核　白蒺藜　五苓散

柴胡　归身　川芎　赤苓芍　青陈皮　川楝皮

当应，拟仍原法进治。

兼有寒热，舌苔白腻，小溲浑黄。前投调化之剂

衡左，34。宿疝因劳复发，偏左睾丸红肿而疼，

赏析：本案病名"疝气"。患者素有疝疾，肝气不疏，脾肾亏虚，今因劳复发，劳则伤脾，肝脾不和，湿热下注经脉，气滞血瘀，故见偏左睾丸红肿疼痛；湿热下注膀胱，则小便浑黄。《医述》说："大抵疝疾外遇寒邪，必兼头疼寒热；内郁湿热，必带阴囊红肿。"证属肝脾不和，湿热下注。治拟疏肝理气，清热利湿。方选柴胡疏肝散、疝气汤加减，并配合五苓散、橘核丸、戊己丸。柴胡疏肝散方中柴胡疏肝解郁；川芎活血理气，助柴胡解肝经之郁，并增行气活血止痛之效；当归、赤芍养血活血；青皮、陈皮入肝经，理气行滞；茯苓健脾，调和肝脾。另配白蒺藜疏肝解郁。全方以疏肝理气为主，兼以养血和脾。疝气汤出自《丹溪心法》，方中荔枝核代之以山楂核散瘀消积；豆卷拌山栀清热利湿，导湿热从小便去；配伍川楝子苦降，入肝经，理气止痛，又可纳诸药到病所。张景岳治疗疝气用"五苓散加减斟"，即五苓散加行气药，并提出"治疝必先治气"（《景岳全书》），用川楝子、橘核、木香等通治疝气。五苓散中有猪苓、茯苓、泽泻、白术、桂枝，具健脾利湿、温阳化气功效。橘核丸出自《济生方》，可行气止痛、软坚散结，主治寒湿疝气。方中橘核行气散结止痛；川楝子行气疏肝；桃仁活血止痛；海藻、昆布软坚散结；延胡索、木香活血行气散结；厚朴、枳实下气除湿，行气散结；木通通脉利湿；肉桂温肝肾而散寒凝。戊己丸出自《和剂局方》，具有疏肝理脾、清热和胃之功效，主治肝脾不和证。另佐以路路通，苦平，通行十二经，具有通络止痛、利水除湿之效；巴戟天温补肾阳，祛寒除湿。

本案处方针对患者宿疝复发、肝郁络阻、湿热下注、气机不化、脾肾亏虚的病机，恰当运用了柴胡疏肝散、疝气汤两张名方，和五苓散、橘核丸、戊己丸三个成药，并且加用了路路通以通十二经络，巴戟天温补肾气，共奏疏肝通络、理气清利、补益脾肾之功，显示了简斋先生深厚的临床功底。不仅精通内科、妇科、儿科，并擅长治疗多种外科疾病。

杨左，26。偏坠凤疾，因寒而发。发先曾见寒热，偏右睾丸肿大如卵，扣之微热而皮色不变，苔白，脉沉弦。治以疏和。

柴胡　当归　桃仁　桂枝　甘草　赤芍　青陈皮

赤苓　橘核丸　川楝皮子　戊己丸　白蒺藜　山栀　路路通

赏析：本案病名"偏坠"。患者"偏坠凤疾，因寒而发"，发前恶寒发热，可见寒邪为本因。寒性趋下，主凝滞，寒伤于肝经，则肝之气机受阻，郁而不发，气胀流窜，致偏右睾丸肿大如卵；寒凝气滞，水液代谢失常，水湿内生，寒湿胶着，郁而化热，故局部扣之微微发热；皮色如常，为内有热象不显。病机当为肝郁气滞，外寒里热。"治以疏和"，方选柴胡疏肝散、桂枝茯苓丸、橘核丸、戊己丸加减。处方中柴胡疏肝理气，白蒺藜平肝解郁，二者相须为用；因内有热象，故易白芍为赤芍，以清热凉血，活血散瘀，并制理气药温燥化热之弊；青皮、陈皮破气通滞。患者病情反复发作，气机不畅，水湿内阻，日久成瘀，故疏肝的同时需活血化瘀，而桂枝茯苓丸即为经典理血剂，具有活血、化瘀、消癥之功。处方中选用当归、桃仁活血化瘀消癥；赤茯苓清热利水；桂枝色赤入血，散结化气，不但散气分之结以下气，尤能散血分之结以行瘀。另配山栀以泻火除烦，清热利湿；川楝皮、川楝子清泻肝火，兼行气止痛；戊己丸清泻肝火；路路通祛风活络，利水通经。气滞、水湿、瘀血胶着，易致癥瘕积聚，故加橘核丸行气止痛，软坚散结。全方疏肝解郁，行气止痛，活血化瘀，兼清热散结。

此案之偏坠者为睾丸之疝，多因肝郁气滞，或寒邪、湿热、瘀血凝聚，或气虚下陷所致。《内经》认为，肝经和任脉是其受病的主要病变部位。明代张景岳认为，治疝必先治气，气实者必须破气，气虚者必须补气。本案简斋先生"治以疏和"，以疏肝理气为主，并根据其"曾见寒热，偏右睾丸肿大如卵，扣之微热"等临床表现，辨其有瘀热。加山栀、白蒺藜、戊己丸清泻肝火；用当归、桃仁、赤芍、路路通等活血化瘀，通络散结。

杜左，45。平素嗜酒，湿热交炽，今秋始患脓疥，未治即愈。湿热未克外泄，转而下注大肠，致生痔疾，灼痛异常，泻下血水，色紫，小溲热赤刺痛，脉弦数。拟当归拈痛意主治。

羌活　防风　升麻　葛根　秦归　赤苓芍　茵陈

黄芩　猪苓　茅术　川柏　草梢　苦参　建泻

赏析：本案病名"痔"。患者平素嗜酒，内生湿热；加之秋季感受燥邪，客于肺胃二经，蕴蒸皮肤而生脓疥。虽"未治即愈"，但湿热未克外泄，下注大肠，气血瘀滞不行，阻于魄门，结而不散，筋脉横解而生痔疾；湿热下注，灼伤血络，大肠传导失司，故见泻下血水、色紫；湿热下注膀胱，膀胱气化不利，则小溲热赤刺痛。治以清热利湿，疏风止痛。方用当归拈痛汤加减。当归拈痛汤由羌活、甘草、茵陈、防风、苍术、当归、知母、猪苓、泽泻、升麻、白术、黄芩、葛根、人参、苦参组成，具有利湿清热、疏风止痛之功效。本案处方以当归拈痛汤原方去人参，加黄柏为治。其中羌活祛风胜湿，止周身痹痛；茵陈清热利湿；猪苓、泽泻利水渗湿；建泻乃福建产泽泻，其性寒，味甘淡，能泄相火，除膀胱湿热；黄芩、苦参清热燥湿，共助祛湿清热之力；防风、升麻、葛根解表疏风，升发脾胃清阳以化湿，以资疏风除湿之功；茅术，亦称南苍术，是江苏茅山地区的道地药材，具有较强的健脾燥湿作用；当归益气养血，扶正祛邪，且可使诸药燥利而不伤气血。赤芍入血分，清热凉血，清散瘀热；赤茯苓行水气，利湿热。二药配伍，一利一散，清散血热，利尿活血。诸药合用，共达清热利湿、疏风止痛作用。

痔疮临床主要表现为出血、肿痛、便秘、痔核等，古代医家主要采用清、补、消三大法来治疗。其中清法即清热解毒凉血，以泄热调营；补法则补益气血，以益气升举；消法即行气散结，以消肿止痛。当归拈痛汤出自张元素的《医学启源》，云其可治"湿热为病，肢节烦痛，肩背沉重，胸膈不利，遍身疼，下注于胫，肿痛不可忍"。张璐在《张氏医通》中盛赞"此湿热疼肿之圣方"。简斋先生用当归拈痛汤治疗湿热下注的痔疾，使湿热、壅滞之气上下分消，以达宣通止痛作用。

王左，49。嗜饮湿热素盛，因风为病，始由偏左牙疼，近则突患脱肛（向无痔疾便血等患），行坐均感不便，脉弦劲。治以风胜苦化。

羌活　防风　升麻　葛根　茅术　黄柏芩　当归
赤苓芍　橘皮　生草　建泻

赏析：本案病名"脱肛"。患者因嗜饮而脾胃受损，运化失司，湿热内盛；又因感受风邪为病，风夹中焦湿热上扰，循脾胃经络上冲，出现偏左牙痛。近突患脱肛（向无痔疾便血等患），为新疾实证，张子和《儒门事亲》指出："脱肛，大肠热甚也。"湿热下迫大肠，发为脱肛，行坐均感不便；脉弦劲，主疼痛或湿热夹风之征。其病机为湿热素盛，夹风下迫，直肠脱出肛外。简斋先生"治以风胜苦化"，以升阳除湿汤合当归芍药散加减。升阳除湿汤出自《兰室秘藏·卷下》，主治脾虚湿盛，不思饮食，泄泻无度，小便黄少，四肢困倦。当归芍药散出自《金匮要略》，具有养血活血、健脾利湿功效。本案处方中羌活、防风祛风除湿，而防风为风药润剂，助羌活之效，但不伤阴液；升麻、葛根为阳明经（胃、大肠）引经药，可升阳明清气，且升麻清热解毒，葛根辛凉清热；茅苍术、黄柏乃二妙之意，清热燥湿，增黄芩清热之力加强；泽泻、赤茯苓利水渗湿，乃"治湿不利小便，非其治也"之体现；当归、赤芍养血和络；橘皮运脾燥湿；生甘草清热解毒。诸药合用，达祛风除湿、养血清热之功效。

《丹溪心法》言："脱肛属气热、气虚、血虚、血热。"薛己《外科枢要》认为，脱肛也可为"大肠气血虚而兼湿热"。本案脱肛之治，简斋先生未拘泥于补气升清之常法，而是结合病患体质，湿热素盛，感受风邪而致牙痛，新病脱肛，为湿热夹风邪下迫，属实证范畴。兼见血分有热，加用当归、赤芍药以养血凉血，防其出现肠风下血，体现了"治风先治血，血行风自灭"的治则，并可预防风药动血之弊。

尹右，脐下有块如卵，触之则痛，经事正常，脉左弦，右微涩，有似《内经》肠覃之症，大便常解红白。用推陈致新法。

柴胡　归尾　川芎　白芍　枳壳　桔梗　青陈皮

红花

桃仁　油桂　甘草　怀膝　路路通

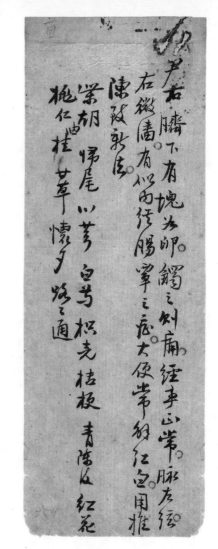

赏析：本案为肠覃，属气滞血瘀证。肠覃之病名出自《灵枢·水胀》，指妇女下腹部有块状物，而月经又能按时来潮的病证。多因七情内伤，肝气郁结，气滞血瘀，积滞成块所致。从本案患者症状及处方用药分析，恐因寒气客于肠外，卫气营运受阻，气滞血瘀，而致脐下有块如卵，触之则痛；"经事正常"，则可排除妇科疾病，加上脉左弦、右微涩，示其病位在脾胃，病机应为气滞血瘀。治"用推陈致新法"，即活血化瘀、软坚散结，方选血府逐瘀汤加减。处方中桃仁、红花、川芎、当归活血化瘀，治疗血分瘀滞。其中当归兼养血之功，使活血而不伤血；桔梗、枳壳一升一降，宽胸行气；柴胡疏肝解郁，升达清阳，与桔梗、枳壳同用，尤善理气行滞，使气行则血行，桔梗并能载药上行；青皮、陈皮、路路通疏肝理气，以助行血通络；赤芍、甘草有柔和经脉，缓其挛急之意；牛膝活血通经，祛瘀止痛，引血引药下行；肉桂有散寒止痛、温经通脉之效，配合活血化瘀药，有助于消散血中之寒邪，促使血脉流畅。诸药合用，共达活血化瘀、软坚散结之功。

中医"推陈致新"理论首见于《神农本草经》，书中记载了柴胡、大黄和硝石三味药具有"推陈致新"作用。在中医理论中，所谓"推陈"，就是指祛除一切影响人体脏腑、经络、气血、津液等正常生理功能的有害物质，包括气滞、痰饮、瘀血、结石等；"致新"，则指使机体恢复五脏调和、经络气血运行通畅、津液疏布得当的生理状态。本案简斋先生提出"用推陈致新法"，即用血府逐瘀汤加减疏肝理气、活血化瘀、软坚散结以消解肠覃，恢复机体正常生理功能。

三

皮肤病证

（计9案）

应左，湿热素盛，因受风暑而上腾，头面身背发见红颗，痒痛流水，脉弦数。治以清疏，虑其蔓延。

荆芥　防风　苏薄荷　桑叶络　连翘　忍冬藤

鲜皮　地肤子　生草节　桔梗　苡仁　赤苓芍

丝瓜络　赤绿豆衣　荷络

赏析：本案病名"湿疮"，证属湿热浸淫。患者湿热素盛，而风为百病之长，善行而数变，夹暑热蒸腾于上，郁于肌腠，内不得疏泄，外不得透达，故头面瘙痒红疹；暑为阳邪，其性炎热，热邪侵入血分，聚于局部，故见红颗；湿热浸淫，溃而流水；脉弦主邪实，数主热。治拟疏风止痒，清热除湿。方选消风散加减。消风散出自明代陈实功的《外科正宗》，其功用为疏风止痒、清热除湿。处方中荆芥、防风辛温发散，透邪外出；忍冬藤、连翘辛凉透表，清热解毒；薄荷疏散风热；赤豆衣、绿豆衣清热解毒；桑叶络、丝瓜络、荷络祛风通络；桔梗宣肺；赤茯苓、薏苡仁利水渗湿；赤芍清热凉血。白鲜皮清热燥湿，祛风解毒；地肤子清热利湿，祛风止痒。二者相须而用，增强燥湿祛风之效。生甘草节清热解毒，调和诸药。全方诸药合用，共成疏风止痒、清热除湿之效。

湿疹最早见于《金匮要略》："浸淫疮，黄连粉主之。"后世医家根据其病因病机，或发病部位或临床特征而有不同称谓，如"血风疮""浸淫疮""湿癣"等。该病多由风湿热三邪兼夹侵袭，内外相引，相互搏结，浸淫肌肤而致。治疗常以祛风清热为主，消风散即为此而设。简斋先生在此案处方中选取了消风散中的主药荆芥、防风祛风止痒，并加用了其临床经验药对白鲜皮、地肤子以加强祛风止痒作用。另配伍桑络、丝瓜络、荷络祛风通血络以止痒，此乃该方用药之特色。全方诸药合理配伍，于祛风药之中伍以除湿、清热、凉血、通络之品，使风邪去，湿热除，血脉和，则湿疮、瘙痒可止。

任女，连服疏风利湿之剂，皮肤疮湿痒势见杀，耳部水流仍多，脉弦数。拟仍原法。

羌活　防风　白芷　生地　丹皮　连翘　归尾
川芎　赤苓芍　忍冬藤　生草节　鲜皮　地肤子
赤绿豆衣　二妙丸

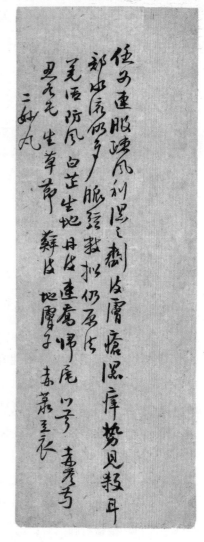

赏析：本案病名"湿疮"。湿疮在中医文献中早有记载，其临床特点为皮损形态多样，对称分布，剧烈瘙痒，有渗出，并易反复而常成慢性，相当于西医的湿疹。中医认为，湿疮的发病与"湿"关系密切，其形成主要由于禀赋不耐，脾失健运，内生湿热兼外受风湿热邪，浸淫肌肤，内外两邪相搏所致。治疗以清热利湿，祛风止痒为基本原则。病久则兼以滋阴养血，健脾利湿。本案患者"前服疏风利湿之剂，皮肤疮湿痒势见杀，耳部流水仍多，脉弦数"，可见湿疮风湿之邪未清，并已化热伤及阴血。治疗仍拟疏风清热，利湿和血。方选九味羌活汤合二妙丸加减。

九味羌活汤具有疏风祛湿，兼清里热之功效。方中羌活祛风利湿，防风为风药之润剂，可祛风除湿，两药相伍，可增强祛风胜湿之效；白芷辛温，祛风燥湿，《神农本草经百种录》说："凡驱风之药，未有不枯耗精液者。白芷极香，能驱风燥湿；其质又极滑润，能和利血脉而不枯耗，用之则有利无害者也。"川芎辛温，行气祛风，燥湿活血，为血中之气药，善平血中之风；生地滋阴清热，且可防辛燥祛风之品伤及津液；生甘草节清热解毒，调和诸药。处方中另加清热燥湿，祛风止痒之白鲜皮、地肤子；再以连翘、忍冬藤、赤豆衣、绿豆衣清热解毒兼以通络；当归尾、赤芍、丹皮养血和络，以防辛燥之品耗伤阴血之弊。二妙丸出自《丹溪心法》，为燥湿清热之基础方，广泛运用于湿热下注引起的多种病证。方中苍术健脾燥湿；黄柏味苦性寒，清热利湿；合苍术，可于湿性下注时截湿之流。诸药并用，达疏风清热、利湿和血、解毒止痒之功。本案特点：在九味羌活汤疏风祛湿清热基础上，加用辨病的白鲜皮、地肤子、赤豆衣、绿豆衣、生甘草节清热解毒，祛风止痒；生地、丹皮、连翘、赤芍、忍冬藤、二妙丸凉血清热。

王女士，药后水疱较少，痒势稍杀。惟入晚面颐烘热，连及耳后、颈项，热时头胀，鼻塞孔破，唇燥口灼，脉弦数，便燥间解。风胜为肿，郁久为热，治以凉血清络法。

芥穗　防风　炒蚕　桑叶　蒺藜　归尾　小生地

丹皮　草节　赤苓　桔梗　忍冬藤　贝母　丝

瓜络　赤豆衣　绿豆衣

赏析：本案病名为湿疮。患者外受风湿热邪，浸淫肌肤，发为水疱、肌肤瘙痒，且病时日久，灼血化燥。简斋先生总结其病机及治则是"风胜为肿，郁久为热，治以凉血清络法"，方选当归饮子加减。方中当归养血和血；生地清热凉血；防风疏风解表，使风邪从表而解；芥穗轻清上行，使风邪从上而散；白蒺藜疏风润燥止痒；甘草节为甘草的根或根茎内充填棕黑色、树脂状物质的部分，有消肿导毒之效；炒僵蚕祛风散结；桑叶疏散风热，润燥凉血；丹皮凉血活血，配生地清热凉血散瘀；赤茯苓利湿热；赤芍清热凉血；桔梗清肺泻胃；忍冬藤清热解毒，疏散风热，通利经络；贝母微寒，苦泻心火，辛散肺郁；丝瓜络通经活络，解毒消肿；赤豆衣利水消肿，清热解毒。诸药相伍，可收养血祛风、清热消肿之效。

风药是一类具有风性善行，走窜开泄，或辛香发散，或宣畅气机作用的中药。徐大椿在《神农本草经百种录》中提出："凡药之质轻而气盛者，皆属风药。"如防风、羌活、荆芥、葛根、紫苏、藿香等，以其温燥之性制约湿性，辛发之势散湿渗湿，宣通升发而散肌表之邪、开脏腑之窍、通利血络；通阳化气而畅三焦气机，振奋全身阳气，阳气得升则浊阴自降而湿邪可除。湿疹多由受风湿热邪而发，常瘙痒难耐，用风药除有祛风止痒之效外，还有如下作用。如湿热证中，风药能燥湿胜湿、凉血止痒；风热交阻证中，风药能通窍启闭、发散郁邪，使风邪散，湿热消；脾虚湿蕴证中，风药辛香温燥，能苏醒脾气、助脾化湿；血虚风燥证中，风药能透伏邪外出，活瘀滞之络。除此之外，风药善行，能引药上行，散头面之邪；引药走表，祛邪走外；引药归经，助三焦化湿。简斋先生临证常用的"风胜托化""风胜疏化""风胜疏导""风胜和络"等治法，处方中就多加羌活、防风等风药。但风药性温热刚燥，易灼津耗液，用之不当不仅耗泄正气，而且还会使风化为火，寒化为热，由实而虚，加重病情，故临床除要对证外，药量宜轻，以免伤正。

唐右，29。产后下虚，风湿合病（血中素来不净），周身肿痒溃破流水，脉弦小。治以托化风湿。

羌活　防风　白芷　川芎　归尾　生地　丹皮

山栀　茅术　忍冬藤　赤苓芍　甘草节

赏析：本案病名"湿疮"。其发生不外乎风、湿、热之邪阻于肌肤，熏蒸外发所致。但具体临床表现，有偏湿、偏热与兼夹风邪之分。本案患者"产后下虚"，肝肾阴血亏虚，阴虚内热复感风湿之邪，风湿入里与热相搏结于肌肤皮络之间，故见周身肿痒；湿热相合，浸淫不休，故溃破流水；湿热郁结，可见脉弦；血虚则脉络失充，可见脉小。湿疮又称浸淫疮、血风疮，《外科正宗》曰："血风疮乃风热、湿热、血热三者交感而生，发则瘙痒无度，破流脂水，日渐沿开。"

简斋先生"治以托化风湿"，即养血凉血、祛风除湿。方选当归饮子养血祛风以止痒，合九味羌活汤祛风胜湿以除邪敛疮，并加用清热解毒、凉血通络之品相辅佐，既可防众多风药温燥之弊，又可免养血药滋腻太过，且有血行风自灭之意。本案处方中，羌活辛温芳香，祛风除湿，尤善祛除在表湿邪；防风辛甘性温，祛风胜湿，为风药卒徒，随所引而无不至；白芷散风除湿；川芎行气活血，燥湿搜风；归尾养血活血，散瘀消肿；生地凉血清热，滋阴补肾；山栀清热泻火，祛湿解毒；茅苍术祛风除湿，燥湿健脾；忍冬藤通经活络，清热解毒；"治湿不利小便，非其治也"，故用赤茯苓清热利水渗湿，使湿邪从下而走分消之。丹皮泻心经之火，除血中伏热而凉血和血；赤芍泻肝经之火，行血中瘀滞而活血散瘀，凉血消肿。二药合用相辅相助，清热凉血、活血通络之力益彰；甘草消肿毒而利关节，调和诸药。全方诸药合用，共成凉血养血、祛风除湿之功。

邓翁，69。高年气贫血弱，湿热泛溢，发为疮痿，奇痒异常，搔破流水，历久未愈。治当益气托化。

羌活　防风　生芪连皮　秦归　川芎　赤苓芍
二妙　薏仁　忍冬藤　怀膝炭　建泻　蒺藜　白鲜皮　赤豆皮

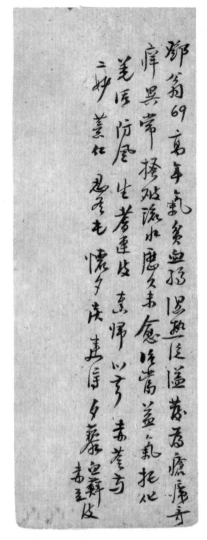

赏析：本案病名"湿疮"，相当于现代医学的湿疹。中医认为，本病的发生是因禀赋不耐，饮食失节，过食辛辣腥发动风之品，伤及脾胃，脾失健运，致使湿热内蕴，复感风湿热邪，内外湿热搏结，充于腠理，浸淫肌肤而发病。本案患者年事已高，气血亏虚，饮食失节，而致脾胃受损，失其健运，导致湿热内生，发为疮痿；又兼外受风邪，内外两邪相搏，风湿热邪浸淫肌肤，而致奇痒异常；素体虚弱，故疮痿搔破，难以愈合。治以滋阴养血，祛风除湿止痒。方用羌活胜湿汤合四妙丸加减。方中以羌活辛散祛风，苦燥除湿；防风辛散透达，疏风散邪，风去则痒止；黄芪有很好的托毒生肌之功，可补气养血，托毒外出，生芪连皮即连皮的生黄芪兼有较强的利水除湿作用。二妙丸由苍术、黄柏组成，功可清热燥湿。加牛膝为三妙丸，祛风燥湿且能滋补肝肾，充养气血；加薏苡仁为四妙丸，生薏苡仁能利水消肿，健脾补中，又可渗湿除痹。另配当归、赤芍养血活血，并寓"治风先治血，血行风自灭"之意；赤茯苓益气健脾，以化气生血，且有行气利水之功；泽泻、赤豆皮合用，可助赤茯苓行气利水，使湿热之邪从小便而去；川芎活血行气，祛风止痛；白鲜皮清热燥湿，泻火解毒，祛风止痒，为止痒要药；忍冬藤清热疏风，通络止痛，并可助白鲜皮祛风止痒。白蒺藜亦为祛风常用药，且有清扬疏散的特性。与白鲜皮、忍冬藤合用，可加强止痒功效；与当归、防风等养血祛风药合用，可有效缓解血虚风盛患者的瘙痒症状。全方补中有泻，以补为主，充分体现简斋先生诊治外科病证从滋阴养血、扶助正气、托毒排脓入手的思路。

本案之治，虽选用羌活胜湿汤合四妙丸滋阴养血、祛风除湿，但因患者"高年气贫血弱"，故简斋先生特别强调"治当益气托化"。处方中用黄芪、当归（当归养血汤之意）和生芪连皮、防风（玉屏风散之意）；以及当归、川芎、赤芍（四物汤之意）益气养血，托化扶正。

吴左，35。身下湿疡脓疥，七八年未愈，诊脉虚弦，神疲，暮晚形寒。岂有湿毒疥疮而淹缠数年者，利湿败毒不效宜矣，兹拟托化一法。

羌活　防风　升麻　秦归　党参　生芪　生炙草
生熟薏仁　白蒺藜　地黄　桃仁　香白芷　赤苓
芍　陈皮　煨姜　红枣

赏析：本案病名"湿疮"。患者人虽壮年，但身下湿疡脓疥七八年未愈，湿毒浸淫肌肤，病延日久，气血不足，脏腑失养。气血无以濡养肌体，则见神疲；阳气不足，则暮晚形寒；气虚无力鼓动血脉，运血无力，故脉虚弦。病要论久新，受病日久，邪正相拒，元气未有不衰者。《外科正宗》曰："脉虚病虚，首尾必行补法……但见脉症虚弱，便与滋补，乃可万全。"简斋先生治"拟托化一法"，即以扶助正气、益气养血、祛风除湿、清利和络。方选《外科正宗》托里消毒散合《医学启源》当归拈痛汤加减。处方中生黄芪，《神农本草经》曰其"主痈疽，久败疮，排脓止痛"，可益气固表，脱毒生肌；与发表药同用，能祛外风；与养阴清热药同用，更能息内风。党参配炙甘草甘温培土，合生黄芪补益中气，托邪外出；当归、生地黄养血和血；羌活、防风、升麻、白芷祛风除湿，消肿排脓，《本草求真》言白芷"温散解托，而使腠理之风悉去，留结之痈肿潜消"；白蒺藜补益肝肾，散风逐瘀；桃仁、赤芍凉血活血，兼行腠理之瘀；生熟薏苡仁并用，健脾清热利湿；陈皮、赤茯苓理气和中，清利湿热；生甘草清热解毒；煨姜、红枣调和营卫。

《外科正宗》云："盖疮全赖脾土。"又谓："得土者昌，失土者亡……所以命赖以活，病赖以安，况外科尤关紧要。"本案简斋先生认为："岂有湿毒疥疮而淹缠数年者，利湿败毒不效宜矣。"意即痈疽虽生于体表，但与脏腑的盛衰、气血的虚实相关，尤其与脾胃关系密切。湿毒疥疮久病，单纯利湿败毒而不扶助正气，必然不效，故"兹拟托化一法"。托里消毒散主要用于痈疽已成、不得内消者，标本兼顾。此处"托化"，还寓有补中益气汤之意，以顾护培补中焦，助运化，使气血生化有源，此为托里；祛风除湿，凉血和营，此为消化之法。久病伤正，以元气为本，病气为标，本案中所谓"托化"即为标本同治之法。

罗左，血滞为热，肿消而手足肌肤作痒未已，稍劳头部筋惕作痛，大便常结。治当清血散结以和络。

忍冬藤　生地　丹皮　苓神　赤芍　甘草　秦归

桃仁　酒军　连翘　枳壳　桑叶枝

赏析：本案病名"瘾疹"。患者"血滞为热"，是为瘀血内结、蕴而化热，经活血化瘀治疗后肿势渐消而瘀热未尽，外溢肌肤则作痒，血瘀而气不行，稍劳气滞，则见头部筋惕作痛，瘀热在内下结肠腑，血虚不润，则大便常结，总属瘀热蕴结之证，治当凉血散结以和络。方选四妙勇安汤凉血解毒合血府逐瘀汤散结和络。案中以忍冬藤易金银花增其清热解毒、疏风通络之效，《本草纲目》谓其能治"一切风湿及诸肿毒、疥癣、杨梅、诸恶疮，散热解毒"，称其既是"治风除胀，解痢逐尸"之良药，又为"消肿散毒、治疮之良剂"，连翘清热解毒、消肿散结，二者合用则解毒散结之效倍增，桃仁破血行滞，当归补血活血，酒军泻火解毒，酒制可增其活血之效，三者合用可润肠泄热通便，生地滋阴清热，丹皮清热凉血、活血化瘀，赤芍清热凉血、散瘀止痛，茯苓健脾，茯神宁心，枳壳行气破滞，气行则血行，桑叶疏散风热、凉血止痒，桑枝祛风通络，《本草撮要》曰"桑枝，功专去风湿拘挛，得桂枝治肩臂痹痛；得槐枝、柳枝、桃枝洗遍身痒"，故又可止肌肤之痒，诸药并用，共奏凉血解毒、活血化瘀、通络止痒之效。

瘾疹瘙痒之证，多以"风邪"立论，或因风寒风热之外风客于肌表；或气血不足，虚风内生，肌肤不荣而致。宋·陈自明《妇人良方》有"治风先治血，血行风自灭"之说，认为血在风证的发生、发展和转归的整个病程中都有至关重要的作用，无论寒热虚瘀皆可引起风证，考其方药，多以疏风祛风配伍活血补血以达风血同治之效。在皮肤病证中，简斋亦遵从此说，本案病机为"血滞为热"，故用血府逐瘀汤以活血化瘀、行气止痛，四妙勇安汤以凉血解毒、活血通络，尚有忍冬藤、桑枝、连翘等药疏风通络、清热解毒，疏风通络在表，活血化瘀在里，辅以健脾滋阴以助血生，简斋用药，甚为精当。

王右，38。血虚受风，肌肤发生风块作痒，经事眠食如恒，脉虚弦而小，性躁善怒。治以疏风养血。

防风拌芪皮　归身　甘草拌白芍　桑络　赤芍
白蒺藜　枳壳　桔梗　浙贝　首乌　苓神　川斛
橘络

赏析：本案病名"瘾疹"。患者阴血不足，复加风邪外袭，以致内不得疏泄，外不能透达，郁于皮肤、腠理之间，邪正相搏结而发生风块作痒；阴血不足，肝失柔养，气机失畅，故见性躁善怒、脉虚弦而小。患者脾胃之气尚固，冲任尚调，故其经事、眠食如恒，未见异常。简斋先生"治以疏风养血"，方选当归饮子加减。方中当归补血活血；白芍滋阴养血；黄芪健脾益气，具益气托毒之功；首乌气温味苦涩，能养血祛风、补益肝肾；黄芪、首乌又助当归共施益气和血，养血润燥之功；防风辛温发散，疏风达表，祛全身上下之风；白蒺藜润燥疏风止痒；赤芍清热凉血；桔梗、浙贝宣肺清热，解毒散结；桑络疏散风热，凉血平肝；川石斛味甘性平，有滋阴清热、生津养胃之效；枳壳疏肝行气。《素问·至真要大论》有云："诸痛痒疮，皆属于心"，皮肤病常有瘙痒之症，多扰神以致心神不宁，故用苓神以宁心安神；橘络味苦甘性平，有通络之效；甘草调和诸药。诸药合用，益气养血，祛风固表，血行风息，有补有散，标本兼顾。

当归饮子出自《重订严氏济生方》，系由四物汤和玉屏风散化裁而来。柯韵伯有言："邪之所凑，其气必虚，故治风者，不患无以驱之，而患无以御之；不畏风之不去，而畏风之复来。"（《名医方论》）本案患者风疹乃由"血虚受风"所致，故简斋先生"治以疏风养血"，处方用药在益气养血、扶正固本的基础上，佐以祛风止痒，标本兼固，通过养血活血而达治风之效。

杨右，风邪袭于血络，初时周身生颗，经用西法治疗见退，但痒仍未已，口干唇燥，夜不能寐。是系经行伤风所致，治以清血和络。

荆芥穗　防风　薄荷　炒蚕　桑叶　蒺藜　秦归
川芎　赤芍　生地　丹皮　栀子　赤苓　生草

赏析：本案病名"风疹"。系经行伤风，风邪袭于血络所致。即经期受风，冲任不调，营血不足，生风生燥，肌肤失养，复感风邪，内不得疏泄，外不得透达，郁于皮毛腠理之间而发。虽经治疗皮疹消退，但余邪未净，阴血不足未复，故肤痒仍作；血虚不能滋养心阴，故见夜不能寐；阴虚而生内热，故口干舌燥。治拟清热凉血，疏风和络。方选四物消风散合丹栀逍遥散。四物消风散功能调荣滋血消风，丹栀逍遥散功能为疏肝解郁、泻火调经。本案处方中荆芥穗疏风解表，透疹止痒，散头部风邪；防风祛风发表；薄荷疏风清热，调经顺气；炒僵蚕祛风止痒；桑叶疏散风热；白蒺藜散风清热，疏散肝郁；秦当归补血活血；川芎行气活血，燥湿搜风；赤芍活血凉血；生地凉血清热，滋阴生津；丹皮凉血活血，主治血中伏火；栀子清泻三焦郁火；赤苓安神健脾；生草清热解毒，调和诸药。综观全方，以祛风止痒为主，配以养阴凉血、活血和络之品，并佐以清热安神，使祛风而不伤阴生燥，凉血而不凝滞，和络而不动血，用药轻灵而不呆滞。诸药合用，共奏疏风和络、清热凉血之功。

对于女性经行伤风而致的"月经疹"，《妇人大全良方》中有"何首乌散治妇人血风，皮肤瘙痒，心神烦闷及血风游走不定"的记载。何首乌散中即以养阴血之剂与祛风止痒药相配，其中有防风、僵蚕、白蒺藜的组合，三药同用，疏风通络之功彰显。简斋先生治风疹常用荆芥穗、白蒺藜对药。荆芥穗轻宣发散，泄热散风；白蒺藜，辛散苦泄，祛风平肝，镇静止痒。二药伍用，散风行血、镇静止痒之功甚妙，适用于治疗各种瘙痒症。据《本草备要》记载，荆芥为风病、血病、疮家圣药，穗在于颠，故善升发。与防风相比，荆芥善治皮里膜外及血脉之风邪，防风善治骨肉之风邪。此案风疹，简斋先生"治以清血和络"。处方中用了丹皮、栀子、赤芍、当归、川芎、生地等诸多血药，让我们再次体会到"治风先治血，血行风自灭"的内涵。

拾

———

五官科病证

一

概述

本章节包括了简斋先生诊治五官科病证 16 例，其中耳鼻咽喉口腔病证鼻渊 4 例、白喉 1 例、喉关痈 1 例、乳蛾 1 例、音哑 2 例、牙疳 1 例、牙痛 1 例、耳疔 1 例、耳闭 1 例等，眼科病证暴风客热 1 例、睑弦赤烂 1 例、近视 1 例。现根据这些医案，概述简斋先生诊治五官病证的一些特点。

1. 风为百病之长，五官病证常用风胜疏化

肺主气，司呼吸，上连气道、喉咙，开窍于鼻，外合皮毛，内为五脏华盖，其气贯百脉而通他脏，咽喉则为肺之门户。由于风为百病之长，风邪袭于风府则鼻不利，肺失宣肃易发咽喉之病。简斋先生治疗鼻渊、乳蛾等病证常用"风胜疏化"之法，即疏散风邪、宣肺利窍以祛邪外出，常用金沸草散、防风通圣散加减。简斋先生灵活配伍使用以防风为主的风药疏散风邪，防风与羌活、白芷、金沸草合用，疏风散寒，解表利窍；与黄芩、菊花、枇杷叶合用，疏风清热，化痰解表；与当归、白芍合用和血祛风；与桔梗、蛤壳、浙贝母合用清肺祛风；与半夏、陈皮合用（二陈汤之意），健脾化痰祛风；与黄芪合用（玉屏风散之意），补气固表祛风；与桑寄生、白蒺藜、六味地黄丸合用，养肝益肾祛风。

2. 久病正气不足，和法托化扶正固本

患者久病体弱，病后失养，肺气不足，卫外失固，则易为外邪所犯。简斋先生治疗五官病证常结合调理脏腑而用"和法"，即和缓之法、托化正气、扶助固本。对卫表气虚者，即用益气固表、扶正托化的玉屏风散；阴虚或气阴两虚者，则用清润滋阴、和养托化的沙参麦冬汤、加减葳蕤汤、养阴清肺汤、肥玉竹散，以及兼以益肾的六味地黄丸、七味都气丸。常用药物如黄芪、生地、沙参、麦冬、玉竹、石斛、芍药等，并常配合清热利肺的桔梗、杏仁、黄芩、蛤壳、枇杷叶。

综上所述，简斋先生治疗耳鼻咽喉及眼科病证，祛邪从风、从热、从痰、从血、从火论治，重点治风，并按治风须顺气、治风先活血、风必夹痰、风必生热等原则随证治之；祛邪扶正，采用疏和托化、清阴托化等法；扶正则突出整体辨证。如 619 陈太太气阴两虚牙疳案，治以益气养阴、升阳托邪。牙龈肿痛，不用苦寒清热，而用桂枝、附子、生姜、细辛温通经络，利窍止痛；耳鼻咽喉、眼科疾患根据辨证，方中常见柔养托化、温阳托化、补气托化之药。

二

耳鼻咽喉口腔病

（计13案）

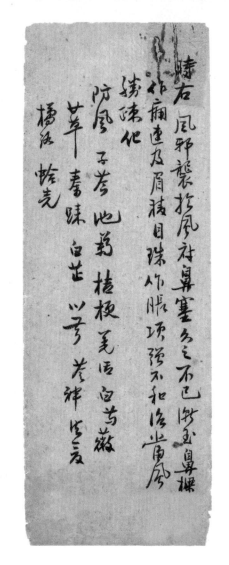

六一○　鼻渊（风热上犯）案

时右，风邪袭于风府，鼻塞久之不已，渐至鼻梁作痛，连及眉棱，目珠作胀，项强不和。治当风胜疏化。

防风　子芩　池菊　桔梗　羌活　白芍薇　甘草
秦归　白芷　川芎　苓神　法夏　橘络　蛤壳

赏析：本案病名"鼻渊"，多因风寒热三邪合而为患。如《外科正宗》谓："总因风寒凝入脑户，与太阳湿热交蒸乃成。"肺通窍于鼻，风邪袭于风府则鼻不利，风寒凝滞日久不散则寒化为热，清气不升而壅阻，故鼻塞久之不已；寒闭腠理，经络壅塞，不通则痛，故鼻梁作痛连及眉棱、目珠作胀；风邪外受，营卫不和，经气不利，故项强不和。诚如《景岳全书》所言："鼻为肺窍，又曰天牝，乃宗气之道，而实心肺之门户……若其为病，易窒塞者谓之齆，时流浊涕而或多臭气者，谓之鼻渊……然总之鼻病无他也，非风寒外感，则内火上炎耳。"简斋先生"治当风胜疏化"，即疏散风邪、宣肺利窍以祛邪外出。方选如圣饮加减。

如圣饮原为治刚柔二痉，全方由羌活、防风、白芷、柴胡、甘草、黄芩、半夏、川芎、芍药、当归、乌药、姜汁、竹沥等药组成。以辛甘药物发散风邪为核心，并结合治风须顺气、治风先活血、风必夹痰、风必生热等理法合理配伍。本案处方的加减，也充分体现了这一诊治思路。方中防风、羌活、白芷、川芎辛温祛风，通络开鼻窍为主；桔梗、橘络宣肺利气；秦归以活血和络；茯苓、茯神、法夏、蛤壳以化痰健脾；子芩、池菊以清宣肺热；白薇与白芍配伍，养阴凉血清热，并防诸多辛温香燥之品伤阴耗津之弊；蛤壳清肺热，降痰火。

查左，30°。脑漏凤疾已逾十年，去夏复发，至今未已，初时由鼻外流，近则自口而出，涕有臭味，痰呈绿色，头昏脑胀，背脊腰酸。治用疏和托化。

羌活　防风　连皮芪　白芷　秦归　法夏　陈皮
桔梗　甘草　蛤壳　白芍　川浙贝　寄生　白蒺
藜　水泛六味丸

赏析：本案病名"鼻渊"。鼻渊，是指鼻流浊涕，如泉下渗，量多不止，多因外感风热邪毒，或风寒侵袭，久而化热，或胆经炎热，或脾胃湿热，循经上扰，犯及鼻窍。本案凤疾已逾十年，水谷精微不化，成痰成饮，与热相结，蕴于鼻窍，肺气不足，肺失宣肃，痰热内蕴则鼻流浊涕，涕臭痰绿；清气不荣则头昏；痰热蕴结则脑胀；肾阴不足，肾精亏虚则背脊腰酸。当属邪实正虚之证。治宜扶正祛邪，托里排脓。方选托里透脓汤合六味地黄丸加减。案中以黄芪益气扶正、托毒外出，白芷除湿通窍、消肿排脓，当归补血活血、通达经脉，桔梗宣肺祛痰排脓，法夏、陈皮燥湿化痰、理气和中，以助中州化水谷精微、消痰饮之源，羌活、防风祛风除湿，白芍、白蒺藜平抑肝阳，蛤壳、川贝母、浙贝母清泄肺热、化痰软坚，寄生补益肝肾，水泛六味丸滋阴补肾，甘草调和诸药。全方共奏扶正祛邪、清肺益肾、托里排脓之效。

脑漏者，又名鼻渊。《外科正宗》认为："总因风寒凝入脑户与太阳湿热交蒸乃成……久则头眩虚晕不已……如日久虚眩不已，内服补中益气汤、六味地黄丸相间服，以滋化源始愈。"《秘传证治要诀及类方·卷十》认为："有不因伤冷而涕多者……此由肾虚所生。"《医醇賸义》则认为："致病有三：曰风也，火也，寒也。"简斋先生治疗此病，结合诸家前贤要义，以风胜湿、清肺排脓祛邪于上，健脾以助运化、断痰饮之源，抑木疏土、平抑肝阳以清肝胆湿热，以滋补下焦肝肾以助气化，且因病逾十年，邪实正虚，故用《医宗金鉴》托里透脓汤以清肺益肾、补气活血、托里透脓，盖因此方可"治侵脑疽及一切痈疽气血亏虚"。且方中白芷一药，辛温，归肺、胃、大肠经，可解表散寒、祛风止痛、宣通鼻窍、燥湿止带、消肿排脓，对于阳明头痛、鼻衄鼻渊等证，可宣利肺气，升阳明清气，通窍止痛，消肿排脓，伍用宣肺抑肝、滋肾健脾之药，以奏良效。

刘媪，73。脑漏夙疾，发以月余，气腥质稠，成团且多，流后头目昏花，舌光露底，口干乏津，兼之动则喘咳，脉弦劲。七三高龄，气阴两虚，肝失承制。治以益气养阴，佐以潜纳。

羌活　防风拌生黄芪　蛤粉　白芍薇玉
竹　沙参　苓神　橘络　桔梗　甘草　牡蛎　水
泛七味都气丸

赏析：脑漏又名"鼻渊"，与西医鼻窦炎相似。《景岳全书》有载："鼻渊证，总由太阳督脉之火，甚者上连于脑，而津津不已，故又名为脑漏。"患者年过七十，肝肾已亏，复感风热外邪，上犯鼻窍，则见流气腥质稠之浊涕；鼻窍不通，肺失清气所养，肾虚无以纳气，则动则喘咳；肾虚无以生髓，则见头目昏花；由"舌光露底，口干乏津"可见患者阴伤较甚。故辨证为肺肾气阴两伤，上盛下虚。治以益气养阴，补肺固肾。方选玉屏风散、加减葳蕤汤化裁。《丹溪心法》玉屏风散具有益气固表之功，方中黄芪补肺益气，防风走肌表散风邪，二药相伍，固表而不留邪，祛邪而不伤正；《通俗伤寒论》的加减葳蕤汤治阴虚外感风热之证；再配伍七味都气丸补肾纳气，扶正固本，达到益气养阴不留邪、发汗祛邪不伤阴之目的。

羌活性温味辛苦，入肾、膀胱经；防风，性温味辛甘，入肝、脾、膀胱经。两味药除能发汗解表、祛风湿止痛外，亦广泛应用于多种病证。简斋先生临证喜用羌活、防风以清疏化邪，用于治疗妇人风寒入胞之不孕、表邪内陷之痢疾、肝风传脾之泄泻、风盛夹湿之水肿以及风痰内动之眩晕等多种病证。而本处方中用防风拌黄芪也为简斋先生的一个经验用药，两味偏于走表之药合用，一补一收，既可散邪解毒，又可益气扶正，并防黄芪滞气碍胃。患者脑漏迁延，终年难愈，元气暗耗，渐入虚损之途。《证治准绳》曰："真元耗损，喘生于肾气之上奔。"肺主呼气，肾主纳气，肾亏不能纳气归原，则肺气上逆则为喘。而肾之纳气，全赖于肾中阴阳。故简斋先生加用水泛之七味都气丸，该方是在六味地黄丸的基础上加五味子而成。五味子敛肺滋肾，敛精止泻，生津敛汗。全方补中有泻，寓温于清，以通为涩，气化斡运，化机鼓荡，常用于肾阴不足，偏于无以收敛所致的咳嗽、虚喘。

孙左，齆鼻日久，阴虚脑弱，头额作痛，涕出黄污，引及泪流，入夜蒸热，假寐汗多，脉弦劲不和。勉拟柔养托化防昏痉。

天麻 防风芪 羌活 秦归 沙参 甘草 首乌

白芍薇 百合 稽豆衣 怀膝炭 二至九

赏析：本案病名"鼻渊"。患者齆鼻（为鼻孔堵塞而发音不清）日久，肾阴亏虚，髓海空虚，脑窍失养，虚火内扰，邪热搏结于鼻窍，而见鼻流黄污涕；内有阴虚，故夜间蒸热、假寐汗多；肾阴不足，水不涵木，肝肾阴虚，虚风内动，肝阳上扰，故头额作痛；脉弦劲不和，有致昏痉之虞。治拟养阴祛风，柔肝滋肾。方选天麻汤、当归补血汤合二至丸加减。本案以当归、首乌、白芍滋阴补血养血，黄芪益气生血，防风、羌活辛温祛风止痛；配伍天麻平肝潜阳，沙参补肺肾养阴津，百合、白薇滋阴清虚热、宁心安神，稽豆衣可养血平肝、除热止汗，能补肾阴而养血平肝，怀牛膝、二至丸（旱莲草、女贞子）有滋阴补肾之功效。

历代医案论述鼻渊多由脾胃湿热、胆热、肺热所致，但本案乃因肾阴虚日久，精髓不足，虚火上迫于肺，邪热搏结于鼻窍而成浊涕。治疗上简斋先生提出"柔养托化防昏痉"，即为补法、和法，通过补益外托病邪。柔养即养阴柔肝滋肾，用于肝肾阴虚者。处方中芪、归、芍、草益气养血柔肝，沙参、首乌、百合、怀牛膝、二至丸补阴滋肾养肝，羌、防祛风散邪，托邪以外出，共为"柔养托化"之法。稽豆衣甘平，入肝肾，可补肾阴而养血平肝，用于血虚肝旺、头痛头晕目眩等；常与女贞子、枸杞子同用，既补肾阴，又可清虚热、止盗汗，常与地骨皮、白薇同用。本方用此药肝肾同补，水可涵木，以防肝阳上扰导致头昏痉证，即医案中所嘱"防昏痉"。意为肾虚肝旺，虚风上扰，须防出现"昏痉"。

某，肺肾不足，湿热内蕴，早日曾患疥疮，近则喉关糜白，连及帝丁后墙。拟肥玉竹散以托之，防增咳音嗄。

羌活　葛根　沙参　石膏　玉竹　茯苓神　桔梗
生草　杭白芍

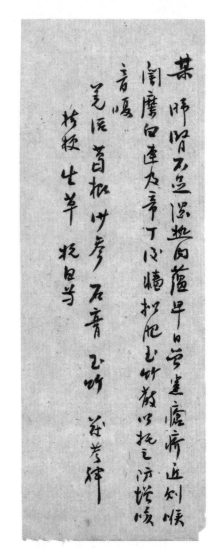

赏析：本案为白喉的阴虚热毒证。《白喉条辨》云："邪客于肺……遂夹少阴君火循经络而上，与所伏之燥火互相冲激，猝乘咽喉清窍而出，或发白块，或白点，名曰白喉。"本病的内因是患者素体不足，肺肾阴虚，湿热内蕴；外因为感受热毒疫邪，搏结于咽喉，耗伤阴液。本案患者早日曾患疥疮，湿热虫邪，内蕴肌肤。现疥疮病虫虽除，但余热邪毒未尽，犹如炭火未灭。患者素体阴液亏虚，湿热内阻，余热邪毒与湿热胶结于咽喉，气血壅滞，血败肉腐，故喉关糜白连及帝丁后墙；热毒内耗营阴，久则损及咽喉则音嗄，伤及肺脏则咳。治拟清热养阴，托毒外出。简斋先生治"拟肥玉竹散以托之"。由于未查到有关肥玉竹散的记载，疑为简斋先生自拟方。

本案处方中用玉竹，取其甘平柔润，养阴而透虚热，入手太阴肺经，养肺阴而清热，入足太阴脾经，助脾升津；沙参、石膏、白芍滋阴除热。羌活、葛根性升发，散邪热而托毒外出。本案患者素体阴虚，邪毒内陷，与湿热胶着，用此二药：一是散邪毒，祛邪外出；二是与茯苓、茯神相配，助脾升清，鼓动中焦气机，生津除湿，因势利导，托邪外出，可谓点睛之笔。另用桔梗上行，循喉咙而清利咽嗌，配生甘草，即为《伤寒论》的桔梗汤。张元素谓此方为"舟楫之剂者，譬之铁石，入水本沉，以舟载之，则浮于上也"（《绛雪园古方选注》）。羌活是简斋先生临证常用之药，在本案中应用主要为透邪外出。本案患者虽为阴血不足，但湿热邪毒内伏，郁热在里，故用辛温发汗透表之羌活，透邪外出。吴鞠通云："病自口鼻吸受而生，徒发其表亦无益也。"（《温病条辨》）欲使肺中郁热得以透解，关键在于开达肺郁，舒展气机，使郁热有透达之路。

徐右，阴虚液少，燥气上侵，喉关后墙生粒，色黑作痛如灼，咳嗽纳少，脉细数。议以清燥肃肺利咽法。

桔梗 甘草 元参 寸冬 沙参 霍斛 橘络
生地 白芍 碧玉散 挂金灯

赏析：本案病名"喉关痈"，亦称"喉痈"。喉痈是咽喉及其邻近部位痈肿的总称，属耳鼻喉科急重症。咽喉为肺之门户，肺气不利，易发咽喉之病。患者素体阴虚液少，阴不制阳，虚火妄动，燥热搏结咽喉，灼伤肌膜，则喉关后墙生粒；燥为阳邪，与虚热相搏，血分热盛，喉痈色黑作痛如灼；肺气宣发肃降失调，则发为咳嗽；本于阴虚，胃喜湿恶燥，失于润降，故纳食减少；脉细数乃阴虚肺热之表现。《重楼玉钥》认为，咽喉病"其证虽繁，大要总归于火"。对虚火喉痈，则以滋阴清热、润肺利咽为主，即简斋先生所言"议以清燥肃肺利咽法"，忌辛燥伤津之品，方选桔梗汤合养阴清肺汤加减。桔梗汤由桔梗和甘草组成。桔梗开宣肺气，为治咽喉要药；生甘草以补脾益气，缓和药性为主，亦有解毒之功，合桔梗能起到较好的祛痰排脓利咽的作用。养阴清肺汤出自《重楼玉钥》，为清代郑梅涧所创，最早用于治疗白喉病。简斋先生处方根据病机重用养阴清热之品，养阴重视肺胃肾；清热尤重肺胃心肝。方中玄参滋阴降火利咽，麦门冬养阴润肺，益胃生津，近代有以玄麦甘桔汤为基本方治疗咽喉疾病属阴虚证；沙参入肺胃经，滋阴润肺，益胃生津；石斛生津益胃，清热养阴；生地黄清热凉血，养阴生津；芍药一则配伍甘草酸甘化阴，二则以酸收热，以助清化；碧玉散中青黛清热凉血，平木清金；滑石、甘草导热下行。喉关后墙生粒，除血热之外，常见痰热。故以橘络清络化痰；挂金灯清肺利咽，治肿痛。

喉乃肺系所属，且肺有经脉通于喉咙，故喉咙的通气和发音功能直接受制于肺气和肺阴。足少阴肾经从肺而上循喉咙挟舌本，在《伤寒论》少阴病篇谈及咽痛治疗时，因毒热聚于少阴肾经的咽痛选用甘草汤或桔梗汤治疗。本案特点：简斋先生一则重视清热利咽，方选桔梗汤加减；二则注重养阴清热，方用养阴清肺汤。即简斋先生所言"议以清燥肃肺利咽法"，并忌辛燥伤津之品以防更伤肺胃之阴。

杨小姐，昨从清阴托邪主治，喉关肿势见平，破仍未复，痛仍未已。女子本质太弱，以和淡治之。

沙参　玉竹　苓神　橘络　桔梗　甘草　白芍

川浙贝　杏苡仁　枳壳　枇杷叶（去毛包煎）

赏析：本案为乳蛾之肺热阴虚证。金代《儒门事亲》正式提出"乳蛾"之名，金元以后始把乳蛾从"喉痹""喉风"中分出来，目前特指扁桃腺的炎症肿大。《疡科经验全书》云："乳蛾由肺经积热，受风凝结而成，生咽喉旁，其色微黄，其形若蚕蛾之状。"临床治疗虽分虚实、寒热、表里辨证论治，但总不离利咽解毒之法。本案经从清阴托邪主治，症情有缓，但余邪未净，阴虚肺热，搏结于咽，而喉关溃破疼痛，故治以养阴清热利咽，以清淡平和之品清补为主，故曰"以和淡治之"。方选沙参麦冬汤合加味桔梗汤、养阴清肺汤加减。沙参麦冬汤来自《温病条辨》，为甘寒清润滋养之剂，主治肺胃阴虚或邪热伤肺；加味桔梗汤来自《医学心悟》，为化痰排脓解毒之剂，主治肺痈溃脓期；养阴清肺汤来自《重楼玉钥》，养阴清肺，利咽解毒，为治疗白喉的经验方。

处方中沙参、玉竹、白芍、川贝、杏仁皆为性味甘平、养阴润肺之品，配以橘络、桔梗载药上行以利咽喉；清肺解毒也只用薏苡仁、浙贝、枇杷叶等非大苦大寒之品以护其体质；枳壳与枇杷叶配伍是《和剂局方》甘露饮的组合，取其"抑而降之"之意，因"乳蛾"之证为肺胃之火热上行为患也；白芍、甘草、贝母是《重楼玉钥》养阴清肺汤的组合，有养阴润肺、泻火解毒的作用；沙参、玉竹是沙参麦冬汤中的组合，两药配伍具有养阴清热生津的作用，《本经逢原》谓玉竹"甘润性平，滋肺益肾，补而不壅……其性虽润，而无伤犯脾胃，夺食泄泻之虞，但其性之缓耳"。简斋先生用药平淡，但配伍严谨，立法选药因人而异，体现了一个中医大家娴熟的临床功底。

黄右，服疏化之剂，音嗄渐扬，咳亦较减，咳先喉痒，痰吐白黏，口干欠津，暮夜喉痛，舌光。

治以原法，参以清润阴液外风两者兼顾。

麻黄　芥穗　金沸草　杏仁　紫菀　冬花　橘络
桔梗　甘草　寸冬拌法夏　沙参　肥玉竹　川浙
贝　梨皮

赏析：本案为音哑。中医认为，音哑与气血变化有关，喉得血之濡润而能鸣，气虚不足则无力鼓动声门，而致声嘶音哑。血虚多滞，则声带易肿，久聚而为肥厚，亦成音哑之患。脾虚不运，气不化津，聚而成痰，痰湿聚于喉间，也可使声带水肿而肥厚、声音不扬。音哑又与情志变化有关，郁怒伤肝，肝郁气滞，郁而化火，木火刑金，金实不鸣，亦可发生音哑。本案病起外感风邪，肺失宣肃，故见咳嗽咯痰、音哑咽痒，服疏风化痰利咽之剂后，外风得解，音哑渐扬。然仍咳嗽咽痒、咳白黏痰、口干欠津，可见中焦津液不足，运化无力，凝聚为痰，痰浊未解，津伤液亏，故见暮夜喉痛、舌光无苔。治以宣肺化痰，养阴生津。方选金沸草散合沙参麦冬汤化裁。

金沸草散源自《博济方》，为止咳化痰剂，具有发散风寒、降气化痰之功效。本案处方中用金沸草咸苦微辛，苦能泄热气，咸能化痰结，辛能行痰湿。凡痰饮之逆于肺者，此能降而泄之。荆芥辛苦而性上浮，祛头面之风，兼去风痰；麻黄辛温，祛风散寒，开宣肺气而止咳；杏仁宣降肺气，止咳化痰，与麻黄相配，一宣一降，使邪气去而肺气和。因患者舌光无苔，口干少津，有阴伤之势，且疏风散邪之品多温燥，更易伤阴，故配合《温病条辨》之沙参麦冬汤滋养肺胃阴液。处方中用沙参、麦冬清养胃阴，玉竹、梨皮生津解渴，生甘草益气培中、甘缓和胃；配以紫菀、款冬花止咳平喘，川贝母养肺，桔梗、浙贝母祛痰。全方共奏宣肺化痰、养阴生津之功。

黄右，34。音哑虽复，仍欠嘹亮，咳嗽虽减，尚未肃清，喉头微痒，咯痰白黏，咽干舌光。外风渐解，阴液未充，治再宣肃清润。

金沸草　杏仁　紫菀　冬花　沙参　法夏　天冬
橘络　桔梗　甘草　肥玉竹　二贝　枇杷叶

赏析：本案为音哑风邪犯肺证，乃上述病案的复诊。患者经服疏风化痰利咽之剂后，"音哑虽复，仍欠嘹亮；咳嗽虽减，尚未肃清，喉头微痒，咯痰白黏"，其因即如简斋先生所言："外风渐解，阴液未充。""治再宣肃清润"，即仍治以宣肺化痰、养阴生津。方选金沸草散合沙参麦冬汤化裁，以进一步巩固。处方中去疏风解表之麻黄、荆芥穗以免温燥伤阴，而加用苦而微寒性润的枇杷叶，清肺止咳，下气化痰而不伤肺胃阴液。《本草纲目》记载枇杷叶可"治肺胃之病，大都取其下气之功耳，气下则火降痰顺，而逆者不逆，呕者不呕，渴者不渴，咳者不咳矣"。《本草汇言》则言："枇杷叶，安胃气，润心肺，养肝肾之药也。"

针对本案患者既有痰湿，又见津伤；既有外感风邪，又有内在阴液不足的情况。简斋先生不仅善用辛温宣散、解表止咳的麻黄、芥穗、杏仁、金沸草急则治标，更深谙孟河医派和法缓治之道标本兼顾。"和法"，是指用性能平和的药物调和机体正气，解除病邪，以达到扶正祛邪的目的；"缓治"，是指治疗用药不求急功，缓慢图治，以复根本。本案处方中以玉竹、沙参、麦冬、梨皮等大队润药滋阴养津；以金沸草、杏仁、枇杷叶、紫菀、款冬花、桔梗、川贝母、浙贝母性润宣肺，疏风化痰；以半夏、橘络等理气燥湿，润燥并用。诸药合用，使得燥湿不伤脾阴，益阴无碍祛湿。

陈太太，气阴素虚，因寒为病，血滞不和，左牙龈作痛且肿，连及耳根，脉小滑。拟仍益气托化主治。

桂枝　牡蛎　甘草　白芍　羌活　防风　地黄

细辛　秦归　寄生　附片　生煨姜

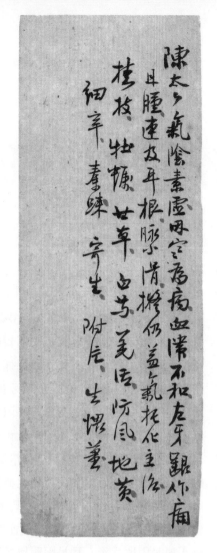

赏析：本案病名"牙疳"，是指以牙龈红肿、溃烂疼痛、流腐臭脓血等为主要表现的病证。如《儒门事亲》曰："牙疳者，龋也。龋者，牙龈腐烂也。"而此患者由于"气阴素虚"，因寒为病，气虚及阳，阳虚寒凝，血凝不和为病之本；阴虚则虚火内生，热腐血肉，腐积成脓，故牙龈作痛且肿。虚火循经上犯，痛肿连及耳根为病之标。气阳阴津不足，故见脉小；疳已酿脓，故见脉滑。治拟温阳散寒，益气托化，从本论治。方选四逆汤合当归四逆汤加减。案中以附片辛热以补肾温阳，干姜温中散寒，二者合用能增强温补散寒之功；当归养血和血通血滞，地黄补血滋阴、清退虚火，二者合用可补血活血、养阴清火；寄生补益肝肾，牡蛎益阴潜阳，桂枝温经散寒，白芍养血和营，桂芍合用尚可调和阴阳，细辛温经散寒而止痛，又可助桂枝温通血脉；甘草补脾益气、清泻心火、调和诸药，并可制姜附燥烈伤阴之虞；生姜解表散寒、温中解毒，羌活、防风合用可解表散寒、祛风止痛，三者可促寒邪由表而出，诸药并用，共奏温阳散寒、补气托化之效。

本案简斋先生主法"拟仍益气托化主治"，但处方中并无补气类药物，而是使用了强力的温阳助气法。一则从病因因寒为病着手治疗，用温阳可祛外寒，二则避免补气有助外邪之虞。方中羌活、防风既是风药引经，使药入病所；又是宗东垣升阳以散阴火之意，使寒邪外解。而治疗牙龈肿痛不用苦寒清热，而是选用姜、附、辛、桂等温阳之品，这与临床上某些医者一见肿痛即考虑炎症反应，即用清热解毒的方法可谓有霄壤之别，而从《内经》"真寒假热"的思路，精准辨证，大胆用药，足见简斋先生作为一位临床大家的深厚功底。

万君，31。两旁颊车酸胀，连及牙龈，开合引痛，一周未已，偏右少腹或时作痛，下引腿膝亦酸，早晚肢尖不温，舌苔滑白，脉弦而迟。肾主骨，齿为骨之余，风寒从肾而疼遂呈此象。拟方

羌防风　白芷　芎归酒炒　赤苓芍　桂枝　甘草　橘皮络　桔梗　桑枝　寄生　白蒺藜　细辛

赏析：本案病名"牙痛"。中医学认为，肾主骨，齿为骨之余，属足少阴肾经，足阳明胃经络于龈中、上齿，手阳明大肠经之脉入于下齿，故牙痛与肾、胃、大肠等脏腑密切相关。《诸病源候论》云："牙齿痛者，是牙齿相引痛，牙齿是骨之所终，髓之所养。手阳明之支脉入于齿，若髓气不足，阳明脉虚，不能荣于牙齿，为风冷所伤，故疼痛也。"风热侵袭或胃火炽盛的牙痛临床较为常见，特点是发病急，病程短。而本案简斋先生概括其病机，为"风寒从肾"而致牙痛。患者本有脾肾阳气不足，加之风寒侵袭，伤及牙齿及牙龈，邪聚不散，气血滞留，瘀阻脉络而为病。颊车属足阳明胃经，且足阳明胃经络于龈中，而风寒伤及牙齿及牙龈，脉络瘀阻，故两旁颊车酸胀，连及牙龈，开合引痛，一周未已；脾肾阳气不足，不能温养脏腑经络，则偏右少腹或时作痛，下引腿膝亦酸，早晚肢尖不温，舌苔滑白，脉迟；脉弦为痛脉。治拟疏风散寒，温中益肾，和络止痛。方用川芎茶调散合小建中汤加减。处方中川芎祛风止痛，为治头部各种疼痛的要药，并辛散活血止痛，寓"治风先治血，血行风自灭"之意。羌活、防风、白芷、细辛疏风散寒。其中羌活镇痛力强；白芷善通窍止痛；防风疏风解表；细辛散寒止痛，长于治少阴经头痛连齿。桂枝、赤芍、甘草乃小建中汤之意，可温中补虚，缓急止痛；且甘草调和诸药，缓和风药之燥性；并合茯苓、橘皮、橘络、桔梗健脾助运，行气通络；且桔梗可为诸药舟楫，载之上行。而当归、川芎以及赤芍有四物汤之意养血活血，通络止痛。其中当归、川芎酒炒后可增其温通经络之效；桑枝、桑寄生、白蒺藜益肾通络，祛风行血。

本案简斋先生既注意了风寒外侵牙齿及牙龈而致的风寒牙痛，从疏风散寒、和络止痛入手，着眼于局部治疗，又根据患者全身症状及苔脉，辨证为脾肾阳气不足。治疗中结合调理脏腑而用温脾益肾，养血和络，托化正气，扶助固本，关注全身治疗，局部与整体、祛邪与扶正有机结合，不愧为临床大家。

王左，服辛宣苦化之剂，大便先干后溏，量多甚爽，热退诸恙向安，第左耳门赤肿，微痛，脉弦滑。治再疏和散结。

荆芥 薄荷 制蚕 桑叶 蒺藜 连翘 碧玉散

赤苓芍 大贝母 甘草

赏析：本案病名"耳疗"。证属脾胃湿热，风热上扰。患者脾胃湿热为患，服辛宣苦化之剂后，大便先干后溏，量多甚爽，热退诸恙向安，但湿热未尽。耳为清窍，湿热内蕴，风热上扰，内外合邪，邪毒循经上犯肝经耳窍，结聚不散，故左耳门赤肿微痛；脉弦滑，主湿热在里。"治再疏和散结"，即疏风清热、散结利湿。方选荆芥连翘汤、蒺藜汤、碧玉散加减。荆芥连翘汤出自明代龚廷贤《万病回春》，功用疏风清热；蒺藜汤出自清代程钟龄《医学心悟》，功用疏肝散结；碧玉散出自《医宗金鉴》，功用清热燥湿、解毒疗疮。案中处方以荆芥祛风散邪，薄荷疏散风热，制蚕祛风止痛、化痰散结，桑叶疏散风热，蒺藜平肝解郁、活血祛风，连翘清热解毒、散结消肿，赤苓清热利湿，赤芍清热凉血、散瘀止痛，大贝母解毒散结消肿，甘草清热解毒，碧玉散祛热清肝。诸药并用，共成疏散风热、散结利湿之效。

头为"诸阳之会"，耳居头面，为清窍之一，为清阳之气上通之处。《灵枢·邪气脏腑病形》云："十二经脉，三百六十五络，其气血皆上于面而走空窍。"隋代巢元方《诸病源候论》谓："耳者宗脉之所聚。"明代薛铠《保婴撮要》曰："耳者心肾之窍，肝胆之经也……肝胆主外症，风热有余……或胀痛，或脓痒者，邪气客也。"脾胃位居中焦，为一身气机升降枢纽，脾胃不健，升降失司，清阳不能上走耳窍，浊阴不降，再受风热上犯，脾胃肝胆湿热蕴聚，内外合邪聚于耳窍，则致肿胀疼痛。治疗以疏散风热、清热利湿为宜。荆芥连翘汤本为肾经风热所致两耳肿痛而设，方中以风药为主，疏散清窍风热。白蒺藜平肝祛风，活血止痒，多用于目疾属肝经邪热。因耳目均为清窍，故用于此案亦无不恰。碧玉散，乃六一散加青黛，此案用之以清利脾胃肺经湿热，再辅以疏风清热之药，实乃标本兼顾、内外同治之法。

于右，下虚湿热上腾，蒙闭清窍，两耳如塞而不鸣，左较右甚，听觉较差，脉弦。症仅月余，治以导化。

葛根　升麻　黄芪　苍术　川柏　薏仁　甘草
桑叶络　白蒺藜　蔓荆子　赤白苓　赤芍　建泻

赏析：本案病名"耳闭"。乃因下虚湿热上腾，蒙闭清窍所致。"下虚"为脾肾亏虚，由于肾开窍于耳而脾气虚损，则升清失职，运化无力，导致清窍不利，水湿停聚。此外，肝胆病变与耳闭的发生亦密切相关。肝失疏泄可致水湿内停，蕴而生热，湿热上犯，蒙闭耳窍，而见两耳如塞而不鸣、听觉较差。脉弦亦为肝胆不利之脉象。治拟补气升阳，清利湿热。方选益气聪明汤加减。原方由黄芪、甘草、人参、升麻、葛根、蔓荆子、芍药、黄柏等药组成，本案处方中用黄芪、升麻、甘草益气升提，葛根、蔓荆子升清通窍，黄柏清利湿热，反佐升清和降。减去了大补元气的人参以免碍湿助热，并去白芍免滋腻生湿。另加苍术、薏苡仁取四妙之意，清热燥湿；赤茯苓、白茯苓、泽泻加强利湿健脾作用；桑络、赤芍活血通窍；桑叶、白蒺藜疏风通窍。诸药配伍，共奏补气升阳、清化湿热、聪耳通塞之功。

白茯苓，别称云茯苓，为茯苓里面的白色部分，具有渗湿利水、健脾和胃、宁心安神的功效；赤茯苓，别称赤苓，为茯苓里面的红色部分，具有行水、利湿热、破结血的作用。正如《本草经疏》所说："白者入气分，赤者入血分。补心益脾，白优于赤；通利小肠，专除湿热，赤亦胜白。"二药合用，则气血并治，补泻互助。简斋先生在医案处方中经常会二药同用，以起协同增效的作用。

三

眼科病证

（计3案）

王右 28。本质素弱，值此秋燥，风热上干，右目微红胀痛。治以辛宣轻扬。

炒蚕　桑叶　蒺藜　芥穗　防风　橘络　桔梗

甘草　赤苓芍　荷叶盖煎

赏析：本案病名"暴风客热"，即西医学"结膜炎"。患者本质素弱，卫外不固，秋燥季节外受风热之邪，上干清窍，故右目微红胀痛。如《证治汇补》所言："目不因火则不痛，如白轮变赤，火乘肺也；肉输赤肿，火乘脾也……肝热则多肿，心热则多眵，火盛则多痛……风胜则痒，热胜则胀，湿胜则烂。"简斋先生"治以辛宣轻扬"，即疏风散热、清肝明目。方选菊花茶调散加减。患者素体不足，又值秋燥，用药不宜过于辛燥，以免伤津耗气，加之未见头痛诸症，故去原方中辛燥温散治头痛之羌活、白芷、川芎、细辛。而加白蒺藜辛散苦泄质轻，可升可降，祛风平肝，镇静止痒；荆芥穗气质轻扬，轻宣发散，泄热散风，炒黑则入血分，清散血分之伏热，引邪外出，以收清血散热之效。二药配伍，散风行血之功尤甚。僵蚕咸辛性平，有息风止痉、祛风止痛、解毒散结之功；与白蒺藜合用，平肝解郁、祛风通络之效益增。桑叶苦甘微寒，清肺胃，去风明目；与白蒺藜配伍，寒温相宜，互纠其偏而清肝明目之力益彰。桔梗有宣通肺气、疏风解表作用，又为舟楫之剂，可载诸药上达于目之功；甘草调和诸药。方中首药炒僵蚕，入肺、肝二经。历代医家认为，蚕为阳虫，禀受木火之气，喜燥恶湿，平素食桑，桑能祛风，且僵蚕受风而僵，适用于感风之疾。僵蚕所受之风非东方之风，而为属金的敛固之风，兼有金木二性，可疏散邪气，故用于肝经风热上攻之头痛及目赤肿痛等症。

综观本方，虽辛宣为主，但因值秋燥，本质又虚，故用药辛而不燥，凉而不寒，标本兼顾，祛邪而不伤正，可见其制方之妙。

刘左，25。血中湿热过盛，因风为病，两眼睑易于红肿作痛，溃脓则愈，左右递见，面部亦易生颗，口干便燥。治用疏风清血。

荆芥　防风　白芷　归尾　川芎　细生地　赤苓

芎　桔梗　生草　山栀　大贝　白鲜皮　白蒺藜

赏析：本案病名"睑弦赤烂"。胞睑又名眼胞、眼睑和脾，位于眼珠前方，司眼之开合，有保护眼珠的功能。由于胞睑位置的关系，易受六淫外邪尤其是风邪的侵袭而发病。脾胃功能失调等，也常引起胞睑病。若内外合邪，则更易发病。患者"血中湿热过盛"，外风引动，风、湿、热邪相搏，循经上攻，而致两眼睑易于红肿作痛、溃脓；湿热郁遏上壅，血脉不畅，则面易生颗；湿热内盛伤津，故口干便燥。治以疏风祛湿，清热凉血。方用防风通圣散加减。防风通圣散源自《宣明论方》，具有发汗达表、疏风退热、解表攻里功效。本案处方中用防风、荆芥发汗散邪，疏风解表胜湿；川芎行气祛风，燥湿活血；白芷祛风燥湿；桔梗清宣上焦；栀子清热利湿。火热之邪易灼血耗气，故用当归养血和血，赤苓清利湿热，赤芍、细生地、大贝母清热凉血，白鲜皮清热燥湿，白蒺藜散风行血，甘草健脾和中。诸药合用，共奏疏风除湿、清热凉血之功效。

睑弦赤烂是以睑弦红赤、溃烂、刺痒为临床特征的眼病，又名风弦赤眼、迎风赤烂、风沿烂眼等。简斋先生在审辨局部症状的同时，结合患者全身证候，辨为"血中湿热过盛，因风为病"，风、湿、热邪相搏，上犯睑缘而发病。"治用疏风清血"，即以疏风清热利湿治法为主。可见，即使治疗眼部局部疾患，亦当注意结合全身症状，辨别体质，确立治则，方可取效。

陈左，阴虚湿热，始而右目视觉不敏，近日延及左部，虽无昏花之感，远视辄觉不清，间时头眩，他无所苦。拟益气聪明意升清降浊主治。

升麻　葛根　蔓荆子　沙参　黄芪　甘草　白芍
苓神　地黄　川柏

赏析：本案"近视"，古称"能近怯远症"，至清代黄庭镜《目经大成》中始称"近视"。中医认为，肝开窍于目，肾注精于目。所以，眼疾大多从肝肾来调治。近视由于肝肾亏损，先天禀赋不足，而"过度用眼""眼疲劳"为其诱因，《素问·宣明五气》云："久视伤血。"血伤气损，精血无以升腾于目，则目失濡养。《证治准绳·杂病·七窍门》说："东垣云能近视不能远视者，阳气不足，阴气有余。"简斋先生辨本案为"阴虚湿热"，即肝肾阴虚、脾胃湿热，同时气血亏虚，脾失健运，化源不足，清阳不布，故见始而右目视觉不敏，近日延及左部，虽无昏花之感，远视辄觉不清，间时头眩。治拟益气升清降浊，佐以养阴清利。方用益气聪明汤加减主治。《医方集解》曰："五脏皆禀气于脾胃，以达于九窍；烦劳伤中，使冲和之气不能上升，故目昏而耳聋也。李东垣曰：医不理脾胃及养血安神，治标不治本，是不明理也。"益气聪明汤是《东垣试效方》中的著名方剂，具有补中气、升清阳、散风热之功效，用之可使"中气既足，清阳上升，则九窍通利，耳聪而目明矣"（《医方集解》）。方中黄芪、炙甘草补中益气；以沙参替换人参，乃因患者本有阴虚，而沙参益气且性润滋阴；升麻、葛根、蔓荆子轻扬升发，上行头目；芍药、地黄养阴清热，平肝益肾；茯苓、茯神健脾化湿，宁心安神；黄柏清热泻火，一可针对其本有湿热，二则其性寒苦降，与升麻、葛根、蔓荆子升发之药同用以升清降浊。

简斋先生在处方中用了二味目疾常用之药：一是蔓荆子，《本草纲目》曰"蔓荆实，气轻味辛，体轻而浮，上行而散，故所主者皆头面风虚之症"，《神农本草经》谓其"明目，坚齿，利九窍"，《名医别录》谓其治"目泪出"，《日华子本草》认为其可"利关节，治赤眼"；二是黄柏，《名医别录》谓其治"目热赤痛"。

附录一 | 张简斋先生治疗大法的研究探讨

张简斋先生临床擅长治疗外感内伤杂病，以及妇儿等诸多疑难杂症。他博采众长，在继承先人医学经验基础上，吸收孟河医派的学术思想，形成了自己独特的治疗方法。现根据简斋先生医案，试对其主要治法特点分析探讨如下。

一、外感疾患辨分寒热，"疏""清""透""化"以达邪于外

　　在抄录的 625 个医案中，外感病证有 80 例，占整个医案的 12.8%，这还不包括外感所引发的内伤杂病，以及内外兼病者。简斋先生辨治外感疾患，首先区分风寒湿热，灵活运用"疏""清""通""化"诸法以达邪于外。特别是当年南京地区瘟疫流行，简斋先生融会贯通伤寒、温病诸家经验，采用清宣疏达、苦辛宣降、轻疏透化等方法救治患者众多，在医界享有盛名。"疏"，用于外感病证中，是指用祛风解表药以疏散风邪的治法。由于外感病证风为先导，故解表必须疏风，并根据风寒、风热、风湿之不同，合以散寒、清热、化湿。"清"为中医八法之一，意指清除邪热或虚热的各种治法。邪在卫表宜辛凉清热，热毒入里或夹湿宜苦寒清热，热盛津伤宜甘寒清热，热在营血则凉血清热。"透"意为通达、渗透，温病运用透法，首见于清代叶天士的《温热论》，认为温邪在卫，"若无汗恶寒，卫偏胜也，辛凉泄卫，透汗为要"。透即因势利导，达邪外出。"化"意为变化、消除，即运用"疏""清""透"等治法，消除化解而使病邪达于外。

（一）外感风寒用"疏""和"

风为百病之长，风寒为病多起于冬春季节，邪犯肌表，卫阳被遏，腠理闭塞，可见恶寒、无汗，表虚者可见少汗。简斋先生认为，表实之人可辛温发汗，而虚体感受风寒则需"和表托化"。"托"即提升正气，托散外邪。而虚体外感，邪犯少阳，则治以和解。

1. 辛宣疏化

此即辛温解表，疏散表邪，用于风寒外感表证。伴见肺气失宣，则兼以宣肺止咳；如与水湿相搏，则合用化湿利水。

（1）风寒表实者以辛温发汗，散寒解表，方选麻黄汤；表虚者兼以疏和托化，即疏风解表、调和营卫，方用桂枝汤加减。例如，477李左案，患者"风痰合病，为热为咳，热先形寒，咳时喉痒，无汗，头痛身楚，口干，胸闷，涕稠痰黏，脉小数，溲浑，治以辛宣疏化"。尽管患者有发热咳嗽，涕稠痰黏，脉小数，但简斋先生紧紧抓住形寒、无汗、头痛身楚这些风寒外袭、腠理闭塞的典型症状；以辛宣疏化之法，辛温解表，疏散表邪，方选麻黄汤加减。而478号"时病日久，阳衰阴盛"，表虚之人外感风寒案，则"助阳和协"；487号"肺肾固虚，荣卫亦病"的虚体感冒案，则选择"疏和托化"。两案均选择桂枝汤疏风解表，调和营卫，疏散外邪与托扶正气并举。

（2）风寒束表，伴见肺气失宣，咳嗽气喘，则在"辛宣疏化"、疏散风寒的同时，兼以宣肺止咳，方选三拗汤、止嗽散、射干麻黄汤、金沸草散加减。如005孙左案，"始因风咳，误服膏滋，风邪留连，咳经三候，胸膺引痛。治当辛宣疏化，冀其咳畅痰活为应"。简斋先生认为，对该患者不单单要"辛宣疏化"，疏散表邪，还需配合止咳化痰，方选三拗汤、止嗽散加减。009 黄右案，患者"体丰痰重，因风为咳"，风寒痰湿之邪闭阻于内，肺之宣发肃降失司，"治以辛宣开肺"，方选金沸草散加减。简斋先生尤爱选用金沸草散治疗风寒犯肺导致的咳嗽，金沸草散出自《千金翼方》，其主要药物为金沸草、前胡、甘草、麻黄、芍药、荆芥穗、半夏，具辛宣开肺之功。而 011号张女案中，因"寒水久咳，前服金沸草散，咳减仍呛，无痰，治再疏化"，则方选射干麻黄汤加减以疏风宣肺，化痰止咳，可见射干麻黄汤较金沸草散的泻肺降逆、利咽止咳、祛痰平喘作用更胜一筹。

（3）外感风寒与水湿相搏，风水合病者，当辛温解表、化湿利水，常用小青龙汤加减以宣肺散寒、利水消肿。如 384 徐左案，"秋令因感风水并病，由咳而肿，咳而气逆似短，肿而自下上移，脉弦小，治以疏化"，即采用解表散寒、蠲饮利水，以小青龙汤加减。285 胡童案，因"风水合病，既肿且胀，气促神迷"，需"慎防喘变，先以小青龙汤以开鬼门"。简斋先生对水肿合并咳喘，无论因外感咳喘致肿，还是因水肿致喘，都用小青龙汤加减，解表化饮，肃肺利水。

2. 和解少阳

简斋先生对虚体外感风邪，侵犯少阳，治当和解，方选小柴胡汤加减。如 473 董右案，患者"本质太弱，因感为病，四日来寒热无汗，热度夜晚稍高"，由于邪在少阳，"治当和解""辛散温燥俱非所宜"，采用小柴胡汤加减。而 471 陈君案，因伤寒发热，邪犯少阳阳明，"拟少阳阳明合治"。由于少阳为枢，位居太阳阳明之间，为半表半里，正盛则热，邪盛则寒，正邪交争，则寒热往来，休作有时。少阳阳明合治，即采用小柴胡汤加减和解少阳之枢，以达邪于外。

（二）外感温热宜"透""清"

外感温病常指因感受温热之邪而引起的以热象偏重，易于化燥伤阴为特点的急性外感疾病。温热病有其自身发生、发展及转归特点，温病辨证常用叶天士之卫气营血辨证和吴鞠通的三焦辨证，但证之临床，常见卫气营血及三焦病变纵横交错，治疗当需综合权衡。简斋先生针对当时流行的温热病，将卫气营血辨证及三焦辨证有机结合，伤寒、温病治法熔为一炉，在江南临床医家中独树一帜。

1. 宣清透化

宣清透化主要是宣散、清利温热之邪，使其透达于外，用于邪在肺卫，温邪由表入里，方选银翘散、栀子豉汤、葛根芩连汤、桑杏汤等加减。如 421 号案，患者因"新感触动伏邪，发热四五日，内烧，口渴，无汗，头痛身楚，烦懊夜甚，脉数，苔色薄黄"，乃伏邪温病，风热犯表，留扰胸膈，郁热内阻。简斋先生"治以宣清透化"，选用银翘散合栀子豉汤加减，内清郁热，外散风热。在 420 号李右案，"温病十余日，始而似疟，近则高热，绵延不退""热高之时烦，少寐多渴，饮不多，苔花薄，不黄不燥，脉小"，证属"少阴阳明兼病"，因虑其体虚"脉小"，不宜过于苦寒清宣，当"慎防厥脱"，故"治以托化"，即疏风清热、宣表透邪，选九味羌活汤合柴胡枳桔汤加减。428张右案，因温燥犯肺，协热入里，表之热邪有内传中焦态势，治拟疏达解表、清宣透热，方选葛根芩连汤合桑杏汤加减。

2. 清营透热

热邪深入营分，宜清营透热。如兼见痰热内蕴，心神受扰，当配合化痰开窍；邪陷心包，结合清热泻火，芳香开窍。方选蒿芩清胆汤、涤痰汤、安宫牛黄丸加减。如 431 号张右案，"秋邪八日，痰热交阻，蒙蔽灵窍，神志半明半昧，脉小数，舌强言謇，肤表无汗，肢或抽搐，风欲动矣"，方选蒿芩清胆汤合涤痰汤加减以清营透热，化痰开窍，"另安宫牛黄丸一粒"开窍醒神；419 号徐右案，患者因温热邪毒内陷心包，"温邪十余日，阴液大伤，神志昏昧，舌强言謇，摇头摸胸，齿垢苔黑，舌本干红，喉有痰鸣，大便两日未解，脉小数，势将痉厥"，以"安宫牛黄丸 2 丸"开窍醒神，并用二甲复脉汤育阴潜阳。

3. 养阴生津

热盛津伤，宜养阴生津，方选《温病条辨》复脉汤化裁；暑温阴虚仍伴有内热者，选用清暑益气汤、清骨散加减；而温病津伤，邪伏阴分则"以青蒿鳖甲煎以领邪外出"。如 423 号李右案，"少阴温病，气液两伤，口干喉燥且痛，腰胁引痛，脉小数，舌前露底，腹胀，大便数解不出，治再养阴生津"，方选复脉汤加减；427 号案，暑温病，阴虚内热，"两投和养托化之剂，微热渐平，气阴未复，知饥思食，大便间解，脉小数，左微弦，治仍原法"，用清暑益气汤、清骨散加减以"和养托化"，即益气养阴生津、托举化生正气；417 号陶童案，"温病十余日，邪少虚多，夜间热亢，不烦，口干，昨中午曾觉形寒，脉小数，舌上光薄，邪伏阴分，欲从营而出气，当以青蒿鳖甲煎以领邪外出"。

（三）外感湿温当"宣""清"

湿温是由湿热病邪引起的，初起以身热不扬、身重肢倦、胸闷脘痞等为主要表现的急性外感热病。由于湿热合邪为患，苦温去湿则易助热，苦寒清热则易伤阳，故治疗棘手。其治法不外分清湿热轻重、病位上下，注重分解湿热，湿去热孤则病易消解。简斋先生针对湿温病证的具体症情，灵活采用芳香宣化、苦辛芳香、苦辛宣降、宣清导浊、清营泄热等法。

1. 芳香宣化

邪遏卫气表现为恶寒少汗，身热不扬，头重如裹，身重肢倦；治以芳香清散，宣透湿热；主方用藿朴夏苓汤加减。如湿遏卫阳，日渐化热，无恶寒，但口渴，小便黄者，可用葱豉汤、三仁汤芳香疏化；身重体倦并见关节肌肉酸痛，可配合羌活胜湿汤、柴葛解肌汤；邪遏卫表兼见里热，则以葛根芩连汤解表清里，透热转气。如 437 号吴左案，湿温病湿热遏表，见"寒热，头痛，身楚，汗时热退，汗止复热"，但"汗不及下，胸脘烦闷，渴饮不多，口秽味苦，舌苔灰黏，频作嗳噫，大便逐解，溲色不清，脉沉弦而数"，乃因"有形食滞、无形湿热纠结不化"，治拟芳香宣化、健脾和胃，方选葛根芩连汤合藿朴夏苓汤加减。

2. 苦辛芳香

苦辛芳香法主要用于治疗湿温病湿热在里，湿重热轻的一类病证，主方三仁汤加减。方中杏仁宣利上焦肺气，气行则湿化；白蔻仁芳香化湿，行气宽中，畅中焦之脾气；薏苡仁甘淡性寒，渗湿利水而健脾，使湿热从下焦而去。简斋先生还常配合藿香、佩兰芳香行气，荷叶、荷梗清暑醒脾。如439号严左案，"湿浊在里熏蒸，治以苦辛芳香法"，方选三仁汤加减。451号李右案，"湿温症，温去湿留，绵热虽解，胸闷未舒，口甜气秽，便结溺短，议芳淡主治"，即芳香淡化、健脾和中，方选三仁汤加减；配合苏梗、法半夏、赤苓、桔梗、陈皮络、鲜佩兰宣畅气机，健脾化湿。特别是佩兰用鲜品，则芳香之气较浓，有醒脾开胃、芳化湿浊之效，又无过于辛香燥烈之弊。江南医家较为重视花叶鲜品药材的应用，以时令鲜品取其清香芬芳，乃"轻法取其气"的具体体现。

3. 苦辛宣降

苦辛宣降为辛味药与苦味药配伍，宣降结合，常用于调和寒热、开通气机及消痞除满。这种用药配伍法开创于张仲景，后世医家发展用于温病治疗，叶天士称此法能解除"陈腐郁热"。简斋先生运用苦辛宣降之法，结合了叶天士加减栀子豉汤方与吴鞠通之三仁汤。如446张右案，"温病似疟十六日，暮晚微寒，胸痞身楚，汗泄较前已透，入晚烧热烦渴，脉弦数，苔水黄，以苦辛宣降主治"，即辛开苦降、调气化湿，方选栀子豉汤合三仁汤加减；441号湿热中阻案，患者外感湿温之邪，病程缠绵，邪正交争，正虚邪实，由于湿温结于中焦，交蒸日久，耗气伤津，"气阴固虚，湿热尤盛"，湿热互结，脾胃气机失常，治以辛开苦降、燥湿清热，方选连朴饮加减。

4. 宣清导浊

对于湿热并重，湿热困于中焦，可用苦辛通降，宣清导浊，分消湿热，方选甘露消毒丹加减。如456邹左案，乃湿温病湿热并重，"治以宣清导浊为法"，用甘露消毒丹加减宣清导浊，分消湿热。简斋先生应用宣清导浊法的用药特点：①宣散胜湿善用风药，如羌活、防风、葛根等，其味薄气轻，轻扬发散，辛苦温气香，辛温可升阳，苦温能燥湿，辛香可醒脾，而达胜湿之功。②苦温燥湿与淡渗利湿、清利湿热合用，常以苍术、厚朴苦温燥湿，豆卷、苡仁淡渗利湿，茵陈、黄芩、赤苓、滑石清利湿热，三者合用，清热于湿中，渗湿于热下，使湿化热清，气机畅利，用于湿温证中湿热并重者。③治湿方中加入猪苓、泽泻等利小便之品，使水湿从小便而去，正如李东垣所说："治湿不利小便，非其治也。"（《脾胃论》）④在清燥渗利湿热方中，常加一味荷叶盖煎，取其升发清阳，进一步增强升清导浊功效。

5. 清营泄热

清营泄热用于气分湿热郁结，日久不解，化燥伤阴，深入营血，可出现动风、动血等证候。如459案，湿温病热入营阴，"治以清营泄热"，方选青蒿鳖甲汤加减。青蒿鳖甲汤出自《温病条辨》，具有养阴透热之功，简斋先生常选青蒿、鳖甲、银柴胡以清退虚热。银柴胡兼以清热凉血，并配合桑叶、连翘清宣疏化，透热转气。赤芍配赤茯苓，加强清热利湿通淋，使湿热从小便而解。

二、内伤杂病治分五脏，"疏""和""托""导""建中为先"

"疏""和""托""导"是简斋先生治疗内伤杂病的常用治法。由于脾胃为后天之本，气血生化之源，而多种病变产物如痰饮、水湿无不与中焦脾胃相关，故简斋先生治疗五脏病证，特别注意"建中为先"。

（一）"疏"

外感之证用"疏"，乃疏散卫表之邪，透邪于外；而内伤杂病用"疏"，则是疏通、舒展，舒畅气机，疏泄肝郁气滞，疏肝潜阳，疏和通络。

1. 疏和条畅

肝主疏泄，调畅气机，并能疏土助运，调节情志活动。如肝气郁结，气机升降失调，肝木乘土，则脾胃失和，可见胃脘痞满胀痛、呕吐、腹痛、黄疸、胁痛、积聚、鼓胀。简斋先生最善用疏肝理气的柴胡疏肝散加减，也常用四逆散、逍遥散，以及自拟和畅疏化方（旋覆花、法半夏、苏梗、桔梗、秦归尾、赤茯苓、茯神、生甘草、橘皮、橘络、白芍、须麦芽、桑寄生、白蒺藜等）。而肝失疏泄，气滞夹痰，情志活动失于调节，可见郁证、癫证等。简斋先生则在前方基础上合用涤痰汤、肝着汤、半夏厚朴汤等疏和条畅，行气化痰。

2. 疏肝潜阳

肝肾阴亏，肝气失于条达，肝阳上亢，可见头痛、眩晕、中风（中经络）、颤证等病证，简斋先生常以天麻汤、天麻钩藤饮、半夏白术天麻汤等疏肝潜阳。如249陈右案，患者为肝肾不足、肝阳偏亢之头痛，治疗"拟疏肝之用，柔肝之体"，方选天麻钩藤饮、四物汤加减，使肝阳平和，气机条畅。在头痛、眩晕病案中，简斋先生常用《审视瑶函》天麻汤加减，原方由天麻、菊花、川芎、当归身、羌活、白芍、甘草组成，主治郁邪蒸逼入目，具有清肝明目功效，简斋先生常在原方基础上加白蒺藜、蛤壳、桑叶、桑络、赤芍等清肝泻火之品。

3. 疏和通络

疏和，乃疏泄外风，疏化内风；通络，即调节气血津液运行。疏和通络主要用于外感风湿邪气或肝风内动，导致气血运行失畅，络脉失和，而见痹证、头痛、中风等病证，方选蠲痹汤、羌活胜湿汤等加减，常用羌活、秦艽、防风等疏散祛风。有寒者，加用附子、桂枝；湿气偏胜者，加防己、萆薢、薏苡仁；痛在上者，用桑枝、羌活、荆芥；痛在下者，加独活、牛膝等；通络常配合桃仁、当归、白芍养血活血，通络止痛。尤其妙在善用黄芪补气行血，寓"治风先治血，血行风自灭"之意。如320风寒湿痹案，"风湿乘虚侵于血络，络痹不通，左臂酸疼，筋络如束，牵及胸项，间及前胸后背，脉沉小，拟疏和通络"，以蠲痹汤、双合汤合方加减以疏风散寒，除湿通络，化痰行瘀；274中风（中经络）案，"痰浊内蕴，血燥生风""治以疏和通络"，方选羌活胜湿汤、半夏白术天麻汤加减。

（二）和

和，是通过和解或调和作用以消除病邪的一种治疗方法。简斋先生治疗内伤杂病用"和"法，主要有和中健脾法、温和化气法。

1. 和中健脾

简斋先生临证无论治疗外感病，还是内伤病，都非常注重顾护脾胃之气，二陈汤、参苓白术散、小建中汤、补中益气汤是为常用的方子。如296水肿病案，患者脾虚"气贫血弱"，简斋先生治以"补益之法，建中为先"。在辨治因脾肾不足，中虚下陷，肾虚不固之淋证，症见腹部坠胀、小便频数、淋漓不尽、纳差、脉小等，简斋先生制方用药常从东垣"升降浮沉"之道，宗《灵枢·口问》"中气不足，溲便为之变"的原则，以补中益气汤为主方加减。

2. 温和化气

水液在人体内正常运行需要多个脏腑功能相互协调，特别是脾主运化水湿、肾主水的功能在水液运行中起着重要的作用。而脾肾阳虚，水液则不得蒸腾气化，饮留胃肠，聚为痰饮，行于皮下则为水肿。简斋先生的温和化气法，即选用苓桂术甘汤、附子粳米汤、吴茱萸汤加减，温运脾阳，行气利水；或用真武汤温肾阳，化水饮，以消除痰饮水湿。如294案患者"脾肾阳虚，湿浊不化，晨起面浮""拟鼓荡阳气，驱逐阴邪"，选用小温中丸合苓桂术甘汤加减温阳化气，健脾利水；298案患者因"妊娠中虚气弱，面身浮肿"，恐其逐水伤及胎儿，故"拟附子粳米汤加味，建中平逆"，健脾化湿以消水肿；391痰饮病脾肾阳虚案，"治当温和化气"，方选苓桂术甘汤合半夏干姜散加减。

（三）托

简斋先生临证常用"托"法，所谓"托"即为补益以托扶正气。其具体方法大致有和养托化、温和托化、托化气血、益肾托化等。

1. 和养托化

和养托化即以和润之药养阴补虚，托扶正气。如381案患者"劳倦中虚，二维交病"而致内伤阴虚发热，用清骨散滋阴清热，以"和养托化"。而对气阴两虚之证，则常用沙参麦冬汤、生脉散、保真汤、参芪地黄汤益气养阴，和养托化。如089沈左案，因"下虚受风由咳而喘，经服和养托化之剂，喘平咳减……拟守原意"，治拟生脉散养阴生津，配合杏苏散化痰止咳；404案，属"脾肺肾气阴俱虚"之虚劳病证，以沙参麦冬汤"治拟和养托化"。

2. 温和托化

温和托化即以温补之剂益气温阳，托扶正气，方选桂枝附子汤、四神丸加减。如163寒凝气滞腹痛案，"寒袭少阴，偏右少腹拘急而痛，痛时撞动，脉沉弦小，拟温和托化"，以桂枝附子汤加减温化阴寒凝滞，缓急止痛；185吴左案，"脾肾两阳不足，气失蒸化""治当温和托化"，即温肾助阳、健脾和中、化湿止泻，方选四神丸、苓桂术甘汤加减。

3. 托化气血

托化气血即益气养血，托扶正气，方选当归补血汤、四物汤、黄芪桂枝五物汤、黄芪四物汤加减。如323痹证（血虚受风）案，"拟益气补血，托化外风"，即用益气补血、滋养肝肾、祛风和络之法，方选黄芪四物汤合独活寄生汤加减；399虚劳案，因"产后无形之气有形之血两虚"而成虚劳，"治以托化"，选用当归补血汤和桂枝汤加减补血和血，调和营卫，并"延防入损"。

4. 益肾托化

益肾托化，即用补益肾气之法以扶正固本，而针对不同病证，补肾的方法各有特点。如痹证、腰痛、中风（中经络）等病证，常以独活寄生汤补益肝肾、祛风湿、强筋骨；消渴病肾阴不足者，选六味地黄丸、参芪地黄汤、五子衍宗丸加减益肾

养阴；肾阳亏虚者，则用金匮肾气丸温肾助阳；虚劳病"命火
肾阴俱感不足"，温补脾肾，用真人还少丹；遗精之人肾虚不
固，补肾固精则用真人还少丹、六味地黄丸、三才封髓丹。

（四）导

"导"，即通导，导下浊阴，包括了通便及利水。具体有导
化湿热、宣导湿水、导浊通便之法。

1. 导化湿热

导化湿热，即运用清利化湿之品，使湿热之邪下行，从小
便而走。其中导化湿热、泄浊退黄治疗黄疸，常用茵陈五苓散、
升清导浊汤加减；导化湿热、利尿通淋治疗水肿、淋证，常用
滋肾丸、越婢汤、越婢加术汤、五淋散加减。如 207 刘左案，
黄疸"脾虚湿热过重，胆汁不能排泄，面身俱黄"，简斋先生
"急则治其标，拟升清导浊汤加味"，清热利湿，泄浊退黄。升
清导浊汤是简斋先生自拟方，方中茵陈清热利湿退黄，豆卷清
热利湿，防己利水消肿，滑石清热利湿泄浊，蚕沙利湿化浊、
和血通经；另配五苓散利水渗湿，温阳化气，使水湿之邪从小
便去；同时将生、熟大黄同用，生大黄以添泻火利湿退黄之功，
熟大黄以增活血化瘀之力。诸药合奏清热利湿、泄浊退黄之效。

2. 温导湿水

温导湿水，即运用温阳化气之品，使水饮、寒湿之邪下行，
从小便而出。简斋先生常以温宣阳气、导化湿水法治疗水湿痰
饮伴见呕吐，常用小半夏汤、苓桂术甘汤加减。如 155 张左案，

湿水内停而见呕吐，因"湿水在中，治以宣导"，方选小半夏汤合五苓散加减，温阳利水，和胃止呕。而对于阳虚寒湿，小便少者，宜温阳宣通、导化水湿，常用金匮肾气丸、五苓散加减。如205沈君案，患者"脾肾阳虚，寒湿留着，腹部胀坠，二便皆少"，故治以金匮肾气丸、五苓散加减导化湿水。

3.导浊通便

导浊通便，即运用通腑泄浊、通导大便之法，使胃肠燥热、湿浊之邪从大便而出。简斋先生常选半夏厚朴汤、瓜蒌薤白半夏汤行气通腑，通幽汤润肠通便。察其医案中最妙之处，在于简斋先生不仅运用通幽汤润肠通便治疗便秘，而且还用其治疗痢疾，即"通因通用"。如192唐左案，患者休息痢两年之久，阴虚血瘀，"拟通幽导浊为治"，即治以养阴活血、润肠通便，方选通幽汤、宣清导浊汤加减。通幽汤出自李东垣《脾胃论》，功用润肠通塞；主治胃肠燥热，阴液损伤，通降失司，幽门不通，噎塞，气不得上下，大便难。该患者既有"痢次已减"之痢疾，又有"数日始一更衣"之便秘，异病同治，简斋先生采用通幽大法，既选择了李东垣治血燥便秘之通幽汤，又配合了吴鞠通《温病条辨》的宣清导浊汤，兼以宣泄湿浊，通利二便。方中蚕沙、皂角化浊气以升清气，宣上窍以通下窍。

三、妇人病变多在气血，"温""调""固""养"平和冲任

简斋先生临床上除擅长治疗内科病外，对妇科病也有较深

的造诣。手录的625个医案中，涉及妇科病证90例，占所有病案的14.4%。《灵枢·五音五味》说："妇人之生，有余于气，不足于血，以其数脱血也。"妇人经、孕、产、乳均以血为用，以致机体处于血常不足、气常相对有余的状态，气血失调是妇科疾病的重要病机。而由于冲为血海，为十二经脉之海，能够调节十二经的气血；任主胞胎，为阴脉之海，故冲任失调可致各种妇科病证。

（一）温

痛经、产后腹痛是妇科常见病，临床以行经前后或经期少腹及腰部疼痛，或产后腰腹疼痛为主症，主要病机为气血运行不畅所致。《景岳全书》曰："经行腹痛，证有虚实。实者或因寒滞，或因血滞，或气滞，或因热滞；虚者有因血虚，有因气虚……但实中有虚，虚中亦有实。"《傅青主女科》说："妇人有冲任之脉，居于下焦。冲为血海，任主胞胎，为血室，均喜正气相通，最恶邪气相犯。经水由二经而外出，而寒湿满二经而内乱，两相争而作疼痛，邪愈盛而正气日衰。"简斋先生治疗下焦冲任亏虚，寒湿阻滞的痛经、月经后期、产后腹痛等病证，常常运用"温通"之法，选用胶艾四物汤、温经汤、艾附暖宫丸加减，即以温和助阳之品温经散寒、养血活血。温经汤出自《金匮要略·妇人杂病脉证并治》，其所治证病机包括寒（冲任虚寒）、瘀（瘀血阻滞）、虚（气血不足）、热（瘀热虚热）。并且，简斋先生还常配以柴胡、川楝子疏肝理气，和络止痛；巴戟天、桑寄生温补肝肾，充养冲任。

（二）调

"调"，主要包括疏和调经及调气和血。疏和调经，即疏肝理气、调理冲任，常用于痛经、闭经，方选柴胡疏肝散、逍遥散、四逆散、丹栀逍遥散加减。调气和血，包含理气和络及补气养血。其中理气和络即疏肝理气，活血化瘀，调理冲任，常用于痛经、闭经、产后恶露不绝，以及异位妊娠，方选四物汤、桃仁四物汤、调经饮、保产无忧散加减；补气养血，常用于气血不足之痛经、闭经、产后疾病，方选归脾汤、当归补血汤、黄芪建中汤、大建中汤等加减。

（三）固

"固"，为巩固、牢固之意，包含固崩止漏及调中固胎。由于冲脉为"十二经之血海"，任脉主胞胎，气血亏虚，冲任不足，固摄无权，则月经漏下不尽，甚则崩漏，故治以补气摄血、固崩止漏，常用方芎归胶艾汤、归脾汤、补中益气汤、圣愈汤、四乌鲗骨一蘆茹丸加减。简斋先生常用叶氏温调奇经法，从奇经入手治疗以固崩止漏。此外，还应用《内经》四乌鲗骨一蘆茹丸治疗冲任不固之崩漏，值得我们认真学习揣摩。如526彭右案，患者"奇经八脉不足，固摄无权，经事当净之年，去岁突然涌崩，继则缓漏不止"，属冲任不固之崩漏，简斋先生"拟以叶氏温调奇经法"，方选四物汤和四乌鲗骨一蘆茹丸加减。四乌鲗骨—蘆茹丸是我国中医妇科最早的一张方剂，方用"乌贼骨四，蘆茹一，丸以雀卵，如小豆大，每服五丸，鲍鱼汤送下"。其中乌贼骨补益肾脏之精血；蘆茹即茜草，其性寒，既清热凉血，又生血通经。两药相配，既能行血通经，又能止血固经。叶天士说："奇经八脉是不拘于十二经……督脉行于身后，带脉横束于腰，维跷一身之纲领。"(《临证指南医案》)并根据对奇经生理功能的认识，提出辨治奇经"务在气血调和"，简斋先生所谓"拟以叶氏温调奇经法"，即采用叶氏奇经辨证的思路。

调中固胎，则是针对中气下陷所致妊娠恶阻、胎漏之证。简斋先生提出的"建中抑木，不伤下气""建中固下"治疗胎漏，即是调中固胎法的体现，常用大建中汤、香砂六君子汤、二陈汤、补中益气汤、寿胎丸加减。

（四）养

养，乃供给、保护之意，即益气养血、调养冲任，常用于气血不足之痛经、闭经及产后疾病，方选归脾汤、当归补血汤、黄芪建中汤、大建中汤、小建中汤等加减。如509江右案，患者六脉濡小，气贫血弱，气血不足，血海空虚，冲任不充，故月经量少。简斋先生治以建中益气以助生化之源，用当归补血汤与小建中汤合方加减。张景岳云："冲为五脏六腑之海，脏腑之血皆归冲脉。"(《临证指南医案》)由于气血之化，来源于水谷，水谷盛则血气亦盛，水谷衰则血气亦衰，而冲脉之血由阳明水谷所化，气血充足，则冲脉血气旺盛。513李右案，患者"病久冲任无权，气枯血竭"，肝血肾精无以化生，冲任失养，血海空虚则月经量少，冲任固摄无权则月经淋漓未止。简斋先生治拟养血柔肝，调补冲任。方选蘆茹乌贼骨丸、三甲复脉汤合龟鹿二仙胶加减。方中除了滋养阴血药物外，特别加入阿胶珠、鳖甲、二仙胶，用血肉有情之品填精补髓，调补冲任。

本文探讨了简斋先生临床常用的治疗大法，分外感、内伤、妇科疾病类别进行了阐述。此外，通过分析研究发现，简斋先生最常用的"疏""和"之法，几乎贯穿于治疗外感、内伤病证的全过程。其中"疏和"法出现69次，约占治法的11.04/%；"疏化"法出现57次，约占治法的9.12/%；"温和"法出现35次，约占治法的5.6/%；"和养"法出现23次，约占治法的3.68/%。"疏""和"之法的根本，就是使气血调和，邪去正安。这也是简斋先生临证的基本思路。

附录二　张简斋特色用药撷菁

简斋先生的医案字数不多，言简意赅。其用药平和，君、臣、佐、使配伍灵活，注重气机升降，尤其擅长使用药对，配伍精当；煎药也别具一格，有丸散成药包入煎剂，有以药煎汤代水煎药；还有用丹剂、膏剂等另服等多剂型给药。现根据简斋先生医案，对其特色用药经验总结如下。

一、擅用药对，配伍精当

在简斋先生的医案处方中，可见许多配伍精当的药对。如067何左案，肺肾阴虚之咳嗽，治拟柔养疏化，处方中包含了旋覆花配蛤壳、苏梗配桔梗、赤芍配白芍、杏仁配桃仁、桃仁配薏苡仁、半夏配寸冬、沙参配半夏、茯苓配茯神、川贝配浙贝等数个药对，共奏补肺益肾清肝、降气化痰止咳之效。药对配伍精当，药简力专，制短展长，相生相长。以下选取8组简斋先生临床最常用的药对略作分析。

1. 羌活配防风

羌活辛、苦，温，能祛风除湿、宣痹通络，既可祛外风，也善治伏风，以祛上半身筋骨间的风寒湿邪为佳。《主治秘诀》云羌活："性温，味辛。气味俱薄，浮而升阳也。"防风为"风药中润剂"，可平息内风，还具有升清燥湿之功。两药相伍，共祛一身内外之风邪，且防风能增强羌活解表和祛风通络的作用。简斋先生临证常用此药对，与不同的药物配伍治疗多种病证，充分发挥其疏风解表、通络胜湿之功。如配柴胡、枳壳和解少阳疏解气机，用于虚体伤风之发热（472案）、感冒（490案）；配桑枝、桑寄生疏化通络，用于风湿阻络之痹症（315案）；代替麻黄以开通玄府、淡渗利湿，用于风水相搏之水肿（287案）；佐升麻、柴胡以醒脾化湿、升阳助运，用于脾肾阳微之泄泻（184案）；合四物汤，用于血虚肝旺之眩晕（264案）、头痛（239案）、癫病（124案）；合导痰汤，用于风痰闭阻之痫病（126案）、胸痹（114案）。

2.寸冬拌法半夏

半夏辛温燥烈，燥湿健脾，和胃化痰降逆；麦冬甘苦微寒，质地清润，入肺胃两经，滋养肺胃之阴，兼清虚火。半夏虽燥，但拌麦冬，则燥性减而降逆之性存，独取其善降肺胃虚逆之气；麦冬虽润，拌半夏则使麦冬滋而不腻，补而不滞。两者相配，以甘缓辛，以燥制润，寒温并用，相互佐制，以减轻两药的副作用而提高疗效。如费伯雄《医方论》所言："半夏之性，用入温燥药中则燥，用入清润药中则下气化痰，胃气开通，逆火自降。"简斋先生医案中常用此药对与多种药物相配，治疗不同证型的肺系疾病。如配沙参、玉竹清润阴液，用于肺胃阴虚之音哑（617案）；配白芍、甘草以甘平濡润之品养肝柔肝，治疗肝旺肺弱之咳血（348案）；配茯苓、茯神健脾化痰，培土生金，治疗肺肾不足，经治咳止后体虚未复，肌瘦纳少（061案）。简斋先生临床喜用二陈汤调理杂病，在当时有"老二陈"之称，并常以麦冬配入二陈汤，可燥湿化痰、理气和中而不伤阴。

3.淡干姜拌北五味子

五味子酸收，可敛肺气而滋肾水，生津收汗，涩精止遗；干姜辛散温通，逐寒邪而发表温经，燥脾湿而止呕消痰。以淡干姜拌五味子，一收一散，一开一合，互制其短，而展其长，两者相配，散寒蠲饮而无温燥之弊。简斋先生治咳嗽、咳喘等均会使用该药对，并配伍他药。如肺肾气虚、寒饮内停证，伍以桂枝汤（013案）、小青龙汤（393案）温肺化饮，使肺气得以内守，寒邪得以散发，饮邪得以温化；肺肾阴虚证，伍以沙参麦冬汤（079案）敛肺滋肾，有金水相生之妙。邹润安《本经疏证》曰："《伤寒论》中，凡遇咳者，总加五味子、干姜，义甚深奥，经云'脾气散精，上归于肺'，是故咳虽肺病，而起源实主于脾，惟脾家所散上归之精不清，则肺家通调水道之令不肃……干姜温脾肺，是止咳之来路，来路清则咳之源绝矣；五味子使肺气下归于肾，是治咳之来路，来路清则咳肃降矣。"

4.蛤粉拌阿胶

蛤粉为蛤蜊等贝壳经煅制粉碎后的粉末，可清肺热、滋肾燥、降痰清火、止咳定喘，用于治疗咳嗽、胸痛、咯血等。与药物同制，可祛除药物的腥味，增强疗效，称为"蛤粉炒"，主要用于烫制阿胶。《本经逢原》记有蛤粉"炒阿胶、鳔胶用之，以其味咸能发滞性也"。阿胶为马科动物驴的皮经煎煮、浓缩制成的固体胶，具有补血滋阴、润燥止血作用，主治血虚萎黄、肺燥咳嗽、劳嗽咳血等。蛤粉拌阿胶可降低阿胶的黏滞性，制约其滋腻助湿之弊，发挥其有效作用。两药合用，补肺体而润肺阴，纳气补血止血而润燥。简斋先生用此药对，配以白芍，治疗肝旺肺弱之咳血（348 案）；配以白芍、沙参，治疗阴液未复，络脉失养之咳血（359 案）；配以六味地黄丸，治疗肺肾不足之咳血（360 案）。

此外，简斋先生还灵活运用蛤粉拌青黛以清肝泻肺、化痰止咳，治疗肝旺肺燥之咳血（343 案）；蛤粉拌地黄（炭）以养阴清热、凉血止血，治疗气滞血瘀、屡愈屡发之咳血（361 案）；桃仁拌阿胶以祛瘀生新、养血和血，治疗经事过时而至、量少色黑、腹胀（499 案）；蒲黄炭拌阿胶以活血化瘀、调经止血，治疗气阴大虚之崩漏（524 案）。

5. 白檀香（木香）拌丹参

白檀香是檀香的一种，以"皮洁而色白"者为最优，含挥发油，气味芳香，具有调畅情志、镇静安神、疏肝和胃、宽胸理气、散寒止痛等功效，《本草备要》云其"调脾胃，利胸膈，为理气要药"。木香为菊科植物木香的干燥根，《本经逢原》云："木香气香味厚，不独沉而下降，盖能理胃以下气滞，乃三焦气分之药；兼入肺、脾、肝三经，能升降诸气。"丹参专走血分，祛瘀生新，养血活血，李时珍云"盖丹参能破宿血，补新血，安生胎，落死胎，止崩中带下，调经脉"（《本草纲目》），故前人有"一味丹参散，功同四物汤"之说。简斋先生常用此药对治疗气滞血瘀所致腹痛（168 案）、胁痛（221 案）、痛经（537案）等病证，取"丹参饮"之意，活血祛瘀，行气止痛。两者相配，一气一血，气血双调，可引檀香（木香）入血以行血中之滞，助丹参祛瘀生新，达气行则血行目的。

6. 吴萸拌川楝子

吴茱萸味辛，性善下行而温肝肾，暖胞宫，有良好的止痛作用；川楝子味苦性寒，疏肝解郁，行气止痛。二药均入肝胃经，但性味相反，拌制后可反佐用药，更好地引药入肝胃经。《叶天士晚年方案真本》言："医用吴萸、川楝，苦辛温佐苦寒降泄。"可用于少腹瘕聚，痛甚带下。简斋先生常用此药对治疗肝胃寒凝气滞所致的腹痛（167案）、胃脘痛（144案）、痛经（541案）、闭经（533案）等痛症。这与白檀香（木香）拌丹参主要用于气滞血瘀所致的痛症不同，可见先生辨证用药之精妙。简斋先生临证用此药对的常见配伍：下虚寒湿之痛经（546案），配伍二陈汤以理气化湿；冲任虚寒之产后腹痛（576案），配伍小茴香、当归以温经活血；肝郁阴虚之胃脘痛（145案），配伍白芍、生地以养血柔肝。

7. 天麻配池菊

天麻入肝经，平肝息风力强，《本草汇言》谓其"主头风，头痛，头晕虚旋，癫痫强痉，四肢挛急，语言不顺，一切中风，风痰"。池菊又名滁菊，主要产自安徽省滁州市，为道地药材，名列"中国四大药"之首。《本草经疏》云："菊花专制风木，故为去风之要药。"天麻配池菊，与《审视瑶函》中的天麻汤、桑丹杞菊丸方义相似，均有散风清热、平肝明目之功，用以治疗肝阳上亢导致的头痛、眩晕、中风等证。简斋先生常用此药对，并随证配伍。如肝血亏虚者（246案），加入当归、白芍、生地以养血柔肝；瘀血阻络者（240案），加入桃仁、川芎、当归以活血化瘀；肝肾亏虚者（243案），加入女贞子、稆豆衣以补益肝肾等。

8.银胡配鳖甲

银柴胡甘苦微寒，直入阴分，清热凉血，善退虚热而无苦泄之弊，《本草正义》云其"退热而不苦泄，理阴而不升腾，固虚热之良药"；鳖甲咸寒，既能滋阴潜阳，又可引药直入阴分以清虚热。二药源于清虚热之代表方清骨散，简斋先生每遇外感发热、内伤发热、产后发热、虚体感冒等证属阴虚者，必以两药相须相长，增强清退虚热的效果。对于阴虚伤风者，配伍柴胡枳桔汤（373案）、桂枝汤（371案）养阴疏风，和解表里；对于阴虚余邪未清者，配伍清络饮（374案）、沙参麦冬汤（375案）清养托化，滋阴清热；对于伏邪伤营者，配伍归脾汤（474案）、加减复脉汤（423案）调和气血，养阴生津。

二、丸散包煎，标本同治

简斋先生擅长诊治疑难杂病，病变涉及多个脏腑，本虚标实，为了标本兼顾，又不致组方过于庞杂，常常巧妙地将丸药、散剂包煎融入汤剂中。汤剂发挥药效迅速，用于治疗标实；丸、散发挥作用缓慢，用于治疗本虚，培元治本，与汤剂同煎，既能发挥汤药之所长，也能发挥丸散药缓而图治之长。两者相辅相成，标本同治。李东垣《用药法象》指出："大抵汤者，荡也，去大病用之；散者散也，去急病用之；丸者缓也，不能速去之，其用药之舒缓而治之意也。"如596衡左案，疝气，肝脾不和证。简斋先生针对患者宿疝复发的病机运用了柴胡疏肝散、疝气汤两张名方，又精准地加用了五苓散、橘核丸、戊己丸三个成药包煎，使全方共奏疏肝通络、理气清利、补益肝肾之功。

简斋先生常用的丸、散成药有补益肺肝肾类的七味都气丸、二至丸、金匮肾气丸、六味地黄丸、全鹿丸；和胃健脾，疏肝理气类的戊己丸、小温中丸、橘核丸、逍遥丸、越鞠丸、五苓散；清热利湿类的碧玉散、二妙丸、滋肾丸、清暑益气散、黛蛤散、当归拈痛丸、指迷茯苓丸等。以下择其一二述之。

1. 七味都气丸

原方载于清代张璐所著《张氏医通》："都气丸，治肾气不固，咳嗽滑精。"即六味地黄丸加五味子，具有补肾敛肺之效，简斋先生多用于治疗肺肾两虚之咳喘（095案）及鼻渊（612案）等。如治疗肺肾两虚之咳嗽（053案），以金沸草散合止嗽散加减肃降肺气、清肺止咳化痰以治标，另用七味都气丸包煎补肾纳气以治本，使金水相生，肺肾同治。

2. 戊己丸

脾胃按五行划分属土，而天干地支当中，戊己即是属土，故戊己丸意指能治疗中焦脾胃病证。戊己丸出自《太平惠民和剂局方》，由黄连、吴茱萸、白芍组成，具有泻肝火、和脾胃之功。简斋先生认为，此方寒温并用，苦辛宣化，使少阳得和，肝火得泄，脾胃复健，三味药达泄肝和胃、降逆止呕之功，故以一方入煎药而起多效。简斋先生在治疗疝气（596案）、胃脘痛（136案）、呕吐（154案）、泄泻（181案）、鼓胀（229案）、妊娠恶阻（553案）、产后中风（566案）等肝胃不和之证的中药汤剂中，都加入了戊己丸包煎。

3. 全鹿丸

本方出自《古今医统》，功能补血气、益精髓、壮筋骨。简斋先生擅用此丸治诸虚百损，五劳七伤，疗肾阳衰败诸症。然此丸价格昂贵，非平常人家可得，陈修园《时方歌括》曰："此方冠冕堂皇，富贵之家，无不喜好……高年瘦弱。用此早晚两服以代点心，不无补益耳。"全鹿丸为补益肾元的代表丸剂，邹云翔教授受简斋先生影响，在治疗肾劳、肾虚、老年人多脏器气血阴阳不足时，也常在汤剂中加入全鹿丸包煎。

4. 滋肾丸

此方出自《兰室秘藏》，主治"不渴而小便闭，热在下焦血分也"。清代李用粹《证治汇补》云："治湿不宜热，不宜寒。风胜湿，燥胜湿，淡渗湿，三者尽之。"滋肾丸由黄柏、知母、肉桂组成，功用滋肾清热、化气通关。知母、黄柏清利湿热，肉桂潜阳以降肾火且引诸药下行。简斋先生巧用滋肾丸入煎剂以清下焦湿热，引火归原，多用于喘证（083案）、消渴（395案）、淋证（299案）、遗精（309案）、尿浊（336案）、痹症（328案）等肾阳亏虚兼夹湿热下注之证。

5. 指迷茯苓丸

指迷茯苓丸出自明代王肯堂《证治准绳》，以半夏、茯苓、枳壳研末，芒硝化水，加上姜汁糊丸，功能燥湿和中、化痰通络。简斋先生在321痰浊风湿合病之痹症案中以宣痹汤清热利湿，宣通经络；指迷茯苓丸包煎燥湿和中，化痰通络。煎剂、丸药辛苦通阳，分而论治，足见其构思精巧。

三、煎汁煨药，护胃增效

煎汁煨药之法常出现在简斋先生医案处方之末尾，如"另黍米、小麦、谷芽、糯稻根须、小红枣煎汁煨药（414案）""另芦根、白茅根煎汁煨药（378案）""用牡蛎、鳖甲、石决明煎水煨药（252案）""荷叶盖煎（366案）"等。煎汁煨药，即用水先煎黍米、小麦、谷芽或者芦根、白茅根等，再以煎煮出来的药汁代替水煨煮其余药物。简斋先生医案中运用"煎汁煨药"方法大致有以下几个目的：①五谷之品先煎，可养护胃气，用于久病或脾胃虚弱者；②需轻药重投之品先煎，取药汁后方便煎煮其他药物；③质重坚硬、有效成分不易析出的介贝、矿石类药物先煎，有助于有效成分的析出；④具有药引作用的荷叶盖煎，可引导全方直达病所。

1. 五谷为养，顾护胃气

简斋先生医案中常用黍米、粳米、小麦、谷芽、稆豆等五谷先煎，取汁再熬药。黍米指黄小米或玉米，有和中开胃之功；粳米健脾益气，养阴生津；小麦养心除烦，补虚养气；谷芽开胃快脾，下气和中；稆豆即黑豆之细者，可补肝肾、暖肠胃。《黄帝内经》云："五谷为养，五果为助，五畜为益，五菜为充。""五脏者，皆禀气于胃，胃者五脏之本也。"可知谷物是人们赖以生存的根本，而胃气之强弱决定病情之预后转归。简斋先生临证时刻不忘顾护脾胃，故凡遇久病或素体虚弱、产后病者，常以五谷杂粮先煎，一则和中固本，健壮脾胃，以助生化之源，鼓舞正气驱邪外出；二则调和诸药，以防养阴滋腻、腥臊秽浊之品碍胃；三则替换小建中汤之饴糖，避免饴糖甘味太过，又不失味甘建中之意。

2. 质轻量大，轻药重投

简斋先生医案中常用的轻药重投之品有白茅根、芦根、藕节、冬瓜皮、赤豆衣、扁豆衣等，因其质轻量大，故将其先煎取汁，后再煎煮他药。

白茅根味甘，性凉，具有清肺益胃、凉血止血作用。清代张锡纯《医学衷中参西录》云茅根"最善透发脏腑郁热，托痘疹之毒外出；又善利小便淋涩作疼、因热小便短少、腹胀身肿；又能入肺清热以宁嗽定喘"。芦根甘寒，归肺、胃经，功能清热泻火、生津止渴、除烦止呕、利尿，可用于热病烦渴、胃热呕哕、肺热咳嗽、热淋涩痛等症。白茅根、芦根鲜品清热养阴生津之效较干品更佳，简斋先生喜用鲜品治疗发热、湿温等病证，用量 60～200g，故先煎取汁以煨他药，既可提高临床疗效，又能避免药物体积过大而无法煎煮其他药物。藕节，《本草汇言》云其"味苦涩，气平，无毒"，具有止血、化瘀之功，用于各种血证。简斋先生用藕节与白茅根先煎，以清金平木，治疗肝旺肺弱之咳血（343案）。冬瓜皮味甘淡、平，性微寒，入脾肺二经，可止渴，消痰，利水消肿；赤豆衣、扁豆衣质轻而散，善走肌表，祛除腠理之风气水邪。如288叶左案，简斋先生将三者合用，治疗风水合病之面浮身肿。

3.质重坚硬，重镇收摄

简斋先生医案中使用牡蛎、龙骨、鳖甲、龙齿、石决明、伏龙肝等质重坚硬之品时，也常先煎。牡蛎咸寒，善于平肝潜阳，更长于收敛固涩；龙骨甘涩，镇惊安神，固精止血；龙齿、石决明涩凉，镇惊安神，除烦热，平肝潜阳。诸药均可用于治疗失眠、眩晕等病证。如《金匮要略·血痹虚劳病脉证并治》云："男子失精，女子梦交，桂枝龙骨牡蛎汤主之。"牡蛎、龙骨、龙齿、鳖甲及石决明等介类药物味咸且重，性多偏寒，有效成分难以析出，故简斋先生将其先煎30～45分钟，待有效成分充分溶解后再纳入他药，可减轻其咸寒之性，加强重镇潜阳之功。伏龙肝又称灶心黄土，取之于土而用之于土（脾），又久经火炼，秉承温热之性，燥而不湿。因伏龙肝之土性，与其余药物混煎，则易使汤液混浊，导致无法服用，故先煎静置后，取其上部清汁煎煮他药，既可得其温中、健脾、收摄之功以止血，又不致药液混浊。如简斋先生以伏龙肝煎水煨药治疗脾肾二阳不足之便血（369案）。

4.荷叶盖煎，升阳化湿

简斋先生在外感发热（482案）、湿温（442案）、泄泻（177案）、便血（366案）等医案中用"荷叶盖煎"。"荷叶盖煎"是指将荷叶当成"锅盖"覆盖在其他药物上面煎煮，但其作用远胜于"锅盖"。荷叶入脾胃经，具有清热解暑、升发清阳、凉血止血的作用。简斋先生认为，将荷叶盖煎可以升清阳而清里热，助脾健运而化水湿，取其轻清之气，解暑热，化湿浊，止泄泻；可作为引经药，引他药入脾胃经；作为"锅盖"覆盖，还可防止药汁煮沸后溢出。另荷叶的清香可醒脾开胃，解除其他药物的异味，如同日常生活中常用荷叶包鸡、包糯米、包排骨等以开胃解腻。

四、珍贵丹膏，屡起沉疴

简斋先生医案中除精妙的组方外，还常以丹剂、膏剂配合服用，治疗疑难杂症、危急重症及久病体虚者。如具有温补下元、镇纳浮阳的黑锡丹（090 案）；治疗久咳、音嗄、咳血的沉珀琼玉膏（057 案）；用于痰热扰心之癫证的白金丸（121 案）；具有清热镇惊，解毒作用的万应锭（272 案）；专治瘟疫、疟痢、烂喉痧、斑疹伤寒、时毒痈疽等症的七液丹（426 案）；治脏腑阳虚，寒湿内阻之泄泻、腹痛、呕吐的来复丹（154 案）等。但因这些珍贵的丹剂、膏剂中有的需用到名贵稀有的药材，有的需以新鲜草药加工，有的需特殊炮制，部分现已失传，临床也较少使用。

五、结语

本文通过研读《邹云翔手录孤本张简斋医案》，探讨了简斋先生的临证特色用药。简斋先生擅用药对，甚至在一方之中同时使用数种药对，时而协同增效，时而反佐相制，足见其技巧之娴熟；喜用丸散剂入汤剂包煎，汤剂起效迅速而去标实，丸散缓而图治以固本；巧用"煎汁煨药"可以起到护胃增效的作用；使用珍贵丹、膏剂治疗久病体虚、疑难重症。这些特色用药的经验值得我们在临床实践中学习，反复揣摩。

参考文献

[1] 黄雪莹，王圣鑫，余爱明，等.HS-SPME-GC-MS 联用分析羌活、防风药对配伍前后挥发性组分变化规律[J].中药新药与临床药理，2019，30（6）：707.

[2] 汤明启，孟春丽.两种阿胶珠的炮制方法及临床应用[J].亚太传统医药，2015，11（10）：44.

[3] 于峥，杨威，周艳华，等.吴茱萸药组配伍规律探析[J].中国中医基础医学杂志，2008，14（5）：380.

[4] 国家药典委员会.中华人民共和国药典[M].北京：中国医药科技出版社，2015：273-276.

附录三

张简斋运用经方治疗内科杂病经验

经方是指汉代以前经典医著中记载的方剂，现多特指《黄帝内经》、张仲景《伤寒论》《金匮要略》中使用的"医经之方"。经方组方严谨，配比合理，药简力专，思路缜密，并可演绎万千，历代医家从医著述多由此起手。考《邹云翔手录孤本张简斋医案》625 则医案中，简斋先生在临证中大量运用经方治疗各种病证，因机证治皆有所言，且不拘泥于经方条文所囿，随证加减化裁，以直中病所，即仲景所言"观其脉证，知犯何逆，随证治之"，可谓深得经方之旨。今就简斋医案中相关病案分丝析缕，以探简斋先生运用经方治疗内科杂病之经验。

一、经方单用

简斋先生医案中所涉及经方 70 余首，其中直接指出经方之名的医案有 20 余首，如"拟麻黄射干汤主治""厥阴论治，用吴茱萸汤""先以小青龙汤以开鬼门"等。

1. 小青龙汤

小青龙汤出自《伤寒论》："伤寒表不解，心下有水气，干呕，发热而咳，或渴，或利，或噎，或小便不利，少腹满，或喘者，小青龙汤主之。"《金匮要略》中亦有"病溢饮者，当发其汗，大青龙汤主之；小青龙汤亦主之""咳逆倚息不得卧，小青龙汤主之"等条文，历代医家解之为外寒内饮。凡属外寒内饮之证，均可以小青龙汤主治。简斋先生以此为宗，多用于治疗咳喘、水肿等病。

小青龙汤治疗风水合病咳喘案（394 案）：

风水合病，服疏化之剂，肿势渐消，咳喘未已，卧不能平，口甜，哕呕，涎多，脉沉小。拟用小青龙汤。

处方：麻黄　桂枝　淡干姜　细辛　五味子　甘草　白芍　姜半夏　茯苓　陈皮　白芥子

评析：本案患者浮肿、喘促，服疏化之剂，肿势渐消，但仍然咳喘，不能平卧，此为风寒引动内饮。寒饮射肺，肺失宣降，则咳喘痰多而稀；饮停胸中，凌心射肺，则出现不能平卧；肺气不能输布津液，痰饮内停，胃气上逆，则出现口甜、哕呕、涎多等。此时患者虽无发热、恶寒、身痛等表证，但风水合病，肺失宣降仍需温肺化饮，故以小青龙汤治之。处方中用小青龙汤中八味药，另加入茯苓、陈皮、白芥子。其中陈皮理气健脾，燥湿化痰；茯苓健脾利水消饮；再配半夏、甘草，即为二陈汤，意在增强健脾化痰之功。白芥子辛散温通，化寒痰，逐饮邪，"能搜剔内外痰结，及胸膈寒痰，冷涎壅塞者殊效。"（《本草经疏》）。诸药合用，既取小青龙汤温肺化饮之功，又增强了化痰去积的作用，为我们运用经方治疗风水合病以咳喘为主证病例提供了用药示范。

小青龙汤治疗风水合病水肿案（285 案）：

胡童，7 岁，风水合病，既肿且胀，气促神迷，欲卧。脉小。慎防喘变。先以小青龙汤以开鬼门。

麻黄　桂枝　甘草　细辛　干姜　五味　法夏　云苓　白芍　葶苈子

陈葫芦瓢煎水煨药。

评析：案中"风水合病"即内外合邪，表里同病，"既肿且胀"即"小便不利，少腹满"，"气促欲卧，慎防喘变"即"咳逆倚息不得卧"，脉小主阴盛。简斋先生治"先以小青龙汤以开鬼门"。"开鬼门"出自《素问·汤液醪醴论》，意为发汗以通肺窍，为后世医家以发汗治疗水肿提供了理论依据。小青龙汤方中麻黄宣肺平喘，桂枝化气行水，干姜、细辛温肺化饮，四药俱为辛温之品，可奏开宣肺气、通调上焦气机之效，正如《伤寒论》所云"上焦得通，津液得下，胃气因和，身濈然汗出而解"，后世简以"提壶揭盖"言之，可用治病机为肺气不宣之水肿、癃闭、便秘等病证。本案处方中麻黄发汗平喘利水，桂枝温阳利水；芍药酸甘敛阴，合桂枝以调和营卫；干姜、细辛温化寒饮，半夏降逆化痰，五味子敛肺止咳。诸药合用，发汗利水，使水邪随汗而解。另加茯苓健脾渗湿，养心安神；葶苈子泻肺降气，消肿平喘，正如《删补名医方论》曰"肺痈喘不得卧及水饮攻肺喘急者，方中独用葶苈之苦，先泻肺中之水气，佐大枣恐苦伤胃也。"用陈葫芦瓢煎水煨药，因葫芦瓢质轻体大，先用其煎出的水来煨煮其他药物，既可加大药物用量，又可加强利尿消肿作用。本案简斋先生以小青龙汤加茯苓、葶苈子、陈葫芦瓢煎水煨药治疗水肿，为我们运用小青龙汤开鬼门治疗水肿提供了临床示范。

2. 大青龙汤

大青龙汤出自《伤寒论》："太阳中风，脉浮紧，发热，恶寒，身疼痛，不汗出而烦躁者，大青龙汤主之。"另《金匮要略》中亦有"病溢饮者，当发其汗，大青龙汤主之，小青龙汤亦主之"条文。后世医家归纳其主症为发热、恶寒、不汗出、烦躁，乃外寒内热之证。简斋先生以此为宗，多用于治疗咳喘、水肿等病。

大青龙汤单用治疗痰热咳喘案（383案）：

肿势见消，咳喘未平，右肋引痛，卧下喘甚，脘次阻闷，口干欲饮，脉弦滑而大。拟大青龙为主。

麻黄　葶苈　桑皮　杏仁　桂枝　石膏　甘草　法半夏茯苓　陈皮　淡姜

评析：《金匮要略·痰饮咳嗽病脉证并治第十二》曰："饮水流行，归于四肢，当汗出而不汗出，身体疼痛重，谓之溢饮。"饮停肌表则右肋引痛；饮聚于肺则咳喘未平、卧下喘甚；饮停胃脘则脘次阻闷；痰热郁内，则口干欲饮；脉弦滑主痰盛实证。简斋先生宗《金匮要略》"病溢饮者，当发其汗，大青龙汤主之"之义，"拟大青龙汤为主"发汗利水、宣肺平喘。方中用麻黄、桂枝、生姜辛温发汗以散风寒，能使内热随汗而泄；甘草、生姜甘温补脾胃，益阴血，以补热伤之津，无津不能作汗，又可以充汗源；石膏甘寒清解里热，与麻黄配伍能透达郁热；杏仁配麻黄，一收一散，宣降肺气利于达邪外出；法夏、陈皮、茯苓为二陈汤之意，燥湿化痰以治脘次阻闷；葶苈子泻肺行水、通下窍以开上窍，桑白皮清肺泄热，二者合用，清泻肺热。整个处方用药特点：一是寒热并用，表里同治，侧重于"于在表者，汗而发之"；二是发中寓补，汗出有源，祛邪而不伤正。

3. 射干麻黄汤

射干麻黄汤出自《金匮要略·肺痿肺痈咳嗽上气病脉证治》："咳而上气，喉中水鸡声，射干麻黄汤主之。"用治寒饮郁肺之证，这与小青龙汤证相似。二方均有麻黄、姜、细辛、五味子、半夏等药，因此该方可作为小青龙汤变方来解析。因表证较轻，故去解表和营之桂枝、芍药；肺气上逆较重，故加射干、紫菀、款冬花以下气化痰。在简斋先生的痰哮证医案中，有三则直接指出以"射干麻黄"治之。

射干麻黄汤治寒痰伏肺案（096案）：

李右，体丰痰重，咳哮宿痰，因寒又发。形寒咳甚，气急痰鸣作呛，痰皆涎沫，胁肋震痛，平卧不舒，苔薄脉弦小。拟麻黄射干汤主治。

麻黄　杏仁　紫菀　冬花　射干　法夏　茯神　橘皮　苏梗　桔梗　甘草粉蛤　淡姜

评析：本案患者"体丰痰重"，宿有咳哮顽疾，外感风寒，寒痰伏肺，遇感触发，痰升气逆，气因痰阻，故气急痰鸣作呛；风寒束肺，肺失宣肃，故见形寒咳甚；外感引动内饮，痰随气升，故痰皆涎沫；肺气郁闭，不得宣畅，气机不利，故胁肋震痛；咳哮久病，肾气受损而不能纳气，则平卧不舒；苔薄，脉弦小，为正虚寒痰内蕴之象。方选射干麻黄汤以温肺化饮、下气祛痰，佐以二陈汤燥湿健脾、化痰助运，伍以苏梗、桔梗升降气机、祛痰止咳，蛤蚧补益肺肾、纳气平喘。方中治肺、运脾、纳肾三者皆备，立法用药，深得治痰饮哮喘之要旨。

射干麻黄汤治饮留胸肺案（387案）：

女子平素爱啖果品，水饮留着，肺气不宣。时作太息，半年之久，面困，苔白，脉弦小。拟麻黄射干意主治。

麻黄　杏仁　射干　紫菀　姜半夏　云茯苓　橘皮　桔梗甘草　细辛　淡干姜

评析：患者素啖果品，中阳被遏，脾失健运而内生痰饮。痰气交结，肺气上逆，发为太息。因以肺气上逆为主，故选射干麻黄汤化饮降逆。治疗痰饮之证，临证多用青龙、苓桂之剂，此处简斋先生以射干麻黄汤主治，因其发表、下气、润燥、开痰四法俱全。一则取麻黄辛宣肺气，肺气不宣则痰气不降；二则取射干苦降祛痰，既可消痰开结，又可肃降肺气；三则亦防用药温宣太过而化燥；四则再佐二陈汤健脾助运，以消痰饮之源。正如《素问·咳论》所言："此皆聚于胃，关于肺，使人多涕唾而面浮肿气逆也。"明代李中梓《证治汇补》总结为"脾为生痰之源，肺为贮痰之器"，肺脾同治，标本兼顾，方可中的。另方中紫菀、款冬二药配伍以止咳化痰，正如明代缪希雍《本经疏证》所言："紫菀、款冬花，仲景书他处不用，独于肺痿上气咳嗽篇，射干麻黄汤中用之……紫菀、款冬虽不得为是方主剂，然局法之转移，实以紫菀、款冬变。故《千金》《外台》凡治咳逆久嗽，并用紫菀、款冬者，十方而九，则于此方亦不可不为要药矣。"简斋先生医案中，常用此二药相伍以治咳喘等病证，所涉病案甚众；多伍以杏仁、薏仁、苏梗、桔梗之类药物，宣肃升降，降气止咳，药少而意精。

二、经方与经方合用

经方的特点，药简而力专，有是证，用是方，每获良效。但临床证候有虚实或虚实夹杂之不同，有轻重或轻重缓急转化之差异，因此经方也会相应地有所变化。或药物剂量的增减，或药物种类的不同，这在《伤寒论》《金匮要略》中均有涉及。如桂枝汤、桂枝加桂汤、桂枝加芍药汤，即因药物剂量调整而方名和功效都发生变化；桂枝麻黄各半汤、桂枝二越婢一汤、柴胡桂枝汤等则是组成药物有增减。简斋先生医案中也经常随证合理使用多张经方治疗内科杂病。

1. 小建中汤为主与其他经方合用

小建中汤出自《伤寒论》："伤寒阳脉涩，阴脉弦，法当腹中急痛，先与小建中汤。""伤寒二三日，心中悸而烦者，小建中汤主之。"《金匮要略》中亦有两条："虚劳里急，悸，衄，腹中痛，梦失精，四肢酸痛，手足烦热，咽干口燥，小建中汤主之。""妇人腹中痛，小建中汤主之。"诸条经文互补证候，可知小建中汤具有温中补虚、和里缓急之效。建中即调理脾胃、建复中气之意。虚劳病证，脾胃多虚，故欲调和阴阳，必先理中焦脾胃，脾胃得健，气血充盈，营卫相贯，则虚劳偏寒偏热之证可平。简斋先生医案中有以小建中汤为主合麦门冬汤治疗阴虚湿热，合二陈汤治疗中虚胃痛，合四逆汤治疗阳虚水肿，合逍遥散治疗肝郁脾虚鼓胀等病证。

小建中汤加麦门冬汤治疗虚劳气阴两虚案（401案）：

平素阴虚湿热，夜寐口干无津，被枫斗斛极适。本年酷暑伤气，始而咳呛，近已渐平，惟觉精神困倦，未暮欲寐，纳谷不甘，大便当属正常，脉弦苔灰。拟气阴益顾。归芪建中汤、麦门冬汤合方。

评析：患者平素阴虚湿热之体，夜属阴，阴津不足不能上承，故夜寐口干无津，服枫斗养阴生津极为合适，亦表明患者阴津亏损；本年外感暑热之邪后，暑热更耗气伤阴，肺阴不足而见呛咳；阴损及气，脾肾气虚，则见精神困倦、未暮欲寐；脾失健运，故纳谷不甘；脉弦、苔灰均为阴伤之象。时日已久而成虚劳，其病性以气阴两虚为主，病损部位主要在肺脾胃。治拟益气建中，养阴生津。简斋先生以小建中汤温中补虚，加当归养血、黄芪补气，合麦门冬汤滋阴，以顾护中焦脾胃为主，阴阳气血并治，使中州得复，气血生化有源，阴阳恢复平衡。

小建中汤加四逆汤、苓桂术甘汤治疗阳虚水肿案（296案）：

气贫血弱，带多，神疲，纳呆，面肢浮肿，大便干溏不一，脉细。补益之法，建中为先。

桂枝　甘草　白芍　当归　法半夏　附片　於术　橘皮白　云茯苓　牡蛎　霞天曲　谷芽　煨干姜　红枣

评析：《素问·至真要大论》曰："诸湿肿满，皆属于脾。"脾主升清，脾阳虚衰，升清降浊失司，则见气贫血弱，纳呆神疲；脾主运化，运化失司，则水液代谢异常，潴留机体，泛滥肌肤而成水肿；水停肠道则便溏；水湿内停，下注带脉则带下量多。证属"气贫血弱"，脾虚水湿内停，简斋先生治以"补益之法，建中为先"，这既是该案脾阳虚衰证水肿的治疗原则，也是提示治疗各种虚损病证使用补益法，均需注重健脾和中。《景岳全书·肿胀》曰："水惟畏土，故其制在脾。"且脾为后天之本，气血生化之源，脾健可绝生湿之源，并助气血之生化。简斋先生以小建中汤温中补虚为主，合四逆汤温中祛寒，苓桂术甘汤温阳利水，二陈汤健脾燥湿。另加谷芽、神曲开胃升清，当归补血。诸药并用，以温补为主、建中为先。

2. 大建中汤为主与其他经方合用

大建中汤出自《金匮要略·腹满寒疝宿食病脉证治》："呕不能食，腹中寒，上冲皮起，出见有头足，上下痛而不可触近，大建中汤主之。"与小建中汤相较，大建中汤所治之中焦虚寒更甚，阴寒凝滞，故以蜀椒温脾胃、助命火、散寒止痛；以辛热之干姜温中散寒，助蜀椒散寒之力；饴糖温补中虚、缓急止痛，助蜀椒止痛之功；人参补脾益气，配合饴糖重建中脏。简斋先生医案中有以大建中汤为主，合麦门冬汤治疗中焦亏虚之呕吐，合苓桂术甘汤治疗肾阳虚衰之痰饮，合左金丸以治中虚肝旺之妊娠恶阻等病证。

大建中汤加当归建中汤治疗中虚寒凝腹痛案（146案）：

早岁产后失调，中虚肝旺胃弱，脘痛凤疾已迁二十年，不时举发，天寒尤甚，发时痛处坚硬，跃跃不已，频作呕吐，脉弦小，色无华。拟甘温建中为主，咸味软坚佐之。

党参炭　蜀椒拌乌梅炭　淡姜　桂木　甘草　白芍　法夏
吴茱萸拌川连　枣仁　茯苓　茯神　橘皮白　当归

另鳖甲、牡蛎、海螵蛸先煎。

评析：患者"早岁产后失调"致肝肾亏虚，气血不足，则见肌肤失荣、色无华；"中虚肝旺胃弱"，肝逆犯胃，气机阻滞，而脘痛反复发作；病久气虚及阳，中阳亏虚，寒邪内生，寒邪凝滞，经脉气血为寒凝滞不通而见腹痛；天寒则内外合邪，伤正以助邪，故腹痛加重；气滞寒凝，血瘀成癥，故发时痛处坚硬；中虚寒阻，清阳不升，清窍失养，中阳不振，气机阻滞，胃气上逆，故跃跃不已，甚则频作呕吐；脉弦小为气血不足之征。治拟温中散寒，行气止痛。以大建中汤与当归建中汤辛温与甘温并用，增强温中散寒之力，并佐以左金丸疏肝和胃、二陈汤健脾燥湿，且方中党参、乌梅炭用以防止蜀椒、干姜、桂枝等辛温发散之品损伤气血。另选用鳖甲、牡蛎、海螵蛸等咸味软坚，既活血化癥，又攻补兼施，祛瘀而不伤正。

大建中汤加茯苓甘草汤治疗胃肾相关痰饮案（390案）：

胃肾相关，肾阳不足，胃失宣和，头眩腰酸肢软，腹部鸣串，胃不能纳，即纳饮食也不能消化，脉弦濡。拟建中法主治。

原皮西洋参　别直参　上上清水桂　蜀椒　淡姜　甘草
杭白芍　姜制夏　茯苓神　巴戟天

共为细末，分作十包，每服一包，日二次，分早晚服之，用白开水下。

评析：《素问·水热穴论》曰："肾者，胃之关也，关门不利，故聚水而从其类也。"肾阳不足则釜下无火，胃阳失根而寒，无以腐熟蒸化水谷，胃失和降，故见胃不能纳；饮食不能消化，胃寒无以运化水谷而致精气不足，无以充养肾阳又致肾阳更亏，胃肾互济失调，肾阳虚衰不能温养腰府，而见腰酸肢软。治以大建中汤温中和胃。方中以别直参大补元气、滋补强壮，取其甘温之味以培其土；蜀椒辛热以温中止痛，散阴邪，暖中焦，助命火，与别直参配伍共振中土之阳；原皮西洋参补气养阴，养胃生津，有"阴中求阳"之意，可助别直参共奏大建中气之功，使中气盛则邪不可干，并可监制辛热之品，以防耗损阴液之弊。茯苓、桂枝、淡姜、甘草四药为茯苓甘草汤，温阳化饮，健脾助运；又佐以巴戟天温补肾阳以少火生气、补火生土，意在补肾助脾胃腐熟运化水谷，增强水湿之制。而且服法又有特别之处，"以全方研末为散，温水送服"，具有起效快、吸收度高、剂量增减方便的优势，速奏大建中气、温补肾阳之效。总的思路先扶胃气，胃气固则正气可生，以治胃不能纳、即纳也不能消化之证。

3. 乌梅丸与其他经方合用

乌梅丸出自《伤寒论》："厥阴之为病，消渴，气上撞心，心中疼热，饥而不欲食，食则吐蛔，下之利不止。"后世多以寒热错杂来概括乌梅丸证。肝体阴而用阳，主藏血，肝血不足则疏泄失调；主疏泄，疏泄不足则气郁化热，横逆脾胃。乌梅丸以乌梅酸敛，入厥阴养血；配人参酸甘化阴；配当归充养肝血，补肝体以助肝用。附子、干姜、细辛、蜀椒辛温通达，以透厥阴伏寒；桂枝升发条达，助肝阳疏泄；黄连、黄柏苦寒沉降，泄肝胆湿热郁火。方中诸药，寒热攻补并行，酸苦辛甘齐备，正如《金匮要略·脏腑经络先后病脉证》所云："夫肝之病，补用酸，助用焦苦，益用甘味之药调之。"简斋先生医案中用乌梅丸治肝胃不和之妊娠恶阻、肝郁乘脾之关格，合小建中汤治肝胃虚寒之胃脘痛等。

乌梅丸加芍药甘草汤、枳术丸治疗肝胃不和妊娠恶阻案（554案）：

夏右，23。经停两阅月，口吐黄水个月未已，脉小寸关微滑，有似体弱怀孕，肝胃不和之象。

沙参　蜀椒　乌梅　淡姜　甘草　白芍　茯苓　茯神　会皮白　枳壳炭拌於术炭　桑寄生　淡吴萸

另黍米、谷芽先煎。

评析：患者体弱怀孕，冲脉之气上逆，胃失和降，发为呕吐。孕后阴血聚于下以养胎，阴血不足，则脉小；肝血不足，肝气偏旺，肝火循经侮胃，胃气失和，则呕吐黄水。治以清肝和胃，降逆止呕。方用乌梅丸合芍药甘草汤加减。简斋先生撷乌梅丸配伍之意，取酸收之乌梅、辛温之蜀椒、甘温之淡姜、养阴之沙参四药合用，辛开苦降使肝气得散，胃气得复。合芍药甘草汤，以芍药酸寒，养血敛阴，柔肝缓急；甘草甘温，健脾益气。二药相伍，酸甘化阴，调和肝脾。枳壳理气宽中，一可疏肝气以制其亢盛，二可缓解胃满呕吐之感；茯苓、茯神健脾宁心；橘皮白健脾行气和胃，脾气健运则胃气得生；白术健脾益气，燥湿利水，安胎，炒炭后入血分更增安胎之用；桑寄生补肝肾，养血安胎；吴茱萸散寒止痛，降逆止呕，王好古言"冲脉为病，逆气里急，宜以（吴茱萸）主之"（《汤液本草》）。黍米、淡谷芽先煎，健脾开胃，使脾胃健运得复，气血化生有源。诸药攻补兼施，共奏清肝和胃、降逆止呕之功。叶天士在《临证指南医案》中治疗呕吐、泄泻、疟症、痉厥等病证，肝胃同治，多用乌梅丸加减。简斋先生在本案中根据肝胃不和病机，巧妙化裁乌梅丸，并合芍药甘草汤、枳术丸，另用黍米、谷芽先煎汁代水煎煮他药，体现了其不拘一格，娴熟应用经方的临床大家风范。

三、经方与时方合用

经方特点是方证对应，有是证用是方，"但见一证便是，不必悉具"；而时方则是以阴阳五行、藏象、经络、运气等学说为主要内容，其学术思想根本在于脏腑辨证与药物的性味归经。二者区别在于经方以方证辨治为主，时方则以脏腑辨证为主；经方在于用方，时方在于用药。金元以降，时方渐盛，以脏腑虚实多寡、气血盛衰、用药循经等用法充斥医书著作，清代叶天士将时方之学运用到极致，组方精细入微。简斋先生熟读经典，熔时方与经方于一炉，或刚柔相济，或动静结合，或补泻兼施，或升降并投，或寒温相伍，总以辨证施治为要。

1. 四乌鲗骨一藘茹丸与时方合用

四乌鲗骨一藘茹丸出自《素问·腹中论》："有病胸胁支满者，妨于食，病至则先闻腥臊臭，出清液，先唾血，四肢清，目眩，时时前后血，病名为何……病名血枯，此得之年少时，有所大脱血。若醉入房中，气竭伤肝，故月事衰少不来也……以四乌鲗骨、一藘茹，二物并合之，丸以雀卵，饮以鲍鱼汁。"乌贼骨又名海螵蛸，咸温下行，主女子赤白漏下及血枯经闭；藘茹即茜草，气味甘寒，能止血治崩，又能和血通经；雀卵甘温，能补益精血；鲍鱼辛温，能通血脉益阴气，煮汁服之能同诸药通女子血闭。全方具有补养精血、活血通经之效，能治血枯精亏之证。

四乌鲗骨一藘茹丸加三甲复脉汤合龟鹿二仙胶治疗气枯血竭月经不调案（513案）：

李右，48，病久冲任无权，气枯血竭，见红虽少，未止。腹痛时作时辍，转侧不利，震触尤甚，近日胃纳稍差，脉弦小且劲。治再柔养舒化，用《内经》四乌鲗骨一藘茹法。

茜草　海螵蛸　当归　白芍　地黄　阿胶珠　鳖甲　牡蛎　合欢皮　二仙胶

另用甘草、小麦、黍米、谷芽合煎。

评析：患者年近七七，久病不复，折损正气，致肝肾亏虚，冲任无权，肝血肾精无以化生而气枯血竭。冲任失养，血海空虚则月经量少；冲任固摄无权，则月经淋漓未止；气枯血竭，经脉失养，不荣则痛，故腹痛时作时辍；阴血不足则肝阳易动，故脉弦小且劲；木旺克土，气机不利，故腹痛转侧不利、震触尤甚；脾虚则运化无力，故胃纳稍差。治拟养血柔肝，调补冲任。方选四乌鲗骨一蘆茹丸、三甲复脉汤合龟鹿二仙胶加减。本案方中茜草行血活血，消瘀通经，兼治崩漏；海螵蛸味咸微温，归肝肾经，收敛止血，固精止带；当归养血活血，调理冲任；白芍补血养阴，柔肝调经；地黄补血生精，滋肾养肝；阿胶珠补血滋阴，止血；鳖甲滋阴平肝；牡蛎益阴潜阳，又可软坚散结；合欢皮安神解郁，活血；二仙胶中鹿角胶甘咸而温，善于温肾壮阳，益精补血；龟板胶甘咸而寒，长于填精补髓，滋阴养血；人参益脾胃后天之气，以增强气血生化之源；枸杞子益肝肾养精血，以助龟鹿之功。甘草健中调和诸药；小麦养心除烦，补虚养气；黍米益气和中，和脾利胃；谷芽开胃快脾，下气和中。全方诸药同用，共成滋阴柔肝、补气生血、调补冲任之功。本方用药特点如下：二仙胶及鳖甲、牡蛎以代鲍鱼、雀卵，一则同为调补阴阳精血，二则诸药均为咸腥之品，具有秽浊之味，本寓浊者下降、同气相求之义；鳖甲、牡蛎本为《温病条辨》中治疗热病后期，肝肾阴液亏耗、阴不敛阳之证，本案用以补益肝肾之阴，非为息风，实为遵叶天士调补奇经之意，用血肉有情之品填髓充液，并配以介类重镇柔润清补之品而固实奇脉；另用"甘草、小麦、黍米、谷芽合煎"，一则消食和胃，二则调和诸药，健中助运，以免滋腻之品呆胃，并防止血肉有情、腥臊秽浊之味损伤胃气。综观全方，柔养舒化之配伍严谨而周密，化裁古方既有定法又有活法。

2. 桂枝汤与时方合用

桂枝汤出自《伤寒论》："太阳中风，阳浮而阴弱，阳浮者，热自发，阴弱者，汗自出，啬啬恶寒，淅淅恶风，鼻鸣干呕者，桂枝汤主之。"该方外感可调和营卫，内伤可滋阴和阳。方中桂枝辛甘温阳，可助阳化气、温通经脉、化湿利水；芍药酸甘敛阴，可收敛止涩、补血平肝止痛。二药相须合用，一治卫强，一治营弱。生姜辛温，发散风寒，温中止呕；大枣甘温，益气补中，滋脾生津。姜枣合用，尚可升腾脾胃升发之气而调和营卫。甘草益气和中，调和诸药。简斋先生医案中每有营卫不和、阴阳不调者，均以桂枝汤调和营卫、滋阴和阳为主，并随证配合其他时方，如合四物汤治经期感冒、合二陈汤治咳嗽、合柴胡疏肝散治经行眩晕、合清骨散治内伤发热等。

桂枝汤合清骨散、四物汤治疗经期感冒案（547案）：

赵右，26，面色萎黄，下虚血弱，平素经事数行。近因新感，荣卫不和，微寒，晚间发热，不烦不渴，头眩心悸。今值癸水甫至，治先和化。

银胡　鳖甲　桂枝　甘草　白芍　当归　川芎　法夏　苓神　枣仁　橘络白　寄生　蒺藜

评析：血虚正弱卫外不固，则易外感；风邪客于肌表则"荣卫不和"，卫气被郁不能达于肌表，则见微寒；血虚则风邪入与阴争，而见晚间发热；邪未入阳明，故无烦渴；血虚外感又复经期，则血虚更甚，清窍失养，血不养心，故头眩心悸。治拟调和营卫，养阴补血。方选桂枝汤合清骨散、四物汤加减。

方中银柴胡甘寒，清热凉血以退阴分虚热；鳖甲咸凉，滋阴清热，平肝潜阳。二药相配，养阴清热而治阴虚火旺之午后潮热，既可助白蒺藜平肝止眩，又可助白芍内和营阴。桂枝与白芍相须为用，阳表阴里，刚柔相济；甘草合桂枝则辛甘化阳以扶卫，合白芍则酸甘化阴以助营；川芎为血中气药，辛散温通，上行头目，下行血海，中开郁结，旁通络脉，与当归相伍则畅达血脉之力益彰，与白蒺藜相伍则疏肝解郁、平肝息风以治头眩之效更著；桑寄生平补肝肾，徐灵胎云"其性与桑相近，故亦能驱风养血，其生不着土，资天气而不资地气，故能滋养血脉于空虚之地，而取效更神也"（《神农本草经百种录》）。四物汤中本有熟地以养血，但《神农本草经百种录》云："又仲景《伤寒》一百十三方，惟复脉用地黄。盖伤寒之病，邪从外入，最忌滋滞。即使用补，必兼疏拓之性者方可入剂。否则邪气向里，必有遗害。"用熟地治寒湿，恒为医家所訾，故方中去熟地而不用。全方共奏调和营卫、清退虚热、养阴补血之功。

3. 温经汤与时方合用

温经汤出自《金匮要略》："问曰：妇人年五十，所病下利数十日不止，暮即发热，少腹里急，腹满，手掌烦热，唇口干燥，何也？师曰：此病属带下。何以故？曾经半产，瘀血在少腹不去，何以知之？其证唇口干燥，故知之。当以温经汤主之。亦主妇人少腹寒，久不受胎，兼取崩中去血，或月水来过多，及至期不来。"温经汤证虽属寒、瘀、虚、热错杂，然以冲任虚寒、瘀血阻滞为主。治当温经散寒，祛瘀养血，兼清虚热之法。正如陈修园《女科要旨·调经》所言："温经汤一方，无论阴阳，虚实，闭塞，崩漏，老少，善用之无不应手取效。"《素问·调经论》曰："气血者，喜温而恶寒，寒则泣而不行，温则消而去之。"宋代陈自明《妇人大全良方》曰："妇人以血为本，气血宜行，其神自清。"明代张景岳《景岳全书·妇人规》曰："妇人所重者在血，血能构精，胎孕乃成，欲治其病，惟以阴分调之。"简斋先生医案中，妇人月经病、妊娠病及产后病等属冲任虚寒、瘀血阻滞者，多以温经汤加减化裁，并随证合其他时方，如合二陈汤以治痛经、合柴胡疏肝散以治闭经及月经不调。

下虚寒湿痛经案（546案）：

朱右，31。下虚寒湿，经事值期而至，色淡或黯，腹痛，痛甚频呕，牵及两旁连腰，右腿酸楚，头眩，脉沉弦。治以温和疏化。

柴胡　桂枝　法夏　云苓　秦归　川芎　白芍　巴戟天　陈皮　吴萸拌川楝　淡姜　桑枝　寄生

评析：下焦肾气亏虚，感受寒湿之气，时值经期而冲任血脉空虚，寒湿之邪乘虚而入，寒凝血滞，故经色淡或黯；寒湿之邪内犯，寒凝气机，湿阻经络，气机不利，故腹痛牵及两旁连腰；经气不利而右腿酸楚；寒湿困脾，脾胃升降失司；故见呕吐；寒湿中阻，清阳不升，故见头眩；脉沉弦主寒湿痛证。简斋以金匮温经汤加减温经散寒，合二陈汤加减理气化湿；并配以柴胡、川楝子疏肝理气止痛，巴戟天、桑寄生温补肝肾、充养冲任以益下焦。从脉沉弦分析，患者并无气血大损之象，当为下焦肾气不足，故在金匮温经汤中减去大补气血之人参、阿胶，而易以巴戟天；患者寒证明显，故去丹皮、麦冬，加桑寄生补益肾气为主。全方配伍切合病机而又面面俱到，师古方而不泥于古方。处方中吴茱萸味辛而苦，疏肝行气，温中散寒，性善下行而温肝肾，暖胞宫，有良好的止痛作用；川楝子味苦性寒，入肝经，疏肝郁，行气止痛。二药相配，寒热互制，相反相成，共奏疏肝理气、散寒止痛之功。当归辛甘而温，味重质润，既补血又行气，为血中气药，妇科养血调经之专药，能调理冲、任、带三脉；与吴萸相配伍，则补血而不碍血行，温散而不伤阴血，相辅相成，刚柔相济，温经活血、调经止痛之功尤著。

四、经方包煎、药对合入辨证方

汤、膏、丸、散、丹是方药治疗的不同剂型，其作用特点有别，即"汤者，荡也，去大病用之；散者，散也，去急病用之；丸者，缓也，舒缓而治之"（《汤液本草》）。因经方配伍严谨、疗效确切，而丸散之剂又有制作简单、携带方便、贮存容易、节省药材的特点，故此许多经方都做成丸散以备常用。丸散入煎，多用于证候复杂情况下，为了全面兼顾"按症用药""虚实并治"而又不至于处方药多繁杂。另外针对患者神志昏蒙、难以入咽的情况，以丸散化水或入煎剂送服也是一种特有的给药方式，在前贤医案中皆有记载。

简斋先生临证常在处方中加用丸散成药包煎入汤剂，其中就有不少经方丸散成药。如治郭君肺肾两虚之喘证（087案），用肾气丸、五苓散包煎入汤剂以温补肾阳、温阳化饮；治邹左之肾虚咳喘证（083案），用肾气丸、滋肾丸包煎入汤剂以温补肾阳、滋阴清热；治张左之喘证（092案），用肾气丸、五苓散包煎入汤剂以温肾助阳、化气利水；沈君之脾肾阳虚腹胀案（205案），用肾气丸、五苓散、清暑益气丸三方合用包煎入汤剂以温阳化湿；张媪之劳淋案（307案），用肾气丸、滋肾丸、五苓散包煎入汤剂以温阳利水、滋阴清热；张左之脾肾不足尿浊案（336案），用肾气丸、五苓散、滋肾丸包煎入汤剂以温阳利水、滋阴清热。肾气丸温补肾阳，五苓散化气利水，滋肾丸滋阴清热，三者合用则阴阳并补，补泻同用。其精妙之处有三：一则处方不致臃肿，升降出入等药性减少牵制；二则经方疗效已明，用药比例相对固定，以丸散相配不致影响疗效；三则处方立意清晰，针对性强。

此外，简斋医案中还常以经方之主药相须配伍形成经验药对来辨证应用，既取其方义又不使处方繁杂，如甘草拌白芍（芍药甘草汤）以敛阴止痛、淡姜拌川连（半夏泻心汤）以辛开苦降、蜀椒拌乌梅（乌梅丸）敛散并用、干姜拌五味（小青龙汤）温肺化饮、牡蛎炒建泻（牡蛎泽泻散）以软坚利水、吴萸拌川楝（《医方集解》导气汤）以温经散寒止痛、吴萸拌川连（左金丸）以泻肝和胃、枳壳拌於术（枳术丸）消补兼施、桂枝拌白芍（桂枝汤）以调和营卫、淡姜拌山栀（栀子干姜汤）温清并用、豆卷拌山栀（栀子豉汤）苦辛透热等，此种用法开拓了经方应用的崭新思路。

五、结语

综上可见，简斋先生治疗杂病的学术经验多源于《内经》和《伤寒杂病论》，并注重理法，博采各家精华。简斋先生上承仲景，下继孟河，集历代医家之长，裁经方为己用，并时刻顾护中焦脾胃，以宣通气化为主，经典成方及辨证用药共用。其在治疗内科杂病中娴熟应用经方，灵活化裁，并融会贯通，用药精准而又有章可循，对于我们临证思维的拓展和临床疗效的提升都有很好的借鉴价值。

附录四

———

张简斋运用温病方治疗内科杂病的经验

外感与内伤杂病虽然病因和发病特点不同，但因作为疾病内在的固有构成因素——人体的脏腑、经络、气血津液是相同的，故只要病性、病机吻合，外感病的辨治方法同样可用于内伤杂病。清代温病大家叶天士可以说是这方面的杰出代表。他针对当时江南温病流行的情况，在《伤寒杂病论》的理论基础上，创立了卫、气、营、血辨治体系，提出了"甘寒滋阴生津""分消三焦""滋阴息风"等治法，不仅在外感温病的治疗中变通应用经方，而且在内科杂病的治疗中推广、创新应用温病理论。《临证指南医案·泻泄》案中说："今观叶氏诊记，配合气味，妙在清新，纵横治术，不离规矩，所谓读古而不泥于古，采方而不执于方，化裁之妙，人所难能者。"嗣后吴鞠通进一步继承和发展了叶氏理论，在《温病条辨》中系统总结，创制了三仁汤、沙参麦冬汤、宣痹汤、宣清导浊汤等方剂，并将温病的论治方法运用于内科杂病，如其在翘荷汤注中云"清窍不利，如耳鸣目赤、龈胀咽痛之类"。由于内生火热、湿热、寒湿与外感温病有着基本相同的病机，用温病方治疗这类病证也能够取得理想的疗效，从而极大地丰富了中医内科杂病的辨治理论和实践。

通过对《邹云翔手录孤本张简斋医案》（以下简称《医案》）的解读、分析，我们发现简斋先生不仅精通叶氏、吴氏的温病辨治体系，而且在内科杂病的治疗中灵活运用温病方。兹撷取其中部分案例，总结其经验特色与同道分享。

一、三仁汤治疗内科杂病湿热证

1. 方剂源流

《素问·至真要大论》云："湿淫于内，治以苦热，佐以酸淡，以苦燥之，以淡泄之。"汉代张仲景创辛开苦降法，以疏散、淡渗、苦寒、温散等诸法施治于临床。如麻黄连轺赤小豆汤、柴胡剂、泻心剂等方均具舒展气机，宣畅三焦，分消湿邪之功效。刘完素在《黄帝素问宣明论方·水湿门》中对湿热互结、阳气怫郁之证，多采用宣通上下、分消二便的治法。至清代，叶天士在治疗湿温时倡导分消三焦湿热，他在《温热论》中谓："再论气病有不传血分，而邪留三焦，亦如伤寒中少阳病也。彼则和解表里之半，此则分消上、下之势，随证变法，如近时杏、朴、苓等类，或如温胆汤之走泄。"

三仁汤出自吴鞠通《温病条辨·卷一》第四十三条：

头痛恶寒，身重疼痛，舌白不渴，脉弦细而濡，面色淡黄，胸闷不饥，午后身热，状若阴虚，病难速已，名曰湿温。汗之则神昏耳聋，甚则目瞑不欲言，下之则洞泄，润之则病深不解，长夏深秋冬日同法，三仁汤主之。

杏仁（五钱）　飞滑石（六钱）　白通草（二钱）　白蔻仁（二钱）　竹叶（二钱）　浓朴（二钱）　生薏仁（六钱）　半夏（五钱）

2. 三仁汤方证特点及其在杂病中应用的机制

本方原为湿温初起，邪在气分，湿重于热之证而设。湿邪阻遏，卫阳不达，故头痛恶寒、身重疼痛；湿为阴邪，湿遏热伏，则午后身热；湿阻气机，脾胃受困，故胸闷不饥；舌白不渴、面色淡黄、脉弦细而濡，皆因湿邪为患。本证病机为湿热合邪，邪阻气机，涉及上、中、下三焦，湿遏热伏，湿重热轻，其中三焦气机受阻为病机之关键。

吴鞠通在《温病条辨》中指出："湿为阴邪，且其性氤氲黏腻，非若寒邪之一汗而解、温热之一凉则退，故难速已。以为伤寒而汗之，汗伤心阳，湿随辛温发表之药蒸腾上逆，内蒙心窍则神昏，上蒙清窍则耳聋目瞑不言。如误用下法则伤阴，而重抑脾阳之升，脾气转陷，湿邪乘势内渍。如用柔药润之，湿为胶滞阴邪，再加柔润阴药，二阴相合，同气相求，遂有锢结而不可解之势。惟以三仁汤轻开上焦肺气，盖肺主一身之气，气化则湿亦化也。"

方中用杏仁宣通上焦肺气，《医原·湿气论》云"治法总以轻开肺气为主……肺主气，气化则湿自化，即有兼邪，亦与之俱化……湿热治肺，千古定论也"；白蔻仁开发中焦湿滞，化浊宣中；苡仁益脾渗湿，使湿热从下而去。三药为主，故名"三仁"。辅以半夏、厚朴除湿消痞，行气散满；通草、滑石、竹叶清利湿热，《本草纲目》言："滑石上能发表，下利水道，为荡热燥湿之剂。"诸药合用，共成宣上、畅中、渗下之剂，而有清热利湿、宣畅湿浊之功。清代高鼓峰在《医宗己任编》中说："近代《温病条辨》之三仁汤，法极精妙。盖专究三焦立法，较白虎苍术六经法更胜一筹矣。"

简斋先生则从药物气味的理论以及气味与脏腑、疾病之间的关系方面，把三仁汤的功效概括为"苦辛通化"。即用苦味药如黄芩、黄连、枳实等以泄热，厚朴、生姜、半夏等辛味药以散气郁，以茯苓、泽泻等咸淡之药以渗湿，从而达到宣畅气机，开郁行滞，疏通三焦，使弥漫三焦之湿热和痰浊从表里分消。因此，该方通过加减，不仅适用于外感湿热证，而且对临床各科病证凡属湿热阻滞三焦运化，造成气机不畅者，如水湿、痰饮、痞满等，皆可应用。也不必拘泥于"湿重于热"，可根据湿、热孰轻孰重变通用药。而对于食欲不振的患者，可加用鸡内金、神曲、麦芽等消食导滞；如病发于夏季，兼暑邪者，可加用荷叶、藿香、香薷等。

3. 医案举例

151案：

洪先生，胃肾相关，肾虚胃实，湿热上蒸，早起口苦，脘闷不畅，小溲色黄，大便不解，脉弦。治以苦辛通化。

杏仁　薏仁　法半夏　白蔻仁拌滑石　川厚朴　炒黄芩
赤白苓　会皮　建曲　桔梗　枳壳　藿梗　佩兰　苏梗　荷叶
盖煎

本案为痞满的湿热阻胃证。《素问·经脉别论》言："饮入于胃，游溢精气，上输于脾……通调水道，下输膀胱，水精四布，五经并行。"《灵枢·口问》云："中气不足，溲便为之变。"脾、胃与肾、膀胱通过三焦协调在水液代谢中共同发挥作用，故案中言"胃肾相关"。患者素体肾气不足，加之胃有邪阻，故云"肾虚胃实"。证由肾气不足，湿热内蕴，脾胃升降失常所致。湿热中阻，气机不畅，脾失健运，故可见脘闷不畅；湿热下注，膀胱气化不利，则出现小便短赤、色黄；湿热壅滞肠道，则大便不解。治以"苦辛通化"，清热化湿，理气和中。方选三仁汤加减。

处方中除三仁汤主方外，加用黄芩之苦寒以清热燥湿，配合辛温之半夏、苦温之厚朴苦辛通化，即吴鞠通所谓"非苦无能胜湿，非辛无能通利邪气"（《温病条辨》）。会皮、建曲理气化湿，健脾和中；桔梗、枳壳，一升一降，升降相宜，调畅气机；苏梗理气宽中，取其气化则湿化之意。藿香辛、微温，归脾、胃、肺经，为芳香化湿浊要药，外开肌腠，透毛窍，散表邪，宣透肌表、上焦之湿；尚能内化湿浊，醒脾胃，不耗脾气，不劫胃阴，故可用于外邪表证及湿阻中焦证。其与苦温之杏仁配伍，善开上焦，宣肺利气，使肺气宣降，则水道自调，助化湿浊。佩兰芳香化湿，醒脾和中，加强藿梗的作用；荷叶可清热利湿。赤白苓淡渗利湿于下，下焦湿邪可由水道而解也。

《丹溪心法》曾指出："既痞，同湿治，唯宜上、下分消其气。"石寿棠总结治疗湿邪用药云："湿气弥漫，本无形质，宜用体轻而味辛淡者治之。辛如杏仁、蔻仁、半夏、厚朴、藿梗，淡如苡仁、茯苓之类。"（《医原》）可以看出，简斋先生用药轻清灵动，体现了"轻可去实"的治疗方法。

二、沙参麦冬汤治疗内科杂病气阴两虚证

1. 方剂源流

该方原用于治疗燥证，但《素问·至真要大论》病机十九条中并未言及燥证，而刘完素于《素问玄机原病式·六气为病》中补出"诸涩枯涸，干劲皴揭，皆属于燥"，并提出以"退风散热、活血养液、润燥通气之凉药调之"的治法。喻昌在《医门法律》中补燥气论，法用甘润微寒，并创制清燥救肺汤。叶天士《临证指南医案》中治疗咳嗽风温化燥时指出："不必过投沉降清散，以辛甘凉理上燥、清络热。"吴鞠通以桑杏汤、桑菊饮治疗秋燥轻症，而症状较重者则用沙参麦冬汤以甘寒救其津液。

沙参麦冬汤出自吴鞠通《温病条辨·卷一》第五十六条：

燥伤肺胃阴分，或热或咳者，沙参麦冬汤主之。

沙参（三钱） 玉竹（二钱） 生甘草（一钱） 冬桑叶（一钱五分） 麦冬（三钱） 生扁豆（一钱五分） 花粉（一钱五分）

2. 方证特点及其在杂病中应用的机制

方中沙参、麦冬清养胃阴，为君药；玉竹、花粉生津解渴，为臣药；生扁豆、生甘草益气培中，甘缓和胃，为佐药；冬桑叶轻宣燥热为使药。七药合而成方，具有清养肺胃、生津润燥之功。用于燥伤肺胃阴分，或发热，或咳嗽，以口燥咽干、大便干结、舌红少津、脉细为辨证要点。

该方中甘味药物能生血，寒性药物则能胜热，阴血得滋而

虚火灭，津液得润则燥自除，以达到精血上荣、阴液宣通的效果。因此，该方通过加减可以治疗各种阴液不足、虚火内生的病证，如喘咳、胃脘痛、三消、噎膈、便秘等，简斋先生将其作用概括为"养阴托化"。加用元参可与麦冬合成增液汤，适用于胃阴虚便结者；胃有实热者，可加知母、石膏清胃降火；燥痰难化者，可加川贝清化燥痰；肺热者，可加黄芩清肺；针对咽喉疼痛患者，可加生地、桔梗。

3. 医案举例

072 案：

许右，27，蒸热已平，咳减寐安。但小溲频数，口干内灼。本质气阴两虚，治再托化。

沙参　法夏　寸冬　川斛　甘草　白芍　茯苓　茯神　桔梗　橘络　枇杷叶　冬瓜仁　都气丸　缩泉丸

本案病名"咳嗽"。患者本质气阴两虚，虚火内生，经治后蒸热已平，邪退则寐安咳减。但气阴受损未复，阴虚则肺失清肃而咳嗽减而未愈，如《景岳全书》曰："盖肺属燥金，为水之母，阴损于下，则阳孤于上，水涸金枯，肺苦于燥，肺燥则痒，痒则咳不能已也。"气虚则肾失固摄，膀胱失约而小溲频数；津伤不能上荣，故口干内灼。总属本虚标实，《医宗必读》云："内虚者，药不宜动，动则虚火不宁，燥痒愈甚，忌辛香燥热，当以甘寒润肺。"处方以沙参麦冬汤加减。方中半夏燥湿化痰；麦冬甘寒清润，入肺胃两经，养阴生津，滋液润燥，兼清虚热。二药合用，润肺胃而降逆气，清虚热而化痰浊。半夏得麦冬则燥性被制而和胃之功犹存，麦冬得半夏则滋而不腻，二者相反相成。桔梗宣通肺气，化痰止咳，其性向上；枇杷叶泻肺降火，清热化痰，和胃降气，其性向下。二药相合，则化痰止咳之力增，并可宣肃肺气，调畅气机。都气丸为六味地黄丸加五味子而成，有养阴敛肺补肾之功，其性偏凉；缩泉丸由乌药、山药、益智仁组成，有温补脾肾、固缩小便之功，其性偏温。二丸相配则可益气养阴，金水相生，互纠偏性而平补。全方配伍严谨，用药轻灵平和，动静相宜。

三、宣痹汤治疗内科杂病痰浊痹阻证

1. 方剂源流

《素问·痹论》曰："风寒湿三气杂至，合而为痹也。其风气胜者为行痹，寒气胜者为痛痹，湿气胜者为着痹。"《金匮要略》曰："太阳病，关节疼痛而烦，脉沉而细者，此名湿痹。""若治风湿者，发其汗，但微微似欲出汗者，风湿俱去也。"并列有麻黄杏仁薏苡甘草汤、防己黄芪汤、桂枝附子汤等方。

《临证指南医案》中指出："五脏之气，各能受病。其实痹者，闭而不通之谓也……致湿痰浊血，流注凝涩而得之。"可见除外感外，各种内伤杂病导致气血运行不畅，痰湿阻于经络，也可以痹证论治。其治法根据病因不同，分别有宣通经脉、甘寒去热、温养通补、扶持生气等。

吴鞠通认为，痹证"寒湿固有，热湿尤多，误用辛温，其害

立见"(《温病条辨》),并创宣痹汤治疗表现为发热和关节红肿热痛之"热痹"或"湿热痹"。

宣痹汤出自吴鞠通《温病条辨·卷二》第六十五条:

湿聚热蒸,蕴于经络,寒战热炽,骨骱烦疼,舌色灰滞,面目萎黄,病名湿痹,宣痹汤主之。

防己(五钱) 杏仁(五钱) 滑石(五钱) 连翘(三钱) 山栀(三钱) 薏苡(五钱) 半夏(醋炒,三钱) 晚蚕沙(三钱) 赤小豆皮(三钱)

2. 方证特点及其在杂病中应用的机制

方中防己驱散经络之湿,杏仁开肺气之先,连翘清气分之湿热,赤豆清血分之湿热,滑石利窍而清热中之湿,山栀肃肺而泻湿中之热,薏苡淡渗而主挛痹,半夏辛平而主寒热,蚕沙化浊道中清气。宣痹汤主治病证的主要病机为"湿聚热蒸,蕴于经络",以发热、恶寒,骨节疼痛、舌色灰滞、面目萎黄为辨证要点。《吴鞠通医案》中还有"腰痛肢痛,一身尽痛;兼见渴思凉饮,小便黄,茎中痛,面赤舌绛,脉洪大而滑"等湿热证候。

此方中包含了清热、燥湿、淡渗、通络、发散、芳化等多种作用的药物在内,因此具有宣通气血、畅经和络、疏风化湿的功效。简斋先生将其称为"宣和疏化",不仅可以治疗湿痹证,而且对于其他由于痰浊内生,阻于脏腑、经络,气血运行不畅导致的内科杂病皆可应用。如以长期发热为主者,可加用四妙散以加强清热利湿之效;或以疼痛为主,热象不显者,可配合秦艽、羌活、防风等以祛风通络止痛,酌减连翘、山栀苦寒之品;或病久兼瘀血征象者，则加桃仁、当归、川芎等以活血化瘀。

3. 医案举例

114 案：

张右，44。体丰痰浊素重，气失疏和，寐醒气窒不舒，肩臂作废，有时耳鸣，口燥腹胀。治以宣和疏化。

羌活　防风　杏仁　苡仁　苏梗　桔梗　半夏　赤苓　白苓　赤芍　会皮　枳壳　寄生　白蒺藜

本案病名"胸痹"。患者素体痰浊内盛，痰阻气滞，气机不畅，肺气郁闭，故觉气窒不舒；《灵枢·经脉》载："肺手太阴之脉……从肺系横出腋下，下循臑内，……下肘中，循臂内上骨下廉，入寸口。"手太阴肺经气机不利，则循行处肩臂作废；痰浊中阻，清阳不升，浊气上犯，可现耳鸣；津不上承，则口燥；痰阻气滞，土壅木郁，肝气不疏，肝脾气机不利，则腹胀。治拟宣和疏化，方选宣痹汤加减。

《证治汇补》曰："痰之在内者，为涎为饮，为癖为积，攻冲胀痛，皆属气滞。然有二种之分。痰随气升者，导痰先须顺气；积痰阻气者，顺气须先逐痰。"本案所列治法方药，体现了这一治则。方中以杏仁、半夏、枳壳理气，降逆，化痰而消胀；薏苡仁、赤白茯苓利湿健脾以杜生痰之源，并使痰浊之邪从而下走；白蒺藜祛风活血、疏肝解郁，也可宣散肺郁，与桑寄生滋补肝肾相配伍，则消补兼施，敛散同用，使补中有疏而不壅滞，疏中有补而不伤正气；更配以赤芍缓急柔肝而通络活血，既可除胀，又可抑肝扶脾而助化痰浊之力。

值得学习的是，简斋先生在宣痹汤原方的基础之上加用疏风解表之羌活、防风等，以风胜湿且可透邪外出。《本草经解》言羌活"气平，味苦可以燥湿"；《长沙药解》言防风"入足厥阴肝经，最泻湿土而达木郁"。可见二药各有特点，又均具平和之性，用于痰湿证既不至于过温而助热，也不至于过燥而伤阴。

其配合使用风药的原因：①《素问·阴阳应象大论》云："湿伤肉，风胜湿。"风者五行属木，湿者五行属土，木能克土。吴崑曾在《医方考·湿门》中云："以风药而治湿，如卑湿之地，风行其上，不终日而湿去矣。"钱乐天在《医学传心录》中亦言："风湿者，风药胜之。"②羌活、防风之类，性味苦辛，气味芳香，香可醒脾，苦能燥湿。③《素问·阴阳应象大论》曰："清阳出上窍，浊阴出下窍。"吴谦在《删补名医方论》中说："羌活、独活、葛根皆辛温风药，以鼓动少阳生气，清阳既出上窍，则浊阴自归下窍。"故将其与利湿化湿药相配合，相得益彰。

四、宣清导浊汤治疗内科杂病津亏肠燥证

1. 方剂源流

《圣济总录·大便秘涩》指出，大便秘涩有多种病因和类型。如风气壅滞，肠胃干涩，是谓风秘；胃蕴客热，口糜体黄，是谓热秘；下焦虚冷，窘迫后重，是谓冷秘；或因病后重亡津液，或因老弱血气不足，是谓虚秘。并认为"治法虽宜和顺阴

阳……当审其证以治之"。

叶天士在《临证指南医案》中提倡"开降上焦肺气",强调"上窍开泄则下窍自通矣"。并且认为,配合使用外治之法为稳,可用蜜煎导法。吴鞠通认为,湿邪稽留,郁结于下焦气分,则可致大便闭塞不通。治当宣泄湿浊,通利大便。

宣清导浊汤出自吴鞠通《温病条辨·卷三》第五十五条:

湿温久羁,三焦弥漫,神昏窍阻,少腹硬满,大便不下,宣清导浊汤主之。

猪苓(五钱) 茯苓(六钱) 寒水石(六钱) 晚蚕沙(四钱) 皂荚子(去皮,三钱)

2. 方证特点及其在杂病中应用的机制

方中猪苓苦泄淡渗,合味甘而淡之茯苓,以渗湿利气;寒水石性寒质重,宣湿清热利窍;晚蚕沙化浊胜风祛湿,为风湿之专药;皂荚辛咸性燥,入肺与大肠,燥能除湿,辛能通上下关窍,咸更直达下焦,通大便之虚闭,合之前药,二苓、寒水石化无形之气;蚕沙、皂子逐有形之湿,使郁结之湿邪,由大便而一齐解散矣。其病机为湿热久羁,郁于三焦,每随气机升降而蒙上流下。蒙于上则神昏窍阻,结于下则少腹硬满而大便不下或小便不通。宣清导浊汤是治疗湿浊久郁下焦,气机受阻,清气不升,浊阴不降,下行传导失职而致便秘的常用方剂。

在此方的基础之上,结合使用润燥活血、搜风散邪、行气破结和滑肠利窍之品,可以使湿邪去除,气机宣畅,肠胃得润,下窍得以通畅。简斋先生将此称为"通幽导浊",可用于由于湿浊闭阻三焦所导致的胀满、便秘、痢疾、水肿、癃闭等内科杂症，后世的研究也证实了这一点。临床上值得注意的是，湿热久留，可以伤阴化燥，形成虚实夹杂的复杂证候，此时治法又与治单纯湿热不同。若淡渗燥湿，必致真阴下竭，若柔腻滋阴又助痰湿上壅，必须燥润得宜，刚柔并济，方能两全。

3. 医案举例

192案：

唐左，休息痢两年之久。前经诊治，汤丸先后并进，痢次已减，数日始一更衣，色黑而燥，兼夹白黏，甚则下血，腹不痛坠，寐醒口热，脉沉小。拟通幽导浊为治。

防风　生地　熟地　桃仁泥　枳实　皂角子　蚕沙　油当归　红花　桔梗　甘草　赤芍

另东垣猪肚丸三钱吞服。

本案为痢疾中的休息痢。湿热蕴聚肠腑，气血壅滞，传导失司，排赤白脓血便，甚则下血；日久由实转虚，伤阴动血，里虚为甚，故腹不痛坠；阴亏肠燥，致便燥色黑、数日一行；阴虚内热则夜热；脉沉小属里虚之证。治拟养阴活血，祛风除湿，润肠通便。方选宣清导浊汤合通幽汤、排脓散、猪肚丸加减。

通幽汤出自李东垣《脾胃论》，功用润肠通塞，主治"胃肠燥热，阴液损伤，通降失司，噎塞，便秘，胀满。脾胃初受热中，幽门不通，上冲，吸门不开，噎塞，气不得上下，大便难"。证属瘀血内停，血燥津枯，幽门不通。治宜养血润燥，活血通幽。方中生地黄、熟地黄、当归滋阴补血润燥；桃仁、红花又可协助当归，活血祛瘀，润肠通便。排脓散，由枳实、芍药、桔梗组成，出自《金匮要略》，文中有方无证。后世医家认为枳实苦寒，能宣肠胃气结；芍药养血和营，行血分之滞而不伤阴；桔梗开提肺气，利气分之结而不损阳。功用清热解毒、止痛、调理气血，多用于疮痈、肠痈。猪肚丸，出自《备急千金要方》，其组成制法为猪肚一具，黄连、粱米各150g，栝楼根、茯神各120g，知母90g，麦冬60g。上七味为末，纳入猪肚中缝塞，安甄中蒸之极烂，乘热子木臼中捣烂，蜜和为丸。功用养阴生津，清热止渴，润肠通便。

本案休息痢两年之久，《景岳全书·痢疾》曰："凡治痢疾，最当察虚实，辨寒热，此泻痢中最大关系。"患者病证为湿热内结，阴虚血瘀，肠燥津枯，拟通幽导浊为治。案中既有"痢次已减"之痢疾，又有"数日始一更衣"之便秘，异病同治。简斋先生以通幽导浊为大法，选宣清导浊汤为主方，配合东垣治血燥便秘之通幽汤。处方中所用桃仁泥、当归、红花、赤芍、生地，即桃红四物汤，提示简斋先生重视活血化瘀法治疗休息痢。因案中"腹不痛坠"，故去升麻。改用防风疏风以升脾之清阳；伍当归、桃仁升清而滋润肠道，枳实、皂角通腑以升降肠府，清浊分而痢秘止。处方中的另一高明之处，即用《金匮要略》之排脓汤以导滞排脓，清热解毒。《金匮要略释义》认为，气行则水行，水行则脓尽。桔梗开利其气以行其水，并佐枳壳为之助；脓由血化，故兼利血，而用芍药；唯血既腐化而成脓，则去血必多，爰一面排脓以去其气分之实，一面用鸡子黄以补其血分之虚。案中更为精彩的，是用东垣猪肚丸三钱吞服，使方中活血化瘀、导滞祛湿之品不伤正，共奏养阴生津、润肠通便之效。

我们从以上案例的分析中可以看出，简斋先生不仅精通经方，而且继承和发扬了叶天士、吴鞠通等温病大家的学术思想，善于运用温病方药治疗内科杂病，临证时灵活加减，合理化裁，并且有所创新，体现了中医"治病求本"的原则。对此进行进一步研究、学习，可以开拓内科杂病的临床辨证治疗思路，并将温病的研究引向深入。